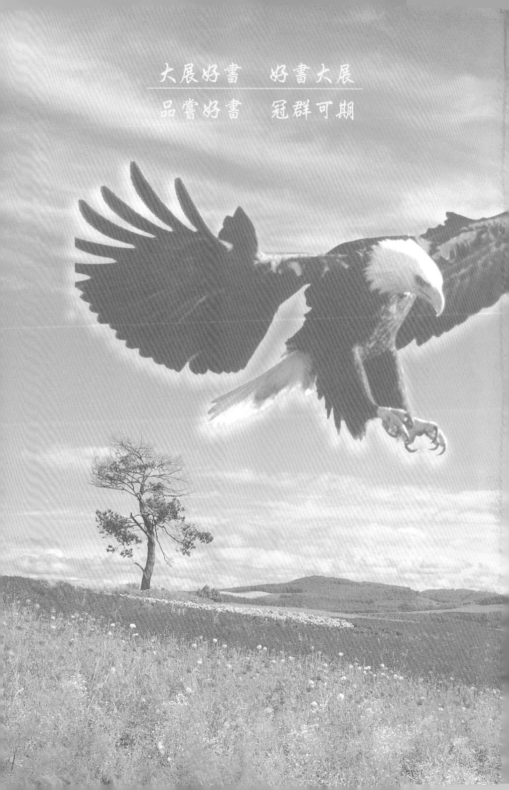

大展好書　好書大展
品嘗好書　冠群可期

大展好書　好書大展

品嘗好書・冠群可期

中醫保健站：29

常用中藥
配對與禁忌

譚同來
劉慶林　主編

大展出版社有限公司

內容提要

　　《常用中藥配對與禁忌》一書，以常用中藥73味爲綱，詳細敘述該藥的性味歸經、功能作用、現代藥理；以常用藥與他藥配對爲目，分配對奧妙、臨床應用、用量用法、名醫經驗、使用禁忌，一一俱陳，擷取古今藥對800餘對，薈萃了200餘位治方名家、臨床醫家對藥對獨特的理論見解、獨到的臨床用藥經驗；以用藥指歸濃縮常用中藥的配對用途及配伍規律。

　　體例新穎，結構嚴謹，文字精煉，是一本醫家借鑒、臨床實用的濟世活人的用藥新書。

編委會名單

主　編　譚同來　劉慶林

副主編　徐偉輝　文加進　劉緒銀

編　委（按姓氏筆劃为序）
文加進　石海澄　吳紅玲　何美田
徐偉輝　陳美仁　劉　坦　劉慶林
劉緒根　譚同來　龔親珍

總策劃　趙志春

主　審　何清湖

尤 序

中藥藥對，是歷代醫家臨床經驗的結晶，是運用中醫辨證論治理論指導臨床防病、治病一種最簡明的用藥形式，也是中醫方劑組方配伍的核心內容。

中醫方劑文獻博大精深、汗牛充棟，從被尊爲「方書之祖」的《傷寒論》、《金匱要略》，到明《普濟方》載明以前之方劑達 61739 首之多，據不完全統計，自宋至清末的一千餘年間民間名醫所著方書多達 1400 多種，其中，既有方劑的臨床運用，又有方劑的理論研究，20 世紀 90 年代出版的《中醫方劑大辭典》對歷代中醫方劑文獻的系統整理，使方劑學的研究達到了鼎盛階段，方劑的現代實驗研究至今方興未艾，中藥新藥的研究生產已成爲我國經濟發展的一個支柱產業。

然而，介於中藥與方劑之間的藥對，歷代研究者寡，其文獻散見於各種醫書、方書之中。譚君同來偕其學友，潛心於中藥藥對的研究，古今文獻，廣搜博覽，結合自己的臨床體驗，將常用中藥 73 味涉及藥對 800 餘對，系統整理、分析，其中，既有藥對配伍奧妙，也在臨床的具體應用；既有歷代名醫的藥對理論與用藥經驗，又有自己的學習體會與臨床領悟；既揭示各種藥對應用的適用病症，又提示其使用的禁忌。全書內容廣博，並將傳統中醫藥理論與現代藥理有機結合，是一部既有理、又有用的，全面、系統的中藥藥對臨床全書。

尤昭玲

譚　序

　　藥對，即兩味藥的配對應用，是中藥配伍中最小的固定單位。其藥簡，其理奧，其力專，其效宏。配合存神，用之中的，應手取癒，妙不可言，在臨床中具有較強的針對性、靈活性和適應性。許多中醫名家精於此道，或同類相求，異類相使；或相反相成，相得益彰，演繹得淋漓盡致。在臨床中圓融活變，屢獲事半功倍之效，極大地豐富和拓展了組方思維。

　　藥對貫穿於藥物與方劑之間，它不是簡單的兩味藥疊加，也不是信手拈來、任意杜撰，它是歷代醫家用藥經驗的提煉和智慧結晶，是遵循中醫基本理論的法則組方的最基本、最簡單、最明確、最可靠的一種形式。

　　許多較少的藥味方劑，本身就是一個藥對，如左金丸、二妙散、枳朮丸、六一散等；許多複方，就是多個藥對的集合，合之爲方，分之爲藥對。

　　如：麻杏石甘湯，由麻黃、杏仁、石膏、甘草四味藥組成，可分爲麻黃—杏仁，麻黃—石膏，石膏—甘草，石膏—杏仁等四個藥對，因此，歷代的藥對涵蓋了中藥複方配伍的各種基本形式，如君臣、反佐、相須、相使、陰陽、寒熱、補瀉、散斂、升降、開合、剛柔、潤燥、動靜等，加強對藥對的研究整理，即是抓住了中醫方劑配伍的核心問題，不僅有利於對傳統方劑組方配伍理論的深化與提高，而且可以爲中藥複方的現代研究奠定堅實的基礎，

尋找便捷之門。

神農嘗百草，辨味而知性；伊尹作湯液，隨時而制宜；雷公配藥對，方漸成雛形。在漫長的中醫藥發展史中，藥對的形成，標誌著中藥由抽象藥性、形性藥性、向位藥性、功能藥性走向綜合藥性、配伍藥性、方劑藥性的發展。藥對源遠流長，數量眾多，應用廣泛……

「天開雲霧東南碧，日照江濤上下紅」。在知識創新、技術創新、理論創新的時代，中醫的發展本在繼承，貴在創新。

我們對歷代藥對書籍及近 20 年的中醫文獻搜集、篩選、歸納、整理成《常用中藥配對與禁忌》一書，冀在促進廣大臨床醫務工作者用藥水準的提高。由於本書涉及內容廣泛，融傳統中藥藥性與現代藥理於一書，加之編者水準有限，不當乃至訛誤之處在所難免，祈盼專家與讀者提出寶貴意見，以便再版時修訂與完善。

譚同來　於株洲

編寫說明

　　中藥配對是歷代醫家常用的組方形式，是臨床遣方用藥的精髓部分，浩瀚的中醫文獻中蘊藏著極其豐富和寶貴的中藥藥對經驗。我們本著「簡明精煉，科學實用，師古不薄今，參西不背中」的原則，編寫了《常用中藥配對與禁忌》一書。

　　1.本書分解表、清熱、瀉下、祛風濕、化濕、利水滲濕、溫裏、理氣、消食、止血、活血化瘀、化痰止咳平喘、安神、平肝息風、開竅、補益、收澀藥等17章，以常用中藥73味爲綱，簡述該藥的命名、性味歸經、主要功效、現代藥理，擷取古今藥對800餘對。每味藥後，以【用藥指歸】濃縮常用中藥的配對用途，鮮爲人知的功效，及與他藥配對的注意事項，加工炮製等作用。

　　2.每一藥對，按【配對奧妙】、【臨床應用】、【用量用法】、【名醫經驗】、【使用禁忌】等5項逐一敘述，重點揭示配對奧妙，精選名醫經驗，勾玄使用禁忌。

　　3.書中藥對的臨床應用，按中醫通行的名詞術語進行適當規範。藥名以正名爲準，不列異名，使用劑量以克爲單位，便於指導處方；引用古代名醫的經驗，病名、藥對的劑量保持「原汁原味」，不妄加改刪。

　　4.名醫經驗，每段文摘之前均標作者姓名，以彰名醫之功；文摘之後，必注明出處，以備讀者查考。

　　5.爲便於讀者檢閱有關藥對，書後增附藥對筆劃索

引。

本書的編纂自始得到山西科學技術出版社副總編主任趙志春副編審的指導與幫助，湖南中醫學院院長、教授博士生導師尤昭玲欣然爲本書作序；湖南中醫學院中西醫結合系主任、副教授，何清湖博士對全書進行了審定。寫作中得到了湖南中醫學院，湖南省中醫學校、湖南省株洲市藥檢所等單位的大力支持。在此，謹對以上單位及個人表示衷心謝意。

編者

目　錄

目錄

21

第一章 解表藥

一、發散風寒藥

1. 麻 黃

麻黃，始載於《神農本草經》，因「叢生如麻，色黃」而得名。味辛微苦，性溫，歸肺、膀胱經，主要功效為發汗解表、宣肺平喘、利水消腫、散寒通滯。

本品中空外直，長於辛散，專疏肺鬱，開泄腠理，宣洩氣機，發汗之力最強，自陶弘景《本草經集注》起，譽其為傷寒發表之第一藥，治風寒感冒重證常用之；又因其味辛微苦，開中有降，外可開皮毛之鬱閉，使肺氣宣暢，呼吸調勻，內可復肺金清肅下降之常，使逆氣下降，喘咳平息，為氣喘咳嗽之常用要藥；且上能宣通肺氣以清水之上源，外能發汗以解表邪，內能通調水道下輸膀胱，使停蓄體內的水液從汗與小便排出體外而消腫，用於水腫初起兼有表證之風水證者及小兒遺尿證。

另能散風止癢，散邪透疹，用於治療麻疹透發不暢，以及風疹身癢等症。對於風濕痹痛以及陰疽、痰核諸症，還可以溫散寒邪、舒通經絡。

現代藥理研究：

麻黃全草含有多種生物鹼（主要是麻黃鹼）、揮發油、有機酸、果酸、纖維素等。麻黃鹼能使心肌收縮力增強、心輸出量增加，並使收縮壓和舒張壓上升，脈壓增大，有明顯的中樞

興奮作用；麻黃鹼可直接興奮 α、β - 受體，由興奮 α - 受體，使末梢血管收縮，從而緩解支氣管黏膜腫脹；興奮 β - 受體使支氣管平滑肌鬆弛、阻止過敏介質的釋放，從而達到平喘的目的。

麻黃鹼能使平滑肌鬆弛，使膀胱三角肌和括約肌張力增加，使排尿次數減少，故對於小兒遺尿症有效。麻黃中 $1-\alpha$ - 萜品烯醇有平喘止咳、祛痰作用，麻黃水或乙醇提取物能抑制過敏介質的釋放，故可用於蕁麻疹，具有抗過敏作用，揮發油有解熱作用，其煎劑有抗病原微生物作用和發汗作用。

麻黃─桂枝

【配對奧妙】麻黃、桂枝均為辛溫之品，同入肺、膀胱經，麻黃善走衛分，長於發散，開腠理、通毛竅，為發汗散寒之解表要藥；桂枝善走營分，專於透達，外行於表解散肌腠風寒，橫走四肢溫通經脈寒滯，桂枝與麻黃相須為用，既助麻黃發表散寒、宣肺平喘之力，又通陽和營，緩解全身疼痛。二者辛溫，同氣相求，配用相得益彰，共奏發汗解表之功。

【臨床應用】1. 風寒表實證。症見惡寒發熱，無汗，頭身疼痛等症。

2. 風寒束肺，肺失宣降而致的咳喘症。

3. 風寒夾濕，濕滯肌表，遍身酸痛、重著難於轉側者。

4. 感冒延日，正弱邪減，面赤身癢，無汗或微汗邪不退者。

【用量用法】麻黃：3～9克；桂枝：3～9克。麻黃桂枝伍用，出自張仲景《傷寒雜病論》麻黃湯，麻黃與桂枝的用量之比為 3：2；在小青龍湯中麻黃與桂枝的用量之比為 1：1，各 9 克。臨床應用時，須視具體病情，調整二藥的用量比例，以免過汗傷正或量微罔效，若治痹痛則用桂枝溫經散寒為主，用麻黃解風寒宣衛氣為輔；若以治咳喘，則麻黃宣肺平喘，用量當

重。有資料報導，桂枝用於治風濕性關節疼痛，有時使用劑量較大，能用 30 克左右，但須慎用。

發汗解表、利水消腫當用生麻黃，潤肺止咳平喘當用炙麻黃，古人認為煎藥時，要先煎麻黃去上沫（沫令人煩），後納諸藥。麻黃與桂枝並行，乃為散寒之用，必熱服溫覆，乃始得汗，若不溫服，則不峻也。

【名醫經驗】1. 張錫純　桂枝味辛性溫，亦具有發表之力，而其所發表者，惟在肌肉之間，故善托肌肉之寒外出，且《神農本草經》謂其主上氣咳逆吐吸，是桂枝不但能佐麻黃發表，兼能佐麻黃入肺定喘也。（《醫學衷中參西錄》）

2. 李飛　麻、桂相合，以增強發汗解表之力，對此許宏等已論之甚詳，然王子接、吳謙等認為桂枝乃「外監麻黃之解表，不使其大汗亡陽」，有必要加以分析：麻黃和桂枝皆辛溫發散之品，功效相類，二者合用，其中麻黃用量較重，桂枝用量較輕，二者的用量比例為 3：2，因此以麻黃為君，桂枝為臣，桂枝可加強麻黃的發汗解表之力。（《中醫歷代方論選·麻黃湯》）

3. 張時徹　桂枝湯，以桂枝、麻黃（去節）各等分，水一盅半，加生薑三片、蔥一根，煎至八分，溫服。取汗，治療傷寒感冒。（《攝氏眾妙方》）

4. 王懷隱　麻黃散，以麻黃五兩（去根節），桂心二兩，上為散。以酒二升，慢火煎如餳。每服一茶匙，以熱酒調下，不拘時候，頻服以汗出為度，治療風痹，營衛不行，四肢疼痛。（《聖惠方》卷十九）

【使用禁忌】麻黃桂枝配成對藥，發汗作用較強，對於表虛自汗、外感風熱、體虛外感等，均忌用。

麻黃一杏仁

【配對奧妙】麻黃與杏仁同入肺經，二藥相伍，麻黃辛散善於宣暢肺氣而平喘利水，杏仁苦降長於宣降肺氣而止咳平喘，二藥一宣一降，一剛一柔，互制其偏，其平喘止咳之力益顯，故前人素有「麻黃以杏仁為臂助」的說法。

【臨床應用】1. 風寒客表，寒飲內停而見惡寒發熱，喘咳，痰多而稀，或痰飲咳喘。

2. 風熱外襲，或肺寒鬱而化熱，因熱壅肺氣上逆，喘促氣急，口渴，苔黃或薄白，脈滑數者。

【用量用法】麻黃 3～10 克；杏仁：4.5～9 克。在《太平惠民和劑局方》三坳湯中，麻黃與杏仁的用量之比為 1：1（各等分），在《傷寒雜病論》麻黃杏仁甘草石膏湯中之比為 2：3，二藥為臨床常用藥對，無論寒熱虛實之喘咳均可應用。治寒宜配乾薑、細辛；治熱可配石膏、知母；治虛可配人參，麻黃以炙用為佳，杏仁必去皮尖。

【名醫經驗】1. 范汪　二物湯，以麻黃一斤（去節），杏仁一百枚，各為散，上氣發時，服方寸匕，以氣下為候，不必常服，治療上氣兼咳。（《范汪方》）

2. 焦樹德　用二藥配伍二陳湯、三子養親湯治療痰濕咳喘有較好療效。（《浙江中醫雜誌》，1982，（1）：11）

3. 乾祖望　善用二藥隨證配伍，宣肺氣治療耳咽管阻塞所致耳聾有較好療效。對突發性耳聾伴有惡寒頭痛、流涕，用二藥配甘草、葛根、僵蠶、防風、路路通，取得很好療效。（《江蘇中醫》，1982，（6）：10）

4. 邵志剛　用二藥各 9 克，一宣一降，加強肺的宣發肅降主治節功能，用於中風偏枯證治方藥中，治療偏枯每獲奇效。（《中醫雜誌》（4）：8，1992）

【使用禁忌】麻黃與杏仁配對，其平喘止咳之力尤甚，治療實喘，世人共知，但麻黃溫散發汗，有耗氣之弊，虛喘忌用或慎用。葉天士曰：其喘「在肺為實，在腎為虛，發時治肺」之經驗值得借鑒。有資料報導，一些慢性阻塞性肺部疾病之虛喘，尤其是虛中夾實者，合理配伍補虛之品，制其弊而利其用，仍有較好療效。「不必拘於前賢『虛證禁用』之說。」（《中醫雜誌》，1991，33（4），7；1991，33（5）：6）

麻黃—附子

【配對奧妙】麻黃辛溫，散寒解表；附子大辛大熱，溫經助陽，鼓邪外出，二者一攻一補，祛邪而不傷正，扶正而不礙邪，於扶陽中促進解表，於解表中不傷陽氣；麻黃宣肺平喘，利水消腫，附子溫腎壯陽，化氣行水，二藥相伍，肺腎同治，溫陽利水而消腫，納吸有節而平喘；另外，麻黃辛溫，宣通經絡散外寒，附子辛熱，溫通經脈祛裏寒，相配則溫經通脈，助陽散寒。

【臨床應用】1.陽虛外感風寒表證。症見惡寒甚、發熱輕、脈沉。

2.陽虛水泛，水寒射肺證。症見咳逆氣促，小便不利，脈沉遲。

3.風寒濕痹，肢體關節疼痛之症。

【用量用法】麻黃：3～9克；附子：3～12克。在《傷寒論》中，張仲景的麻黃附子細辛湯、麻黃附子甘草湯，麻黃二兩，附子一枚，兩藥折合現在劑量比為2：3，附子生用作用峻烈，宜於強心救逆；熟用毒性減弱，宜於助陽散寒。不論生用熟用，必須久煎（60分鐘以上）以減其毒性。

【名醫經驗】1.董建華　善配二藥助陽平喘，對心腎陽虛，痰飲咳喘，或兼有外感風寒者，用之頗有溫陽化飲、宣肺平

喘功效，常又與白果、五味子等配伍。（《浙江中醫雜誌》，1984，（11）：498）

2. 顏德馨　治哮喘偏於寒勝者，首選此兩味。（《中醫雜誌》（10）：6，1984）

3. 王大經　二藥合用能增強溫陽散寒除痹痛之功，善用二藥配伍治療寒濕痹痛。（《北京市老中醫經驗選編》）

4. 陳耀堂　運用二藥治療中風偏癱屬肝陽不足陽虛生風者。（《名老中醫醫話》）

【使用禁忌】二藥辛燥，且附子有毒，雖治陽虛外感，但若少陰陽氣衰敗，而見下利清穀，則不能使用，否則誤發其汗，必致亡陽厥逆；陰虛內熱、孕婦忌用，誤投火熱諸症，則添薪燎原，大非所宜。

麻黃—石膏

【配對奧妙】麻黃辛苦而溫，達邪宣肺，平喘止咳；石膏辛甘大寒，清泄肺熱，除煩止渴，二藥一寒一溫，一表一裏，相制為用，麻黃得生石膏之辛寒，能制其溫燥之偏，但不減低其定喘效能；石膏引麻黃入裏，減緩發汗效用，寒溫並施，疏不燥烈，清不寒滯，清肺熱以存陰，開達肺氣以定喘，有表裏雙解之妙用。

【臨床應用】1. 風熱咳喘證。症見身熱無汗或有汗，咳逆氣急，甚則鼻煽，口渴，舌苔薄白或黃，脈浮數而滑。

2. 熱閉於肺所致的咳嗽，發熱，無汗而喘，胸悶不適，苔黃脈數。

【用量用法】麻黃3～9克；石膏：15～60克。麻黃與石膏配對清散結合，寒溫併用，應根據熱壅於肺與熱閉於肺的病機，調整石膏與麻黃的用量比例，前者約為5：1，後者約為3：1，石膏清熱降火宜生用，內服宜先煎。

【名醫經驗】1. 脅慶華　麻黃、石膏配伍，出自《傷寒論》麻杏石甘湯，以治誤汗下後喘而汗出的肺熱證。本藥對清熱宣肺平喘功效顯著，對肺炎、支氣管炎，小兒支氣管炎麻疹合併肺炎引起的咳喘均有良好療效。用治風水證，麻黃較一般用量大，每劑可用 12～15 克，甚至 18 克；石膏用量宜小，一般在 20～60 克即可。（《中藥藥對大全》）

2. 曹鳴高　治肺熱二藥的比例一般為 1：3～4，清肺泄熱平喘又不會出現心悸、心煩、失眠等副作用。（《中醫雜誌》，1987，（8）：67）

3. 馬蓮湘　治小兒肺炎，抓住肺閉，治療需開閉，用二藥治療肺熱壅閉咳喘，應掌握麻黃用量為生石膏的 1 / 10，療效才能提高。（《中醫雜誌》，1988，（10）：6）

4. 張琪　二藥治療大葉性肺炎，生石膏用量需大於麻黃 10 倍左右才能退熱平喘，達到清熱透邪的作用。生石膏用量小，達不到清熱透邪之目的。（《名老中醫醫話》）

5. 蕭止安　運用麻杏石甘湯療效的高低，全在於二藥的配伍比例。一般情況宜生石膏 3 倍於麻黃。表重熱輕，宜相對減輕生石膏量，加重麻黃量。表輕熱重，則生石膏可用至 6 倍於麻黃，甚則生石膏用量更重些。（《中醫雜誌》，1988，（10）：6）

6. 潘文奎　用麻黃 10 克，生石膏 50～60 克為主治療風濕熱，取得較好的退熱、改善症狀、降血沉及抗「O」的療效，僅微微汗出而無大汗。（《浙江中醫雜誌》，1986，（4）：180）

【使用禁忌】麻黃、石膏配對，宜於喘咳而屬於邪熱壅肺之實證，若屬風寒喘咳，虛證喘咳，則不宜使用。

麻黃——葶藶子

【配對奧妙】麻黃辛溫發散，輕揚宣洩，善宣肺氣止咳平

喘；葶藶子辛散開泄，苦寒沉降，功專瀉肺氣而平咳喘，二藥合用，同入肺經，辛開苦降，寒熱互制，宣降得宜，則肺氣通利咳喘可平。

【臨床應用】1. 風寒外束，肺氣鬱閉之喘咳；

2. 痰熱壅肺所致的喘咳。

【用量用法】麻黃：3～12克；葶藶子：6～15克。若治寒喘，麻黃用量大於葶藶子，前者用12克，後者為6克，其用量之比為2：1，若治熱喘則葶藶子大於麻黃，前者為12～15克，後者為3克，其用量之比為4：1或5：1。

【名醫經驗】1. 王少華　治肺宜宣降，而不宜純降，應降中寓升，寓升於降。咳喘既久，則寒熱虛實之病機常同時存在，在一定條件下還會互相轉化。因而應溫涼並進，補瀉兼施。二藥相伍，對寒熱錯雜之喘證有較好療效。若為寒喘則麻黃用量大於葶藶子，前者一日量為9～12克，後者為5克。若為熱喘，則葶藶子大於麻黃，前者一日量為10～15克，後者為3克。（《中醫雜誌》，1992，（3）：6）

2. 陳曉龍　麻石葶藶瀉肺湯（麻黃、石膏、葶藶子、桑白皮、青礞石等）治療支氣管有效率97％，急、慢性支氣管炎的重要症狀咳嗽在3天左右明顯減輕。（《四川中醫》，1990，8，（11）：17）

【使用禁忌】肝火犯肺之喘咳應忌用。

麻黃——蔥白

【配對奧妙】麻黃輕辛溫散，善達肌表，發散表寒。蔥白辛散溫通，透達表裏，通上下陽氣，外可發散風寒以解表，內能溫通陽氣散陰寒，二藥相須為用，蔥白既可助麻黃散寒，又可助麻黃宣通肺氣，提壺揭蓋而通調水道。

【臨床應用】1. 傷寒感冒。症見惡寒重發熱輕，頭痛無

汗，鼻塞流涕屬陽氣鬱閉較重者。

2. 風水證。症見頭面浮腫，腰以上腫甚伴小便不利屬肺氣不宣，水氣不行者。

【用量用法】麻黃3～9克；蔥白6～15克，或3～5根，臨床上蔥白常作麻黃、紫蘇等藥的輔助用藥，一般鮮用，採挖後去鬚根及葉，剝去外膜。

【名醫經驗】1. 胥慶華　麻黃、蔥白合用，蔥白助麻黃發汗散寒之力，增強通陽散寒、發汗解表作用，故有「發表用麻黃，無蔥白不發」之說，用本藥對治療風水證，需與浮萍、白朮等配伍。（《中藥藥對大全》）

2. 王湘　以（蔥白）與麻黃、桂枝、羌活等同用，治風寒感冒誤用寒涼而高熱無汗者。（《王湘醫粹》）

3.高學敏　若傷寒重證，惡寒甚無汗，筋脈拘急者，蔥白常與葛根、麻黃、豆豉同用，如《外台秘要》引《崔氏方》麻黃湯。（《中藥學》）

【使用禁忌】若下肢浮腫，腫勢以腰以下為甚，膚色萎黃或晦黯，按之恢復較慢，是為陰水，其機制在脾腎陽虛，應忌用。

麻黃——羌活

【配對奧妙】麻黃入肺經，開毛竅，通腠理，發汗解表力強；羌活味辛苦性溫，氣味雄烈，長於發散風寒而解表，又能祛筋骨間的風濕而止痛，《本經逢原》稱該藥為「卻亂反正之主帥」，「非時感冒之仙藥」。二藥伍用，性味相同，同氣相求，羌活助麻黃開泄腠理，發汗解表；麻黃協羌活達肌表，走經絡以祛風除濕，同奏散風寒，祛濕痛之功效。

【臨床應用】1. 風寒濕邪所致惡寒發熱、頭身疼痛等證。

2. 風濕相搏，一身盡痛。

【用量用法】麻黃：3～6克；羌活：3～9克，羌活用治感冒，用量宜輕；治風濕，用量稍重，一般不宜過多。

【名醫經驗】雷載權等　羌活用治痹證本品尚有兩大特點：

其一，前人言其善理遊風，以盡其搜風通痹之職，故以行痹風邪偏盛或痹證初起兼有表證者，更為相宜。

其二，與獨活相對而言，更能「直上巔頂，橫行肢臂專主上部風寒濕痹」（《本草正義》），其治上肢肩背之痹痛，較獨活等品多用。（《中華臨床中藥學》）

【使用禁忌】1.胃腸型感冒忌用，因羌活用量較大時，脾胃虛弱者易致嘔吐。

2.血虛痹痛者忌用。

麻黃──浮萍

【配對奧妙】二藥皆入肺經，均能宣肺氣，開毛竅，通水道，而有發汗利水之功，可用治發熱，無汗，小便不利，水腫。然麻黃辛溫，適用於外感風寒，表實無汗之證，同時兼有平喘止咳之功；浮萍性辛寒，適用於外感風熱，無汗，兼有小便不利水腫或濕熱諸證，另兼有祛風之效。

二藥配對同用，在性一溫一寒，相互制約而趨於平和；在味二辛相合，相互資助，宣散之功大增，故善於散表邪，開毛竅，成為辛散解表，發汗行水之品。

【臨床應用】1.急性腎炎。症見腰以上腫甚，肌表無汗，小便不利，而兼有表證者。

2.接觸性皮炎屬風毒者。

3.慢性蕁麻疹肌膚瘙癢者。

【用量用法】麻黃：3～6克；浮萍3～6克，鮮品可用至18～30克。

【名醫經驗】1.胥慶華　麻黃、浮萍配用治療水腫之證，

符合《內經》主張：「開鬼門，潔淨府」之旨，可令水液從汗而解，從小便而出。對於急性腎炎而兼有表證者，以此藥為主組方，確有良好效果。（《中藥藥對大全》）

2. 趙炳南　以浮萍配麻黃、丹皮、僵蠶、白鮮皮等，治慢性蕁麻疹療效確鑿。（《趙炳南臨床經驗集》）

3. 雷載權　浮萍與麻黃、蟬蛻、連翹、石膏等組成成麻蟬飲，可治接觸性皮炎屬風毒者，載於《實用中醫效驗新方大全》。（《中華臨床中藥學》）

【使用禁忌】表虛自汗者勿用；因二藥配對發汗力較強，血虛膚燥、氣虛風痛禁用。

麻黃——生薑

【配對奧妙】麻黃、生薑皆屬辛溫之品，同入肺經，麻黃發汗力強，生薑發汗力弱，二藥配伍，相須為用，能加強發汗解表之功。此外，麻黃開宣肺氣以平喘，生薑能散肺寒而止咳，又能溫運脾土，以除痰飲生成之源，合而用之則溫肺平喘而止咳。

【臨床應用】1. 外感風寒表證。

2. 風寒感冒，惡寒，發熱，無汗，兼見咳嗽痰多，或食少納差，噁心嘔吐者。

【用量用法】麻黃 3～9 克，生薑 6～15 克，生薑以塊大、豐滿、質嫩者為佳，用時應除去泥土，洗淨切片。李時珍言「生用發散，熟用和中」，臨床可借鑒。

【名醫經驗】1. 蒲輔周　加減黃陳九寶湯，以生薑配伍麻黃、紫蘇葉、陳皮等，治風寒入肺，氣失宣降，咳嗽喘急，痰白而稀者。（《蒲輔周醫療經驗》）

2. 雷載權　風寒表實重證，因生薑解表之力較弱，一般只作麻黃、桂枝、紫蘇等藥的輔佐，可助其散寒祛邪之力，如九

味羌活湯、十神湯、神朮散等方之配伍本品。（《中華臨床中藥學》）

【使用禁忌】麻黃、生薑配伍，二藥均能使血壓升高，高血壓患者應慎用，失血患者及月經量多而感冒者，應忌用。

麻黃——細辛

【配對奧妙】麻黃、細辛均為辛溫解表，發散風寒常用藥，然麻黃辛開苦泄，重在宣發衛氣，開通腠理，透發毛竅，發汗解表，主散肺與膀胱經風寒；細辛辛溫走竄，達表入裏，外行孔竅，直透肌膚，攻逐表邪，內走經絡，宣洩鬱滯，溫通百節，可散肺與少陰腎經風寒，兩藥同用，協同鼓動內外之陽氣以加強解表散寒之力。

此外，麻黃能宣肺平喘，細辛能溫肺化飲，配伍使用，又有溫肺化飲，散寒平喘之效。

【臨床應用】1. 感冒風寒而有咳喘者。

2. 傷寒少陰發熱，脈沉者。

3. 風寒濕痹，頭、身骨節盡痛者。

【用量用法】麻黃 3～9 克；細辛 1.5～3 克。做散劑，細辛 1.5 克為宜，但細辛用量，素有爭議。《傷寒論》、《金匱要略》用本品 14 方，其用量 1～3 兩。《世醫得效方》有本品者，達 90 餘方，其用量差異甚大。《石室秘錄》等文獻亦有重用本品至一兩的記載。而陳承《本草別說》告誡人們：「若單用末，不可過半錢匕，多即氣悶塞，不通者死。」

目前一般中藥著作，多將其用量定為 1～3 克，而臨床重用本品的報導，並不鮮見。何永田報導細辛治痛證，量少則無效，用至 15 克方顯效果，部分患者需 30 克才有良效（《浙江中醫》，1984（2）：70）。

王振祥認為治陽虛寒濕重者，用量為 10 克即可，若熱重濕

濁不化者，只用 2～5 克（《吉林中醫藥》，1982，（1）：48）。

劉沛然著《細辛與臨床》一書，主張「按證權衡，重者重用，輕者輕用，血者重用，氣者輕用。」書中有用至 100 克以上的若干病例。一般來說，治療危急病證，需大劑量使用入煎時，當先煎 45 分鐘，再入它藥合劑，方可保證用藥安全。

【名醫經驗】1. 胥慶華　麻黃、細辛皆為辛溫之品，二者配用見於《傷寒論》麻黃附子細辛湯、小青龍湯，《張氏醫通》冷哮丸等。臨床若遇外感風寒、惡寒發熱、頭身疼痛而兼肺氣鬱閉，咳喘寒痰者，用之良效。然而，二藥均為辛燥剛烈之品，用之不當，有耗氣折陰之弊，常須配伍其他藥物，且用量不宜過大。（《中藥藥對大全》）

2. 高學敏　細辛辛散宣通，既可外散表寒，又能下氣破痰，溫肺化飲，故常可用治風寒客表，水飲內停，表寒引動風飲所致惡寒、發熱、無汗、咳喘、痰多清稀、甚則不得平臥者，常與麻黃、桂枝、乾薑同用，如《傷寒論》小青龍湯。（《中藥學》）

3. 李介鳴　以細辛為主中藥方劑（細辛、製附片各 10 克，炙甘草、麻黃、桂枝各 9 克、黃芪18 克、黨參 12 克），水煎服，治療 14 例病態竇房結綜合徵，其中 6 例同時用 20%細辛酊 10 毫升，每日 3～4 次口服，用藥 1.5～5 個月，結果心率增加每分 6～10 次者 11 例，3 例無變化，治療前 14 例有頭暈、胸悶、心悸、乏力等證，治療後減輕或消失。（《中西醫結合雜誌》，1984，（5）：299）

【使用禁忌】麻黃、細辛二藥配對辛溫走散，氣虛多汗、陰虛火旺、血虛及陽亢頭痛、肺熱咳喘者等忌用。

麻黃——白芷

【配對奧妙】麻黃、白芷二藥辛溫，同入肺經。麻黃宣通肺氣開鬱閉，散寒止痛，白芷芳香上達，通鼻竅，中達肢體遍通肌膚以至毛竅而利泄邪氣，為祛風散濕之主藥，且燥濕止痛，二藥合用，相得益彰，宣洩肺氣，滌痰開閉，又散寒燥濕以止痛。

【臨床應用】1. 外感風寒、頭身疼痛、鼻塞流涕者。

2. 風、寒、濕邪阻滯所致的竅閉及疼痛證。

【用量用法】麻黃：6～9克；白芷：3～9克。

【名醫經驗】1. 章次公　重證肺炎，寒痰壅盛，肺氣鬱閉，用二藥煎湯，令徐徐吸其蒸氣，確有改善症狀功效，但不宜隨意內服。（《章次公醫案》）

2. 雷載權　雖然前人稱讚本品（白芷）為「表汗不可缺」（李東垣）及「祛風散濕主藥」（黃宮繡），但其散寒發汗之力較弱，實以止痛、通竅見長，風寒之邪盛者，須與溫散更強的解表藥同用，《太平惠民和劑局方》十神湯中，其與麻黃、紫蘇等同用。（《中華臨床中藥學》）

【使用禁忌】麻黃、白芷二藥配對，辛散溫燥，陰虛血熱者忌用。

麻黃——葛根

【配對奧妙】麻黃性溫辛散，開閉發汗，善解在表之風寒，乃太陽經藥。葛根性涼味辛甘，歸脾、胃經，善於發汗解肌退熱，升發陽明之清氣而生津止渴。

二藥配伍，相使為用，升散發汗，解表祛邪而不傷津。又麻黃發汗解表，祛寒散風，主入太陽經；葛根既「清風寒，淨表邪」，又善清裏熱，「散鬱火」，且「善達諸陽經，而陽明為最」，二藥合用，還能太陽、陽明並治。

【臨床應用】1. 外感風寒所致惡寒無汗，發熱、項背強者。

2. 外感風寒，寒鬱化熱，惡寒漸輕，身熱增盛的病證，即所謂「太陽陽明合病」。

【用量用法】麻黃：3～9 克；葛根：10～15 克，葛根宜生用，功取升陽止瀉宜煨用，清熱生津以鮮葛根為優，大劑量可用至 30 克。

【名醫經驗】1. 胥慶華　麻黃、葛根伍用，出自《傷寒論》葛根湯，用治風寒外束，經輸不利而致的表實兼見項背強直證。李杲曰：「輕可去實，麻黃、葛根之屬是也。」目前臨床上常用本藥對治療風寒濕邪凝結引起的肩背疼痛等症，確有較好的療效。（《中藥藥對大全》）

2. 雷載權　葛根為辛散之品，既能發散表邪，又善清退肌熱。《本草匯言》稱「清風寒，淨表邪，解肌熱。」大多用於外感風寒表證，可與麻黃等發汗力強的藥配伍，如《傷寒論》葛根湯，《壽世保元》發表丸（麻黃、葛根、蒼朮、甘草）。（《中華臨床中藥學》）

【使用禁忌】麻黃、葛根配對，若葛根用量大，「其性涼，易於動嘔，胃寒者當慎用（《景岳全書・本草正》）清代《本草從新》言：「夏月表虛汗多尤忌。」臨證亦當注意。

麻黃——前胡

【配對奧妙】麻黃宣通肺氣，調整大腸氣機，暢水之上源，急開支河，分利腸中水濕以實大便；前胡宣降肺氣，肺氣得宣則腸中氣順，裏急得緩，便意可除，瀉痢自止，二藥配對，共奏宣肺整腸止瀉痢之功。又麻黃宣肺發汗以解表，前胡降肺消痰以泄肺熱，二藥配對，寒熱併用，可宣散風熱、降氣化痰，治痰熱咳嗽及風熱咳嗽等證。

【臨床應用】1.外感咳嗽痰多者。

2.小兒瀉痢、急性腸炎。

【用量用法】麻黃：3～6克，前胡：6～10克。治外感咳嗽痰多用生前胡；治久咳肺虛或燥咳痰少之證用蜜前胡，老人、小兒、體虛之咳喘嗽者用麩炒前胡。

【名醫經驗】1.謝海洲　治療小兒瀉痢，麻黃與前胡的用量比例為1：2。（《中醫雜誌》，1992，（3）：4）

2.張志堅　治晨泄用宣肺開上行治節，俾治節行而灌輸，天氣開而地氣收，藥用前胡、麻黃、桔梗。（《中醫雜誌》，1983，（2）：22）

3.郭松河　小兒腹瀉用麻黃2～4克，前胡4～8克，用水煎成300毫升左右，稍加白糖，頻頻口服，每日1劑，共治療小兒腹瀉138例（均無明顯脫水），痊癒126例，占91.3％，其中服1劑痊癒者52例，2劑痊癒者72例，3劑痊癒者2例（《中西醫結合雜誌》，1988，（6）：351）

【使用禁忌】麻黃、前胡二藥配對，宣散苦泄，易耗氣陰，故陰虛久嗽、咳嗽咯血者禁用；又《本草經集注》謂前胡「惡皂莢、畏藜蘆」，組方時應注意相惡相畏之訓。

麻黃——白朮

【配對奧妙】麻黃辛溫，既發汗解表，又宣肺利水。白朮苦甘性緩，補脾益氣健運裏濕而止汗，二藥配伍，一外一內，一散一補，一肺一脾，麻黃引白朮走表行濕，取「濕亦非暴汗可散，使其微汗」之意，不致形成雖汗出寒去而濕滯不解；白朮制麻黃發汗大峻而無大汗傷正之弊。肺脾同治，補散得宜，運化內外之濕，則水濕下行而風去腫消。

【臨床應用】1.風濕蘊於肌膚、肺氣不宣，脾不健運的風水表證。

2. 咳嗽、喘急伴白痰屬風寒脾虛之證。

3. 寒濕在表，濕留肌肉所致的身體疼痛。

【用量用法】麻黃 3～9 克，白朮：10～15 克，白朮燥濕利水宜生用，補氣健脾、止汗安胎宜炒用，健脾止瀉宜焦用。

【名醫經驗】1. 張鏡人　治一頑固性哮喘，泄肺平喘勿忘運脾土，用麻黃、白朮二藥配伍以宣肺運脾化痰濕，增平喘止咳功效。（《上海中醫藥雜誌》，1987。（5）：8）

2. 胥慶華　麻黃、白朮配伍應用，出自《金匱要略》麻黃加朮湯，用治寒濕在表，濕留肌肉所致的身體疼痛。張氏認為麻黃得朮，雖發汗而不致過汗；朮得麻黃，能並行表裏之濕，故能取微汗而解。本藥對現在臨床很少單獨使用，常須配伍其他祛風勝濕類藥，或隨證之寒熱加減用藥，以增強療效。（《中藥藥對大全》）

【使用禁忌】麻黃、白朮配對性溫偏燥，陰虛燥渴者慎用，氣滯脹悶者忌用。

麻黃——人參

【配對奧妙】麻黃辛溫性烈，發表散寒，開腠發汗。人參性稟中和，益氣助元。兩藥合用，補而不致留邪，發表不致傷正，人參既可扶助人體正氣，助麻黃發汗解表，以祛邪外出；又能防麻黃發汗太過以免誤傷正氣。

二藥共奏補瀉並施，益氣解表之效。又麻黃宣肺平喘，人參「能補肺中之氣」，（《本草綱目》），「定喘咳」（《本草蒙筌》），「消胸中痰」（《藥性論》）為補肺要藥，二藥伍用，補肺平喘，相輔相成。

【臨床應用】1. 素體氣虛，感受風寒濕邪之表證，症見惡寒發熱，頭身重痛，咳嗽，脈浮重取無力。

2. 虛中夾實的喘咳證。

【用量用法】麻黃：3～9克，人參1.5～9克。大量時15～30克，人參宜文火另煎，將參汁兌入其他藥湯內服。治虛中夾實的喘咳宜用炙麻黃。

【名醫經驗】1.喻嘉言　傷寒有宜用人參入藥者，發汗時元氣大旺，外邪乘勢而出。若元氣虛弱之人，藥雖外行，氣從中餒，輕者半出半不出，留邪致困，重者隨元氣縮入，發熱無休，所以虛弱之人，必須用人參入表藥中，使用得力，一湧而出，全非補養之意。（《本經逢源》）

2.雷載權　麻黃用於虛喘古雖有之，但未能引起注意。近代以來，其虛喘忌用之說，頗為常見。經由目前之臨床實踐，一些虛中有實的喘咳證，在辨證用藥的前提下，加入適量的炙麻黃，確有立竿見影之近期療效，如《張伯臾醫案》治肺氣不足，正虛邪實之麻參湯《中國當代名醫驗方大全》治肺腎氣虛，咳痰不利人參蛤麻杏湯、參蛤定喘湯，以及益氣定喘湯，以麻黃與人參、黨參、蛤蚧、紫河車等同用。（《中華臨床中藥學》）

【使用禁忌】人參反藜蘆，配對後組方應注意。實證、熱證而正氣不虛者忌用。

麻黃──黃芪

【配伍奧妙】麻黃、黃芪二藥皆味溫，均歸肺經。麻黃辛溫發汗解表，利水退腫；黃芪甘溫益氣固表，利水退腫，張元素謂黃芪有「無汗則發之，有汗則止之」，二藥配伍，補散結合，表實之邪則逐而不致發汗過峻而衛陽不固，麻黃外開腠理，發汗祛邪，助上焦水氣宣化，可使肌膚水濕從毛竅外散，內則宣暢氣機，通調水道，滲泄水濕，使水腫因尿量增加而向癒。黃芪補益脾氣，運化水濕而利水消腫，肺脾同調，利水退腫之功益甚。

【臨床應用】1. 風寒濕痹、周身關節疼痛者。

2. 周身水腫兼表證者。

【用量用法】麻黃：6～9克；黃芪10～15克。黃芪生用偏於走表而利水，炙用偏於溫補脾胃。

【名醫經驗】危亦林　麻黃散，以麻黃、黃芪與羌活、細辛同用，治療關節疼痛。（《世醫得效方》）

【使用禁忌】凡內有實熱，肝陽上亢，氣火上衝，濕熱氣滯者均忌用。

麻黃──乾薑

【配對奧妙】麻黃辛溫微苦，擅入肺經，發汗解表，利水準喘；乾薑辛熱，歸肺、脾、胃經，有溫肺化飲之功，既能溫散肺中寒邪而利肺氣之肅降，使水道通調而痰飲可化，又能溫脾胃去濕濁而絕生痰之源，二藥相伍，麻黃宣肺泄邪以治標，乾薑溫肺化飲而治本，標本兼顧，以增強溫肺散寒、止咳平喘之功。

【臨床應用】1. 寒飲咳喘，形寒背冷，痰多清稀之證。

2. 外有表寒，內有水飲證，症見惡寒發熱，無汗，咳痰量多而稀，苔白滑，脈浮緊。

【用量用法】麻黃：6～10克；乾薑：6～10克。在《傷寒論》小青龍湯中，張仲景麻黃乾薑用量之比為3：1，麻黃為9克，乾薑為3克。

【名醫經驗】徐樹楠　凡寒飲咳喘，痰多清稀，形寒畏冷者，乾薑伍麻黃、細辛、五味子、半夏，以溫肺化寒，化飲止咳。（《中華臨床應用大全》）

【使用禁忌】二藥配對，辛熱燥烈，陰虛內熱，血熱妄行者忌用。

麻黃——射干

【配對奧妙】麻黃辛溫，宣肺平喘，功偏散肺寒，宜治風寒襲肺，肺氣壅遏不宣引起的惡寒無汗又有咳嗽氣喘痰白者；射干苦寒，降逆祛痰，泄熱破結，善於瀉肺熱，宜治痰熱鬱肺而致的咳嗽氣喘，痰黃量多質稠者，二藥配伍，寒溫併用，一宣一降，正合肺之機宜，共奏消痰平喘之功。又麻黃宣肺氣以通咽喉，射干解毒消腫消痰涎利咽喉，二藥配對，相輔相成，共奏宣肺利咽，暢通氣道之功。

【臨床應用】1.痰涎壅盛，氣道不得宣暢，症見氣逆而喘，喉中痰鳴如水雞樣。

2.慢性支氣管炎、支氣管哮喘等。

【用量用法】麻黃：3～6 克，射干：6～10 克。

【名醫經驗】1.程門雪 治咳喘，對伴有咽喉緊窄一症者，配伍麻黃、射干，可以利咽喉暢氣道。這是由於風寒外束，痰涎壅阻，肺氣不宣之故。二藥合伍宣肺利咽喉消腫而可取效。（《程門雪醫案》）

2.鄒雲翔 在肺氣腫炎症發作時肺小泡破裂成大泡，痰聲溪吼，加配二藥合用，散風熱，消腫毒，有一定療效。（《上海中醫藥雜誌》，1997，（2）：3）

3.朴永日 加味麻黃射干湯（麻黃、葶藶子、紫菀、甘草各 5 克、射干、地龍、蟬蛻、白僵蠶、蘇子各 7.5 克、杏仁 3.5克），治療小兒毛細支氣管炎 45 例，平均氣喘、咳嗽、發熱、肺部囉音消失時間分別為 2.1 天、1.8 天、5.8 天、6 天，明顯優於對照組（P＜0.01）。（《陝西中醫》，1992，13（7）：290）

【使用禁忌】脾虛便溏、孕婦不宜使用。

麻黃──白果

【配對奧妙】麻黃辛溫微苦，輕清上浮，以宣肺見長，宣肺散邪而平喘，治風寒束表，肺氣壅遏不宣所致的咳喘，痰白清稀者；白果氣薄味厚、性澀而收，「上斂肺金除咳逆，下行濕濁化痰涎」。（《本草便讀》）

治咳嗽日久，肺氣失斂所致的咳嗽喘息者，二藥合伍，一散一收，通降互濟，使肺氣宣肅有度，開肺散邪而不致耗傷肺氣，斂肺平喘而無留邪之弊。

【臨床應用】1.哮喘痰嗽兼風寒引發者。

2. 素體氣虛，痰濁壅肺，久咳久喘而不癒者。

3. 現多用於支氣管哮喘，喘息性支氣管炎，慢性支氣管炎急性發作者。

【用量用法】麻黃：3～10克；白果：4～10克，白果用時去硬殼，搗碎生用。麻黃宜炙用。

【名醫經驗】1. 劉韻遠　用炙麻黃配銀杏（白果）治小兒哮喘。炙麻黃發表解肌力減而平喘之功相對增強。銀杏斂肺，降痰定喘。二藥相伍，既可增強平喘之力，又可防止耗散肺氣。此乃虛實相顧，標本兼治之法。《醫宗必讀》壓掌散、《攝生眾妙方》定喘湯均以二藥為主。劉氏臨證體會凡素體虛弱，復感風寒之患兒用之最佳，症見喘息氣急，喉中痰鳴而舌苔白厚。（《中醫雜誌》，1990。（8）：20）

2. 上海市楊浦區滬醫院　以定喘湯（用炒白果21枚、炙麻黃、黃芩、款冬花、桑白皮、炙蘇子、杏仁各9克，炙甘草3克。每日1劑，水煎服2次，連服10劑為1療程。治療喘息性氣管炎100例，近期控制48例，顯效35例，好轉14例，無效3例。（《新醫學》，1972，（9）：14）

【使用禁忌】白果有毒，不可多用，小兒尤當注意。

麻黃——黃芩

【配對奧妙】麻黃輕清上浮，功專散寒解表，宣肺平喘。黃芩苦寒清泄，善於清瀉肺火，燥濕祛痰。

二藥配用，辛苦並施，寒溫併用。以麻黃之辛散宣肺氣、開腠理，治肺壅之喘咳，以黃芩之苦寒制麻黃之溫熱，肺熱得清，痰濕得化，咳喘得平。

【臨床應用】肺熱痰喘，症見喘促氣粗，咳嗽痰黃而黏，身熱汗出，口渴喜冷飲，舌苔黃膩等。

【用量用法】麻黃 3～9 克；黃芩 6～12 克，黃芩清熱多生用，清上焦熱多酒炙用。

【名醫經驗】雷載權　麻黃配黃芩、桑白皮、地龍等藥，其清肺平喘之力更強，對於肺熱壅遏而無風熱表邪之喘咳，亦常使用。（《中華臨床中藥學》）

【使用禁忌】黃芩苦寒傷胃，脾胃虛寒者不宜使用。

麻黃——罌粟殼

【配對奧妙】麻黃功專宣肺平喘，發汗解表，行水消腫；罌粟殼酸澀收斂，上能斂肺氣以止咳，下則固澀大腸而止瀉；麻黃以宣為主，罌粟殼以斂為要；麻黃善開，罌粟殼善合，二藥配對，一宣一斂，一開一合，相互制約，相須為用，止咳平喘甚妙。

【臨床應用】肺虛不斂所致的久咳不止，無痰或少痰，氣短乏力等證。

【用量用法】麻黃：6～10 克；罌粟殼：5～10 克，罌粟殼宜醋炒，以加強其收斂作用。

【名醫經驗】張廷模　新中醫 1979 年報導用炙粟殼湯（罌粟殼配麻黃、杏仁、陳皮、牡蠣、款冬花、膽南星、甘草等）治慢性氣管炎之咳喘有效，如腎虛加熟地、山茱萸；食慾不振

加雞內金、扁豆，牡蠣；風邪犯肺加荊芥、防風。（《中華臨床中藥學》）

【使用禁忌】咳嗽初起者忌用，罌粟殼不可過量及久服，以免中毒成癮，嬰兒、甲狀腺機能不足，孕婦及哺乳期婦女忌用。

麻黃——五味子

【配對奧妙】二藥同歸肺經，麻黃辛溫開宣肺氣發汗解表而止咳；五味子酸溫且潤「專收肺氣而滋腎水」，（《本草備要》且生津斂汗。

二藥配對，開合相濟，肺腎同治，開斂肺氣而止咳喘，發汗解表而不致失津液；麻黃調水之上源，五味子固水之本，肺腎相助，共收調肺固腎止遺尿之功。

【臨床應用】1. 外感內傷咳嗽者。

2. 小兒遺尿。

【用量用法】麻黃：6～9 克；五味子 3～6 克，新病外感咳嗽以麻黃為主，麻黃用 9 克，五味子 3 克；久病內傷咳嗽以五味子為主，五味子用 6 克，麻黃用 4.5 克。

【名醫經驗】1. 姜春華　余認為五味子強壯鎮咳作用較佳，外感咳嗽也可選用，合用麻黃而用，有很好的緩解支氣管痙攣、化痰止咳喘作用。（《名老中醫姜春華臨床經驗》）

2. 陳樹森　治小兒遺尿，麻黃、五味子配益智仁則療效更佳。（《中醫雜誌》，1989，（5）：46）

【使用禁忌】凡表邪未解，內有實熱，咳嗽初起、麻疹初發者均忌用。

麻黃——麻黃根

【配對奧妙】麻黃辛溫，輕揚走表，既能開腠理，透毛竅以發汗，又能開宣肺氣而平喘；麻黃根甘平微澀，入肺經，能

行周身之表而固衛氣，斂肌腠，閉毛竅，為斂肺固表止汗之要藥。二藥合用，一升一降，一開一合，開合相濟，開不耗散，合不留邪，共奏開合相濟平喘止咳之功。

【臨床應用】1.哮喘初起，風寒外束而體實者，症見咳嗽，呼吸氣促，痰多稀薄色白，咯吐不利，或伴發熱，舌苔薄白而滑，脈浮緊。

2.小兒支氣管哮喘者。

【用量用法】麻黃：3～6克；麻黃根6～9克，臨證時，麻黃根用量略大於麻黃，目的在於抑制其發汗而增強其平喘作用。

【名醫經驗】1.張廷模　麻黃雖善於開宣肺氣，平喘止咳，但辛溫發散力強，體虛多汗者應當避免。而且本品能收縮血管，高血壓者亦忌用。麻黃根又具「收束之性，則不僅不能發汗，而且能使外發之汗斂而不出」（《本草》）。

現代則發現二者在其他方面尚有相輔相成之性，故將二藥同用，既長於治療喘咳，又無過於峻烈或斂邪之偏。如經驗方二麻四仁湯，以麻黃、麻黃根與杏仁、桃仁、白果等同用，主治哮喘和咳嗽，有「調整肺氣，排痰止咳，散風脫敏」之功。並認為「麻黃根與麻黃作用相反，不但能止汗固表，而且能擴張血管，使血壓下降，呼吸幅度增大，兩者合用，一開一合，開合相濟，調整肺氣，不但能加強肺的活動功能，而且沒有升提血壓，助長興奮所致的流弊。（《實用中西醫結合雜誌》，1995，（1）:34；《中華臨床中藥學》）

2.劉韻遠　治療小兒哮喘用二藥相伍，既達宣肺平喘目的，又無過汗傷正及戀邪之弊端，常用於哮喘初起風寒外束而體實者。症見發熱惡寒，無汗而喘，舌苔薄白。臨證時麻黃根用量略大於麻黃，目的在於抑制其發汗而增強其平喘作用。

（《中醫雜誌》，1990，（8）:20）

3.蒲輔周　治老年咳喘喜用麻黃根代麻黃，經由實踐，數十年用之多效。（《蒲輔周醫療經驗》）

【使用禁忌】痰熱遏肺、肝氣乘肺的咳喘證忌用。

麻黃——蒼朮

【配對奧妙】麻黃辛溫宣肺發汗解表，蒼朮辛香苦溫燥烈，外能散表寒而袪風濕，入中焦能燥濕濁以健脾胃，除穢濁以悅脾氣，解濕鬱以快氣機。

二藥合用。一肺一脾，一散一燥，宣利肺氣助燥濕運脾之功，並行表裏之濕，散水濕結腫之力較著。

【臨床應用】1.表裏水濕壅滯結腫，如肌肉風濕頑麻不仁、重困酸楚，關節疼痛，水腫等。

2.寒濕痹阻之偏正頭痛而重困者甚宜。

3.痰濕蘊阻之咳喘胸悶痰多者。

4.急性腎炎、慢性支氣管炎、慢性口腔潰瘍。

【用量用法】麻黃：6～9克；蒼朮：5～10克。健脾燥濕多用製蒼朮，袪風濕及發汗解表多用生蒼朮。

【名醫經驗】1.朱橚　順解散以蒼朮、麻黃（去節）各等分，吹咀每服二錢，以水一盞，加蔥白、生薑煎，溫服。治療傷寒瘟疫，身體壯熱，頭痛項強，四肢煩疼，惡風無汗。（《普濟方》）

2.許公岩　二藥配伍是治療濕證的最為理想的藥物，對積濕為病恒以二藥為主，療效顯著。蒼朮、麻黃的劑量隨證酌定。蒼朮：麻黃 1：1，大發汗作用；2：1 小發汗作用；3：1 明顯利尿作用；4：1 無明顯發汗利尿作用。（《北京市老中醫經驗選編》）

3.陳家璋　麻黃還有醒脾之功。治濕阻中焦而痞滿用麻黃

配蒼朮以燥濕散滿，引濕出表，對治療濕困脾胃之納呆腹脹有明顯療效。治療痞滿時，以但見舌苔厚膩為據。（《中醫雜誌》，1992，（3）：7）

【使用禁忌】陰虛內熱，氣虛多汗者忌用。

麻黃——白芥子

【配對奧妙】二藥辛溫，同歸肺經。麻黃宣通腠理，通九竅調血脈；白芥子走竄利氣，既能溫宣肺氣，化寒濕凝聚之痰，又能通達經絡，尤善搜脅下皮間膜外、筋骨經絡之間的寒痰。麻黃、白芥子配對，宣通利氣，散消結痰，合用相得益彰，共奏宣散經絡寒濕痰滯之功。

【臨床應用】1.寒痰壅肺，咳喘胸悶痰多者。

2.痰濕阻滯經絡之肢體麻木或關節腫痛者。

【用量用法】麻黃：6～9克；白芥子：3～10克。治痰濕阻絡之肢體腫痛，白芥子為主，用量宜重，少佐麻黃；治寒痰壅肺之喘咳證，麻黃與白芥子的用量可為1：1。白芥子用量不宜過大，過量易致腸炎，產生腹痛、腹瀉。

【名醫經驗】1.王為蘭　白芥子為治療類風濕性關節炎腫痛必用之品，對陰寒痰濕所致關節肌肉漫腫酸痛有良效，少佐麻黃之宣發則善消關節腫脹。（《北京市老中醫經驗選編》）

2.王大經　白芥子確為治療類風濕關節炎之要藥。二藥配伍，治療關節腫痛、關節腔積液效果較好。（《北京市老中醫經驗選編》）

3.許公岩　治濕在周身多配用白芥子。（《北京市老中醫經驗選編》）

【使用禁忌】二藥辛溫走散，耗氣傷陰，久咳肺虛及陰虛火旺者慎用；白芥子對皮膚黏膜有刺激，易發泡，患有消化道潰瘍、出血者及皮膚過敏者忌用。

麻黃——石菖蒲

【配對奧妙】麻黃宣肺氣疏理脾所且散寒通滯，現代藥理研究謂其能解除胃、腸平滑肌痙攣，「治腹痛」（《中藥形性經驗鑒別法》；石菖蒲氣味芳香，苦溫性燥，入於中焦，能化濕濁，燥脾濕，調壅滯，和中州，為化濕和胃之良藥。二藥合用，調理肺脾氣機，化濕醒脾開胃，消積寬中相得益彰。此外，《本經逢原》謂石菖蒲能「治咳逆上氣者，痰濕壅滯之喘咳」，現代藥理研究表明，石菖蒲能阻斷乙酰膽鹼，5－羥色胺，組胺對離體豚鼠氣管的收縮作用，其對抗這些致痙劑的作用與氨茶鹼相似，故二藥合用，止咳平喘作用確切。

【臨床應用】1. 濕濁中阻，脘悶腹脹，痞塞疼痛，納欠，苔膩者。

2. 寒濕所客，身體沉重，胃脘痛，面色萎黃者。

3. 咳逆上氣，以寒飲濕痰之壅塞膈上，氣窒不通者。

4. 現代常用於胃腸型蕁麻疹之腹痛、痢疾腹痛、幽門急性水腫之上腹疼痛、支氣管哮喘。

【用量用法】麻黃：3～15克；石菖蒲：5～10克，鮮品加倍。

【名醫經驗】1. 王忠民　麻黃不僅走表，亦可用於裏證，祛內裏之寒。（《中醫雜誌》，1992，（3）：5）

2. 陳家璋　麻黃還有醒脾之功，與石菖蒲相伍起醒脾消脹開胃之效。用於濕困脾胃，納呆腹脹，有滿意療效。治痞滿時，但見舌苔黃膩為據，均可在辨證的基礎上加麻黃，達中焦轉樞之用。藥後出現打嗝，轉矢氣，其痞塞滿悶頓時消除，麻黃用量為3～10克。（《中醫雜誌》，1992，（3）：7）

【使用禁忌】二藥配對，辛溫香散，易傷陰耗氣，凡陰虧血虛及滑精多汗者忌用。

麻黃——肉桂

【配對奧妙】麻黃辛溫，發汗解表，宣通經絡散外寒，肉桂辛甘大熱，氣厚純陽，入下焦，能助腎中陽氣而益命門之火；入中焦溫暖脾胃以健運；入血分則溫通血脈而散寒止痛，為治沉寒固冷之要藥，二藥合用，一外一內，一攻一補，共奏溫通經脈散寒止痛之功效。

【臨床應用】1. 素體陽虛，復感風寒，畏寒、肢冷、脈沉細者。

2. 風寒濕痹，肢體關節疼痛之症。

【用量用法】麻黃：6～9克，肉桂3～6克，因肉桂藥材品質之差異，其用法用量還有所區別，企邊桂品質較好，宜創成薄片服，用量可較小，一般用1～2克即可；而廣條桂品質較差，宜創為薄片或打碎後下，用量宜較大，一般可用3～5克。肉桂用量不宜過大，超量服用可出現頭暈、眼花、口乾、便秘、尿少等毒副反應。

【名醫經驗】1. 雷載權　麻黃溫通宣達之性，不僅外散風寒，對寒凝經脈之裏寒證，亦有散寒通滯之能，正如《本草正》所言：「若寒邪深入少陰、厥陰筋骨之間，非用麻黃、官桂不能逐也。但用此之法，自有微妙，則在佐使之間，兼氣藥以助藥力或兼血藥以助液或兼溫藥以助陽或兼寒藥以助陰。」（《中華臨床中藥學》）

2. 王志紅　麻桂縮泉湯（炙麻黃、山藥、桑螵蛸各9克，肉桂、烏藥各6克，益智仁6～10克，通草3克）治療小兒遺尿症17例。治癒100％。（《安徽中醫學院學報》，1992，11（2）：27）

【使用禁忌】二藥辛溫，耗陰動血，故陰虛火旺者忌用。因肉桂「性辛酸，能通子宮而破血，故《別錄》言其墮胎，孕

婦忌用，又肉桂畏赤石脂，配對組方時應注意。

麻黃——車前子

【配對奧妙】麻黃辛溫，其性升散，有宣肺平喘行水消腫之功。車前子甘寒清熱，滑利降泄，上能清肺熱而祛痰止咳，下能通水道而利水除濕，二藥配伍，一上一下，麻黃宣肺，而調水之上源；車前子滑利，善於利竅而通利水道，二者相濟，共奏利水消腫之功。

另外麻黃宣肺平喘、車前子清肺化痰，二者相輔相成，有一定的平喘止咳之功。

【臨床應用】1. 風水之證，症見面目浮腫，惡寒發熱，肢體酸重，無汗，小便不利者。

2. 風寒襲肺，鬱而化痰，症見咳嗽，吐黃痰而黏者。

【用量用法】麻黃：6～9克；車前子：10～15克，入煎劑宜布包。

【名醫經驗】1. 吳齡　以麻黃連翹小紅豆湯加減（麻黃6～10克，車前子20克，連翹12克，小紅豆30克，蟬蛻10克，赤苓15克，澤瀉15克，敗醬草15克，黃柏10克，知母10克）治療小兒急性腎炎36例，純用中藥治癒30例，配合西藥治癒6例。（《雲南中醫雜誌》，1991，12（2）：25）

2. 雷載權　現代治療急性腎炎初起，水濕內盛，浮腫而小便不利者，常以越婢湯、越婢加朮湯為基礎，配伍車前子、桑皮、冬瓜皮等利水之品，其療效更佳。（《中華臨床中藥學》）

【使用禁忌】腎虛滑精者慎用。

麻黃——厚朴

【配對奧妙】麻黃辛溫，透表達邪，宣肺平喘，為治寒邪束肺致肺氣不降而出現咳喘的常用藥；厚朴味苦辛溫，芳香溫燥，入脾胃經既能燥化脾胃之濕，又能行脾胃之氣滯；入肺則

能降肺氣消痰積而平喘息，為治肺熱壅盛所致的咳喘要藥，二藥配對，辛開苦降，寒熱並治，共奏宣肺平喘，化痰止咳之功。

【臨床應用】1. 寒飲化熱，胸悶氣喘，喉間痰聲漉漉，煩躁不安者。

2. 寒濕引起的氣滯脹滿，痞悶喘咳者。

【用量用法】麻黃：6～9克；厚朴 3～10克。

【名醫經驗】1. 徐樹楠　痰飲挾熱，胸悶氣喘者，厚朴配麻黃、石膏、杏仁等，以宣肺泄熱，化痰止咳。（《中藥臨床應用大全》）

2. 高學敏　若外感內飲，閉鬱氣機，咳喘脈浮，胸腹脹痛者，常配厚朴、半夏、杏仁、細辛等藥同用，如《金匱要略》厚朴麻黃湯。（《中藥學》）

【使用禁忌】二藥配對，辛苦溫燥，易於耗氣傷津，故氣虛津虧者慎用；又厚朴能下氣破滯，故孕婦忌用。

麻黃——生牡蠣

【配對奧妙】麻黃辛散溫通，善於宣肺發散通絡，活血調血；生牡蠣味鹹性寒，鹹有軟堅化痰之功，寒有清熱益陰之能。二藥配對，一散一斂，一通一養，生牡蠣制麻黃發汗而不傷津，麻黃助牡蠣宣散氣機而軟堅散結化痰尤甚，殊途同歸，共奏開發腠理，散結消腫之功。

【臨床應用】乳癰初起，寒熱交作，腫硬作痛者。

【用量用法】麻黃：3～6克；生牡蠣：15～30克。傳統認為牡蠣質地堅硬，難以煎出有效成分。故必須打碎先煎，有助於有效成分溶出。牡蠣不可多用，多服、久服易致納呆、腹脹和便秘。

【名醫經驗】朱步先　治乳癰初起，用麻黃破積，可冀速

消，二藥合伍用於治療乳癰初起一、二日，寒熱交作，腫硬作痛有較好療效。乳癰初起不宜過用寒涼，以免涼遏太過，乳絡難以疏通，鬱毒不易速散，反而稽遲時日，以致釀膿者多矣。《素問·五政常大論》云：「汗之則瘡已。」麻黃5～6克，生牡蠣30克，隨證配伍。服後取微汗，開腠發汗，散結消腫。若腫痛增劇，發熱更甚，行將肉腐成膿，則又不宜用矣。《中醫雜誌》，1986，（3）：17）

【使用禁忌】體虛多寒者，乳癰成膿者忌用，現在資料報導：個別病人服用牡蠣煎液可致吐瀉，故嘔吐、便溏者應慎用。

麻黃──地龍

【配對奧妙】麻黃宣肺止咳喘、利尿；地龍性寒降泄，徹上徹下，善啟上而宣降肺氣，泄肺熱而平喘止咳，泄下而通利州都而除濕通淋，又通經絡而除痹舒筋，二藥宣洩通絡併用，寒熱平調，相輔相成，共奏宣通肺絡，止咳平喘、利尿之功。

【臨床應用】1.肺火壅盛，症見咳嗽，無痰或痰黃稠不易排出，甚則痰中帶血，口鼻氣熱，皮膚蒸熱者。

2.熱結膀胱而見小便點滴不通，小腹急脹難忍，或小便不利者。

【用量用法】麻黃：6～9克，地龍5～15克，鮮品10～20克，宜剖開腹部，洗去內臟及泥沙。地龍服用量過大可出現中毒反應，主要表現為頭痛、頭昏、心悸、呼吸困難、血壓先升高後又突然降低，有時還可見胃腸道出血現象。

【名醫經驗】1.姜春華　不論外感內傷喘咳可選用五味子、麻黃、地龍；五味子酸斂，麻黃辛溫，地龍鹹寒，辛酸鹹合伍，能宣肺、斂肺、止痙緩解支氣管痙攣，用於變態反應或其他過敏刺激因素所致的支氣管哮喘有很好的平喘作用。（《上海中醫藥雜誌》，1983，（12）：4）

2. 胡建華　二藥可調節肺氣之開合，緩解支氣管痙攣而平喘作用極佳，同時還幫助排痰，若又配伍石葦則祛痰平喘作用更佳。（《上海中醫藥雜誌》，1988，（5）：32）

3. 蕭森茂等　用於治療水腫，癃閉有肺氣不宣通，血脈瘀滯者有效。急性腎炎水腫，上半身腫甚，或伴有咳喘胸悶者，二藥用為要藥，麻黃宣肺利尿，調血脈，合地龍通絡解痙，活血祛瘀，改善腎臟血行，而有較好宣肺活血利尿之功。（《百家配伍用藥經驗採集》）

4. 桂森榮　複方麻黃地龍片（由麻黃、地龍、膽星等配製而成）口服，治療慢性支氣管炎 216 例，總有效率 93%，其中臨床治癒 18%，顯效 43%。（《雲南中醫雜誌》，1985，6（1）：32）

【使用禁忌】脾胃虛弱及無實熱之證慎用。

麻黃——甘草

【配對奧妙】麻黃宣肺氣而止咳喘，甘草能祛痰止咳，又能益氣潤肺，且性平而藥力和緩，與熱藥合用能緩其燥熱，以防傷陰；與寒藥合用能緩其寒涼，以防傷陽；與補藥同用使補藥補而不致驟；與瀉藥同用使瀉而不致速，為眾藥之王。麻黃、甘草合用，一散一潤，麻黃得甘草則不耗傷肺氣，也增宣肺平喘之功。

【臨床應用】1. 風寒襲肺，咳嗽，胸悶，咳痰清稀色白者。

2. 喘咳證無論在肺在腎，屬虛屬實者。

【用量用法】麻黃 6～10 克；甘草 3～10 克，甘草不可大量久服，長期較大劑量服用生甘草，可引起浮腫、鈉瀦留、血壓升高、痙攣麻木、頭暈頭痛等不良反應。

《傷寒雜病論》中，張仲景在麻黃湯、麻杏苡甘湯、麻黃

附子甘草湯、麻杏石甘湯、大青龍湯中均用炙甘草，現代認為：生甘草瀉火解毒，止咳祛痰之力較強，炙甘草健脾益氣，緩急止痛較優。

【名醫經驗】1. 王伯岳　小兒用炙麻黃，也可以與甘草等量併用。對小兒麻黃用量不要超過 3 克。（《中醫雜誌》，1992，（3）：4）

2. 王少華　喘證無論在肺在腎，屬虛屬實，為寒為熱，麻黃均在選用之例。肺為嬌臟，喜潤惡燥，運用時宜揚長避短，除麻黃蜜炙外，還伍以甘草，合用後，麻黃雖溫而不燥，不致耗散肺氣，傷肺陰。（《中醫雜誌》，1992，（3）：6）

3. 田代華　麻黃湯《千金翼方》卷十九、甘草麻黃湯（《金匱》）卷中、麻黃甘草湯（《三因方》卷十四）、二物湯（《普濟方》卷三八六）、麻甘湯（《醫學入門》卷七）、走馬通聖散（《金匱要略今釋》卷五），均以甘草二兩，麻黃四兩，以水五升，先煮麻黃，去上沫，納甘草三升，溫服一升。重複汗出，不汗再服。治療裏水，一身面目黃腫，黃脈沉，小便不利。（《實用中醫對方》）

4. 徐樹楠　甘草治療咳嗽痰喘，無論寒熱虛實均可配伍使用，如風寒咳嗽或寒痰咳喘者，伍麻黃、杏仁、乾薑、細辛，以溫肺散寒，祛痰止咳；風熱犯肺，氣逆咳嗽或痰熱咳喘者，伍麻黃、生石膏、桑葉、牛蒡子、杏仁、黃芩、魚腥草，以清宣肺熱，化痰止咳。（《中藥臨床實用大全》）

【使用禁忌】甘草甘緩助濕滿中，故濕盛中滿腹脹及水腫等證忌用；一般認為配對組方時與大戟、芫花、甘遂及海藻不宜，應注意。

麻黃──熟地黃

【配對奧妙】麻黃辛溫，宣通肺氣，外可疏通肌膚經絡，

內可深入積痰淤血，通九竅，活血調血脈。熟地味甘而厚，其性微溫，滋陰養血，生精補髓，逐血痹通血脈。

二藥合用，一氣味辛通宣散，一氣味甘厚滋補，宣通活血滋補並施，相輔相成，血脈能宣通，陽氣得沖和，陰凝可散。宣肺補腎，肺腎並顧，咳喘可平。

【臨床應用】1.陽虛氣血不足，陰寒內盛，痰凝血滯，著於筋骨肌膚所致諸證，如癰疽、痰核流注、鶴膝風等。

2.寒性膿腫，肢端動脈痙攣、血栓閉塞性脈管炎、多發性動脈炎、淋巴結核、慢性骨髓炎等屬陰證者。

3.支氣管哮喘，類風濕性關節炎等。

【用量用法】麻黃3～6克；熟地黃：10～30克。有人認為：麻黃與熟地黃的用量之比為1：15為宜，僅取麻黃宣通陽氣散陰凝的作用，如麻黃用量過大，仍不失其表散之性；有人認為二藥的比例以1：4為妥，用藥時可借鑒。

【名醫經驗】1.董建華　久喘急性發作，多為體虛標實，上盛下虛之證，症見喘促胸悶，動則氣喘，呼多吸少，汗出心悸，腰膝酸軟，神疲倦怠，小便頻數。二藥配伍，宣通培補攝納並行，標本兼顧，隨證配伍二藥有較好宣肺補腎、止咳定喘之功。（《浙江中醫雜誌》，1989，（11）：499）

2.韓冠先　用麻黃、熟地、葛根加入適應證方中治療中風後遺症屬淤血阻絡者效果頗佳。尤其對病程在6個月以上，肢體功能恢復相對靜止者，加用麻黃每可使肢體功能恢復產生一次飛躍。（《中醫雜誌》，1992，（3）：5）

【使用禁忌】因熟地滋膩，故脾胃虛弱，中滿痰盛，腹滿便溏者忌用。

【用藥指歸】

1.麻黃配對藥，主要是治療風寒感冒、咳嗽痰喘、水腫腳

氣、風濕痺證、腰腹冷痛、瘧疾寒熱、疹出不暢、黃疸尿少、陰疽痰核等方面，圍繞「發汗解表，宣肺平喘，利尿退腫」三大功效展開的，至於麻黃「活血」作用，主要是借其溫通之性，輔助活血藥物，間接達到「活血」之效，其與活血藥直接的行血祛瘀作用，存在差異。

2. 張仲景在《傷寒雜病論》中，凡用麻黃，不論何方，一律先煎，其合理性尚有待研究，麻黃與桂枝、羌活、蔥白、浮萍等發汗解表藥相比較，其揮發油成分較為穩定，其各種成分的溶出較緩慢，當與上述藥物同用時，適當先煎，是合理的。但本品若與附子、熟地、石膏等配對，恐怕沒有先煎的必要，甚至還有煎煮太過之嫌。

3. 麻黃能興奮中樞神經和升高血壓，煩躁、失眠及高血壓患者慎用；麻黃鹼有興奮膀胱內括約肌的作用，因過服或久用麻黃而致尿少或尿閉者，亦容易誘發或加重尿瀦留，故本品不應過量或久用，尿瀦留患者忌多用。

4. 麻黃易產生快速耐受性，用於治療慢性喘咳症，應當間歇給藥，持續使用則療效降低。本品不宜與洋地黃類強心貳藥物合成，以免引起室性心律失常。

5. 麻黃用量過大或誤用，易引起心悸、氣促、失眠、汗出、震顫及心絞痛發作等；嚴重中毒時可引起視物不清、瞳孔散大、昏迷、呼吸及排尿困難、驚厥等，可死於衰竭和心室纖顫。麻黃的中毒量為 30～45 克。針對其引起的血壓過高及神經系統興奮症狀，可給予降壓藥和鎮靜藥。

2. 桂 枝

桂枝，在醫學著作中首見於東漢時期的《傷寒雜病論》，因牡桂「柔嫩枝條」入藥而得名。味辛甘性溫。歸心、肺、膀

胱經，主要功效為發汗解肌、溫通經脈、助陽化氣、平沖降逆。

本品辛溫浮散，透達於肌腠之間，長於宣陽氣於衛分，暢營陰於肌表，使汗液蒸化有源，故為外感風寒的常用之藥，不論傷寒表實無汗或傷風表虛有汗，以及陽虛感寒諸證，皆宜用之；又能橫行肢臂，溫通經絡而止痛，為風濕痺證、寒凝血瘀之伍用藥；走裏又能溫煦心、脾、膀胱陽氣，用於脾陽不運，痰飲內停，心陽不振，胸痺心痛諸證，對於腎陽不足、陰寒內盛，復感外寒而沖氣上逆者，本品因其通陽化氣，溫經散寒，使陽氣充，陰氣散，而沖氣自然下藏。

現代藥理研究：

桂枝含有揮發油，反式桂皮酸、原兒茶酸、香豆精、β－谷甾醇、長鏈脂肪酸、丙酸、葡萄糖甙、鞣質、酚類、多糖及硫酸鉀等，其揮發油部分由呼吸道排出時，對局部有消炎作用。揮發油還有止咳、祛痰作用。桂皮醛有鎮靜、鎮痛、抗驚厥作用。桂枝煎劑及乙醇浸液，對流感病毒、金黃色葡萄球菌、白色葡萄球菌、痢疾桿菌、霍亂弧菌、腸炎沙門氏菌及致病性皮膚真菌，均有抑制作用。桂枝還有芳香健胃作用，並能使冠狀動脈血流量增加。

桂枝——生石膏

【配對奧妙】桂枝辛溫發散，甘溫助陽，走裏達表，在外能透達營衛，助衛陽以發汗，偏治風寒表證；生石膏辛能解肌，大寒質重能清熱降火，既善清肺胃氣分實熱而退熱護津，又能外散肌表之風熱。

二藥合用，一溫一寒，表裏同治，以桂枝外解風寒，用石膏寒以清熱，既可祛除外感風寒，又能清透裏之內熱。此可謂「甘以生津，辛以宣洩」、「一汗表裏雙解」之意。

另外，桂枝辛散「通經絡而開痹證」。生石膏清透表裏邪熱，二藥辛溫辛寒併用，辛散溫通，宣通清熱，清裏徹表，寒熱互制，相反相成，共奏清熱通絡除痹止痛之功。

【臨床應用】1. 用於風寒表證未解，裏熱已盛之表寒裏熱之證。

2. 風濕熱病，發熱持續不退，四肢疼痛等。

【用量用法】桂枝：3～10克；生石膏15～30克，鮮品30～60克，用時搗碎，治表寒裏熱證時，石膏用量宜輕，以避免性沉大寒，引起寒中下利。

【名醫經驗】1. 張伯臾　治熱痹，熱重表輕，用白虎加桂枝湯療效甚好，桂枝配生石膏，「寒熱相反相成，妙在其中」。（《新中醫》，1988，（9）：4）

2. 王少華　二藥用於治療風濕持續不退，四肢疼痛，有一定退熱作用。（《中醫雜誌》，1986，（10）：25）

3. 雷載權　石膏配伍適當的發散透表藥，還可用於表邪迅速傳裏，裏有實熱而表證未解之證，如《傷寒論》大青龍湯，即以石膏與麻黃、桂枝、杏仁等同用，治療外寒內熱，發熱惡寒，無汗煩躁者。（《中華臨床中藥學》）

【使用禁忌】脾胃虛寒及陰虛內熱者忌用。

桂枝——白芍

【配對奧妙】桂枝和營解肌，氣薄升浮，能解肌表，通陽氣而入衛祛邪；白芍和營斂陰而入營和裏，桂、芍相合，一氣一血，一散一收，一寒一熱，一動一靜，開合相濟，則桂枝辛甘通陽，解除肌表之風寒，攘外以調衛；白芍酸苦斂陰，固護外泄之陰液，安內以和營，前人認為「桂枝君芍藥，是於發汗中有斂汗之旨；芍藥臣桂枝，是於和營中有調衛之功」。（《醫宗金鑒》）二藥相制為用，解表而不傷陰，斂陰而不礙

邪，表證得解，營衛自和。

另外，桂枝入血分，既能溫陽通脈，又能振奮脾陽；白芍走陰分，既能益陰護裏，緩急止痛，又能善養胃陰。共奏調和脾胃，緩中和裏之用。

【臨床應用】1. 風寒表虛證，病見發熱，惡風汗自出，脈浮緩者。

2. 中焦受寒，脘腹疼痛，嘔吐，泄瀉。

3. 婦女沖任虛寒，淤血內阻所致的月經後期，量少，經期腹痛，痛經及崩漏等。

4. 小兒心血不足引起脾肺虛弱的自汗、盜汗等。

【用量用法】桂枝：6～9 克；白芍：10～15 克，大劑量15～30 克，欲其平肝、斂陰多生用；用以養血調經多炒用或酒炒用。

【名醫經驗】1. 張景岳　蓋桂枝性散，芍藥性斂，以芍藥配桂枝則桂枝不峻，以桂枝配芍藥則芍藥不寒。（《景岳全書》）

2. 施今墨　余以川桂枝、杭白芍同炒併用，善治營衛不和，時有躁汗，表虛寒證不解者。用於溫經止痛，易桂枝為桂枝木，用量宜大，15～30 克。（《施今墨臨床經驗》）

3. 張伯臾　以桂枝、白芍與藿香、佩蘭、白蔻殼等同用，可收袪風辟穢，調和營衛之效。（《張伯臾醫案》）

4. 岳美中　以桂枝 15 克、白芍 9 克、炙甘草 6 克、生薑 9克、大棗 4 枚，煎服，治一老年患者「腹痛有發作性，先嘔吐，即於小腹部結成瘕塊而作痛，塊漸大，痛亦漸劇，同時氣從小腹上衝至心下，苦悶欲死。」進 14 劑而顯效。（《岳美中醫案集》）

5. 張璐　芍藥能於土中瀉木，為瀉痢必用之藥，然須兼桂

用之，方得斂中寓散之意。（《張氏醫通》）

6. 滕宣光　對於小兒心血不足引起脾肺虛的自汗、盜汗證，用桂枝6克、白芍10克啟發心陽，斂陽和血，一啟一閉，汗證立癒，其功優於當歸六黃湯。（《中醫雜誌》，1994，（11）：646）

【使用禁忌】表實無汗，表寒裏熱，無汗煩躁，及溫病初起，發熱口渴，咽痛脈數者忌用。

桂枝——柴胡

【配對奧妙】桂枝、柴胡同屬解表之品，然有辛溫、辛涼之分。桂枝性散主行，能開腠理，祛風寒，為太陽中風之要藥。柴胡清輕善升，透表泄熱，善散半表半裏之熱邪，是透泄少陽之要藥。二藥相伍，既能發汗解表，通陽散寒，又能引熱達表，透發少陽，共奏解表退熱之功。

【臨床應用】1. 發熱，微惡寒，肢節煩疼，微嘔，心下支結等太陽、少陽並病之證。

2. 小兒傷風、自汗、發熱惡風者。

【用量用法】桂枝：3～9克；柴胡：1.5～10克。用於退熱時，可用15～20克，且需久煎濃煎。散邪退熱多生用，疏肝解鬱、升陽舉陷可制用，前者柴胡用量可稍大，後者用量偏小。

【名醫經驗】1.胥慶華　桂枝、柴胡伍用，出自《傷寒論》柴胡桂枝湯，以治太陽病未罷，並及少陽者。我們體會，以柴胡、桂枝組方，用治慢性胃炎、胃腸神經官能症，確有較好療效。（《中藥藥對大全》）

2. 陳復正　柴葛桂枝湯，以柴胡、葛根配入桂枝湯用，治小兒傷風、自汗、發熱惡風。（《幼幼集成》）

3. 秦皇士　桂枝柴胡湯，以桂枝、柴胡水煎服，治療傷寒

少陽，寒多熱少之證；瘧疾。（《症因脈治》卷四）

【使用禁忌】肝陽上亢者忌用。

桂枝——生薑

【配對奧妙】二藥皆為辛溫之品，桂枝散寒解表以宣通肺氣，溫經通陽；生薑行陽分而祛寒解表，宣肺氣而解鬱調中，二者相須配伍，可加強發汗解表之功，且生薑還能溫中和胃散寒，與溫陽化飲的桂枝配合使用，可產生蠲除水飲之效。

【臨床應用】1.風寒感冒，惡寒，發熱，無汗，兼見咳嗽痰多，或食少納差，噁心嘔吐者。

2.胃中停飲所致的胃痛，嘔噁呃逆，泛吐清水者。

【用量用法】桂枝：3～9克；生薑：6～12克，生薑宜切片，治嘔逆可搗汁與煎劑合用。

【名醫經驗】1.張仲景　小建中湯　以桂枝配伍芍藥、飴糖、生薑等，治虛寒腹痛。（《金匱要略》）

2.陶節庵　再造散，以附子、桂枝與生薑同用治陽虛感冒。（《傷寒六書》）

3.趙佶　桂薑散，以桂枝（去粗皮）一兩，生薑（片切，焙乾）二兩，上為散，每服二錢匕。溫酒調下，治療心疼，冷氣刺，痛不可忍。（《聖濟總錄》卷五十六）

【使用禁忌】二藥辛溫助火，熱邪內盛或陰虛火旺者忌用。

桂枝——荊芥

【配對奧妙】二藥均歸肺經。桂枝行裏達表，溫通氣血，調和營衛，解肌表，散風寒；荊芥輕揚疏散，「能解肌表退寒熱」（《本草正》）「其功長於祛風邪」（《本草綱目》）。

二藥味辛氣香，疏散溫通，合用相得益彰，共收解肌發表祛風寒之功。

【臨床應用】外感風寒發熱惡寒、頭痛無汗或有汗不解，口不甚渴，脈浮緊者。

【用量用法】桂枝：3～10克；荊芥：4.5～9克，荊芥不宜久煎，發表透疹消瘡宜生用，止血宜炒用。

【名醫經驗】1. 王少華　對症見惡寒未罷，舌不紅，口不甚渴的發熱患者，主張用辛溫而不輕用辛涼，常首選桂枝配荊芥。二藥合伍治療冬春風寒束表，身熱形寒，無汗或有汗不解，頭身疼痛，用之常可一汗而解。（《中醫雜誌》，1986，（10）：25）

2. 王學民　治療過敏性紫癜，處方：桂枝、白芍各8克，荊芥、防風、川芎、炙甘草6克，田三七末2克，黃芪15克，生薑5片，大棗3枚，治癒下肢臀部紫癜。（《新中醫》，1992，24（4）：45）

【使用禁忌】二藥配對辛散力較強，表虛自汗者忌用。

桂枝——青蒿

【配對奧妙】桂枝溫通經脈，通達調和衛氣而解肌；青蒿苦寒氣芳，既善清解外傷暑熱而截瘧退熱，又長於透發陰分之伏熱而除蒸，二藥伍用，寒熱並施，相輔相成，共奏透達調衛解肌退熱之功。

【臨床應用】1. 初病、表邪未解，惡風、汗出，脈緩者。

2. 邪陷少陽，胸脅作痛，而太陽見證未罷。

【用量用法】桂枝：3～9克；青蒿：3～10克，不宜久煎；或鮮用絞汁。

【名醫經驗】1. 胡澍群　治失汗之久熱不退，稱之為二仙，蓋外感之邪在肌表，當因勢利導。微汗從表而解。若過早或過用寒涼鬱遏之藥而使之失汗，肌腠鬱閉，氣機壅滯，邪氣不得外達致久熱不退。雖發熱不退，但仍有表證可辨，如微惡

風寒，一天數次，無汗或汗出不透，脈浮緊。二藥宣通清透，調衛解肌，隨證選用較宜。（《百家配伍用藥經驗採菁》）

2. 岳美中　治療肺部感染，初病表邪未解，惡風，汗出，脈緩者，以桂枝湯調和營衛，加青蒿、薄荷輕清透達外邪，併用桂枝配青蒿調衛，不宜過用苦寒冰伏之藥。邪陷少陽，胸脇作痛，而太陽見證未罷，則用柴胡桂枝湯配青蒿、竹茹以調和營衛，和解少陽。（《百家配伍用藥經驗採菁》）

3. 曾世榮　二仙飲　青蒿二兩（曬乾），桂枝（去粗末），二藥為末，每服一錢，寒熱未發前，用涼酒調服；或先隔晚亦以酒調下。治療小兒瘧疾，不拘歲月遠近。（《活幼心書》卷下）

【使用禁忌】脾胃虛弱，腸滑者忌用。

桂枝——川芎

【配對奧妙】桂枝辛溫浮散，透達於肌腠之間，散風寒、逐表邪，發汗且溫經助陽；川芎辛散溫通，氣香走竄，能上行巔頂，下行血海，旁達四末，外徹皮膚，既能活血化瘀，又能行血中氣滯，並能疏散風邪，為血中之氣藥。二藥相須為用，共奏疏風寒通經絡、開痹澀、行氣活血之功。

【臨床應用】1. 風寒濕痹。一身肢節疼痛，重著酸楚之證，或寒阻脈絡所致的偏頭痛。

2. 婦女經脈受寒，月經不調、痛經、癥瘕、產後腹痛及外傷受寒，腫痛不消等。

【用量用法】桂枝：3～9克；川芎：3～15克。川芎若治外感風邪，所致病程較短者，則以小劑量為宜；若久病，或血瘀頭痛等，宜大劑量川芎，並配伍石膏、石決明等寒涼清熱平肝之品；秦伯未在《謙齋醫學講稿》中指出：「川芎治頭痛的用量以3克為宜，若用9克，服後反增頭暈欲嘔。」近年來有

人在治血管神經性頭痛時，在辨證用藥的基礎上加用川芎 50 克，若療效不顯著，可加大至 75 克，不但效果好，且未發現不良反應。（《中醫藥研究》，1989，（6）：19）

【名醫經驗】1. 雷載權　川芎辛散溫通，能「旁通脈絡」，起袪風通絡止痛之功。常配伍獨活、秦艽、防風、桂枝等袪風濕溫通經絡之品同用，如《千金方》獨活寄生湯、《婦人良方》三痹湯等。（《中華臨床中藥學》）

2. 高學敏　若婦人經來感寒，發熱有汗者，桂枝常與川芎、當歸、白芍等同用，如《醫宗金鑒》桂枝四物湯。（《中藥學》）

3. 馮麗華　治療雷諾氏病，以桂枝湯加味（桂枝 20 克，白芍、川芎各 15 克，炙甘草、當歸、路路通各 10 克，生薑、大棗）治癒雷諾氏病 1 例。（《遼寧中醫雜誌》，1998，12（10）：38）

4.《上海老中醫經驗選編》治療冠心病，用枳實薤白桂枝湯加入川芎、丹參、附子等，治該病心陽虛衰，寒凝血瘀者。（摘自《中華臨床中藥學》）

【使用禁忌】二藥辛溫升散，有助火傷陰，使氣火逆上之弊，對陰虛火旺，肝陽上亢及氣逆痰喘火證忌用。又《本草經集注》曰：川芎「惡黃連」，《本草蒙荃》曰：川芎「惡黃芪、山茱萸、狼毒，畏硝石、滑石、黃連、反藜蘆」，配對組方時供參考。

桂枝——茯苓

【配對奧妙】桂枝與茯苓，均治痰飲、水腫證。桂枝辛甘而溫，通陽化氣行水，宜治陽虛之氣化不利所致的水濕內停者；茯苓甘淡而平，甘以健脾益氣，淡以利水滲濕，補而不峻，利而不猛，既長於通調水道而下水氣，又可補益心脾，宜

治脾虛濕盛而致者，二者相使配對，桂枝得茯苓則不發表而行水，溫陽化氣助淡滲利水除飲之功。正合張仲景「病痰飲者，當以溫藥和之」之意。

另外，本藥對尚有益氣甯心，平沖降逆之功。

【臨床應用】1. 水濕內停，膀胱氣化不利所致的小便不利，水腫者。

2. 飲停胸脇，症見胸脇脹滿，目眩心悸，短氣而咳者。

3. 外有表證，內停水濕，症見頭痛，發熱，煩渴飲水，小便不利者。

【用量用法】桂枝：6～9克；茯苓：10～15克。茯苓入湯劑以切成薄片（1～2毫米）或打碎入藥為宜，否則三萜類、多聚糖類等有效成分難以充分溶解於水。

【名醫經驗】1. 高學敏　茯苓甘能補脾，淡能滲濕，藥性平和，既可祛邪，又可扶正，補而不峻，利而不猛，實為利水消腫之要藥，可用於各類型之水腫證，用治水濕停滯，膀胱氣化不利的小便不利，水腫脹滿，常與桂枝、白朮、澤瀉配伍，如《傷寒論》五苓散；本品既健脾又滲濕，使濕無所聚，痰無由生。對於水飲停於胸脇，症見胸脇脹滿，目眩心悸者，常與桂枝、白朮、甘草同用，如《傷寒論》苓桂朮甘湯。（《中藥學》）

2. 張海峰　治胃、十二指腸球部潰瘍，胃下垂屬寒飲留中，脾陽不足，症見中脘特別惡寒怕冷，治宜溫陽滌飲，用苓桂術甘湯，重用茯苓30克，桂枝改肉桂9克，獲得滿意療效。（《脾胃學說臨證心得》）

3. 洪嘉禾　苓桂術甘湯配丹皮、桃仁化瘀活血之品，治療頑固性風心病心衰有較好溫陽化氣，強心利尿之效果。（《上海中醫藥雜誌》，1982，（1）：14）

【使用禁忌】病人腎虛，小便自利或不禁或虛寒精清滑，皆忌用。

桂枝——羚羊角

【配對奧妙】桂枝辛溫，發散風寒；溫通經脈，羚羊角鹹寒，既能潛肝陽息肝風，又能瀉肝火，且散血中熱毒。二藥配對，溫通清解並施，散外束之寒邪，清解鬱閉之熱結，寒熱互制，共奏溫通清解，息風利關節，除痹止痛之功。

【臨床應用】熱痹、寒熱錯雜痹痛甚者，關節屈伸不利。

【用量用法】桂枝：3～9克；羚羊角1～3克。羚羊角宜鎊片，單煎2小時取汁兌藥服，羚羊角研粉沖服為1～1.5克。

【名醫經驗】1. 蕭森茂　熱痹雖係寒邪化熱而成；或寒熱邪氣並侵，寒邪未必盡化，形成寒熱錯雜，新舊之邪客於關節經絡。若單純通陽，恐邪熱更甚；一味清解，又慮寒邪彌漫。二藥寒熱兼顧，使陰寒之邪得溫而散，陽熱之邪得寒而清，各得其宜。（《百家配伍用藥經驗採菁》）

2. 姚永年　羚羊角粉配伍桂枝入複方治療關節炎等關節痹痛之證，功效顯著，尤對痹證之見寒熱錯雜者更宜。（《浙江中醫雜誌》，1985，（3）：101）

3. 胡起白　用桂枝、羚羊角二藥合伍治療熱痹、寒熱錯雜痹痛甚者有效，若遇輕證，可用山羊角代羚羊角。（《上海中醫藥雜誌》，1985，（3）：27）

【使用禁忌】凡寒濕痹初起者忌用，脾虛慢驚者忌用。

桂枝——夏枯草

【配對奧妙】桂枝辛溫，溫陽利水；夏枯草味辛苦寒，可舒肝解鬱，祛風通絡，清瀉肝火，而消腫散結。二藥配對，溫陽與解鬱併用，化氣與清肝並施，相輔相成，共奏溫陽解鬱，平肝利水之功。

【臨床應用】1.痰蒙清竅，視物旋轉，胸痞作惡，嘔吐痰涎者。

2.耳源性眩暈屬痰飲型者。

【用量用法】桂枝：3～9克；夏枯草：6～15克，鮮用本品，劑量可稍大。

【名醫經驗】金慎之　治療痰飲眩暈喜用苓桂朮甘湯加夏枯草，頗收效驗。體會桂枝配夏枯草可歸屬於「平肝」藥組，係脫胎於張錫純桂枝配龍膽草。張氏稱平肝之藥，以桂為最要。「蓋理肝木之鬱使之條達其宣通之力，又能導引三經，下通膀胱以利水便」。夏枯草清熱平肝散風，有明顯的利尿作用。如此合伍，與半夏白朮天麻湯方異而義同。對耳源性眩暈無肝火，而痰飲表現明顯者，用苓桂朮甘湯加夏枯草治之。二藥合伍有明顯的利尿作用，不亞於苓桂同用，與「有微飲，當從小便利之」治則，更為相合。（《浙江中醫雜誌》，1981，（5）：216）

【使用禁忌】二藥配對以平肝利水為功效，因夏枯草用量大，且苦寒傷陽，故脾胃虛弱者慎用。

桂枝——白朮

【配對奧妙】桂枝辛甘而溫，走表則溫經散寒，以驅表邪，入裏則溫陽散結，以暖脾胃；白朮甘溫苦燥，善於補脾氣，燥化水濕，與脾喜燥惡濕之性相合，為補脾要藥，除風痹之品。

桂枝配白朮，既可走表，溫經通絡，除痹止痛；又可走裏，以溫中健脾化濕。

【臨床應用】1.風寒濕邪客於肌表經絡之四肢關節沉重疼痛，屈伸不利。

2.脾陽不振，寒濕內生，痰飲內停之胃脘冷痛，納呆，嘔

噁下痢便溏等。

【用量用法】桂枝：6～10克；白朮：6～15克。白朮生用長於燥濕利水，炒用長於補脾止瀉。

【名醫經驗】1. 胥慶華　《傷寒論》苓桂朮甘湯中以上二藥配伍，意在溫陽利水；《金匱要略》桂枝芍藥知母湯以上二藥配伍，意在祛風除痹。（《中藥藥對大全》）

2. 雷載權　桂枝可溫扶脾陽，以助運水，即張壽頤所謂「立中州之陽氣，療脾胃虛餒」。其主治痰飲、眩暈，常與健脾除濕藥配伍，共收溫陽化水，蠲除痰飲之效。如《金匱要略》以苓桂朮甘湯治胃中停飲，胸脇支滿，目眩。（《中華臨床中藥學》）

【使用禁忌】桂枝、白朮配成對藥，苦燥而性溫，實邪內壅，陰虛內熱、津液不足者忌用。

桂枝——薑黃

【配對奧妙】桂枝辛溫浮散，能透肌解表，發散風寒，溫經助陽；薑黃辛溫且苦，外能通利筋脈，散風寒濕邪，內可通利氣血，暢血中之氣；破血行氣，通經止痛，尤長於行肢臂而除痹痛。二藥配對，共奏溫經散寒，除痹止痛之功。

【臨床應用】1. 風寒濕痹，關節屈伸不利，尤以上肢為甚者。

2. 淤血所致痛經、經閉、癥瘕積聚、產後瘀滯腹痛等。

【用量用法】桂枝：3～9克；薑黃：3～10克。

【名醫經驗】1. 李鐘文　治寒凝血瘀、經閉痛經，月經不調薑黃當配伍當歸、紅花、桂枝、川芎等。如薑黃丸。（《中藥學》）

2. 武之望　產寶湯，桂枝、薑黃各等分，為細末。每服方寸匕，酒調下，治療產後血餘作痛，兼塊者。（《濟陰綱目》

卷十一）

【使用禁忌】二藥配對，苦燥辛溫，且薑黃有「破血下氣」，孕婦當忌用。

桂枝——人參

【配對奧妙】桂枝辛溫，發汗解肌，溫經助陽；人參性稟中和，既能峻補腎中元氣，又可增強脾肺之氣而養血生津。兩藥合用，發中有補，寓補於發，人參既可益肺氣助桂枝透達肌腠發散風寒，以祛邪外出，又可益脾氣助桂枝溫通四肢而散寒濕，二者相輔相成，共奏助陽益氣發汗解表之功。

【臨床應用】1. 傷寒汗後氣血不足而表邪未解，脈沉遲者。

2. 素體陽虛外感風寒，以熱輕寒重，頭痛無汗，倦怠嗜臥，語言低微，脈浮大無力。

【用量用法】桂枝：3～9克；人參：5～10克。人參宜文火另煎兌服，且不宜同時喝茶和吃蘿蔔，以免影響藥力。

【名醫經驗】1. 高學敏　桂枝辛溫發散，味甘和緩，可發汗而非峻汗，若外感風寒，內有陰邪，內外俱為實寒，惡寒無汗，心腹冷痛者，常配厚朴、紫蘇、人參同用，如《仁齋直指方》桂枝四七湯；若外感風寒，中焦受寒，表裏不解，心下痞硬，下利不止者，常與白朮、乾薑、人參等同用，如《傷寒論》桂枝人參湯；傷寒汗後氣血不足而表邪未解，脈沉遲者，常與芍藥、人參等同用，如《傷寒論》桂枝加芍藥生薑各一兩人參三兩新加湯；此外，桂枝配人參也可治療他病；中風虛脫、卒然昏倒，半身不遂，常與人參、當歸、黃芪等同用，如《觀聚方要補》保元湯。

若脾陽虛之寒瘧日久，氣血不足，形寒肢冷，嗜臥倦怠，發時不渴者，常與鹿茸、附子、人參、當歸、蜀漆同用，如

《溫病條辨》扶陽湯。（《中藥學》）

2. 趙佶　桂參湯　桂枝（去粗皮）一兩，人參一分，為粗末，一二百日兒每服半錢匕，水半盞，煎至三分，去滓，分三次溫服。治療小兒，吐青白沫，及飲食皆出，腹中痛，氣欲絕。（《聖濟總錄》卷一七七）

【使用禁忌】二藥配用甘溫苦燥，凡骨蒸勞熱、血熱吐衄、肝陽上亢、目赤頭眩等，一切實證、火郁證應忌用。人參反藜蘆，畏五靈脂，不宜與萊菔子同用，組方時應注意。

桂枝——炙甘草

【配對奧妙】桂枝辛甘溫，溫通心陽，溫經活血。炙甘草補益心氣利血脈。「辛甘化陽」。二藥伍用，溫心陽不剛燥，益心脈不壅滯，藥簡力專，為溫通心陽，通利血脈，寧心定悸的重要配伍。

【臨床應用】1. 心陽虛，心悸，怔忡。

2. 心陽、心陰俱虛，心動悸，脈結代。

【用量用法】桂枝：6～10克；炙甘草：6～10克。治療心陽虛而見心悸，怔忡時，應以桂枝為主，桂枝用量大於甘草；若見心陽心陰俱虛時，應以甘草為主，甘草用量適當加大。

【名醫經驗】1. 朱良春　桂枝溫通心陽，治心動過緩有效，與炙甘草同用，治陽虛心悸有顯著療效。（《上海中醫藥雜誌》，1982，（12）：26）

用桂枝復心陽，治緩慢型心律失常，劑量宜大些，關鍵在於桂枝用量是否得當。若拘泥於常規劑量，藥力不及，則難以取得顯效或無效。治心動過緩用桂枝從 10 克開始，常用至 24 克，量多可用 30 克，直服至心率接近正常，或有口乾舌燥時，則將已用之劑量略減 2～3 克，續服以資鞏固。（《中醫雜誌》，1985，（2）：14）

2. 奚風霖　善用桂枝、炙甘草治心氣心陽虛心悸怔忡獲得滿意療效。（《上海中醫藥雜誌》，1984，（8）：5）

3. 朱錫祺　治心臟病常用桂枝。當心陽不振，濁陰彌漫，胸膺清曠之地，頓成迷霧之鄉，投桂枝猶離空當照，陰霧自散，歷來多以舌質紅及血證為桂枝之禁忌，朱氏認為，舌紅只要舌上有津，具桂枝適應證照樣可用。血證禁用桂枝不可一概而論。如風心病，肺部鬱血而致咳血，用桂枝改善肺部血循，減輕肺部鬱血而起止血作用。但血熱妄行當禁用。桂枝炙甘草對心陽虛之心悸怔忡有較好療效。（《上海中醫藥雜誌》，1983，（5）：5）

4. 程門雪　若桂枝量少，甘多於辛，則成強衛之劑。（《程門雪醫案》）

5. 趙佶　甘草湯　甘草（炙，銼），桂（去粗皮）各一兩，為粗末，每服三錢匕，水一盞，煎至七分，去滓溫服，連服三、五服，未下再服，治療妊娠顛撲內損，致子死腹中。（《聖濟總錄》卷一五九）

【使用禁忌】二藥配對性辛溫，血熱妄行之血證忌用，又甘草不宜與大戟、芫花、甘遂及海藻伍用，組方時應注意，久服大劑量甘草，每易引起浮腫，使用也當注意。

【用藥指歸】

1. 桂枝配對藥，主要是治療風寒表虛、表實證，心悸胸痺，脘腹冷痛，經閉癥瘕，損傷痺痛，寒痰停飲，咳喘水腫，心悸惡嘔等方面是依據桂枝「發汗解肌，溫通經脈，助陽化氣」進行的，至於桂枝「平沖降逆」，主要是因其通陽化氣，溫經散寒，使陽氣充，陰氣散，而沖氣自然下藏。並非桂枝有沉降之性以直接降斂沖逆，其「平沖降逆」實為溫經助陽之間接功效。

2. 張仲景在《傷寒雜病論》中，凡用桂枝之方，均有「去皮」的要求，其所去皮，實際上是指去「粗皮」、「上皮」、「皮上甲錯」等，即刮除外表之栓皮，以保證用藥的潔淨和稱量的準確，而非用「桂木」。

3. 桂枝入湯不宜久煎，久煎桂枝油容易揮發，本品辛溫助熱，容易傷陰，前人針對桂枝曾提出：「桂枝下嚥，陽熱立斃」的告誡，凡外感熱病，裏熱內盛及陰虛火旺者，均忌用。其又善入血分而通血脈，並易動血，故血熱妄行，月經過多及孕婦，應忌用或慎用。

4. 桂枝用量過大易致頭暈目脹、眼乾澀、咳嗽、口渴、尿少及尿道灼熱等，相似於肉桂的不良反應，故不可服用過量。

3. 防 風

防風，首見於《神農本草經》，因「其能禦風邪」而得名。味辛甘，性微溫，歸肺、脾、肝經。主要功效為祛風解表、勝濕止痛、止癢、止痙。

本品辛而升浮，具有發散透達之性，祛風解表，稱為治風之仙藥，以祛全身外感風邪見長，古今視為治療外感表證的常用藥；又因其勝濕止痛，「上清頭面七竅，內除骨節疼痛，外解四肢攣急」（《醫宗金鑒》），而多用於風寒濕邪所致的頭痛、痹證、痙攣抽搐等；本品性溫，燥濕舒脾，升清疏肝，可治療脾虛食滯、土虛木乘的腹痛腹瀉；對於風邪所致之隱疹瘙癢皮膚病證，有祛風止癢之功效。

現代藥理研究：

防風含揮發油、色原酮類、香豆素類、聚炔類、多糖及 β-谷甾醇，胡蘿蔔甙、甘露醇等。防風新鮮汁對綠膿桿菌及金黃色葡萄球菌有一定的抗菌作用，防風乙醇浸液有鎮痛、抗炎作

用，防風水浸液有明顯加強機體免疫功能的作用，有抗實驗性胃潰瘍、抗病原微生物及抑制血栓形成等作用。

防風——荊芥

【配對奧妙】防風氣味俱升，性溫而潤，善走上焦，治上焦之風邪，又能走氣分，偏於祛周身之風，且勝濕舒脾，其祛風止痛作用尤強；荊芥芳香而散，氣味輕揚，性溫不燥，以辛為用，以散為功，偏於發散上焦風寒，又入於血分，可發散血分鬱熱。二藥均屬辛溫解表，祛風散寒之品，配為藥對，相須為用，並走於上宣達疏表，祛風勝濕之較增強，然發汗力較緩，四季外感風寒皆可用之。既是風熱在表，也可與辛涼解表配伍應用，起到「開窗散熱」之效。防風為「風藥之潤劑」，荊芥性雖溫而較平和。二藥相伍，還有祛風止癢之功。若將此二味炒炭，可使輕揚疏散之性大減，取色黑能入血而勝赤之意，止血之功效較佳。

【臨床應用】1.四時感冒，症見惡寒發熱，無汗，頭身酸重疼痛等症。

2.皮膚瘙癢症、風疹、蕁麻疹及神經性皮炎。

3.產後失血過多，婦人崩漏或腸風下血。

【用量用法】防風：6～15克；荊芥：6～15克。荊芥穗發汗之力大於荊芥，無汗可用荊芥穗，有汗用荊芥，發表透疹消瘡宜生用，止血多炒炭用，不宜久煎。

【名醫經驗】1.胥慶華　二藥單獨應用，名曰荊防散。《本草求真》謂「荊芥不似防風不輕揚，驅風之必入人骨肉也，是以宣散風邪，用以防風之兼用荊芥者，以其能入肌膚宣散故耳。」荊芥發汗散寒之力較強，防風祛風之功較勝。二藥合參，既能散風寒，又能祛風熱，四時感冒皆可使用。一般認為，外感表證，用麻桂偏熱，用銀翹偏涼，先用荊防藥對最為

適宜。（《中藥藥對大全》）

2. 王伯岳　治小兒外感，注意辨別寒鬱表閉的輕重程度，不失時機發汗達邪。荊芥、防風是一對藥，用於一般表寒鬱閉；紫蘇、羌活又是一對藥，用於表寒鬱閉較重；若更有甚者則四藥同用。兼喘則麻桂也可酌用。汗出熱解，取效甚捷。（《中醫雜誌》，1987，（11）：13）

3. 劉志明　用二藥又配薄荷、蟬衣，四藥辛溫與辛涼併用，達發表祛邪之功，療效甚佳。（《中醫雜誌》，1990，（4）：21）

4. 蕭森茂　痢疾初起有表寒證用荊防敗毒散，荊芥、防風炒炭用，不僅疏解表邪，且祛腸中風氣，可緩急迫，入血和營，用治赤白痢甚為合拍，可增療效。（《百家配伍用藥經驗採菁》）

【使用禁忌】二藥配對溫散善升，凡血虛發痙及陰虛火旺者忌用。

防風——白芷

【配對奧妙】防風為治風之仙藥，上清頭面七竅，內除骨節疼痛，外解四肢攣急；白芷芳香上行頭目而祛風通竅，下達腸胃，旁達四肢而溫祛寒濕，且散結消腫。

二藥同屬辛溫解表之品，相須而用，祛風止痛之效增強，與其他清熱解毒、消腫潰堅合用，則有祛風散結、消腫止痛之功。

【臨床應用】1. 外感風寒，頭身疼痛，鼻塞流涕者。

2. 隱瘮、皮膚瘙癢者。

【用量用法】防風：3～9克；白芷：3～10克。

【名醫經驗】1. 胥慶華　防風、白芷二藥為臨床常用散寒止痛藥對。《普濟方》書中介紹用此藥對煉蜜為丸，如彈子大，每嚼一丸，專治頭風，痛不可忍者。其祛風止痙、祛風散結的效用，可從玉真散、仙方活命飲中體現出來，臨證時可靈

活運用。（《中藥藥對大全》）

2. 雷載權　防風祛風解表，又勝濕止痛，治療風寒感冒夾濕，惡寒發熱，頭身酸重疼痛頗為對證。如《症因脈治》防風勝濕湯，配白芷、荊芥等同用；《全國醫藥產品大全》防芷鼻炎片，以之與白芷、蒼耳子、野菊花等同用；小兒鼻炎片，以之與升麻、蒼耳子、白芷同用，治療鼻炎頭痛、流涕。（《中華臨床中藥學》）

【使用禁忌】二藥配對性偏溫燥，陰虛火旺頭痛、熱病動風者忌用。

防風——秦艽

【配對奧妙】防風辛甘微溫，升發而能散，為治風通用之品，兼能勝濕止痛，而無疏散辛燥之弊；秦艽辛散苦泄，性平質潤，為風藥中潤劑，外達肌肉關節以祛風除濕，通行經絡而止痛。二藥配對，一微溫，一微寒，寒溫相宜，祛風除濕，活絡止痛之效顯著。

【臨床應用】風寒濕痹，筋脈拘急，肢體麻木等無論病之新久，均可用之。

【用量用法】防風：6～12克；秦艽：3～10克。

【名醫經驗】1. 雷載權　防風為兼有止痛作用的辛溫解表藥，可用以治療多種因風寒濕邪所致的疼痛證。如《宣明論》防風湯，以之與秦艽、麻黃同用，治療行痹。（《中華臨床中藥學》）

2. 高學敏　防風辛溫，祛風散寒，勝濕止痛，若風盛行痹，疼痛部位遊走不定，常與秦艽、麻黃、葛根、桂枝同用，如《聖濟總錄》防風湯。（《中藥學》）

【使用禁忌】二藥配對，如秦艽用量過多，有滑腸之弊，久痛虛贏，溲多，便滑者忌用。

防風──蒼朮

【配對奧妙】防風辛溫升散，溫而不燥，長於疏風解表，勝濕止痛；蒼朮辛苦溫，內走脾土能燥濕健脾，外行上下，祛風除濕；防風以祛風止痛為主，蒼朮以燥濕化濕為要，二藥合用，燥濕祛風，風濕兼治，通絡止痛之力增強。

【臨床應用】1.風寒感冒，發熱惡寒，無汗頭痛，肢體酸痛者。

2.風寒濕痹，關節疼痛，四肢活動不利者。

【用量用法】防風：6～10克；蒼朮：6～10克。

【名醫經驗】1.胥慶華　蒼朮、防風伍用，見於王好古《陰證略例》海藏神術散，蒼朮60克，防風60克，甘草30克，共研為末，另生薑、蔥白，水煎服，治內傷冷飲，外感寒邪而無汗者。（《中藥藥對大全》）

2.孫一奎　以蒼朮、防風各15克，名曰蒼朮防風散，治水泄、頭痛。（《赤水玄珠全集》）

3.徐樹南　蒼朮散寒解表，伍羌活、防風、細辛、川芎等，以增強散寒解表、祛風除濕的功效；祛風除濕，伍羌活、防風、秦艽、獨活、桂枝等，以祛風除濕。（《中藥臨床應用大全》）

【使用禁忌】二藥配對，苦溫燥烈，陰虛內熱及氣虛多汗者忌用。

防風──黃芪

【配對奧妙】防風長於祛風解表，遍行周身，祛風於肌腠之間，為風藥中之潤劑；黃芪功善補氣益衛固表，為玄府禦風之關鍵，且無汗能發，有汗能止，補劑中之風藥。防風以祛邪為主，黃芪以扶正見長。

二藥配對精當，扶正祛邪，黃芪得防風，則固表而不留

邪，防風得黃芪則袪邪而不傷正。散中寓補，相畏而相使，具有實衛以散風，袪風以固表之功。

【臨床應用】1. 氣虛易感，表虛自汗，產後身痛酸楚畏風，氣虛低熱者。

2. 過敏性鼻炎、蕁麻疹、慢性腎炎腎病外感復發者。

【用量用法】防風：6～10克；黃芪10～15克，生用偏於走表而利水，炙用偏於溫補脾胃，劑量5～10克能升陽舉陷；15～25克利尿作用顯著，但用至50～60克尿量減少。

【名醫經驗】1. 胥慶華　黃芪、防風伍用，出於《王旭高醫書六種》玉屏風散，治療氣虛表弱，自汗不止或風邪久留而不散者。黃芪、防風各等分，《醫宗金鑒》謂之防風黃芪湯，治中風不能言，脈遲而弱者。現在報導，對過敏性鼻炎、蕁麻疹等病，治療和預防用藥均有效驗。（《中藥藥對大全》）

2. 程門雪　二藥又配枳殼為三奇散，對痢疾後的虛坐努責和痢疾脫肛不收，能標本兼顧。所謂本是升下陷之虛元以治脫肛；所謂標是寬腸中滯氣以治後重，袪腸中之風以治脹血。（《程門雪醫案》）

3. 王清任　黃芪防風湯，以黃芪四兩（生），防風一錢，水煎服。小兒減半，治療脫肛，不論十年八年。（《醫林改錯》）

4. 柯韻伯　防風黃芪湯，以防風、黃芪等分，水煎服，治療中風不能言，脈沉而弱者。（《古今名醫方論》卷二）

【使用禁忌】二藥配對性溫燥，有升陽助火之弊，凡內有實熱、肝陽上亢、氣火上沖、濕熱氣滯、陽證疼痛、瘡瘍初起，表實邪盛者均忌用。

防風——白朮

【配對奧妙】防風辛甘微溫，長於袪風散邪，為風藥中之

潤劑；且其味辛能散郁舒肝，甘又能和中理脾，故有一定的舒肝理脾作用；白朮甘溫且苦，苦能燥化脾胃之寒濕，甘溫能益氣健脾、固表止汗。

二藥配對，既能健脾舒肝，用於肝鬱侮脾之「痛瀉」證，又有益衛固表禦風之功，用治氣虛衛表不固者。

【臨床應用】1.表虛衛陽不固，腠理不密，自汗，多汗者。

2.肝木乘脾，運化失常所致的腹痛即瀉，瀉後痛仍不減，苔白，脈弦緩。

【用量用法】防風：6～10克；白朮：10～15克。在痛瀉要方中，防風為3克，白朮為6克，用量之比為1：2，在玉屏風散中，防風為6克，白朮為12克，用量之比為1：2；臨床用白朮時，燥濕利水宜生用，補氣健脾、止汗安胎宜炒用，健脾止瀉宜炒焦用。

【名醫經驗】1.鄧鐵濤　我體會此方（玉屏風散）不但能治自汗，一些盜汗屬氣虛者亦適用。臨床上常用湯劑，根據個人經驗，其用量為，黃芪12克，防風3克，白朮15克。我認為，其組成分量比例頗需研究，較為重要的有兩點：

其一，防風用量需要少於黃芪，這是根據東垣防風能制黃芪，黃芪得防風其功愈大之說，又因防風為疏散之品，汗證不宜多用，與黃芪相配達相畏相使之目的便可。

其二，白朮的量須是黃芪與防風之和，這是根據「發在芪防收在朮」之意，一走一守，達表「實衛」。

臨床上運用時，若見自汗盜汗兼陰虛者，我喜用玉屏風散加生龍骨、生牡蠣各30克，或加浮小麥、糯稻根各30克；若汗出多者，則加麻黃根10克。（《鄧鐵濤臨床經驗集》）

2.高學敏　防風既疏風邪，實衛固表，升發清陽，引血歸經，故多用於多汗及出血證，若表虛自汗，易患外感，常與黃

芪、白朮同用，如《易簡方》引《究原方》玉屏風散；若陰虛盜汗，常與牡蠣、白朮同用，如《備急千金要方》牡蠣散；若濕阻脾中清陽，裏急後重，肢體為沉重，倦怠少力者，常與蒼朮、白朮、茯苓、芍藥同用。如《脾胃論》升陽除濕防風湯。（《中藥學》）

3. 王好古　白朮湯，以白朮二兩，水煎服，治療傷風寒，若發熱引飲，加黃芩、生甘草各一兩；頭痛惡風者，加羌活三錢半。（《此事難知》）

【使用禁忌】陰虛發熱之盜汗忌用。

防風——天南星

【配對奧妙】防風辛溫，辛以條達氣機，既祛外風，又息內風，為止痙之良藥；天南星苦溫辛烈，燥散力強，開泄走竄之力尤甚，善祛經絡之風痰而解痙，二藥合用，祛風解痙之力大增，且防風可制天南星之毒，既有相使相助之意，又有相畏相制之用。

【臨床應用】1. 破傷風，症見牙關緊閉，口撮唇緊，身體強直，角弓反張，甚則咬牙縮舌。

2. 損傷日久，關節疼痛，遇勞及陰雨天加重者。

【用量用法】防風 10 克；天南星 10 克。

【名醫經驗】1. 胥慶華　天南星、防風伍用，名曰玉真散，出自《本事方》，主治破傷風及跌撲損傷、口噤項強，既可內服，又可外敷創口。《醫宗金鑒》玉真散，則在此藥的基礎上，加天麻、白附子、羌活、白芷而組成，成為臨床治療破傷風的通用之劑。（《中藥藥對大全。》）

2. 高學敏　防風辛溫，祛風散邪，消腫散結，常用於跌打損傷、肢節腫痛諸證若損傷日久，關節疼痛，遇勞及陰雨天加重者，常與當歸、紅花、天南星、白芷同用，如《中華人民共

和國藥典》1995 年，一部，五虎散。（《中藥學》）

3. 藺道人　玉真散，天南星（泡七次），防風（去蘆叉）各等分為末。凡破傷風病，以藥敷貼瘡口，即以溫酒調一錢服之。如牙關緊閉，以童便調二錢服；垂死，心頭微溫，童便調二錢，並進三服。（《理傷續斷方》）

【使用禁忌】二藥配對，味苦性燥走散而有毒，易傷陰液，故陰虛燥咳及孕婦忌用。

【用藥指歸】

1.防風配對藥，主要用於外感表證，疼痛證、肝風痙攣抽搐，泄瀉、隱疹瘙癢等方面，是依據其功效而組成的。至於說防風有止瀉作用，是言防風燥濕、升清，兼可疏肝，治療濕濁內盛，脾虛失運，清陽不升，木乘侮土之泄瀉有間接「止瀉」效果，決非有收澀之性。

2. 防風在歷代祛斑去痤、潔面美顏的方劑中使用頻率也很高，且常與川芎、白芷、桃仁、紅花、當歸、僵蠶等同用，如《千金要方》玉屑面脂方、《外台秘要》面膏方、《普濟方》面油摩風膏、面膏方、《外科正宗》玉容散等，這些功效有待進一步總結。

3. 自《本草經集注》起，防風即用以解藥毒，據文獻記載，其對烏頭、附子、芫花及野菌中毒者，可單用煎汁服。臨床報導以防風為主，治療慢性砷中毒，有一定效果。

4.防風性偏溫燥，燥熱、陰虛血虧，熱病動風者應慎用或忌用。

4. 羌　活

羌活，首見於《神農本草經》獨活條下，主產於少數民族地區「羌地」而得名。味辛、苦，性溫，歸肺（膀胱）經，主

要功效為發散風寒，勝濕止痛。

本品氣味雄烈，善能升散發表，其功徹風寒之力較強，為古今醫家所喜用，《本經逢原》稱該藥「卻亂反正之主帥」、「非時感冒之仙藥」，治療感冒，療效極佳，且較少有麻黃、桂枝之不良偏性。本品辛散祛風，溫通血脈，苦燥勝濕，且善止痛。《本草品匯精要》謂「主遍身百節疼痛，肌表入風賊邪，除新舊風濕」。常為治療風寒濕痹之要藥。用治痹證本品尚有兩大特點：

其一，前人言其善理遊風，以盡搜風通痹之職，故以行痹風邪偏盛或痹證初起兼有表證者為宜。

其二，與獨活相對而言，更能「直上巔頂，橫行肢臂專主上部風寒濕痹」（《本草正義》），其治上肢肩背之痹痛，較獨活等品多用。

對於風寒濕邪外鬱肌膚引起的隱疹及其他皮膚瘙癢，本品具有祛風、勝濕的作用。

現代藥理研究：

羌活含揮發油、呋喃香豆素、有機酸、氨基酸、單糖、β-谷甾醇等。揮發油對布魯氏桿菌、金黃色葡萄球菌有較強的抑制作用，並有鎮靜、催眠、鎮痛及抗炎作用；羌活水溶部分有抗實驗性心律失常作用，並能對抗腦垂體後葉素引起的心肌缺血和增加心肌營養性血流量。

羌活——防風

【配對奧妙】羌活辛散溫寒，疏散肌腠風濕而發表，條達肢體，暢通血脈，尤善祛上半身的風寒濕邪；防風氣薄性升，不緩不燥，可祛周身之風，尤以祛外在之力最強，兼能勝濕，二藥同為太陽經風藥，味以苦辛為主，功用相仿。

羌活勝濕偏強，防風治風為主，二藥配對，相須為用，既

能祛風散寒，又能勝濕止痛，另外，二藥升散，防風能除脾家濕鬱，升發脾陽，羌活祛濕化濁，濕去則脾陽易復，李東垣視二藥為「升陽散邪」之要藥。

【臨床應用】1.風濕相搏，一身盡痛，或肩背痛不可回顧，脊痛項強，腰似折，項似拔者。

2.風寒、風濕頭痛者。

3.風寒濕痹所致的關節腫痛。

【用量用法】防風：6～9克，羌活：6～9克。羌活劑量過大有升散致過之弊，但寒濕內盛用羌活30克也無妨，臨床應隨濕滯或寒濕之輕重酌定羌活用量。

【名醫經驗】1. 余鶩　治療慢性腎炎殘留頑固性水腫，重視分部選藥。頭面腫選羌活、防風配合滲利之品。（《中醫雜誌》，1988，（3）：11）

2. 陳景河　治泄瀉常配伍祛風藥以增療效，認為二藥升陽除濕，理腸中風氣。（《中醫雜誌》，1990，（6）：5）

3. 鐘念文　治療復發性難治性腎病綜合徵，重視風邪外襲肌表，客於腎經的致病作用。常隨證選用風藥，如羌活、防風、豨薟草、鹿含草等。（《上海中醫藥雜誌》，1985，（11）：11）

4. 張又良　治白帶伴有關節酸重喜用二藥配伍於適應證方中，有祛風化濕止帶之功。（《中醫雜誌》，1981，（11）：14）

5. 張簡齋　在300例雜病醫案中，運用二藥相伍治療的醫案就有49例，而且常與補益劑同用，補中不離疏泄，開合配用，甚是合宜。（《上海中醫藥雜誌》，1984，（4）：5）

6. 李仲南　防風湯，以防風五錢，羌活一錢半為細末，以黑豆一合炒焦，大煙出，投無灰酒，候沸定，以酒調藥灌下，

稍蘇再灌。治療妊娠中風，口噤，四肢強直反張。（《永類鈐方》卷十八）

【使用禁忌】二藥溫散善升，凡血虛發痙及陰虛火旺者忌用，頭痛不因風寒濕邪而致者忌用。

羌活——板藍根

【配對奧妙】羌活辛溫且苦，長於散肌表之風寒濕邪，板藍根苦寒，以清熱散結見長，二藥配對，寒溫併用，清散兼施，表裏同治，正合「火鬱達之」、「體若燔炭，汗出而散」之法度。

【臨床應用】1. 外有風寒鬱閉，裏有邪熱，症見惡寒發熱，身痛無汗，口渴煩躁，脈浮緊或數。

2. 外感風熱或溫病初起所致的頭痛發熱，咽喉腫痛，口渴脈數者。

【用量用法】羌活 3～12 克；板藍根 10～15 克。

【名醫經驗】1. 雷載權　《遼寧省藥品標準》感冒藥片，羌活與板藍根、葛根等同用，《辨證施治》羌活蒲藍湯（羌活、蒲公英、板藍根）。羌活加入大量疏散風熱及清熱瀉火藥中，組成辛涼解表之劑，臨床療效亦佳。

臨床報導：風熱合劑（由羌活蒲藍湯加黃芩、柴胡組成），既治風熱表證，又治外寒裏熱、熱在半表半裏或風濕初起。（《上海中醫藥雜誌》，1982，（10）：7）板羌柴芩湯（板藍根、羌活、柴胡、黃芩）藥僅 4 味，然用量較重，對外感發熱，惡寒，全身酸痛無力，咽痛者，力宏而效捷。（《江蘇中醫雜誌》，1987，（8）：36；《中華臨床中藥學》）

2. 徐樹楠　感冒發熱，扁桃體炎。羌活 12～15 克，板藍根、蒲公英各 30 克。水煎，每日 1 劑，分 2 次服。（《中藥臨床應用大全》）

【使用禁忌】二藥配對性苦寒，苦寒傷胃，脾胃虛寒或無實熱者忌用。

羌活——桂枝

【配對奧妙】羌活擅長於散肌表風寒濕邪而有較好的解表退熱之功；桂枝走裏達表，在外能透達營衛，助衛陽以發汗，又能橫行肢臂，溫經絡而止痛。二藥合用，辛溫發散，同氣相求，共奏通陽散寒解表之功。

【臨床應用】風寒犯表夾濕證。症見惡寒發熱，頭脹如裹，一身酸楚，苔白膩脈滑者。

【用量用法】羌活：10～12克，桂枝：3～10克。

【名醫經驗】1. 徐小圃　二藥合伍用治風寒侵及太陽經所致惡寒發熱，頭痛體楚有相輔相成之效。二藥燥烈，宜辨證無誤，且不宜久用。（《上海中醫藥雜誌》，1985，（7）：11）

2. 雷載權　桂枝解表，偏於散寒祛風，對風寒犯表夾濕，惡寒發熱，頭脹如裹，一身酸楚者，宜與羌活、防風等祛風勝濕藥配用，如《素問病機氣宜保命集》桂枝羌活湯。（《中華臨床中藥學》）

3. 賈王海　治風濕痹痛、肩背酸痛。羌活、桂枝、秦艽、防風、防己、當歸各10克，水煎服。（《常用中藥八百味精要》）

4. 廖秋源　桂枝、羌活、松節、當歸、牛膝各10克，黃芪、白芍、海風藤各15克，生薑三片，大棗5枚，甘草4克。治癒坐骨神經痛1例。（《新中醫》，1992，24（3）：21）

【使用禁忌】二藥配對性辛溫，辛溫助熱，外感熱病，裏熱內盛、陰虛火旺者忌用。

羌活——生石膏

【配對奧妙】羌活辛溫且苦，長於散肌表風寒濕邪，解肌

退熱；生石膏辛寒味甘，清熱瀉火善清肺胃氣分實熱而退熱護津，又能外散肌表之風熱，二藥配對，一辛溫，一辛寒，解表清裏並施，相輔相成，發汗不過汗，清裏不鬱閉，共奏解表清裏退熱之功。

【臨床應用】1. 暑熱外傷，表裏俱盛，發熱無汗或汗出不暢，頭痛面赤，心煩口瘡者。

2. 陽毒火熾，壯熱無汗，骨節煩痛者。

【用量用法】羌活：10～12 克；生石膏 15～60 克。生石膏宜先煎。

【名醫經驗】1. 徐仲才　用二藥合伍治療「乙腦」初期，邪在衛分或衛氣同病，有解表退熱功效。乙腦屬中醫的暑溫或暑濕病，該配伍用於暑溫應是表閉熱重，或為風寒閉表，裏有鬱熱，所以強調初期。如邪在衛分，二藥合用，解表清裏，且早用石膏清氣熱，有「先證而治」之意。衛氣同病，衛氣邪閉較甚，二藥同用尤宜。若表閉不甚或表衛邪氣已淨者則不宜運用。（《浙江中醫》，1984，（9）：418）

2. 高學敏　羌活散風邪，以其透發之勢，不惟風寒外感適用，若適當配伍辛涼之品，亦可治風熱、暑熱之品。若暑熱外傷，表裏俱熱，發熱無汗或汗出不暢，頭痛面赤，心煩口瘡者，常與葛根、黃芩、石膏、升麻等同用，如《古今醫鏡》羌活升麻湯；本品善升能散，可發越陽毒，若陽毒火熾，壯熱無汗，骨節煩痛者，常與石膏、知母、黃芩、生地同用，如《丹溪心法》地骨皮散。（《中藥學》）

【使用禁忌】二藥配對，石膏用量較大，性偏寒，脾胃虛寒及陰虛內熱者忌用。

羌活——葛根

【配對奧妙】羌活辛溫，直上巔頂，橫行肢臂，長於發散

風寒濕邪而通利關節，調暢血脈；葛根辛平，輕揚辛散，既解陽明肌腠外邪而發表，又鼓舞脾胃清陽之氣上行而生津。二藥配對，疏達升散，相得益彰，具有祛風濕解肌，升脾陽助散風，通氣機，暢血脈之功。

【臨床應用】1. 傷風感冒，惡寒、發熱、鼻塞、咳嗽，但寒邪不甚者。

2. 外感風寒，內傷濕滯所致的寒熱頭痛、腹痛腹瀉等。

【用量用法】羌活 3～12 克；葛根：3～15 克。葛根發表、透疹、生津當生用；止瀉宜煨用。

【名醫經驗】1. 祝諶予　治療冠心病善配二藥，並謂：「葛根能擴血管，羌活通絡止痛最良。（《中醫雜誌》，1984，（11）：10）

2. 蕭森茂　用於急慢性腹瀉。「調理脾胃，須羌活以散肝結」。風能勝濕。二藥合用有升胃氣調肝氣和脾胃，勝濕止瀉之功，故用之頗宜，可隨證選用。（《百家配伍用藥經驗採菁》）

3. 雷載權　傷風感冒，惡寒、發熱、鼻塞、咳嗽，但寒邪不甚者，可以羌活為主，配伍辛涼之品，組成辛溫而不燥熱之方。如《症因脈治》羌活防風湯，則以本品與葛根、柴胡、荊芥等同用。（《中華臨床中藥學》）

【使用禁忌】二藥配對升散透發之性較強，對於表寒多汗或麻疹已透者忌用。

羌活——黃連

【配對奧妙】羌活辛以散風，輕清上揚，直達頭面，可祛風邪，止頭痛；黃連苦寒，不僅能燥泄胃腸之濕熱，又能清瀉心胃之實火，且能解熱毒，療口瘡。二藥合用，宣洩清解，相輔相成，共奏解表清裏、宣洩解毒之功。

【臨床應用】1. 風熱頭痛，發熱，咽紅者。

2. 口瘡、口糜有表證者，症見形寒發熱，少汗，口糜口瘡、流涎、心煩，口苦口乾等。

【用量用法】羌活：3～6克；黃連2～10克。羌活一般用小劑量取其宣散作用，黃連酒炒可減其寒，治上焦火證。

【名醫經驗】1. 徐仲才　善用二藥配伍治療口瘡、口糜有表證者。症見形寒發熱，口糜流涎，心煩口苦等。（《浙江中醫雜誌》，1984，（9）：418）

2. 高學敏　羌活辛以散風，輕清上揚，直達頭面，可祛風邪，止頭痛。若風熱頭痛，發熱咽紅者，常與黃芩、黃連、防風、柴胡同用，如《蘭室秘藏》川芎散。（《中藥學》）

【使用禁忌】二藥配對偏於苦寒，易傷脾胃，故脾胃虛寒者忌用。

羌活——川烏

【配對奧妙】羌活氣雄而善舒而不斂，能條達肢體，通暢血脈，攻徹邪氣，發散風寒風濕；川烏祛風除濕，散寒止痛。二藥合用，同氣相求，相得益彰，祛表裏風濕而能蠲痹止痛。

【臨床應用】風寒濕侵襲肌肉筋骨關節致上半身風寒濕痹，尤以肩背肢節痛者。

【名醫經驗】1. 徐仲才　善用二藥合伍治療小兒風濕熱、類風濕性關節炎，證屬熱痹，發熱壯盛，煩悶口渴，但舌苔白潤，未轉黃燥，脈浮未去者，但宜中病即止，用藥不宜超過五天，否則可致嘔吐或胃出血。（《浙江中醫雜誌》，1984，（9）：418）

2. 高學敏　羌活辛苦性溫，功可祛風散寒，勝濕止痛，除治療風寒夾濕感冒外，還用於風寒濕邪侵入體內，客於肌膚、筋脈，引起的關節疼痛為主要症狀的風濕痹證。若痹證風邪偏

盛，關節頭痛，遊走不定者，稱為風痹或行痹，常與天麻、防風、草烏等同用，如《醫宗必讀》十生丹。（《中藥學》）

【使用禁忌】因川烏有大毒，二藥配對偏於苦溫，孕婦忌用，二藥配對組方應避免與半夏、瓜蔞、貝母、白及、白薇等藥物同用。

羌活——五加皮

【配對奧妙】羌活祛風勝濕，疏通活血，五加皮辛散溫通，既能祛風除濕，通絡止痛，又能補益肝腎，強筋健骨。二藥合用，補瀉結合，共奏祛風濕、益肝腎、強筋骨之功。

【臨床應用】1.風寒濕痹致關節疼痛，屈伸不利、腰膝肢節冷痛者。

2.風寒濕邪壅遏下肢，使兩腳骨節，皮膚濕腫疼痛形成濕腳氣者。

【用量用法】羌活：3～9克；五加皮6～10克，五加皮酒製用效果更佳。

【名醫經驗】1.錢伯煊　二藥合用治療產後關節痛有較好療效，羌活祛風濕於上，五加皮利水濕於下。（《遼寧中醫雜誌》，1985，（8）：20）

2.高學敏　羌活氣清而揚，舒而不斂，可條達肢體，治療筋脈抽搐拘攣之證。若風阻經絡，半身不遂，肌體煩痛，肢節無力者，常與五加皮、白朮、附子、萆薢等同用，如《太平聖惠方》五加皮散。（《中藥學》）

【使用禁忌】二藥配對辛溫愈強，陰虛火旺及實熱證忌用。

羌活——川芎

【配對奧妙】羌活辛能升散，溫能祛寒，苦能燥濕，既能發表散寒，又能除濕止痛。尤其善於祛上半身的風寒濕邪。川

芎辛散溫通，氣香走竄，旁達四末，外徹皮膚而疏散風邪，行血中氣滯而活血祛瘀，具有較強的祛風止痛作用，二藥均有升散止痛的功用，相配之後，散風行氣，活血止痛之功增強。

【臨床應用】1. 風寒濕邪侵襲肌表，凝阻脈絡所致的外感頭痛，肢體疼痛。

2. 風寒、肝火、痰濁、淤血等引起的頑固性偏正頭痛。

3. 風濕性關節炎，類風濕性關節炎。

【用量用法】羌活 3～9 克；川芎：9～30 克。

【名醫經驗】1. 胥慶華　羌活、川芎合用，羌活升散氣分風寒濕邪而止痛，川芎活血行氣，祛風止痛。二者配伍，臨床應用廣泛。用於治療風寒濕邪侵襲肌表，血中風寒凝阻所致疼痛諸證。《本草逢原》認為羌活「治足太陽風濕相搏一身盡痛」，「與川芎同用，治太陽、厥陰頭痛，發汗散表，通和關節」。（《中藥藥對大全》）

2. 雷載權　寒濕偏盛，風濕相搏，一身盡痛；羌活散寒、除濕之力俱強，又為「手足太陽本經風藥」（張元素），最宜使用本品，並多與防風、川芎、白芷、細辛等散寒、祛風、除濕、止痛藥相須為用。

如《症因脈治》羌活敗毒湯，本品與獨活、蒼朮、川芎、防風等同用；《此事難知》九味羌活湯，本品與川芎、細辛、白芷、黃芩等同用，該配伍不但外解風寒濕邪之力甚強，且兼顧裏熱，被前人譽為「四時發散之通劑」、「解表之神方」；本品具升浮之性，上達巔頂，善治風寒、風濕等多種頭痛症。

其與川芎、槁本、細辛、白芷等配伍，則祛風止痛之力尤強，更宜於風寒、風濕所致的頭痛，如《審視瑤函》羌活芎槁湯、《普濟本事方》羌芎湯等。因風寒、肝火、痰濁、淤血等引起的頑固性偏正頭痛，可以羌活為君，取其能直上巔頂，長

於袪風通絡，配川芎活血行氣，正如《本經逢原》所謂羌活「與芎藭同用，治太陽、厥陰頭痛。《醫林改錯》身痛逐瘀湯，以本品與川芎、桃仁、紅花同用，治血氣痺阻經絡之肢體疼痛。（《中華臨床中藥學》）

3. 李梴　芎活散以川芎、羌活各等分，水煎，入酒少許，溫服。治療妊娠風痙，子癇。（《醫學入門》）

【使用禁忌】二藥配對辛溫辛散，凡陰虛火旺、勞熱多汗者不宜用；對婦女月經過多及出血性疾病亦當禁用。

羌活——當歸

【配對奧妙】羌活氣味雄烈，袪肌表風寒濕邪而通鬱痺之陽，通暢血脈；當歸甘潤補益，辛散溫通，既能養血調營，又能活血通脈。

二藥合用，不燥不烈，相輔相成，辛開溫散助活血止痛，共奏通暢血脈散寒滯止痛之功。

【臨床應用】1. 感受風寒誘發心胸悶痛，形寒肢酸，證屬寒滯心脈者。

2. 胎動不安，腰酸腹痛，胎位不正，臨產交骨不開諸症。

【用量用法】羌活：6～9克，當歸：5～15克，補血用當歸身，活血宜酒製。

【名醫經驗】1. 蕭森茂　冠心病因感受風寒誘發或加劇心胸悶痛，伴形寒，上肢腹痛，證屬寒滯心脈者，隨證選用羌活、當歸、五靈脂三藥合伍，可增療效。（《浙江中醫雜誌》，1990，（4）：404）。藥理研究證明羌活能解聚血小板；擴張心腦血管等。（《百家配伍用藥經驗採集》）

2. 雷載權　《傅青主女科》之保產無憂散與保產神效方，均為醫家熟悉的名方，二方又以羌活與黃芪、當歸、白芍、菟絲子等同用，主治胎動不安，腰酸腹痛，胎位不正，臨產交骨

不開諸症，臨床用之，書中所言有據。如《中華婦產科雜誌》1959 年 1 期、1960 年 1 期，兩次報道前方治胎動不正有效。（《中華臨床中藥學》）

【使用禁忌】二藥配對味辛溫，但當歸有甘潤滑腸之性，大便溏瀉者忌用。

羌活——熟地黃

【配對奧妙】羌活入肝腎，通督療之陽，宣督脈，促後天之孕；熟地甘潤，既能補肝血之不足，又能滋腎陰之虧損，且能生精充髓壯骨。

二藥配對，一陰一陽，一輕一重，一清一濁，一升一降，辛燥厚重相合，可升發腎中清陽之氣，並能制約熟地滋膩之弊，伍用有「通陽助孕」之功。

【臨床應用】治療陽痿、早洩、女子不孕。

【用量用法】羌活：3～6 克；熟地黃：10～20 克。

【名醫經驗】雷載權　當代經驗方，如劉惠民之十珍益母膏、祝湛予之廣當羌益芍紫湯、王竹民之助孕湯等，以羌活加入補血調經藥中，治療不孕症。謝海洲又於五子衍宗丸中加入羌活，治療陽痿、早洩之不育證。（《中華臨床中藥學》）

【使用禁忌】二藥配對，熟地用量偏重，熟地其性黏膩，有礙消化，凡氣滯多痰、腹脹腹痛，食少便溏者忌用。

羌活——生地

【配對奧妙】羌活辛溫，入足太陽經，能祛風條達四肢，通暢血脈，疏散寒邪，發汗解表，透利關節。生地甘寒，清熱滋陰，涼血止血。

兩藥相伍，剛柔同用，燥潤相制，疏散但不燥烈傷正，清熱而不凝滯戀邪。共奏解表散寒，兼清內熱之效。

【臨床應用】1. 惡寒發熱，寒多熱少，頭身皆痛，無汗，

口苦口渴，舌苔薄白，脈浮等症。

2. 風濕或類風濕性關節炎。

【用量用法】羌活：6～9克；生地：9～30克，生地清熱生津宜生用。

【名醫經驗】1. 席麗華　治療上呼吸道感染。以九味羌活湯（羌活、生地、防風、細辛、白芷、川芎、蒼朮、黃芩、甘草）治療上感149例，復查120例，有效率93.33%。（《福建中醫藥》，1964，（5）：13）

2. 高學敏　羌活善升能散，可發越陽毒，用於陽毒內熾、壯熱便秘，或熱毒壅盛，瘡瘍腫痛之證。若陽毒火熾，壯熱無汗，骨節煩痛者，常與生地、石膏、知母、黃芩同用，如《丹溪心法》地骨皮散。（《中藥學》）

【使用禁忌】二藥配對，生地用量偏多，生地性寒而質膩滯，脾虛濕滯，腹滿便溏者忌用。

羌活——蒼朮

【配對奧妙】羌活辛溫且苦，能搜風除濕，通痹止痛，善行氣分，長於治風濕偏盛而出現的關節疼痛游走不定，尤以上半身風濕痹痛為主；蒼朮苦溫燥烈，辛香氣散，內能燥脾濕，統治三焦濕邪，外能散風濕，長於治寒濕偏盛而出現的關節酸痛。二藥伍用，蒼朮得羌活之引，可行太陽之表；羌活得蒼朮之助，則勝濕之力大增，為臨床治療風濕痹證常用對藥。

【臨床應用】1. 風寒感冒，發熱惡寒，無汗頭痛，肢體酸痛者。

2. 風寒濕痹，關節疼痛，四肢活動不利者。

【用量用法】羌活：6～12克；蒼朮：6～12克。

【名醫經驗】1. 雷載權　濕邪重者，羌活宜與利濕、燥濕藥配伍。如《脾胃論》除風濕羌活湯，其與蒼朮、橘皮、豬苓

等同用。《類證治裁》除濕蠲痹湯，其與蒼朮、白朮等同用。（《中華臨床中藥學》）

2. 高學敏　若風濕傷人，肢節疼痛，屈伸不利，心下痞滿，身體沉重，食慾欲吐，面萎神疲者，羌活常與蒼朮、威靈仙、白朮、澤瀉同用，如《衛生寶鑒》大羌活湯；若肺氣不足，感受風寒，鼻塞不聞者，羌活常與蒼朮、黃芪、葛根等同用，如《蘭室秘藏》麗澤通氣湯。（《中藥學》）

【使用禁忌】二藥配對苦溫燥烈，故陰虛內熱及氣虛多汗者忌用。

羌活——獨活

【配對奧妙】羌活氣清性烈，發散力強，善行氣分，能直上巔頂，橫行肢臂，偏祛上部風寒濕，其散寒解表之力較大；獨活味較厚，其性和緩，善行血分，長於祛風濕，通行腰膝足脛，偏祛下部風寒濕，散寒解表之力較小。

二藥相伍，一上一下，一治足少陰之伏風，一治足太陽之遊風，相須相助。既增強了祛風勝濕、通痹止痛作用，又照顧到表裏上下之病位，配伍甚妙。

【臨床應用】1. 風濕痹，一身盡痛，項背攣急，關節酸楚不利等。

2. 外感風寒，致發熱惡寒，項背拘急疼痛，關節酸痛。

3. 歷節風。症見關節腫痛，遊走不定，痛勢劇烈，屈伸不利，晝輕夜重，或關節紅腫熱痛。

【用量用法】羌活：6～10克；獨活：6～10克。

【名醫經驗】1. 胥慶華　王燾以羌活、獨活、松節各等分，用酒煮過，每日空腹煮飲一杯，治歷節風痛。李東垣用羌、獨治風寒濕痹，酸痛不仁，諸風掉眩，頸項難伸。（《中藥藥對大全》）

2. 高學敏　若面癱斜，面部痙攣者，羌活常與當歸、獨活、鉤藤、白芍等同用，如《不知醫必要》當歸羌活湯。（《中藥學》）

【使用禁忌】二藥配對性苦溫，有化燥傷陰之弊，故陰虛血燥者慎用。

【用藥指歸】

1. 羌活配對藥，主要用於風寒夾濕，四時感冒，風濕痹痛，跌打損傷，水腫腳氣、水濕吐泄，筋脈不舒，拘攣抽搐，風邪頭痛、偏正頭痛，目赤腫痛，鼻塞齇腫，陽毒內熾，癰腫疔瘡等七個方面。《醫學啟源》總結羌活的功效認為「其用有五：手足太陽引經，一也；風濕相兼，二也；去肢節痛，三也；除癰疽敗血，四也；治風濕頭痛，五也。」其表述準確而簡潔。有作者提出羌活有「通陽助孕」的作用，從長期應用的歷史、諸多名家相沿慣用，以及不少臨床經驗報導進行論述，值得臨床醫生借鑒。

2. 在歷代潔面護膚的方劑中，羌活亦較為常用，如《千金要方》洗手面令白淨悅澤燥豆方，其與白芷、川芎、桃仁同用。有潔膚養顏，祛斑止癢之效。

3. 羌活辛溫香燥之性較烈，陰虛、燥熱證忌用，用量較大時，脾胃弱者易致嘔吐。

二、發散風熱藥

1. 菊　花

菊花，始載於《神農本草經》，列為上品，菊本作鞠。鞠，窮也，月令九月有黃華，華事至此而窮，故名。味辛甘微寒，性苦，歸肺、肝經。主要功效為疏散風熱，清利頭目，平

抑肝陽。

本品味辛芳香,輕清發散,入肺而疏散風熱,為風熱表證常用之藥,又因其性苦寒,走肝而清瀉肝火,清利頭目,「為祛風之要藥」(《本草經疏》)而多用於頭目諸疾,對於瘡瘍皮膚病、耳鼻疾患、本品有散邪解毒,散邪通竅之功。

現代藥理研究:

菊花含揮發油、菊甙、腺嘌呤、膽鹼、水蘇鹼、黃酮類、維生素 A 類物質及維生素 B_1 等。菊花水浸劑或煎劑對金黃色葡萄球菌、乙型溶血性鏈球菌、多種致病性桿菌及皮膚真菌均有一定抗菌作用。高濃度時,對流感病毒 PR_3 及鉤端螺旋體也有抑制作用。菊花浸膏有解熱作用,杭菊中維生素 E 含量較高,具有抗衰老作用。

菊花──桑葉

【配對奧妙】二藥均具輕清發散、甘寒清潤,清泄肺肝之性,既能疏散在表之風熱,亦可清肝平肝而制肝陽肝火之證,然菊花平肝清肝之力為優,而桑葉清肺熱之力較強。二藥清散結合,相須為用,外可疏散在表之風熱,內可清肝平肝。

【臨床應用】1. 外感風熱或溫病初起,症見發熱微惡風,頭痛咳嗽,咽紅,脈浮數者。

2. 肝火、風熱所致目赤腫痛、昏暗羞明者。

3. 肝陽上亢之頭暈,目眩,煩躁易怒。

【用量用法】菊花:10～15 克;桑葉:6～12 克。疏散風熱,清肝火多用黃菊花;養肝明目,平降肝陽,多用白菊花。桑葉一般生用,燥熱傷肺咳嗽咽乾,宜蜜炙用。

【名醫經驗】1. 胥慶華　桑葉、菊花伍用,為辛涼解表之劑。出自清・吳鞠通《溫病條辨》桑菊飲,用於治療風溫咳嗽。二者適用於有汗不解的風熱證,從散風熱來講,桑葉長於

散風，菊花長於清熱。從歸經來說，二味同入肺肝之經，桑葉偏於肺經，菊花偏入肝經。二藥合參，散風清熱、解表退燒之力增強，對四時感冒，證屬風熱，或風溫初起，有汗表不解等症，均可應用。（《中藥藥對大全》）

2. 雷載權　菊花治療目疾，歷史悠久。《神農本草經》載其主「目欲脫，淚出」。《用藥心法》稱能「去翳膜、明目」，風邪最易上攻患目，菊花為去風之要藥。治白睛疾病，如《眼科臨證錄》桑菊退翳散，以本品與桑葉、穀精草、蟬蛻、木賊同用，治肝風熱上攻，黑睛星翳為聚星障者。（《中華臨床中藥學》）

3. 陳可冀　明目延齡丸，以霜桑葉二錢，菊花二錢為細末，煉蜜為丸，如綠豆大，每服二錢，白開水送服。治療風熱頭痛，目赤加白蒺藜；肝陽上亢，兩目昏花，加石決明、枸杞子。（《慈禧光緒醫方選議》）

【使用禁忌】二藥配對辛甘苦寒，《本草匯言》謂：「氣虛胃寒，食少泄瀉之病，宜少用之。」

菊花——防風

【配對奧妙】菊花甘寒不傷陰，入肝經氣分，泄熱疏風，為疏散風熱之要藥，以清熱見長，疏風不如防風。防風甘潤辛溫，為祛風之上品，長於疏散風寒而勝濕止痛。

二藥配對，一寒一熱，相助相制。菊花得防風，其疏風之力益甚，防風得菊花轉溫為寒，共奏疏風清熱之效。

【臨床應用】1. 風邪夾熱，目痛目癢，皮膚作癢，日輕夜重者。

2. 風熱襲表之微微惡風，熱勢較輕，頭痛目癢之證。

【用量用法】菊花：6～15克；防風：3～9克。

【名醫經驗】雷載權　菊花輕揚上達耳鼻，其「宣揚疏泄」

（《本草正義》之性於耳鼻二竅可散邪通竅。臨床亦有用治耳鼻不利者。如鼻竅不利，《證治準繩》菊花散，以之與防風、細辛、桂心等為末，荊芥煎湯調下，治因風邪所致鼻塞多涕，《中國當代名中醫秘驗方臨證備要》祝氏過敏方。以本品配防風、蒼耳子、辛夷等，治鼻孔內乾燥作癢，遇風冷而癢作，噴嚏、流涕者。

此外，菊花還可用治目痛目癢者。如《秘傳眼科七十症全書》本事菊花散，以之與白蒺藜、牛蒡子、防風、甘草為細末服，治風毒上衝之眼痛。（《中華臨床中藥學》）

【使用禁忌】脾胃失調、濕邪鬱蒸的鼻疳、鼻槁忌用。

菊花——蟬蛻

【配對奧妙】菊花輕清涼散，既能解頭目風熱，又能清肝明目；蟬蛻甘寒輕浮，入肺經能宣肺氣，散肌表風熱，透發疹毒，入肝經能涼散肝經之熱而明目。二藥配對，相須為用，疏散風熱，清肝明目之功增強。

【臨床應用】1.外感風熱或溫病初起，有發熱惡寒，頭痛咳嗽者。

2.肝經風熱，目赤腫痛，羞明多淚，胬肉攀睛、翳膜遮睛者。

【用量用法】菊花：6～15克；蟬蛻：3～9克。

【名醫經驗】1.胥慶華　蟬蛻、菊花配對為眼科常用藥對，有明目退翳之功。《證治準繩》蟬菊散，以本藥對組方，用治痘疹入目，或病後生翳障症。李時珍謂：「大人小兒皆宜屢驗。」目前臨床常用本藥對各等分研末。每用10克，煎服，治療肝經風熱，或麻疹後疹毒未淨而致的目赤流淚，翳膜遮目等症，有一定療效。（《中藥藥對大全》）

2.雷載權　菊花治療目疾，歷史悠久。《銀海精微》蟬花

散，以之與蟬蛻、白蒺藜、防風、黃芩等配伍，治花翳白陷，凹入不平，羞明而不痛者。《眼科臨證錄》桑菊退翳散，以本品與桑葉、穀精草、蟬蛻、木賊等同用，治肝經風熱上攻，黑睛星翳成為聚星障者。（《中華臨床中藥學》）

【使用禁忌】肝火熾盛、濕熱蘊蒸，陰虛夾風的聚星障忌用。

菊花——銀花

【配對奧妙】菊花味甘苦寒，疏散肝經風熱，平抑肝陽；銀花味甘寒，質輕疏散，既能疏解在表之風熱，更長於清解在裏之熱毒。二藥配對，疏散透達，清不遏傷脾胃，合用相得益彰，共奏疏散風熱，清肝解毒之功。

【臨床應用】1.外感風熱及溫病初起，發熱，微惡風寒，頭痛，口渴，脈數者。

2.肺胃實熱上攻，咽喉紅腫疼痛或熱毒瘡瘍、紅腫熱痛者。

【用量用法】野菊花：10～15克；銀花：5～15克。

【名醫經驗】1.蔣士英　用二藥治慢性肝炎，有疏散風熱，清肝解毒，降酶降濁度等作用，並謂「人知銀花解毒清熱，而不知其補虛作用」，又能治頭暈。（《上海中醫藥雜誌》，1985，（2）：10）

2.雷載權　菊花宣揚疏泄，能祛風熱之邪，於風熱表證，除邪而不傷正。若風熱咳嗽而津傷者，《首批國家級名老中醫效驗方精選》沙參銀菊湯，以之與沙參、銀花、薄荷、杏仁等配伍，療效顯著。（《中華臨床中藥學》）

【使用禁忌】二藥配對性苦寒，脾胃虛寒及氣虛瘡瘍膿清者忌用。

菊花——薄荷

【配對奧妙】菊花輕清發散，入肺而疏散風熱，上達頭面

而散邪通竅，且抑木氣之橫逆而平肝火。薄荷，質輕芳香，散風熱、清頭目、利咽喉而疏肝解鬱，二藥配對，菊花涼肝，薄荷舒肝，相須為用，共奏疏散風熱、清瀉肝火之功。

【臨床應用】1. 外感風熱證見發熱惡寒，舌紅口渴，脈浮數，頭痛者。

2. 風熱、肝火上擾，眩暈，赤腫痛，爛眩風眼，癢澀多淚者。

【用量用法】菊花：6～15 克；薄荷：3～9 克。

【名醫經驗】1. 杜玉琳　治療流感用薄荷三花飲（薄荷、青蒿、銀花、菊花、一枝黃花各 10 克，桂枝 2 克，將藥裝入紗布袋，沸水沖泡，容器加蓋悶片刻飲服，上下午及晚上各 2 劑，治療流感高熱，共治 100 例，速效 8 例，顯效 41，有效 30 例，無效 21 例，總有效率 79%。（《河北中醫》，1991，13（5）：6）

2. 李東國　用鼻炎丸（以柴胡、薄荷、菊花主為）治療慢性鼻炎 100 例，治癒 27 例（鼻阻塞解除、鼻下甲腫脹消失）、有效 70 例（鼻塞好轉，鼻下甲腫脹有所恢復），無效 3 例；治療慢性鼻竇炎 20 例，治癒 4 例，有效 15 例，無效 1 例，總有效率為 96.7%。慢性鼻炎治癒時間為 16～30 天，鼻竇炎為 25～45 天。（《中醫雜誌》，1983，（10）：66）

【使用禁忌】二藥配對芳香辛散，發汗耗氣，故體弱多汗、陰虛發熱者忌用。

菊花——川芎

【配對奧妙】菊花甘寒而不傷陰，苦寒而能清熱，有疏散風熱，清肝明目之功。川芎味辛性溫，入肝經血分，疏散風熱，善祛風活血止痛。兩藥合用，既清氣分之熱，又可清血分之熱，清熱祛風止痛之力明顯增強。

【臨床應用】1. 風熱上攻，頭暈目眩，發熱，口苦，苔薄微黃，脈浮數。

2. 肝陽上亢所致的偏頭痛。

【用量用法】菊花：6～15 克；川芎：6～30 克。

【名醫經驗】1. 胥慶華　菊花、川芎二藥伍用，可見於《醫方集解》菊花茶調散。為治療頭痛的常用藥對。筆者體會，川芎用量大於菊花時，取效明顯。對於其他類型的頭痛，配用本藥時，亦有較好的效果。（《中藥藥對大全》）

2. 雷載權　菊花既可上達頭目疏風散熱而清頭目，又能平抑肝陽，故無論風熱上攻或肝陽上亢之頭暈頭痛皆常應用。《簡便單方》用本品配石膏、川芎為末茶調服，治風熱頭痛。《醫宗金鑒》芎芷石膏湯，在《簡便單方》用菊花、石膏、川芎的基礎上，加藥性辛溫而長於祛風止痛之白芷、羌活、槁本，治頭痛眩暈較甚，日久不癒而熱不重者。（《中華臨床中藥學》）

3. 王懷隱　菊花散，甘菊花一兩，川芎一兩為散，每服二錢，溫酒調下，不拘時候，治療頭風頭痛，風毒昏暈。（《聖惠方》卷二十）

【使用禁忌】二藥配對，辛溫升散，凡陰虛火旺、勞熱汗多、女子月經過多及其他出血性疾病忌用。

【用藥指歸】

1. 菊花配對藥，主要用來治療風熱表證、頭目諸疾、瘡瘍及皮膚病、耳聾疾患等四途。《本草便讀》云：「甘菊之用，可一言以蔽之，曰疏風而已。然雖係疏風之品，而性味甘寒，與羌、麻等辛燥者不同，故補肝腎藥中可相需用也。」「用治諸風頭目，其旨深微。」《本草綱目》

2. 菊花有黃菊花、白菊花、野菊花三種，一般疏散風熱多

用黃菊花（杭菊花），平肝明目用白菊花（滁菊花），清熱解毒用野菊花。

3. 菊花可煎服，或泡茶，入丸、散劑，凡陽虛或頭痛而惡寒者，均忌用。《本草匯言》：「氣虛胃寒，食少泄瀉之病，宜少用之。」

2. 升　麻

升麻，始載於《神農本草經》，列為上品，因其葉似麻，其性上升，故名。味辛甘、微苦微寒，歸肺、胃、脾經，主要功效為發表散邪，透疹，清熱解毒，升舉陽氣。

本品辛而能散，入肺經，長於透解肌表風邪，「療傷寒為解肌第一品」，前人認為「透表發汗，其力頗大，惟表邪之鬱遏者宜之」、多用於外感風寒表邪無汗證，瘡癰初起表證，痘疹；又因其微寒清熱，入脾胃經，既能解陽明熱毒，對腫毒之屬殊效，常用於五官熱毒證；又能升脾胃清陽之氣而舉陷，故多用於氣虛所致的發熱，頭暈頭痛，脫肛，便秘等證；對於瀉痢、牙痛、鼻炎諸疾，升麻乃「脾胃引經最要藥也」，《本草匯言》謂本品「風可散，寒可驅，熱可清，諸毒可拔。」

現代藥理研究：

升麻中的主要化學成分為三萜多氧化合物及色原酮、酚酸等。其中，已鑒定結構的有：三萜類衍生物，含升麻醇、升麻環氧醇貳、升麻貳、乙酰升麻醇木糖貳等；呋喃色原酮類化合物以及酚類化合物如咖啡酸、阿魏酸、水楊酸、鞣質等及生物鹼類化合物升麻鹼；黃酮類化合物如升麻素、升麻貳等。升麻能抑制結核桿菌的生長，升麻提取物有解熱降溫、抗炎鎮痛等作用，升麻水提物對凝血酶引起的人血纖維蛋白質凝聚時間有顯著延長作用，對心血管系統，升麻貳有抑制心臟、減慢心

率、降低血壓的作用。

升麻——葛根

【配對奧妙】二藥均能發散表邪，透泄斑疹，升陽舉陷，止瀉痢。然葛根辛甘，升陽明之清陽，鼓舞胃氣而解肌膚之熱，兼治項背強痛而有生津止瀉之功；升麻性微寒，善解陽明之肌表風熱及熱毒，宣發脾胃之鬱結而止瀉，二藥配對，升散透達，相得益彰，共奏升散解毒，升陽止瀉之功。

【臨床應用】1. 傷寒表實無汗，頭痛，身痛口乾者。

2. 陽明鬱火所致牙齦腫痛潰爛，口糜，頭痛，三叉神經痛。

3. 久泄下痢後重者。

【用量用法】升麻：3～10 克；葛根：3～15 克，葛根發表、透疹、生津當生用；止瀉宜煨用。

【名醫經驗】1. 乾祖望　善用二藥治療慢性鼻炎以升發清陽之氣。（《中醫雜誌》，1986，（11）：9）

2. 譚敬書　治鼻淵，屬胃火上炎，宜清泄陽明，二藥解毒而宜散熱邪，且同入陽明為主藥。（《新中醫》，1987，（8）：4）以升麻解毒湯加減（升麻 6 克，葛根 15 克，赤芍 12 克、黃芩 12 克，蒼耳子 10 克，生甘草 6 克）治療急性鼻竇炎 58 例，結果痊癒 40 例，好轉 2 例，無效 6 例，痊癒者中，最少服藥 2 劑，最多 30 劑。（《河北中醫雜誌》，1986，（6）：31）

3. 汪承柏　用治療麻疹的有效方　升麻葛根湯移用於治療肝炎，有降轉氨酶、解毒等作用，有的病人服藥 3～5 劑後轉氨酶即可恢復正常，餘症也隨之好轉，這與現代醫學用麻疹減毒疫苗治療肝炎屬相同之思路。升麻宜重用，汪氏用升麻達 45 克，但應注意升麻之毒性反應。（《中醫雜誌》，1984，（9）：28）

【使用禁忌】二藥配對辛散力強，一般風熱感冒，麻疹已

透，以及陰虛火旺，肝陽上亢者均當忌用。

升麻——柴胡

【配對奧妙】升麻與柴胡均辛而偏寒，氣輕味薄，透表清熱，升舉清陽。然升麻以升陽明胃經之陽為主，柴胡以升少陽肝經之陽為要。二藥配對，一左一右，相須而成，共引清氣行於陽道，具升陽舉陷之功，但須與益氣補中之品合用，其力方顯，《名醫方論》云：「補中之劑，得發表之品而中自安，益氣之劑賴清氣之品而益氣倍增，此用藥有相須之妙也。」

【臨床應用】1. 中氣不足，氣虛下陷所引起的氣虛發熱，久瀉脫肛，子宮下垂及崩中帶下諸症。

2. 清陽下陷所引起的泄瀉。

【用量用法】升麻：2～5 克，解表量須大，可達 10 克；柴胡：5 克，散邪退熱多生用，疏肝解鬱、升陽舉陷可制用。

【名醫經驗】1. 胥慶華　二藥伍用，見於《脾胃論》補中益氣湯，《醫學衷中參西錄》升陷湯。皆治大氣下陷，氣短不足以息。（《中藥藥對大全》）

2. 祝湛予　常將上二藥用於肺癌術後，或放療、化療後，證屬氣虛下陷，整體機能衰弱者，多與黨參、黃芪、半枝蓮等伍用，療效益甚。（《中藥藥對大全》）

3. 周瑞芝　升麻黃芪湯加味（黃芪、升麻、當歸、柴胡）治療產後尿瀦留 24 例，取得滿意療效。（《浙江中醫雜誌》，1984，19（4）：182）

4. 雷載權　升麻用以升陽與用以散表解毒，用量大不相同，用以升舉陽氣，或補脾胃以此為引，用量宜輕。《藥品化義》曰：「升麻，善提清氣。少用佐參、芪升補中氣。」《本草新編》曰：「升麻，必須同氣血藥同用，可佐使而亦不可以為臣，世慮其散氣，不敢多用是也。」以《景岳全書》舉元煎及《醫學

衷中參西錄》升陷湯為例，前方中人參、黃芪各三五錢，而升麻五七分，升麻用量僅為人參、黃芪用量的 1/6 左右，而升陷湯用黃芪六錢，升麻一錢，升麻用量亦為補氣藥的 1/6。然用於表證，痘疹或熱毒等，用量則可稍大。（《中華臨床中藥學》）

【使用禁忌】二藥配對其性升發，上實氣壅、肝陽上亢證忌用。

升麻——蒼朮

【配對奧妙】升麻辛甘，升舉清陽而散風勝濕，且善解毒；蒼朮辛苦，內走脾土而燥濕健脾。二藥配對，升清與燥濕運脾併用，相輔相成，合脾氣宜升喜燥惡濕、健運之特性，而能振奮脾胃升清降濁之功能。

【臨床應用】脾為濕困，不思飲食，泄瀉無度，四肢困弱者。

【用量用法】升麻：3～6克；蒼朮：5～10克，健脾燥濕多用製蒼朮。

【名醫經驗】1. 顏德馨　二藥有起痿、振頹之功。善用二藥合伍治內臟下垂，低血鉀、肺氣腫、肺心病、冠心病之消化不良，多能應手取效。（《中醫報》1989，7，7③）

　　顏氏又善用二藥治血液病。升麻幾乎每方必用，體會升麻是治療粒細胞減少急性期主藥，有清熱解毒，升提白細胞作用，對粒細胞減少症各型均用升麻。升麻還有升高血小板的作用。治療血液病，若需用質黏補益之品，配伍蒼朮有疏運作用，可防止滋補礙中，又可振奮氣化，使藥物發揮更大作用。所以二藥是治療血液病的重要配伍。（《難病辨治》）

　　2. 高學敏　《脾胃論》以蒼朮與黃芪、升麻、人參、澤瀉等共用，治平素氣虛，感受暑濕，脾濕不化證，方名清暑益氣湯。（《中藥學》）

【使用禁忌】二藥配對，其性苦溫，血虛氣弱，津虧液耗，表虛自汗者忌服。

升麻——玄參

【配對奧妙】升麻甘辛微寒，輕清升散，疏風清熱，透疹解毒，可升脾胃清陽；玄參苦寒質潤入血分，既能清熱涼血解毒，又能養陰生津。二藥相使為用，升散降泄，升散不助熱，降泄不閉邪，相輔相成，共奏清熱解毒，涼血滋陰之功。

【臨床應用】1. 熱毒熾盛而發斑。症見全身灼熱，躁動不安，斑疹紫暗舌質紅絳。

2. 時邪疫毒，咽喉腫痛不利，口腔糜爛等症。

3. 陰虛津傷，虛火上浮所致的頑固性口腔潰瘍。

4. 過敏性紫癜，血小板減少性紫癜屬陰虛熱毒壅滯者。

5. 癰腫瘡毒諸證。

【用量用法】升麻 6 克；玄參 30 克。

【名醫經驗】1. 蕭森茂　稱二藥為時邪疫毒，咽喉腫痛不利、口腔糜爛、腐臭的治療要藥，對頑固性口腔潰瘍屬陰虛津傷，虛火上浮者用之有較好療效。（《百家配伍用藥經驗採菁》）

2. 雷載權　《奇效良方》玄參飲，以升麻配玄參、射干、大黃、甘草水煎緩緩噙咽服，治懸壅腫痛不可忍。（《中華臨床中藥學》）

【使用禁忌】二藥配對辛寒行散，孕婦、氣不攝血所致的出血證及脾胃虛寒者忌用。

升麻——枳殼

【配對奧妙】升麻辛散上行，微寒清熱，入脾胃經，既能解陽明熱毒，又能升脾胃清陽之氣而舉陷；枳實辛行苦泄，性猛走下，尤可行痰濕而開通痞塞。二藥配對，一升一降，升清

陽降濁陰，欲降先升，濁降清升，調脾胃氣機使之升降有序。

【臨床應用】1. 胸腹滿悶，腹脹，大便秘結者。

2. 久瀉久痢，大便黏滯不爽，肛門墜脹者。

3. 脫肛、胃下垂、子宮下垂、腎下垂者。

【用量用法】升麻：3～9克；枳殼：3～10克。

【名醫經驗】1. 蕭森茂　治泌尿系統結石用升麻枳殼、桔梗隨證配伍，運用得當，有調氣滯、升清降濁助排石之作用。（《百家配伍用藥經驗採菁》）

2. 屠森等　用開胃合劑（升麻、枳殼各15克，水煎而成），每日2次分服，隨證加減，3個月為1療程，治療50例胃下垂，結果痊癒10例，顯效9例，有效24例，無效7例。（《上海中醫藥雜誌》，1987，（12）：25）

3. 尤萬春　用升清通結法（升麻9克，枳殼6克，厚朴、大黃後下，芒硝沖服各10克）治療小兒腸梗阻16例，全部病例均於服藥1劑後，症狀基本消失，再以和胃健脾之力收功。一般2天治癒，最長4天治癒。（《四川中醫》，1983，1（1）：44）

【使用禁忌】陰虛火旺、肝陽上亢者忌用。

升麻——陳皮

【配對奧妙】升麻辛甘，升舉脾胃清陽，長於清熱解毒，透疹發表；陳皮苦辛且溫，芳香醒脾以溫化水濕，使濕去而痰消，且辛行苦泄能宣肺止咳，為治痰理氣之要藥。

二藥配對，可升清降濁，化痰散結，使脾胃升降有制，樞機得利，痰濕得化，鬱熱消散。

【臨床應用】脾胃升降失常，中氣鬱滯，痰濁內聚所致的發熱，身熱不揚，氣促，瀉痢，乳癰初起等。

【用量用法】升麻：3～10克；陳皮：5～10克。

【名醫經驗】脊慶華　升麻、陳皮伍用，見於《脾胃論

之補中益氣湯。補氣易於滯氣，故用陳皮理氣以防滯，且脾虛易生痰濕，用其又能燥濕化痰，可謂一矢兩的。升麻既助參芪升舉清陽，又能輕疏清陽以達表。故臨床常將此二品伍於補益方中，每收啟動樞機之效。（《中藥藥對大全》）

【使用禁忌】二藥配對，辛開苦降，陰虛燥咳吐血者忌用。

升麻——生地黃

【配對奧妙】升麻甘辛微寒，輕清升散，既能疏散風熱，又能清瀉肺胃之火；生地甘寒，功擅清熱涼血，又能養陰生津。二藥配對，相輔相成，升麻引生地入肺胃以清肺胃之積熱，生地養陰生津協升麻以清熱，共奏清熱涼血止血之功。

【臨床應用】1.肺胃熱盛，迫血妄行而致的吐血、衄血、牙宣出血。

2.胃熱循足陽明胃經脈上攻所致的牙痛牽引頭腦、面頰發熱諸症。

【用量用法】升麻：3～6克；生地黃：15～30克。

【名醫經驗】1.胥慶華　升麻、生地黃相伍，見於《蘭室秘藏》清胃散，以治胃有積熱傷血所致諸證。目前臨床多用於治療熱病所致的各種血證。此時，升麻主要起引經作用，用量宜輕，奏效明顯。

正如《本草新編》所說：「夫吐血出於胃，衄血出於肺，止血必須地黃，非升麻可止，用升麻者，不過用其引地黃入於肺與胃耳。」（《中藥藥對大全》）

2.施今墨　口腔潰瘍一病，雖非重症，然因妨礙飲食，痛苦頗甚。常以清胃散加減為主，並常用生蒲黃粉塗擦患處，或用柿霜餅噙化，每收速癒之效。（《施今墨臨床經驗集》）

【使用禁忌】二藥配對性寒而質滋，脾虛濕滯，腹滿便溏者忌用。

升麻──大青葉

【配對奧妙】升麻辛散，為清熱解毒之良藥；大青葉苦寒，走氣分清熱解毒，尤以清心胃實熱火毒而見長，入血分而涼血化斑。二藥配對，解胃經實熱火毒，清解中有升散而不鬱閉，更增解毒之功。

【臨床應用】心胃實熱火毒，時邪疫毒所致咽喉腫痛、牙齦腫爛，丹毒、時疫發斑。

【用量用法】升麻：3～9克；大青葉：15～30克。

【名醫經驗】1. 劉韻遠　治療小兒外感風熱高熱不退，用銀翹散加減以疏風解表，清熱解毒。凡雙目微腫赤多者為風熱濕毒所致，常加配大青葉、升麻二藥，療效較好。（《中醫雜誌》，1985，（4）：15）

2. 雷載權　《咽喉科得效方》升麻牛蒡湯，以升麻配伍大青葉、薄荷、蟬蛻、紫草等，治咽部生泡，呈赤痘（假痘）形，疼痛流涎，發熱者。《古今醫統大全》升麻柴胡湯，以升麻與梔子、大青葉、生石膏等為粗末煎水服，治心脾火熱上攻之口舌生瘡，舌本強，兩頰腫痛。（《中華臨床中藥學》）

【使用禁忌】二藥配對，苦寒敗胃，脾胃虛寒者忌用。

升麻──虎杖

【配對奧妙】升麻辛寒，長於透散，清熱解毒而透疹，且升舉陽氣；虎杖苦寒，肅肺降腸而化痰止咳，瀉下通便，入血分行血消瘀涼解血分熱毒。二藥伍用，一升一降，一清一涼，升陽解毒，而活血化斑。

【臨床應用】1. 風疹瘡瘍、熱毒發斑者。

2. 肺熱咳喘，熱結便秘者。

【用量用法】升麻：3～6克；虎杖：10～20克。

【名醫經驗】1. 顏德馨　二藥不僅有促進代謝，增強和調

節機體的免疫功能，而且還有明顯提升血小板作用，辨證選用二藥治療血小板減少性紫癜每能提高療效。（《浙江中醫雜誌》，1984，（12）：530），顏氏體會升麻是治療粒細胞減少症急性期之主藥。（《難病辨治》）

2. 包松年　治療老年慢性支氣管炎善用虎杖，認為虎杖有抗菌消炎，輕瀉解除毒素對臟腑的影響，還有良好的活血作用，改善肺循環及肺纖維化作用，促進肺功能的恢復，還有鎮咳作用。（《江蘇中醫》，1991，（7）：1）

【使用禁忌】二藥配對，一升一降，易損胎氣，孕婦忌用。

升麻——遠志

【配對奧妙】升麻味辛而溫，透達肌表而清熱解毒，且升陽增脾攝血之功；遠志辛散苦泄溫通，既能使心腎互濟而安神定志，又可宣肺化痰而竅開神寧，且能通絡散滯以消癥。二藥伍用，心脾均調，升清陽養心神，透肌表通絡散滯而消癥。

【臨床應用】

1. 熱毒所致的瘡瘍、丹毒、瘰癧及某些皮膚病。

2. 心脾兩虛所致的心悸不安，失眠多夢者。

【用量用法】升麻：6～9克；遠志：3～10克。

【名醫經驗】蕭森茂　何子淮用補中益氣湯為基本方，加遠志，升麻、遠志均炒炭，治療氣虛沖任不調攝之崩漏、月經過多有較好清陽養心神止血之功。（《百家配伍經驗採菁》）

【使用禁忌】二藥配對，辛溫助熱，故有實熱者忌用，遠志對胃有刺激，有胃病者慎用。

升麻——白朮

【配對奧妙】升麻辛甘，升脾胃清陽之氣而舉陷；白朮甘溫且苦，補氣健脾，燥濕利水。二藥配對，一散一補，升麻引胃氣以上騰，復其本位，便能升浮以行長生之令，白朮得升麻

發表之品而中自安，賴清氣之品而氣益倍，此用藥相須之妙也。共奏補氣健脾，升舉陽氣之功。

【臨床應用】1. 脾胃虛弱，食後昏悶，四肢倦怠沉重者。

2. 氣虛所致的頭暈頭痛，女子崩漏，癃閉等。

【用量用法】升麻：3～9克；白朮：10～15克。白朮健脾宜炒，燥濕利水宜生用。

【名醫經驗】1. 張錫純　三焦之氣化不升則不降，小便不利，往往因氣化下陷，鬱於下焦，滯其升降流行之機也。故用一切利小便之藥不效，而投以升提之藥恒多奇。（《醫學衷中參西錄》）

2. 雷載權　《景岳全書》舉元煎，以升麻、黃芪、白朮、甘草同用，治氣虛下陷月經量多或崩漏；《易聘海醫案》升槐升降湯，以升麻與黃芪、白朮、槐米等同用，治氣虛下陷，腹痛，大便下血，墜脹難堪，不能進食，精神委頓等。《中醫婦科治療學》益氣導尿湯，以升麻與泡參、白朮、桂枝、桔梗等同用，治氣虛轉胞。（《中華臨床中藥學》）

【使用禁忌】二藥配對，性溫偏燥，且虛有風熱或胃陰不足，舌苔光剝，口乾唇燥，津液虧損者，均忌用。

升麻——白芍

【配對奧妙】升麻升散透表發汗，升舉陽氣；白芍酸寒，養血斂陰，緩急止痛。二藥配對，一散一斂，陰陽互濟，透表發汗而不傷陰，升陽舉陷而止痛。

【臨床應用】

1. 感受時氣溫疫，頭痛發熱，麻疹初起，發而不透者。

2. 傷寒挾熱，腹痛下利者。

【用量用法】升麻：3～9克；白芍：10～15克。

【名醫經驗】高學敏　升麻辛微甘微寒，辛能升散，有發

表透疹之功，用於感受時氣溫疫，頭痛發熱，麻疹初起，發而不透者，升麻常與葛根、白芍、甘草等同用，如《小兒藥證直訣·閻氏小兒方論》升麻葛根湯；若用於傷寒挾熱，腹痛下利者，又當以升麻配黃連、白芍、黃柏等，如《聖濟總錄》升麻黃連湯。（《中藥學》）

【使用禁忌】二藥配對，性寒且酸，陰虛虛寒泄瀉者忌用。

【用藥指歸】

1. 升麻配對藥，主要用於治療表證、痘疹、熱毒證，清陽不升諸證、瀉痢、牙痛、鼻系諸疾。《主治秘要》云，升麻其用者有四：「手足陽明經一也；升陽於至陰之下二也；治陽明經分頭痛三也；去皮膚風邪及至高之上四也。」然金元易水學派，以其升陽之功大著於世，而解毒之效，反被淹沒，近世多視其升提良藥，解毒之妙品。

2. 本品用於虛證，升陽舉陷多炙用，發表透疹解毒宜生用；且辛散力強，一般風熱感冒麻疹已透，以及陰虛火旺，肝陽上亢者，均當忌用。

3. 服用升麻過量可引起中毒反應，其臨床表現為嘔吐及胃腸炎，大劑量可致頭痛，震顫，四肢強直性收縮，乏力，眩暈，虛脫及陰莖異常勃起。中毒量可致心臟抑制，血壓下降，呼吸困難，譫妄，可因呼吸麻痹而死亡。升麻外用能使皮膚充血，乃至形成潰瘍。故臨床應控制劑量，內服勿大於 30 克。

3. 柴　胡

柴胡，始載於《神農本草經》，列為上品，原名茈胡，本品嫩者入菜，老者採而為柴，故名。味辛、苦，微寒。歸肺、脾、肝、膽經。主要功效為發表退熱，疏肝解鬱，升舉陽氣。

本品辛苦微寒，且輕清上升，宣透疏達之性，既散風寒，

又疏風熱，且長於退熱，常用於外感表證。《滇南本草》謂「傷寒發汗解表要藥」。因能入膽經，善疏半表半裏之熱邪；入肝經則能調理肝氣而解鬱，作用於脾，尚能升提脾胃的陽氣，為治療邪在少陽、肝鬱氣滯、陽氣下陷所致諸證的常用之品。對於風濕痹證、瘡瘍瘰癧、皮膚之疾，本品具有散風邪、開結氣，暢氣血，宣鬱滯之功。

現代藥理研究：

柴胡含柴胡皂貳、柴胡皂貳元、α-菠菜甾醇、Δ_7-豆甾烯醇、Δ_{22}-豆甾稀醇、豆甾醇、柴胡醇、揮發油、芸香貳、生物鹼等。柴胡有明顯解熱、鎮靜、鎮咳作用，柴胡皂貳的抗炎強度與強的松相似，抗肉芽腫增生比抗滲出作用強，柴胡多糖有較明顯的保肝和利膽作用，主要成分為柴胡皂貳，但揮發油也有解熱作用。

柴胡皂貳有抑制心肌和明顯的溶血作用，柴胡煎劑對溶血性鏈球菌、霍亂弧菌、結核桿菌和鉤端螺旋體有一定抑制作用，對流感病毒、肝炎病毒、Ⅰ型脊髓炎病毒也有較強的抑制作用，此外，柴胡還有降血脂作用。

柴胡——白芍

【配對奧妙】柴胡辛散，疏肝解鬱，宣暢氣血；白芍酸收，補血養陰柔肝。二藥配對，剛柔相濟，一散一收，疏不耗肝陰，柔養不礙滯，補肝體而和肝用，使肝氣得舒，肝血得補，動靜結合，以發揮肝藏血，主疏泄之功。

【臨床應用】1. 情志不遂，肝氣鬱結所致的情緒抑鬱，或急躁易怒，胸脇苦滿，兩肋乳房脹痛，月經不調等。

2. 肝脾失調，清陽不升，濁陰不降所致的胸脇脹悶，脘腹疼痛，泄利，脈弦等。

【用量用法】柴胡：6克；白芍：10克。

【名醫經驗】1. 胥慶華　柴胡、白芍伍用，可見諸眾多方劑中，如《和劑局方》逍遙散；《景岳全書》柴胡疏肝散；《傷寒論》四逆湯等。現代臨床常將其用於遷延型肝炎、慢性肝炎、乳腺小葉增生、更年期綜合徵及精神抑鬱症的治療。（《中藥藥對大全》）

2. 譚同來　柴胡疏肝氣解鬱結以順肝性，白芍養肝血柔肝體以和肝用，柴胡配白芍，一散一收，使鬱熱外透，陽升陰復。（《方藥臨證要訣》）

3. 何子淮　用二藥配香附，八月梨、鬱金、橘葉等用治經期乳房脹痛、乳房結塊疼痛、肝鬱乳汁不行均有較好療效。（《上海中醫藥雜誌》，1982，（4）：23）

4. 蕭森茂　對陰虛陽浮之證應慎用，且應根據肝氣鬱結或橫逆之輕重不同，酌定二藥劑量。「柴胡為婦科妙藥，但不可概治陰虛陽越之體」。（《百家配伍經驗採菁》）

【使用禁忌】二藥配對，陽衰虛寒之證，真陰虧損，肝陽上升者忌用，另白芍反藜蘆，二藥配對組方時應注意。

柴胡——葛根

【配對奧妙】柴胡味苦辛，性微寒，升發疏達，和解少陽，利樞機，療寒熱往來；葛根味甘辛，性平，輕揚升散，既外解陽明肌腠外邪而發表，又內鼓舞脾胃清陽之氣上行而生津止渴。二藥配對，利樞機，升胃氣，疏散和解，輕清開達。

【臨床應用】1. 外感風熱見發熱惡寒，口渴，項背強痛者。

2. 小兒傷風，自汗，發熱惡風，腮腺炎者。

【用量用法】柴胡：3～10克；葛根：3～15克。

【名醫經驗】1. 陳伯莊　治溫病邪在衛分善用二藥配伍，有較好退熱效果，並謂二藥該用不用會誤病機。（《浙江中醫雜誌》，1984，（6）：250）

2.王少華　治腮腺炎用二藥有良好的退熱消腫功效。（《中醫雜誌》，1986，（10）：25）

3. 章次公　治濕溫證。外有表邪，苔膩胸滿，好以柴葛併用，蓋柴胡雖不能發汗，然能疏導少陽，使上焦得通，津液得下，其人然汗出；若表證未罷，裏熱已結，柴胡更屬妙品，用其通便祛濕，穩當無比。（《章次公醫案》）

【使用禁忌】二藥配對，升散透發之性強，對於表虛或麻疹已透者，忌用。

柴胡——黃芩

【配對奧妙】柴胡味苦性寒，輕清升散，長於疏解少陽半表半裏之邪，又能疏肝解鬱，開氣分之結，解表和裏且善升舉陽氣。黃芩味苦性寒，善清肝膽氣分之熱，使半裏之邪內撤，又可燥濕瀉火解毒。

二藥配對，一升清陽，一降濁陰；一疏透和解，一清解而降，從而升不助熱，降不鬱遏，疏透中有清泄，相輔相成，而能調肝膽之樞機，理肝膽之陰陽，升陽達表，退熱和解。

【臨床應用】1.傷寒邪在少陽，寒熱往來，胸脇苦滿，口苦，咽乾，目眩等。

2.小兒外感發熱不退或寒熱往來。

3.婦人熱入血室，症見經水適斷，寒熱發作有時；以及瘧疾、黃疸等病而見少陽證者。

【用量用法】柴胡：10克；黃芩：10克。

【名醫經驗】1.杜雨茂　用二藥配伍荊芥、連翹、桔梗、銀花等，組成治療外感發熱之經驗方。（《中國醫藥學報》，1990，（1）：49）

2. 焦樹德　以柴胡苦平入肝膽，條達疏解，暢鬱陽化滯陰，解心腹胃腸間結氣，推陳出新。黃芩苦寒入肝膽，降濁清

熱，治自裏外達之熱，尤其是協同柴胡更可清解，清鬱結之熱。二藥相伍，柴胡升清陽，黃芩降濁陰，能調理燮理陰陽升降之樞機。（《中醫雜誌》，1984，（4）：7）

3. 張鏡人　治療慢性胃炎體會「中焦如衡，非平不安」，柴胡升清陽，黃芩苦降而泄膽熱，升降同用，治膽汁返流。（《上海中醫藥雜誌》，1984，（5）：4）

4. 張子述　善用二藥配伍四物湯加味，治療聚星障早期，取得較好療效。（《中醫雜誌》，（1）：29）

5. 劉渡舟　治濕溫，認為熱重於濕者，用蒼朮白虎湯加柴芩比單用蒼朮白虎湯療效較好。（《上海中醫雜誌》，1982，（3）：40）

6. 蔣立基　認為疏解樞機，柴胡是首選藥，配伍得當，有利無弊。治療慢性盆腔炎，用當歸芍藥散去澤瀉加琥珀，並配伍柴胡、黃芩以疏解樞機，祛濕通絡，結滯可散，有較好療效。（《中醫雜誌》，1985，（5）：18）

7. 章次公　柴芩合用能更通大便，為其獨到處。（《章次公醫案》）

【使用禁忌】二藥配對，性苦寒，有傷陽之弊，脾胃虛寒，食少便溏者忌用。

柴胡——枳殼

【配對奧妙】柴胡疏肝調氣機，升清；枳實破氣導脾胃積滯，降濁。二藥配對，升降併用，肝脾同調，疏肝助升脾氣，導積滯助肝氣條達，相輔相成，共奏疏肝導滯，升清降濁之功。此外，柴胡立升發少陽之氣透半表之邪外出；枳實行氣散結，調暢氣機，柴胡得枳實疏肝理氣尤甚，枳實助柴胡能通陽達郁，使鬱於胸脇之陽氣外達於四末，走趨於胃腸。

【臨床應用】1. 肝脾不調，氣機逆亂之胸脇脹滿，黃疸脇

痛，腹脹痞滿，或瀉痢下重等。

2. 肝氣鬱結，氣機不利，陽鬱於裏而見四末厥逆；閉經、痛經等。

【用量用法】柴胡：6克；枳實：12克。

【名醫經驗】1. 胥慶華　柴胡、枳實伍用，見於《傷寒論》四逆論，治療肝鬱而致四肢厥逆。現代臨床常將此藥對用於中氣下陷，如「胃下垂、子宮下垂」等，確有實效。（《中藥藥對大全》）

2. 譚同來　柴胡透邪升陽以舒鬱；枳實下氣降濁而理滯；二藥相配，能升能降，有開有泄，故能升清降濁。（《方藥臨證要訣》）

3. 范文虎　用四逆散合薤白治痢疾初起，以調氣化滯，有較好療效。（《上海中醫藥雜誌》，1983，（7）：7）

4. 章次公　兒科表裏同病最多，柴枳同用，深得推陳出新之妙。（《章次公醫案》）

【使用禁忌】二藥配對，有散有破，易損正氣，非邪實脹滿者不宜用之，孕婦忌用。

柴胡——青皮

【用量用法】柴胡辛苦微寒，輕清上升，宣透疏達，調達肝氣，善疏理上焦之鬱；青皮味辛苦而溫，其氣峻烈，沉降下行，既入肝膽調理肝膽氣結，又能促脾胃消積化滯，善疏達下焦之鬱。二者伍用，升降相宜，上下竄通，氣鬱得舒，氣滯得行，氣結得散，疏肝理氣之功尤甚。

【臨床應用】1. 肝鬱氣滯之上脘痛，腹脹，脅痛，納呆者。

2. 氣滯血瘀所致的胸脅刺痛，積聚痞塊，臌脹等。

【用量用法】柴胡：10克；青皮：10克。

【名醫經驗】1. 徐樹楠　用於肝鬱之氣滯致胸脅脹痛者，

青皮合柴胡、香附、鬱金、延胡索解鬱止痛。（《中藥臨床應用大全》）

2. 雷載權　柴胡為疏肝解鬱之要藥，用治肝鬱氣滯，多配伍其他行肝氣之品，如香附、青皮、陳皮等。（《中華臨床中藥學》）

3. 高學敏　治痰瘧證，痰濕阻於膜原，見胸膈痞滿，心煩懊，頭眩口膩，咳痰不爽，或間日瘧發，舌苔粗如積粉者，柴胡配以青皮、厚朴、枳殼、黃芩、草果等，和中化濕，袪痰止瘧，如《重訂通俗傷寒論》柴胡達原飲；肝膽鬱滯之證，柴胡與清泄肝膽火熱之品相配，則可用於肝膽氣滯化火證，如《症因脈治》柴胡清肝飲，以本品配山梔、青皮、丹皮、蘇梗等，用於肝膽火鬱的膽脹之證。（《中藥學》）

【使用禁忌】二藥配對，藥性峻烈，能耗傷元氣，故氣虛多汗者忌用，氣鬱輕證或兼陰血不足者應慎用。

柴胡──生麥芽

【配對奧妙】柴胡輕清疏散，長於疏肝解鬱，升陽舉陷；麥芽味甘平，升發脾胃之氣而消食和中。二藥配對，生麥芽佐柴胡助其調肝之功，因「柴胡之調肝在於升提，生麥芽之調肝在於宣通」。升提與宣通，「相濟以成調肝氣之功，則肝氣之鬱者自開，遏者自舒，而徐還其疏泄常矣。」二藥合用，舒肝氣助腎氣行達，升發清氣助腎氣之蒸騰，疏肝運脾消滯助後天之本。先後天得以調暢而可助孕。

【臨床應用】肝鬱不孕，症見月經先後不定期，經量或多或少，或伴胸脅乳房脹痛，或煩躁不安，或久不受孕。

【用量用法】柴胡：6～10克；生麥芽：10～20克。

【名醫經驗】1. 張錫純　麥芽「雖為脾胃之藥，而實舒肝氣。夫主疏泄，助腎行氣，為其力能舒肝善助疏泄以行腎氣。」

（《醫學衷中參西錄》）

2. 鄭長松　治療肝鬱不孕，慣用生麥芽與生柴胡配伍增肝氣行腎氣助孕之功，在辨病處方中加用麥芽，可麥芽配柴胡，能明顯提高療效。但麥芽用量不宜過大，也不宜久服。久服反而「消腎」。此配伍是從張錫純調肝用柴胡必佐以生麥芽而來。（《遼寧中醫雜誌》，1987，（6）：4）

【使用禁忌】柴胡與生麥芽配對，因麥芽有退乳作用，故哺乳期婦女忌用。

柴胡——牡蠣

【配對奧妙】柴胡芳香疏達，調暢氣血，疏肝解鬱，導腸胃積滯；牡蠣性寒味澀，潛斂浮陽收斂固澀，且軟堅散結，除痰化瘀。二藥伍用，一升一降，一疏一斂，使氣血調和，疏肝軟堅化瘀除痰。

【臨床應用】1. 營衛不和之閉汗證。

2. 肝鬱氣滯所致的胸脅痞滿，食慾不振者。

【用量用法】柴胡：9克；牡蠣：30克。

【名醫經驗】陳蘇生　善用二藥配伍，有獨特的經驗。

（1）用治慢性結腸炎。陳氏取其軟堅疏肝調和氣血的作用，用自擬柴牡四煨湯治療慢性結腸炎獲得滿意療效。柴牡四煨湯由北柴胡9克，煨牡蠣30克，煨葛根9克，煨防風15克，煨木香9克，煨肉果9克，蒼朮9克，川朴6克，大腹皮10克，澤瀉9克，小川連3克，烏藥9克組成。（《上海中醫藥雜誌》，1987，（7）：22）

（2）陳氏用自擬二麻四仁湯開合相濟平咳喘。當痙咳劇烈時，加軟柴胡9克、生牡蠣30克，取其疏斂平肝，調和氣血，緩痙咳之用。（《上海中醫藥雜誌》，1986，（1）：22）

（3）用於治療閉汗證。閉汗一證，治宜開腠理，使營衛調

和，毛竅開合有度。本配伍用牡蠣收斂，似與閉汗不合，但此時用牡蠣配柴胡，其意不在收，而在制。二藥相伍，升降相因，終使氣血營衛調和，天裏融達。陳氏治療閉汗證，喜用二藥配伍加於辨證方中，每得奇效。（《上海中醫藥雜誌》，1985，（2）：21）

（4）治療肝病，以通為用，是陳氏治療肝病的基本思想。取二藥有良好的解鬱滯、調暢氣血的作用。陳氏用二藥又配香附、烏藥、蒼朮、厚朴、枳實、鬱金、白芍、冬瓜仁、絲瓜絡組成疏肝和絡治療肝病、胃病、症見消化障礙，胸脇痞滿，食慾不振者有很好療效。（《難病辨治》）

（5）陳氏還用二藥配伍又配香附、烏藥、鬱金、菖蒲、蒼朮、川朴、夜交藤、合歡皮組成柴牡十味湯，以調節食、眠、泄三大生活環節。用治神經衰弱等有較好療效。（《上海中醫藥雜誌》，1989，（10）：9）

【使用禁忌】二藥配對性寒，腎虛無火，精寒自出及虛而有寒者忌之。

柴胡——五味子

【配對奧妙】柴胡辛苦微寒，疏肝氣，解鬱熱達表散邪，尤長於升舉陽氣；五味子味酸性溫，斂肺氣，補心腎，澀大腸，且生津斂汗止瀉。

二藥配對，斂散結合，開闔並施，發散中可防肺氣耗傷，酸收而避邪之遏伏，共奏扶正和解，收斂疏達之功。

【臨床應用】1.素體氣虛，感受風熱之邪，久咳伴發熱重惡寒輕，自汗者。

2.肝脾不和所致的腹瀉且發熱者。

【用量用法】柴胡10克；五味子10克。

【名醫經驗】1.蕭森茂　五味子益精斂肺腎，藥理研究證

明五味子有較好抗菌作用，能降轉氨酶，保護肝細胞。柴胡和解少陽，解鬱熱，疏肝調氣。藥理研究認為柴胡有抗菌消炎、解熱、鎮靜、鎮痛、護肝等作用。二藥合伍，扶正和解，收斂疏達，雖無一味清熱解毒藥，卻有較好的抗菌消炎作用。（《百家配伍用藥經驗採菁》）

2. 何天有　善用五味子和柴胡治療泌尿系感染屬濕熱下注者。用八正散加柴胡、五味子，柴胡升發清陽，疏通三焦，推陳出新。五味子益氣補腎，收斂勿利太過，能減少復發和加速病癒。（《中醫雜誌》1990，（4）：39）

3. 印會河　治療大腸桿菌引起的各種感染，重用柴胡30克，五味子10克，每能取得較好療效。有扶正消炎解毒和解退熱作用。（摘自《百家配伍用藥經驗採菁》）

【使用禁忌】二藥配對，咳嗽初起，麻疹初發忌用。

柴胡——甘草

【配對奧妙】柴胡辛苦微寒，疏肝解鬱，調暢氣血；甘草味甘性平，益氣補中理脾瀉火解毒。

二藥伍用，相濡相濟，柴胡舒肝氣而不犯脾，甘草健脾氣有促於肝氣條達，共奏疏肝理脾，解毒護肝之功。

【臨床應用】

1. 肝脾不和證，胸脅脹悶，脘腹疼痛，脈弦等。

2. 多種肝膽系病證，急慢性肝炎、肝硬化、脂肪肝、膽石症、膽囊炎等。

【用量用法】柴胡：9克；甘草：10～15克。

【名醫經驗】1. 蕭森茂　二藥合用有明顯解毒抗肝損傷、抑制肝臟纖維組織增生，使肝細胞內肝糖元蓄積增加，使肝臟解毒功能增強，中和毒素。減輕毒素對肝細胞線粒體和溶酶體的破壞，有降酶降濁度之效。（《百家配伍用藥經驗採菁》）

2. 唐露　五味子 50 克，柴胡、甘草各 30 克，每日 1 劑，水煎濃縮至 200 毫升，每日 2 次飯後服，每次 100 毫升，1～3 個月為 1 療程。治療轉氨酶升高 48 例，結果轉氨酶均接近正常值。（《遼寧中醫雜誌》，1991，18（6）：33）

3. 許叔微　柴胡散，以柴胡四兩（去苗），甘草一兩（炙）為細末。每服二錢，水一盞，同煎至八分，食後熱服。治療傷寒時疾，中暍伏暑，邪入經絡，體瘦肌熱，發熱不解，有類傷寒，欲作勞瘵。（《本事方》卷四）

4. 趙佶　柴胡湯，以柴胡（去苗）半兩，甘草（炙）一分銼細。以水一碗，白茅根一握，同煎至七分，去渣溫服。治療黃疸、熱疸。（《聖濟總錄》卷六十）

5. 徐千里　治療萎縮性胃腸炎伴腸上皮化生，用柴平湯加味（柴胡、甘草、人參、半夏、黃芩、陳皮、蒼朮、生薑、大棗；Ⅰ型加黃芪、麥冬；Ⅱ型加川楝子、元胡；Ⅲ型加烏梅、吳茱萸；Ⅳ型加蒲公英、黃連；血瘀加丹參、紅藤）水煎服，每日 1 劑，早、中、晚分服，1 月為 1 療程，治療 42 例萎縮性胃炎，取得良好效果，總有效率為 85.2%。（《實用中西醫結合雜誌》，1993，6（10）：607～688）

【使用禁忌】二藥配對，甘草有助濕滿中之弊，水腫病人忌用，甘草反大戟、芫花、甘遂、海藻，配對後組方應注意。

柴胡——薄荷

【配對奧妙】柴胡秉升發之性，善上行頭面五官，既可散風邪於頭面，又瀉肝火而促其下潛，阻其上炎擾亂清空之害，或升舉清陽而充養頭面；薄荷味辛涼爽，質輕芳香，尤善於疏散上焦風熱而清頭目、利咽喉、兼入肝經尚可疏肝解鬱。二藥配對，薄荷得柴胡，上散風邪愈強，柴胡得薄荷，疏肝解鬱尤甚，共奏散風清熱，疏肝解鬱之功。

【臨床應用】1. 風熱上壅，頭目作痛。

2. 肝鬱氣滯之脅痛。

【用量用法】柴胡：3～6克；薄荷：3～6克。

【名醫經驗】1. 徐樹楠　對肝鬱氣滯之脅痛，薄荷合柴胡、白芍、當歸等能開鬱理氣。（《中藥臨床應用大全》）

2. 孟祥武　用小柴胡湯加味治癒顴骨骨折感染發熱耳聾1例，組方如下：柴胡、薄荷葉、知母、白芷、川芎、花粉各15克，黃芩、桃仁、紅花、陳皮、沉香、甘草、血竭、桔梗各10克，生石膏300克，石斛20克，半夏、川楝子、生薑各30克，全蔥1把，每日1劑，煎服每日3次，3劑後加黨參、骨碎補各25克，減生石膏、川楝子、沉香、陳皮、知母，後加肉蓯蓉、當歸、狗脊、白尤各15克，接骨木、自然銅各30克，連進15劑後癒。3個月後隨訪未發。（《新中醫》，1992，24（1）：43）

3. 李淑坤　用柴芩湯（柴胡6克，黃芩5克，薄荷3克，法半夏5克，鬱金6克，香附5克，陳皮6克，炙甘草3克），水煎服1劑收效，治療1例小兒厭食證見厭食、心煩、哭鬧患者，更進2劑鞏固，諸症全消，食慾正常，隨訪3月未發。（《吉林中醫藥》，1993，（5）：40）

【使用禁忌】二藥配對，芳香辛散，發汗耗氣，故體弱多汗，陰虛發熱者忌服。

柴胡——青蒿

【配對奧妙】柴胡升散，疏肝解鬱，和解少陽退熱；青蒿苦寒泄熱，氣芳行散，既善清解外傷暑熱而截瘧退熱，又長於透發陰分之伏熱而除蒸。

二藥入肝膽，善治瘧，但柴胡偏於升散，有泛濁之弊，青蒿偏於芳化，有化濁之利。合用相輔相成，共奏疏達和解少

陽、化濁退熱之功。

【臨床應用】1. 勞瘧。症見倦怠乏力，短氣懶言，食少，面色萎黃，形體消瘦，遇勞則復瘧疾，寒熱時作者。

2. 少陽證。寒熱往來，寒與發熱交替出現，邪在少陽、樞機不利者。

【用量用法】柴胡：6～9克；青蒿：3～10克，不宜久煎。

【名醫經驗】1. 張澤生　二藥合伍既能清熱，又能透邪，用治病邪由表初傳，雖有寒熱往來之症狀，但也可有頭痛身酸楚，汗出不徹之感有較好療效。（《張澤生醫案醫話集》）

2. 高學敏　若遇勞瘧經久不癒，寒熱往來，日漸消瘦者，柴胡常配青蒿、常山、鱉甲、知母、枳殼等同用，如《聖濟總錄》祛勞湯。（《中藥學》）

【使用禁忌】二藥配對，其性苦寒，胃陰虛病人忌用。

柴胡——丹皮

【配對奧妙】柴胡性善條達肝氣而疏肝解鬱，且發表退熱；丹皮入肝經，既瀉血中實熱而涼血，又除血分虛熱以退骨蒸，涼血而不留瘀，行血而不妄行。二藥伍用，一疏一清，共奏清熱涼血，疏肝解鬱之功。

【臨床應用】

1. 肝鬱血虛有熱，潮熱盜汗，脅肋脘腹脹痛者。

2. 婦女肝鬱氣滯所致的乳房疾病，月經不調。

【用量用法】柴胡：6～9克；丹皮：6～12克，宜生用。

【名醫經驗】1. 俞根初　清肝達鬱湯　方用柴胡、丹皮、當歸、白芍、茯苓、甘草、梔子、橘白、薄荷、菊花等，治肝鬱火旺，經行先期，量少色赤等。（《通俗傷寒論》）

2. 陳自民　丹梔逍遙散　方用柴胡配丹皮、當歸、梔子等治療肝鬱血虛有熱、脅肋脘腹脹痛。（《婦人良方大全》）

3. 秦皇士　加味柴胡湯　以柴胡配山梔、丹皮、黃芩、陳皮等，治療鬱怒而致肝膽之火上沖，致發呃逆不止者。（《證因脈治》）

4. 王肯堂　柴胡梔子散　以柴胡配山梔、丹皮、川芎、芍藥、牛蒡子等，治療小兒肝膽經火熱，致生瘡毒，經久不癒，或發熱不止者。（《證治準繩‧幼科》）

【使用禁忌】二藥配對，辛寒行散，脾胃虛寒，氣不攝血，孕婦忌用。

柴胡——細辛

【配對奧妙】柴胡疏肝理氣解鬱結，升清，調暢氣血；細辛辛溫，外散寒邪而解表，內通經絡而祛寒止痛，且宣通鼻竅。二藥辛散疏通，輕浮上達，相須為用，疏肝活血，祛風止痛且通竅，尤善祛頭風止頭痛。

【臨床應用】風熱引起頭昏頭痛，口、鼻、咽疾。

【用量用法】柴胡：6克；細辛：3克。

【名醫經驗】1. 石幼山　細辛能治「頭痛腦動」，用細辛配柴胡，合諸活血化瘀藥，組成柴胡細辛湯治頭部內傷有良效。（《上海中醫藥雜誌》，1984，（7）：19）

2. 雷載權　《中華祖傳秘方大全》升細湯，以柴胡同細辛、升麻、黃連配用，治副鼻竇炎有效。（《中華臨床中藥學》）

【使用禁忌】二藥配對，味厚氣雄，溫散力強，陰虛陽亢頭痛忌用，又細辛反藜蘆，配對後組方時應注意。

柴胡——金錢草

【配對奧妙】柴胡疏利肝膽氣滯而解鬱；金錢草入肝膽經，清肝膽鬱火而除濕退蒸。二藥合用，疏肝調氣，排石退黃之功尤強。

【臨床應用】1. 膽腑鬱熱所致身目發黃，右脅劇痛且放射至

肩背，壯熱或寒熱往來，伴口苦咽乾，嘔逆，尿黃，便秘等。

2. 肝膽管結石，膽總管結石、膽囊結石、膽道術後殘餘結石。

【用量用法】柴胡：9克；金錢草：30～60克。

【名醫經驗】1. 李春林　治療膽石症，大柴胡湯加減（柴胡15克，大黃20克（後下），枳殼10克，白芍15克，金錢草30克，海金砂15克（包煎），丹參25克，鬱金15克，芒硝10克（沖）。脇腹痛甚者加川楝子、元胡、五靈脂；噁心、嘔吐者加竹茹、旋覆花、半夏；肝膽濕熱並重者加黃連、膽草、梔子、茵陳；大便燥結不通者，重用大黃、芒硝；熱象重者加雙花、連翹）治療膽石症30例，結果，痊癒5例；有效：排石，結石減少，但不完全者19例；無效6例；總有效率80%。（《黑龍江中醫藥》，1993，（6）：19）

2. 喬宧璉　以大柴胡湯化裁（柴胡15克，黃芩15克，半夏15克，枳實20克，大黃15～20克，白芍30～50克，延胡索15克，木香15克，金錢草30～50克，甘草10克，氣滯加鬱金；熱重加銀花、山梔；濕重加茵陳、白蔻仁；結石加海金砂、雞內金，重用金錢草；膽道蛔蟲加川椒、烏梅、檳榔）治療急性膽系感染75例，結果：痊癒56例，占74.6%；好轉17例，占22.7%；無效2例，占2.7%。（《上海中醫藥雜誌》，1984，（12）：20）

【使用禁忌】二藥配對，藥性偏寒，脾虛寒濕證的陰黃忌用。

柴胡──澤瀉

【配對奧妙】柴胡疏肝調脾，升清；澤瀉專行下焦，利水滲濕而降濁，利水不傷陰。二藥配對，一疏滯而升清，一滲利而降濁，頗合脾胃特性，相輔相成，共奏升清降濁止瀉之功。

【臨床應用】小兒泄瀉，糞質清薄，瀉出水樣便傷於風熱者。

【用量用法】柴胡：3 克；澤瀉：5～10 克。

【名醫經驗】1. 秦廉泉　用二藥配伍治療泄瀉。認為二藥同用以升清降濁，分利水道，療飲食積滯，用於治療小兒泄瀉，有滿意療效。（《上海中醫藥雜誌》，1988，（12）：21）

2. 蕭森茂　濟川煎用澤瀉配升麻以升清降濁助能通便。此配伍用澤瀉配柴胡升清降濁治泄瀉。同一澤瀉，配伍不同，作用迥然有別。（《百家配伍用藥經驗採菁》）

【使用禁忌】二藥配對，虛寒作瀉忌用。

【用藥指歸】

1. 柴胡配對藥，主要用於感冒發熱，少陽證寒熱往來，肝鬱氣滯，胸脇脹痛，頭痛目眩，月經不調，肝膽濕熱之酒疸、結石及氣虛下陷的神倦發熱，久瀉脫肛，胃、子宮下垂等方面。《藥品化義》云：「柴胡，性輕清，主升散，味微苦，主疏肝。若多用二、三錢，能祛散肌表。屬足少陽膽經藥，治寒熱往來，療瘧疾，除潮熱。若少用三、四分，能升提下陷，佐補中益氣湯，提元氣而左旋，升達參芪以補中氣。凡三焦膽熱，或偏頭風，或耳內生瘡，或汗熱膽痹，或兩脇刺痛，用柴胡清肝散以疏肝膽之氣，諸症悉癒。」

2. 溫病學派的代表人物葉天士，在《三時伏氣外感篇》和《幼科要略》（瘧門）均提及「柴胡劫肝陰」之論點，對後世影響很大，許多人盲從，其實，《神農本草經》云柴胡「明目，益精」早有定論，張仲景在小柴胡湯中柴胡用至半斤，亦不畏「劫肝陰」之弊，近代名醫馮成金稱：「我對柴胡證，每用 1～2 兩，實踐證明，取效極速，且無遺患（《四川中醫》，1990，（10）：13）

泉州老中醫留章傑經驗：凡以柴胡為主藥者，每用 15～25克，日本學者也報導柴胡用於發汗，可用 15～30 克（《福建中醫藥》，1984，（4）：32－33）

若真為劫陰之品，斷不敢重用至今。又外感寒邪入裏化熱，身熱熾盛者，陰津本易耗傷，更不得劫陰之品，然柴葛解肌湯以之為主藥，臨床療效頗佳。故臨床有柴胡適應證，可放膽用之，勿需「畏柴胡如虎」。

3. 柴胡藥性升發，凡氣逆不降，陰虛火旺，肝陽上亢者，均當慎用，醫者經驗：醋炒減低散性；酒炒增其升提之力；鱉血炒可退虛熱。

第二章　清熱藥

一、清熱瀉火藥

1　石　膏

石膏，始載於《神農本草經》，列為上品。因其本為礦石，水飛後細膩光潔如膏脂故名。味辛、甘、寒，歸肺、胃經。主要功效為清熱瀉火，除煩止渴，收濕斂瘡。

本品味辛，甘寒不峻，辛可發越鬱滯而解肌，甘寒善清肺胃氣分實熱而退熱護津，故為外感熱病，邪在氣分的主藥，清解肺胃實熱的要藥；又因甘可緩脾益氣，調中除濕，常配伍用於肌膚麻痹不仁，四肢拘急不伸等證。

另外，石膏上行至頭，善清胃瀉火，而多用於頭面諸疾；若邪熱波及營血，發斑發疹，本品有清解氣熱作用，亦可助血藥涼血散瘀，化斑退疹。對於濕瘡，癰瘍潰後不癒，本品煅後有收濕斂瘡之功，為外科常用藥。

現代藥理研究：

石膏主要成分為水硫酸鈣、黏土、砂粒、有機物、硫化物及鈦、銅、鐵、錳、鎂、銀、鈉、矽等微量元素。石膏有解熱作用，石膏浸劑及其配方煎劑小劑量可興奮心血管系統，使心率加快，冠狀動脈血流量增加，血壓升高，而大劑量則抑制心血管系統，呈現呼吸抑制，血壓下降，血流量減少，心率減慢。石膏能縮短凝血時間，抑制神經應激能力，減輕骨骼肌興

奮性，降低毛細血管通透性，促進膽汁排泄。此外，石膏還有加強骨缺損癒合的作用，並能抗病毒。

石膏──細辛

【配對奧妙】石膏辛寒，清透肺胃邪熱，尤長於止胃火熱痛；細辛辛溫，既能辛散外寒而解表，又能溫散裏寒而止痛，且辛香走竄能宣通鼻竅。

二藥寒溫併用，清宣合伍，細辛之升浮助石膏上行頭面而清熱，石膏之寒涼可制細辛之性溫，清不鬱遏，散不助熱，共奏清宣肺胃邪熱，開竅止痛之功。

【臨床應用】1. 風熱上攻的頭風、頭痛、三叉神經痛。

2. 胃火上炎所致牙痛，牙齦腫痛。

【用量用法】生石膏：6～30克；細辛：1.5～3克。

【名醫經驗】1. 張景岳　二辛煎，以石膏與細辛同用，治療「陽明胃火上炎，牙根口舌腫痛不可忍。」（《景岳全書》）

2. 顧兆農　細辛、石膏二藥相伍治療鼻衄屬肺衛有熱者，且體會二藥劑量以1：10為佳。（《顧兆農醫案選》）

3. 賈元博　生石膏45克，細辛4.5克，水煎服，治療風火牙痛14例，胃火牙痛24例，全部治癒。（《山西中醫》，1986，2（3）：29）

4. 蕭森茂　二藥合用可治熱痹，尤以下頜關節屬熱痹疼痛更為適宜。此乃陽明經所循行部位。（《百家配伍用藥經驗採菁》）

5. 朱樹寬　生石膏30克，細辛3克，隨證配伍它藥，治療三叉神經痛，屢用屢驗。（《浙江中醫雜誌》，1995，30（9）：420）

【使用禁忌】二藥配對，其性升散，陰虛陽亢頭痛、腎虛牙痛忌用，又細辛反藜蘆，配對後組方應注意。

石膏──白芷

【配對奧妙】石膏辛甘大寒，入肺胃而能清熱瀉火，外能辛散肌膚之熱，且生津除煩，為清泄肺胃氣分實熱的要藥；白芷味辛性溫，入肺經能宣肺氣開腠理，散肌表風寒通鼻竅，入胃經善祛頭面風邪而止痛，又能燥散中焦之寒濕，且消腫止痛，為足陽明胃經的引經藥。

二藥合用，寒熱並施，白芷性溫被石膏大寒所制，而藥對以寒為主，石膏辛散得白芷則引經上行，合而用之，辛散甘緩，共奏祛風清熱，消腫止痛之功。

【臨床應用】1. 風熱入於陽明，循經上攻所致牙齦腫痛，面頰腫脹。

2. 風熱感冒而見前額及眉棱骨疼痛，灼熱難忍。

【用量用法】石膏：15～30克；白芷：6～12克。

【名醫經驗】1. 楊士瀛　芎芷散，以石膏配白芷、荊芥、川芎同用，治療「風邪上壅，頭脹頭痛」。（《仁齋直指方》）

2. 雷載權　引《仙拈集》風熱散，以石膏與川芎、白芷、荊芥穗同用，治療風熱頭痛。《全國醫藥產品大全》牙痛丸，以白芷配石膏、地骨皮、川牛膝同用治牙痛。（《中華臨床中藥學》）

【使用禁忌】二藥配對性偏寒，脾胃虛寒者及腎虛牙痛忌用。

石膏──牡蠣

【配對奧妙】石膏煆用清熱收濕，斂瘡生肌，收斂止血；牡蠣煆用收斂固澀，軟堅散結。

二藥伍用，共收清熱收濕，斂瘡止血之功；石膏生用，辛散透達經絡鬱熱而解肌，且清熱瀉火，阻斷熱極生風之變，牡蠣生用潛斂浮陽，涼肝鎮驚，能防肝火傷陰，虛風內動，二者

配對，相須為用，清肝瀉火，息風止痙。

【臨床應用】1. 瘡面淋漓及癰瘍潰後久不癒合之證。

2. 肝陽化火所致的筋脈拘急，四肢不伸，甚至仆地、偏癱等。

3. 血熱妄行的出血證。

【用量用法】石膏：30 克；牡蠣：30 克。二藥煆用為外用，二藥生用煎湯宜先煎。

【名醫經驗】1. 王懷隱　止痛生肌散，以石膏、牡蠣、滑石同用，治療「灸瘡久不癒」。（《聖惠方》）

2. 張仲景　風引湯，以石膏與龍骨、牡蠣、柴石英等同用，治療「癲癇、風癱，昏仆倒地，筋脈拘急，痰鳴」之證。（《金匱要略》）

3. 許叔微　以石膏與牡蠣同研末，內服外用配合，治療「鼻衄頭痛心煩」者。（《普濟方》）

4. 趙佶　玉粉散，以石膏一兩（細研），牡蠣一兩（燒為粉），以新汲水調如稀麵糊，候血滴間斷時，每點三五點於鼻中，仍以新汲水調兩錢服之，治療鼻衄不止，頭痛心煩。（《聖濟總錄》卷七十）

5. 葛洪　以牡蠣十分，石膏五分為末，每服方寸匕，一日三四次，酒調下；亦可蜜丸，如梧桐子大，服之。治療口鼻耳出血。（《肘後方》卷二）

6. 王燾　牡蠣散，牡蠣二分熬，石膏三分為末，以粉末敷瘡上。治療金瘡。（《外台秘要》卷二十九）

【使用禁忌】二藥配對性寒，凡病虛而多熱者宜用，虛而有寒者忌之。

石膏——犀角

【配對奧妙】石膏甘寒，善清肺胃氣分實熱，為外感實

熱，邪在氣分的主藥；犀角鹹寒，善清瀉血中熱毒而涼血，為血分熱毒之要藥。二藥配對，相須為用，氣血兩清，共奏清熱瀉火解毒，涼血散瘀化斑之功。

【臨床應用】1. 熱盛火熾，內灼心肝，高熱煩躁，神昏譫語，驚厥抽搐者。

2. 熱入營血，高熱神昏，皮膚發斑，色紫暗者。

【用量用法】石膏：30 克；犀角：1.5～6 克。犀角應銼為細粉沖服或磨汁服，銼粉服每次 0.6～1.5 克，臨床多用水牛角代犀角，用時劑量可酌情增大，一般按犀角的 10 倍計算。

【名醫經驗】1. 朱枝榮　用犀地白虎湯合清宮湯加減（犀角、天竺黃、全蟲、僵蠶各 5 克，生地 15 克，生石膏 20 克，知母、連翹、玄參、石決明各 10 克，麥冬 6 克，蓮子心 2 克）治療 9 例重症流行性 B 型腦炎，全部治癒。平均住院 15.4 天，最短 6 天，最長 26 天。（《江西中醫藥》，1985，（4）：18）

2. 徐樹楠　熱盛火熾，內灼心肝，犀角伍羚羊角、石膏、寒水石、麝香等，以清心肝邪熱，鎮痙開竅；熱邪入營血，高熱神昏，犀角配石膏、知母、玄參等，以氣營兩清，涼血消斑。（《中藥臨床應用大全》）

【使用禁忌】二藥配對，鹹寒銳利，有損傷胎元之弊，孕婦忌用，又犀角畏川烏、草烏，配對組方時應注意。

石膏──桑葉

【配對奧妙】石膏質重氣浮，味辛性寒，外能解肌膚邪熱，內能泄肺、胃之火，為清解氣分實熱之要藥；桑葉甘寒清潤，輕清疏散，入肺經，既能疏散肺衛風熱，又能清潤肺燥而止咳。二藥配對，辛寒甘寒併用，相輔相助，一宣一泄，以清肺金燥熱見長，且清熱無傷津之弊，宣肺散邪無耗氣之慮。

【臨床應用】1. 溫燥傷肺，津耗氣弱，肺失清肅所致的頭

痛身熱,乾咳無痰,心煩口渴,舌乾無苔者。

2. 急慢性支氣管炎、支氣管擴張、肺結核及其他急性熱病後期,表現為肺中燥熱,氣陰兩傷者。

【用量用法】石膏:6～30克;桑葉:6～12克,燥熱傷肺咳嗽咽乾者,桑葉宜蜜炙用。

【名醫經驗】1. 喻嘉言　清燥救肺湯,以石膏與桑葉、麥門冬、枇杷葉等同用,治療「溫燥傷肺,氣逆而喘,乾咳無痰」。(《醫門法律》)

2. 谷曉紅　後世醫家以清燥救肺湯為主,隨證加減以擴大臨床應用範圍。本方配潤腸的藥物,如火麻仁、肉蓯蓉、桃仁等治療肺燥腸閉;本方配合補腎壯骨藥杜仲、狗脊、菟絲子等治療痿廢症;本方配藕節、小薊治療尿血,嚴重者配三七,有清心、利尿止血作用。(《基層中醫臨證必讀大系・方劑分冊》)

【使用禁忌】二藥配對性寒,適宜於溫燥,燥熱傷肺證,肝火犯肺引起的咳嗽者忌用。

石膏——梔子

【配對奧妙】石膏味辛性寒,質重氣浮,能清熱瀉火,解肌除煩,直入脾以清解伏火;梔子苦寒降泄,輕清上行,既入氣分而瀉火,又入血分而涼血,尤長於瀉肺之實熱而除胸膈之煩。二者配對,心脾兩清,可使內鬱之火得解,上炎之火得散。

【臨床應用】1. 脾胃伏火,口瘡口臭,煩渴易饑,小兒脾熱弄舌等症。

2. 溫熱病,症見壯熱面赤,煩渴引飲,汗出惡熱等。

【用量用法】石膏:6～30克;梔子:3～10克。

【名醫經驗】1. 錢乙瀉　黃散以石膏配梔子、藿香、甘草、防風同用,治療小兒脾胃伏火,口瘡口臭,膚熱唇乾之證。(《小兒藥證直訣》)

2. 王燾　引《小品方》三物茵陳蒿湯，以石膏與梔子、茵陳同用治療濕熱黃疸。（《外台秘要》）

3. 劉完素　以石膏與梔子、川芎、知母等同用，治療「肺熱咳甚，心煩頭痛」。（《宣明論方》）

【使用禁忌】二藥配對性苦寒，能耗氣傷陰，損傷脾胃，故脾胃虛寒者忌用。

石膏——黃連

【配對奧妙】石膏辛甘大寒，為清解肺胃氣分實熱之要藥，並能除煩止渴；黃連大苦大寒，既能燥泄胃腸之濕熱，又能清瀉心胃之實火，為瀉實火，解熱毒之要藥。二藥配對，相輔相助，清熱瀉火除煩之力增強。

【臨床應用】1. 胃火亢盛致口渴多飲，消穀善饑，口瘡，牙齦腫痛者。

2. 心火熾盛，煩熱神昏，口渴欲飲，或心煩不寐等症。

【用量用法】石膏：6～30克；黃連：2～10克。

【名醫經驗】1. 王燾　引深師方，以石膏配黃連、黃芩、梔子等同用，治療傷寒八九日，壯熱無汗，鼻乾口渴，煩躁不眠，甚至神昏之證。（《外台秘要》）

2. 吳謙　清熱瀉脾散，以石膏與黃連、生地、黃芩等同用，治療小兒鵝口瘡。（《醫宗金鑒》）

3. 李杲　清胃散，黃連與石膏、升麻、丹皮等同用，治療陽明胃熱，牙痛難忍。（《脾胃論》）

4. 龔遷賢　牛蒡芩連湯，以石膏配黃連、黃芩、牛蒡子等同用，治療大頭瘟毒。（《萬病回春》）

5. 李文炳　石連散，黃連（薑炒）一錢，石膏（火煅）二錢為末。滾水下，治療胃熱嘔吐。（《仙拈集》卷一）

【使用禁忌】二藥配對性大寒，過服久服傷脾胃，脾胃虛

寒者忌用。

石膏——生地黃

【配對奧妙】石膏味辛性寒，外解肌熱，內瀉胃火，長於洩氣分壯熱；生地甘寒微苦，質潤性寒而不傷胃氣，既能清熱涼血又能養陰生津。

二藥配對，其性皆寒，石膏偏於清氣，生地偏於涼血，從而達到清氣分、血分之熱以保陰液之功。

【臨床應用】1. 溫病氣血兩燔，高熱口渴發斑。

2. 熱在分氣而津傷，症見身熱、煩渴，脈浮滑大數。

【用量用法】石膏：6～30 克；生地：10～20 克。

【名醫經驗】1. 余霖　清瘟敗毒飲以石膏與生地、連翹等同用，治療溫病氣血兩燔，高熱昏譫，頭痛如劈，發斑吐血。（《疫疹一得》）

2. 王洪緒　牙疼飲，以石膏與生地、防風、薄荷等藥同用，治療「風火牙痛」。（《外科證治全書》）

3. 朱仁康　涼血消風散，以石膏與生地、當歸、蟬蛻、白蒺藜、荊芥同用，治療脂溢性皮炎、蕁麻疹、玫瑰糠疹。（《朱仁康臨床經驗集》）

【使用禁忌】二藥配對性寒且潤，脾虛濕滯、脹滿便溏忌用。

石膏——熟地黃

【配對奧妙】石膏辛甘且寒，入陽明胃經，善除胃熱；熟地味甘性溫，入少陰腎經既能滋補腎陰之虧損、又能生精充髓壯骨。二藥配對，攻補兼施，清火與滋水併用，瀉胃與滋腎並行，標本兼顧，實火得平，虛火得降，瀉火正為保陰，滋陰無礙除火，相得益彰。

【臨床應用】1. 胃熱陰虛證，症見頭痛，牙痛，齒鬆牙

衄，煩熱乾渴者。

2. 消渴，消穀善饑者。

3. 胃火上炎、腎水虧虛之證所致牙痛齒鬆，煩渴咽燥，脈細數者。

【用量用法】石膏：15～30克；熟地：9～30克。

【名醫經驗】1. 張景岳　玉女煎，以石膏、熟地、麥冬、知母、牛膝等，治療胃火上炎，腎水虧虛之牙痛齒鬆。（《景岳全書》）

2. 王士雄　陳修園力辟此方（玉女煎）之謬，然用陰虛胃火熾盛之牙痛，頗有捷效。若治濕熱病，地黃宜生，牛膝宜刪，葉氏引用，決不拘泥成方。（《溫熱經緯》）

【使用禁忌】二藥配對，因熟地黏膩，有礙消化，凡氣滯多痰，脘腹脹痛，食少便溏者忌用。

石膏——甘草

【配對奧妙】石膏辛甘大寒，外能清熱解肌，達熱出表，內能清肺胃之火；甘草味甘，補脾潤肺，調和藥性。二藥配對，甘草合石膏能甘寒生津，成清化濁之功，石膏得甘草能甘緩其性，以防寒涼傷胃，達到祛邪不傷正之妙。

【臨床應用】1. 陽明氣分熱盛而見壯熱面赤，煩渴引飲，汗出惡熱等症。

2. 肺熱壅盛而見身熱不解，咳喘氣急等症。

【用量用法】石膏：15～30克；甘草：6～12克。

【名醫經驗】1. 胥慶華　石膏、甘草配對，可見於很多方劑中，如麻杏石甘湯、白虎湯、石膏散等方。此時，二者均生用，具有清肺化痰止咳之效，單獨使用則功力偏弱，可適當配伍其他藥物。（《中藥藥對大全》）

2. 王燾　以石膏與甘草同用，「研末水調服，治療『骨蒸

勞熱久嗽』」。（《外台秘要》）

3. 楊士瀛　五虎湯以石膏配甘草、麻黃、杏仁、細茶同用，治療「咳喘痰多色黃」。（《仁齋直指方》）

4. 劉完素　石膏散，石膏一兩，甘草半兩（炙）為末，每服三錢，新汲水下。又生薑汁蜜調下，治療熱嗽喘甚。（《宣明論方》卷九）

【使用禁忌】二藥配對性甘寒，濕盛中滿腹脹及水腫等證忌用。又甘草反大戟、芫花、甘遂及海藻，二藥配對組方時應注意。

石膏——升麻

【配對奧妙】石膏性寒瀉火，味辛氣浮解肌膚邪熱，為清解氣分實熱的要藥；升麻甘辛微寒，輕清升散，既能疏散肌表風熱，透疹解毒，又能泄陽明胃火。

二藥性味相同，功效有異。石膏降泄陽明胃熱，升麻引陽明清氣上升。二藥升降配對，相輔相助，石膏得升麻之引，上達頭面，清頭面陽明經之火，以療頭面諸疾。升麻可透疹解毒，得石膏之助則清透之力明顯增強。

【臨床應用】

1. 胃火熾盛，循經上炎所致頭痛牙痛，面頰腫脹等證。

2. 溫熱病，熱傷血絡而見皮膚斑疹隱隱等症。

【用量用法】石膏為：12～24克；升麻：3～9克。

【名醫經驗】1. 王燾　升麻湯，以升麻與石膏、牡丹皮、甘草合成，治咽喉生瘡。（《外台秘要》）

2. 吳謙　藍葉散以升麻、石膏與藍葉（大青葉）、梔子、赤芍等合用，治火丹毒，形如雲片遊走。（《醫宗金鑒》）

3. 傅仁泉　清脾散，以石膏與升麻、赤芍、梔子同用，治療針眼腫痛。（《審視瑤函》）

4. 陳實功　清胃散，以石膏與升麻、黃連配伍，治療胃經積熱，上攻口齒、牙齦腫痛。（《外科正宗》）

5. 孫思邈　風緩湯，以石膏、升麻與獨活、鱉甲同用，治療腳氣麻痹痿弱，熱毒入臟，胸滿嘔吐者。（《千金要方》）

【使用禁忌】二藥配對性寒，治療胃火熾盛證，脾胃虛寒及陰虛內熱者忌用。

石膏——竹葉

【配對奧妙】石膏辛甘寒，重在清肺胃氣分實熱，尤宜透陽明邪熱；竹葉味甘性寒，氣輕上浮，上能清心火而除煩，中能瀉胃火，下能利小便而滲濕熱。

二藥配對，清瀉胃火之功愈強，同時，竹葉清上導下之功，引石膏升降，以清心經之熱，並甘緩石膏之猛性；之清熱，更有利於竹葉清心除煩功用的發揮。

【臨床應用】

1. 邪熱初入營血，身熱口渴或不渴，譫語舌絳等。

2. 心胃熱盛，口舌生瘡糜爛，牙齒腫痛，小便短赤等症。

3. 溫熱病後期餘熱未清，胸中煩熱，煩渴不眠，乏力嘔逆者。

【用量用法】石膏：6～15克；竹葉：6～12克，後下，不宜久煎。

【名醫經驗】1. 張仲景　竹葉石膏湯，以石膏、竹葉配人參、麥冬，治療「傷寒解後，虛羸少氣」之證。（《傷寒論》）

2. 楊樟輝　用生石膏30克，竹葉、山栀、大青葉、銀花各9克，川連、甘草、薄荷各4.5克，水煎服，每日服1劑。5劑為1療程，治療50例小兒口腔潰瘍，42例痊癒，7例好轉，無效1例。（《浙江中醫雜誌》，1984，19（5）：211）

3. 徐炳良　用竹葉石膏湯（淡竹葉、石膏、半夏、麥冬、

人參、甘草、粳米）治療頑固性嘔吐、呃逆及胃脘痛各 1 例，取得較好療效。（《新中醫》，1987，19（10）：16）

4. 孟河　竹葉五片，石膏三錢（煆），水煎服。兼服六一散或抱龍丸。治療胃熱嘔吐，或三焦受熱，或傷熱物，或受熱藥，夏月受暑氣，嘔吐黃痰，或乾噦，或煩躁，唇紅面赤作渴，大便不利。（《幼科直言》卷四）

【使用禁忌】二藥配對性甘寒，陰虛火旺、骨蒸潮熱者忌用，孕婦慎用。

石膏——半夏

【配對奧妙】石膏辛甘大寒，入於肺、胃二經，為清泄肺胃實熱之要藥；半夏辛散苦燥溫通，性質沉降，長於燥脾濕而化痰濁，降胃氣而止嘔，為治濕痰、氣逆嘔吐，胸脘痞滿之良藥。二藥配對，寒溫併用，既清泄肺胃之熱，又能化痰降逆止嘔、止咳，有肺胃同治之妙用。莫枚士云：「胃熱犯肺者之治，當半夏石膏併用也。」

【臨床應用】

1. 胃熱濕阻，胃氣上逆所致脘腹痞悶，噁心嘔吐等症。

2. 痰熱壅肺所致的咳嗽氣喘，黃痰黏稠等。

3. 肺胃俱熱或胃熱犯肺而喘嘔並見者。

【用量用法】石膏：6～30 克；半夏：3～10 克。半夏生用毒性劇烈，一般宜制過用，降逆止嘔用薑半夏，燥濕和胃用法半夏，化痰消食用半夏曲。

【名醫經驗】1. 吳謙　二陳湯，以石膏、半夏配陳皮、沉香等同用，治療哮喘氣急痰鳴者。（《醫宗金鑒》）

2. 丹波元堅　引《證治大還》利膈豁痰湯，以石膏、半夏與白芥子、桔梗、檳榔等同用，治療氣鬱痰壅，鬱而化熱，飲食不下，喉中痰鳴之證。（《雜病廣要》）

3. 張仲景　小青龍加石膏湯，以石膏、半夏配桂枝、麻黃等合用，治療內飲化熱，外感風寒，咳而上氣，煩躁而喘的肺脹證。（《傷寒論》）

【使用禁忌】二藥配對，脾胃虛寒，陰虛內熱者忌用。又半夏反烏頭、附子，配對後組方時應注意。

石膏——寒水石

【配對奧妙】石膏甘寒生津清熱，尤能清肺胃之火；熱退津生又可除煩止渴，為清解肺胃氣分實熱常用之品；寒水石辛鹹而寒，清熱瀉火，除煩止渴，兼能走腎涼血。二藥合用，清熱瀉火中有透達，清熱瀉火退熱之功增強。

【臨床應用】

1. 溫熱病邪在氣分，壯熱煩渴，脈洪大之證。

2. 胃火上炎所致的頭痛，牙齦腫痛。

3. 肺熱所致的咳嗽痰稠，發熱，以及氣喘等證。

【用量用法】石膏：15～30克；寒水石：6～18克。

【名醫經驗】1. 吳鞠通　三石湯，以石膏配寒水石、滑石等同用，治療暑濕病，充斥三焦。邪在氣分者。（《溫病條辨》）

2. 張元素　雙玉散，以石膏與寒水石同用，治療肺經熱盛，喘咳痰多者。（《素問病機氣宜保命集》）

3. 魯照　白所龍丸，寒水石八兩（生、熟各半），石膏八兩（生、熟各半）為細末，生甘草熬膏為丸，如芡實大，朱砂為衣，每服一丸，白湯化下。治療小兒驚風發熱，泄瀉夜啼，不乳不食，牙疳口糜。（《串雅補》卷四）

4. 李乃庚　生石膏、寒水石、滑石各 30 克，煎 2 次，將2次煎出藥液混合後澄清，分數次飲服。輕者 24 小時服 1 劑，腹瀉口渴嚴重者，24 小時可服 2～3 劑。結果：155 例急性腸炎痙癒，占 89%，好轉 7 例占 4%，無效 13 例占 7%。（《江蘇中

醫雜誌》，1986，7（5）：8）

5. 錢乙　以石膏與寒水石、甘蠟同用，治療「小兒吐瀉黃色者」。（《小兒藥證直訣》）

6. 洪百年　二藥合用治外感發熱，服藥後往往可見漐漐汗出，體溫徐徐下降。自製衛氣雙解湯，由二藥合荊芥、桔梗、牛蒡子、板藍根、羊蹄根、鵝不食草等組成。生石膏劑量，兒科一般不超過 60～75 克，寒水石為生石膏劑量的 2/3。熱重者用大劑量生石膏等清熱，於高熱退後常需減量再服一、二日，鞏固療效。（《上海老中醫經驗選編》）

【使用禁忌】二藥配對性寒，脾胃虛寒者忌用。

石膏——羚羊角

【配對奧妙】石膏甘寒清肺胃氣分實熱，涼而透散，瀉火除煩；羚羊角鹹寒，清瀉心肝之火，散血中熱毒。二藥合用，共奏清熱瀉火，涼肝息風之功。

【臨床應用】1. 溫熱病，邪入心包，壯熱神昏，譫語狂躁及小兒熱盛驚厥者。

2. 內科雜病，肝火熾盛上炎，頭痛如裂，如高血壓，子癇抽搐等。

【用量用法】石膏：15～30 克；羚羊角：1～3 克，如磨汁或研粉服，每次 0.3～0.5 克，因羚羊角價格昂貴，故臨床常以山羊角代之，但藥量常用 10～15 倍。

【名醫經驗】1. 蕭森茂　溫熱病，高熱煩躁，抽搐屬熱極生風者用為要藥。對小兒中毒性肺炎，在運用辛涼輕劑無效時，改投二藥，再辨證配伍他藥，則熱勢可頓挫，諸症也隨之改善。（《百家配伍用藥經驗採菁》）

2. 陳師　文紫雪，以石膏與羚羊角、寒水石等同用，治療溫熱病，溫邪陷於心包，充斥內外，高熱譫語，甚至痙厥抽搐

者。（《太平惠民和劑局方》）

3. 雷載權　引《疫痧草》奇命飲，以石膏與羚羊角、赤芍等同用，治療「粒喉痧」。（《中華臨床中藥學》）

【使用禁忌】二藥配對性寒，宜熱極生風者，血虛生風者忌用。

石膏——滑石

【配對奧妙】石膏甘寒清熱瀉火，清泄中有透達之性；滑石甘淡性滑，滲濕利竅，氣寒質重，清熱降泄，既能清膀胱熱結而利水道，又能解暑熱利暑濕。

二藥清泄透達，上下分消，清中焦鬱熱解暑，透達解肌；煅石膏配滑石有收濕斂瘡之功。

【臨床應用】

1. 暑熱煩渴，小便短赤，頭痛頭暈，噁心自汗等證。

2. 濕疹、燙傷、瘡面淋漓及癰瘍潰後不癒等。

【用量用法】石膏：15～30克；滑石：10～15克，去淨泥土及雜質，打碎，包煎。

【名醫經驗】1. 劉紹勳　對生石膏、滑石有獨到見解和經驗。劉氏認為生石膏的主要功能有三：「辛涼透達，解肌清熱，發汗解表。」凡是外感表證，只要有熱存在，而又不是脾胃虛寒之證，皆可運用，無不顯效。滑石滑利柔潤，能輕撫皮毛，兼潤肌膚，利竅並不局限於通利前後二陰，還具有開通「玄府」的作用。所以能「上開腠理而發表」，解肌發汗不傷陰。這一特點勝過羌活等藥。基於上述認識，劉氏治療外感發熱或流感，方中必用滑石。如果滑石與生石膏相伍，相得益彰，療效更為突出。（《名老中醫醫話》）

2. 解緝　引《嬰孺方》麻黃浴湯，以石膏與滑石、苦參、麻黃、大黃同用，煎湯洗浴，治療濕熱內鬱，「小兒小便不

通，發熱腹滿」之證。（《永樂大典》）

3.吳鞠通　加減木防己湯，以石膏與滑石、通草、薏苡仁等同用，治療「暑濕痹」。（《溫病條辨》）

4.陳言　滑石石膏散，滑石、石膏各等分為細末，每服二錢匕，以大麥、粥飲調下，一日三四次。小便極利則癒。治療女癆疸，身黃額黑，日晡發熱，惡寒，小腹急，足下熱，脈浮緊。（《三因方》卷十）

【使用禁忌】二藥配對甘寒滑利，脾虛、熱病津傷及孕婦忌用。

石膏——代赭石

【配對奧妙】石膏辛寒解肌熱，泄胃火；代赭石苦寒清降，質重鎮潛，既有平肝潛陽之功，又有重鎮降逆之效，為重鎮清降之要藥。

二者配對，相使為用，共奏清胃瀉火，降逆止嘔之功。即所謂：「胃熱亢盛，非大寒石膏則其熱不除；火氣衝逆於上，非赭石重墜而其逆莫制。」

此外，二藥性寒涼血，伍用有清熱涼血之功。

【臨床應用】1.胃火上逆所致嘔吐呃逆，牙齦腫痛，口氣臭穢，口渴心煩等。

2.研末外敷以治赤眼腫痛。

【用量用法】石膏：6～30克；代赭石：10～30克，代赭石宜去淨泥土，打碎生用，包煎。

【名醫經驗】1.楊士瀛　赭石粉、石膏粉二比一混勻，水調後敷於太陽穴，有清熱涼血明目之功。（《仁齋直指方》）

2.池繩業　多年來用代赫石配伍適當方藥治療肺熱氣逆之喘息證，取得較好療效。基本方為麻杏石甘湯加生代赭石30克。（《中醫雜誌》，1981，（1）：75）

【使用禁忌】二藥配對，苦寒重墜，故虛證及孕婦忌用。

石膏——川烏

【配對奧妙】生石膏辛寒清解宣透，既解肌除煩又清裏結之熱；川烏辛熱疏利開通，既袪風除濕，又散寒止痛。二藥配對，寒熱互制，疏通清透共施，共奏解表裏寒熱互結之痹痛。

【臨床應用】1. 外寒裏熱，寒熱互結之痹痛。

2. 外寒鬱遏，裏熱上擾，或胃火上衝所致劇烈頭痛，如三叉神經痛、偏頭痛。

【用量用法】石膏：15～30克；川烏：3～9克，有大毒，宜製後用，入湯劑應先煎30～60分鐘。

【名醫經驗】1. 董建華　寒熱錯雜，外寒裏急之痛痹，以此配伍為主治療效果較優。（《現代著名老中醫臨床診治薈萃》）

2. 沙劍飛　在二藥配對的基礎上增配細辛，則更增散寒通絡止痹痛之功。（《現代著名老中醫臨床診治薈萃》）

3. 陳師文　太陽丹，以石膏與川烏、白芷、甘草、川芎同用，治療風痰上壅之眩暈頭痛。（《太平惠民和劑局方》）

【使用禁忌】二藥配對，孕婦忌用，組方應避免與半夏、瓜蔞、貝母、白及、白薇等藥物同用。

石膏——全蠍

【配對奧妙】生石膏辛寒，清透肺胃邪熱；全蠍辛平，性善走竄，內入臟腑以息風止痙，外達經絡以通絡止痛。二藥配對，一平肝，一透肺，共奏滌泄肺熱，解痙平喘之功。

【臨床應用】

1. 用於小兒急驚風，高熱不退，四肢抽搐者。

2. 熱哮。症見氣粗息湧，喉中哮鳴，咳嗆陣作，咳痰色黃者。

【用量用法】石膏：20～30克；全蠍：2～5克。

【名醫經驗】1. 顧兆農　治療熱哮，隨證配伍全蠍、生石膏二藥，頗有滌泄肺熱，解痙平喘之功。二藥劑量比例為1：20。（《顧兆農醫案選》）

2. 趙錫武　加味葛根芩連湯（金銀花、白芍、黃芩、甘草、黃連、蜈蚣、全蠍、生石膏）治療脊髓灰質炎急性期，獲滿意療效。（《趙錫武醫療經驗》）

【使用禁忌】二藥配對性辛寒，血虛生風者忌用。

【用藥指歸】

1. 石膏配對藥，主要用於治療熱病煩渴、痰熱咳喘、胃熱嘔吐、頭面諸痛、濕熱證、斑疹吐衄、濕瘡燙傷、潰後不癒等方面。

《本草經疏》云：「石膏本解實熱，祛暑氣，散邪熱，止渴除煩之要藥。溫熱二病，多兼陽明，若頭痛，遍身骨痛而不渴不引飲者，邪在太陽也，未傳陽明不當用；七、八日來，邪已結裏，有燥糞，往來寒熱，宜下者勿用；暑氣兼濕作泄，脾胃弱甚者勿用；瘧邪不在陽明則不渴，亦不宜用；產後寒熱由於血虛或惡寒未盡，骨蒸勞熱由於陰精不足而不由於外感，金瘡、下乳，更非其職，宜詳察之，並勿誤用。」

2. 石膏與煅石膏，來源雖同，但經炮製其成分及功能均有改變。前者為含水硫酸鈣（$CaSO_4$ 分 $2H_2O$），善清肺、胃二經氣分實熱，主治濕熱病邪在氣分、及肺熱喘咳、胃火牙痛等；後者為無水硫酸鈣（$CaSO_4$），功能斂瘡生肌、收澀止血，主治瘡瘍不斂、外傷出血等症。

故清熱瀉火宜生用，斂瘡止血宜煅用。內服用生石膏劑量為 15～60 克，先煎；外敷用煅石膏研末摻撒患處。

2　知　母

知母一藥，《神農本草經》稱為「蚳母」，列為中品，因本品宿根之旁初生子根狀如蚳，連母故名，後訛傳為知母（音同）作為藥品正名。味苦甘性寒，歸肺、胃、腎經，其主要功效為清熱瀉火，滋陰潤燥。

本品苦甘性寒，既苦寒清熱，又甘寒養陰，以清潤為其專長，上可清肺火、降肺之氣逆，用於痰熱、肺燥咳嗽之證；中可涼胃熱，瀉火存陰，可治療熱鬱陽明，高熱煩躁之證；下可入腎經，瀉有餘之相火，滋腎水益肺胃，用於陰虛發熱，消渴，骨蒸勞熱，凡是裏熱證，無論實證、虛證皆可應用。

現代藥理研究：

知母含甾皂甙、黃酮、多糖、生物鹼及有機酸等。知母煎劑對痢疾桿菌、傷寒桿菌、副傷寒桿菌、霍亂弧菌、大腸桿菌、變形桿菌、白喉桿菌、葡萄球菌、肺炎鏈球菌、溶血性鏈球菌、白色念球菌、許蘭氏毛癬菌、菫色毛癬菌有不同程度的抑制作用。其乙醚浸膏可抑制結核桿菌，醇提物能升高血糖，水浸物能降低血糖。知母皂甙有抗腫瘤作用，此外，知母浸膏可抑制呼吸中樞和心血管系統。

知母——黃連

【配對奧妙】知母苦寒，入胃經可涼胃熱，瀉火存陰，為苦潤清熱滋陰要藥；黃連大苦大寒，不僅能燥泄胃腸之濕熱，又能清瀉心胃之實火，且解毒；二藥配對，一燥一潤，相使為用，清熱瀉火之力愈強，且瀉火而不傷陰，尤長於瀉心胃之實熱。

【臨床應用】1. 胃火亢盛致口渴多飲，消穀善饑者。

2. 心火上炎之不寐，口糜等症。

【用量用法】知母：6～9克；黃連：3～6克。

【名醫經驗】3. 鄒鑫和　肝火犯肺，陣陣劇烈夜間尤甚，煩躁，兩脇震痛，甚則痰中帶血，二藥為的對之配伍，非此難除。（《百家配伍用藥經驗採菁》）

4. 雷載權　引《丹台玉案》除煩清心丸，以知母與黃連、天門冬、麥門冬、朱砂同用，治療膽虛氣滯，化火擾心，膽怯心驚，煩躁口苦之證。（《中華臨床中藥學》）

【使用禁忌】二藥配對其性苦寒，脾胃虛寒者忌用。

知母——石膏

【配對奧妙】知母質潤，苦寒而不燥，沉中有降，降中有升，上行能肅降肺氣；入中善清胃火，除煩渴；下行能瀉相火，滋腎燥。石膏辛甘性寒，質重氣浮，入於肺經，既能清泄肺熱而平喘，又能清洩氣分實熱以解肌，入於胃經則清泄胃火。二藥配對，清中有潤，潤中有散，均入肺胃二經，配伍後可增強清熱止渴除煩之力。

【臨床應用】1. 陽明氣分熱盛證，症見壯熱，煩渴引飲，汗出惡熱，脈洪大有力。

2. 胃火上炎，腎水虧虛之證所致牙痛齒鬆，煩渴咽燥，舌紅少苔，脈細數。

【用量用法】知母：6～10克；石膏：20～30克，打碎先煎。

【名醫經驗】1. 張仲景　白虎湯，以知母、石膏與炙甘草、粳米同用，治療陽明氣分熱盛證。（《傷寒論》）

2. 陳道隆　慢性胃炎臨床表現為胃有灼痛，口有穢氣，牙齦腫痛，煩躁不寧，嘈雜善饑，便乾溲赤，可用清降胃火法，方用玉女煎加減，用石膏、知母配竹葉、山梔、石斛、麥冬、川連、甘草、滑石、蘆根、瓜蔞、鮮建蘭葉等。（《名醫特色

經驗精華》）

3. 吳鞠通　化斑湯，以知母、石膏與玄參等同用，治療溫病氣血兩燔，高熱發斑。（《溫病條辨》）

4. 張景岳　太清飲，以知母、石膏與石斛、木通同用，治療血熱發斑。（《景岳全書》）

5. 秦皇士　知母石膏湯，以知母、石膏、葛根等配用，治療內熱傷津，口渴引飲之消渴病。（《證因脈治》）

6. 劉昉　化斑散，石膏（煅），知母（焙）等分。湯調一字服；或塗唇上。治療小兒瘡疹倒黶，頭疼頭昏。（《幼幼新書》卷十八引《張氏家傳》）

【使用禁忌】二藥配對性寒，脾胃虛寒證忌用。

知母——天花粉

【配對奧妙】知母苦寒質潤，上能潤肺瀉火，清熱滋陰，中能清胃熱，潤燥除煩；天花粉苦寒甘酸，既能清肺胃之煩熱，又能生津潤燥止渴，且清熱化痰。二藥配對，相須為用，其清熱瀉火，潤燥生津之功尤著，而善清肺胃之實熱。

【臨床應用】1. 熱病熱邪傷津，口乾舌燥煩渴。

2. 肺熱燥咳，乾咳無痰者。

3. 消渴病。症見口渴、多飲、多尿者。

【用量用法】知母：6～12克；天花粉：10～15克。

【名醫經驗】1. 李梴　山梔地黃湯，以知母與天花粉、瓜蔞仁、麥門冬等同用，治療「痰熱內積，咳痰色黃，後痰夾血」者。（《醫學入門》）

2. 張錫純　玉液湯，以知母與山藥、天花粉、雞內金配伍，治療內熱傷津、口渴引飲之消渴病。（《醫學衷中參西錄》）

3. 鮑相璈　三消湯，以知母與白朮、黃柏、天花粉同用，

治療消渴。（《驗方新編》）

【使用禁忌】二藥配對性寒，脾胃虛寒、大便滑泄者，孕婦忌用；又天花粉反烏頭，配對組方應注意。

知母——黃芪

【配對奧妙】知母甘寒質潤，《本草正》謂「知母能消肺金、制腎水化源之火，去火可以保陰，故潔古、東垣皆以為滋陰降火要藥」；黃芪甘溫，其性稍熱，補肺脾之氣益腎水之源，使氣旺而自能生水。二藥配對，寒熱併用，共奏益氣養陰清熱之功。

【臨床應用】1. 陰虛有熱，身熱，勞嗽，脈數者。

2. 氣虛水精不布，胃燥耗津的消渴證。

【用量用法】知母：3～9 克；黃芪：9～24 克。

【名醫經驗】張錫純　最善用知母、黃芪配對療疾。張氏認為：「知母原不甚寒，亦不甚苦，嘗以之與黃芪等分併用，則分毫不覺涼熱，其性非大寒可知。」「黃芪能大補肺氣，以益腎水之源，使氣旺而自能生水；而知母又能大滋肺中津液，俾陰陽不至偏勝，即肺臟調和而生水之功益著也。」「是以愚治熱實脈數之證，必用知母；若用黃芪補氣之方，恐其有熱不受者，亦恒以知母。」如升陷湯，張氏以知母、黃芪配桔梗、升麻、柴胡等補氣升陷，治療胸中大氣下陷，氣促氣短，呼吸困難者；如玉液湯，以知母、黃芪配山藥、五味子等藥，益氣生津，潤燥止渴，治療氣虛水精不布，胃燥耗津，而見口渴引飲，小便頻數者。（《醫學衷中參西錄》）

【使用禁忌】二藥配對，黃芪用量偏重，實熱、肝陽上亢、氣火上沖者忌用。

知母——山藥

【配對奧妙】知母苦寒善瀉火邪，質潤能滋陰燥，為苦潤

清熱滋陰藥，上行潤肺瀉火，下行補腎陰瀉虛火，中能清胃熱，潤燥除煩。山藥味甘微澀，長於補脾胃、益肺腎，既能補益脾肺腎之氣，又能滋養脾肺腎之陰，為氣陰雙補要藥。

二藥配對，清補結合，既瀉肺火、清胃熱，又補肺陰、養胃陰、滋腎水，相得益彰。

【臨床應用】

1.脾胃燥熱，多食易饑的中消。

2. 肺燥咳嗽，乾咳無痰，口唇乾燥者。

3. 腎陰虧虛，致腰膝酸軟、遺精健忘者。

【用量用法】知母：6～15克；山藥：10～30克。

【名醫經驗】1. 程國彭　八物湯，以知母、山藥配生地、黃連等，清胃熱、益胃陰，治療脾胃燥熱，多食易饑的中消。（《醫學心悟》）

2. 王肯堂　大補地黃丸，以知母配山藥、黃柏、山茱萸等同用，治療「精血枯涸燥熱」。（《證治準繩》）

3. 秦皇士　知母石膏湯，以知母、山藥配石膏、天花粉、雞內金等，治療陰虛消渴、腸燥便秘等。（《症因脈治》）

【使用禁忌】二藥配對，甘寒助濕，濕盛中滿，熱證邪實者忌用。又山藥惡甘遂，配對組方時應注意。

知母——百合

【配對奧妙】知母苦寒而潤，清肺胃瀉腎火，滋陰潤燥除虛煩；百合甘寒清潤，入肺能滋濡肺燥以止咳寧嗽，歸心可清養心陰以安神寧志。

二藥配對，百合甘寒清潤不膩，知母苦寒降火不燥，共奏潤養心肺、清熱安神之功。

【臨床應用】

1. 陰傷肺燥，乾咳少痰，或痰中帶血，口鼻乾燥之證。

2. 熱病後期，餘熱未清，氣陰兩傷，虛煩驚悸，坐臥不寧，失眠多夢等證。

【用量用法】知母：6克；百合：10～30克。百合清心宜生用，潤肺宜炙用。

【名醫經驗】1. 張仲景　百合知母湯，知母與百合同用，治療百合病，誤汗傷津，心經虛熱，煩躁口渴者。（《金匱》卷上）

2. 趙錫武　用二藥治療排尿性暈厥有效驗。（《趙錫武醫療經驗》）

3. 白國生　以百合地黃湯加味（生地15克，百合15克，知母10克，麥冬10克，龍骨20克，牡蠣30克，磁石20克，石菖蒲5克，茯神10克，隨證加減）每日1劑，每日2服，10劑為1療程，治療更年期憂鬱症20例，結果治癒10例，好轉7例，無效3例，總有效率85%。（《江蘇中醫》，1995，16，（8）：3）

【使用禁忌】二藥配對性寒潤，中寒便溏者忌用。

知母——地骨皮

【配對奧妙】知母甘寒且苦，上行潤肺瀉火，下行補腎陰瀉虛火，中能清裏熱，清燥除煩；地骨皮甘寒且淡，能上行下達，走氣分，能清泄肺熱，除肺中伏火；入血分能涼血退蒸。二藥性味相同，皆為清降實熱、虛熱之要藥，配對使用，清泄肺熱，涼血退蒸功效更著。

【臨床應用】1. 肺火鬱結，或熱邪犯肺所致咳嗽氣喘，吐痰黏稠而黃者。

2. 陰虛發熱，骨蒸潮熱，五心煩熱，盜汗遺精者。

【用量用法】知母：6～9克；地骨皮：6～15克。

【名醫經驗】1. 王懷隱　川升麻散，以知母、地骨皮與升

麻、大青葉等同用，治療「壯熱頭痛，心煩，熱病口瘡」之證。（《太平聖惠方》）

2. 王燾　引《延年秘錄》知母鱉甲湯，以知母、地骨皮與鱉甲、常山、竹葉同用，治療溫瘧，壯熱煩躁者。（《外台秘要》）

3. 秦皇士　知母甘桔湯，以知母、地骨皮與石膏、桔梗、甘草同用，治療「肺家受燥，咳嗽氣逆。」（《症因脈治》）

4. 李梴　大胡連丸，以知母、地骨皮與胡黃連、陳皮等同用，治療「傳屍癆熱，面紅咳嗽」。（《醫學入門》）

【使用禁忌】二藥配對性甘寒，外感風寒發熱及脾虛便溏者忌用。

知母——貝母

【配對奧妙】知母甘寒質潤，善清肺胃氣分實熱，而除煩止渴，貝母甘寒清潤，既能清泄鬱熱，潤肺化痰，又能開鬱行氣，破結消腫。二藥配對，相須為用，共奏清熱瀉火，化痰止咳之功。

【臨床應用】

1. 痰熱壅肺，氣逆咳痰，黏稠或黃稠，胸膈滿悶者。

2. 陰虛燥痰，少痰或無痰者。

【用量用法】知母：6～15克；貝母：3～10克。

【名醫經驗】1. 李梴　含奇丸，以知母與貝母、葶藶子同用，治療「痰熱壅肺，喘嗽不止。」（《醫學入門》）

2. 朱丹溪　青金丸，以知母與貝母、巴豆同用，治療「食積火鬱，咳嗽痰多」。（《丹溪心法附餘》）

3. 陳自明　二母散，以知母與貝母、桃仁、茯苓等同用，治療「產後惡露上攻入肺，咳喘，腹痛。」（《婦人大全良方》）

4. 龔信　二母寧嗽湯，以知母、貝母與黃芩、梔子等同用，治療「胃火沖逆咳痰」之證。（《古今醫鑒》）

5. 王肯堂　二母散，以知母、貝母各等分為細末，臨睡時白湯調，溫服。治療肺熱咳嗽，痰壅喘急。（《證治準繩》類方卷二）

【使用禁忌】二藥配對性寒涼，對於寒痰、濕痰忌用。又貝母反烏頭，配對組方時應注意。

知母──麥冬

【配對奧妙】知母甘寒，清瀉肺火，滋陰潤肺，且能瀉胃熱，生津止渴；麥冬甘寒，入肺胃既清補肺胃陰虛，又歸心，清心除煩安神。二藥配對，相須為用，滋陰清熱效力更佳。

【臨床應用】1. 肺熱傷津，燥咳痰少或無痰者。

2. 消渴病。

【用量用法】知母：6～9克；麥冬：10～15克，清養肺胃之陰宜去心用，清心除煩不宜去心。

【名醫經驗】1. 秦皇士　二冬二母湯，以知母與貝母、天門冬、麥門冬同用，治療「內傷燥痰」。（《症因脈治》）

2. 李梃　山梔地黃湯，以知母、麥冬與瓜蔞、天花粉等同用，治療「痰熱內熾，咳痰色黃，後痰夾血」者。（《學醫入門》）

3. 張景岳　服蠻煎，以知母、麥冬與生地、木通、茯神等同用，治療心腎陰虛，肝鬱氣滯，狂後繼而疲憊煩躁者。（《景岳全書》）

4. 孫一奎　芎歸養榮湯，以知母、麥冬與白芍、枸杞子等同用，治療「吐衄過多，昏不知人」。（《赤水玄珠》）

【使用禁忌】二藥配對甘寒助濕，脾虛便溏或有濕邪者忌用。

知母——甘草

【配對奧妙】知母苦寒瀉火，甘寒滋陰，善降肺之氣逆而泄熱，滋腎水而益肺胃，涼胃熱而潤燥；甘草甘潤平和，補益肺氣，潤肺止咳，生用性涼而清熱，炙用補中健脾益氣。

二藥配對，生甘草可緩和知母之寒涼，以防傷胃，知母得生甘草則甘寒養陰尤甚，知母與炙甘草合用則能益氣養陰。

【臨床應用】咳、喘證　無論寒熱虛實及有痰無痰均可使用。

【用量用法】知母：6～9克；甘草：3～9克。

【名醫經驗】1. 秦皇士　加味戊己湯，以知母、甘草與白芍、黃柏同用，治療「木火刑金，吐嗽吐血」。知母甘桔湯，以知母與甘草、桔梗同用，治療肺熱咳嗽，痰黃黏稠。（《症因脈治》）

2. 雷載權　引《傷寒蘊要》，以知母為主藥，輔以甘草、石膏、麥門冬、人參，治療「傷寒邪熱內盛，齒牙乾燥，煩渴引飲，目眛唇焦」者。（《中華臨床中藥學》）

【使用禁忌】二藥配對性甘寒，濕盛中滿及水腫病人忌用。配對組方時不宜與大戟、芫花、甘遂及海藻伍用。

知母——五味子

【配對奧妙】知母甘寒養陰，善除燥痰，止燥咳，又苦以泄降，能降肺之氣逆；五味子味酸能斂肺益腎，生津止瀉。二藥配對，一降一斂，止咳養胃之功尤甚。

【臨床應用】1. 肺陰虛損，久咳不止，乾咳無痰者。

2. 陰虛內熱，口渴多飲之消渴證。

【用量用法】知母：6～15克；五味子：3～12克。生津止渴用生五味子，滋陰潤肺用制五味子。

【名醫經驗】1. 劉完素　知母茯苓湯，以知母與五味子、

款冬花、阿膠等配伍，治療陰虛燥咳，久嗽不止，痰中帶血。（《宣明論方》）

2. 李杲　人參平肺散，以知母與五味子、桑白皮、人參等同用，治療「心火刑肺，傳為肺痿，咳喘痰涎者。」（《醫學發明》）

【使用禁忌】二藥配對，外感咳嗽者忌用。

知母——牡蠣

【配對奧妙】知母苦寒，氣味俱厚，沉而下降，入腎經，瀉有餘之相火，滋腎水；牡蠣質重性寒，可清熱益陰潛陽，味鹹而澀，入腎經，調陰陽而收斂固澀。二藥配對，相須為用，共奏滋陰降火，補腎固本之功。

【臨床應用】1. 陰虛火旺所致的男子遺精滑泄，耳鳴腰酸；女子崩漏帶下。

2. 肝腎陰虛型消渴。

【用量用法】知母：6～15克；牡蠣：10～20克，且煅用。

【名醫經驗】1. 沈金鰲　保精湯，以知母、牡蠣與黃柏、白芍等同用，治療陰虛火動，夜夢遺泄者。（《雜病源流犀燭》）

2. 雷載權　現代臨床亦常以牡蠣、知母用於消渴病治療，如消渴固本湯以牡蠣配生地、知母、金櫻子等共用，益陰生津，補腎固本兼顧以止消渴。（《山東中醫雜誌》，1991，（2）：24）

降糖湯以牡蠣配知母、天花粉、北沙參等滋補肝腎，生津止渴，治療肝腎陰虛型消渴病有效。（《吉林中醫藥》，1990，（1）：16；《中華臨床中藥學》）

【使用禁忌】二藥配對，腎虛無火，精寒自出者忌用。

知母——淫羊藿

【配對奧妙】知母甘寒清熱瀉火，滋腎潤燥退虛熱；淫羊藿甘溫補命門之火助腎陽，且溫不燥烈。

二藥同入腎經，助腎陽與滋腎水同用，陰陽並調，相輔相成，共奏溫腎陽清虛熱之功。

【臨床應用】1. 陰陽兩虛所致的遺精，陽事易舉，低熱盜汗，眩暈者。

2. 更年期綜合徵出現的身體不適者。

【用量用法】知母：6～12克；淫羊藿：5～10克。

【名醫經驗】1. 蕭森茂　二藥配對用於更年期綜合徵，有較好調節陰陽，調整植物神經系統紊亂的作用，對消除疲乏、虛煩、烘熱，心悸汗出有較好療效。（《百家配伍用藥經驗採菁》）

2. 徐樹楠　淫羊藿、知母伍仙茅、當歸、巴戟天、黃柏能調攝沖任，平潛肝陽，治婦女更年期高血壓病，有較好療效。（《中藥臨床應用大全》）

3. 朱錫祺　二藥對心臟以及神經官能症之心悸有較好療效。（《遼寧中醫雜誌》，1984，（2）：1）

4. 雷載權　（引《廣西中醫藥》，1984，（5）：58）二仙湯（淫羊藿、仙茅、知母、當歸、黃柏、牛膝、巴戟天、川芎）隨證加減，治療中風後遺症48例，服藥2個月，基本治癒21例，好轉19例。（《中華臨床中藥學》）

【使用禁忌】淫羊藿對肝有損傷作用，故二藥配對，肝損傷的患者忌用。

知母——附子

【配對奧妙】知母甘寒清熱瀉火，滋陰潤燥；附子辛甘大熱，為純陽燥烈之品，氣味俱厚，走而不守，上能助心陽以通

脈，下能補腎陽以益火，外能逐風寒濕邪以溫經止痛。二藥配對，寒熱併用，附子得知母則無溫燥之弊，知母得附子則化寒為潤，二藥共奏溫陽生津，通絡止痛之功。

【臨床應用】1. 陽損及陰，陰損及陽，陰陽兩虛之煩熱，口乾消渴，不寐者。

2. 類風濕性關節炎伴有低熱，不論虛熱、實熱者。

【用量用法】知母：6～9 克；附子：3～15 克，宜先煎0.5～1 小時，至口嘗無麻辣味為度。

【名醫經驗】1. 張仲景　桂枝芍藥知母湯，以炮附子、知母、芍藥、桂枝、白朮、生薑、防風、麻黃、炙甘草同用，治身體濕痺，腳腫如脫，心煩氣短。（《金匱要略》）

2. 王大經　喜用二藥配伍治療類風濕性關節炎。（《北京市老中醫經驗選編》）

3. 蕭洪德　以附子、知母配麻黃、桂枝、防風、芍藥、白朮、甘草組成，共研細末，每次 5 克，以當歸生薑羊肉湯 15 毫升送下，每日早晚各服 1 次，治療類風濕性關節炎 23 例。治癒2 例，顯效 6 例，好轉 13 例，無效 2 例。（《湖南中醫雜誌》，1989，（5）：12）

4. 徐樹楠　以附子、知母伍桂枝、赤芍、生地、忍冬藤、秦艽等祛風化濕，清熱通絡，治療風寒濕痺鬱熱而關節紅腫疼痛者。（《中藥臨床應用大全》）

【使用禁忌】二藥配對，陰虛陽亢，及孕婦等均忌用。

【用藥指歸】

1. 知母配對藥，主要用來治療熱病煩渴、痰熱咳嗽、肺燥咳嗽、陰虛消渴、陰虛發熱、骨蒸勞熱等方面。但古人還認為知母有「利水除濕」的作用，如《神農本草經》曾言知母有「下水」、「除邪氣肢體浮腫」等作用；《用藥法像》云：

「知母，瀉無根之腎水。」後世對此理論探討不多，總結臨床配對藥物的經驗也不夠，以至影響了知母「下水」作用的發揮。

2. 知母苦寒傷陽，《名醫別錄》云：「多服令人泄。」《本草通玄》云：「多服令人泄瀉，亦令人減食，此惟實火爍灼者，方可暫用，若施於虛損之人，如水益深矣。」「蓋苦寒之味，行天地肅殺之令，非長養萬物者也。」故脾胃虛寒，大便溏泄者忌服。

3 梔 子

梔子原名巵子，《神農本草經》列為中品。李時珍說：「巵，酒器也。巵子象之，故名。俗作梔。」性苦寒，歸心、肝、肺、胃、三焦經。主要功效為瀉火除煩，清熱利濕，涼血解毒，消腫止痛。

本品苦寒降泄，輕清上行能解肌膚之熱；入氣分而瀉火，能瀉心、肺、胃火而除煩止嘔，且善於清透疏解鬱熱，表裏有熱時可起雙解之效；入血分而涼血解毒，故可用於治血熱迫血妄行的出血證。

又因苦能燥濕，自上達下，使濕熱從二便分消，清上、中、下三焦的濕熱，有清熱利濕之功。取其解毒利尿效能，可治黃疸；以其涼血解毒作用，可治血淋瘡瘍。

現代藥理研究：

梔子含梔子素、梔子甙，去羥梔子甙和藏紅花素、藏紅花酸、熊果酸等。梔子煎劑及醇提取液有利膽作用，能促進膽汁分泌，並能降低血中膽紅素，可促進血液中膽紅素迅速排泄。梔子除有利膽作用外，還有促進胰腺分泌作用。

梔子及其提取物有明顯的降低胰澱粉酶作用，而其酶解產

物京尼平的增加胰膽流量作用最強，持續時間較短。對胃腸道，認為京尼平對胃機能產生抗膽鹼能性的抑制作用。對溶血性鏈球菌和皮膚真菌有抑制作用。對心血管系統有降壓作用，有防治動脈粥樣硬化作用。

梔子──豆豉

【配對奧妙】梔子苦寒，降火泄熱；豆豉辛苦而寒，主升主散，宣散鬱熱。

二藥配對，梔子導熱下行而清泄胸膈間煩熱，豆豉透熱於外而宣解胸膈間鬱熱，一清一解，清解適宜，發汗解肌，宣透表邪，清泄裏熱，解鬱除煩。

【臨床應用】1. 外感風熱，溫病初起之身熱不甚，頭痛，周身不適等。

2. 溫熱病後期，餘熱未清，以致胸中煩悶，心中懊憹，夜不能眠者。

【用量用法】梔子：36 克；豆豉：6～10 克。

【名醫經驗】1. 胥慶華　梔子、豆豉合用，出自《傷寒論》梔子豉湯、梔子生薑豉湯、梔子甘草豉湯等方。用以宣胸中鬱熱，而除虛煩。（《中藥藥對大全》）

2. 吳鞠通　桑杏湯，以桑葉、杏仁、沙參、象貝、梨皮配梔皮、香豉，治療溫燥傷肺引起的乾咳無痰，唇乾口燥、兼有身熱，舌紅苔乾者。（《溫病條辨》）

3. 施今墨　治外感病，以「清」和「解」為要法，清是清熱，解為解表。即臨證一面清裏，一面解表。據患者臨床表現，辨清寒熱的比重，分別給予三分清七分解，或五分清五分解，方可收到事半功倍之效。此二藥雖然簡單，一以梔子之清，一以豆豉之解，亦示後人治外感之大法也。（《施今墨臨床經驗集》）

【使用禁忌】二藥配對，性苦寒，能耗氣傷陰，損傷脾胃，脾胃虛寒者忌用。

梔子——連翹

【配對奧妙】梔子苦寒清降，輕清上行，外解肌膚之熱，內清心肺三焦之火而利尿，且能涼血解毒；連翹味苦微寒，輕清而浮，能透達表裏，長於清心火，解瘡毒，又能涼解上焦之風熱。二藥皆為苦寒之品，配對使用，相輔相成，共奏清心瀉火、涼血解毒之功。

【臨床應用】1. 風熱感冒，心煩咽痛。

2. 熱入心包，高熱神昏、煩躁不安，或口舌生瘡、尿赤短澀者。

3. 癰瘍瘡毒，燙、燒傷。（外用）

【用量用法】梔子：3～10克；連翹：6～15克。

【名醫經驗】1. 朱肱　連翹飲，以連翹、梔子配防風、甘草同用，治療風熱感冒，心煩咽痛。（《類證治人書》）

2. 陳師文　涼膈散，以山梔、連翹同大黃、樸硝、甘草、薄荷、黃芩等伍用，治療胸膈煩熱、便秘溲赤、咽痛口瘡。（《太平惠民和劑局方》）

3. 朱丹溪　運用梔子、連翹配對組方的涼膈散治胃火上蒸之自汗；《丹溪心法》也用於治風熱上攻之耳聾。（《丹溪心法附餘》）

4. 喻嘉言　運用梔子、連翹配對組方的涼膈散加菖蒲、遠志等分，蜜丸彈子大，朱砂為衣，薄荷湯化下，臨臥或食後服，取名轉舌膏，治中風瘲瘲，舌強不語，心經有蘊熱者。（《醫門法律》）

【使用禁忌】二藥配對，苦寒傷胃，脾胃虛寒及癰疽屬陰證者忌用。

梔子──乾薑

【配對奧妙】梔子苦寒清降，瀉火除煩；乾薑辛熱性燥，善逐裏寒，長於溫中回陽。二藥伍用，一寒一熱，辛開苦降，既能清上溫下，平調寒熱，又能辛開苦泄，調暢氣機。

【臨床應用】1.誤下傷中，脾虛生寒而兼鬱熱不除所致之心煩腹滿，便溏等證。

2.心下痞結、咽膈噎塞，日久不癒，即成反胃之證。

【用量用法】山梔：6～12克；乾薑：3～12克。

【名醫經驗】1.張仲景　梔子乾薑湯，以梔子十四個（劈）、乾薑二兩，治傷寒，身熱不去，微煩者。（《傷寒論》）

2.駱尤吉　一笑散，乾薑（炒黑）、山梔子（薑汁拌抄）上用酒二盅，煎八分，不拘時服，治心疝心痛及寒痛。（《增補內經拾遺》）

3.揚倓　二氣散，山梔子（炒）、乾薑（炮）各一兩，上為粗末。每服二錢，水一盞，同煎至五分，去渣、食後熱服。治療陰陽痞結，咽膈噎塞，狀如梅核，妨礙飲食，久而不癒，即成翻胃。（《楊氏家藏方》卷六）

4.王懷隱　乾薑散，乾薑二兩（炮裂、銼）、梔子仁十四枚，上為散。每服三錢，以水一中盞，加薤白七莖，豉半合，煎至五分，去滓，稍熱服，不拘時候，治療赤白痢。（《聖惠方》卷五十九）

【使用禁忌】二藥配對，心陰虛火旺者忌用。

梔子──高良薑

【配對奧妙】梔子苦寒，清泄三焦鬱火而消腫止痛，兼除煩止嘔之功；高良薑辛熱芳香，善走裏而溫中散寒、行氣止痛，且止胃寒嘔吐噫氣。

二藥合用，寒熱並施，辛開苦降，山梔製良薑溫胃而不致過熱，高良薑助火克山梔清熱而不致過寒，共奏除冷積、調寒熱、止疼痛之功。

【臨床應用】1. 中焦脾胃寒熱錯雜，脘腹疼痛，胃中嘈雜似饑等證。

2. 下痢後腹中虛痛。

【用量用法】山梔：6～9克；高良薑3～6克，入煎劑宜後下，以免降低藥性，用量不宜過大，超量服用可出現頭暈、眼花、口乾、便秘、尿少等毒副反應。

【名醫經驗】1. 胥慶華　山梔、高良薑配伍，出自劉完素《素門病機氣宜保命集》越桃散，以下利後腹中虛痛，不可忍者。王旭高認為：「山梔從肺入腸清其鬱熱，良薑宣發胃陽，辟除冷積，陰陽和，痛立止。」臨證時，如遇辨證為寒熱錯雜的脘腹疼痛，可選用此藥對。有時收到意想不到的效果。（《中藥藥對大全》）

2. 金禮蒙　越桃飲，大梔子三錢　高良薑三錢，上和勻。每服三錢，米飲或酒調下，其痛立效。治療諸下痢之後，陰陽交錯，不和之甚，小便利而腹中虛痛不可忍者。（《醫方類聚》卷一四-引《醫林方》）

【使用禁忌】二藥配對，高良薑用量不宜過大，因本品辛熱性燥，能助火傷陰，故胃火嘔吐、心虛作痛等證，均不宜用。

山梔——薑黃

【配對奧妙】山梔苦寒清降，性緩下行，既能瀉火解毒，又能泄熱利濕，並有涼血止血之功。入肝膽經，可清熱利膽而退黃。薑黃味辛苦而溫，入肝經通行氣血而暢血中之氣，破血中瘀滯而通經止痛。

二藥配對，相使為用，薑黃辛散行氣祛瘀之性，可增強山梔疏肝利膽之力。共奏清利肝膽，瀉火解毒、理氣止痛之效。

【臨床應用】1.肝膽熱毒壅滯、血瘀氣結所致的發熱，脅痛，口苦咽乾等症。

2.急、慢性肝炎，膽囊炎，膽石症。

【用量用法】山梔：9～10克；薑黃：6～10克

【名醫經驗】1.胥慶華　山梔、薑黃伍用，臨床較常適用於肝膽系統感染性疾病。現代藥理證實：山梔有明顯的利膽消炎作用。薑黃利膽作用雖弱，但能改善肝內微循環，減輕病理性損害。有促進肝臟功能恢復的作用。（《中藥藥對大全》）

2.龍禮華　治療跟骨骨刺，以薑黃、梔子、赤芍、白芷各12克，穿山甲6克，冰片3克。研細醋調或成膏狀敷於患處，外用塑膠薄膜包紮固定，夜敷日除，藥乾加醋，每料連敷3夜。1月為1療程，治療10例均痊癒。（《廣西中醫藥》，1985，8〈6〉：32）

【使用禁忌】二藥配對，因薑黃破血傷胎，孕婦忌用。

山梔——丹皮

【配對奧妙】梔子味苦性寒，苦能降泄，寒能清熱，既入氣分而瀉火，又入血分而涼血；丹皮味苦且辛寒，清熱涼血，活血化瘀，具有「涼血而不留瘀，行血而不致妄行」的特點。二藥都能清熱涼血，疏泄肝膽鬱熱。然而，山梔主氣而善清氣分鬱火且除煩；丹皮主血而泄血中伏火且退蒸。二藥相伍，一走氣分，一入血分，有氣血兩清之功。

【臨床應用】

1.用於邪熱內犯營血所致的高熱昏譫及出血證。

2.肝鬱脾虛所致的兩脅作痛、頭痛目眩，口燥咽乾，神疲食少，或月經不調、乳房脹痛、脈弦而虛者。

【用量用法】梔子：6～9克；丹皮：6～12克，清熱涼血宜生用；活血散瘀酒炒用。

【名醫經驗】1. 胥慶華　梔子、丹皮伍用，臨床多用於清泄肝熱。正如《本草崇原》所云：「蓋肝喜散，遏之則勁，宜用梔子以清其氣，氣清火亦清；肝得辛為補，丹皮之辛，以其性而醒之，是即為補，肝受補，氣展而火亦平。」（《中藥藥對大全》）

2. 王子接　薛立齋（逍遙散）加山梔清氣分鬱火，丹皮瀉血分鬱熱，其理甚通，宜遵之。（《降雪園古方選注》）

3. 徐樹楠　用於邪熱內犯營血所致的高熱昏譫及出血證，山梔、丹皮常伍生地、白茅根、元參等清熱涼血解毒之品。（《中藥臨床應用大全》）

【使用禁忌】二藥配對苦寒行散、孕婦、氣不攝血所致的出血證及脾胃虛寒者均為忌用。

山梔——槐花

【配對奧妙】梔子苦寒，體輕入氣，性陰又可入血，既能清氣分之熱而利濕，又可清血分之熱而止血；槐花苦而微寒，功專涼血止血，善清泄腸熱而治下部出血。二藥配對，梔子瀉肺熱，槐花清腸熱，上下並治，臟腑兼顧，二者相輔相助，邪熱得清，濕熱得除，血自歸經而血止。若取二者炒炭入藥，清熱涼血作用雖緩，但止血作用增強。

【臨床應用】1. 熱毒上攻損傷血絡之鼻衄。

2. 濕熱蘊結，灼傷陰絡，致大便下血，痔血者。

【用量用法】梔子：10～15克；槐花：10～15克，清熱涼血，降火降壓宜生用；止血用槐花炭或炒用。

【名醫經驗】1. 王懷隱　梔子仁散，梔子仁一兩，槐花半兩（微炒）二味為細末，每服半錢，用溫水調下，不拘時候。

治療小兒卒熱，毒氣攻腦，鼻衄。（《聖惠方》卷八十九）

2. 雷載權　槐花功能清熱涼血、止血、主治各種因血熱妄行的多種出血性疾病，尤其對治療腸道出血症最為臨床所常用。張元素謂：「治腸風瀉血，濕熱便紅，氣痔、酒痔，總因濕熱下於大腸血分，必須用之。」如大腸熱盛，出血鮮紅，可配黃芩，黑山梔以增強清腸止血之效。（《中華臨床中藥學》）

【使用禁忌】二藥配對性寒，脾胃虛寒者禁用，虛熱而非實火，亦勿妄投。

山梔——川烏

【配對奧妙】梔子味苦性寒，瀉火除煩，清熱利濕；川烏味辛苦性溫、辛散走竄疏利迅速，祛風除濕，溫經散寒，活血止痛。二藥配對，川烏長於散在裏之陰寒，梔子善於清心胃之火熱。寒熱併用寒而不峻，溫而不烈，共奏除寒濕，行氣血，通經止痛之功。

【臨床應用】1. 內有濕熱，外感寒邪，發為疝症疼痛者。

2. 各種原因所致的胃脘痛。

【用量用法】梔子：6～12克；川烏：3～9克，應先煎30～60分鐘。

【名醫經驗】1. 趙佶　烏頭散，烏頭（炮裂，去皮臍）、梔子仁（生用）各一兩，上為散。每服一錢匕，醋湯調下，治療九種心痛（大抵皆為胃脘痛）（《聖濟總錄》卷五十六）

2. 芮經　烏頭梔子湯，川烏（童便煮）梔子仁（炒）各三錢，上㕮咀。水煎熟，空腹溫服。治療素有濕熱，外因寒邪，發作疝症，疼痛不已者。如元氣衰弱，加人參、白朮、佐以木香、縮砂仁。（《杏苑生春》卷六）

【使用禁忌】二藥配對，川烏用量不宜過大，也不宜久

服，孕婦忌服。心血管疾患及肝功能障礙者慎用；房室傳導阻滯患者忌用。川烏反貝母、半夏、白及、白蘝、瓜蔞、畏犀角，配對後組方應注意。

【用藥指歸】

1. 梔子配對藥，主要用於熱病煩悶、肺熱咳嗽、黃疸熱淋、血熱吐衄、熱毒瘡瘍等方面。《本草正》云：「梔子，若用佐使，治有不同；加茵陳除濕熱黃疸，加豆豉除心火煩躁，加厚朴、枳實可除煩滿，加生薑、陳皮可除嘔噦，同元胡破熱滯淤血腹痛。」

2. 梔子苦寒性滑傷胃滑腸，脾虛便溏者不宜用，臨床選用梔子頗有講究。《本草求真》云：「治上宜生，治下宜炒黑。雖其上下皆入，而究則由自肺達下，故能旁及皆治者也。此惟邪實熱則宜，若使並非實熱，概為通用，恐不免有損食泄瀉之虞矣。生用瀉火，炒黑止血，薑汁炒止煩嘔，內熱用仁，表熱用皮。」近代研究報導生梔子止血作用較炒炭為佳，是因其清血熱涼血止血，而非單純收斂止血。生品梔子中梔子貳的含量高於炒梔子及焦梔子。

3. 梔子在商品中有一種混淆品水梔子，又名大梔子，係大花梔子的乾燥果實，果大，長圓形，長 3～7cm，外敷作傷科藥，不作內服藥，主要用於無毒染料，供工業用。

二、清熱燥濕藥

1 黃芩

黃芩，始載於《神農本草經》，列為中品。古文「芩」作「菳」，謂其色黃，故名。性苦寒，歸肺、胃、膽、大腸經。主要功效為清熱燥濕，瀉火解毒，涼血止血，清熱安胎。

本品味苦性寒，苦能燥濕，寒能清熱，既能苦燥胃腸及肝膽濕熱，又能清泄肺胃之火熱病邪。常用於熱病煩熱不退，或肺熱咳嗽，或濕熱泄痢，以及黃疸、目赤、胎熱不安等症。尤其對上焦濕熱及肺火療效尤為顯著。

本品入血分能涼血止血，炒炭用涼血止血作用更佳，可用於熱盛迫血妄行的吐、衄、便血及崩漏出血。

現代藥理研究：

黃芩主要含有黃芩素、黃芩甙、漢黃芩素、漢黃芩甙、黃芩新素。此外尚含有 β-谷甾醇、苯甲酸、黃芩酶等。黃芩煎劑在體外有較廣的抗菌普。對痢疾桿菌、白喉桿菌、綠膿桿菌、傷寒桿菌、金黃色葡萄球菌、肺炎球菌、溶血性鏈球菌、腦膜炎球菌、霍亂弧菌等有不同程度的抗菌作用。對流感病毒、鉤端螺旋體及多種致病真菌亦有抑制作用。

此外，還有抗變態反應與抗炎作用、鎮靜、解熱、降壓、利尿、利膽與解痙、解毒、保肝、降低毛細血管通透性，以及抑制腸管蠕動等功能。黃芩甙、黃芩甙元對豚鼠離體氣管過敏性收縮及整體動物過敏性氣喘，均有緩解作用，與麻黃鹼有協同作用。

黃芩——白芷

【配對奧妙】黃芩苦寒，清熱燥濕，止血安胎，尤長於清肺火，行肌表，清大腸之熱，還能上清頭目而療風熱；白芷辛溫，芳香透達，入肺經能宣肺氣開腠理，以散肌表風寒，入胃經善祛頭面風邪而止痛，又能燥散中焦之寒濕，且能散結消腫、排膿。

二藥配對，寒熱並施，相制為用，黃芩以制白芷辛香溫燥之性；白芷能引黃芩入陽明以療風熱，清利頭目。共奏疏散風熱，止痛之功。另外，白芷辛溫通散活血，黃芩清熱解毒，二

藥合用，又能解毒消腫排膿。

【臨床應用】1.風熱外襲頭面所致頭目昏痛，眉棱骨痛，牙齦腫痛等症。

2.急、慢性鼻竇炎。

3.乳癰、瘡腫。

【用量用法】黃芩：3～12克；白芷：6～12克。

【名醫經驗】1.皇甫中　芷芷散，黃芩（酒炒）一兩、白芷一兩，上為末，每服二錢，茶清調下。治療風熱上盛，眉眶疼痛，目不能視物者。（《明醫指掌》卷六）

2.陳夢雷　黃芩白芷湯，黃芩（酒洗）二錢、白芷一錢，上為細末。食後，臨臥茶清調下，治療眉棱風熱痛。（《醫部全錄》卷一六五）

3.陶節庵　柴葛解肌湯，以黃芩、白芷與柴胡、葛根等同用，治療風熱感冒、發熱身疼、鼻塞流涕者。（《傷寒六書》）

4.劉雲超　萍芷片（由白芷、黃芩、浮萍、金銀花組成）治療慢性鼻竇炎有效。（《中西醫結合雜誌》，1986，（10）：596）

【使用禁忌】二藥配對性燥，陰虛血熱者忌用。

黃芩——知母

【配對奧妙】黃芩性寒氣薄，能除上、中二焦火邪，善瀉肺火解肌熱；知母甘苦寒涼，氣味俱厚，不僅善於上清肺火，中涼胃熱，下瀉腎火，而且又能滋養肺、胃、腎三臟之陰。二藥配對，清解與清養併用，共奏清瀉肺火，養陰潤燥之功。

【臨床應用】1.肺胃實熱證，發熱，咳嗽，痰黃黏稠者。

2.大便秘結、數日不下，伴咳喘氣粗，面紅目赤屬大腸熱結，氣壅上薰於肺者。

【用量用法】黃芩：9克；知母：6克。

【名醫經驗】1. 胥慶華　黃芩、知母伍用，早見於《瘟疫論》達原飲，以治溫疫或瘧疾，邪達膜原。對肺腎陰虧，燥熱偏盛所致的消渴證，本藥對亦可選用。（《中藥藥對大全》）

2. 佚名清金化痰湯，以黃芩、知母與梔子瓜蔞同用，治療肺熱咳嗽、痰黃黏稠，熱重者。（《統旨方》）

3. 王伯高　治高熱不退，每於辯證方中加用二藥配伍，以增強瀉火養陰之功，並取得較好退熱效果。（《百家配伍用藥經驗採菁》）

【使用禁忌】二藥配對性寒涼，表證未解而有發熱者忌用。

黃芩——梔子

【配對奧妙】黃芩味苦氣寒，寒能清熱，折火之本，善清心肺之濕熱，既清氣分之實熱，又能涼血止血；梔子味苦性寒，既入氣分而瀉火，又入血分而涼血，尤其以瀉心、肺之實熱而除胸膈之煩，清泄三焦實火及肝膽濕熱而利小便為其特點。二藥相須為用，降泄同施，氣血並治。且黃芩得梔子之助清肺之伏火之力增加，共奏清肺瀉火，燥濕除煩，涼血止血之功。

【臨床應用】1. 肺熱所致發熱煩滿，咳嗽痰黃，咳唾膿血，舌紅苔黃。

2. 血熱妄行之吐、嘔、、衄、便血證。

3. 濕熱黃疸。

【用量用法】黃芩：6～10克；山梔：3～10克。

【名醫經驗】1. 羅天益　黃芩清肺湯，黃芩二錢、梔子二個（擘破），上作一服。水一盞半，煎至七分，去滓，食後溫服。治療肺燥所致小便不通。（《衛生寶鑒》卷十七）

2. 王燾　引崔氏方黃連解毒湯，以黃芩、梔子與黃連、黃柏配用，治療火邪充斥三焦，症見大熱煩渴，口燥咽乾，錯語不眠，或吐衄發斑。（《外台秘要》）

3. 陳師文　涼膈散，以黃芩、梔子與薄荷、連翹、竹葉等同用，治療上中二焦火熱證，症見煩躁口渴、面赤唇焦，胸膈煩熱，口舌生瘡，或咽痛吐衄、便秘溲赤等。（《太平惠民和劑局方》）

【使用禁忌】二藥配對性苦寒傷胃，脾虛便溏者忌用。

黃芩——厚朴

【配對奧妙】黃芩苦寒，清熱燥濕，能清肺胃及大腸經之濕熱，尤善清中上焦濕熱；厚朴苦辛而溫，苦能下氣行滯，辛溫能燥濕散結，以行氣滯、散實滿，燥濕除脹見長。二藥配對，一溫一寒，辛開苦降。其清熱化濕之功大增，濕除火降則清氣得升、濁氣得降，氣機得調。

【臨床應用】脾胃濕熱，脹滿痞悶，苔垢黃膩。

【用量用法】黃芩：9 克；厚朴 9 克。

【名醫經驗】劉慶林　暑溫夾濕，症見口渴，煩躁、身熱等熱偏盛者，三仁湯（杏仁、飛滑石、白通草、白蔻仁、竹葉、厚朴、生薏苡仁、半夏）配連翹、黃芩、梔子以燥濕清熱。（《方藥臨證要決》）

【使用禁忌】二藥配對性苦燥，脹滿屬虛者、孕婦忌用。

黃芩——天冬

【配對奧妙】黃芩苦寒，能清上、中焦火邪，尤以清泄肺熱為見長；天冬甘苦性寒，甘寒滋陰生津，苦寒清熱降火，上能清肺熱潤肺燥，下能滋腎水降腎火。

二藥配對，補瀉並施，清潤結合，以黃芩清肅肺熱，以天冬既滋陰降火，又製黃芩苦燥傷陰之性，從而起到保肺氣而不

被火擾，相使相制，補不戀邪，瀉不傷正，清潤肺腎之燥，清補之中，使金水相生。

【臨床應用】1.肺熱陰傷或肺虛燥熱所致的乾咳少痰，咽乾音啞。

2.肺腎陰虧，虛火上衝所致煩渴引飲，多飲多尿之上消證。

3.肺癰後期，正氣已傷而餘邪尚盛者。

【用量用法】黃芩：6～9克；天冬：9～12克。

【名醫經驗】1.朱丹溪　青金丸，黃芩（半枯半實，炒黑色）、天門冬作膏，為丸服，治療肺火。（《丹溪心法附餘》卷二十四）

2.和國彭　二冬湯，以黃芩、天冬與麥冬、天花粉、知母等同用，治療上消。（《醫學心悟》）

3.雷載權　引《中醫秘單偏驗方妙用大全》百喉湯，以黃芩、天冬配生地、玄參等清熱養陰之品配用，治療白喉病，症見咽痛，咽部偽膜，刺之出血者。（《中華臨床中藥學》）

【使用禁忌】二藥配對性苦寒，外感風寒咳嗽，虛寒泄瀉忌用；古有用天門冬時忌食鯉魚之說，應予注意。

黃芩——白芍

【配對奧妙】黃芩苦能燥濕，寒能清熱，尤以清肺火為多用，且具解少陽清大腸之功；白芍甘酸化陰養血，柔肝緩急，苦寒泄熱，且緩腸止痛。二藥配對，一泄大腸之熱，一斂陰和陰顧虛，共奏清熱止痢，堅陰止痛之功。

另外，黃芩能泄血分之熱而清胎火，白芍益肝陰，開血之結，共起泄熱而不傷胎，養正而不滯氣之用。

【臨床應用】1.熱病後期，餘熱未清，陰液虧損、虛煩不得眠。

2. 濕熱積滯腸中所致熱痢腹痛，身熱口苦，裏急後重。

3. 妊娠惡阻。

【用量用法】黃芩：9 克；白芍：12～15 克。

【名醫經驗】1. 龔廷賢　二仙湯，黃芩、白芍藥（生用）各等分，水煎溫服。治療麻疹既出而復沒，或出不盡，心慌，哭啼不止，十分危急，死在須臾或下痢腹痛。（《壽世保元》卷八）

2. 李東垣　黃芩芍藥湯，以黃芩、芍藥配炙甘草同用，治療濕熱瀉痢，熱痢後重者。（《活法機要》）

3. 五馥原　黃芩白芍湯，黃芩一錢五分（酒炒）、白芍一錢五分（酒炒）、水煎服，治療春溫。咳嗽，加杏仁三錢，川貝一錢，桑葉一錢；氣急痰多，加蘇梗、橘紅各一錢。（《醫方簡義》卷二）

4. 張仲景　黃連阿膠湯，以黃芩、白芍與黃連、阿膠、雞子黃同用，治療陰虛火旺，心中煩熱，失眠、或熱病後期，餘熱未清，陰液虧損、虛損不得眠，以及心火亢盛，迫血妄行所致衄血等證。（《傷寒論》）

【使用禁忌】二藥配對性苦寒，陽衰虛寒久痢忌用，又白芍反藜蘆，配對後組方時尤注意。

黃芩——白朮

【配對奧妙】黃芩苦寒而降，清熱燥濕而安胎；白朮甘溫性苦，甘溫能益脾胃之氣，苦能燥化脾胃之寒濕。二藥配對，一補一瀉，一溫一寒，相互制約，調和氣血，使血氣平和，胎動自安。

【臨床應用】1. 濕熱內蘊，熱升胎動、噁心嘔吐、胎動不安等。

2. 習慣性流產諸症。

【用量用法】炒黃芩：6～10克；白朮：10～15克。

【名醫經驗】1. 朱丹溪　「黃芩、白朮乃安胎聖藥，俗以黃芩為寒而不敢用，蓋不知胎孕宜清熱涼血，血不妄行，乃能養胎，黃芩乃上、中二焦藥，能降火下行，白朮能補脾也。」芩朮湯，條芩一二兩、白朮五七錢，上為末，每服一錢或半錢，白朮五七錢濃煎湯調下。治療妊娠四、五用，常墮不安，為熱甚故。（《丹溪心法》卷五）

2. 王好古　黃芩六合湯，以黃芩、白朮與熟地、白芍等同用，治療熱毒熾盛，迫血妄行所致的吐血、衄血、崩漏下血等證。（《醫壘元戎》）

3. 胥慶華　白朮、黃芩伍用，出自《景岳全書》，名「良方白朮散」。治妊娠傷寒內熱等症。現臨床常將其用於治療妊娠惡阻，胎動不安等，對於習慣性流產諸症，常與杜仲、川斷、菟絲子合用，確有良效。（《中藥藥對大全》）

【使用禁忌】二藥配對性苦，陰虛內熱、胃陰不足，舌苔光剝、口乾唇燥、津液虧損者忌用。

黃芩——槐花

【配對奧妙】黃芩苦寒，功長清熱瀉火，尤善清解肺與大腸之火熱邪毒；槐花苦寒清降，偏行下焦，善清肝與大腸之實熱，且涼血止血。

二藥配對，氣血雙清，相輔相助，清熱瀉火、涼血止血之功尤著，且專走下焦，善治下部出血。

【臨床應用】1. 熱傷血絡所致的痔血，腸風便血。

2. 婦女月經過多，崩漏屬血熱者。

3. 高血壓。

【用量用法】黃芩：10克；槐花：10～15克。

【名醫經驗】1. 吳本立　槐芩丸，炒槐米三兩，黃芩二

兩,上炒,研為末。每服五錢,霹靂酒調服,治療婦女崩中不止。(《女科切要》卷二)

2. 王渭川　單用二藥名槐芩丸,治療婦女崩漏證。(《王渭川經驗選》)

3. 趙炳南　重用槐花 30 克配黃芩治療藥物過敏性皮膚病屬血熱者。(《趙炳南臨床經驗集》)

4. 胥慶華　據現代藥理研究,黃芩、槐花二藥均有一定的降壓作用,在治療高血壓病時,可在辨證選方基礎上加用二藥(槐花用量宜大),可提高降壓效果。(《中藥藥對大全》)

【使用禁忌】二藥配對性苦寒,易傷脾胃,故脾胃虛寒者忌用。

黃芩——貝母

【配對奧妙】黃芩苦能燥濕,寒能清熱,為清瀉實火的常用藥,以清肺火為擅長;貝母苦寒泄熱,開鬱散結,潤肺消痰,止咳平喘,為清熱化痰之要藥。二藥配對,相須為用,黃芩偏清偏燥,貝母偏瀉偏散,清瀉結合,熱無所存,燥散共投,痰濕自消。共奏清肺化痰止咳之功。

【臨床應用】1. 外感風熱所致的痰黃咳嗽者。

2. 痰火鬱肺,咳嗽不止,咳痰黃稠,甚或咯吐膿血。

3. 痰火鬱結所致的瘰癧癭腫。

【用量用法】黃芩:10～12 克;母貝:10～12 克,潤肺化痰選甘寒之川貝母;清肺化痰,開鬱散結宜苦寒之浙貝母。

【名醫經驗】1. 龔信　二母寧嗽湯,以黃芩、貝母與知母、枳實等同用,治療痰熱咳嗽、咳痰黃稠,咽喉乾燥。(《古今醫鑒》)

2. 雷載權　引(《浙江中醫雜誌》,1983,(1):39)以浙貝母 9 克,竹茹 10 克,蘆根、黃芩、桔梗、瓜蔞皮、冬瓜

子、百部各 6 克，經治 83 例百日咳患者，發病時間均在 3 週之內，服藥一週痊癒 62 例，2 週痊癒 14 例，其中 7 例無效。（《中華臨床中藥學》）

【使用禁忌】二藥配對性寒，善化熱痰、燥痰，寒痰濕痰忌用，又貝母反烏頭，配對組方時應注意。

【用藥指歸】

1. 黃芩配對藥，臨床上主要用於濕熱痞悶、瀉痢、肺熱咳嗽、熱病煩渴、少陽寒熱、癰腫瘡毒、血熱吐衄、胎動不安等方面。《主治秘訣》云：黃芩其用有九：「瀉肺經熱，一也；夏月須用，二也；上焦及皮膚風熱，三也；去諸熱，四也；婦人產後養陰退陽，五也；利胸中氣，六也；消膈上痰，七也；除上焦熱及脾濕，八也；安胎，九也。」

2. 黃芩分枯芩與子芩，枯芩為生長年久的宿根，中空而枯，體輕主浮，善清上焦肺火，而治肺熱咳嗽痰黃之症；子芩為生長年少的子根，中實而堅，體重主降，善瀉大腸濕熱，而治濕熱瀉痢腹痛之症。

3. 黃芩煎服劑量一般為 3～10 克，清熱多生用，安胎多炒用，清上焦熱多酒炙用，止血多炒炭用。

4. 本品苦寒傷胃，脾胃虛寒、食少、便溏者不宜使用。

2 黃 連

黃連，始載於《神農本草經》，列為上品，「因其根連珠而色黃，故名」。（《本草綱目》），性苦寒，歸心、肝、胃、大腸經。主要功效為清熱燥濕，瀉火解毒，除疳安蛔。

本品大苦大寒，苦能燥濕，寒能清熱，不僅長於清中焦濕火鬱結，臨床用於治療溫熱中阻，溫熱瀉痢，溫熱瘡毒等溫熱證；而且尤善清心胃二經的火熱，適用於心經實火、胃火上

炎、肝火犯胃、血熱妄行等實熱病證。因其味苦性燥，為瀉實火，解熱毒之要藥，亦常用於火盛成毒之發疹發斑、癰腫瘡毒、熱毒下血、耳目腫痛諸症。此外，本品還有除疳殺蛔、燥濕健胃之功，常用於治療疳積、蛔蟲病。

現代藥理研究：

黃連主要含小檗鹼 7%～9%、黃連鹼、甲基黃連鹼、掌葉防己鹼、非洲防己鹼等生物鹼，尚含黃柏酮、黃柏內酯。黃連中小檗鹼對實驗動物有很廣的抗菌譜，對痢疾桿菌、傷寒桿菌、綠膿桿菌、大腸桿菌、白喉桿菌、百日咳桿菌、結核桿菌、葡萄球菌、腦膜炎雙球菌、溶血性鏈球菌、肺炎鏈雙球菌等均有較顯著的抑制作用，對鉤端螺旋體、阿米巴原蟲、滴蟲、流感病毒及多種致病性皮膚真菌，也有抑制作用。其中對痢疾桿菌的抑制作用最強，並能增強白細胞的吞噬能力，又有降壓、利膽、解熱、鎮靜、鎮痛、抗利尿、局部麻醉等作用。此外，對血管平滑肌有鬆弛作用，對子宮、膀胱、腸道平滑肌都呈興奮作用。小檗鹼及其一些衍生物有抗癌作用。

黃連——連翹

【配對奧妙】黃連大苦大寒，苦能燥濕，寒能清熱，既有清熱泄火之功，又兼解毒療疔之效；連翹苦寒，輕清而浮，既能透達表邪外出，又能解除裡熱，並有解毒消腫散結之功效。二藥皆為苦寒之品，是治療實熱瘡瘍之要藥，配為藥對，相須為用，瀉火解毒，散結消腫之功增強。

【臨床應用】熱毒熾盛所致疔瘡癰疽，局部紅腫熱痛者。

【用量用法】黃連：3～6克；連翹：6～12克。

【名醫經驗】1. 胥慶華　黃連、連翹配對，早見於《外科正宗》黃連解毒湯，以治癰腫瘡毒。現代藥理證明，二藥對多種病原菌均有抑制作用，連翹還能強心利尿，改善微循環。

（《中藥藥對大全》）

2. 李東垣　黃連消毒散，以黃連、連翹配黃柏、生地等，治療火毒熾盛，癰疽疔瘍，紅腫熱痛。（《東垣試效方》）

3. 劉完素　內疏黃連湯，以黃連、連翹與當歸、赤芍等配用，治療熱毒結聚，瘡瘍腫硬，皮色不變。（《素問病機氣宜保命集》）

【使用禁忌】二藥配對性大苦大寒，易化燥傷陰，故熱傷陰津明顯，舌質紅絳而乾，不宜使用。若火熱熾盛，陰液已傷，需瀉火以救陰液，亦不宜久用。必要時要與生津養陰之品合用。脾胃虛弱者忌用，以防伐傷脾胃，邪去正虛。

黃連——黃芩

【配對奧妙】黃連大苦大寒，為瀉實火，解熱毒之要藥；黃連苦寒，苦能燥濕，寒能清熱，為清瀉實火之常用藥物。二藥皆為苦寒之品，黃連長於瀉心胃實熱，止濕熱痢疾，黃芩善清肺火且行肌表，清大腸之熱，兩藥配對，以泄中、上二焦邪熱為見長，清熱燥濕，瀉火解毒之功益甚。

另外，黃連具涼血安胎之功，黃連有清熱止嘔之能，二藥相合，共奏清熱安胎之功。

【臨床應用】1. 熱病高熱煩躁，神昏譫語者。

2. 濕熱中阻，氣機不暢，脘腹痞滿，噁心嘔吐者。

3. 濕熱瀉痢，腹痛，裏急後重者。

4. 癰腫疔瘡，腸風下血者。

5. 妊娠惡阻或胎動不安者。

【用量用法】黃連：3～9克；黃芩：6～12克，清熱多生用，安胎多炒用，清上焦熱多酒炙用。

【名醫經驗】1. 胥慶華　黃連、黃芩合用，出自《傷寒論》半夏、乾薑、甘草三瀉心湯、葛根湯、葛根黃芩黃連湯等方。

分別用治濕熱中阻之胸膈痞悶，濕熱泄瀉等證。《醫宗金鑒》以此藥對組方，名曰二黃湯，治療上焦火旺而致的面紅目赤，五竅熱盛及生瘡毒者。筆者遵施今墨老先生之經驗將二藥酒炒後入藥，以助藥力走上，清熱解毒之力倍增，用治上焦實火諸證，收效明顯。（《中藥藥對大全》）

2. 丹波康賴　黃連湯，黃連、黃芩各八分，以水二升，煎取一升，分二服。治療痢疾腹痛，下如鵝鴨肝者。（《醫心方》卷十一）

3. 楊侃　治療小兒菌痢，取黃連、黃芩、黃柏等量研末。1歲內每次用 1 克，2～3 歲用 2 克，4 歲以上用 3 克，調入生理鹽水 30～40 毫升後保留灌腸，每日 1 次，病情較重者 2 次，治療期間節制飲食。結果：146 例經 2～6 日治癒 112 例，無效 28例。（《浙江中醫雜誌》，1989，24（3）：114）

【使用禁忌】二藥配對性苦寒，過服久服傷脾胃，脾胃虛寒者忌用。

黃連──香附

【配對奧妙】　黃連大苦大寒，清心火，泄肝熱；香附味辛、甘、微苦，疏肝理氣，既調理肝氣之鬱，又能調暢經血之滯。二藥配對，清疏併用，寒不鬱遏，疏不助火，相輔相成，共奏疏肝行氣，清心瀉火之功。

【臨床應用】1. 肝鬱化火，心火亢旺，胸脅脹痛不適，心煩不寐。

2. 肝氣鬱結日久致熱性痛經者。

【用量用法】黃連：3～6 克；香附：6～12 克。

【名醫經驗】1. 王渭川　善用二藥合伍治療鬱火胸滿痛有較好療效。（《王渭川臨床經驗選》）

2. 龔志賢　喜用二藥治療氣熱上攻，頭目昏眩及偏正頭

痛。（《龔志賢臨床經驗集》）

3. 錢伯煊　用治熱性痛經頗效。（《遼寧中醫雜誌》1988.（8）：30）

4. 徐春甫　香連丸，川連（薑炒）、香附子（製末）各四兩，上為末，神曲糊為丸，如梧桐子大。每服五七十丸，白湯送下，治療肝鬱犯胃，心煩痞寒，嘈雜吞酸。（《古今醫統》卷二十六引《活人心統》）

5. 韓懋　黃鶴丹，香附、黃連減半，俱選擇淨料，共製為極細末，水糊為丸，如梧桐子大。假如外感，薑、蔥湯下；內傷，米飲下；血病，酒下；氣病，木香湯下；痰病，薑湯下；火病，白湯下。治療外感，內傷，血病，氣病，痰病，火病。（《韓氏醫通》卷下）

【使用禁忌】二藥配對性苦，苦燥能耗氣傷陰，故血虛氣少者慎用。

黃連——葛根

【配對奧妙】黃連味苦性寒，堅陰止瀉，可瀉有餘之實火，清腸中邪熱；葛根甘辛而平，輕楊升散，既能解陽明肌腠外邪而發表，又能鼓舞脾胃清陽之氣上行而生津。二藥配對，辛開苦降，正如劉完素曰：「蓋治痢惟宜辛苦寒藥，辛能發散，開通鬱結，苦能燥濕，寒能勝熱，使氣宣平而已」共奏解肌清熱，堅陰止痢之功。

【臨床應用】1. 濕熱瀉痢，熱重於濕。

2. 麻疹發疹期，皮疹已出，紅腫劇烈者。

【用量用法】黃連：3～克；葛根：10～15克，清熱生津以鮮葛根為優，劑量可適當增大；升陽止瀉用於脾虛腹瀉宜煨用。

【名醫經驗】1. 胥慶華　黃連、葛根配伍，出自《傷寒

論》葛根芩黃連湯，以治表證未解、誤下，邪陷陽明引起的熱利。現代藥理證明黃連對大部分桿菌有抑制作用，尤其對痢疾桿菌的抗菌作用最強。葛根含黃酮貳，多量澱粉及少量揮發油。對腸黏膜有保護作用，二藥同時應用，有利於消炎止痢。（《中藥藥對大全》）

2. 秦昌遇　葛根清胃湯，以黃連、葛根配升麻、生地、山梔等同用，治療霍亂吐瀉後，心下煩悶，渴而引飲，口乾舌燥者。（《症因脈治》）

3. 謝玉瓊　化毒清表湯，以黃連、葛根配薄荷、連翹、玄參等品，治療麻疹發疹期、皮疹已出，紅腫劇烈者。（《麻科活人書》）

【使用禁忌】二藥配對，辛開苦降，胃寒者當慎用，夏日表虛汗多尤忌。

黃連——吳茱萸

【配對奧妙】黃連苦寒，清熱燥濕，瀉火解毒，清心除煩；吳茱萸辛苦且熱，辛散溫通，性質沉降，入中焦，長於溫暖脾胃陽氣以散寒止痛，又能降胃氣而止嘔，且溫肝暖腎。二藥寒熱配對，「黃連為主，以實則瀉子之法，以直折其上炎之勢；吳茱萸從類相求，引熱下行，並以辛燥，開其肝鬱」（《刪補名醫方論》）共奏清瀉肝火，降逆和胃，開鬱散結之功。另外，黃連清腸止痢，吳茱萸溫中行氣，兩藥合用，還有清熱燥濕止痛之能。

【臨床應用】1. 肝鬱化火橫逆犯胃所致脅肋脹痛，嘔吐吞酸，氣，口苦咽乾者。

2. 大便血、痔瘡腫痛等症。

3. 胃炎、食道炎、胃潰瘍等症。

【用量用法】黃連：3～9克；吳茱萸：1～6克。

【名醫經驗】1. 趙佶　甘露散，黃連（去鬚、銼）一兩吳茱萸半兩，上二味同炒，以茱萸黑色為度，放地上出火毒；不用茱萸，將黃連為細散。每服半錢匕，食後茶清或新水調下。治療暑氣。（《聖濟總錄》卷三十四）

2. 朱丹溪　左金丸，黃連六兩，吳茱萸一兩或半兩，上為末，水為丸，或蒸餅為丸。每服五十丸，白湯送下，治療肝火犯胃，嘈雜吞酸，嘔吐脇痛，筋疝痃結，霍亂轉筋。（《丹溪心法》卷一）

3. 朱佐　戊己丸，真吳茱萸（川中者，湯洗三兩次）黃連（去鬚，好酒浸）各等分。米糊為丸。每次三十丸，空心服。赤痢，當歸、黃連、甘草湯送下；白痢，茱萸、生薑湯送下。治療諸痢腹痛後重。（《朱氏集驗方》卷六）

4. 劉昉　赤龍丹，大宣連（巴豆炒焦香）吳茱萸（炒）各一兩，上為末，醋麵糊為丸，如豆大，黃丹為衣。每服一丸，赤痢，甘草湯送下；白痢，白薑湯送下；水瀉利，陳米飲送下，治療冷熱痢。（《幼幼新書》卷二十九）

5. 劉志明　黃連、吳萸、白芍三味，葉天士治肝胃病最常用，能清能降，能散能養，肝胃同治，體用並調，肝熱陰虧，胃熱氣逆者，用之最宜。（《當代名醫臨證精華。胃脘痛專輯》）

6. 張羹梅　靈活變動二藥劑量，若胃陰虧，重用黃連，輕用吳茱萸反佐，並配用石斛；若胃寒者，則重用吳茱萸，輕用黃連反佐，並可配黨參。（《上海中醫藥雜誌》，1982，（2）：8）

黃連——麥冬

【配對奧妙】黃連苦寒清燥，清泄心胃之火以祛邪；麥冬味甘性潤，入肺胃既能清補肺胃陰虛，又歸心以清心除煩安

神。二藥配對，清補結合，燥潤併用，既清心胃之火不傷陰，又養陰而不留邪，扶正袪邪，合奏清心胃、養陰液之功。

【臨床應用】1. 心陰不足，心經有熱之煩躁口苦，膽怯心驚。

2. 胃中嘈雜似饑，惡嘔欲吐，煩渴引飲，胃陰不足，火旺盛者。

3. 消渴不止，煩渴引飲，小便數，四肢無力者。

【用量用法】黃連：3～6 克；冬冬：12～15 克，清養肺胃之陰宜去心，清心除煩不宜去心。火盛明顯，黃連適當增量；陰傷嚴重，麥冬量宜加大。

【名醫經驗】1. 王懷隱　麥門冬湯，黃連半兩（去鬚）、麥門冬一兩（去心），上為散。每服半兩，以水一大盞，煎至五分。去滓，食後溫服。治療心經有熱，煩熱口乾。（《聖惠方》卷五十三）

2. 朱棣　治消渴丸，麥門冬二兩　黃連一兩，上為末，以肥苦瓜汁浸麥門冬經宿，然後去心，即於臼中搗爛，納黃連臼中，和搗為丸，如梧桐子大。每服五十丸，食後飲送下，一日三次，但服兩日，其渴必定。若重者每一服一百五十丸，第二日一百二十丸，第三日一百丸，第四日八十丸，第五日依次服之，至少可每日只服二十五丸。服訖覺虛，即取白羊頭一枚，淨去毛洗了，以水三大斗煮令爛，去頭取汁，可一斗以來細細服之，亦不用著鹽，不過三劑平復。治療消渴。（《普濟方》卷一七七引《十便良方》）

又麥門冬丸，麥門冬一兩，黃連半兩，上為末，煉容為丸，如梧桐子大。每服三十丸，食前門冬湯送下，治療虛熱上攻，脾肺有熱，咽喉生瘡。（《普濟方》卷六十二）

3. 孫文胤　除煩清心丸，以黃連、麥冬與天冬、知母、朱

砂配伍，治療心陰不足、心經有熱之煩躁口苦，膽怯心驚。（《丹台玉案》）

【使用禁忌】二藥配對性苦寒，脾虛便溏者忌用。

黃連——枳實

【配對奧妙】黃連味苦性寒，瀉火解毒，上清心胃之熱，下泄大腸之毒；枳實辛苦微寒，上能破氣除痞，下可寬腸理氣。二藥配對，清消結合，從上而治，一泄心胃之熱，一破氣消積，共收泄熱清痞之功；從下而治，一除大腸濕熱火毒，一寬腸調氣，合奏瀉火寬腸療痔之用。

【臨床應用】1.濕熱積滯致瀉痢腹痛，裏急後重，瀉痢不止，苔黃膩者。

2.痰濕中阻致胸陽痹塞、胸痛，心下痞者。

3.痔瘡、瘺管、便秘諸症。

【用量用法】黃連：6克；枳實：3～6克。

【名醫經驗】1.龔信　立效散，黃連四兩（酒洗，吳茱萸二兩同炒，去茱萸）、枳殼二兩（麩炒）上為末。每服三錢，空心酒送下。泄瀉，米湯下；噤口痢，陳倉米湯下。治療痢、腹中疔痛，赤白相兼，噤口痢；泄瀉。（《古今醫鑒》卷五）

2.秦昌遇　黃連枳殼湯，黃連、枳殼各等分，水煎服。治療積熱便結，內熱煩躁，口苦舌乾，小便赤澀，夜臥不寧，腹中脹悶，胸前苦濁，大便不行，脈右關細數，由大腸積熱所致者。（《症因脈治》卷四）

3.金禮蒙　枳殼丸，枳殼二兩、好黃連二兩，上為細末。以豬臟長一尺，入光草烏頭二個在內，線結定兩頭，將二碗醋煮爛，去草烏，將豬臟研成膏，和前藥末為丸，如梧桐子大。每服五十丸，空心米飲湯送下。治腸風下血。（《醫方類聚》卷一八四引《經驗秘方》）

【使用禁忌】二藥配對性苦寒，非邪實脹滿者不宜用之，孕婦忌用。

黃連——厚朴

【配對奧妙】黃連苦寒，善清心胃二經火熱，不僅能燥泄胃腸之濕熱，又能清瀉心胃之實火；厚朴辛苦且溫，芳香溫燥，入脾胃經既能燥化脾胃之濕，又能行脾胃之氣滯，二藥合用，辛開苦降，溫清並施，使濕熱得清，脾胃調和，清升濁降，中焦氣機得以調暢。

【臨床應用】1. 外感濕溫、暑濕停滯中焦，內傷濕熱瀉痢、腹脹諸證。

2. 濕熱霍亂，症見上吐下瀉，胸脘痞悶，心煩躁擾，小便短赤，舌苔黃膩、脈滑數。

3. 急性胃腸炎、腸傷寒、菌痢等。

【用量用法】黃連：3～克；厚朴：3～10克。

【名醫經驗】1. 朱棣　黃連厚朴湯，黃連一錢、厚朴二錢。上㕮咀，用生薑一小塊，切碎，同藥和為一處，以酒拌均勻，沙鍋內慢火炒藥，以酒乾為度，去生薑，作一服。用水一盞半，煎七分，去滓溫服，滓再煎服。治療傷寒。發熱煩渴、自得病二日後，大便自利，日夜不止。（《普濟方》卷一三三引《德生堂方》）

2. 魏峴　連樸丸，黃連五兩、厚朴十兩（去粗皮），上㕮咀，和生薑十兩，取自然汁浸煮乾，為細末，清麵糊為丸，如梧桐子大。每服五七十丸，空心米飲送下，治療瀉痢。（《魏氏家藏方》卷七）

3. 唐慎微　厚朴湯、厚朴三兩、黃連三兩，上銼。水三升，煎取一升，空心服，治療水穀痢久不癒，腸中鳴。（《證類》卷十三）

【使用禁忌】二藥配對性苦，孕婦慎用，寒霍亂忌用，對於霍亂吐瀉失水嚴重者，可結合補液。

黃連——升麻

【配對奧妙】黃連苦降性寒，清熱解毒，長於瀉胃之火；升麻甘辛微寒，升散透解，入肺經，長於透散肌表風邪疹毒；入脾胃經，既能解陽明熱毒，又能升脾胃清陽之氣。二藥配對，清中有散，升中有降，升麻疏散風熱載黃連上行以解毒，黃連苦降制升麻輕升之性無升太過之弊，使上炎之火得散、內鬱之熱得降，共奏清熱解毒、疏散風熱之效。

【臨床應用】外感風邪疫毒，壅於頭面致頭面紅腫熱痛，火氣上攻致上下牙痛不可忍，口舌生瘡、腮腫作痛者。

【用量用法】黃連：6克；升麻：6克。

【名醫經驗】1. 胥慶華　升麻、黃連伍用，出自《蘭室秘藏》清胃散，以治胃熱循足陽明經脈上攻所致牙痛腮腫等症。此藥特點為升散清火，對於火熱鬱結不解之證，尤為適用。如與其他清熱類藥物同伍，則效果更佳。（《中藥藥對大全》）

2. 朱橚　升麻散，升麻、黃連各半兩，上為末。乾摻之，治療小兒口瘡。（《普濟方》卷三六五）

3. 孫思邈　黃連升麻散，升麻三十銖、黃連十八銖，上為末。綿裹含，咽汁，亦可去之。治療口熱生瘡。（《千金方》卷六，名見《衛生寶鑒》卷十一）

4. 李東垣　普濟消毒飲，以升麻、黃連配黃芩、牛蒡子、板藍根等，治療風熱疫毒上攻之大頭瘟症。（《東垣試效方》）

【使用禁忌】二藥配對性寒辛涼，陰虛、氣虛者慎用。

黃連——乾薑

【配對奧妙】黃連苦寒，瀉火解毒，清熱燥濕厚腸止泄

痢；乾薑辛熱，開結散寒，溫脾暖胃而化痰飲。

二藥配對，辛開苦降，寒熱併用，共奏除寒濕，清熱積，開痞結，止瀉利之功。

【臨床應用】1. 中焦寒熱互結，心下痞滿，嘈雜泛酸，腸鳴腹瀉者。

2. 脾氣虛寒、陰火上逆，口舌生瘡者。

3. 泄瀉、痢疾諸疾。

【用量用法】黃連：6克；乾薑：6克。若熱多寒少，則多用黃連，少佐乾薑；如熱少寒多，則多用乾薑，少佐黃連；寒熱等同者，則黃連、乾薑各半。

【名醫經驗】1. 王懷隱 黃連散，黃連一分（去鬚）、乾薑半分（炮裂），上為末，每用少許敷瘡上。不過三日癒。治療口唇惡瘡。（《聖惠方》卷三十六）。

2. 朱棣 薑連散，乾薑、黃連各半兩，上為粗末，以綿包之，沸湯泡，閉目乘熱頻洗。治療暴赤眼。（《普濟方》卷七十四引《大衛方》）

3. 趙佶 加減薑黃丸，乾薑（炮）、黃連（去鬚、炒）各等分，上藥各為末，各用水煮面糊為丸，如梧桐子大。陰乾，兩處收貯。白痢冷瀉，每服乾薑三十丸，黃連十五丸，同用溫米飲送下；赤痢瀉血，黃連三十丸，乾薑十五丸，亦用米飲送下；赤白相雜者，黃連、乾薑各二十丸共服，同用米飲送下；空心食前服，未癒加丸數，以癒為度。治療冷熱赤白痢，瀉血。（《聖濟總錄》卷七十六）

4. 潘楫 金銀湯，白薑黃連對半，水煎服治療傷寒熱利。（《證治寶鑒》卷八）

【使用禁忌】二藥配對性苦燥、陰虛有熱、孕婦忌用。

黃連——蘇葉

【配對奧妙】黃連清熱燥濕，尤長瀉心、胃之火毒；蘇葉芳香，通降順氣寬中，化濁醒脾而止嘔，尤其辛通肺胃之氣鬱。二藥寒溫配對，辛開苦降，平調寒熱，共奏清熱和胃、理肺暢中之功。

【臨床應用】1. 濕熱阻困中、上二焦，噁心嘔吐，胸悶不舒之證。

2. 胃中氣滯熱鬱，胃失和降而感胃脘痞滿，噯氣，嘔噁，不寐，眩暈等症。

3. 肝胃鬱熱，胃氣上逆所致的妊娠惡阻、胎動不安證。

4. 外感風寒或脾胃氣滯兼見嘔噁，腹瀉偏有裏熱者。

5. 尿毒症屬濕熱穢濁阻於脾胃而致劇烈頑固性嘔吐者。

【用量用法】黃連：3～6克；紫蘇葉：3～6克，不宜久煎。將二藥分煎，蘇葉汁稍冷，和入黃連汁中，小量頻頻呷服。嘔吐劇烈時，宜溫服。

【名醫經驗】1. 薛己　蘇葉黃連湯，川黃連三四分、蘇葉二三分，水煎服，呷下即止。治療濕熱證，肺胃不和，嘔吐不止，妊娠惡阻。（《溫熱經緯》卷四）

2. 席定　二藥配對，黃連能體現清熱與燥濕兩法，蘇葉體現芳香化濕與宣通氣滯兩法。藥雖兩味，則四法俱備。祛邪中寓有調和之治，調和中含有祛邪之法。（《中醫雜誌》，1983，（7）：21）

3. 徐小圃　每以蘇葉、黃連同用，治療風寒夾滯，胃不司降之嘔吐泛酸頗具功效。（《中醫雜誌》，1986，（8）：7）

4. 陳丹華　二藥合用為治療肝胃有熱，胃氣上逆妊娠惡阻要藥，每藥務用3-6克為適宜劑量。若過用之迥則效果不佳，甚則嘔吐為劇。除治療妊娠惡阻外，二藥宜輕用，有用川連

0.9～1.2 克，蘇葉 0.6～0.9 克者。（《江蘇中醫雜誌》，1987，（9）：4）

【使用禁忌】二藥配對苦溫升散，有耗氣傷陰之弊，氣弱表虛者及陰虛發熱忌用。

黃連——半夏

【配對奧妙】黃連苦寒降泄，清泄胃熱而燥濕，以開中焦氣分之熱結；半夏辛散苦燥溫通，性質沉降，長於燥脾濕而化痰濁，降胃氣而止嘔吐，又能辛散消痞結。

二藥配對，寒熱互用以和其陰陽，辛開苦降以調其升降。且清熱無礙祛濕，燥濕又無妨清熱，有相輔相成之妙用，共奏清熱化痰，散結止嘔之功。

【臨床應用】1.濕熱痰濁，鬱結不解，胸脘滿悶，痰多黃稠，苔黃膩，脈弦滑。

2.寒熱互結，氣機失暢所致的心下痞悶，按之作痛。

3.胃熱嘔吐，或乾嘔痰少。

【用量用法】黃連：6～9克；半夏：6～12克，治寒熱互結，濕阻中焦多用薑黃連。

【名醫經驗】1.張仲景　小陷胸湯，以黃連、半夏配瓜蔞合用，治療痰火互結，心下痞硬，按之痛；半夏瀉心湯，以黃連、半夏與黃芩、乾薑等同用，治療寒熱阻滯中焦，氣機不暢，心下痞滿，噁心嘔吐。（《傷寒論》）

2.胥慶華　黃連、半夏是調胃腸，理氣機，和陰陽的常用藥對，清熱燥濕，寬胸止嘔之功尤為明顯。臨床上應視濕熱之孰甚，權衡辛苦之偏重，調節二藥用量。舌苔黃濁而熱偏重者，重用黃連；苔膩黃白而濕偏重者，重用半夏，（《中藥藥對大全》）

【使用禁忌】二藥配對性偏寒涼，對於中焦虛寒之胸脘痞

脹者忌用。

黃連——附子

【配對奧妙】黃連為苦寒瀉火解毒之要藥。尤長於瀉心胃實熱，止濕熱痢疾；附子辛溫燥烈，氣味俱厚，走而不守，通行十二經，上有助心陽以通脈，中暖脾胃以健運，下補腎陽以追復散失之陽氣，外固衛陽以祛寒。

二藥配對，辛苦相投，寒熱併用，以附子之熱制黃連之苦寒敗胃之弊或伐胃之過，以黃連之寒制附子走而不守之性，陰陽相濟，共奏清熱瀉火、溫經散寒之功。

【臨床應用】

1. 寒熱互結所致的心下痞滿，脘腹脹悶作痛，泄瀉不暢，嘔噁心煩而兼見陽虛不固，汗多惡寒，肢冷脈弱等症。

2. 泄瀉、痢疾屬寒熱錯雜者。

【用量用法】黃連：6 克；附子 6 克，宜先煎 0.5～1 小時，至口嘗無麻辣感為度。

【名醫經驗】1. 胥慶華　附子配黃連，出自《傷寒論》附子瀉心湯，為治心下痞滿而復惡寒汗出者。此藥對，一大熱回陽，一至寒清熱，乍觀似有水火不容之勢，而尤在經認為：「按此證，邪熱有餘，而正陽不足。設治邪而遺正則惡寒益甚，或補陽而遺熱則痞滿愈增。此方寒熱補瀉並投互治，誠不得已之苦心，然使無法以制之，鮮不混而無功矣。」然二藥用量比例，可視寒熱輕重，適當配比。（＜中藥藥對大全＞）

2. 潘楫　附子六一湯，附子一錢、黃連六錢，上藥同浸，炒，去附，煎服，治療心痛、熱疼久不癒。（＜證治寶鑒＞卷十一）

3. 吳球　黃連製附丸，薑川連一兩，煨附子七分，上為末，神曲為丸，如梧桐子大。每服六十丸，以淡薑湯送下。治

療氣虛膈塞吞酸。（《活人心統》卷下）

4.趙結　黃連散，黃連（去根鬚）半兩、附子（炮裂，去皮臍）一分，上為散。每以少許摻入耳中。治療耵聹塞耳聾，堅強不得出。（《聖濟總錄》卷一一五）

【使用禁忌】二藥配對，「交水火於頃刻」，陰虛陽亢及孕婦忌用；又附子反半夏、瓜蔞、貝母、白蘞、白及，配對後組方時應注意。

黃連——烏梅

【配對奧妙】黃連苦寒，苦能燥濕，寒能清熱，善除脾胃大腸濕熱，為治濕熱瀉痢的要藥；烏梅酸澀性平，清涼收斂，斂肺澀腸，生津開胃。

二藥配對，酸苦合用，清熱燥濕不傷陰，生津澀腸不礙邪，共奏清熱瀉火，解毒固腸，調中止痢之功。

【臨床應用】1.久瀉久痢，濕熱未盡，陰液已傷。

2.心火亢旺，心煩不寐，口瘡口糜者。

【用量用法】黃連：6克；烏梅：3～10克，止瀉宜炒炭。

【名醫經驗】1.田代華　黃連苦寒，《本經》主腸澼腹痛，專取苦燥以堅腸胃；配以烏梅益津開胃，不使木邪橫乾脾土。近世醫師每謂初痢後重未除，不可使用酸收，而《千金》用此治暴痢，不致熱毒上攻，全賴酸收之力，詳此治例，又未可一概論也。（《實用中藥對藥方》）

2.葛洪　黃連丸，黃連一升、烏梅二十枚（炙燥），上為末，蠟如棋子大，蜜一升，合於微火上可令丸，為丸如梧桐子大。每服二十丸，一日三次。治療下痢膿血。（《肘後方》卷二）

3.姜春華　烏梅有抗菌、抗真菌、抗過敏作用，常用於急慢性炎症。（《中醫雜誌》，1991（3）：60）

【使用禁忌】二藥配對，初痢初瀉忌用。

黃連——生薑

【配對奧妙】黃連味苦、性寒、入心、肝、胃大腸經，功在瀉火解毒，清胃止嘔；生薑味辛性溫，入肺、胃、脾經，溫中散寒、降逆止嘔。二藥配對，辛開苦降，寒熱併用，共奏清熱化痰，消痞除滿、降逆止嘔之功。

【臨床應用】

1. 胃內鬱熱所致的胃脘疼痛、嘔吐、嘈雜、噯氣等症。

2. 寒熱交結，心下痞滿疼痛、夜臥不安等症。

【用量用法】黃連：3～6克；生薑 10～15 克。

【名醫經驗】1. 田代華　生薑、黃連同炒而去生薑者，蓋取生薑辛溫之性，以制黃連苦寒敗胃之弊也，專用黃連者，正以其苦燥之性，除腸胃溫熱積滯也。濕熱去、積滯消、氣機調暢，何患泄瀉痢疾哉。《實用中藥對藥方》

2. 趙佶　薑連散，生薑四兩、黃連（去鬚）一兩，上咬咀、如麻豆大，一處慢火炒令薑赤色，去薑、取黃連為細散。每服二錢匕。空腹臘茶清調下。治療脾虛久瀉有熱，痢疾裏急後重。（《聖濟總錄》卷七十四）

【使用禁忌】二藥配對，胃寒嘔吐慎用。

黃連——細辛

【配對奧妙】黃連大苦大寒，清泄心胃之火；細辛辛溫，辛散外寒而解表，溫散裏寒而止痛。二藥配對，辛苦共用，寒熱並進，辛以散火，「取其能散浮熱，亦火鬱發之之義」，（《本草綱目》。若以燥濕，取其清降之性而下泄之義，細辛引黃連達少陰腎經，黃連引細辛達少陰心經。合用有清宣心腎鬱火之妙。

【臨床應用】1. 心經火盛，口舌生瘡、疼痛難忍者。

2. 胃火上衝之齒痛齦腫，口臭牙痛等症。

【用量用法】黃連：6克；細辛：3克。

【名醫經驗】1. 倪純宇　細辛「佐芩、連、菊、薄、又能治風火齒痛，而散解諸鬱熱最驗也。」治風火牙痛，以黃連、細辛配黃芩、菊花、薄荷同用；胃火牙痛，以黃連、細辛配生石膏、升麻等清胃瀉火藥同用。（《本草匯言》）

2. 劉若金　以細辛、黃連或黃柏等分為末治療口舌生瘡。（《本草述鉤元》）

【使用禁忌】二藥配對，腎虛牙痛忌用。

黃連——大黃

【配對奧妙】二藥均苦寒泄熱。但功效不盡相同，黃連清熱燥濕、瀉火解毒，偏重於心、胃上、中焦，守而不走；大黃沉降，力猛善行，走而不守，直達下焦，善能蕩滌胃腸實熱積滯而長驅直下；入血分既能瀉血分實熱而涼血，又能通利血脈以消散淤血。

二藥配對，相須為用，一走一守，瀉火、清熱、解毒、涼血之力大增，既清氣分實熱、又瀉血分火毒，同時，還具有下結除滯、滌腸通便之功。

【臨床應用】

1. 腸胃濕熱積滯，痢疾初起，腹痛裏急後重者。

2. 血熱妄行之吐血、衄血、咯血者。

3. 火邪上炎所致的目赤腫痛，咽喉腫痛，牙齦腫痛等證。

【用量用法】黃連：6克；大黃：9克，後下。

【名醫經驗】1. 胥慶華　大黃黃連配用，出自《傷寒論》大黃黃連瀉心湯，以治熱痞證。目前臨床上多用於一些感染性疾病，如流腦，B腦，急性肝炎，膽系感染等辯證屬於火熱亢盛者，確效。（《中藥藥對大全》）

2. 張仲景　大黃黃連瀉心湯，大黃二兩、黃連一兩，以麻沸湯二升漬之，須臾絞去滓，分溫再服。治療心下痞，按之濡，其脈關上浮者。（《傷寒論》）

3. 吳謙　大黃黃連湯，大黃、黃連、好酒煎服。治療痢疾裏熱盛，上沖心作嘔、禁口者。（《醫宗金鑒》卷四十二）

【使用禁忌】二藥配對性苦寒，脾胃虛弱者慎用，孕婦、月經期、哺乳期應忌用。

黃連──木香

【配對奧妙】黃連苦寒，燥濕清熱、涼血解毒而清腸止痢；木香辛苦性溫，通理三焦，既能行腸胃結氣而消脹止痛，又能芳香化濕而健脾開胃。

二藥配對，苦辛通降，寒溫並施，相濟配合，共奏清熱燥濕、行氣導滯之功。

【臨床應用】1. 濕熱瀉痢、腹痛、裏急後重、痢下赤白症。

2. 細菌性痢疾或腸炎。

【用量用法】黃連：3～6克；木香：6～9克。

【名醫經驗】1. 龔廷賢　觀音救子方，木香四兩，黃連二兩，黃連切片煎汁，浸木香，慢火焙乾，為末，烏梅肉搗為丸，如梧桐子大。每次空腹服六十丸，滾湯送下，治大便下血。（《壽世保元》卷四）

2. 陳師文　大香連丸，黃連二十兩（用茱萸十兩同炒令赤，去茱萸）、木香四兩八錢八分，上為末，醋糊為丸，如梧桐子大。每服二十丸，飯飲吞下。治療丈夫婦人腸胃虛弱，冷熱不調，泄瀉煩渴，米穀不化，腹脹腸鳴，胸膈痞悶，脅肋脹滿；或下痢膿血，裏急後重，夜起頻並，不思飲食；或小便不利，肢體怠惰，漸即瘦弱。（《和劑局方》卷六）

3. 朱棣　觀音散，木香一塊（方一寸）、黃連半兩，上藥

用水半升同煎乾，去黃連，只薄切木香，焙乾為末，分三服。第一服橘皮湯下，第二服陳米飲下，第三服甘草湯下。治療赤白痢疾。（《普濟方》卷二一〇引《十便良方》）。

又觀音救命散，木香一錢、川連一兩，以水三碗，煮乾，去川連，只以木香乾焙為末。分三服，或兩服，量兒大小與之，加燈草數莖，各長四寸，棗子一枚，乳食前煎湯調下，治療小兒熱瀉。（《普濟方》卷三九五）

4. 王懷隱　黃連丸，黃連半兩（去鬚，銼，微炒）、木香半兩。上為末，煉蜜成丸，如綠豆大。每服五丸，以粥飲送下，一日三四次。治療小兒冷熱痢。（《聖惠方》卷九十三）

【使用禁忌】二藥配對，痢疾早期忌用，前人相告，香連痢，不宜早用，因木香性溫而升，常用於脾虛泄瀉，有收斂止澀作用，疾病早期切忌止澀，先宜通下導滯，選枳實導滯丸，後用香連丸、效果較佳。

黃連——竹茹

【配對奧妙】黃連寒清苦降，以清熱燥濕，消痞除煩為用；竹茹甘淡微寒，既清肺熱、降肺氣以化痰，又可清胃熱，降胃氣而止嘔逆，以止嘔開鬱見長。二藥配對，相須為用，清熱燥濕化痰、降逆止嘔除煩之力增強。

【臨床應用】1. 胃熱而致噎膈，噁心，乾嘔等證。

2. 痰熱中阻，鬱結不解而致的嘔吐痰涎，胸脘煩悶，吞酸吐水之證。

3. 中焦濕熱而致噁心嘔吐，口苦吞酸等症。

4. 膽氣虛弱，痰火上擾而致的心煩失眠、驚悸不寧等症。

【用量用法】黃連：3～6 克；竹茹：6～12 克。

【名醫經驗】1. 王士雄　黃連橘皮竹茹半夏湯，以黃連、竹茹與橘皮、半夏配伍、治療痰熱中阻，煩悶嘔逆。（《溫熱

2.徐澧先　治療胃脘痛，黃連3～9克，薑竹茹、半夏、陳皮、茯苓、枳殼各10克，炙甘草6克，每日1劑，水煎早晚分服，治療50例，結果：治癒32例，有效14例。無效4例。（《陝西中醫》，1990，11（11）：489）

【使用禁忌】二藥配對性寒，胃寒嘔吐忌用。

黃連——龍膽草

【配對奧妙】黃連苦寒，清熱燥濕，瀉火解毒，尤長於瀉心胃實熱；龍膽草苦寒，清熱燥濕，氣味厚重而沉降下行，既長於瀉肝膽實火，又善於清泄肝膽及下焦濕熱。

二藥配對，相須為用，清熱瀉火解毒之功大增。另外，龍膽草清下焦濕熱之功，有助於黃連清熱燥濕，袪除腸道濕熱。

【臨床應用】

1.肝經熱盛、熱極生風所致高熱驚厥、手足抽搐。

2.肝火上炎所致目赤腫痛、視物不清或暑行目澀，赤眼暴發等症。

3.濕熱痢疾。

【用量用法】黃連：6克；龍膽草：9～12克。

【名醫經驗】1.胥慶華　龍膽草、黃連伍用，既能清瀉肝膽之實火，又能清瀉心胃之實熱。二藥相須為用，瀉火解毒，功專力宏。對於因肝膽火盛所致的目赤腫痛諸證，除直接瀉其肝火之外，還能清心火，以「實則瀉其子」之義，然而，二藥終屬大苦大寒之品，久服易於敗胃，須中病即止。（《中藥藥對大全》）

2.危亦林　治暑行目澀，以生龍膽（搗汁）1合，黃連（浸汁）1匙，和點之。（《世醫得效方》）

3.錢乙　涼驚丸，以黃連、龍膽草與牛黃、鉤藤、青黛麝

香、冰片同用，治療肝經熱盛熱極生風所致高熱驚厥、手足抽搐。（《小兒藥證直決》）

【使用禁忌】二藥配對性苦寒，脾胃虛寒、陰虛津傷者忌用。

黃連──藿香

【配對奧妙】黃連苦寒，善清中焦胃腸之濕熱，為止嘔止痢之良藥；藿香辛散而不峻烈，微溫化濕而不燥熱，既醒脾化濕，又降氣和胃，為和中止嘔之要藥。

二藥配對，性味雖殊，而同入中焦脾胃，一除熱中之濕，一除濕中之熱，濕化則陽氣通，熱清則中焦暢，脾胃升降有序，則嘔吐自平。

【臨床應用】1. 濕熱中阻所致身熱不暢、嘔吐噁心、胸脘痞悶，下痢不暢、舌苔黃白相兼之證。

2. 神經性嘔吐。

【用量用法】黃連：5～10克；藿香：10～15克，鮮者加倍。熱重者重用黃連，濕重者重用藿香。

【名醫經驗】1. 徐樹楠　用藿香、半夏各6克，黃連3克，水煎頻頻飲服，治療神經性嘔吐10餘例，均有效。（《中藥臨床應用大全》）

2. 雷載權　胃熱嘔吐者，以藿香、黃連與竹茹、陳皮等同用，以清熱和胃，降逆止嘔。（《中華臨床中藥學》）

【使用禁忌】二藥配對，胃弱欲嘔，陽明胃實邪實作嘔作脹忌用。

黃連──阿膠

【配對奧妙】黃連苦寒，善瀉心火而除煩熱；阿膠味甘質潤入腎滋陰、養血而潤燥。二藥配對，清補並投，腎水得養則能上濟於心，使心火不亢，心火得降則心神自寧，水火既濟，

心腎交合，共奏清熱滋陰、養血安神之功。

【臨床應用】1. 陰虛陽熱上亢或熱病傷陰，身熱心煩不得臥，舌紅苔乾脈數者。

2. 腸中熱毒蘊結，損傷血絡而致赤痢膿血症。

【用量用法】黃連：6克；阿膠10～15克，入湯劑應烊化後兌服。

【名醫經驗】1. 胥慶華　二藥伍用，出自《傷寒論》方名黃連阿膠湯，主治少陰病，得之二三日，心中煩，不得臥者。現多用於神經衰弱症，頑固性失眠症的治療，療效較佳。（《中藥藥對大全》）

2. 范春如　用黃連阿膠湯加地黃、白頭翁、貫眾炭、銀花炭治療一婦人痢疾數月，始則赤白相雜、繼純便膿血，日10餘次，酌加養胃之品，調理半月癒。（《上海中醫藥雜誌》，1981，（9）：25）

3. 蘇寶謙　用加味黃連阿膠湯（黃連6克、阿膠、黃芩、酸棗仁、灸遠志各15克，白芍24克，雞子黃2枚，夜交藤26克，五味子10克）水煎服，每日1劑，共治頑固性失眠64例。用藥1劑治癒者47例，用至3劑後，全部近期治癒。（《雲南中醫雜誌》，1988，9（5）：34）

4. 張時徹　黃連丸，阿膠（炒成珠）、黃連末，阿膠以水熬成膏，調黃連為丸。米飲送下。治療陰虛暑濕積熱，赤白下痢，裏急後重，便下血；熱毒內蘊，酒熱傷肝，心煩痔漏，口燥煩渴。（《攝生眾妙方》卷五）

【使用禁忌】二藥配對，脾胃虛寒、胃納不佳，或寒濕痰滯者忌用。

黃連——肉桂

【配對奧妙】黃連苦寒，入上焦瀉心火，制陽亢，驅心中

之陽下降至腎而不獨盛於上；肉桂辛甘大熱，氣厚純陽，入下焦，能助腎中陽氣益命門之火，蒸腎中之陰得以氣化而上濟於心。二藥配對，一寒一熱，一陰一陽，相反相成，可使腎水和心火升降協調，彼此交通。李時珍曰：「一冷一熱，一陰一陽，陰陽相濟，最得制方之妙，所以有成功而無偏勝之害也。」

【臨床應用】1. 心腎不交之心悸怔忡，入夜尤甚，多夢失眠，心煩不安，難以入睡等。

2. 神經官能症。

【用量用法】黃連：3～9 克；肉桂：3～6 克。

【名醫經驗】1. 吳儀洛　「黃連，入心與胞絡，最瀉火，而入心尤專任也。宜少用而不宜多用，可治實熱而不可治虛熱也。蓋虛火宜補，而實火宜瀉，以黃連瀉火者，正治也，以肉桂治火者，從治也，故黃連、肉桂寒熱實相反，似乎不可併用，而實用併用而成功者，蓋黃連入心。凡人日夜之間，必心腎兩交，而後水火始得既濟，水火兩分，而心腎不交矣。心不交於腎，則日不能寐，腎不交於心，則夜不能寐矣，黃連與肉桂同用，則心腎交於頃刻，又何夢之不安乎？」（《本草新編》）

2. 韓懋　交泰丸，川黃連五錢、肉桂心五分，上為末，煉蜜為丸。空心淡鹽送下，治療心腎不交、怔忡無寐。（《韓氏醫通》卷下）

3. 田代華　黃連苦寒，清心降火，肉桂辛溫，蒸騰腎水，引火歸元。二藥相合為用，可使腎水上濟於心，心火下降於腎，水火既濟、火不擾神，則神安而得眠。《北京醫學院學報》〔1975，（3）：162〕

應用本方治療神經官能症失眠 50 例，顯效 17 例，有效 21 例，總有效率為 76%，無一例惡化。其方法是將黃連、肉桂各

等分，或黃連三份、肉桂二份研末和勻裝膠囊，每囊重 0.3 克，每服四粒，睡前半小時服用。一般熱象不著者，用黃連、肉桂各等量所做成的膠囊；熱象較著心火亢盛用 3：2 所構成的膠囊。（《實用中醫對藥方》

【使用禁忌】二藥配對，心火上炎，陰血不足之失眠、肝血不足、心失所養的虛煩失眠忌用。

黃連——朱砂

【配對奧妙】黃連苦寒，善入心經，為清降心火之要藥；朱砂味甘性寒，入心經，既能清泄心火，又能鎮心安神。二藥配對，相輔相成，可增強清心降火之功，另外，朱砂清熱解毒，黃連瀉火解毒，二藥伍用，瀉火解毒之力愈強。

【臨床應用】1. 心火亢盛擾及心神、煩躁不眠。

2. 瘡瘍腫毒 （外用）。

【用量用法】黃連：6～9克；朱砂：0.3～1 克

【名醫經驗】1. 李東垣　朱砂安神丸　朱砂半兩、黃連六錢、炙甘草五錢半、生地黃二錢半、當歸二錢半、上四味為細末，另研朱砂，水飛如塵、陰乾，為衣，湯浸蒸餅為丸，如黍米大，每服 2 克，津唾咽之，食後，治療心神煩亂、怔忡、兀兀欲吐，胸中氣亂而熱，失眠多夢。（《醫學發明》）

2. 時逸人　血熱內擾，發為心神煩亂。朱砂、黃連、生地清熱涼血，以安心神，當歸補血，甘草和中。此為清熱安神之劑。如失眠者，加熟仁、知母以安神清熱，更為有效。（《時氏處方學》）

【使用禁忌】二藥配對性寒脾胃虛寒者、腎功能不正常者忌用。

【用藥指歸】

1. 黃連配對藥　主要用於治療濕熱痞滿、嘔吐瀉痢、熱盛

煩躁、暑濕身熱、心火亢盛，心煩不寐、胃火牙痛，癰腫疔毒等方面。《珍珠囊》概括黃連的用途為「其用有六：瀉心火，一也；去中焦濕熱，二也；諸瘡必用，三也；去風濕，四也；治赤暴眼，五也，止中部見血，六也。」

2. 黃連現代炮製主要有生用、酒炙、薑汁炙及吳茱萸炙。生黃連，善清心火及大腸濕熱，用於心火熾盛，心煩不寐，瀉痢腹痛，癰腫疔毒，口舌生瘡；薑黃連，善清中焦火熱，並能健胃止嘔，用於寒熱互結，濕熱中阻，痞滿嘔吐；萸黃連，善於舒肝和胃止嘔，用於肝胃不和，嘔吐吞酸。

3. 本品大苦大寒，過服久服易傷脾胃，脾胃虛寒者忌用；又苦燥傷津，陰虛津傷者亦應慎用。

3 黃 柏

黃柏，始載於《神農本草經》，列為中品，其名正如《本草綱目》所言：「檗木，名義未詳」。性苦寒，歸腎、膀胱、大腸經。主要功效為清熱燥濕，瀉火解毒，退熱除蒸。

本品苦寒降泄，清熱燥濕，長於苦燥下焦，及膀胱濕熱，故凡濕熱蘊結，發為黃疸、下痢帶下、淋證、腳氣等證皆為要藥；又瀉火解毒「降火以自頂至踵，淪膚徹髓，無不周到」（《藥品化義》），可用來治療熱毒盛所致的癰瘍腫毒，目赤瘡疾，口舌生瘡，及濕熱毒邪所致濕疹濕瘡、陰腫陰癢等證。

因其有堅陰治痿、制相火、退虛熱功效，也常用於陰虛發熱、盜汗、遺精、濕熱浸淫或肝腎虧虛所致的筋脈弛緩、軟弱無力等症。

現代藥理研究：

黃柏樹皮的主要成分是生物鹼類。它們是小檗鹼，黃柏鹼，木蘭花鹼，藥根鹼，N−甲基大麥芽鹼黃柏內脂，黃柏酮，

黃柏酮酸；以及7-胱氫豆甾醇，β-谷甾醇，菜油甾醇，青螢光酸，白鮮交脂。黃柏生物鹼，抗菌譜和抗菌效力與黃連相似，對痢疾桿菌、溶血性鏈球菌、結核桿菌、金黃色葡萄球菌、溶血性鏈球菌等多種致病細菌均有抑制作用；對某些皮膚真菌、對鉤端螺旋體、B肝表面抗原也有抑制作用，對血小板有保護作用；外用可促使皮下滲血的吸收；另外，還有利膽、利尿、降壓、解熱等作用，但其作用不如黃連。黃柏還有降血糖及促進小鼠抗體生成作用。

黃柏——知母

【配對奧妙】黃柏苦寒沉降，清熱燥濕，長於清腎經相火，泄下焦濕熱而堅陰；知母苦寒，質柔性潤，能上清肺熱，下瀉腎火，兼退胃家實熱，併用滋陰潤燥作用。

二藥配對，相須為用，堅陰與養陰併用，清不化燥，養陰不助濕熱，黃柏清熱除濕以保陰，知母瀉火助堅陰，共奏清熱燥濕，養陰降火之功。

【臨床應用】

1.陰虛火旺之低熱潮熱、盜汗咯血衄血、虛煩不寐。

2.相火妄動遺精、「陽強」，女子性慾亢進諸症。

3.下焦濕熱所致小便短赤，大便瀉而不爽，或婦女帶下黃濁諸症。

【用量用法】黃柏：6～9克；知母：6～9克。

【名醫經驗】1.吳球　四製黃柏丸，黃柏一斤（分作四份，一份酒浸，一份蜜炒，一份童便浸，一份鹽水炒）、知母一斤（去毛，切碎），先以黃柏研成末，用知母煎熬成膏為丸，如梧桐子大，每服七十丸，白湯送下。治療上盛下虛，水火偏勝，消中。（《活人心統》卷下）。

2.萬全　補陰丸，黃柏、知母（炒）各等分，煉蜜為丸。

每服五十丸，治療一月而經再行。（《萬氏女科》卷一）

3. 李杲　療本滋腎丸，黃柏（酒炒）、知母（酒炒）各等分，上為細末，滴水為丸，如梧桐子大。每服一百丸至一百五十丸，空心鹽白湯送下。治療腎虛目暗。（《蘭室秘藏》卷上）

4. 岳美中　用補中益氣湯配伍二藥，治清陽下陷之血尿，頗有效驗。（《岳美中醫案集》）

5. 朱南蓀　治療腎虧肝旺型之不孕症，基礎體溫高水準單相或高水準不典型雙相之患者，用二藥以柔肝養血之品，可使基礎體溫轉為典型雙相。（《江蘇中醫》，1990，（11）：35）

6. 李廣文　黃柏、知母相伍治療遺精有殊效。二藥對前列腺炎、精囊炎所引起的遺精均有較滿意療效，可隨證配伍用於各種證型的遺精。（《中醫雜誌》，1990，（12）：6）

7. 蕭森茂　現代醫藥研究認為：二藥對抑制免疫損傷性反應有一定作用。對陰虛火旺型的各種免疫損傷性疾病均可選用，與免疫機制失調有關的一些疾病屬陰虛火旺者也可選用，血小板減少性紫斑，紅斑性狼瘡、腎炎腎病血尿、甲亢、糖尿病等也可選用；濕熱下注傷陰諸證用為必備之配伍。有觀察認為二藥對消除尿中白細胞有較好療效。慢性腎盂腎炎屬濕熱傷陰者，也宜選用。（《百家配伍用藥經驗採菁》）

【使用禁忌】二藥配對性苦寒，脾虛便溏者忌用。

黃柏——黃連

【配對奧妙】黃柏、黃連皆為苦寒瀉火、燥濕解毒之佳品。臨床治療濕熱或熱毒之症常須為用。然而，黃柏治下焦，長於瀉腎火而除F焦濕熱；黃連治上焦，長於瀉心火而除煩消痞。二藥配對，黃連得黃柏相助，功專於下，加強清熱燥濕解毒的作用，清腸止痢、獨有奇功；黃柏得黃連燥濕解毒力強，

尤以治下焦濕熱瘡毒之證為佳。

【臨床應用】1. 濕熱蘊結所致的瀉痢、下痢膿血、黃疸等。

2. 濕熱火毒所致的腫瘍、潰瘍、瘺管糜爛創面及癰瘡、瘡疹等症。

3. 濕熱下注、腿足濕腫熱痛。

【用量用法】黃柏：6克；黃連：6克。

【名醫經驗】1. 胥慶華　黃柏、黃連伍用，出自《傷寒論》白頭翁湯，以治熱痢，確效，故劉完素曰：「惟黃連黃柏性冷而燥，能降火去濕而止泄痢。故治痢以之為君。」現代藥理也證實，二藥均含小檗鹼成分，對痢疾桿菌有顯著的抗菌作用，聯合應用，其抗菌力遠較單味應用為強。（《中藥藥對大全》）

2. 劉昉　二金散，黃連、黃柏各一錢，上為末。奶汁浸一宿，焙，綿裹，荊芥湯浸，乘熱洗，治療眼瞼赤爛。（《幼幼新書》卷三十三引張渙方）

3. 朱橚　二黃散，黃柏皮、黃連各等分，上為細末，並不見火。先以甘草湯洗了瘡，用藥末二錢，輕粉少許，生麻油調敷之，稀稠得所。如瘡濕，不用麻油，只乾摻之。治療毒瘡。（《普濟方》卷三〇〇引《家藏經驗方》）

4. 趙佶　黃連丸，黃連（去鬚）、黃柏（去粗皮炙）各半兩，上為末，煉蜜為丸，如麻子大。每服五丸至七丸，早、晚食前以米飲送下。治療小兒脫肛。（《聖濟總錄》卷一七九）

5. 錢乙　二聖丸，川黃連（去鬚）、黃柏（去粗皮）各一兩，上為細末，將藥二三十丸，米飲送下，量兒大小加減。頻服無時。治療小兒臟腑或好或瀉，久不癒，羸瘦成疳。（《小兒藥證直決》卷下）

【使用禁忌】二藥配對性苦寒，凡虛寒久痢者禁用，寒濕痢忌用。

黃柏——梔子

【配對奧妙】黃柏苦寒、清熱燥濕、瀉火解毒，尤長於清泄腎經相火、下焦及膀胱濕熱；山梔苦寒降泄、輕清上行，既清心、肺之實熱而除煩，又泄三焦實火及肝膽濕熱而利小便。二藥配對，相須為用，清熱化濕之功尤著。

【臨床應用】1. 陽黃證。症見發熱、身目便俱黃，黃色鮮明、煩渴喜飲，舌紅苔黃者。

2. 熱淋證。症見小便澀痛，淋漓不暢，甚或癃閉不通，小腹急滿，苔黃膩，脈滑數。

【用量用法】黃柏：9～12克；山梔：9克。

【名醫經驗】1. 胥慶華　黃柏、山梔伍用，出自《傷寒論》梔子柏皮湯，以治陽黃熱重於濕者，若加茵陳則療效更好。目前，臨床用治黃疸，尤其是陽黃的方劑，多數以此藥對為基礎組方。（《中藥藥對大全》）

2. 王燾　黃連解毒湯，以黃柏、梔子與黃連黃芩配用，治療熱毒熾盛、彌漫三焦，內擾心神所致的高熱、煩躁、口渴、舌紅苔黃及瘡瘍紅腫等症。（《外台秘要》引崔氏方）

3. 薛已　解毒散，黃柏（炒）、山梔各等分，上為末。水調搽。若破而濃水淋漓，用當歸膏或燭油調搽。治療一切瘡毒風疹癢痛。（《癧瘍機要》卷下）

【使用禁忌】二藥配對性苦寒，脾胃虛弱者，熱傷陰津明顯，舌質紅絳而乾忌用。若火熱熾盛，陰液已傷，需瀉火以救陰液，亦不宜久用。必要時要與生津養陰之品合用。

黃柏——薤白

【配對奧妙】黃柏苦寒降泄，清熱燥濕，且以瀉腎火，清下焦濕熱為專長；薤白辛散苦泄，溫通滑利，善散陰寒之凝滯，行胸陽之壅結，上溫心胸之陽氣，下調大腸之氣滯。

二藥配對，辛開苦降，以通為主，寒溫併用，以清為主，清熱中有通陽之施，以免苦寒清熱而遏陽；燥溫中有理氣之用，以免燥濕而氣凝。

【臨床應用】大腸濕熱致氣機壅滯，下痢赤白，腹痛裏急後重者。

【用量用法】黃柏：9克；薤白：5～10克。

【名醫經驗】1. 趙學敏　以黃柏配薤白同用，治療熱痢。（《本草拾遺》）

2. 雷載權　以黃柏、薤白與清熱燥濕黃連、秦皮及梔子、豆豉同用，治療濕熱內蘊，下痢膿血，腹痛，裏急後重者。（《中華臨床中藥學》）

【使用禁忌】二藥配對性苦，氣虛、胃弱納呆者忌用，又薤白久服對胃黏膜有刺激性，易發噫氣，用時應用注意。

黃柏——白頭翁

【配對奧妙】黃柏苦寒沉降，清熱燥濕，長於清瀉下焦濕熱；白頭翁苦寒降泄，既能燥泄大腸濕熱，又能清解血分熱毒，為治痢疾之要藥。二藥配對，相須為用，瀉熱燥濕，清腸解毒之力大增。

【臨床應用】1. 腹痛，裏急後重，肛門灼熱，瀉下膿血，赤多白少。舌紅苔黃。

2. 急、慢性細菌性痢疾，阿米巴痢疾而辯證為熱毒內盛，下痢膿血證者。

【用量用法】黃柏：6～12克；白頭翁：9～15克。

【名醫經驗】1. 張仲景　白頭翁湯，白頭翁15克、黃柏12克、黃連6克，秦皮12克，上四味，以水七升，煮取二升，去渣，溫服一升，不癒再服一升，治療熱毒痢疾，症見腹痛，裏急後重，肛門灼熱，下痢膿血，赤多白少，渴欲飲水，舌黃苔

黃，脈弦數等。（《傷寒論》本方加甘草、阿膠治療陰虛血弱而病熱痢下重。名白頭翁加甘草阿膠湯。（《金匱要略》））

2.徐樹楠　引江蘇新醫學院《中藥大辭典》上冊改良白頭翁湯（白頭翁、黃柏各18克，秦皮9克，木香、陳皮、甘草各3克）水煎服，治療急性菌痢123例，治癒率78%，與對照組（用磺胺咪治療）的治癒率76%相近。（《中藥臨床應用大全》）

【使用禁忌】二藥配對性苦寒，虛寒久痢、寒濕痢忌用。

黃柏——細辛

【配對奧妙】黃柏苦寒，清熱燥濕、瀉火解毒；細辛辛溫，辛散外寒而解表，濕散裏寒而通絡。

二藥配對，細辛辛以散火助黃柏瀉火解毒，溫以通閉，使黃柏燥濕而不聚濕成痰；又黃柏瀉腎火，清下焦濕熱為專長，寒熱併用，相輔相成，細辛溫性被黃柏所制，共奏行水氣，清濕熱之功。

【臨床應用】1.火熱所致的口舌生瘡，口臭。

2.濕熱內蘊的尿頻尿急，排尿不暢。

【用量用法】黃柏：9～12克；細辛：1.5～3克。

【名醫經驗】1.楊倓　赴筵散，細辛、黃柏各等分（去粗皮、炒、蜜炙），上為細末，摻患處。涎出即癒。治療口瘡。（《楊氏家藏方》卷十一）

2.王松堂　一九散，細辛一兩、黃柏九兩，上為細末。破皮者，乾敷；燙傷青腫者，以麻油調敷；如燙傷大重者，內服生豆腐、麻油，外敷此藥，以免毒氣攻心；燙傷至皮起泡者，用針挑破，待毒水流盡，然後再敷，靈效異常。治療跌打損傷，以及水火遍身燙爛燒焦等。（《經驗各種秘方輯要》）

3.陳言　兼金散，以細辛配黃柏（或黃連）研末撒布患

處，治療口舌生瘡。（《三因極－病證方論》）

4. 周珉　以細辛配黃柏，煎水漱口除口臭。（《經驗奇方》）

【使用禁忌】二藥配對性偏苦寒，久病潰瘍不癒屬氣虛者忌用，又細辛反藜蘆，配對組方時尤注意。

黃柏——肉桂

【配對奧妙】黃柏苦寒，清相火而燥濕堅陰；肉桂辛甘大熱，氣厚純陽，入下焦能助腎中陽氣而益命門之火，入血分能溫通血脈而散寒止痛。

二藥配對，寒熱併用，甘苦並投，溫陽化氣而不生邪熱，能使陽入於陰；燥濕清熱而不寒滯，能使陰出於陽。

【臨床應用】腎陽不足，氣化不行，濕熱內停所致的尿閉不通。症見尿熱不甚、尿前帶白，淋漓漸至，癃閉，小腹急結，但無莖中疼痛者。

【用量用法】黃柏：10克；肉桂：3克，後下。

【名醫經驗】李杲　滋腎通關丸，以黃柏、肉桂、知母同用，治療濕熱蘊結膀胱，小便不利。（《蘭室秘藏》）

【使用禁忌】二藥配對，淋證日久，體質虛弱之勞淋、氣淋忌用，又肉桂畏赤石脂，配對後組方時應注意。

黃柏——龜板

【配對奧妙】黃柏味苦，至陰之味，性寒潤降，主降陰火而救腎水；龜板甘寒清潤，鹹寒潛降，既能補肝腎益心血，又能斂浮陽退虛熱。二藥配對，清補結合，滋陰降火，同趨一轍，養陰不斂邪，清利不傷陰，滋中有降，清中有補，標本兼治，兩全其用。

【臨床應用】1. 陰虛發熱、骨蒸勞熱、五心煩熱、盜汗遺精之證。

2.肝腎虧虛，腰腳痿弱、筋骨不健及小兒囟門不合等症。

3.陰虛血熱，月經過多、崩漏帶下等症。

【用量用法】黃柏：6～9克；龜板：9～30克，滋陰煎服宜生用，入湯劑宜先煎。

【名醫經驗】朱丹溪　大補陰丸，熟地黃酒蒸六兩，龜板酥炙六兩，黃柏炒四兩，知母酒浸炒四兩，上為末，豬脊髓蒸熟，煉蜜為丸，每服6克至9克，空心淡鹽湯送下，治療陰虛火旺證，骨蒸潮熱，盜汗遺精，咳嗽咯血，心煩易怒，足膝疼熱等。（《丹溪心法》）又補陰丸，補陰丸龜板二兩，黃柏一兩，上細切地黃，酒蒸熟，擂細為丸服，治療陰虛諸證。（《丹溪心法》卷三）

【使用禁忌】二藥配對性寒涼滋膩，脾胃虛弱食少便溏以及火熱屬於實證者忌用。

黃柏——乾薑

【配對奧妙】黃柏苦寒，清熱瀉火，尤善清泄腎經之相火而堅陰；乾薑辛熱，辛散火結而溫心陽通脈。

二藥配對，辛開苦降，以黃柏堅陰降火為主藥，少佐乾薑辛散火邪，有陽升陰降之妙用。

【臨床應用】陰虛火旺所致的咽乾久咳、乾咳無痰等證。

【用量用法】黃柏：9克；乾薑：1.5克。

【名醫經驗】寄魯漁父　柏薑散，黃柏二錢，乾薑八分，合焙成炭（存性），研極細末。吹之，治療陰虛火盛之喉證。（《喉證指南》卷四）

【使用禁忌】二藥配對性苦燥，實火喉證忌用。

黃柏——紫蘇

【配對奧妙】黃柏苦寒清下焦濕熱；紫蘇辛溫疏表寒，解鬱行滯氣。二藥配對，苦寒沉降與辛溫疏通合用，清不寒滯，

疏不燥烈，相輔相成，共奏清熱燥濕，疏鬱化濁消腫之功。

【臨床應用】1. 濕熱鬱滯，下肢關節痹痛。

2. 濕熱壅滯之陰囊濕疹，口糜等。

【用量用法】黃柏：9克，紫蘇：5～10克，不宜久煎。

【名醫經驗】熊魁梧　善用二藥合伍治療濕熱鬱滯，下肢關節痹痛，有較好疏滯消腫止痛作用。（《浙江中醫雜誌》，1985，（5），197）

【使用禁忌】二藥配對性燥涼，僅寒濕無熱證的痹證忌用。

黃柏——蒼朮

【配對奧妙】黃柏苦寒，善除下焦濕熱，清上炎之火而堅真陰；蒼朮辛香苦燥，內可燥濕健脾，外可發散風濕。

二藥配對，相須為用，蒼朮直達中州燥濕健脾治其本，黃柏下降肝腎清下焦濕熱治其標，標本並治，中下兩宣，共奏清熱除濕、瀉火堅陰之功。

【臨床應用】1. 濕熱下注經絡，鬱而化熱所致腳膝浮腫，麻木重著、筋骨疼痛、軟弱無力，小便不利之腳氣證。

2. 濕熱腰痛、癃瘡、白帶、陰囊濕疹等。

3. 熱痹、肌肉熱極、唇乾燥，筋骨痛不可按，體上如鼠走狀，屬濕熱傷氣分者。

【用量用法】黃柏：9克；蒼朮：9克。

【名醫經驗】1. 樓英　二妙丸，黃柏末、蒼朮末各等分。煉蜜為丸，如梧桐子大。治療濕熱下注之足膝腫痛，痿證，濕瘡，濕疹、丹毒，白帶，腰痛。（《醫學綱目》卷二十）

2. 朱丹溪　二物皆有雄壯之氣，表實氣實者，加酒少許佐之。有氣加氣藥，血虛加補藥；痛甚者，加生薑汁熱辣服之。（《丹溪心法》卷四）

3. 萬表　四製柏朮丸，黃柏四斤（一斤酥炙十三次，一斤

乳汁浸十三次，一斤童便浸十三次，一斤米泔浸十三次）、無油蒼朮一斤（川椒炒四兩、破故紙炒四兩，五味子炒四兩，川芎炒四兩）去四味同炒之藥，只用蒼朮、黃柏為末，煉蜜為丸，如梧桐子大。每服三十丸，早酒下，午茶下，晚白湯Ｆ。治療濕熱痿證。（《萬氏家抄方》卷一）

【使用禁忌】二藥配對性苦燥，孕婦忌用。

黃柏——甘草

【配對奧妙】黃柏苦寒，清熱降火，堅腎強陰，清濕熱，消咽喉之腫脹；甘草甘平，善瀉火毒，又具甘緩之性，則能緩和拘急，調和諸藥，與寒藥相合用可緩其寒涼，以防傷陽。

二藥配對甘草製黃柏之苦寒，以消苦寒敗胃之弊，又潤咽喉之不利，增強清熱瀉火之功。

【臨床應用】1. 小兒咽喉腫脹，咽氣不利。

2. 口內舌上瘡毒。

3. 飲酒過多，濕熱內生，耗傷真陰，虛火內擾致夢泄、遺精。

【用量用法】黃柏：9克；甘草：3～9克，宜生用。

【名醫經驗】1. 曾世榮　黃金散，黃柏（去粗皮，蜜潤，曬乾，再除再曬十數次）粉甘草各一兩，上銼末，焙，研為細末。用藥末乾點患處，或用麥門冬熟水調點舌上，令其自化。治療舌上瘡毒。（《活幼心書》卷下）

2. 趙佶　黃柏湯，黃柏（去粗皮、蜜炙）、甘草（炙）各一分，上為粗末。每次一錢匕，以水半盞，煎至三四分，去滓溫服，不拘時候。治療小兒咽喉腫脹，咽氣不利。（《聖濟總錄》卷一八一）

3. 王好古　小鳳髓丹，黃柏（去粗皮）、甘草各等分，上並生為末，煉蜜為丸，如梧桐子大。每服二十丸，空心夜臥溫

熱水或麥門冬湯送下。治療因多飲，積熱自戕，致夢泄。《醫
壘元戎》卷十）

【使用禁忌】二藥配對，因甘草助濕滿中，故溫盛中滿腹
脹及水腫等證忌用，又甘草反大戟、芫花、甘遂及海藻，配對
後組方時應注意。

黃柏——大黃

【配對奧妙】黃柏苦寒，清熱燥濕，瀉火解；大黃苦寒，
既能瀉血分實熱而涼血，又能通利血脈以消散淤血。二藥配
對，相須為用，共奏清熱解毒，活血化瘀之功。

【臨床應用】1.火熱濕毒蘊結之瘡腫。

2.湯水燙傷所致紅腫水泡，熱灼肌膚、淋漓疼痛。

【用量用法】黃柏：9克；大黃：3～12克，煎劑宜後下。

【名醫經驗】1.陳士鐸　二黃散，大黃炒，黃柏（火煅），
上藥各為細末。以雞子清調之，搽上最妙，治療湯燙傷。
（《洞天奧旨》卷十二）

2.陶華　二黃膏，黃柏、大黃各等分上為末，用醋調搽如
乾，用水潤之，治療一切腫毒、熱瘡。（《癰疽驗方》）

3.張景岳　二藥配製「敷一切腫毒，熱浮在外，或時氣熱
壅者。（《景岳全書》）

【使用禁忌】二藥配對性苦寒，陰疽忌用。

【用藥指歸】

1.黃柏配對藥，主要用於治療濕熱帶下、淋濁、瀉痢、黃
疸、濕痹痿躄、瘡瘍腫毒、水火燙傷、陰虛發熱、盜汗遺精等
方面，圍繞黃柏六大功效進行的。即本品具有清熱、瀉火、解
毒、清虛熱、堅陰治痿諸功效。

2.黃柏生用瀉實火，清熱燥濕，瀉火解毒之力強；鹽水炙
用入腎，瀉相火之力增強，用於除骨蒸退虛熱；炒炭用其清熱

瀉火之力雖減，但清熱止血之功著，可用於邪熱熾盛或虛火內熾所致之尿血、便血、崩漏下血。

3. 本品苦寒，容易損傷胃氣，故脾胃虛寒者忌用。

三、清熱涼血藥

1 生地黃

生地黃，始載於《神農本草經》，列為上品，因其色黃，質重下沉，故名。性甘、苦、寒，歸心、肝經。主要功效為清熱涼血止血，養陰生津。

本品苦寒清熱，入營分、血分、為清熱涼血，養陰生津之要藥，常用於治療溫熱病熱入營血引起的壯熱神昏，身熱口乾及溫病後期，餘熱未盡，陰液已傷，夜熱早涼等症；又因其甘寒質潤，具有涼血止血之功效，常用於治療熱在血分，迫血妄行所致的吐血、衄血、尿血、崩漏下血等症。

此外，生地黃氣味清涼，能清胃熱，養胃陰，益胃氣，常用於治療胃陰不足之消渴以及溫病傷陰、腸燥便秘等症。

現代藥理研究：

生地黃的主要成分是環烯醚萜、單萜及甙類；梓醇、二氫梓醇、單密力特甙、益母草甙、地黃甙、胡蘿蔔甙、1-乙基-β-D-乳糖甙，生地黃還含有水蘇糖、棉子糖、葡萄糖等多種糖類和 20 多種氨基酸及鐵、鋅、錳、鉻等 20 多種微量元素。此外，生地中還有多種有機酸及 β-谷甾醇、豆甾醇、茶油甾醇等。

生地具有抗地塞米松對腦垂體—腎上腺素皮質系統的抑制作用，從而使血漿皮質酮濃度升高。100%生地注射液有抗放射作用。地黃醇浸膏有降血糖的作用。1%地黃浸膏有明顯強心利

尿作用。地黃的乙醇提取物所得的黃色針狀結晶能縮短凝血時間。地黃的水煎劑有抗炎作用，且又對鬚瘡癬菌、石膏樣及杜盎氏小芽孢癬菌等多種真菌的生長有抑制作用。

地黃的水提取物有提高免疫功能及催眠鎮靜等作用，能明顯縮短凝血時間；又具抗癌作用，具有促進體淋巴細胞的轉化、增加 T 淋巴細胞數量的作用，並能增強網狀內皮系統的吞噬功能，尤對免疫功能低下者作用更明顯。

生地黃——大黃

【配對奧妙】生地黃甘寒微苦，質潤清涼。長於滋陰清熱，涼血生津，兼能止血；大黃苦寒沉降，力猛善走，入陽明能蕩滌胃腸實熱積滯，入厥陰能清瀉血分實熱而消瘀活血。

二藥配對，攻補兼施，動靜結合，清瀉不傷正，養陰不膩滯，共奏清熱涼血，養陰通便之功。

【臨床應用】

1. 心胃火熾，氣火升騰，挾血上逆之吐血、衄血。

2. 熱結便秘。

3. 熱擾營血引起的咯血、月經過多、崩漏、尿血、血淋等。

【用量用法】生地黃：15～18 克，大黃：3～6 克，後下。

【名醫經驗】1. 龐安時　大黃散，地黃汁半升，生大黃（末）一方寸匕。煎地黃汁三沸，下大黃末調勻。空腹時溫飲一小盞，每日三次，血即止。治療血熱吐血衄血。（《傷寒總病論》卷三）

2. 趙佶　二黃丸，大黃（銼，炒）、生乾地黃（焙）各二兩，上為末，煉蜜為丸，如梧桐子大。每服十丸，溫酒送下。治療打損，淤血在腹中，久不消。（《聖濟總錄》卷一四四）

3. 朱良春　善用二藥配伍治療血小板減少性紫癜屬血有瘀熱者頗效驗。（《浙江中醫雜誌》，1982，（9），396）

4. 姜春華　重用大黃、生地黃治療肝病血證，並隨證與大量黃芪合用，取得較好療效。（《百家配伍用藥經驗採菁》）

5. 朱小南　對崩漏已久不止，身體虛弱，如有瘀熱殘邪未盡，補澀無效者，乃於補益藥中加配熟軍炭一味，也配生地黃，如兼有便秘者用大黃炭 4.5 克，每能應手取效。（《朱小南婦科經驗選》）

【使用禁忌】二藥配對性寒，濕熱病忌用。

生地黃——犀角

【配對奧妙】生地黃甘寒微苦，質潤多汁，長於滋陰清熱、涼血生津，兼有止血功效；犀角苦酸鹹寒，入營入血，清心安神，清解血分熱毒，且清靈透發，寒而不遏。二藥配對相使相助，共奏清熱解毒，涼血化斑之功。

【臨床應用】1. 熱病神昏、譫語、身熱口燥。

2. 血熱妄行所致吐血、衄血、便血及斑疹紫黑等症。

【用量用法】生地黃：15～30 克；犀角：0.5～3 克，現代臨床醫家多用水牛角代替，一般為 30～45 克。

【名醫經驗】1. 孫思邈　犀角地黃湯，以犀角‧生地與芍藥、丹皮配伍，治療邪熱深入血分，熱迫血溢或熱擾心營所致的出血、神昏譫語、斑疹紫暗等症。（《備急千金方》）

2. 吳鞠通　清營湯，以犀角、生地與玄參、麥冬、丹參、銀花配伍，治療熱入營分證，症見身熱夜甚、神煩少寐、時有譫語、斑疹隱隱等。（《溫病條辨》）

【使用禁忌】二藥配對性寒涼而滋潤，陽虛失血、脾胃虛弱，舌質雖絳但苔白滑兼有濕邪之象者忌用。

生地黃——牛膝

【配對奧妙】生地味甘性苦寒，有清熱涼血，滋陰補腎、生津止渴之功；牛膝辛苦微寒，專入肝腎二經，功偏補益肝

腎，其性下行，導熱下走以降上炎之虛火。二藥配對，標本兼顧。上病下取，上下並治，共奏清熱涼血，滋陰補腎之功。

【臨床應用】1.腎虛陰虧、虛熱上炎所致的口渴飲冷而渴不解、小便頻多之消渴病。

2.齒齦腫痛、齒衄、鼻衄、倒經。

3.慢性前列腺炎、精囊炎屬血熱瘀滯者。

【用量用法】生地黃：10～15克；牛膝：9克。

【名醫經驗】1.楊倓　地髓煎，生地黃一斤（取汁）、牛膝（去苗、酒浸一宿，為末），上將地黃汁銀石器內熬成膏子如餳，搜和牛膝末為丸，如梧桐子大。每服三十丸，食前溫酒送下，具有通經脈、補虛羸、強腳膝，潤澤肌膚、和暢筋脈之功。（《楊氏家藏方》卷十六）

2.趙佶　牛膝丸，牛膝（酒浸，切、焙）五兩，生地黃汁五升。上二味，先將牛膝為細末，入地黃汁浸，夜浸晝曬，復浸汁盡為度，煉蜜為丸，如梧桐子大。每服三十丸，空心溫酒送下。治療消渴不止、下元虛損。（《聖濟總錄》卷五十八）

3.汪承柏　生地最善清熱，有涼血、化瘀、生新血之功，與牛膝配伍，治慢性肝炎口舌生瘡，收效甚快。（《中醫雜誌》，1985，（10）：31）

【使用禁忌】二藥配對性苦寒且降泄，孕婦及月經過多者忌用。

生地黃──黃柏

【配對奧妙】生地黃甘寒質潤，入腎經，能滋陰降火，使陰生則熱自退，取「滋即為清」之義；黃柏味寒沉降，瀉火堅陰，主瀉腎火，使火去不復傷陰，取「以瀉為補」之義。

二藥配對，瀉火以堅陰，滋陰以清熱，瀉中寓補，補中寓瀉。共奏瀉火滋陰之功。

【臨床應用】

1. 肝腎陰虛、虛火上炎、骨蒸潮熱，盜汗遺精等。

2. 消渴病，以下消最為適宜。

3. 胃熱牙宣；下焦濕熱之吐血、尿血、便血證。

【用量用法】生地黃：15～18克；黃柏：9克。

【名醫經驗】

1. 張景岳　生地黃煎，以生地黃、黃柏與黃芪、浮小麥等配用，治療陰虛火旺、盜汗不止。（《景岳全書》）

2. 李杲　當歸六黃湯　以生地黃、黃柏與當歸、黃芩、黃連等同用，治療發熱盜汗，面赤心煩，口乾唇燥的陰虛火旺證。（《蘭室秘藏》）

【使用禁忌】二藥配對寒涼滋膩，脾胃虛弱、納差便溏者忌用。

生地黃——玄參

【配對奧妙】生地黃、玄參均甘寒味苦，均能清熱涼血、養陰生津。然生地功偏涼血止血，玄參功長涼血解毒。二藥配對，相須為用，其清熱涼血，養陰生津之力倍增。

【臨床應用】1. 溫熱病熱入營分，身熱夜甚，時有譫語，心煩口渴，舌絳脈數者。

2. 溫病傷陰，津少口渴，腸燥便秘者。

3. 腎陰虧損，虛火上炎之咽喉嫩腫，口乾舌燥等症。

【用量用法】生地：10～15克；玄參：10～15克。

【名醫經驗】1. 陳士鐸　牙仙丹，玄參一兩，生地一兩，水煎服，治療諸火牙齒痛。（《辨證錄》卷三）

2. 吳瑭　增液湯，以生地黃、玄參與麥門冬同用，治療溫病傷津，大便燥結、咽乾口渴。（《溫病條辨》）

3. 張笠霖　以生地、玄參各24克、白芍、浙貝母、麥冬、

丹皮各 12 克，甘草 6 克，薄荷 3 克，水煎服，治療急性扁桃體炎 50 例，便秘者加玄明粉 10 克；小便短黃者加車前子 6 克，口乾者加天花粉，療效顯著，其中痊癒 45 例，好轉 3 例，無效 2 例。（《中華醫學雜誌》，1962.48（3）：169）

4. 周瑞求　以玄參、生地各 15 克，阿膠（烊化）、黃柏、車前草、乳香、沒藥各 10 克、蒲公英、紫草各 20 克，每日 1 劑，水煎服，治療 86 例慢性前列腺炎，顯效 46 例，好轉 28 例，無效 12 例，總有效率 86%。（《山西中醫》，1990.6（2）：20）

【使用禁忌】二藥配對性寒而滯，脾胃虛寒、食少便溏者忌服，又玄參反藜蘆，配對後組方時應注意。

生地黃——烏梅

【配對奧妙】生地黃甘苦性寒，能清熱養陰；烏梅酸澀性平，能斂虛火、生津液。二藥配對，一清一斂，清其內熱，斂其虛火，斂而不留邪，標本兼顧；甘涼與甘寒藥同用，酸甘化陰，共奏清熱養陰生津之功。

【臨床應用】1. 陰虛內熱之口渴多飲、煩熱。

2. 溫病後期陰傷津耗或暑熱傷陰之口渴、煩熱。

【用量用法】生地黃：10～15 克；烏梅：10 克。

【名醫經驗】1. 吳瑭　連梅湯，以烏梅、生地黃與黃連、阿膠等同用，治療暑熱傷陰，腎水不能上濟而口渴引飲者。（《溫病條辨》）

2. 胥慶華　烏梅、生地伍用，主為陰虛內熱口渴多飲而設。現臨床多用於糖尿病、尿崩症，及胃酸缺乏症的輔助治療。但因烏梅畢竟為收斂之品，溫熱初起、邪熱亢盛兼見陰傷，或暑熱挾濕、中土失運，津不上承所致的口渴，一般不宜選用，恐有戀邪留濕之虞。（《中藥藥對大全》）

【使用禁忌】二藥配對性寒且澀，外有表邪，或內有實熱積滯，濕熱相兼者忌用。

生地黃——熟地黃

【配對奧妙】生地、熟地同出一物，但由於加工不同，性能各異。生地甘苦，能清熱涼血，養陰生津，適用於熱在血分及熱病傷陰等證；熟地味甘性溫，補血滋陰，益精填髓，偏治肝腎陰虛，精血不足諸疾。

二藥配對，補血而涼血止血，滋陰而生津潤燥。

【臨床應用】

1. 婦人產後津傷血虧之口渴，失眠、大便秘結等。

2. 肝腎不足，精虧血少而兼血熱之月經過多、崩漏、心悸失眠、眩暈等。

3. 熱病傷陰、低熱不退。

4. 老年習慣性便秘。

【用量用法】生地：10～15克；熟地：10～15克。

【名醫經驗】1.劉完素　二黃散，生地黃、熟地黃各等分，上為細末。加白朮、枳殼湯調下一兩，每日 2 次。治療胎漏下血諸症。（《保命集》卷下）

2. 胥慶華　熟地、生地伍用，出自《景岳全書》二黃散，主治胎漏下血，或內熱晡熱，或頭痛頭暈，或煩躁作渴，或脅肋脹痛等症。（《中藥藥對大全》）

【使用禁忌】二藥配對，性質黏膩，有礙消化，凡氣滯多痰、脘腹脹痛，食少便溏者忌服。

生地黃——木通

【配對奧妙】生地甘苦而寒，入心清熱涼血，入腎養陰生津，腎陰充足則心火得降；木通味苦性寒，其性通利，上能清心降火，下能利水泄熱。

二藥配對，清心與養陰兼顧，利水與導熱並行，利尿而不傷陰，滋陰而不戀邪，共奏清心養陰，利水通淋之功。

【臨床應用】

1. 心經熱盛，心胸煩熱、口渴面赤，口舌生瘡之症。

2. 心熱移於小腸。症見小便短澀刺痛，甚至尿血。

【用量用法】生地黃：15～18 克；木通：3～6 克。

【名醫經驗】1. 錢乙　導赤散，生地、木通、生甘草各等份，上藥為末，每服三錢，水一盞，入竹葉同煎至五分，食後溫服。治療心經火熱，內擾上炎，下移小腸所致的心煩、口舌糜爛、小便短赤等症。（《小兒藥證直訣》）

2. 胥慶華　生地、木通伍用，出自《小兒藥證直訣》導赤散，以治「小兒心熱」之證。至《奇效良方》擴大了運用範圍用治小便赤澀淋痛等證，現仍為臨床常用清心利水之藥對。（《中藥藥對大全》）

【使用禁忌】二藥配對，苦寒降泄，孕婦及中虛尿頻者忌用。

生地黃——淡豆豉

【配對奧妙】生地黃甘寒，清熱涼血，養陰生津；淡豆豉辛溫，輕透微汗疏表。二藥配對，輕透疏解和養陰涼血合用，疏透不傷陰助熱，養陰不滯邪閉表，相輔相成，共奏清熱涼血，養陰透表之功。

【臨床應用】

1. 熱入營分，熱灼營陰，身熱夜甚心煩，脈細數等症。

2. 熱入營分，表證未罷，仍出現發熱重，惡寒輕者。

【用量用法】生地黃：10～15 克；淡豆豉：3～6 克。

【名醫經驗】1. 張鏡人　如營血症狀大顯，放手施用生地，在滋陰的基礎上參入豆豉透達，托邪外出。欲去糙膩或焦

黃苔的關鍵在主用二藥，兼用膽星、竹黃。（《上海名醫學術精華》）

2. 張澤生　二藥用於表證未罷，裏熱燔灼，有清熱生津透表之功。（《張澤生醫案醫話集》）

3. 嚴蒼山　擅用豆豉微汗治療溫病，嚴氏認為溫病重視護陰養津，並非禁汗。「令熱達腠開，邪從汗出」是治療溫病的一大法則。邪在衛氣，甚至在營分，只要存在「閉汗」現象。都不避汗法。根據病情，汗法與清氣同用，與清營涼血養陰同用，與通下同用，與開竅同用等。（《上海中醫藥雜誌》，1990，（6）：30）

【使用禁忌】二藥配對性寒滋潤，陽虛發熱、陰虛潮熱復感外邪忌用。

生地黃——附子

【配對奧妙】生地黃甘寒質潤，養陰生津、通心脈；附子辛甘大熱，純陽燥烈，溫心陽以通脈。二藥配對，寒熱併用，剛柔相濟，溫陽以生陰，滋陰以化陽，相輔相成。

【臨床應用】1. 心陽不足所致的心悸怔忡，面色㿠白，自汗，畏寒肢冷，脈弱或結代。

2. 心陰陽兩虛所致的心悸怔忡，畏冷肢涼、五心煩熱，胸悶頭暈，脈結代或弱。

【用量用法】生地黃：10～15克；附子：3～15克（久煎）

【名醫經驗】1. 朱橚　地黃煎丸，生地黃一斤（細研取汁，其滓再入好酒少許，又取汁令盡）、附子一兩（炮、去皮臍，切片，入地黃汁內熬膏，取出附子，焙乾），上以山藥三兩為末，以地黃膏子為丸，如梧桐子大。每服三十丸，空心米飲送下。治療吐血，遍服藥不效者。（《普濟方》卷一八八引《余居士選奇方》）

2. 陳蘇生　生地黃強心，兼能清熱養陰，得附子之通利，有利於心臟傳導功能的恢復和心肌炎的消除。（《中醫雜誌》，1983.（10）：58），二藥剛柔相濟，削減附子之燥烈，發揮附子「是心臟之毒藥，又是心臟之聖藥」的配伍效應。（《中醫雜誌》1983.（10）：37）

附子溫陽強心，地黃滋陰強心，含有益於心臟功能的微量元素，能促進組織復新，恢復某些激素的正常功能。故二藥合伍對多種心臟疾病很是適宜。風心病、冠心病、心律不整、房室傳導阻滯等屬心陰兩虛或心陽不足者均可選用且用為要藥。（《百家配伍用藥經驗採菁》）

3. 張伯叟　心律失常屬寒熱夾雜，陰陽互損之證，用附子配伍地黃、麥冬，常可取效。（《中醫雜誌》，1985，（7）：9）

4. 程門雪　慢驚風屬陰陽兩敗之證，涼潤有忌，溫補有慮。二藥合伍甚為適宜，餘善用附子理中地黃湯治之，可獲良效。《程門雪醫案》）

【使用禁忌】二藥配對，陰虛火旺者禁用，又附子不宜與白及、半夏、白蘞、瓜蔞同用，配對後組方時應注意。

生地黃——百合

【配對奧妙】生地黃甘寒質潤，滋陰潤燥，清熱養血；百合甘寒清潤，潤肺益氣，清心寧神。

二藥配對，潤養中有清心之意但不苦寒，合用相得益彰，共奏清心養陰安神之功。

【臨床應用】1. 熱病後期，餘熱未盡，氣陰兩傷，虛煩驚悸、坐臥不安、失眠多夢等證。

2. 婦人心陰不足而心悸不安，甚則精神失常者。

【用量用法】生地黃：10～15克；百合：10～20克。

【名醫經驗】1. 張仲景　百合地黃湯、百合七枚（擘）、

生地黃汁一升，以水洗百合，漬一宿，當白沫出，去其水，更以泉水二升，煎取一升，去滓，納地黃汁，煎取一升五合，分溫再服。中病勿更服。大便當如漆。治療百合病，不經吐、下、發汗，病形如初者。（《金匱》卷上）

2. 朱南蓀　治療婦人心陰不足而心悸不安，甚則精神失常，生地黃、百合與甘麥大棗湯合用。（《江蘇中醫》，1990，（11）：35）

3. 張斯特　用百合、生地各30克，夜交藤30～60克，丹參30～90克，五味子15克，每日1劑，水煎，午睡及晚睡前1小時分服，連服3～5劑。治療神經衰弱及其他原因引起的失眠患者20例，均獲較好的療效。（《遼寧中醫雜誌》，1986，（3）：16）

【使用禁忌】二藥配對性寒潤，風寒咳嗽或中寒便溏者忌服。

生地黃——丁香

【配對奧妙】生地黃甘寒質潤，養陰潤燥，涼血清熱；丁香辛溫芳香，溫中行氣，治呃逆，除胃寒瀉痢，暢七情五鬱。

二藥配對，寒溫並施，潤燥併用，相制相濟，共奏養陰清熱、降逆止呃之功。

【臨床應用】頑固性呃逆屬胃熱傷陰者。

【用量用法】生地黃：15克；丁香：3克。

【名醫經驗】胥慶華　生地黃、丁香伍用，相反、相制、相激而增加止呃之效，深得配伍之妙用，二藥劑量宜隨證酌定，生地黃用量偏大，丁香用量偏小，以防溫燥傷陰。（《中藥藥對大全》）

【使用禁忌】二藥配對，生地黃用量偏大，性偏寒，胃寒氣逆忌用，又丁香畏鬱金，配對後組方時應注意。

生地黃——石斛

【配對奧妙】生地黃甘寒質潤，為益陰血之上品，補腎家之要藥；石斛甘寒清潤，入胃能生津液止煩渴，入腎可滋真陰退虛熱。二藥配對，相須為用，共奏養陰清熱，益胃生津之功。

【臨床應用】1.胃火熾盛，消穀善肌之中消證。

2.胃陰不足，陰虛津虧，咽乾而痛，舌紅少津，虛熱不退之證。

【用量用法】生地黃：10～15克，石斛；10～15克，鮮用15～30克。

【名醫經驗】1.王肯堂　石斛湯，以生地黃、石斛與麥冬、玄參、黃芪伍用，治療氣陰不足，低熱不退、心煩口渴、倦怠乏力者。（《證治準繩》）

2.夏德馨　生地、石斛、北沙參三藥伍用治肝硬化陰虛足腫有較好療效，並有提高血漿蛋白的效果。足脛浮腫屬陽虛者治療較易見效。而陰虛足腫因滋養滲利相互制約而治療較難。（《百家配伍用藥經驗採菁》）

3.陸飲堯　急性熱病恢復期，取鮮石斛、連翹（去心）各9克，天花粉6克、鮮生地、麥冬各12克，參葉2.4克，每日1劑，水煎分服。對熱病傷陰，口乾煩熱，筋骨酸痛等證，療效較好。（《益壽中草藥選解》）

【使用禁忌】二藥配對性寒潤，有斂邪助濕之弊，溫熱病不宜早用，濕溫尚未化燥者忌用。

生地黃——赤芍

【配對奧妙】生地黃苦寒質潤，清熱滋陰，涼血解毒；赤芍苦寒清熱，性散而泄，既能瀉肝降火，清血分實熱，又能散淤血留滯而通脈止痛。

二藥配對，有走有守，生地黃滋腎水以濟肝木，赤芍瀉肝火以強腎精，肝腎同治，邪熱清而瘀無所成，淤血去而熱無所附，共奏涼血解毒，養陰散瘀之功。

【臨床應用】

1. 溫熱病熱入營血，發熱舌絳、身發斑疹，吐衄尿血。

2. 婦人血熱崩沖者。

【用量用法】生地黃：10～15 克；赤芍：6～15 克，清熱涼血宜生用，祛瘀止痛宜醋炒或酒炒。

【名醫經驗】1. 孫思邈　犀角地黃湯，赤芍與犀角、丹皮同用，治療溫病熱入營血，斑疹吐衄。（《千金要方》）

2. 汪承柏　用涼血活血治療瘀膽型肝炎，以赤芍為主，配伍生地、丹皮、丹參、葛根等取得較好的療效。不僅有較快的退黃疸的療效，而且有較好頓挫黃疸的作用。病人服藥後，大便較快由灰白轉黃。這可能與赤芍可使平滑肌張力下降，具有利膽作用有關。初步認為對頓挫黃疸、縮短高紅素血症期，特別是激素治療無效者，有一定作用。（《中醫雜誌》，1983，（6）：31）

【使用禁忌】二藥配對性苦寒，血寒經閉忌用，又赤芍反藜蘆，配對後組方時應注意。

生地黃——白朮

【配對奧妙】生地黃苦寒質潤，養陰清熱涼血，潤腸通便；白朮甘溫，益脾胃之氣運濕止瀉，且通便。《本草正義》謂白朮「能振動脾陽，而又疏通經絡，且以氣勝者，疏行迅利，本能致津液通便也」二藥配對，一燥一潤，陰陽並調，健脾與養陰共施，相制相濟，並行不悖，陽運陰布，調暢腑氣。

【臨床應用】1. 頑固性習慣性便秘。

2. 痔漏、脫肛、面色萎黃、積年不癒者。

【用量用法】生地黃：10～30 克；白朮：30～60 克，小劑量止瀉，大劑量通便。

【名醫經驗】1. 劉珉　以白朮 60 克，生地 30 克，升麻 3 克組方，水煎服，每日 1 劑，治療 13 例便秘患者，服 1 劑後，11 例有效，實驗證明，《傷寒論》第 179 條「大便堅硬加白朮四兩」，無疑有依據的。（《福建中醫藥》，1981，（1）：36）

2. 沈金鼇　白朮丸，白朮一斤（土炒，研末）、生地半斤（飯上蒸熟）搗和，乾則少入酒為丸，每服十五丸，米飲送下，1 日 3 次。治療痔漏、脫肛，瀉血、面色萎黃、積年不癒者。（《雜病源流》卷十七）

【使用禁忌】二藥配對，白朮用量獨重，熱病引起的實熱便秘忌用。

生地黃——側柏葉

【配對奧妙】生地黃苦寒且甘，善入血分，清熱養陰，涼血止血；側柏葉苦澀微寒，入血分，長於涼血、收斂而止血。二藥配對，既涼血止血，又清熱養陰，標本同治，陰血自充。

【臨床應用】各種血熱迫血妄行之出血證，如衄血、咯血、尿血等。

【用量用法】生地黃：10～15 克；側柏葉：10 克。

【名醫經驗】1. 陳自明　四生丸，以生地黃、生側柏葉與荷葉、生艾葉伍用，治療血熱所致的吐衄便血、崩漏下血、血色鮮紅。（《婦人良方大全》）

2. 顏德馨　用二藥治療再生障礙性貧血的出血，每獲良效。（《中醫雜誌》，1990，（7）：18）

3. 胥慶華　臨床應用中也常以側柏炭和生地炭合用，涼血作用減弱而收斂止血力增強，適用於熱勢不著或脾胃虛弱之

人。值得注意的是生地味厚滋膩，側柏葉味苦性寒，有傷中礙運之弊，只取暫用，不宜久服。（《中藥藥對大全》）

【使用禁忌】二藥配對性苦寒，脾胃虛弱忌用，側柏葉多服、久服可出現頭暈、噁心、胃脘不適，飲食減少等不良反應，但停藥後症狀即可消失。

生地黃——黃連

【配對奧妙】生地黃甘寒質潤，入腎經滋腎陰，益精血；黃連苦寒性燥入心經瀉心火、解熱毒。二藥配對，不燥不膩，瀉火而不傷陰，滋陰而不留邪，黃連清燥膈上之熱，生地滋培下焦之陰，清上滋下，復水火既濟之用。

【臨床應用】1.肺熱津傷、煩渴多飲之消渴。

2.心中有熱，擾神津傷、心煩口乾等。

【用量用法】生地黃：10～15克；黃連：3～6克。

【名醫經驗】1.朱丹溪　消渴方，以生地、黃連與天花粉、藕汁配用，治療肺熱津傷、煩渴多飲。（《丹溪心法》）

2.許叔微　千金地黃丸，川黃連四兩（粗末），生地黃半斤（取汁，連滓），上藥拌勻，曬乾，為細末，煉蜜為丸，如梧桐子大，每服三十丸，食後麥門冬湯送下。治療心熱。（《本事方》卷四）

3.王燾　黃連丸，黃連一斤（去毛）、生地黃十斤，上為末，絞生地黃取汁，漬黃連，出，曬之燥，復納之，令汁盡乾，為末，煉蜜為丸，如梧桐子大。每服20丸，1日3次，亦可為散，每服方寸匕，以酒送下，1日3次。盡，更令作即瘥。治療消渴。（《外台》卷十一引《肘後方》）

【使用禁忌】二藥配對性寒涼，消渴病，中、下消忌用。

【用藥指歸】

1.生地黃配對藥，臨床上主要用於治療熱入營血、斑疹吐

衄；陰虛內熱，潮熱盜汗、津傷口渴，內熱消渴等方面，是圍繞生地黃有清熱涼血、養陰生津之功效進行的。

2. 生地黃包括鮮地黃和乾地黃兩種，均有清熱、涼血、養陰的功效。但鮮地黃苦重於甘，其氣大寒，清熱涼血作用較為突出，而乾地黃甘重於苦，益陰養血功效較佳，故急性熱病，熱入營血，以鮮者為好，慢性陰虛內熱的病證，以乾者為宜。

3. 本品性寒而滯，脾虛濕滯，腹滿便溏，胸膈多痰者忌用，外感病邪者忌用，蓋邪從外入最忌滋滯，「必兼疏拓之性者方可入劑」。

2 牡丹皮

牡丹皮，始載於《神農本草經》，列為中品，李時珍謂：其花以色丹者為上，雖結子而根上生苗，故謂之牡丹。性苦、辛、微寒。歸心、肝、腎經。主要功效為清熱涼血、活血散瘀。

本品苦辛性寒，其氣清芬，辛以散結聚，苦寒除血熱，涼血而不留瘀，行血而不致妄行，既入營分，又入血分為清熱涼血之要藥，常用治熱入營血，斑疹吐衄、陰虛發熱等症；且涼血行血，散瘀消癰，多用於火毒熾盛所致的癰腫瘡毒、腸癰腹痛等症；本品入肝經，可疏肝、理氣、解鬱、活血、祛瘀、通經，常用於婦女經閉痛經，癥瘕結聚，胎動不安，漏下不止等症。

現代藥理研究：

牡丹皮含酚類、單萜類及鞣質類。酚類有牡丹酚、牡丹酚貳、牡丹酚原貳和牡丹酚新貳。單萜類包括芍藥貳、氧化芍藥貳、苯甲醯芍藥貳、苯甲醯氧化芍藥貳。鞣質包括沒食子酸和1，2，3，4，b–五沒食子醯葡萄糖。

牡丹皮煎劑在體外對枯草桿菌、大腸桿菌、傷寒桿菌、副傷寒桿菌、變形桿菌、綠膿桿菌、葡萄球菌、溶血性鏈球菌、

肺炎球菌、霍亂弧菌等均有較強的抗菌作用。經除去牡丹酚後的水溶性部分及貮類部分能降低毛細血管通透性，貮類部分由抵制血小板聚集而起到作用。牡丹皮煎劑、去牡丹酚後的煎劑或牡丹酚均有降壓作用。牡丹酚對傷寒、副傷寒菌苗引起的發熱有明顯的解熱作用。此外，牡丹酚還有利尿、鎮靜、鎮痛、抗驚厥、通經抗早孕等作用。

牡丹皮——赤芍

【配對奧妙】牡丹皮辛苦性寒，苦寒以清血熱，辛散以行淤血，功善涼血祛斑除蒸，具有涼血不留瘀，活血而不動血之特點；赤芍苦寒，性散而泄，既能瀉肝降火、清血分實熱，又能散淤血留滯而通脈止痛。

二藥配對，相須為用，涼血活血之力倍增，清熱瀉火之功尤為顯著，具有清熱涼血，活血祛瘀之功效。

【臨床應用】1. 溫病熱入營血，迫血妄行所致的發斑發疹，吐血衄者。

2. 淤血阻滯所致的經閉痛經，癥瘕結聚。

3. 下焦濕熱，小便混濁，淋漓澀痛。

【用量用法】牡丹皮：10～15 克；赤芍：10～15 克。

【名醫經驗】1. 張仲景　桂枝茯苓丸，以丹皮、赤芍與桃仁、枝桂同用，治療淤血阻滯引起的經閉痛經癥瘕積聚。（《金匱要略》）

2. 孫思邈　犀角地黃湯，以牡丹皮，赤芍與犀角、生地同時用，治療熱入營血，迫血妄行發斑發疹、吐血衄血。（《千金要方》）

3. 費伯雄　牡丹皮湯，以牡丹皮、赤芍與萆薢、木通等配用，治療下焦濕熱，小便混濁，淋漓澀痛。（《醫醇賸義》）

【使用禁忌】二藥配對，辛寒行散，對於熱在氣分、孕

婦、氣不攝血所致的出血證及脾胃虛寒者，均為忌用，又赤芍反藜蘆，配對後組方時應注意。

牡丹皮——丹參

【配對奧妙】牡丹皮辛苦而寒，功善活血涼血，氣清芳香，既能入血清熱化滯，又善清透陰分伏火；丹參味苦微寒性泄，既能通行血中之滯，又能涼散血中之熱，並能清心營安心神，祛瘀而生新。二藥配對，相須為用，共奏涼血活血、祛瘀生新、清透邪熱之功。

【臨床應用】1. 血熱瘀滯所致的月經不調，痛經經閉，產後瘀阻腹痛。

2. 濕熱病熱入營血之吐血、衄血、發斑等。

3. 熱痹。關節紅腫疼痛。

【用量用法】丹皮：10 克；丹參：10～15 克。

【名醫經驗】1. 徐樹楠　丹參、丹皮可配當歸、川芎、赤芍等，以增強治血調經的作用，可用治血熱瘀滯、月經不調、痛經經閉、產後瘀阻腹痛等。（《中藥臨床應用大全》）

2. 雷載權　引（《山東省藥品標準》1986 年）複方丹參膏（丹參、丹皮組成）用於冠心病心絞痛有一定的療效。（《中華臨床中藥學》）

【使用禁忌】二藥配對性苦微寒，血虛有寒，月經過多，及孕婦忌用。

牡丹皮——大黃

【配對奧妙】丹皮辛苦微寒，入血分，有清熱涼血，活血化瘀之功，《本草經疏》謂其「辛能散血，苦能泄熱，故能除血分邪氣，及癥堅淤血留舍腸胃。」大黃苦寒沉降，力猛善行，直達下焦，善能蕩滌胃腸實熱積滯而長驅直下，入血分既能瀉血分實熱而涼血，又能通利血脈以清散淤血。二藥配對，

相使為用，辛以散之，苦以降之，相輔相成，共奏清熱涼血，散瘀解毒之功。

【臨床應用】1.溫熱發斑、身熱煩渴。

2.血熱瘀滯，月經不行。

3.熱毒熾盛，癰腫瘡毒。

4.腸癰初起，少腹腫痞，按之即痛。

【用量用法】牡丹皮：10克；大黃：3～9克，後下。

【名醫經驗】1.胥慶華　丹皮、大黃配伍是臨床治療瘀熱所致裏熱實證的常用藥對。二藥伍用，出自《金匱要略》大黃牡丹湯。主治腸癰初起，膿未成者。據有關資料報導，大黃、丹皮對葡萄球菌、大腸桿菌及鏈球菌等多種細菌，均有較強的抗菌作用，可試用於各種細菌感染性疾患的治療。（《中藥藥對大全》）

2.趙佶　牡丹湯，以牡丹皮、大黃與梔子、黃芩配用。治療溫毒發斑、身熱煩渴。牡丹丸以牡丹皮、大黃與川芎、苦參配用，治療血熱瘀滯、月經不行。（《聖濟總錄》）

【使用禁忌】二藥配對性苦寒峻烈，婦女孕期，產後，月經期間，腸癰已成膿者忌用。

牡丹皮——地骨皮

【配對奧妙】丹皮辛寒且苦，偏於清透，善瀉血中之伏火；地骨皮甘寒，偏於清降，善瀉肺中之伏火。二藥都能涼血降火，除骨蒸潮熱，丹皮且有活血散瘀作用，常用於血中鬱熱的無汗之骨蒸勞熱，地骨皮常用於血虛有汗之骨蒸勞熱。二藥配對，相輔相成，共奏涼血、瀉火、除蒸之功。

【臨床應用】1.陰虛血熱所致的午後潮熱，兩顴發紅、手足心熱、骨蒸煩躁，無論有汗無汗皆可用之。

2.血熱妄行所致的吐血、衄血、婦女月經不調。

3. 癰腫瘡瘍屬陰虛有熱者。

【用量用法】丹皮：9～15克；地骨皮：6～9克。

【名醫經驗】1. 徐樹楠　牡丹皮伍地骨皮、白芍、青蒿、黃柏等，以清熱涼血止血，可治療婦人血熱、經行先期，午後潮熱、煩渴者。（《中藥臨床應用大全》）

2. 譚同來　肺癆骨蒸，陰虛火旺者，青蒿鱉甲湯（青蒿、鱉甲、生地、知母、丹皮組成）宜加地骨皮、沙參、白薇、旱蓮草等以養陰退熱。（《方藥臨證要決》）

【使用禁忌】二藥配對性寒，脾虛便溏者忌用。

牡丹皮——生地黃

【配對奧妙】丹皮苦寒以清血熱，辛散以行淤血，功善涼血祛瘀，具有涼血不留瘀，活血不動血之特點；生地黃苦寒以泄熱，甘寒質潤以養陰潤燥，入心肝血分能清營涼血，以泄邪熱。二藥配對；丹皮清芳透散，熱退則有利陰復，生地重在滋陰，陰生則易於退熱，相須為用，涼血兼散瘀，清熱又寧絡，共奏清熱養陰，活血、補血之功。

【臨床應用】1. 陰虛血熱、吐血衄血。

2. 溫病後期，邪伏陰分、夜熱早涼，骨蒸無汗。

3. 肝腎陰虧、骨蒸勞熱。

【用量用法】丹皮：9～12克；生地黃：15～20克。

【名醫經驗】1. 程國彭　生地黃湯，以生地黃、牡丹皮與焦山梔、三七等配伍，治療血分熱盛，吐血脈數。（《醫學心悟》）

2. 張景岳　清化飲，以牡丹皮、生地黃與麥冬、黃芩等配伍，治療婦人產後，陰虛血熱，吐血衄血。（《景岳全書》）

3. 吳鞠通　青蒿鱉甲湯，以牡丹皮、生地黃與鱉甲、知母等同用，治療溫病後期，邪伏陰分，夜熱早涼、骨蒸無汗。

（《溫病條辨》）

【使用禁忌】二藥配對性寒，血虛有寒、月經過多及孕婦忌用。

牡丹皮——桑葉

【配對奧妙】牡丹皮氣香味辛，為血中之氣藥有清熱涼血，疏肝理氣，活血散瘀之功；桑葉輕清疏散，苦寒清熱，既能疏散肺衛風熱而止咳，又能清瀉肝火而明目。二藥配對，疏肝與清肝同用。肺、肝同治，共奏疏散風熱、涼血散瘀之功。

【臨床應用】

1. 風熱引動肝陽，氣火偏旺之頭痛頭暈、胸脅灼痛。

2. 婦女更年期，肝經鬱熱所致的頭暈、手足心熱、性躁、脈弦。

【用量用法】牡丹皮：6～12 克；桑葉：6～12 克。

【名醫經驗】1. 張澤生　善用二藥配伍治療風熱引動肝陽，氣火偏旺之頭痛頭暈，或胸脅灼痛，或目赤畏光。如頭部抽掣作痛，用天麻鉤藤飲配伍二藥，療效益增。（《張澤生醫案醫話集》）

2. 徐景藩　按葉桂之旨，桑葉、丹皮用用擅清肝經氣血之鬱熱。凡慢性胃腸炎有肝經鬱熱而兼形熱，手足心熱，頭額昏痛，性躁，脈弦，婦女更年期較常見。配加二藥，可有良效。（《中醫雜誌》，1991，（5）：13）

【使用禁忌】二藥配對性辛苦、肝火熾盛、肝經濕熱忌用。

牡丹皮——防風

【配對奧妙】牡丹皮辛涼，善化瘀活血，《本草經疏》謂其「辛能散血，故能除血分邪氣及癥堅淤血」；防風辛溫發散、甘緩不峻，為風藥中之潤劑，善走太陽之表通達周身，以疏解風邪見長且止痛止痙。

二藥配對，相反相成，防風既可散寒祛風，助丹皮行氣活血之力，又可糾丹皮寒涼之弊，配伍絕妙。

【臨床應用】癩疝偏墜、氣脹不能動者。

【用量用法】牡丹皮：3～10克；防風：3～10克。

【名醫經驗】孫思邈　牡丹散，牡丹皮、防風各二兩，上藥治下篩。每服方寸匕，酒送下，1日2次，治療癩疝，卵偏大，氣脹不能動。（《千金方》卷二十四，名見《濟生方》卷四）

【使用禁忌】二藥配對，氣虛下陷之疝氣，嵌頓日久之疝氣忌用。

【用藥指歸】

1. 牡丹皮配對藥，主要用於治療血熱吐衄、溫毒發斑，溫病傷陰，陰虛發熱；血滯經閉、痛經癥瘕；癰瘍淋濁、外傷腫痛等方面。《本草綱目》總結牡丹皮的功效為「和血、生血、涼血，治血伏火、除煩熱」，這些均值得臨床借鑒。

2. 本藥品散熱涼血宜生用，活血散瘀酒炒用，止血炒炭用。但有研究證明，酒浸、煨和炒焦三種炮製方法均減少了芍藥甙、牡丹酚甙、牡丹酚的含量，特別是炒焦使所含成分大幅度下降（《中藥飲片》，1990，（3）：3）說明牡丹皮的傳統炮製與用藥選擇值得進一步探討。

3. 牡丹皮使用時，因本品苦辛微寒，血虛有寒，孕婦及月經過多者忌服。

3　赤　芍

赤芍，始載於《神農本草經》，列為中品。因形似白芍而色較赤，故名。性苦，微寒，歸肝經。主要功效為清熱涼血，散瘀止痛，清肝瀉火，利水通淋。

本品苦寒，主入肝經，善走血分，能清肝火、除血分鬱熱、散瘀消斑，多用於溫病熱入營血、斑疹紫暗等症；且涼血止血，清散血分實熱，用於熱入血分迫血妄行所致的吐衄、腸風下血，崩漏下血。

本品苦降，有活血通經，散瘀消癥、行滯止痛之效，常用於淤血阻滯，經閉痛經、癥瘕積聚。對於癰腫瘡毒、血痢腹痛、目赤腫痛，本品具有涼血消癰，散瘀解毒等作用，此外，本品苦寒瀉降，能清熱利尿通淋，治療濕熱下注、小便不利。

現代藥理研究：

赤芍中已鑒定的化合物大多都是單萜成分，這些成分有芍藥甙、芍藥內脂甙、氧化芍藥甙、苯甲酰芍藥甙、芍藥吉酮、芍藥新甙、（Z）－（1S，5R）－β－蒎烯-10基－β－巢菜糖甙。川赤芍中亦含芍藥甙。此外，赤芍中還分離出苯甲醛，並含有食子鞣質等鞣質成分。赤芍能增加動物冠脈血流量，增加心輸出量，赤芍煎劑有抗血小板凝集，抗血栓形成，抗實驗性心肌缺血，改善微循環及降低門脈高壓作用。

芍藥甙有較弱的抗炎作用。赤芍的正丁醇提取物對 S_{180} 實體瘤有明顯的抑制作用。勺藥甙對中樞神經系統具有鎮靜作用。赤芍和芍藥甙能對抗乙酰膽鹼引起的平滑肌痙攣。赤芍 $0.7 \sim 3.3$ 毫克／毫升對肝細胞 DNA 的合成有明顯增強作用，能顯著促進 ^3H－胸腺嘧啶核苷摻入肝細胞內。赤芍對多種病原微生物有較強的抑制作用。此外，芍藥甙對應激性胃潰瘍有預防作用。

赤芍——川芎

【配對奧妙】赤芍苦寒，活血通經，散瘀消癥，行滯止痛；川芎辛散溫通，氣香走竄，既能活血化瘀，又能行血中氣滯，為血中之氣藥。二藥配對，既增活血化瘀之功，又借氣行

血行之力，使行血破滯之功倍增。

【臨床應用】1. 淤血經閉、痛經，月經不調。

2. 血痹。

3. 癰腫瘡毒。

【用量用法】赤芍：12克；川芎：6～9克。

【名醫經驗】1. 王清任　少腹逐瘀湯，以赤芍、川芎與當歸、蒲黃、五靈脂等同用，治療少腹淤血積塊疼痛，或痛無積塊，或少腹脹滿，或經期腰酸少腹脹，或月經一月見三五次，連接不斷，斷而又來，顏色或紫或黑，或有瘀塊，或少腹疼痛等症。（《醫林改錯》）

2. 譚同來　王清任善於運用活血化瘀藥物，創建了一系列活血化瘀的名方，血府逐瘀湯、通竅活血湯、膈下逐瘀湯、少腹逐瘀湯、身痛逐瘀湯，常稱五逐瘀湯，各方多以川芎、赤芍、當歸、桃仁、紅花為基礎藥物，均有活血化瘀止痛作用。其中血府逐瘀湯配有開胸行氣的枳殼、桔梗、柴胡，以及引血下行的牛膝，故宣通胸脅氣滯，引血下行之力較好，主治胸中瘀阻之證；通竅活血湯配有通陽開竅的麝香、老蔥、生薑等，故辛香通竅作用較好，主治瘀阻頭面之證；膈下逐瘀湯配有香附、延胡索、烏藥、枳殼等疏肝行氣止痛藥，故行氣止痛作用較好，主治瘀阻膈下，肝鬱氣滯之兩脅及腹中脹痛；少腹逐瘀湯配有溫裏祛寒的小茴香、官桂、乾薑，故溫經止痛作用較優，主治血瘀少腹、月經不調、痛經等；身痛逐瘀湯配有通絡宣痹止痛的秦艽、羌活等，故多用於淤血痹阻經絡所致的肢體痹痛或周身疼痛等。（《方藥臨證要訣》）

【使用禁忌】二藥配對辛開苦降，陰虛火旺、勞熱多汗、婦女月經過多及出血性疾病忌用。

赤芍——白芍

【配對奧妙】赤芍苦而微寒，性散，以瀉為用，具清熱涼血，祛瘀止痛之力；白芍苦酸微寒，性斂，以補為功，有養血斂陰，柔肝止痛之效。《本草正義》云：「補血，益肝脾真陰，而收攝脾氣之散亂，肝氣之恣橫，則白芍也；逐血導瘀，破積泄降，則赤芍也。故益陰血，滋潤肝脾，皆用白芍；活血行滯，宣化瘍毒，皆用赤芍」。白芍養血和營，赤芍行血活滯，白芍性收斂而以補為功，赤芍性疏散而以瀉為用，二藥配對，一斂一散，一補一瀉，共奏清熱涼血，養血活血，柔肝止痛之功。

【臨床應用】1. 血虛而兼有瘀滯之月經不調、閉經、痛經。

2. 血分有熱，低熱久久不退。

3. 陰虛津虧，餘熱未清之口乾舌燥，目赤而痛。

4. 肝鬱血滯之胸脅疼痛，腹痛堅積。

【用量用法】赤芍：10～15克；白芍：10～15克。

【名醫經驗】施今墨　臨床慣用炒赤芍、炒白芍配用，取其善入陰分，補瀉結合，斂陰涼血而不戀邪、清退血分之熱，柔肝活血兼顧，治療腹痛堅積、經閉目赤，因於積熱者其效更著。若與柴胡、桂枝配伍，用治營衛不和，氣血不調，肢體疼痛。（《中藥藥對大全》）

【使用禁忌】二藥配對性寒，陽衰虛寒忌用。又赤、白芍反藜蘆，配對後組方時應注意。

赤芍——大黃

【配對奧妙】赤芍味苦性寒，善走血分，清熱涼血，散瘀止痛，活血通經。李杲云：「赤芍藥破淤血而療腹痛」。大黃苦寒沉降，力猛善行，既能蕩滌胃腸實熱積滯，又能通利血脈消散淤血。

二藥配對，大黃得赤芍直入血分，而破血中之滯；赤芍得大黃則祛瘀力宏。共奏泄熱逐瘀，和營止痛之功。

【臨床應用】1. 腸癰初起，少腹疼痛。

2. 淤血經閉、痛經。

3. 急慢性盆腔炎所致下腹疼痛等實熱證。

【用量用法】赤芍：10～15克，大黃：3～9在克，後下。

【名醫經驗】1. 孫思邈　神明度命丸，大黃、芍藥各二兩，上為末，煉蜜為丸，如梧桐子大。每服四丸。每日三次。不知，可加至六七丸，以知為度。治療久患腹內積聚、大小便不通，氣上搶心，腹中脹滿，逆害飲食。（《千金方》卷十一）

2. 田代華　積聚在腹，氣機受阻，當降而不降，則二便不通，氣逆搶心，腹脹不下食，性命有不保焉。方用大黃蕩滌腹內積滯，清降腸胃濁氣，而以芍藥活血化瘀，消散積聚，二藥合力攻邪，可挽狂瀾於既倒，度性命於壽域，使神明安居，臟氣調和，故名曰：「神明度命丸」。（《實用中醫對藥方》）

【使用禁忌】二藥配對性苦寒　非邪實之證，血虛經閉，產後，婦女哺乳期忌用。

赤芍——歸尾

【配對奧妙】赤芍苦寒，主入肝經血分，長於清熱涼血、祛瘀止痛，活血通經；當歸甘潤補益，辛散溫通，為血中之氣藥，入三陰經血分既能養血調營，又能活血通脈。傳統認為：歸身長於補血，歸尾長於活血祛瘀。

二藥配對，辛開苦降，甘寒生津、清熱涼血而養陰，活血祛瘀而止痛。化瘀止痛之力尤強。

【臨床應用】1. 淤血所致的癥瘕、肢體麻木、半身不遂。

2. 血熱瘀滯的痛經、閉經。

【用量用法】赤芍：10～15克；歸尾：10～15克。

【名醫經驗】1. 王清任　補陽還五湯，以赤芍、歸尾與黃芪、地龍、紅花、桃仁等配用，治療中風，症見半身不遂、小便清長、神疲氣短、舌有瘀點。（《醫林改錯》）

2. 焦樹德　要知道中風的成因中，還有肝風、痰濁、氣火、氣血上逆、正氣虛弱等因素。決不可一見中風半身不遂，就投補陽還五湯。（《焦樹德臨床經驗輯要》）

【使用禁忌】二藥配對，當歸甘潤助濕並滑腸，濕盛中滿、及大便溏瀉者忌用，中風屬痰濁、氣火、正氣虛弱引起的忌用。

赤芍——檳榔

【配對奧妙】赤芍苦寒瀉降，涼血活血，清熱利尿通淋，《藥品化義》謂：「以其性稟寒，能解熱煩，祛內停之濕，利水通便。」檳榔辛散溫通，既宣五臟六腑之壅滯，又行氣消積利水。二藥配對，赤芍長於涼血活血，檳榔長於行氣利水，血水同治。共奏清熱涼血、利尿通淋之功。

【臨床應用】1. 妊娠子淋、小便澀少、疼痛煩悶。

2. 濕熱下注、小便不利。

【用量用法】赤芍：6～12 克；檳榔 6～12 克。

【名醫經驗】1. 趙佶　赤芍藥湯，赤芍藥一兩，檳榔一枚（面裹煨熟，去面），上為粗散。每服三錢匕，水一盞，煎至七分，去滓，空腹溫服。治療妊娠子淋，小便澀少，疼痛煩悶。（《聖濟總錄》卷一五六）

2. 劉昉　抵聖散，赤芍藥一兩（生）、檳榔一個（面裹煨黃）。上為末。每服一錢，水一盞，煎七分，空心服，1 日 3次。小兒分減服。治療氣淋。（《幼幼新書》卷三十引《集驗方》）

【使用禁忌】二藥配對性降，脾虛便溏者、勞淋、膏淋忌

用。

赤芍——甘草

【配對奧妙】赤芍苦寒,活血祛瘀,利小便,去水氣,通經消壅;甘草氣平偏涼清熱解毒、利咽緩急止痛。二藥配對,相輔相成,共奏清熱解毒、活血通脈之功。

【臨床應用】1. 濕瘀阻滯的腿腳腫痛,痞滿身痛;腳氣病。

2. 熱毒上攻,氣血阻滯的舌根腫脹,咽喉不利之患。

【用量用法】赤芍:6～12克;甘草:3～10克,清熱解毒宜生用,補中緩急宜炙用。

【名醫經驗】1. 朱橚　二聖散,赤芍藥、甘草各等分,上㕮咀。每服三錢,水一盞,煎至七分,去滓溫服,仍漱咽之。治療舌根腫、咽喉不利。(《普濟方》卷五十九)

2. 吳彥夔　中岳湯　赤芍藥六兩、甘草半兩(炙),上㕮咀。每服半兩,水二大盞,煎八分一盞,去滓服,不拘時候。治療濕氣、腿腳赤腫疼痛,及胸膈痞滿,氣不升降,遍身疼痛;並治腳氣。(《傳信適用方》卷二)

3. 雷載權　引《單方驗方調查資料選編》以赤芍 30～60克,生甘草 5 克,治療急性乳腺炎。如發熱加黃芩,另用白蘞根,食鹽少許搗散患處。(《中華臨床中藥學》上卷)

【使用禁忌】二藥配對,因甘草甘緩助濕滿中,水腫病人忌用,又甘草反大戟、芫花、甘遂、海藻,配對後組方時應注意。

赤芍——黃芩

【配對奧妙】赤芍苦微寒,入肝經血分,既清熱涼血散瘀而止疼,又能消散肝經鬱滯而止痛;黃芩苦寒,入少陽膽經,能清少陽半表半裏之鬱熱,尤善清中、上二焦之濕熱。

二藥配對,相須為用,一涼肝化瘀、一清熱利膽,則熱除

瘀通、肝膽疏利，共奏清肝利膽，涼血散瘀之功。

【臨床應用】1.濕熱瘀阻肝膽、目黃、身黃、食慾不振，胸中氣滿或硬，脈弦者。.

2.肝經風熱、目赤腫痛，眵多羞明。

【用量用法】赤芍：9克；黃芩：3～10克。

【名醫經驗】1.趙佶　黃芩湯，黃芩（去黑心）三分，芍藥一兩半，上為粗末，每服五錢匕，水一盞半，煎至七分，去滓，食後溫服，一日三次。治療膽黃。病人體上黃綠色，胸中氣滿或硬，不下飲食。（《聖濟總錄》卷六十一）

2.田代華　膽黃者，膽道不利，膽汁瘀阻而溢於外也。黃芩清熱利膽，芍藥涼肝化瘀，二藥相須為用，熱除瘀通，肝膽疏利，膽汁循常道內泄於腸，而不外溢於經，則無黃疸之患矣。（《實用中醫對藥方》）

3.高學敏　引《原機啟微》芍藥清肝散。以赤芍、黃芩與荊芥、薄荷等配用，治療肝經風熱，目赤腫痛，眵多羞明。（《中藥學》上冊）

【使用禁忌】二藥配對性苦寒，脾胃虛弱，血寒經閉者忌用。

赤芍——黃柏

【配對奧妙】赤芍苦微寒，清熱涼血，散瘀解毒；黃柏苦寒清熱燥濕，又善清大腸濕熱而醫瀉痢，瀉濕熱蘊結而退黃疸，二藥配對，相須為用，共奏清熱解毒，涼血止痢之功。

【臨床應用】1.血分熱毒，赤痢腹痛，赤多白少，裏急後重者。

2.濕熱阻滯的黃疸。

【用量用法】赤芍：9克；黃柏：9克。

【名醫經驗】1.王懷隱　赤芍藥散，赤芍藥二兩、黃柏二

兩（以蜜拌合，塗炙令盡，銼），上為散。每服三錢，以淡漿水一中盞，煎至五分，去滓稍熱服，不拘時候。治療赤痢多，腹痛不可忍。（《聖惠方》卷五十九）

2. 趙佶　芍藥湯，以赤芍、黃柏與地榆伍用，治療濕熱痢疾，症見腹痛，便膿血，赤白相兼，裏急後重、肛門灼熱者。（《聖濟總錄》）

【使用禁忌】二藥配對性苦寒，久痢、虛寒痢忌用。

赤芍——虎杖

【配對奧妙】赤芍苦寒，主入肝經，散瘀止痛，活血化瘀；虎杖苦寒，入氣分，清利肝膽而除氣分濕熱，入血分，行血消瘀而活血定痛。二藥配對，相須為用，共奏破瘀通絡，活血定痛之功。

【臨床應用】1. 跌打損傷　淤血腫痛。

2. 婦女血滯經閉。

【用量用法】赤芍：10克；虎杖：10～30克。

【名醫經驗】1. 田代華　虎杖破瘀通絡，主治跌打損傷；赤芍藥活血袪瘀，主治淤血腫痛。二者相伍，溫酒送服，使藥行遍身，橫掃經絡中之淤血，故可治損傷淤血腫痛之證。（《實用中醫對藥方》）

2. 趙佶　虎杖散，虎杖三兩，赤芍藥二兩，上為散。每服二錢匕，溫酒調下，不拘時候。治療損傷後，淤血腹中不行。（《聖濟總錄》卷一四四）

【使用禁忌】二藥配對性苦寒，脾胃虛寒、孕婦忌用。

赤芍——香附

【配對奧妙】赤芍苦寒，入肝經血分，活血通經，散瘀消癥，行滯止痛；香附辛散溫通，入肝經氣分，善散肝氣之鬱結，味苦疏泄以平肝氣之橫逆，故為疏肝解鬱，調經行氣止痛

之要藥，李時珍稱其為「氣病之總司，女科之主帥。」二藥配對，氣血並調，共奏行氣活血、祛瘀調經之功。

【臨床應用】因七情所傷，沖任鬱滯，血不歸經，崩漏帶下赤白之證。

【用量用法】赤芍：6～9克；香附：6～9克。

【名醫經驗】李恒　如神散，香附子、赤芍藥各等分，上為末。鹽一捻，水二盞，煎至一盞，去滓，食前溫服。治療婦人血崩不止，赤白帶下。（《袖珍方》卷四）

【使用禁忌】二藥配對性苦燥，有耗散氣血之弊，血虛氣少者忌用。

赤芍——丹參

【配對奧妙】赤芍苦寒，清熱涼血，散瘀止痛；丹參味苦微寒，善能通行血脈祛瘀止痛。《本草正義》謂：「丹參，專入血分，其功在於活血行血，內之臟腑而化瘀滯，外之利關節而通脈絡。」二藥配對，相須為用，共奏活血通經，祛瘀止痛之功。

【臨床應用】

1. 血熱瘀滯所致的月經不調、經閉痛經，產後瘀痛。

2. 心血瘀阻，胸痹心痛。

【用量用法】赤芍：6～12克；丹參5～15克，活血化瘀宜酒炙用。

【名醫經驗】1. 高學敏　引《新編藥物學》冠心二號，以赤芍、丹參與紅花、川芎同用，治療血瘀胸痹心痛。（《中藥學》下冊）

2. 趙樹民　赤芍30克，川朴25克，丹參30克，每日1劑，常規水煎服分3次，連服7日為1療程。結果治療肝曲綜合徵12例，顯效6例，有效5例，無效1例，有效率為91.6%。（《遼寧中醫雜誌》1987，11（8）：18）

3. 楊軍　赤芍 100 克，丹參 30 克，水煎至 200 毫升，1 日 2 次口服，10 天為一個療程。治療 25 例急性黃疸型肝炎，3 個療程內治癒。（《鐵道醫學》，1989，17（3）：183）

【使用禁忌】二藥配對性苦寒，血寒經閉者忌用，赤芍反藜蘆，配對後組方時應注意。

赤芍──水牛角

【配對奧妙】赤芍苦寒，清熱涼血，散瘀通經、消腫止痛；水牛角苦寒清降，味鹹入血，善於清瀉血中熱毒而涼血，又能清心熱而安神定驚。二藥配對，相須為用，一長於解毒，一擅長散瘀，相得益彰，共奏涼血解毒散瘀之功。

【臨床應用】

1. 熱痹、關節紅腫灼痛，口渴煩熱、小便黃者。

2. 過敏性紫癜。

【用量用法】赤芍：9～12 克；水牛角：20～30 克，宜先煎 3 小時以上。

【名醫經驗】1. 董建華　用二藥相伍治熱痹，證見關節紅腫嫩赤灼痛，口渴煩熱，小便黃赤，舌紅苔黃。「清熱毒涼營血，水牛角、赤芍功效」（《現代著名老中醫臨床診治薈萃》）

2. 朱良春　在二藥的基礎上又配丹皮治環形紅斑或皮下結節有較好療效。（《中醫雜誌》1987，（9）：14）

【使用禁忌】二藥配對性苦寒，脾胃虛寒者忌用。

【用藥指歸】

1. 赤芍配對藥，臨床上主要用來治療熱入營血、斑疹吐衄；經閉痛經，瘀瘕積聚；癰腫瘡毒、目赤腫痛；肝鬱脅痛、血痢腹痛等方面。

2. 芍藥在《本經》中無赤、白之分，後世分赤芍藥與白芍

藥兩種，運用古方時，養血斂陰，柔肝止痛用白芍；清熱涼血，祛瘀止痛用赤芍。

3. 本品苦微寒，血寒經閉者忌用，反藜蘆。

四、清熱解毒藥

金銀花

金銀花，始載於《名醫別錄》，列為上品，因一蒂兩花、黃白相映，故名。性甘寒，歸肺、胃經。主要功效為清熱解毒，疏風散熱。

本品甘寒，清熱解毒，散癰消腫之力頗強，為治外癰內癰的要藥，臨床上多用於瘡癰初起，紅腫熱痛之乳癰及肺癰、腸癰等；因芳香疏散，善透肺經熱邪，而透熱達表，用於外感風熱或溫病初起，身熱頭痛、咽痛口渴，以及蕁麻疹、濕疹、皮炎、腳癬等；又解毒止痢、涼血利咽，常用於熱毒痢疾，下利膿血，裏急後重及濕溫阻喉、咽喉腫痛者。

此外，因其清熱解毒之功，廣泛運用於呼吸道感染、肝膽炎性病症、皮膚病及泌尿、生殖系統疾病。

現代藥理研究：

金銀花含環己六醇、黃酮類、肌醇、皂甙、鞣質。金銀花體外試驗對金黃色葡萄球菌、溶血性鏈球菌、痢疾桿菌、傷寒桿菌、副傷寒桿菌、大腸桿菌、變形桿菌、綠膿桿菌、百日咳桿菌、結核桿菌、肺炎鏈雙球菌、腦膜炎雙球菌、霍亂弧菌有抑制作用。對流感病毒及鐵銹色小芽孢癬菌等皮膚真菌有抑制作用。水浸劑比煎劑作用強。若與連翹合用，能增強抗菌作用。金銀花煎劑灌服有降低血清膽固醇的含量，減少腸內對膽固醇的吸收作用。

其煎劑能促進白細胞的吞噬作用。大量口服對實驗性胃潰瘍有預防作用，並可增強胃腸蠕動，促進胃液及膽汁分泌，對中樞神經有一定的興奮作用，亦有實驗表明，金銀花的乙醇提取物及水煎浸膏，對鼠、犬、猴有抗早孕作用。

金銀花——連翹

【配對奧妙】銀花性味甘寒，氣味芳香，功能清熱解毒，既可清風溫之熱，又可解血中之毒，性平穩而功顯著，偏於透上半身之熱；連翹苦寒清熱，輕清上浮，透達表裏，既長於清心火，解瘡毒，又能涼解上焦之風熱。

二藥配對，相須為用，輕清升浮宣散走於上，清氣涼血。金銀花配連翹，清熱解毒之功尤強，既透熱解表，又清裏熱，表裏雙清，並能宣導經脈氣滯血凝以消腫散結止痛。

【臨床應用】

1. 外感風熱或溫病初起，身熱頭痛，咽痛口渴者。

2. 瘡瘍、癰癤，有紅腫熱痛屬於「陽症」者。

【用量用法】金銀花：15～30 克；連翹：10～15 克。

【名醫經驗】1. 胥慶華　銀花、連翹伍用，出自《溫病條辨》銀翹散，以治溫病初起諸症。筆者認為此藥對對於一切感染性熱病及瘡瘍癰毒，脫骨疽等均有清熱解毒作用，但用量要大。現代藥理也證明，金銀花，連翹均有一定抗菌、抗病毒作用。二藥同時應用能提高抗菌效果。可用於各種急慢性感染性疾病。（《中藥藥對大全》）

2. 王為蘭　對類風濕關節炎屬熱盛型之頑固性疾病，大量長期服用銀花、連翹，甚有裨益，不似芩、連、膽草之苦寒傷胃，既能清解氣分，又可解血中熱毒。（《北京市老中醫經驗選編》）

3. 石熙瑞　治小兒先天膽道阻塞性黃疸，認為不同於陽

黃、又不同於陰黃，為本虛標實，寒熱錯雜證，喜用銀花、連翹二藥。體會二藥散熱下氣，宣暢氣機，有利於肝膽濕熱下行。（《上海中醫藥雜誌》，1983，（2）：22）

【使用禁忌】二藥配對性苦寒傷胃，脾胃虛寒及癰疽屬陰證者忌用。

金銀花──甘草

【配對奧妙】金銀花性味甘寒，氣味芳香，清熱解毒，為熱毒瘡癰之要藥，性平穩而功效顯著，岳美中謂銀花「寒能解毒，甘不傷胃宣通所血，疏散熱毒。」甘草生用，甘而微涼，既能瀉火解毒，又能補虛護胃。

二藥配對，甘草助銀花增強清熱解毒之力，同時甘緩護胃，相須為用，清熱涼血解毒之功於平淡中見效。

【臨床應用】

1. 各種熱毒瘡瘍、血熱血證，瀉痢便血、斑疹等。

2. 風熱火盛之咽喉乳哦腫痛。

【用量用法】金銀花：15～30克；生甘草：9～12克。

【名醫經驗】1. 田代華　《本草下》謂：「金銀花善於化毒，故治癰疽、腫毒、瘡癬、楊梅、風濕諸毒，誠為要藥」，以此伍以甘草，可加強解毒之力，誠為治療瘡癰腫毒之最佳配對之一。（《實用中醫配對方》）

2. 羅天益　金銀花散，金銀花四兩、甘草一兩（炒），上為細末。每服四錢，水、酒各一盞，煎至一盞，去滓，稍熱服之。治療癰腫惡瘡。（《衛生寶鑒》卷十三）

3. 馬培之　治療背疽用二藥配伍，清熱解毒消癰而不傷脾。（《浙江中醫雜誌》，1988，（8）：357）

4. 周黎旺　銀花、貫眾各60克，甘草20克，水煎後濃縮120毫升，每日上午用噴霧器噴入或滴入咽部1.2毫升，用以防

治兒童上呼吸道感染 393 例有良效。（《上海中醫藥雜誌》，1983，（9）：27）

【使用禁忌】二藥配對，因甘草甘緩助濕滿，故濕盛中滿腹脹及水腫等證忌用，又甘草反大戟、芫花、甘遂及海藻，配對後組方時應注意。

金銀花——黃芪

【配對奧妙】銀花甘寒、清熱解毒涼血，散瘀消腫，為治療瘡癰腫毒之要藥。黃芪甘溫升補，補氣升陽，益氣托毒解毒。二藥配對，補清結合，補不助熱，清不傷正，托毒清解之功頗著。

【臨床應用】1. 癰腫膿成不潰或已潰而膿汁清稀。

2. 乳岩積久漸大、色赤出水，內潰深洞。

【用量用法】銀花：10～15克；黃芪：10～15克。

【名醫經驗】1. 沈金鰲　金銀花散，以銀花、黃芪與當歸、甘草配用，治療乳癰腫痛。（《雜病源流犀燭》）

2. 李杲　回瘡金銀花散，以金銀花、黃芪、甘草等配用，治療瘡瘍甚，色變黑者。（《活法機要》）

3. 竹林寺僧　銀花湯，以金銀花、黃芪與當歸、甘草等配用，治療乳岩積久漸大，色赤出水，內潰深洞。（《竹林女科》）

4. 何志雄　用二藥煎湯飲服，可防治糖尿病癰疽之變。（《名老中醫醫話》）

5. 蕭森茂　慢性腎炎腎病，久病氣虛，熱毒蘊結、腎功能損害，蛋白尿不得消除，治療清兩難。二藥合用有益氣扶正抗腎炎作用，托毒解毒泄濁，不傷正不助濕熱。慢性肝炎，久病氣虛，餘熱未淨，肝功能損害，也宜選用，有益氣解毒護肝之效。（《百家配伍用藥經驗採菁》）

【使用禁忌】二藥配對性偏寒，凡表實邪感、氣滯濕阻、食積內停、陰虛陽亢、瘡癰初起或潰後熱毒尚盛等證均忌用。

金銀花──天花粉

【配對奧妙】金銀花甘寒，芳香疏散，善散肺經熱邪而透熱達表，且涼血解毒；天花粉味甘，微苦微酸，既清瀉肺胃之火熱，又滋養肺胃之陰液，且能通行經絡，解一切瘡家熱毒。二藥配對，相須為用，共收清熱解毒，涼血消腫之功。

【臨床應用】

1. 外感風熱或溫病初起，身熱頭痛、咽痛口渴者。

2. 瘡癰初起，紅腫熱痛未成膿者。

【用量用法】金銀花：9克；天花粉：6～9克。

【名醫經驗】1. 雷載權　引《抗癌治驗本草》資料：金銀花、天花粉與瓜蔞、蒲公英、紫花地丁等配用治療乳腺癌，能消除瘀熱、腫塊縮小或消失；金銀花、天花粉與山慈姑、蒲公英、連翹、土茯苓配用，治療上頜竇癌，能使鼻腔異常分泌物減少，鼻出血、頰痛停止，鼻塞通暢，腫塊縮小。（《中華臨床中藥學》上冊）

2. 關幼波　治肝病，當需羚羊角清肝熱時，常用二藥合伍代之，也有羚羊角之功效。（《關幼波臨床經驗選》）

【使用禁忌】二藥配對性寒，脾胃虛寒，大便滑泄者忌用。孕婦忌用，又花粉反烏頭，配對後組方時應注意。

金銀花──牛蒡子

【配對奧妙】金銀花甘寒，疏散肺熱而透表，清熱涼血而利咽；牛蒡子苦辛而寒，外用疏散表邪而透發疹毒，內可清泄熱毒而利咽喉，在疏散表邪中，有清泄之功。二藥配對，相須為用，共收疏散風熱，解毒利咽之功。

【臨床應用】1. 外感風熱，或溫病初起所致發熱，惡寒，

咳嗽咳痰不暢者。

2. 熱毒壅滯咽喉，紅腫疼痛，吞嚥困難者。

【用量用法】金銀花：10～15 克；牛蒡子：5～10 克（搗碎）。

【名醫經驗】1. 吳鞠通　銀翹馬勃散，以金銀花、牛蒡子與連翹、馬勃等配伍，治療濕溫阻喉，咽喉腫痛者。（《溫病條辨》）

2. 徐樹楠　銀花、牛蒡子配伍荊芥、薄荷、連翹、桔梗以疏解風熱，用於外感風熱，或溫病初起所致發熱惡寒，咳嗽咳痰不暢者。（《中藥臨床應用大全》）

【使用禁忌】二藥配對性寒，脾胃虛寒的泄瀉及瘡瘍已潰者忌用。

金銀花——生地黃

【配對奧妙】金銀花甘寒，輕清芳透，清熱解毒，疏散風熱；生地甘苦性寒，既清熱涼血，又養陰生津。

二藥配對，祛邪而不傷正，養陰而不留邪，氣營雙清，共奏清熱解毒，養陰透熱之功。

【臨床應用】1. 熱病津傷口渴、舌紅唇燥等證。

2. 熱入營分證，症見身熱夜甚，時有譫語，舌絳而乾者。

【用量用法】金銀花：9 克；生地黃：15 克。

【名醫經驗】1. 吳鞠通　清營湯，以銀花、生地與黃連、連翹、竹葉等配伍，治療熱邪深入營分，神昏譫語者。（《溫病條辨》）

2. 趙炳南　生地黃、銀花炒炭存性，色黑入血分，清解血分之熱毒，如用之得當能起羚羊角、犀角之功效。（《趙炳南臨床經驗集》）

3. 蕭森茂　二藥配對，養陰護心，減輕熱毒對心陰的耗傷

和心肌的損害，因生地黃含有營養心肌、保護心肌、強心的多種因數。病毒性心肌炎屬血熱者用之甚宜。（《百家配伍用藥經驗採菁》）

【使用禁忌】二藥配對性寒而質膩滯，脾虛濕滯、便溏者忌用。

金銀花——貝母

【配對奧妙】金銀花甘寒，清熱解毒，散癰消腫之力頗強；貝母苦寒，開鬱行滯，消痰散結，長於清熱散結消腫。二藥配對，相輔相成，共奏清熱解毒，消癰散結之功。

【臨床應用】

1. 小兒內稟胎毒或外感風濕熱毒所致的奶癬瘡。

2. 癰疽瘡瘍初起，局部紅腫熱痛。

【用量用法】金銀花：10～15克；浙貝母：3～10克。

【名醫經驗】1. 陳自明　仙方活命飲　以金銀花、貝母與白芷、天花粉配伍，治療癰疽瘡瘍初起，局部紅腫熱痛。（《婦人良方》）

2. 孟河　二聖解毒丸，川貝母、金銀花上為極細末，煉蜜為丸，重一錢。每服一丸，白滾水化下。治療小兒奶癬瘡症。（《幼科直言》）

3. 田代華　小兒奶癬瘡，即今之小兒濕疹。多發於嬰幼兒頭面，形如粟米，散在或密集，瘡色紅，搔起白屑，其形如癬，亦有搔破流水，浸淫成片者。為小兒內稟胎毒或外感風濕熱毒所致，治宜清熱解毒。川貝母苦甘微寒，能清熱消癰散結；金銀花甘寒，能清熱解毒療瘡。二藥相伍，作用柔和，祛邪不傷正，頗宜小兒奶癬瘡的治療。（《實用中醫對藥方》）

【使用禁忌】二藥配對性寒，脾胃虛寒的泄瀉、寒痰及瘡瘍已潰膿汁清稀者忌用。

金銀花——蒲公英

【配對奧妙】金銀花甘寒，清熱解毒，散癰消腫；蒲公英味苦甘性寒，既能散癰腫解熱毒，又可泄濕熱通淋濁。二藥配對，相須為用，清熱解毒，散癰消腫作用更佳。

【臨床應用】1. 火毒熾盛所致的疔瘡癰腫。

2. 濕熱所致的尿頻尿急。

【用量用法】金銀花：10～15 克；蒲公英：10～30 克。

【名醫經驗】1. 劉鴻恩　止渴散，金銀花五錢，蒲公英五錢，或單服，或與瓜蔞合煎，單服加花粉五錢。治療癰膿已成，乳房紅而且紫，大渴煩躁者。（《醫門八法》卷四）

2. 吳謙　五味消毒飲，以金銀花、蒲公英與紫花地丁、野菊花等配用，治療疔瘡腫毒，堅硬根深者。（《醫宗金鑒》）

3. 余建模　治療急性泌尿系感染，銀花、茅根各 25～50 克，連翹、公英、地丁、車前子（包煎）各 15～20 克，滑石 10～20 克，甘草 10 克，水煎服，日 1 劑，治療 60 例，近期治癒 54 例，顯效 6 例。（《中醫藥資訊》，1991，18（6）：38）

【使用禁忌】二藥配對性寒，氣虛膿清、食少便瀉者忌用。

金銀花——夏枯草

【配對奧妙】金銀花甘寒清熱解毒，為熱毒瘡瘍之要藥；夏枯草辛苦性寒，瀉火散結，行滯通絡。

二藥配對，相須為用，於清熱解毒中寓化滯散結之妙，共奏瀉火解毒、散結通絡之功。

【臨床應用】火熱邪毒所致的各種瘡瘍。

【用量用法】金銀花：10～15 克；夏枯草：10～15 克。

【名醫經驗】1. 馬培之　化毒丹，金銀花二兩、夏枯草四兩，上為細末，煉蜜為丸。每服三錢。治療火熱邪毒所致之各

種瘡瘍。（《青囊秘傳》）

2. 謝志豪　治療白喉，夏枯草、重樓、銀花、麥冬、白芍各 10 克，北沙參、元參、生地、山豆根各 15 克，甘草 6 克，水煎服。治療 24 例均癒。分別服用上方 6～11 劑，平均 7～8 劑獲癒。（《浙江中醫雜誌》，1980，（2）：295）

【使用禁忌】二藥配對性寒，脾胃虛弱者忌用。

金銀花——人參

【配對奧妙】金銀花苦寒，瀉熱消腫，解毒散瘀；人參甘溫微苦，大補元氣，養血生津。

二藥配對，攻補兼施，相濟相佐，可使熱毒清，羸弱補，氣血充，而潰瘍癒。

【臨床應用】潰瘍已成，不能消散或潰膿者。

【用量用法】金銀花：10～15 克；人參：6～12 克。

【名醫經驗】1.陳士鐸　參花散，金銀花一二兩，人參一二兩，加生薑、大棗，水煎服，治療潰瘍，氣血俱虛，發熱惡寒，失血。（《洞天奧旨》）

2. 陳實功　托裏消毒散，以金銀花、人參與當歸、桔梗等配伍，治療癰瘍已成，不能消散或潰膿者。（《外科正宗》）

【使用禁忌】二藥配對，癰瘍疔瘡實證忌用，又人參反藜蘆，畏五靈脂，惡皂莢，配對後組方時應注意，同時禁喝茶和吃蘿蔔，以免影響藥力。

金銀花——當歸

【配對奧妙】金銀花甘寒，清熱解毒，散瘀消腫；當歸味甘辛溫，甘潤補益，辛散溫通，活血散瘀，補血止痛。

二藥配對，一清一散，一補一消，腫毒自除，癰疽立癒，共奏清熱解毒，活血散瘀之功。

【臨床應用】1.癰疽瘡疔初起，紅腫熱痛。

2.血虛潰瘍，久不癒合。

【用量用法】金銀花：10～15克；當歸：5～15克。破血用當歸尾，補血用當歸身。

【名醫經驗】1.陳士鐸　神散湯，金銀花八兩，當歸二兩，上以水十碗，煎金銀花至二碗，再入當歸同煎，一氣服之。治療癰疽初起。（《洞天奧旨》）

2.沈金鼇　金銀花散，以金銀花、當歸與黃芪、甘草同用，治療乳癰腫痛。（《雜病源流犀燭》）

【使用禁忌】二藥配對性寒潤，脾虛泄瀉者忌用。

【用藥指歸】

1.金銀花配對藥，臨床主要用來治療癰腫疔瘡、肺癰腸癰，熱毒痢疾，喉痹咽痛，外感風熱、溫病初起以及現代醫學的肝膽疾病、皮膚病、泌尿生殖系統疾病。然而治療癰腫疔瘡為其主要用途。《臨證用藥配伍指南》云：「金銀花配連翹治癰腫瘡毒，配當歸治癰腫初起，配黃芪治癰腫膿成不潰或已潰而膿汁清稀，配穿山甲、皂角刺治癰腫瘡毒較重者。」

2.金銀花製成涼茶，可預防中暑、感冒及腸道傳染病，也可廣泛運用治療腫瘤、癌症等病人，臨床醫師可作有益的嘗試。

3.《本草逢原》謂：「金銀花，解毒去膿，瀉中有補，癰疽潰後之聖藥。但氣虛膿清，食少便瀉者勿用」，用時必須配補氣健脾之品。

五、清虛熱藥

1　青　蒿

青蒿，始載於《神農本草經》，列為下品。因其莖葉深

青，故名。性苦、辛、寒。歸肝、膽經。主要功效為清虛熱，除骨蒸，解暑。

本品苦寒清熱，辛香透散，長於清透陰分伏熱，為清虛熱之要藥，常用於溫病後期，餘熱未清，夜熱早涼，熱退無汗，或熱病後低熱不退等；又涼血退蒸，善於清泄肝膽和血分之熱，泄火熱而不耗氣血，苦寒而不傷脾胃，常用於骨蒸勞熱，潮熱盜汗，唇紅顴赤等。此外，能清熱解暑，善除瘧疾寒熱，對夏令傷暑及間日瘧、惡性瘧之症均有較好的療效。

現代藥理研究：

青蒿含半萜類、黃酮類、香豆素類、揮發性成分及其他－半乳糖甙醣、β－葡萄糖甙醣、β－谷甾醇等。青蒿乙醚提取中性部分和其稀醇浸膏有顯著抗瘧作用。青蒿素及衍生物具有抗動物血吸蟲、華支睾吸蟲的作用。青蒿素、青蒿脂抗環形泰勒焦蟲及雙芽巴貝斯焦蟲效果較佳。青蒿素、青蒿醚、青蒿琥酯均能促進機體細胞的免疫作用。青蒿素可減慢心率、抑制心肌收縮力、降低冠脈流量以及降低血壓。青蒿對多種細菌、病毒具有殺傷作用。此外，蒿甲醚有輻射防護作用，青蒿素對實驗性矽肺有明顯療效。

青蒿——黃芩

【配對奧妙】青蒿苦寒芳香，有清熱涼血退蒸之功，以清泄肝膽和血分之熱見長；黃芩苦寒，清熱燥濕，善清上中二焦濕熱邪火。二藥配對，相須為用，青蒿清透少陽邪熱，黃芩清泄膽腑邪熱，共奏清熱燥濕之功。

【臨床應用】1. 少陽三焦濕遏熱鬱、氣機不暢，胸痞作嘔，寒熱如瘧。

2. 暑濕成瘧，濕熱黃疸。

【用量用法】青蒿：6～15 克；大量時可用 18～30 克，黃

【名醫經驗】胥慶華　青蒿、黃芩伍用，早見於《重訂通俗傷寒論》蒿芩清膽湯，以治胸悶作嘔，寒熱如瘧。現臨床常將此藥對用治急、慢性肝膽疾病屬肝膽鬱熱者及無明顯原因所致的低熱，確效。（《中藥藥對大全》）

【使用禁忌】二藥配對苦寒，脾胃虛弱、腸滑泄瀉者忌服。

青蒿——鱉甲

【配對奧妙】青蒿氣味芬芳，入肝膽二經，既能透發肌間鬱熱，又能升發舒脾，泄熱殺蟲，為涼血退蒸之良藥；鱉甲味鹹微寒，入肝脾二經，既能益陰退熱潛斂浮陽，又可通行血絡而消癥散痞，善清深伏骨間之邪熱。二藥伍用，相輔相成，青蒿得鱉甲可潛入陰分，以清伏邪，鱉甲得青蒿，可引陰分之邪達於肌表，共奏清虛熱、除伏邪之功。

【臨床應用】

1. 熱病後期，陰液受傷，夜熱早涼，形瘦舌紅等證。

2. 骨蒸勞熱，咳嗽咯血紅，形體消瘦等證。

3. 瘧疾，肝脾腫大。

【用量用法】青蒿：6～12克，不宜久煎，多用溫水泡後兌藥。鱉甲：9～15克，先煎，滋陰潛陽宜生用，軟堅散結宜醋炙用。

【名醫經驗】1. 吳鞠通　青蒿鱉甲湯，以青蒿、鱉甲與知母、丹皮等同用，治療溫病後期，邪伏陰分證，症見夜熱早涼，熱退無汗，舌紅苔少，脈細數。（《溫病條辨》）

2. 林開燧　青蒿鱉甲丸，以青蒿、鱉甲與黃芩、秦艽等同用，治療骨蒸勞熱，咳嗽咯紅，日漸消瘦，而成勞瘵。（《活人方》）

3. 胥慶華　筆者認為以此藥對為基礎方，治療不明原因的

低熱，療效頗佳。對於溫病後期，餘邪未清，邪留陰分所致的低熱更為適宜。此時，滋陰恐留邪，苦寒清熱則傷陰。只能用青蒿以透熱，鱉甲以養陰退熱，使陰復以制火，邪熱則自除。對於某些慢性炎症、結核等疾病，配用該藥對，也能收到一定療效。（《中藥藥對大全》）

【使用禁忌】二藥配對性寒，脾胃陽虛、食減便溏、孕婦忌用。

青蒿——白薇

【配對奧妙】青蒿味苦辛微寒，清透虛熱，偏透陰分之熱，且能舒肝解鬱；白薇苦鹹性寒，清退虛熱，善於清透血分之熱，兼能解毒利尿。二藥配對，清透並施，相輔相成，共奏清熱涼血退蒸之功。

【臨床應用】熱病後期，餘熱未盡，陰虛發熱。

【用量用法】青蒿：6～12克；白薇：5～10克。

【名醫經驗】1.高學敏　白薇苦鹹寒涼，善入血分，而有清熱涼血、益陰除熱之功，既能清實熱，又能退虛熱，用於熱病後期，餘熱未盡、陰虛發熱，多與青蒿、地骨皮、知母配用。（《中藥學》上冊）

2.文子源　善用青蒿、白薇、地骨皮三藥配伍，為其清透法的主要用藥。不僅用於小兒高熱，而且還可隨證合固表、和解、宣利、溫補、滋陰、益氣等藥，臨床治療長期低熱，每獲良效。（《新中醫》，1985（2）：44）

【使用禁忌】二藥配對性寒，脾胃虛弱，食少便溏者忌用。

青蒿——木賊

【配對奧妙】青蒿辛苦微寒，芳香氣清，長於清透肝膽和陰分之伏熱；木賊甘苦性平，入肺能疏解風熱而發汗，走肝又能散肝經風熱而療目疾。《本草求真》謂木賊：「形質有類似

麻黃，升散也頗相似，但此氣不辛熱，且入足少陽膽，足厥陰肝，能入二經血分驅散風熱，使血上通於目。」二藥配對，疏散透達，共奏疏散風熱、疏肝明目之功。

【臨床應用】1. 外感風熱、目赤多淚，目昏花者。

2. 風熱蘊於肝膽，寒熱不解，胸脅不舒，目癢。

【用量用法】青蒿：9克；木賊：3～10克。

【名醫經驗】蕭森茂　風熱蘊於肝膽，寒熱不解、胸脅不行，汗少不透，目赤而癢，用柴胡小效，而用二藥相伍治之頗宜。取其疏通透達，清泄退熱作用較單用柴胡為好。（《百家配伍用藥經驗採菁》）

【使用禁忌】二藥性苦，氣虛、血虛目疾者忌用。

青蒿——石膏

【配對奧妙】青蒿苦寒芳香，具有清熱透表之功，善治瘟疫暑熱之患，可使氣分伏熱外透肌表；石膏辛甘大寒，為清熱解肌之聖品，善於清解肺胃氣分實熱。二藥配對，相須為用，共奏清氣瀉熱、解毒除疫之功。

【臨床應用】溫熱疫毒初起，衛氣兩傷，瘀熱未結之證。

【用量用法】青蒿：9克，石膏：20克，打碎先煎。

【名醫經驗】朱橚　青蒿散，青蒿、石膏各等分，上為散，食前服。治療時氣疫癘。（《普濟方》卷一五一引鮑氏方）

【使用禁忌】二藥配對性苦寒，脾胃虛寒者忌用，時氣疫癘、毒性熾烈，最易引起高熱煩渴，甚至神昏痙厥之症忌用。應及時清熱解毒、涼血開竅。

青蒿——知母

【配對奧妙】青蒿苦寒清熱，辛香透散，長於清透陰分伏熱；知母甘寒味苦，以清潤為其專長，上清肺火，下瀉腎火，滋腎陰、潤腎燥而退骨蒸。

二藥配對，相須為用，透散與清潤共施，虛火得降，實熱得透，共奏清熱瀉火，滋陰潤燥之功。

　　【臨床應用】

　　1. 溫熱後期、餘熱未清，夜熱早涼，熱退無汗者。

　　2. 少陽瘧疾，暮熱早涼，汗解渴飲，偏於熱重者。

　　3. 陰虛生內熱，低熱不退，兩顴發紅，潮熱盜汗者。

　　【用量用法】青蒿：9克；知母：6～12克，清熱瀉火宜生用；滋陰降火宜鹽水炒用。

　　【名醫經驗】1. 吳鞠通　青蒿鱉甲湯，以青蒿、知母與鱉甲、丹皮等同用，治療溫病後期，餘熱未清，傷陰劫液，夜熱早涼，熱退無汗，或熱病後低熱不退等症。

　　2. 秦伯未　本方（青蒿鱉甲湯）原治溫病邪伏陰分，亦用於陰虛潮熱。因鱉甲入肝滋陰、丹皮涼肝、青蒿清透少陰之熱，佐以生地、知母養陰退蒸，對肝虛形成的潮熱，恰恰符合。（《謙齋醫學講稿》）

　　【使用禁忌】二藥配對性寒質潤，有滑腸之弊，脾虛便溏者忌用。

　　【用藥指歸】

　　1. 青蒿配對藥，臨床主要用於治療溫邪傷陰，夜熱早涼，陰虛發熱、勞熱骨蒸，發熱口渴，以及瘧疾寒熱等方面。

　　2. 本品不宜久煎，鮮用多絞汁服，脾胃虛弱、腸滑泄者忌服。

2　地骨皮

　　地骨皮，始載於《神農本草經》，列為上品。《中華藥海》言「本品乃枸杞之根皮，入土極深，皮亦極厚。力能至骨，故名」。性甘、寒，歸肺、肝、腎經。主要功效為清熱涼

血，退熱除蒸，清肺降火，生津止渴。

本品甘寒清潤，上行下達，走氣分，善清泄肺熱，除肺中伏火，則清肅之令自行，多用於肺火鬱結所致的咳嗽氣喘、皮膚蒸熱等症；入肝腎，則清肝腎之虛熱，除有汗之骨蒸、為退虛熱、療骨蒸之佳品，多用於陰虛發熱、骨蒸潮熱，盜汗形瘦、五心煩熱等症；入血分，既能涼血止血，又善退血中之虛熱，常用於血熱妄行而致的吐血、衄血、尿血等症。

對於消渴、目赤腫痛、口舌生瘡、風蟲牙痛，本品具有清熱涼血、生津止渴、解毒等作用。

現代藥理研究：

地骨皮含桂皮酸和多量酚類物質，甜菜鹼，尚分離到 β －谷甾醇、亞油酸、亞麻酸和卅一酸等，此外，又從地骨皮中分得降壓生物鹼苦柯鹼 A（又名地骨皮甲素），以及枸杞素 A 和 B。地骨皮的乙醇提取物，水提取物及乙醚殘渣水提取物、甜菜鹼均有較強的解熱作用。

地骨皮煎劑及浸膏具有降血糖和降血脂作用。地骨皮浸劑、煎劑、酊劑及注射劑均有明顯降壓作用且伴有心率減慢。地骨皮水煎劑有免疫調節作用，又有抗微生物作用，它對傷寒桿菌、甲型副傷寒桿菌及福氏痢疾桿菌有較強的抑制作用，對流感亞洲甲型京科 68－1 病毒株有抑制其致細胞病變作用。

此外，100%地骨皮注射液對離體子宮有顯著興奮作用，其 1 毫升相當於 0.054 單位垂體後葉素之效力。

地骨皮——白薇

【配對奧妙】地骨皮性寒善於清熱涼血，味甘而不傷陰，長於治有汗之骨蒸；白薇苦寒泄熱益陰，涼血除煩，善清解營分之熱。二藥皆入血分為退熱除蒸之佳品。然白薇善走陽明經兼入沖任，偏清肌胃之熱，透邪外出；地骨皮善走肺、腎二

經，偏清肺熱，能除熱於內。二藥配對，相輔為用，清裏透表並施，共奏滋陰涼血除蒸之功。

【臨床應用】1.血虛發熱，骨蒸潮熱。

2.溫熱病傳入營分，午後發燒。

3.原因不明的低熱。

【用量用法】地骨皮：9～12克；白薇：6～12克。

【名醫經驗】1.高學敏　白薇苦鹹寒涼，善入血分，而有清熱涼血、益陰除熱之功。既能清實熱，又能退虛熱。用於熱病後期，餘熱未盡，陰虛發熱，多與地骨皮、知母、青蒿等配用。（《中醫藥學高級叢書·中藥學》上冊）

2.劉紹勳　地骨皮甘淡不膩，淡涼不寒，滋腎陰而清肝火，走肌表而降肺熱，用於陰虛火旺之證，有兩點體會：其一運用地骨皮與清熱養陰之品配伍十分重要。其二用量是取得良好療效的關鍵。一般用量15～30克。劉氏經驗地骨皮的基本用量不得少於50克，否則療效較。（《名老中醫醫話》）

3.陳澤霖　對肝硬化併發反覆發熱，有些是體內類固醇物質堆積太多，引起的類固醇性發熱，在適應證方中加入柴胡9克、白薇9克、地骨皮9克即可。（《中醫雜誌》，1985，（5）：11）

【使用禁忌】二藥配對性寒，外感風寒發熱及脾胃虛寒便溏者忌用。

地骨皮——桑白皮

【配對奧妙】地骨皮甘寒，清肺熱，降肝腎虛火，除陰分伏熱，偏於入血分清肺中伏火；桑白皮苦寒，既清肺熱而平喘，又肅降肺氣利水道，偏入氣分瀉肺中邪熱。

二藥配對，相須為用，一氣一血，具有清肺熱而不傷陰，護陰液而不致戀邪的特點，正如《臟腑藥式補正》云：「地骨

皮能清暑中之熱，泄火下行，以視桑白皮則寒涼又勝一籌；而清肺熱，導氣火，亦引皮膚水氣順流而下、又嫌燥烈傷津，破耗正氣，則與桑白皮異曲同工。」

【臨床應用】

1.肺熱陰傷，肺失清肅宣降之喘咳或咳血之症。

2.痰熱壅肺的身熱，心煩口渴，喘嗽痰稠不利等症。

3.風水證。面目腫甚，小便不利諸症。

【用量用法】地骨皮：9～12克；桑白皮：3～9克。

【名醫經驗】1.錢乙　瀉白散，以地骨皮、桑白皮與炙甘草同用，治療肺火鬱結，氣逆不降，咳嗽氣喘、皮膚蒸熱等症。（《小兒藥證直訣》）

2.胥慶華　常用此藥對以治肺氣不降引起的顏面浮腫，確有清肺熱，導火氣，消水腫之速效。對於陰虛而致的午後低熱也有一定效果。即所謂：「益陰氣以退三焦之虛陽，但令陰氣得為陽守之義」。（《中藥藥對大全》）

【使用禁忌】二藥配對性偏涼，清中有潤，故風寒咳嗽、及虛寒性咳嗽忌用。

地骨皮——骨碎補

【配對奧妙】地骨皮甘寒，清熱涼血，善入血分，能清肝腎之虛熱，除有汗之骨蒸；骨碎補味苦性溫，入腎經既能補腎健骨，又能收斂浮陽以聰耳固齒。二藥配對，甘寒苦溫併用，平調寒熱，補瀉兼施，補則治其本，瀉則治其標，合用相輔相成，共奏補腎清虛熱止齒痛之功。

【臨床應用】腎虛，虛陽上浮而致耳鳴耳聾，齒鬆牙痛者。

【用量用法】地骨皮：9～15克；骨碎補：10～15克。

【名醫經驗】過錫生　用二藥配伍統治齒痛，無論寒熱虛實，隨證配伍他藥，均獲滿意療效。（《江蘇中醫雜誌》，

1987，（5）：5）

【使用禁忌】二藥配對，婦女月經期忌用，因骨碎補通利血脈之弊。

地骨皮——紅花

【配對奧妙】地骨皮甘寒，清熱涼血，《本草別說》云：「治金瘡」，《藥品化義》云：「同養血藥，強陰解肌，調瘡痘不足皮焦」。紅花味辛性溫，既可活血通經，又能消腫止痛。二藥配對，甘寒與辛溫併用，共奏強陰解肌、活血止痛之功。

【臨床應用】雞眼及胼胝。

【用量用法】地骨皮：3～5克；紅花：3～5克。

【名醫經驗】1.張潔　金蓮穩步膏，地骨皮，紅花各等分，上為細末，於雞眼痛處敷之，或成瘡亦敷之，次日結痂好。治療雞眼。（《仁術便覽》卷四）

2. 王正惠　取等量地骨皮、紅花研磨成粉，過60目篩備用。使用時每個雞眼或胼胝取地骨皮、紅花各3～5克，加適量植物油調成糊狀，敷於紗布或棉墊上，貼敷患處，膠布固定，中途不可著水或揭開，3天換一次藥，每次換藥前用熱水泡足，並刮去軟化的角質。結果：79例雞眼患者，痊癒64例占81%，顯效16.5%，好轉2.5%。15例胼胝患者，痊癒8例占53.3%，顯效33.3%，好轉6.67%，平均治療期3～6天。（《中華皮膚科雜誌》）

【使用禁忌】二藥配對，內服，月經過多、孕婦忌用。

地骨皮——石膏

【配對奧妙】地骨皮甘寒，善清泄肺熱，除肺中伏火，生津止渴；石膏味甘辛，性大寒，既善清肺胃氣分實熱而退熱護津，又能外散肌表之風熱。二藥配對，相須為用，共奏清瀉肺

火，養　陰生津之功。

【臨床應用】

1.肺火鬱結，氣逆不降，咳嗽氣喘，皮膚蒸熱等症。

2.肺胃蘊熱，唇乾口燥，煩渴引飲。

【用量用法】地骨皮：6～15克；生石膏15～20克。

【名醫經驗】1.丹波康賴　枸杞湯，以地骨皮、石膏與枸杞、小麥等同用，治療消渴唇乾口燥。（《醫心方》）

2.趙佶　地骨皮散，以地骨皮、石膏與白前、杏仁等配伍，治療肺火鬱結、咳嗽氣喘，身熱等症。（《聖濟總錄》）

【使用禁忌】二藥配對性寒，脾胃虛寒及血虛、陰虛發熱者忌服。

地骨皮——秦艽

【配對奧妙】地骨皮甘寒清潤，能清肝腎之虛熱，除有汗之骨蒸，為退虛熱，除骨蒸的佳品；秦艽辛散苦泄，性平質潤，為風藥中潤劑，外達肌肉關節祛風除濕止痛，內入臟腑以清熱除蒸。二藥配對，相輔相助，共奏清熱除蒸之功。

【臨床應用】1.虛勞潮熱盜汗，肌瘦食少或小兒疳熱者。

2.骨蒸盜汗、肌瘦潮熱。

【用量用法】地骨皮：9～15克；秦艽：3～10克。

【名醫經驗】1.趙佶　地骨皮湯　以地骨皮、秦艽與知母、鱉甲等同用，治療虛勞骨蒸潮熱。（《聖濟總錄》）

2.王肯堂　清骨散，以地骨皮、秦艽與銀柴胡、胡黃連、鱉甲、青蒿等同用，治療虛勞發熱，症見骨蒸潮熱，或低熱日久不退，形體消瘦，唇紅顴赤、困倦盜汗，或口渴心煩、舌紅少苔、脈細數等。（《證治準繩》）

3.羅天益　秦艽鱉甲散，以地骨皮、秦艽與柴胡、鱉甲、知母等同用，治療骨蒸潮熱、盜汗、肌瘦等症。（《衛生寶

鑒》）

【使用禁忌】二藥配對性寒且潤，有滑腸之弊，故久痛虛羸、溲多、便滑者忌服。

地骨皮——生地黃

【配對奧妙】地骨皮甘寒清熱，涼血止血，生津止渴，《本草正經》言「善入血分，凡不因風寒而在精髓陰分者最宜」。生地黃味甘、苦、性寒，功善清熱涼血，又能養陰生津。二藥配對，共奏清熱涼血，養陰生津之功。

【臨床應用】

1. 風客於皮膚、血脈凝滯，身體頭面癮疹生瘡。

2. 溫病傷陰，津少口渴、腸燥便秘者。

【用量用法】地骨皮：9克；生地黃：15克。

【名醫經驗】1. 楊倓　地骨皮散，地骨皮三兩半、生乾地黃二兩。上為細末。每服二錢，食後溫酒調下，治療風客於皮膚，血脈凝滯，身體頭面癮疹生瘡。（《楊氏家藏方》卷三）

2. 田代華　地骨皮、生地黃性皆寒涼，二藥合用，專於祛風清熱，涼血解毒，使風熱無所依附，則瘡疹自消矣。此正所謂：「治風先治血也」。（《實用中醫對藥方》）

【使用禁忌】二藥配對性寒質膩，脾虛濕滯、腹滿便溏者忌用。

地骨皮——柴胡

【配對奧妙】地骨皮甘寒，清虛熱，退骨蒸；柴胡苦寒清熱，氣質升浮，疏泄宣散，入膽經，善疏散半表半裏之熱邪。

二藥配對，相須為用，一清肝腎之虛熱，一散少陽膽經之實熱，共奏清熱退蒸之功。

【臨床應用】陰虛內熱，虛勞骨蒸。

【用量用法】地骨皮：9克，柴胡：3～10克。

【名醫經驗】1.趙佶　地骨皮散，地骨皮二兩，柴胡（去苗）一兩，上為散，每服二錢匕，用麥門冬（去心）煎湯調下，不拘時候。治療熱勞（熱勞，因勞而熱，謂之熱勞，虛熱也。）（《聖濟總錄》）

2.羅天益　秦艽鱉甲散，以地骨皮、柴胡與鱉甲、秦艽、知母等同用，治療骨蒸盜汗，肌瘦潮熱。（《衛生寶鑒》）

【使用禁忌】二藥配對性寒，且柴胡具升發之性，真陰虧損，肝陽上亢者忌服。

地骨皮——五加皮

【配對奧妙】地骨皮甘淡入腎經，以地中之骨皮，直入下焦肝腎，療骨蒸裏熱，清精髓陰分之熱；五加皮辛甘性溫，既能祛風除濕，通絡止痛，又能補益肝腎，強筋健骨。二藥配對，甘溫與甘寒併用，一治本，一治標，共奏補肝益腎之功。

【臨床應用】虛勞不足，步履乏力，筋骨萎軟或腎虛腰痛。

【用量用法】地骨皮：9克；五加皮：6～15克。

【名醫經驗】1.孫思邈　五加酒，五加皮、枸杞根皮各一斗，上咬咀，以水一石五斗，煮汁七斗，分取四斗，浸曲一斗，餘三斗用拌飯下米，如常釀法，熟，壓取服之，多少任性。治療虛勞不足。（《千金方》卷十二）

2.田代華　枸杞根皮者，地骨皮也。地骨皮清虛熱，解虛煩，除骨蒸；五加皮補肝腎，強筋骨，除虛勞。一以治本，一以治標，則虛勞不足，煩熱骨蒸者宜用之。（《實用中醫對藥方》）

【使用禁忌】二藥配對，因五加皮有傷陰助火之弊，陰虛火旺及實熱證忌用。

地骨皮——石菖蒲

【配對奧妙】地骨皮甘寒，清虛熱以養陰，降肺火以生津；

石菖蒲辛散溫通，芳香化濕，醒脾開胃以化濁，袪風行氣以通絡。二藥配對，化濕不傷陰，補虛不戀邪，共奏養陰通絡，健脾除濕之功。

【臨床應用】腳氣痿證，症見四肢不隨，行走不正，四體不得屈伸。

【用量用法】地骨皮：9克；石菖蒲：5～10克。鮮品加倍

【名醫經驗】1. 孫思邈　枸杞菖蒲酒，枸杞根一百斤，菖蒲五斤。上細銼，以水四石，煮取一石六斗，去滓，釀二斛米酒熟。稍稍飲之。治療緩急風，四肢不隨，行步不正，口急及四體不得屈伸。（《千金方》卷七）

2. 田代華　緩急風，亦稱緩風，腳氣痿證之類也。乃陰虛濕盛筋脈失柔所致。枸杞根即地骨皮，功能清虛熱以養陰；菖蒲芳香，功能化濕濁以宣絡。兩藥合用，則濕濁可除，陰虛可補，筋脈得其濡養而柔和，四肢自能清利而靈便矣。（《實用中醫對藥方》）

【使用禁忌】二藥配對，辛開苦降，陰虧血虛，及滑精多汗者忌用。

地骨皮——天花粉

【配對奧妙】地骨皮，甘淡而寒，專入陰分，入肺經，善清肺火，除肺中伏火，入肝腎則益陰瀉火；天花粉味甘、微苦微酸、既瀉肺胃之火熱，又能滋養肺胃之陰液。二藥配對，酸甘化陰，共奏清肺潤燥，養陰生津之功。

【臨床應用】

1. 溫熱病後期，餘熱未盡，低熱不退，口微渴。

2. 肺熱燥咳，津傷口渴，乾咳無痰。

【用量用法】地骨皮：9克；天花粉：10～15克。

【名醫經驗】趙佶　地骨皮飲，以地骨皮、天花粉與蘆根、

麥門冬等同用，治療肺胃蘊熱，唇乾口燥，煩渴引飲。（《聖濟總錄》）

【使用禁忌】二藥配對性寒，脾胃虛寒，大便滑泄者忌服，又天花粉反烏頭，配對後組方時應注意。

【用藥指歸】

1. 地骨皮配對藥，臨床主要用來治療陰虛發熱、盜汗、肺熱咳嗽，血熱出血，內熱消渴等諸方面，至於功效有生津止渴之作用，《藏腑藥式補正》云：「杞根皮苦寒清肅，直入下焦肝腎，能療骨蒸裏熱，而氣味俱清，尚不致鏟滅真陽，損害元氣，然終屬清泄涼降之品，絕無滋養能力。」

2. 地骨皮的使用，凡外感風寒發熱及脾胃虛寒便溏者均不宜用。

第三章 瀉下藥

一、攻下藥

1 大　黃

大黃，始載於《神農本草經》，弘景曰：大黃，其色也。又因其攻積導滯之力銳不可擋，古人譽之為「將軍」。味苦，性寒。入脾、胃、大腸、肝、心包經。主要功效為攻下積滯、清熱解毒、涼血止血、利膽退黃、活血化瘀。

本品大苦大寒，其性沉而不浮，其用走而不守，其力猛而下行，能直達下焦，善能蕩滌胃腸實熱積滯而長驅直下，為苦寒攻下之要藥；且入血分，既能清瀉血分實熱、涼血止血，又能通利血脈以逐瘀通經；此外大黃尚有利膽退黃之功。

用於胃腸宿食燥糞，腹部脹痛，大便不通；或濕熱下痢，裏急後重；或因實熱亢盛而致壯熱不退，神昏譫語；或因火熱迫血妄行而致吐血衄血；或因實熱產生癰腫疔瘡，結合膜充血，腦充血之頭痛，牙齦腫痛以及濕熱黃疸等證。並可與熱藥同用，以下寒實積滯。此外，借其入血降泄之功，又能活血行瘀，並治婦女淤血經閉，癥瘕積聚，產後瘀阻，以及跌僕損傷。研末外敷，又有清火消腫解毒之功。

現代藥理學研究：

大黃中含有蘆薈大黃素、蘆薈大黃素－8－葡萄糖甙、去氧大黃酚、大黃素、大黃酚、大黃素甲醚、食用大黃素、大黃

酸、大黃鞣酸等。其所含蘆薈大黃酸類物質能刺激大腸，增加其推進性蠕動，而促進排便。蘆薈素能引起盆腔內臟出血，從而有活血通經的作用。大黃能降低血管通透性，可使毛細血管緻密，因而有止血功能。大黃還能促進微循環血小板凝聚，使血小板凝聚性明顯增高，並有升高血小板數目的作用。

另有體外實驗證明：大黃對多數革蘭氏陽性菌及某些革蘭氏陰性菌有較強的抑制作用，其中以葡萄球菌及鏈球菌最為敏感。此外，還有抗病毒和消除內毒素的作用。

本品所含大黃酸和大黃素對黑色瘤有明顯的抑制作用，因而有抗腫瘤作用。大黃還能提高機體的免疫能力，使嗜中性白細胞比例及血清總補體水準明顯升高；可促進網狀內皮系統的吞噬能力。

大黃——芒硝

【配對奧妙】大黃與芒硝配伍，是臨床常用的瀉熱通便，攻下積滯的藥對。大黃苦寒蕩滌通下，力猛善行，瀉火涼血，攻積導滯，逐瘀通經，利膽退黃。芒硝鹹寒軟堅，潤燥通便，清熱瀉火，蕩滌內熱實積及停痰宿食。二藥配伍，相須為用，瀉熱導滯，攻下破積，通便除滿之力增強。

【臨床應用】1. 胃腸實熱積滯，大便秘結，積滯不下，腹痛痞滿拒按，神昏譫語，苔黃燥，脈滑數等症。

2. 習慣性便秘。

3. 下痢，尤其是慢性痢疾，下痢穢垢不止，裏急後重，腹脹痛，頑而不癒。

4. 婦女經閉，腹中癥瘕，小腹墜脹疼痛。

5. 急黃，心滿氣喘。

【用量用法】大黃：3～12克，後下煎服；芒硝：10～15克，兌入藥汁內服，或開水溶化後分服。

【名醫經驗】1. 顧選文　生大黃粉 9～15 克，玄明粉 15～30 克，開水 200 毫升沖服、鼻飼或保留灌腸，治療 100 例急性胰腺炎，全部治癒，有效率 100%。尿澱粉酶平均 3.25 天恢復正常（《上海中醫雜誌》1980，（2）：15）。

2. 潭蓉英　以碎大黃 50 克，泡於 400～500 毫升沸水內 5～10 分鐘，將濾液沖芒硝 15 克，頓服，治療流行性出血熱劇烈腹痛 3 例，血止痛減，療效滿意。（《中級醫刊》1980，（10）：16）

3. 尤萬春　治療小兒腸梗阻，以升清通結法（大黃（後下）、芒硝（沖服）、厚朴各 10 克，升麻 9 克，枳實 6 克）治療小兒腸梗阻 16 例，全部病例均於服藥 1 劑後，症狀基本消失，再以和胃健脾之藥收功，一般 2 天治癒，最長 4 天治癒。（《四川中醫》1983，1（1）：44）

4. 蕭伍華　用生大黃、芒硝各等份研末，加少量凡士林，用開水調勻，貼於乳房紅腫部位，伴惡寒、發熱者加服五味消毒飲，治療急性乳腺炎 30 例，全部治癒。（《四川中醫》1987，（5）：25）

5. 湯宗明　治療腦血管意外腑氣不通者 72 例（腦溢血 11 例，腦血栓形成 61 例），均為 4 日以上大便未解，舌苔黃膩或乾。用大黃 12 克，芒硝 10 克（沖服），枳實（或厚朴）9 克，甘草 6 克，煎汁 200ml，分 2 次服，每 2 小時一次。神昏者加安宮牛黃丸 1～2 粒。一般服藥 1～2 次後腑氣可通，對症狀的減輕、病情的緩和有一定的療效。其中 18 例神志昏迷者，藥後清醒者 10 例，無變化者 8 例。（《中西醫結合雜誌》1983，（1）：9）

6. 焦東海等　用瀉熱湯（大黃 1.5 克，芒硝 9 克，元參 15 克，甘草 6 克）水煎 200 毫升，每日 1～2 劑，治療急性肺炎

100 例，結果較單純西藥組為優。（《中醫雜誌》1988，（11）：66）

【使用禁忌】大黃與芒硝配對，其瀉熱導滯、攻下破積之力尤猛，用治實熱積滯，以急下存陰。若老人、體虛、津虧者斷不能用。

大黃——生甘草

【配對奧妙】大黃苦寒，清泄胃中結熱，降胃中濁氣上逆，力猛善行，蕩滌腸胃濁氣宿結，理胃中清濁升降；生甘草甘平，與大黃相伍，其作用有五：一緩大黃之瀉下，二留大黃於胃以潔府，三免苦寒傷中氣，四藉正以和中，五調中有補以癒疾。二藥配伍，相須為用，甘草製大黃苦寒攻下之性，降逆止嘔而不傷胃氣，同時又助大黃瀉火解毒，合用有清泄胃熱，降胃止嘔的作用。

【臨床應用】1. 胃熱氣逆所致胃脘部灼熱，得食即吐，湯藥難進，口乾，口苦，口渴，口臭，心煩，便乾等症。

2. 濕熱瘴毒入侵人體之急黃證。證見面目俱青，狂言妄語，語聲不出。

3. 瘡瘍癰疽、疔瘡、惡癤及下肢潰瘍等一切無名腫毒，惡瘡異症，灼熱疼痛，初起赤潰者。

【用量用法】大黃：9～12 克；甘草：3～6 克。

【名醫經驗】1. 王文育　對以嘔吐為主者，不論是外邪、飲食不節、情志失調所致，還是脾胃虛弱所致，均用二藥配伍治療，取得滿意療效。（《中醫雜誌》1991，（12）：6）

2. 王明如　生大黃 30 克、生甘草 5 克水煎服，治療一例毒蕈中毒致腎功能衰竭者，取得較好療效，並認為大黃導瀉可使腸道排痰增多，使尿素痰下降，改善腎臟微循環，是治療腎功能衰竭的良藥。（《中醫雜誌》1992，（2）：5）。

3. 蕭森茂等　用大黃三分、甘草二分，煎成一小杯，慢慢吞下，治服食中藥即吐者，即拒藥反應。（《百家配伍用藥經驗採菁》）。

4. 尚熾昌等　本藥對可以治療急性胃炎、幽門水腫、急性食道炎、急性膽囊炎等病，證屬胃中熱結氣逆者，臨床應用時還須注意大黃與甘草的量比，方可取得應有療效。（《經方配伍用藥指南》）

5. 李玉環　以大黃、甘草各 50 克，加水 400 毫升，煎汁去渣，待溫後浸泡患處 20 分鐘，治療凍瘡 100 例，效果滿意。（河北中醫）1997，19（3）：13）

【使用禁忌】本藥對苦寒傷胃，適用於火熱熾盛之胃熱證及癰疽疔癤。氣血虛衰者不可用；

大黃──荊芥

【配對奧妙】大黃苦寒，其性重濁沉降，力猛善行，功能蕩滌胃腸實熱積滯，善清血分實熱，並能活血消瘀；荊芥味辛芳香，性溫不燥，氣質輕揚，長於升散，入手太陰、足厥陰氣分，其功用長於發表散邪，祛風熱。

大黃以降為主，荊芥以升為要，二藥配伍，一升一降，相互制約，相互促進，升中有降，清中有散，疏風清熱，瀉下通便，共收清熱通便之功。兩藥相制，藥雖苦寒而不呆滯，有表裏雙解之意。

【臨床應用】

1. 風熱內蘊，腹脹，腹痛，二便不通，肛門腫痛等症。

2. 風熱瘡癤，咽喉腫痛。

3. 久、新癃閉不通，小腹急痛，肛門腫痛。

【用量用法】大黃：3～10 克，後下；荊芥 6～10 克。

【名醫經驗】1. 劉松林　生大黃、荊芥各 12 克，曬乾後共

研末，分2次服，每隔4小時用溫開水調服1次，每日1劑，適用於癃閉各證型。（《內科診治要決》）

2. 高學敏　雖然荊芥一直被認為主升主散，不主收降，但歷代名醫又多作本品治便秘、癃閉、咳喘等證，取其升清降濁也。若新久癃閉，小腹急痛，肛門腫痛者，常與大黃同用，如《宣明方論》倒換散。（《中藥學》）

3. 劉玲等　用防風通聖丸（防風、生大黃、荊芥、山梔、黃芩等）治療偏頭痛15例，痊癒8例，顯效3例，有效1例，無效3例。（《中醫雜誌》1989，（6）：17）

4. 儲永鑫以大黃、荊芥、防風、川芎、白芍、杭菊、代赭石等治療慢性血管性頭痛有效。（《上海中醫藥雜誌》1991，（4）：31）

【使用禁忌】非實熱證不可服。

大黃——肉桂

【配對奧妙】大黃苦寒通下，破積導滯，瀉火涼血止血，行瘀通經；肉桂辛熱溫中，益火消陰，溫補腎陽，引火歸源，散寒止痛。

二藥伍用，寒熱互制，以肉桂之辛熱，制大黃之苦寒峻下之勢；又以大黃之寒涼，制肉桂辛熱燥烈之弊。二者參合，一寒一熱，可溫可清，可補可瀉，寒熱相濟，陰陽調和，共收振脾陽通大便之功。

【臨床應用】1. 習慣性便秘。

2. 肝鬱多怒，胃鬱氣逆，以致吐血、衄血。

3. 胃脘痛，證屬寒熱錯雜，兼見口舌糜爛，腸鳴便溏，舌紅，苔膩，脈滑。

4. 臟腑寒凝積滯之便秘，脘腹冷痛，手足不溫，舌苔黏膩，脈沉遲。

【用量用法】大黃：3～12克；肉桂：6～10克。

【名醫經驗】1. 張錫純　「平肝之藥，以桂為最要，肝屬木，木得桂則枯也，（以桂作釘釘樹，其樹立枯），而單用之則失於熱；降胃止血之藥，以大黃為最要（觀《金匱》治吐，有瀉心湯重用大黃可知），胃氣不上逆，血即不逆行也，而單用之又失於寒。若二藥併用，則寒熱相濟，性歸和平，降胃平肝，兼顧無遺。況俗傳方，原有此二藥為散，治吐血者，用於此證當有捷效。」（《醫學衷中參西錄》）

2. 王少華　運用本藥對治療寒熱錯雜的血證時，應根據寒熱虛實的輕重，決定二藥的重量。熱重寒輕，實甚於虛者，或實熱真而虛寒假，有格拒者，則大黃用量大於肉桂，二藥比例為5：2或3：1，使藥性平和而偏涼，功在瀉胃火而化淤血；若寒重熱輕，虛甚於實，或虛寒真而實熱假，則肉桂的用量宜大於大黃，二藥比例為1：1或1：1.5，使藥性平而偏溫，重在溫補命火，引火歸源，且起溫經作用，用於治療婦科癥瘕，能癥起消癥之效。（《新中醫》1987，（5）：4）

3. 藺振玉　用大黃配合肉桂治療細菌性痢疾，一般1～2日即癒。（《新中醫》1978，（3）：37）

4. 王永珍　治療經行吐衄37例，取肉桂粉、大黃粉各3克，生赭石粉18克，將大黃、肉桂和勻，用生赭石煎湯送下，每日1劑，分早、晚2次服，均治癒。（《山東中醫雜誌》1987，（6）：20）

【使用禁忌】實熱積滯便秘及虛寒性出血，不可使用。

大黃——生石膏

【配對奧妙】大黃苦寒峻下實熱，蕩滌熱毒穢濁，涼血解毒；生石膏清熱瀉火，生津止渴除煩，並有透達之性，二藥合用，一為苦寒，一為甘寒。生石膏清瀉陽明經熱，折其壯熱之

勢；大黃生用瀉陽明腑實熱，下其火勢。合用相得益彰，直瀉陽明經腑實熱，存陰而保津，透達而不閉遏，截斷病勢，防止內陷。

【臨床應用】陽明實熱證。證見高熱，煩渴，大便秘結，神昏譫語。

【用量用法】大黃：6～9克；生石膏：15～60克。

【名醫經驗】1. 秦正生　治外感熱病時，因小兒「陽常有餘」，為使邪熱多一出路，不論大便燥與否，常用製川軍配生石膏通便以瀉熱。治高熱昏迷，守陸九芝「人病之熱唯胃為甚」和萬密齋「心主神明易生驚，色脈相通惡熱侵，實質瀉之唯瀉腑」之旨。擅用大黃、生石膏配用，隨證加味，取得較好療效，並體會加車前子利水泄熱，有助於醒腦。（《中醫雜誌》1985，（3）：18）。

2. 李志槐　石膏、大黃退熱不可少。治高熱，喜用柴葛解肌湯，不管風寒、風熱、表裏俱熱皆可運用。用生石膏不必拘泥於「四大證」，只要有煩渴飲冷皆可投入，用量一般為60～120克。大黃用於高熱時，不管有無便結腹脹，只要有高熱壅滯之象，大便不滑瀉，又無其他禁忌者，多配用大黃，每獲良效。（《中醫雜誌》1984，（11）：34）。

3. 鄂慧　凡時邪高熱，如屬衛氣同病，可用二藥配伍以折其邪熱。用治流感高熱、小兒痄腮紅腫發熱、肺胃蘊熱之乳蛾高熱及咽喉腫痛，可加速降溫除熱，減輕中毒症狀，存陰保津，泄熱防陷。（《上海中醫藥雜誌》1986，（5）：30）。

【使用禁忌】大黃、石膏皆為寒涼之品，脾胃虛寒及陰虛內熱者忌服。

大黃——枳實

【配對奧妙】大黃與枳實皆苦寒之品，苦降寒清。大黃苦

寒，功在蕩滌瀉火，擅下胃腸結熱有形積滯；枳實下氣消痞，主治胃腸結氣之無形氣痞。熱結胃腸則氣滯難行，氣結於中則腸垢難下，二藥配伍，有瀉熱除積、利氣消痞之功。

【臨床應用】1. 腸胃食積化熱之腹脹便秘，胸腹痞滿，舌苔老黃，脈滑數。

2. 痢疾初起，腹中脹痛，或脘腹脹滿，裏急後重者。

【用量用法】大黃：3～10克；枳實：4～10克。

【名醫經驗】1. 張仲景　小承氣湯方中以大黃 12 克，枳實 3 克，厚朴 6 克，用治陽明熱結輕證、陽明熱結輕證之熱結旁流者、陽明熱結重證之有正氣不足者。（《金匱要略》）

2. 趙佶　大黃、枳殼、芍藥各三兩，山梔、黃芩各二兩，食後臨臥服，治眼暴熱痛，皆頭腫痛。（《聖濟總錄》）

3. 李春林等　治療膽石症，以大柴胡湯（柴胡 15 克，大黃 20 克（後下），枳實 10 克，黃芩 15 克，白芍 15 克，金錢草 30 克，海金沙 15 克（包煎），丹參 25 克，鬱金 15 克，芒硝 10 克（沖））治療膽石症 30 例，痊癒 5 例，有效：排石，結石減小，但不完全者 19 例，無效 6 例，總有效率 80%。（《黑龍江中醫藥》1993，（6）：19）

4. 方之斌等　治療腹部手術後腹脹，以排氣湯（大黃、枳實各 6 克，炒厚朴、木香、陳皮各 10 克，甘草 7 克）加減，治療 489 例婦產科腹部手術者，於產後 12 小時服藥，每日 1 劑，24 小時內肛門排氣者占 74.4%，而對照組中僅占 7%。（《江西中醫藥》1984，（6）：21）

5. 白曉菊　治療三叉神經痛，以枳實導滯湯加減（枳實 12 克、大黃（後下）15 克、茯苓、白朮、澤瀉、川芎各 15 克、黃芩、黃連各 10 克，等）每日 1 劑，水煎，早晚分 2 次服，共治 11 例，疼痛緩解為痊癒，共 6 例，疼痛減輕為顯效，共 4

例，疼痛無變化為無效，1 例。（《內蒙古中醫藥》1993，12（3）：44）

【使用禁忌】大黃苦寒峻猛，枳實行氣也力猛氣銳，有「衝牆倒壁」之功。故孕婦、脾胃虛弱者，當慎用；陽虛寒凝及熱結津虧不大便者忌用。

大黃——厚朴

【配對奧妙】大黃苦寒，氣味重濁，直降下行，走而不守，瀉熱通便；厚朴苦溫，苦能下氣泄實滿，溫能利氣散實滿，有燥濕散滿以運脾，行氣導滯而除脹之功能，為泄中焦實滿之氣分藥。二藥合用，一攻一泄，一寒一溫，共奏清泄裏實，行氣寬中之功。

【臨床應用】1. 大便秘結、腹滿脹痛之胃熱實證。

2. 濕熱下痢，裏急後重或瀉而不爽，腹痛，肛門灼熱之腸熱實證。

3. 宿食久滯，鬱而化熱，致胃脘熱痛，食少腹脹等症。

4. 支飲胸痛喘息，支撐脹滿。

【用量用法】大黃：3～10 克；厚朴：4～12 克。

【名醫經驗】1. 張仲景　用厚朴大黃湯治療陽明熱結支飲證。方中以大黃 18 克，配伍厚朴 30 克，枳實 4 克，以瀉熱行氣，化飲滌實，用治陽明熱結支飲，證見胸、脘腹脹滿疼痛，短氣，不得臥，或咳，大便不通，舌紅，苔黃而膩，脈弦數。（《金匱要略》）

2. 黃賢權　用厚朴、大黃、芒硝（沖）、枳實各 9 克，水煎服，行 X 光線快速腸道造影，協助診斷右側結腸癌 10 例，效果滿意。（上海中醫藥雜誌）1983，（4）：21）

3. 朱菲青　治療腸腔閉塞性腸梗阻，以生大黃 12 克（後下），厚朴 6～9 克，枳實 9 克，水煎去渣，沖服玄明粉 18

克，或者根據病情需要酌加甘草、茯苓、元胡、檳榔等藥，1日1劑，分2次服。治療蛔蟲團或糞塊所致的腸腔閉塞性腸梗阻11例，治癒率100%。（《浙江中醫藥》1979，（2）：60）

4. 謝遠明　治療急性黃疸型肝炎，以厚朴、枳實、大黃、芒硝各適量，水煎服，治療熱重於濕，兼有裏實證候的急性黃疸型肝炎效果好。用藥後往往在1～2週內退黃，肝功能也逐漸恢複正常。（《中藥方劑近代研究及臨床應用》）

【使用禁忌】大黃苦寒，厚朴苦溫燥，孕婦慎用；陽明寒結支飲者不宜用。

大黃——巴豆

【配對奧妙】大黃苦寒沉降，力猛善行，破積行瘀，瀉熱通便；巴豆辛溫峻下，性甚猛烈，溫腸瀉積，開通閉塞，消堅磨積，為熱性瀉下藥。

二藥合用，寒熱互制，大黃與巴豆合用，制其性而存其用，共奏下寒積、逐痰痞、滌腸胃之功。

【臨床應用】寒邪積滯腸胃所致之猝然心腹脹痛，二便不利，面青氣急，或口禁暴厥，舌苔白，脈沉緊。

【用量用法】大黃：6～12克；巴豆霜：0.15～0.4克，只入丸散劑。

【名醫經驗】1. 張仲景　三物備急丸中以大黃一兩，巴豆一兩，乾薑一兩，研末蜜和為丸，用時以暖水若酒服大豆許三、四丸，攻逐冷積，用治寒滯食積阻結腸胃，氣機升降痞塞，以致卒然心腹脹痛，痛如錐刺，氣急口禁暴厥者。（《金匱要略》）

2. 金海生等　以神效丸（大黃、巴豆）每次2丸，連服10天，輔以補中益氣丸，治療噎膈，療效滿意。（《浙江中醫雜誌》1986，21（11）：521）

【使用禁忌】二藥藥性峻猛，且巴豆有毒，體質虛弱者忌用；溫暑熱邪所致的暴急腹痛不宜用。

大黃──梔子

【配對奧妙】大黃與梔子皆味苦而性寒，大黃以清瀉為功，蕩滌腸胃積滯，既能瀉熱通腸，又能涼血止血，破瘀行血；梔子以清三焦之火熱為長，能利小便，兼涼血解毒。二藥伍用，能增強其瀉下通便、清熱涼血止血之功；其次，二者均可清熱化濕，相須伍用後，其清熱化濕之力倍增。

【臨床應用】1. 陽明熱盛，大便秘結或積滯瀉痢，兼見身熱、苔黃、脈實者。

2. 一切由於火熱亢盛，迫血妄行所致之吐血、衄血、斑疹等。

3. 三焦熱盛，濕熱蘊結，發為黃疸，證屬熱重於濕之陽黃者；以及邪熱與淤血互結所致之黃疸。

4. 赤目腫痛。

【用量用法】大黃：5～10 克；梔子：3～9 克。

【名醫經驗】1. 王琦等　用大黃硝石湯（大黃、梔子、硝石、黃柏）治療急性黃疸，平均退黃時間為 14～15 天。（《天津醫藥》1978，（2）：85）

2. 張冠生等　以梔子、大黃、白礬、雄黃，按 8：4：4：1 的比例研成未，用時與凡士林調成 50％的軟膏外敷，覆蓋消毒紗布。陽證者去雄黃，每隔 2～3 天換藥一次，，直至痊癒為止。治療 22 例，除 2 例分別治療 6 天、11 天中斷外，餘均痊癒。平均治癒時間為 11.7 天，換藥 4～6 次。（《中醫雜誌》1983，（7）：19）

3. 秦亮　以瀉熱湯（焦山梔、川軍、連翹、薄荷）治療小兒外感高熱 77 例。用法：水煎 2 次，濃煎 200 毫升，分次頻

服。體溫 40℃ 者每日服 1 劑，40℃ 以上者日服 2 劑。結果：速效（服藥 1 天以內體溫降至正常）27 例，占 35%；顯效（服藥 2 天以內體溫降至正常）37 例，占 48.1%；有效（服藥 3 天以內體溫降至正常）9 例，占 11.7%；無效（24 小時高熱不退者）4 例，占 5.2%（2 例因患麻疹無效，2 例未堅持治療改服它藥），總有效率達 94.8%。服藥時間最長者為 3 天，最短者為 4 小時。（《雲南中醫雜誌》1989，10（1）：20）

4. 樂錦茂　用大黃、梔子各 10 克研末，以蓖麻油或液體石蠟加數滴 75% 的酒精，調糊後敷患處，而後用紗布固定，治療各種疼痛 110 例，有良好止痛效果。（《四川中醫》1988，（9）：11）

【使用禁忌】二藥苦寒敗胃，故不宜過用；脾胃虛寒者慎用。

大黃──附子

【配對奧妙】大黃與附子相伍，為臨床最常見的溫下藥對。大黃苦寒瀉下，治胃腸積滯，瘀濁內生；附子大辛大熱，溫陽散寒，通行陽氣，治寒氣生於中，衛陽虛於外。

二者伍用，寒熱併用，溫清並施，補瀉兼顧，相反相成，蕩滌瀉下卻無傷陽之弊，攻下寓於溫陽之中，共奏溫腎通便，通陽和腑，泄濁解毒之功。

【臨床應用】1. 陽氣虛弱、陰寒內盛、冷積停滯而腹中冷痛拒按，便秘，小便數而清，手足厥冷，脈弦緊之症。

2. 陽虛熱陷所致之痞證，心下痞而見惡寒汗出。

3. 產後大便不通。

【用量用法】大黃：3～10 克，後煎；附子：5～15 克，先煎 0.5～1 小時，至口嘗無麻辣感為度。

【名醫經驗】1. 楊如哲　認為此藥對中大黃小劑量補益，

中劑量通利，大劑量攻濁，攻補結合，既能改善腎功能，又能調理脾胃增進食慾。（《中醫雜誌》1990，（11）：9）

2.張福樂等　用大黃、附子各18克，牡蠣36克，水煎灌腸，配合一般治療，對34例慢性腎功能衰竭進行了治療觀察。結果除4例死亡外，餘均緩解出院。（《內蒙古中醫藥》1988，（2）：23）

3.蕭森茂　運用此藥對治療腎陽衰微，濕毒滯留或氾濫之尿毒症，應注意幾點：

（1）以早期運用為好，終末期一般不宜用。

（2）應辨證選用，以脾腎陽虛為主者較宜。

（3）既要注意大黃苦寒傷胃而使病情惡化，也要防止附子辛熱傷陰動血之弊，並隨時調整劑量和配伍。

（4）大黃一般以生用為宜，每日9克即可，或隨證酌定，不可過泄，以大便每日2～3次／日即可。（《百家配伍用藥經驗採菁》）

4.黃克巧　大黃合劑（大黃30克，附片10克，蒲公英30克，益母草20克，夏枯草20克，白花蛇舌草30克），水煎取汁150毫升，保留灌腸20～30分鐘，每日1～2次。治療10例急性腎衰病人，痊癒（尿素、肌酐恢復正常，症狀消失）8例，顯效（尿素、肌酐正常，症狀基本消失）2例；3例慢性腎衰，顯效1例，好轉（尿素、肌酐下降不明顯，症狀無改善）2例。（《雲南中醫中藥雜誌》1996，17（4）：50）

5.尚熾昌等　應用本藥對時，一定要注意大黃與附子的劑量比例，附子劑量須大於大黃，使大黃寒下易為溫下，取其用而去其性。（《經方配伍用藥指南》）

6.賀永清　治療腎功衰竭，用附子（先煎）、桂枝、大黃各10～15克，黃芪20～40克，桑白皮15～20克，水煎服，每

日 1 劑。同時用附子 15 克，大黃 30 克，牡蠣、蒲公英各 60 克，濃煎至 200～400 毫升，作保留灌腸，每日 1 次。結果：顯效 14 例，好轉 6 例，無效 3 例，死亡 2 例，總有效率 80%。（《陝西中醫》1986，（12）：535）

7. 胡龍才　用熟附片、生大黃各 10 克，炒槐花、生牡蠣各 30 克，濃煎成 100～150ml 保留灌腸，治療 30 例尿毒症，能改善症狀，延長存活時間，有近期療效。（《浙江中醫雜誌》1981，（4）：169）

【使用禁忌】大黃與附子配伍為溫下藥對，宜於寒實病證，故於實熱便秘者不宜用；且附子辛熱燥烈，凡陰虛陽亢及孕婦忌用；另附子反半夏、瓜蔞、貝母、白芨、白蘞，配伍時應禁忌；附子有毒，應制用，煎煮得當，勿服過量，否則可引起中毒。

大黃——人參

【配對奧妙】大黃以清瀉為功，即能瀉熱通腸，又能涼血止血、破瘀行血；人參大補元氣，益血生津，安神益智，為虛勞內傷第一要藥。

二藥配對，大黃瀉下通便以攻其邪，人參益氣生津以培其本，相反相成，攻補兼施，益氣活血，泄濁解毒。

【臨床應用】1. 裏熱實證而見氣血虛弱，腹痛硬滿，口渴；或素體虧虛而便秘不通，不宜強攻下者。

2. 氣虛津虧，燥屎內結，潮熱譫語，脈反微澀。

3. 伏熱內結，津氣虧虛。

【用量用法】大黃：5～10 克；人參：6～10 克，文火另煎兌服，或研末吞服，每次 1.5～2 克。

【名醫經驗】1. 陶節庵　黃龍湯，方中以大黃三錢與人參二錢、芒硝四錢、枳實二錢、厚朴一錢、甘草一錢、當歸三錢

配伍，以扶正攻下，用於陽明腑實不去，同時氣血受傷者。（《傷寒六書》）

2. 徐嵩年　治療慢性腎功能衰竭強調通腑一法，以期取得及時排毒效果。常用安宮牛黃丸化開，調生大黃粉，與人參湯同服，對扶正排毒，除尿素氮有一定療效。（《腎與膀胱證治經驗》）

3. 王少華　善用二藥合伍治療各種血證。治療肌衄每以二藥配伍二至丸或歸脾湯奏功；治體虛證實之經漏每用二藥配四物湯，可收事半功倍之效；治療支氣管擴張、肺結核之咯血，隨證選用，也可收到較好的療效。（《新中醫》1987，（5）：5）

4. 張鋼綱　治療高血脂症，以生大黃 1.5 克，生曬參 0.2 克，綠豆 50 克，綠茶葉 5 克，製成 50ml 藥液，每次 50ml 口服，每日 3 次，服藥 2 週。（《常用中草藥新用途》）

【使用禁忌】大黃與人參的配伍，適用於邪實而正虛之證，邪實而正不虛者忌用或慎用。

大黃——牽牛子

【配對奧妙】大黃性稟苦寒直逐，長於下通而利穀道，以破積滯、瀉熱毒，偏入血分；牽牛子性稟辛寒，善驅水濕之邪從二便出，偏走氣分而消水腫。大黃與牽牛子同屬苦寒，均為峻厲瀉下之品。

二藥相伍，一走氣分，一走血分，一治氣分之水濕壅結，一治血分之實邪結滯，相須為用，瀉下之力甚峻，具有導濕利水、瀉火解毒、破積通滯之功。

【臨床應用】1. 濕熱壅結之實腫脹滿、二便不利之症。

2. 肺熱喘急脈大。

3. 熱毒腫瘡。

4. 相火之氣，游走臟腑，內則結於大腸而便秘，外則流於手足而煩熱，甚至內外格拒而四肢厥冷。

5. 肚腹膨脹，大小瘡有形跡者。

【用量用法】大黃：5～10克；牽牛子：3～9克。

【名醫經驗】1. 張豐強　大黃二兩，牽牛子五錢，為末，每服三錢，治大便秘結。有厥冷，用酒調三錢，無厥冷而手足煩熱者，蜜湯調下，食後微利為度。（《臨床大本草》）

2. 包俊華　以大黃、玄明粉各20克，二丑40克，共為細末，在瓷缸內倒入110克栓劑基質加熱融化後，加入上述藥物，攪拌均勻，灌入栓膜內製栓。用於大便乾硬病人，排便前將通便栓一支（嚴重者可塞二支）自行塞入肛內，一般用藥5～10分鐘排便。（《中華肛腸病雜誌》1990，3：（38））

3. 李淑嬋　用大黃、二丑、檳榔各等份，共研細末，用生蜂蜜調成糊狀，口服，治療小兒肺炎。2～6個月者，服用0.6～1克；6個月～1歲，服用1～1.5克；1～3歲，服用1.5～2克；3～6歲服用2～2.5克。共治療69例小兒肺炎，服後肺部囉音2～3天消失者19例，5～6天消失者33例，其餘在9天內消失。胸透、胸片復查69例，均恢復正常。（《四川中醫》1988，9：（12））

4. 湯鐵成　以酒大黃25克，二丑、檳榔、皂角各30克，製南星120克，共為細末，砂糖調拌而成寧癇散。間歇期每日晨起空腹調服1次，成人每次6克，小兒每次3克；發作時入麝香少許，用薑湯送下，用量與間歇期同。療程1月以上。共治療30例，其中大發作者9例，小發作者11例，局限性發作者3例，精神運動性發作者7例。經5年以上追訪，30例中未復發者24例，1年後復發，但發作間歇時間明顯延長，繼續服藥仍能控制者5例，無效1例。（《中國中醫藥學報》1989，

6：（46））

【使用禁忌】二藥均為苦寒峻厲瀉下之品，易傷陰敗胃，體質虛弱之人及孕婦忌用。且牽牛子反巴豆，故此藥對不宜與巴豆同用。

大黃——龍膽草

【配對奧妙】大黃苦寒沉降，氣味俱厚，力猛善走，能直達下焦，疏通下焦濕熱之結，且能入血分活血行瘀通經；龍膽草性沉而降，清熱燥濕，功專瀉肝膽實火，清下焦濕熱。二藥均為苦寒至陰之品，合而用之，其瀉火解毒之力強而猛，以清瀉肝膽實火見長。」

【臨床應用】

1.肝膽實火上炎所致的脅痛、耳聾、口苦、目赤等症。

2.肝膽濕熱鬱蒸之黃疸，熱痢，陰囊濕腫。

3.火盛迫血妄行而致的吐血，驚狂等症

【用量用法】大黃：3～6克；後下。龍膽草：3～9克。

【名醫經驗】1.印會河　治療胃炎、食道炎胃納不佳者，常以大柴胡湯為法，然立意在「苦」字，用龍膽草、大黃於臨床，劑量宜輕微，目的在於蘇醒胃土，與苦寒蕩滌顯然不同。二藥輕劑運用，大黃1克，龍膽草2克，則能健胃。（《上海中醫藥雜誌》1985，（11）：23）

2.吳同寅　治療膽囊炎。用大黃、龍膽草、苦參、鬱金、金錢草各120克，共為細末，以豬膽汁泛丸。每日3次，每次9～12克，，飯前服。1劑為1療程。忌服生冷、脂肪、辛辣、酸味。治療20例，服完1劑而癒者16例，2劑而癒者4例。（《江蘇中醫藥雜誌》1981，（6）：36）

3.杜俊寶　治療膽系感染，以金鈴瀉肝湯（大黃10克，龍膽草、乳香、沒藥各12克，川楝子15克，三棱、莪朮各9

克，甘草 3 克）加減，治 150 例（急性膽系感染 42 例，慢性 108 例），痊癒 130 例，好轉 20 例。（《遼寧中醫雜誌》 1991，（4）：27）

【使用禁忌】二藥均為苦寒敗胃之品，易傷胃氣，故脾胃虛弱者慎用。

大黃——䗪蟲

【配對奧妙】大黃苦寒攻下，既能蕩滌胃腸實熱積滯，又能入血分，破血行瘀，化瘀消結，暢和氣機而和血脈，對淤血不行而致的癥瘕積聚、有形之邪具有推陳致新的作用；䗪蟲鹹寒，善入血分，具有破血逐瘀，消癥散結之功。二藥合用，相使相助，併入血分，破血逐瘀，通經止痛，消癥散結之功增強，且藥力峻猛而迅速，有一過不留之勢。

【臨床應用】1. 血瘀經閉，癥瘕積聚，肌膚甲錯。

2. 跌打損傷，淤血腫痛。

【用量用法】大黃：3～10 克；䗪蟲：3～6 克。

【名醫經驗】1. 劉光漢　用大黃蟲丸（大黃、䗪蟲、乾漆、虻蟲、蠐螬、地黃、赤芍等）治療 B 型慢性活動性肝炎 40 例，結果：治癒 17 例，有效 19 例，無效 4 例。本方雖與西藥對照組無顯著差異，但在降 SGPT、黃疸指數、及 HbsAg 轉陰方面均比對照組療效顯著。（《陝西中醫》1986，7（7）：301）

2. 任昌偉　用大黃䗪蟲丸（每丸重 9 克）治療肥胖性脂肪肝，每服 1 丸，日服 3 次，如納差明顯，舌淡胖，苔厚膩者，用二陳湯加減水煎送服。共治療 70 例，臨床治癒 42 例，顯效 17 例，進步 7 例，無效 4 例。（《四川中醫》1990，（10）：32）

3. 張鳳山　用大黃䗪蟲丸治療 3 例頑固性高血壓（已用中西藥效果不佳者）患者，服藥 6 月後，血壓由 26.7／20 千帕降

至 20 / 13.3 千帕，蛋白尿由+++降為正常。用法：每服 1 丸，每日 2 次。（《河北中醫》1980，（3）：53）

4. 吳國義　用蟲 5 克，大黃、桃仁各 15 克，斑蝥 3 個，雄黃 2 克。治療狂犬病 36 例。用法：每日 1 劑，水煎連服 2 劑。結果：除 1 例死亡外，餘均治癒。（《遼寧中醫雜誌》1983，（12）：33）

5. 李去病　用大黃蟅蟲丸（每丸重 3.3 克），治療乳腺增生。用法：每服 1 丸，每日 2 次，於月經前 10 日開始服藥，10 日為一個療程。共治療本病 66 例，治癒 38 例，顯效 20 例，進步 6 例，無效 2 例。用藥多者 5 全療程，少者 1 個療程。（《陝西中醫》1990，（4）：163）

6. 吳宗柏等　用大黃蟅蟲丸配合辨證用藥，治療 46 例閉經、痛經患者，病程在 2 個月～4 年之間，療程 2～3 個月來潮者 35 例。（《中醫年鑒》，第 1 版）

【使用禁忌】本藥對性猛剛烈，下瘀力強，非淤血停積，元氣損傷者，不可妄投；孕婦忌用。

大黃——乾薑

【配對奧妙】大黃通腑泄法清胃熱，推陳出新，小量大黃啟脾開胃、「安和五臟」；乾薑溫脾胃之陽，除裏寒。二藥配用，脾胃同治，寒熱平調，一走一守，相輔相成，共奏溫脾清胃，安和脾胃之功。

【臨床應用】寒熱互結之胃脘痛，證見胃脘灼熱疼痛，吞酸嘈雜，腸鳴，大便黏滯不爽，舌紅，苔白。

【用量用法】大黃：5～10 克；乾薑：5～10 克。

【名醫經驗】1. 張琪　大黃配伍乾薑治療胃熱脾寒，寒熱錯雜之胃脘痛，症見：胃脘灼熱脹痛，吞酸，嘈雜，噯氣，腸鳴，嘔吐，便秘或大便黏滯不爽，舌邊紅苔白，脈弦滑。用之

頗中病機。（《實用中醫內科雜誌》1988，（1）：2）

2. 陳宗治　治療急性腸梗阻，取乾薑 20 克，大黃、烏梅各 30 克，蜂蜜 10 克。先將乾薑、烏梅用清水 300ml 煎煮 10 分鐘左右，再將大黃、蜂蜜入煎 2～3 分鐘即可。將藥汁少量頻頻餵服。

嘔吐劇烈者，可經胃管灌入，每次 50ml 左右，每隔 2 小時 1 次。如 6 小時後一般情況未見好轉，可將藥液由肛門灌腸。共治療 80 例蛔蟲性腸梗阻患者，除 1 例中途轉手術外，其餘 79 例均在 6～48 小時內排便排蟲，其中 6～24 小時解除腸梗阻者 56 例，占 70%。一般均在 3～5 天內痊癒，出院。（《浙江中醫雜誌》1988，23（3）：102）

【使用禁忌】對於單純的胃熱證或單純的腸虛寒證，不可應用。

生大黃──大黃炭

【配對奧妙】生大黃苦寒沉降，峻下實熱，蕩滌熱毒穢濁，涼血解毒；大黃炒炭之後，苦寒之性已減。二藥合用，相得益彰，增強了通腑泄熱，活血解毒之功，減少了苦寒傷脾胃之副作用。

【臨床應用】慢性腎功能衰退致濕熱內蘊，證見小便短少黃赤，甚或全無，浮腫，面色晦暗，納差，噁心，或嘔吐，口氣穢臭，舌苔黃膩，脈濡數。

【用量用法】生大黃：5～10 克；大黃炭：10～30 克。

【名醫經驗】張榮榜　用生大黃 3 克，大黃炭 30 克，二藥之比為 10：1。用後大便每天 3 次以上者，可減少生大黃的用量；大便每天 1 次或偏乾者，可小量遞增生大黃用量；以每天 2 次大便為宜。用於治療慢性腎功能衰竭，取得較好的療效，又可減輕大黃苦寒傷脾胃的副作用，而能堅持服藥治療。

（《中醫雜誌》1992，（2）：4）

【使用禁忌】脾腎虛寒，寒濕內蘊證或肝腎陰虛，肝風內動證忌用。

大黃——草果仁

【配對奧妙】大黃苦寒，蕩滌胃腸實熱積滯，涼血解毒，活血行瘀，推陳出新，安和五臟；草果仁芳香化濁，燥濕散寒。二藥配伍，寒熱併用，苦寒不傷脾胃，香燥不傷陰血，相輔相成，共奏瀉熱毒，化濕濁，解毒之功。

【臨床應用】濕毒穢濁蘊結，脘腹脹滿，嘔噁納呆，舌苔厚膩白滑，舌質淡紅者。

【用量用法】大黃：5～10克；草果仁：3～8克。

【名醫經驗】張琪以本藥對治療腎功能不全，濕熱血瘀，邪毒交阻上逆。大黃用量一般不宜大，以5～10克為宜，量大致瀉反傷正。（《實用中醫內科雜誌》1988，（1）：2）

【使用禁忌】草果剛烈，用治慢性腎功能不全，只能用治濕毒穢濁蘊結，舌苔厚膩白滑者，舌質淡紅者。若熱重或有動血傾向，或陰傷者宜慎用。

大黃——桑白皮

【配對奧妙】大黃苦寒，蕩滌胃腸，降泄濁邪，活血行瘀，清熱解毒，有推中下二焦陳穢而出之功；桑白皮瀉肺氣壅實，開通上焦。二藥合用，通瀉三焦濁邪，功效益增。

【臨床應用】腎功能不全，濕熱內蘊，證見全身浮腫，小便短少黃赤，甚或全無，口氣穢臭，納差，噁心，或嘔吐。

【用量用法】大黃：5～10克；桑白皮：6～12克。

【名醫經驗】張淑娟　用此藥對治療腎功能不全病人，對防止感染，改善食慾，緩解高血壓都有一定的作用。（《中醫藥學報》1986，（1）：17）

【使用禁忌】脾腎虛寒及肝腎陰虛者不宜用。

大黃——白芷

【配對奧妙】大黃苦寒，長於通腑瀉熱，活血祛瘀，治「諸火瘡」，療熱瘡；白芷辛散，長於化濕濁，解毒排膿止痛。二藥合用，寒熱並舉，能疏通積滯，化除濕濁，排解熱毒，共奏清熱祛積滯，化濕濁解毒，排膿消腫之功。

【臨床應用】1. 頭面、背部瘡瘍腫毒，反覆發生，大便秘結或不秘結，有火毒濕濁者。

2. 胃腸火熱壅滯，大便秘結的陽明頭痛、眉棱骨痛、鼻淵流濁涕，牙齦腫痛。

3. 仗瘡腫痛。

【用量用法】大黃：5～10克；白芷：5～10克。水煎服或外敷或水煎濃汁，揉洗傷處，以癢至痛、痛至癢、瘀散見紅為度，拭乾貼藥。

【名醫經驗】1. 潘維慶　用紫白油（紫草、白芷、大黃、銀花藤、地榆）治療燒傷有效。（《遼寧中醫雜誌》1987，（4）：44）

2. 虞勤冠　治療肝炎，用白芷、大黃各等份，研末，每次5克，日服三次，對肝炎引起的轉氨酶升高，以及脅痛、胃脘痛及不適、納差等症狀，均有較好療效。（《浙江中醫雜誌》1982，（1）：40）

3. 劉麗芳　治療蛇咬傷，以半邊蓮30克、大黃、白芷、青木香、法半夏、菊花、金銀花、赤芍各15克，甘草3克。於患者咬傷後急煎1～2劑，分2次服完，次日起每日1劑。治療腹蛇咬傷31例，結果全部治癒，平均治癒天數8天。（《湖南中醫學院學報》1989，（2）：97）

【使用禁忌】脾胃虛寒者不可用。

大黃——阿膠

【配對奧妙】大黃苦寒，瀉血分瘀熱而止血；阿膠養血止血。二藥配伍，養血與祛瘀併用，涼血與瀉熱並施，如此，血虛能補養而不滯，瘀熱能清瀉而不傷正。相輔相成，共奏養血瀉熱祛瘀止血之功。

【臨床應用】血虛有瘀熱的各種出血證，如血淋、血尿、吐血、咯血、崩漏、月經過多、便血等。用之得當，頗增療效。

【用量用法】大黃：5～10克；阿膠：4～9克，烊化，兌入藥汁內。

【名醫經驗】蕭森茂　大黃不宜與阿膠、鹿膠等含蛋白質較多的藥物同煎，因蛋白質與大黃中鞣質結合而互相抵消作用，影響療效。（《百家配伍用藥經驗採菁》）

【使用禁忌】血分實熱，熱邪迫血妄行所致的各種出血證，不可應用；且阿膠性質滋膩，有礙消化，故脾胃虛弱不思飲食，或納食不消，痰濕嘔吐及瀉泄者，不宜服。

炒大黃——炮薑

【配對奧妙】大黃炒黑，入血分，清血分邪熱，祛瘀止血；炮薑溫中止血，「守而不走」。二藥配伍，一溫一寒，一守一通，溫不助熱，寒不傷陽，相反相成，共奏溫清止血之功。

【臨床應用】陽虛有伏熱之血證。

【用量用法】大黃1.5～3克；炮薑3～6克。

【名醫經驗】1.喬仰先　治療脾虛失統，虛中夾實，寒中有伏熱之血證，用之有較好療效。（《上海中醫藥雜誌》1983，（2）：5）

2.王少華　治療虛寒性遠血證，以黃土湯加大黃1.5～3克，炮薑3～6克，以溫陽攝血，化瘀止血，有較好療效。

（《遼寧中醫雜誌》1988，（2）：27）

【使用禁忌】血分實熱，熱邪迫血妄行所致的各種出血，以及氣虛所致出血各證，不可應用。

大黃——代赭石

【配對奧妙】大黃苦寒降泄，清瀉瘀熱，涼血止血；代赭石平肝鎮逆氣，涼血止血。二藥合用，沉降清鎮，共奏平肝降瀉炎上之火熱，涼血止血之功。

【臨床應用】氣火上逆，肝火上衝所致各種出血證，如咯血、嘔血、鼻衄、齒衄、舌衄、眼底出血、顱內出血、倒經等。

【用量用法】大黃：5～10克；代赭石：5～12克。

【名醫經驗】1. 王少華　對於胃潰瘍之吐血、便血屬胃火上逆下迫者，每用二藥配伍有效。（《新中醫》1987，（5）：5）

2. 王永珍　治療行經吐血，用生赭石細末18克，煎湯送服大黃末3克，肉桂末3克，每日1劑，早晚2次內服。治療37例，治癒率100%。（《山東中醫雜誌》1987，（6）：20）

3. 朱靜芳　先將代赭石、清半夏水煎，再入大黃、芒硝，取汁吞服醋甘遂末，隔日1次，20天為1療程。此法治療精神分裂症62例，痊癒3例，顯著進步18例，進步32例，無效9例，有效率為85.48%。服藥期間，氯丙嗪或泰爾登維持在每日300毫克。（《中醫雜誌》1985，26（4）：40）

【使用禁忌】氣不攝血及淤血所致的各種出血證，不可應用。

大黃——升麻

【配對奧妙】大黃苦寒下行降泄，泄熱解毒，涼血化瘀。升麻清輕上升，升散鬱火解毒。二藥配伍，一清降下行，一輕

清上升，相制相濟，共奏降濁升清，散鬱涼血化瘀止血之功。

【臨床應用】火熱迫血妄行所致出血，如咳血、嘔血、鼻衄、齒衄、舌衄等。

【用量用法】大黃：3～9克；升麻：3～5克。

【名醫經驗】1. 王少華　每用二藥相伍治療面部諸竅衄血有較好的療效。大黃6～10克，升麻1.5～3克。若病在下部，症見經漏、便血，則大黃或大黃炭1.5～3克，升麻6克（《新中醫》1987，（5）：5）

2. 尤萬春　用升清降濁法（升麻9克，大黃後下、芒硝（沖服）、厚朴各10克，枳實6克，治療小兒腸梗阻16例，全部病例均於服藥一劑後，症狀基本消除，再以和胃健脾藥收功，1般2天治癒，最長4天治癒。（四川中醫雜誌）1983，1（1）：44）

3. 高學敏　升麻歸胃、大腸經，尤善清陽明熱毒，常用治胃火上攻，牙齦腫痛，齒衄出血、口舌生瘡等症。若胃腸積熱之齒腫齒衄，可配大黃、黃連、當歸等，如《症因脈治》升麻清胃散。（《中藥學》）

【使用禁忌】脾胃虛寒者不宜用。

大黃──花蕊石

【配對奧妙】大黃苦寒通腑泄熱，涼血化瘀止血；花蕊石質堅酸澀，體重沉降，既能止血，又能化瘀。二藥合用，共奏通腑泄熱，化瘀止血定痛之功。

【臨床應用】瘀熱互結，症見各種出血，大便秘結者。

【用量用法】大黃：5～10克；花蕊石：10～15克。

【名醫經驗】1. 馮倉懷　以此藥對治療急性中風，認為大黃用於急性中風，不論出血性或缺血性，均可起到改善微循環、降壓、退熱的作用。屬實屬虛，均以大便秘結為運用指

徵，至大便變軟後方停用。未見明顯副作用。（《中醫雜誌》1992，（1）：9）

2. 黃文東　治咯血善用大黃化瘀止血。配赤芍、桃仁、側柏葉，則化瘀止血作用尤為滿意。咯血較重時，則大黃、花蕊石同用。（《黃文東醫案》）

3. 黎漢華　以大黃炭 20 克，煨花蕊石 60 克，甘草 10 克，白及 40 克，研末混裝，每次成人 10～15 克，小兒減半，每日 3 次，治療上消化道血，效果滿意。（《北京中醫學院學報》1989，12（5）：30）

【使用禁忌】二藥配伍，能涼血化瘀止血，內無瘀滯者慎用；孕婦忌用。

大黃——黃芪

【配對奧妙】大黃蕩滌胃腸之積滯，涼血解毒，活血化瘀；黃芪補益脾肺之元氣，益氣升陽，托毒運毒。二藥攻補兼施，共奏振奮腎氣，益氣攝精，升清降濁之功。

【臨床應用】尿毒症濕熱內蘊，小便短少黃赤，甚或全無，全身浮腫，面色晦暗，納差，噁心，或嘔吐，口氣穢臭，舌苔黃膩，脈細數或滑數。

【用量用法】大黃：5～10 克；黃芪：5～10 克。

【名醫經驗】1. 劉樹農以二藥配伍為主治療尿毒症屢獲效驗。劉氏認為腎臟對血液具有留精去粗之功能。觀本病之病因病機係腎臟留精去粗之功能障礙，繼而使血液形成陳者當去不去，新者當生不生之局面。二藥配伍助腎攝精排濁。（《上海中醫藥雜誌》1985，（3）：28）

2. 陳彪　治產後癃閉，用生大黃 10 克，後下、黃芪 20 克、白朮 30 克、益母草 30 克、桃仁 10 克、澤瀉 10 克、豬、茯苓各 12 克、甘草 10 克，服藥後 2 小時大便解，小便通，治

療100例產後癃閉，結果證明，用大黃的即能解小便，不用則依然尿閉，可見大黃確能通便利尿，用於產後癃閉效果肯定，不必拘於產後忌用之說。（《中醫雜誌》1991，（12）：7）

3.顧文卿等　治療上消化道出血，用四黃湯（生地30份、大黃15份、生黃芪15份、黃連9份、生甘草6份，研末，過20目篩後混合，分30包備用。）每次取四黃粉30克，加水200毫升，煎服2分鐘，過濾去渣涼服，每天1包，分2次服。重症每天2包，分4次服，5天為1療程。共治100例，止血成功者99例。（《中醫雜誌》1983，（12）：59）

【使用禁忌】脾腎虛寒，寒濕內蘊者不宜用。

大黃——皂角子

【配對奧妙】大黃苦寒峻下，攻導積滯，行瘀泄濁，攻逐一切實熱積滯，酒製則增活血行瘀之功；皂角子辛溫，攻走血脈，消腫托毒，潤腸通便，利大腸燥結。二藥均善攻積導滯，合用相得益彰，既有泄穢濁推陳出新，安和五臟之功，又能蕩滌胃腸、血分熱毒。

【臨床應用】1.濕熱痢疾，下痢穢垢不止，裏急後重，腹脹痛，頑而不癒者。

2.一切陽邪積滯，氣積、血積、蟲積、食積、傷寒實熱便結等證。

3.小兒便血，臟毒初起，肛門腫痛；或小兒積熱太盛，肛門作腫，大便艱難，努力翻出，脫肛不還。

【用量用法】大黃：5～10克；皂角子：3～6克。

【名醫經驗】1.蕭森茂　下痢，尤其是慢性痢疾，濕熱積滯，穢濁壅結腸曲，下痢穢垢下止，裏急後重，腹脹痛，頑而不癒，非一般導滯之品所能取效者，配伍二藥直達病所，所謂「通因通用」，積滯穢濁得以攻逐，下痢可癒，臟腑氣血得以

安和。（《百家配伍用藥經驗採菁》）

2. 湯鐵城　治療癲癇，以製南星 120 克，酒大黃 25 克，皂角、黑丑、檳榔各 30 克，共為細末，砂糖調拌而成寧癇散。間歇期每日晨起空腹調服 1 次，成人每次 6 克，小兒每次 3 克；發作時入麝香少許，用薑湯送下，用量與間歇期同。療程 1 月以上，共治 30 例，其中大發作者 9 例，小發作者 11 例，局限性發作者 3 例，精神運動性發作者 7 例。經 5 年以上追訪，30 例中未得發者 24 例；1 年後復發，但發作間歇時間明顯延長，繼續服藥仍能控制者 5 例；無效 1 例。（《中國醫藥學報》1989，（6）：46）

【使用禁忌】二藥配伍能蕩滌胃腸、血分熱毒，故濕熱穢濁積滯不甚者當慎用；且皂角子辛溫，有小毒，對胃腸有強烈的刺激性，服用過量，可引起嘔吐或腹瀉，故孕婦及有咯血傾向者，不可應用。

大黃——當歸

【配對奧妙】大黃善瀉熱毒，破積滯，且能入血分而通經散瘀；當歸既能養血補血，又能活血行血。二藥配對，剛柔相濟，通血導滯。

【臨床應用】1. 跌打損傷，淤血內停，作熱五臟，吐血，下血，出血不止。

2. 血瘀閉經，少腹疼痛，舌質瘀暗，脈澀。

3. 燙火傷。

【用量用法】大黃：5～10 克；當歸：5～10 克，水煎服或研末水調服；外用則二藥為末用麻油調搽或乾摻。

【名醫經驗】1. 陳士鐸　大黃 10 克，當歸 12 克，荊芥（炒黑）、黃芩、防風各 9 克，生甘草 5 克，黃芪、茯苓各 10 克，水煎，分 2 次服。治療燙火傷。（《石室秘錄》）

2. 彭玉龍　治療便毒欲化膿者，用複方魚腥草片，配用內服的紅花散瘀湯（紅花、當歸、生軍、穿山甲、連翹、蘇木、石決明、僵蠶、乳香、貝母），可使腫塊消失，療程明顯縮短。（《中成藥》1990，12（12）：44）

3. 高學敏　治療山慈菇中毒，以當歸9克，大黃（後下）、明礬各30克，甘草15克，水煎服。（《中藥學》）

4. 王金橋　治療中風閉證32例，用大黃10克，當歸、川芎、牛膝各15克，血竭、沒藥各10克，小茴香、牽牛子各5克，麝香0.1克（沖），冰片3克（沖），水煎服。其中腦血栓形成15例，蛛網膜下腔出血10例，腦出血7例。結果基本治癒8例，顯效14例，進步6例，無效2例，死亡2例。（《中醫藥學報》1991，（6）：41）

【使用禁忌】氣血不足之閉經不宜用；孕婦忌用。

大黃——陳石灰

【配對奧妙】大黃苦寒，活血涼血，既是氣藥，又是血藥，止血而不留瘀；石灰辛苦澀性寒，辛能散能行，苦能降能堅，澀能收能止，《本草綱目》稱其為「止血神品」。二藥合用，增強其解毒、止血、定痛之功。

【臨床應用】1. 創傷出血或湯火灼傷。

2. 胃熱出血或腸熱泄瀉。

【用量用法】內服：大黃1～3克；陳石灰：0.5～1克；外用：二藥等分同炒至桃紅色，去石灰後研末撒敷傷口。

【名醫經驗】1. 夏以德　用大黃粉與生石灰，同炒至紅後加入明礬，再加水煎熬，使之在消毒瓶內沉澱，取上層澄清液，用於外傷出血患者13例，結果均獲良效。（《中華內科雜誌》1954，（1）：53）

2. 劉德厚　治療淋巴結核，以大黃粉配合石灰粉，香油調

成糊狀，紗布條浸藥後，填塞淋巴結核破潰瘡口內，每天換藥1次，經治208例，痊癒181例，有效26例，無效1例。無瘻管者療程3個月，有瘻管者4～5個月。（《中醫雜誌》1980，（3）：39）

3. 張樹生等　將生石灰500克，生大黃片90克，放鍋內同炒，當石灰呈桃紅色時去大黃，將石灰篩後即成。用消毒鹽水徹底洗淨傷口，傷口周圍用酒精棉球由內向外擦去血跡（如傷口較大，可用膠布拉攏），然後撒上此藥散，用紗布包好即可。也可在紗布上塗上一層凡士林，以便換藥時將紗布揭去。治療數百例外傷出血（金刀傷、跌傷、碰傷等小外傷出血）碰傷後已化膿的小傷口，均收到了較好效果。（《中藥貼敷療法》）

【使用禁忌】氣虛失血及血瘀出血不宜用。

大黃——僵蠶

【配對奧妙】大黃苦寒降泄熱毒，散血消腫；僵蠶鹹寒散結消腫，活絡止痛。二藥相伍，清解溫熱疫毒，諸證自消。

【臨床應用】1. 溫熱疫毒上攻頭面，熱壅血瘀，發為頭面腫大疼痛、喉痺等證。

2. 咽喉腫閉不通。

3. 耳後腮邊忽然腫痛，屬陽明蘊熱者；兼治發頤。

【用量用法】大黃：5～10克；僵蠶：5～10克。

【名醫經驗】1. 黃茂生　治療痔瘡，以大黃、僵蠶、炒黃柏、烏梅、蒼朮、五倍子、白礬、麝香、冰片等製成痔靈栓，治療痔瘡便血共274例，顯效187例，有效51例，無效36例，總有效率86.8%。（《雲南中醫雜誌》1984，5（4）：16）

2. 陳先澤　治療小兒高熱，以生大黃、熟大黃、僵蠶、前

胡、黃芩各 11.1%，瓜蔞仁、山梔各 7.4%，黑丑、蟬蛻各 5.6%，薄荷葉 3.7%等藥組成，共研極細末。1 周歲服 1.6～1.7 克，開水沖服，其餘年齡酌情增減。治療組 100 例，有效率為 84%，平均退熱時間為 1.89 天，而對照組 74 例，有效率為 82.5%，平均退熱時間為 2.66 天（t=2.88，P＞0.05）。（《新中醫》1988，（3）：29）

3. 賀遵諷　治療疥瘡，用大黃 10 克，僵蠶、薑黃各 15 克，露蜂房、蟬蛻各 30 克，共研細末，平均分成 18 包，每次服 1 包，每日 3 次，用土茯苓 100 克煎水約 100 毫升送服，小兒用量酌減。配合外用藥（硫黃 12 克，水銀 3 克，熟石膏、枯礬各 10 克，凡士林 100 克調）擦患處，每日早晚各用 1 次，6 天為 1 療程。150 例患者，全部在一個療程內治癒。（《湖南中醫雜誌》1986，（6）：32）

【使用禁忌】虛熱者及血虛而無風熱者不宜用。

大黃──黃芩

【配對奧妙】大黃苦寒走裏，能通便瀉熱解毒，釜底抽薪，使熱從下瀉；黃芩苦寒走表，能疏風清表瀉火。二藥合用，相輔相成，表裏雙解，實熱自除。

【臨床應用】1. 外感風熱入裏內結，或金瘡感染化熱耗傷津液，以致陽明腑氣不通，大便秘結。

2. 實熱上攻，清竅被擾，偏正頭痛劇烈。

3. 裏熱亢盛，迫血妄行之出血證。

4. 肝火太過，壅熱攻目，或者翳障疼痛。

【用量用法】大黃：5～10 克；黃芩：5～10 克，水煎，食前服。

【名醫經驗】1. 孫思邈用三黃湯（大黃、黃芩各 10 克，甘草 3 克，梔子 2～7 枚）水煎，分 2 次服，治下焦熱結，不得大

便。若大便秘，加芒硝 6 克。（《備急千金要方》）

2. 喬宦璉　治療急性膽系感染，以大柴胡湯化裁（柴胡 15 克，黃芩 15 克，大黃 15～20 克，枳實 20 克，半夏 15 克，白芍 30～50 克，延胡 15 克，木香 15 克，金錢草 30～50 克，甘草 10 克）治療急性膽系感染 75 例。痊癒 56 例，占 74.6%；好轉 17 例，占 22.7%；無效 2 例，占 2.7%。（《上海中醫藥雜誌》1994，（12）：20）

3. 彭世橋　治療口腔頜面部急性炎症，以大柴胡湯化裁（大黃、黃芩各 12～15 克，柴胡、枳實、半夏各 10～12 克）每日 1 劑，水煎服，用於治療口腔頜面部急性炎症 31 例，全部痊癒。其中頜面部間隙感染 11 例，牙槽膿腫 13 例，拔牙術後感染 7 例，經中西藥治療未效者 16 例。（《陝西中醫》1991，12（2）：54）

【使用禁忌】二藥配伍，苦寒傷胃、傷陰，脾胃虛寒及陰虛內熱者忌用。

大黃——木香

【配對奧妙】大黃苦寒沉降，能蕩滌胃腸，瀉熱消積；木香辛苦而溫，善通行胃腸氣滯。二藥配對，泄熱消積與理氣相輔相成，氣散熱除，臟腑無壅滯之患，有利於脾胃正常功能的恢複。

【臨床應用】1. 小兒疳病，急疳壯熱，疳勞骨蒸，頭髮作穗，身上生瘡，瘰癧核塊，服食不成肌膚，腹大頸細。

2. 臟腑壅滯，氣結積熱不通，或內有癥瘕疳蛔，心腹俱痛，及腳氣腫滿，休息熱痢，並風痰、瘡疥、結核等疾病。

【用量用法】大黃：5～10 克；木香：3～10 克。

【名醫經驗】1. 高學敏木香行氣止痛，健脾消食，用治脾胃氣滯，脘腹脹痛實證，若兼便秘，可配大黃、枳殼等同用，

如《太平聖惠方》木香丸；若兼積滯內停，脘腹痞滿，便秘，可配檳榔、青皮、大黃等同用，如《儒門事親》木香檳榔丸。治療膽絞痛，以利膽通腑膠囊（生大黃、木香各 1.7 克，天仙子 1 克）濕水送服，每次 4 粒，治療 85 例，顯效 31 例，有效 30 例，無效 24 例，總有效率 71.76%。（《中藥學》

2. 石堅　以生大黃 10～20 克，木香 10 克，加水 300 毫升，浸泡 10 分鐘後，頻頻飲服。治療 45 例膽絞痛，顯效（服藥一小時後完全緩解或明顯減輕者）21 例，占 46.7%；有效（膽絞痛在服藥後一小時減輕，患者能忍受）計 20 例，占 44.4%；無效（服藥後膽絞痛未減輕或雖有減輕但患者仍不能忍受）計 4 例，占 8.9%，總有效率 91.9%。（《中西醫結合雜誌》1991，11（3）：183）

3. 袁國棟　治療膽絞痛，以利膽通腑膠囊（生大黃、木香各 1.7 克，天仙子 1 克）開水送服，每次 4 粒，治療 85 例，顯效 31 例，有效 30 例，無效 24 例，總有效率 71.76%。（《實用中醫內科雜誌》1988，（3）：115）

【使用禁忌】脾胃虛寒者不宜用。

大黃——寒水石

【配對奧妙】大黃苦寒，瀉火解毒逐濕，散結解毒；寒水石清熱降火，利濕消腫。二藥配對，相得益彰，清熱解毒之力倍增。

【臨床應用】1. 濕熱結聚所致遍身疙瘩如蘑菇，及火熱壅聚於肌膚所致的惡瘡腫毒悶痛。

2. 小兒初生，因於胎熱肉爛者。

【用量用法】大黃：5～10 克；寒水石：5～10 克。水煎服；治惡瘡，或為末，熱酒調下；外用為末，以蜜水調敷。

【名醫經驗】1. 王燾　用九物大黃薄貼治癰疽發背。方藥

為：寒水石、白蘞各 150 克，大黃、黃芩、石膏、赤石脂、黃連各 90 克，黃柏、白芷各 60 克。為細末，以三合投粉糵二升中和之，薄塗紙貼腫上，燥易之，腫不止，可下厚敷之。忌生冷、熱面、大酢。（《外台秘要》）

2. 馬欣　取寒水石、大黃、生地榆各等量，烤乾研末，撒於瘡面上，潮濕再撒。至結痂後 2～3 天，給痂上塗麻油，促進退痂。化膿者需清痂再撒乾粉。治療Ⅰ、Ⅱ度燒傷 25 例，療效滿意。（《陝西新醫藥》1981，10（1）：28）

3. 徐敘衡　用寒水石、大黃、地榆炭、熟石膏研末，麻油調糊外塗，治療Ⅰ、Ⅱ度燒傷，療效滿意。（《中醫雜誌》1983，24（12）：30）

【使用禁忌】二藥相伍，性寒傷胃，脾胃虛寒者不宜用。

大黃──赤芍

【配對奧妙】大黃苦寒，既善於瀉熱破積，又能入血降泄，活血行瘀；赤芍善入營血，通利血脈而活血祛瘀。二藥相伍，大黃得赤芍直入血分，而破血中之滯；赤芍得大黃則祛瘀力宏，共奏泄熱逐瘀，和營止痛之功。

【臨床應用】1. 腸癰初起，少腹疼痛。

2. 淤血經閉、痛經。

3. 急、慢性盆腔炎所致下腹疼痛等實熱證。

【用量用法】大黃（酒製）：5～10 克；赤芍：10～15 克。

【名醫經驗】1. 孫思邈　用神明度命丸（大黃、芍藥各 2 兩，為末，蜜丸如梧子大），每服 4 丸，每日 3 次，不知，可加至六、七丸，以知為度。治久患腹內積聚，大小便不通，氣上搶心，腹中脹滿，逆害飲食。（《千金要方》）

2. 李定江　治療急性盆腔炎 28 例，經治 14～36 天，治癒 22 例，好轉 6 例。藥用：忍冬藤、紅藤各 30 克，大黃、赤

芍、大青葉、紫草、丹皮、川楝子、延胡素各9克，生甘草3克。酌以加減，每日1劑，分2次服。（《湖南中醫雜誌》1996，12（5）：31）

3. 劉強　治療術後尿瀦留，以大黃15克，赤芍、阿膠（烊化）、穿山甲各10克，生地20克，白花蛇舌草30克，甘遂末1.5克（沖），每日1劑，一般服用1～3劑小便即通。（《遼寧中醫雜誌》1988，（5）：44）

4. 胡熙明　以大黃、赤芍各40克，桃仁20克，提取成浸膏糖衣片口服，並配合西藥，治療精神分裂症186例，治癒73例，顯著好轉55例，好轉42例，無效16例，顯效率為67.8%。（《中國中醫秘方大全》）

【使用禁忌】二藥配伍，其性沉降，且善活血祛瘀，故孕婦、月經期、哺育期均應忌用。

【用藥指歸】

1. 大黃配對藥，主要是治療實熱便秘、譫語發狂、積滯腹痛、瀉痢不爽、濕熱黃疸、淋證、血熱吐衄，目赤、咽喉腫、牙齦腫痛、腸癰腹痛、癰腫疔瘡、淤血經閉、癥瘕積聚、跌打損傷；外治水火燙傷、上消化道出血等方面。圍繞「瀉熱攻積、涼血解毒、逐瘀通經」三大功效展開的。

2. 現代臨床常用於上消化道出血、消化不良、慢性胃炎、消化性潰瘍、膽絞痛、便秘、傳染病、寄生蟲病、急性炎症、燒傷、皮膚病及一般感染和炎症，以及高膽固醇血症、高血壓病等。

3. 大黃為峻烈之品，能傷正氣，非邪實之證，不可妄用。凡表證未罷，血虛氣弱，脾胃虛寒，無實熱、積滯、瘀結等證，俱當慎用或忌用；孕婦、月經期、哺育期慎用或忌用。年老體弱，氣血不足的便秘，用大黃雖能通便，但耗傷正氣，可

使津虧氣弱、便秘加重。如需用大黃，則宜減量並配伍益氣生津、潤下、理氣藥，只可緩下，不可峻攻。

4. 大黃因有促進子宮收縮的作用，故胎前慎用；又能加重盆腔充血，故產後和月經期間慎用；因大黃在腸道內吸收隨血流分佈至乳汁，影響胎兒，故哺育期忌用。

5. 大黃飲片分為生、製、酒洗、炭藥等四種。生藥味苦性寒，攻導積滯之力猛，瀉火解毒之力專，凡實熱便秘，積滯腹痛，瀉痢不爽，濕熱黃疸，血熱吐衄，目赤咽腫，腸癰腹痛，癰腫疔瘡，淤血經閉，上消化道出血，水火燙傷（外治）等，均宜生用，且入湯劑宜後下或開水泡服；製用味苦，性寒偏平和，則瀉下和緩，清熱化濕力勝，多用於濕熱內阻之黃疸；酒洗大黃味苦微辛，性寒稍平和，活血行瘀力強，善清上部火熱，多用於目赤咽腫、齒齦腫痛、淤血腹痛、腸癰、蓄血發狂；大黃炭味苦微澀，性寒偏平，止血力強，多用於血熱妄行之吐血、衄血、便血等到證。

6. 大黃生藥一般毒性較低，但服用過量也可引起中毒，尤其是鮮大黃毒性較大，可引起噁心、嘔吐、頭昏、腹痛、腹瀉、黃疸等症狀，長期經常服用蒽醌類瀉藥，可致肝硬變與電解質紊亂。

動物實驗表明：長期服用大黃會造成肝功能損害，故臨床應盡可能避免久服大黃，特別是肝病患者不宜長期服用。也有報導支氣管哮喘病人服用大黃後，出現皮疹、水疱、哮喘加重等過敏反應。

7. 大黃瀉下效果個體差異較大，同是服用生大黃，有人6克即引起數次腹瀉。故臨床使用大黃應從小劑量試用，逐漸增加劑量。但如劑量過小，又會引起便秘。

2　火麻仁

火麻仁，始載於《神農本草經》，因其葉似火苗狀，藥用種仁，故名。味甘，性平。入脾、胃、大腸經。主要功效為潤腸通便、滋養補虛。

本品甘平，質潤多脂，善能潤滑腸通便，且又兼有滋養補虛作用，為潤下之要藥，常用於治療邪熱傷陰，或素體陰虛火旺、津枯腸燥，以及胃熱腸燥的引起的大便燥結證；因有一定的滋養補虛作用，故尤宜於老年人津枯、病後津虧、產後血虛所引起的腸燥便秘。因本品有滋養補虛作用，故又可用於氣血俱虛，心動悸，脈結代者。此外本品滑利下行，引水從小便而出，亦治風水、腳氣等證。

現代藥理研究：

火麻種仁含有脂肪油約 30%，蛋白質 19%，脂肪油中飽和脂肪酸約占 4.5%～9.5%，不飽和脂肪酸中，油酸約占 10%，亞油酸約占 53%，亞麻酸約佔據 25%。脂肪油中含有大量的大麻酚、大麻二酚和植物鈣、鎂，另含生物鹼、毒蕈鹼、胡蘆巴鹼、膽鹼等，並含有葡萄糖醛酸、甾醇卵磷脂及維生素 B_1、B_2 等。

由於本品含有大量脂肪油，可以潤燥滑腸。另火麻仁有降血壓作用，其降壓機理可能是由興奮 M 膽鹼能受體，而引起血管舒張，使血壓下降。此外，火麻仁還有降血脂作用，服藥組動物血清膽固醇含量輕度下降。

火麻仁──鬱李仁

【配對奧妙】火麻仁滑利下行，走而不守，甘平益血，功專潤燥滑腸，通便瀉下；鬱李仁體潤滑降，下氣利水，行氣通便，滑腸瀉下，善導大腸氣滯便結，燥澀不通。二藥相須為

用，火麻仁偏走大腸血分，鬱李仁偏入大腸氣分。一氣一血，相互為用，氣血雙調，通便瀉下的力量增強。

【臨床應用】1. 熱性病後、產後、老年人、體虛者等，由於津液不足，津枯腸燥，大便秘結，排出困難等症。

2. 習慣性便秘。

【用量用法】火麻仁：10～15 克；鬱李仁：6～10 克。

【名醫經驗】呂景山　火麻仁、鬱李仁均為植物的成熟種子，都含有豐富的油脂，二藥伍用，潤腸通便力增。曾治一青年女子，患大便秘結十餘年之久，每四～五天大便 1 次，糞便狀如羊屎，主取火麻仁 15 克、鬱李仁 15 克、瓜蔞 30 克、風化硝酸 10 克，水煎服。服藥 2 劑，大便乾像緩解，又服 2 劑，每日大便 1 次，狀如常人。（《施今墨對藥臨床經驗集》）

【使用禁忌】二藥均質潤多脂，性滑利，故脾虛便溏者及孕婦忌用。

火麻仁——瓜蔞仁

【配對奧妙】麻仁、瓜蔞仁同入胃與大腸經，麻仁兼入脾，有補益作用，對脾虛而不能為胃行其津液者用之宜；而瓜蔞仁兼入肺經，所以，肺燥兼便秘者用之最宜。二藥伍用，脾、肺，大腸同治。脾氣升則津液行，肺與大腸既得脾津之潤，又得二藥油脂之潤，故潤腸通便之力增強。

【臨床應用】腸胃燥熱，津液不足，大便乾結，小便頻。

【用量用法】火麻仁：10～15 克；瓜蔞仁：10～15 克。

【名醫經驗】顏正華　火麻仁質潤多脂，能潤腸通便，凡老人、產婦及體弱津液不足而致的便秘，均可應用。臨床亦常與郁李仁、瓜蔞仁、杏仁等潤腸通便藥同用。（《中藥學》）

【使用禁忌】二藥相伍，質潤多脂，故脾虛便溏及濕痰者忌用。

火麻仁——蘇子

【配對奧妙】火麻仁甘平質潤，善潤燥滑腸，適用於津枯便秘，且有一定的滋養補虛作用，專治大腸虛秘；蘇子辛溫兼走太陰，質重潤，善下氣降逆，利膈寬腸，故兼可通便。二藥相伍，養血潤燥，順氣通便之效顯著。

【臨床應用】

1. 老年陰血不足，或產後、病後虛弱之腸燥便秘。

2. 婦人產後鬱冒，多汗，大便秘結

【用量用法】火麻仁：10～15克；蘇子：5～10克。

【名醫經驗】許叔微　麻仁蘇子粥中以麻仁配蘇子加水合研，濾汁煮粥，用於治療諸腸燥便秘。書中云：「產後汗多則大便秘，難於用藥，惟麻子粥最穩，不惟產後可服，幾老人諸風秘皆得力也。」（《普濟本事方‧卷十》）

【使用禁忌】脾虛便溏及濕痰者忌用。

火麻仁——黃柏

【配對奧妙】火麻仁甘平質潤，善潤燥滑腸，祛風療瘡；黃柏苦寒，清熱瀉火，清熱燥濕。二藥相合，去濕熱酒毒，消咽喉口舌瘡腫。

【臨床應用】飲酒過度，釀濕生熱，濕熱酒毒上結於喉舌，致咽喉口舌腫爛、生瘡。

【用量用法】火麻仁：6～12克；黃柏：5～10克。

【名醫經驗】江蘇新醫學院　治燙火傷，用火麻仁、黃柏、梔子，共研末，調豬脂塗。（《中醫大辭典‧上冊》）

【使用禁忌】陰虛火旺者不宜用。

火麻仁——枳殼

【配對奧妙】火麻仁質潤，潤燥通便；枳殼下氣寬中，行氣導滯，二藥合用，潤腸通便，下氣寬中，通下與潤腸同用，

潤而不膩，降而不峻，共奏潤腸通便之效。

【臨床應用】產後血水俱下，腸虛津液不足，大便秘澀不通，腹中脹悶。

【用量用法】火麻仁：6～12克；枳殼：6～12克。

【名醫經驗】李鐘文　以麻仁、枳實、厚朴、芍藥、杏仁組成麻仁丸經臨床66例便秘病人療效觀察，具有良好的潤腸能便作用。（《湖南中醫學院學報》1993，（4）：16）。

【使用禁忌】實熱便秘者不宜用；且枳殼破氣作用較強，孕婦慎用。

火麻仁——大黃

【配對奧妙】火麻仁甘平潤腸，散結通便；大黃苦寒攻下，蕩滌積熱。二藥合用，一攻一潤，大便自通。

【臨床應用】胃腸實熱燥結，大便不通。

【用量用法】火麻仁：5～10克；大黃：10～15克。

【名醫經驗】1. 張仲景　麻子仁丸方中以麻子仁二斤，大黃一斤，芍藥半斤，枳實一斤，厚朴一尺，杏仁一升，為末，煉蜜為丸梧子大，飲服十丸，日三服，漸加，以知為度。用以治療胃熱氣盛，脾臟津液不足，胃強脾弱之脾約證。（《金匱要略》）

2. 王水業　用以火麻仁為主的麻子仁丸（麻子仁、大黃、芍藥、枳實、硬朴、杏仁）防止術後大便乾燥，有效率達95.8%。孕婦及習慣流產者忌用。《中醫雜誌》1965，（10）：40）

3. 徐樹楠　火麻仁潤腸通便，用於津虧、邪熱傷陰、或素體火旺致腸燥便秘難解者，常配大黃、杏仁、白芍、厚朴、枳實潤下通便。（《中藥臨床應用大全》）

【使用禁忌】火麻仁配伍大黃，其攻下力較猛，故年高津

枯、陽虛體弱者慎用。

火麻仁——何首烏

【配對奧妙】火麻仁養血潤燥通便，祛風止癢；何首烏長於解毒療瘡，為古代治療惡性瘡瘍癘風之要藥，且能潤腸通便；二藥合用，既能養血潤燥，祛風止癢，又能潤滑腸通便。

【臨床應用】

1. 麻風體虛及疥癬。

2. 陰血虧虛之腸燥便秘。

【用量用法】火麻仁：5～10克；何首烏：10～15克。

【名醫經驗】1.徐樹楠　何首烏潤滑腸通便，治療老年體弱，久病津虧，產後血虛之腸燥便秘，與火麻仁、當歸、黑芝麻、肉蓯蓉等養血潤滑腸之品同用，以增強療效。（《中藥臨床應用大全》）

2. 高學敏　何首烏味苦能瀉，潤腸通便，味甘能補，益精養血，故更適宜於年老體弱、久病、產後，血虛津虧之腸燥便秘，多與火麻仁、當歸、肉蓯蓉、黑芝麻等養血潤腸之品配伍應用。（《中藥學》）

【使用禁忌】二藥質潤滋膩，脾虛便溏者忌用。

火麻仁——當歸

【配對奧妙】火麻仁甘平質潤，潤燥通便，滋養補虛；當歸辛甘溫潤，補血活血，潤腸通便。二藥合用，滋補血液，潤腸通便作用加強。

【臨床應用】老人或婦女產後血虛腸燥便秘。

【用量用法】火麻仁：5～10克；當歸：10～15克。

【名醫經驗】1. 李冬垣　潤腸丸中以麻仁配當歸、羌活、大黃、桃仁，研末，煉蜜為丸，如梧桐子大，每服五十丸，空心服，白湯送下。主治飲食勞倦，大便秘澀，或乾燥便結不

通，全不思食，及風結、血結。（《脾胃論》）

【使用禁忌】二藥味甘滑腸，故濕盛中滿，大便溏瀉者忌用。

火麻仁——杏仁

【配對奧妙】火麻仁甘平，質潤多脂，滋脾潤燥，生津通便；杏仁肅肺潤腸，與麻仁相合，助脾氣之運以通便，使潤腸通便作用加強。

【臨床應用】1. 各種原因所致津液不足，津枯腸燥，大便秘結，排出困難等症。

2. 習慣性便秘。

【用量用法】火麻仁：10～15 克；杏仁：5～10 克，打碎入煎。

【名醫經驗】1. 王水業　用火麻仁 18 克，杏仁 19 克，枳實 19 克，厚朴 18 克，酒製大黃 9 克等，煉蜜為丸，內服，用於防治手術後大便乾燥，有效率達 95.8%。（《中醫藥雜誌》1965，（10）：40）

2. 顏正華　杏仁質潤多脂，有降氣潤腸之功，適用於胃腸燥熱或津液不足所致的便秘。如虛人或老人氣弱血少，津液不足，致腸燥便秘者，常與火麻仁、大黃、枳殼等同用。（《中藥學》）

3. 奚福林　治療酒渣鼻，以火麻仁 8 克，苦杏仁、風子仁、柏子仁各 9 克，木鱉仁 6 克，水銀 4 克，當歸、胡桃仁各 3 克，樟腦 2 克，共為細末，用單層紗布包紮好，每天在鼻部周圍慢慢塗擦 2 遍，每遍 20～30 次，（《湖北中醫藥雜誌》1987，（2）：25）

【使用禁忌】二藥均含油脂滋膩，且杏仁有小毒，對於脾虛便溏、痰濕者慎用；孕婦、嬰兒慎用。

【用藥指歸】

1. 火麻仁配對藥，主要用於治療津虧、邪熱傷陰、或素體火旺所致腸燥便秘難解者；老年津枯、產後血虛、病後陰虧之大便秘結不解者；氣血俱虛之心動悸、脈結代者；溫病邪熱傷陰，五心煩熱、陰虛動風等方面。圍繞「潤腸通便。滋養補虛」二方面展開的。至於治療風水、腳氣，是借助其滑利下行之性，引水從小便而出，間接達到「利水祛濕」之效，與一般利水祛濕劑的作用，存在差異。

2.《本草經集注》、《本草求真》言：畏茯苓、白薇、牡蠣。

3. 火麻仁有緩慢持久的降血壓作用，故老年高血壓伴大便燥結者，尤為適用。

4. 火麻仁含有大量脂肪油，其主要成分為飽和脂肪酸、不飽和脂肪酸、油酸、亞油酸等，其性滑利下行，走而不守，故腸滑下瀉者忌服。

5. 火麻仁用量過大可引起中毒反應。由於火麻仁中含有毒蕈鹼和膽鹼，能作用於胃腸道及中樞神經系統而引起中毒，首先出現噁心、嘔吐、腹痛、腹瀉、口渴、頭暈、頭痛，繼則出現四肢麻木、哭鬧不安、失去定向力、抽搐、煩躁不安、昏迷、瞳孔散大、不省人事、心律不整、呼吸困難、最後心力衰竭而死亡。

火麻仁的中毒量為 60 克～125 克，中毒早期可用高錳酸鉀或 0.2% 的鞣酸溶液洗胃，然後再服用解毒劑，並口服硫酸鎂導瀉，促進毒物的排出。過度興奮者，可給溴化物、水合氯醛等鎮靜劑，但用量不宜過大。抽搐時，可服苯妥英鈉，一次 0.1 克，1 日 3 次。中藥可用靈芝 15 克，水煎即服，或銀花 30 克，連翹 15 克，甘草 15 克，水煎分 2 次服。

3 甘　遂

　　甘遂，始載於《神農本草經》，古人謂「上味曰甘，徑直曰遂」，故名。味苦，性寒，有毒。歸肺、腎、大腸經。主要功效為瀉下逐飲，消腫散結。

　　本品苦寒降瀉，通利二便，善瀉經隧之水濕，瀉水逐飲之力峻，直達水氣所結之處，以攻決為用，為下水之聖藥，服用後可致連續性下瀉，同時小便量亦增，能使瀦留之水飲從二便排除體外，主 12 種水腫，大腹腫滿；外用又可以毒攻毒，消腫散結。用於水腫脹滿，胸腹積水、痰飲積聚，氣逆喘咳、二便不利、癲癇和癰腫瘡瘍等證。

　　現代藥理研究：

　　本品含有大戟酮、大戟二烯醇、α－大戟醇、表大戟二烯醇、棕櫚酸、檸檬酸、草酸、鞣質、樹脂、葡萄糖、蔗糖、澱粉、維生素 B_1 等。甘遂有抗炎利水作用，效果良好；甘遂能刺激動物腸管，增加腸蠕動，引起瀉下作用，其有效成分為樹脂類物質。

　　有人給小鼠口服甘遂或炙甘遂的乙醇浸膏 10～50 克／千克，約半數動物呈明顯的瀉下作用，生甘遂作用較強，毒性也大，58 隻小鼠服藥後有 11 隻死亡。炙甘遂則無死亡。

　　另外甘遂乙醇浸出物腹腔肌注或羊膜腔給藥均有中止妊娠引產作用，其機理主要是有選擇性地促使胎盤滋養葉細胞變性壞死。此外，甘遂生品小量可使離體蛙心收縮力增強，但不改變其頻率，大劑量則抑制。甘遂萜脂 A、B 有鎮痛作用。

　　甘遂——朴硝

　　【配對奧妙】朴硝鹹寒軟堅通便；甘遂苦寒瀉水逐飲。若大便燥結過甚，必佐以甘遂，腑氣始通。因「甘遂辛竄之性，

最善行水，能引胃中之水直達燥結之處，而後朴硝因水氣流通，乃得大施其軟堅之力」。二藥相伍，則燥屎成溏糞而下，其逐水通便之力增強。

【臨床應用】濕熱蘊結，水濕壅聚而致水腫臌脹，腹大堅滿，煩熱口苦，二便不通之證。

【用量用法】甘遂：0.6～1.5克，入湯劑沖服。朴硝：3～9克，入湯劑溶化。

【名醫經驗】1.劉景琪 甘遂3克，大黃、芒硝各9克，水煎服。治療6例結核性滲出性胸膜炎，其中胸水少量者4例，胸水達第五肋間水準者1例，胸水達第三肋間水準者1例。結果4例少量胸水者服用1～3劑後胸水消失，餘2例服6～9劑，胸水消失。（《上海中醫藥雜誌》1983，（1）：26）

2.張增仁 生甘遂面0.9克，生大黃面0.6克，芒硝0.3克，200毫升沸水沖化。以上為一次劑量，待溫口服或自胃管注入，2小時後再用一次，以後4～6小時1次，（只限用4次）。治療急性腹膜炎、腸梗阻364例，治癒329例，中轉手術21例，無效8例，死亡6例，總治癒率94%。（《北京中醫》1992，（3）：26）

【使用禁忌】二藥均為峻猛之品，服用後能引起劇烈的腹瀉，故體質虛弱者忌用；孕婦及哺育期婦女忌用或慎用。

甘遂──甘草

【配對奧妙】甘遂苦寒，峻利二便；甘草雖有甘緩之性，但與甘遂同用，甘遂峻利之性有增無減。二藥相伍，峻下逐水，通利二便，使水飲之邪從二便排出。

【臨床應用】水飲內停或小便癃閉之證。症見咳嗽，痰喘，引胸作痛，痰涎清稀，或見面目全身浮腫，皮色黃晦，小便不利等。

【用量用法】甘遂：6克，甘草：6克，面煨研末，分沖，用治留飲；甘遂2克，甘草9克，研末敷於臍部，用治水腫；甘遂1.5克，研細末，甘草1克，甘草湯沖服，用治腸結，見腹脹腹痛，無大小便及矢氣。

【名醫經驗】1.汝麗娟　甘遂、甘草各9克煎湯，浸洗患部，治療42例寒冷型多形紅斑患者，皮損全部消退者30例，餘均有不同程度的好轉（《浙江中醫雜誌》1984，（7）：20）

2.齊文亮等　取甘遂適量，用麵粉包裹，置火上烤黃為度，取甘遂在銅藥缽中搗碎為末，另搗甘草為粉。用時取甘遂0.3克，甘草0.15克混合，以溫開水沖服，日3次，治療12例晚期食道癌，其中9例有不同程度的症狀好轉，存活期明顯延長（6～15月），3例未堅持服藥，症狀未見改善。（《千家妙方》1982，563）

3.劉冬奎等　用甘遂甘草湯（甘遂、枳殼、赤芍藥、昆布各10克，甘草5克）煎服，每天1劑，分2次服，治療小兒睪丸鞘膜積液7例，均癒，一般2劑後腫脹開始縮小，1週左右積液可完全吸收。（《四川中醫》1990，（7）：20）

4.崔扣獅　用化瘀膏（甘遂、甘草、參三七、青核桃枝）外帖，治療乳腺腫瘤，有軟堅化瘀，祛腐生肌的作用。（《陝西中醫》1987，（10）：438）

5.孫衛東　甘遂30克，甘草15克，加水500毫升，文火煎至350毫升備用，加抗結核藥治療結核性胸膜炎黃子孫10例，每次空腹口服50～75毫升，每日3次，3天為一療程。結果顯效9例，有效1例，胸水平均6.1天消退。（《中西醫結合雜誌》（1990，（2）：117）

【使用禁忌】甘遂苦寒峻下有毒，二藥配伍，宜於邪盛而正未衰者，故邪盛而正虛體弱者及孕婦忌用。

甘遂——白芷

【配對奧妙】甘遂苦寒峻下，蕩滌胃腸之熱毒；白芷辛香升散，發散肌表之熱邪。二藥合用，表裏雙解其熱，瀉水洗腸，導熱下出。

【臨床應用】感受時邪疫毒，內陷陽明胃腸，表裏皆熱，蒙蔽心包，致煩熱如火，狂言妄語。

【用量用法】甘遂：1.5～3克；白芷：5～10克。

【名醫經驗】王海娣　治慢性氣管炎，採用伏天藥餅外貼的方法，將甘遂、白芷、細辛、白芥子、輕粉研細末，用蜂蜜調成糊狀，做成蠶豆大藥餅。

選穴：膈俞、厥陰俞、膏肓、心俞、腎俞、肺俞、肝俞、膽俞、脾俞、胃俞，每次貼1對，嚴重病例加貼天突、膻中各1次，選定穴位後，用生薑片擦令熱，將藥餅置於穴位上，外用敷料固定，每次貼24～28小時，每隔3～4天用藥1次，10次為一療程，每年伏天治1療程，連用2～3年。臨床治療139例，1年後統計療效。結果：臨床控制110例，顯效17例，好轉6例，無效6例，總有效率為95.6%。（《浙江中醫雜誌》1986，（7）：300）

【使用禁忌】甘遂苦寒峻下，白芷辛香溫燥走竄，故陰虛血熱者及孕婦慎用或忌用。

甘遂——木香

【配對奧妙】甘遂苦寒泄熱，破氣行水，化痰開結；木香辛溫，行氣溫中，調氣和胃，以防甘遂苦寒傷正，二藥相伍為用，則行氣疏肝，則痰熱可下，大便可通。

【臨床應用】1. 痰實熱結便秘。

2. 氣滯寒凝肝脈之腹痛難忍（小腸疝氣）。

3. 腳氣。

【用量用法】甘遂：1.5～3克；木香：3～9克。

【名醫經驗】1. 庸生林　以甘遂與木香、砂仁、蟾蜍、雞內金、焦山楂組成甘蟾砂仁合劑，治療肝硬化腹水68例，總有效率為94.8％。（《天津中醫》1989，（2）：18）

2. 解克平　用自製逐痰將軍丸（甘遂、木香、二丑、大黃），從小量開始，逐漸遞增，連服1～3週，治療精神分裂症200例，取得了明顯的治療效果。（《新醫藥雜誌》1977，4：封三）

【使用禁忌】甘遂苦寒峻下，木香辛溫香燥，易傷陰血，故陰虛、津虧、火旺者慎服。孕婦忌用。

甘遂──半夏

【配對奧妙】甘遂苦寒性降逆，破氣行水，善行腸間經隧之飲邪，對腸間留飲膠結者尤為專長，為瀉有形水飲之專藥；半夏辛溫，燥濕化痰，降逆化飲，和暢氣機，為燥無形痰濕之上品。二藥相須為用，相輔相成，則飲下而痰消，邪衰而病癒。

【臨床應用】飲留胃腸，脈伏，其人欲自利，利後反快，雖利心下續結滿。

【用量用法】甘遂：1.5～3克；半夏：5～10克。空服、晚食前頓服，以快速滌除痰飲之邪。

【名醫經驗】1. 張仲景　甘遂半夏湯方中以甘遂大者3枚，半夏12枚，芍藥五枚，甘草如指大1枚，水煎頓服，用於治療留飲證，證見脈伏，忽然自欲下利。

2. 石仰山　（《傷寒論》）治療肱骨上髁炎（網球肘炎），以僵蠶、麻黃、甘遂、半夏、生南星、白芥子、大戟、鮮澤漆、生菜油製成消散膏，敷貼患處，隔3～5天換藥1次，治療本症50例，痊癒26例，有效20例，無效4例。（《上海

【使用禁忌】體虛之人慎用，氣虛之人減量，孕婦忌用。

甘遂——牽牛子

【配對奧妙】甘遂苦寒泄熱，破氣行水，化痰開結；牽牛子苦寒，瀉水通便，消痰滌飲，二藥均有逐水消飲，通便利尿之功。二藥相須為用，作用加強，可使濕熱隨二便而出。

【臨床應用】1. 酒疸、穀疸。

2. 水腫腹滿。

【用量用法】甘遂：1.5～3 克；牽牛子：1.5～3 克。

【名醫經驗】趙佶　二氣湯中以甘遂與牽牛子同用，治療水腫，大腹臌脹，而正氣未衰者。（《聖濟總錄》）。

【使用禁忌】二藥均苦寒有毒，配伍後其性峻利，故虛弱者及孕婦忌用。且巴豆畏牽牛子，故本藥對不宜與巴豆同用。

甘遂——大戟

【配對奧妙】甘遂苦寒峻下逐水，善行經隧脈絡之水濕；大戟苦寒瀉水逐飲，善瀉臟腑之水邪。二者皆為峻下逐水之專品，合用攻逐水飲之力更猛，其效更捷。

【臨床應用】1. 實邪水腫，通身腫滿，喘急，小便痛。

2. 懸飲證：咳唾引胸脇痛，短氣，咳逆氣喘，不得平臥，呼吸困難，心下痞硬而滿，頭痛，汗出，或乾嘔，苔薄白，脈沉弦。

【用量用法】甘遂：1.5～3 克；大戟：1.5～3 克。

【名醫經驗】1. 房念東　用甘遂、大戟、芫花各等量，以醋煮沸後晾乾，研成細粉，根據年齡和身體狀況服用 0.5～2 克，每日服 1 次，用大棗 10 枚煎湯約 50 毫升沖服。治療支氣管肺炎 26 例，大病灶肺炎 3 例，大葉性肺炎 4 例，配合一般對症處理和支持療法。結果治癒 44 例，1 例因入院時垂危而死

亡。（《山東中醫雜誌》1981，（創刊號）：26）

2. 陳林材　甘遂、芫花、大戟各等份，大棗 10 枚加味治療 94 例胸膜炎，全部病例均經 X 光線、超聲波確診，治療後的胸水全部吸收。（《浙江中醫雜誌》1985，（11）：497）

3. 李世文　治療百日咳，用甘遂、大戟、芫花各等份，煉蜜為丸如綠豆大。1 歲以下服 0.5 粒，1～2 歲服 1 粒，3～4 歲服 2 粒，5～6 歲服 3 粒，每日早晨服一次。7～8 歲服 4 粒，9～10 歲服 6 粒，早晚各 1 次。5 天為一療程，治療百日咳 852 例，1 個療程治癒 515 例，2 個療程治癒 222 例，3 個療程治癒 45 例，無效 70 例。（《赤腳醫生雜誌》1978，（3）：12）

4. 劉松林　甘遂、大戟、白芥子各 9 克，研末，薑汁煮糊為丸。口服，每次 1 克，每日 1～2 次，適用於胸腔積液較多者。（《內科診治要決》）

5. 閻師鎖等　治療急性乳腺炎、骨質增生、流行性腮腺炎。用甘遂、大戟、芫花、甘草、海藻各 30 克，黃丹 250 克。上藥除黃丹外，浸入香油 500 毫升內，5～7 天後入鍋內，文火煎熬，去藥渣後，將黃丹逐漸加入藥油中，邊加邊攪，直至漆黑發亮、滴水成珠為度，攤於牛皮紙上，敷於患處，治療急性乳腺炎 36 例，均獲治癒；治療骨質增生 17 例，14 例顯效，1 例好轉，2 例無效；治療流行性腮腺炎 23 例，均獲痊癒；治療軟組織損傷 164 例，療效滿意。（《新中醫》1990，（1）：36）

6. 袁國民　治療鶴膝風，用大戟、甘遂各 100 克，共研細末，蜂蜜調敷雙膝，效果甚佳。（《四川中醫》1984，（5）：60）

【使用禁忌】二藥配伍，性猛有毒，易傷正氣，故體虛脾弱及孕婦不可服用。

甘遂──大黃

【配對奧妙】甘遂苦寒，瀉水逐飲以利痰，為利痰逐飲之第一藥；大黃攻積導滯，活血化瘀，清熱瀉火解毒，二藥同用，以大黃下血，以甘遂逐水，共奏瀉熱逐飲，逐瘀瀉水，滌痰開竅之功。

【臨床應用】1. 熱邪與水飲結聚，心下至少腹硬滿而痛。

2. 痰迷心竅之瘋狂。

3. 胞中血與水、瘀互結證。婦人少腹痛而膨大如敦狀，小便難而少，口不渴，或產後淤血不去，惡露不盡，少腹疼痛伴小便不利，舌紫暗，苔滑，脈沉而澀。

【用量用法】甘遂：1.5～3 克；大黃：5～15 克。

【名醫經驗】1. 劉景琪　用甘遂 3 克，大黃、芒硝各 9 克，水煎服。治療 6 例結核性滲出性胸膜炎，其中胸水少量者 4 例，服用 1～3 劑後胸水消失，胸水達第五肋間水準者 1 例，達第三肋間水準者 1 例，服 6～9 劑胸水消失。（《上海中醫藥雜誌》1983，（1）：26）

2. 張增仁等　以生甘遂面 0.9 克，生大黃面 0.6 克，芒硝 0.3 克，以 20 毫升沸水沖化。以上為 1 次劑量，待溫口服或自胃管注入，2 小進後再用一次，以後 4～6 小時 1 次，（只限 4 次）。治療急性腹膜炎、腸梗阻 364 例，治癒 329 例，中轉手術 21 例，無效 8 例，死亡 8 例。總有效治癒率 94%。（《北京中醫》1992，（3）：26）

3. 張福忠　治療腸梗阻，用生甘遂 10～20 克，生大黃、枳實、芒硝、厚朴各 10 克，煎湯 200～300 毫升，保留灌湯。治療粘連性腸梗阻 40 例，結果在 24 小時內腹脹、腹痛、嘔吐等症狀均緩解，出現排氣排便。（《安徽中醫學院學報》1989，（2）：33）

4. 斯建中　以甘遂杏仁通結湯（甘遂末 1～1.5 克吞服，配合生大黃、枳殼、杏仁、川厚朴、當歸、炒萊菔子、檳榔，水煎服）治療腸梗阻 22 例，其中粘連性腸梗阻 9 例、蛔蟲性腸梗阻 4 例，麻痹性腸梗阻 2 例，糞便性腸梗阻 2 例，其他原因腸梗阻 5 例，結果 20 例有效，2 例於 24 小時內轉為手術。（《浙江中醫雜誌》1984，（11）：513）

【使用禁忌】二藥相伍，藥性峻猛，易傷正氣，故體質虛弱及脾胃虛寒者慎用；且勿久服。

【用藥指歸】

1. 甘遂配對藥，主要是治療水腫脹滿、臌脹、胸脅停飲、小兒疳水、消渴水熱互結、酒疸、穀疸、飲留腸胃、痰熱便秘、寒滯肝脈、腳氣、時邪疫毒蒙蔽心包、痰迷心竅之瘋狂等方面，圍繞「瀉下逐飲、消腫散結」二大功效展開。

2. 本品峻烈有毒，去水極神，而損真亦極速，故不可過量、久服，恐傷正氣，宜中病即止。大實大水，可以暫用；體弱者及孕婦則忌用。甘遂所含的樹脂是峻下逐水的主要成分，其具有巴豆毒樣作用，能強烈刺激消化道黏膜發生充血、水腫，甚至糜爛等炎症反應，並促其蠕動而引起峻瀉。中毒量為 9～15 克，中毒後主要表現主要為：腹痛、峻瀉、水樣大便、噁心嘔吐、心驚、頭暈、血壓下降、煩躁不安、脫水、呼吸困難、最後因呼吸衰竭而死亡。故不宜大量、長期使用，煎劑最大劑量勿大於 4 克，入丸、散劑應更少。

3. 自《本草經集注》提出：「甘遂反甘草」以來，甘遂與甘草屬於中藥「十八反」之列，似乎已成為一條清規戒律，一般不宜配對組方，世人皆知。但近幾年以來，有人對此說提出了疑義，並進行了一些列實驗和研究，結果發現：甘遂與甘草配伍後的毒性與兩者的用量、比率有關。當甘草劑量與甘遂相

等或少於甘遂用量時，無相反作用，有時還可以解除甘遂的副作用；若甘草劑量大於甘遂用量時，則有相反作用，而且甘草劑量愈大，毒性也愈大。至於臨床中甘遂與甘草配伍使用的事例，比比皆是，如《金匱要略》甘遂半夏湯，遂草同用治留飲；《聖濟總錄》芫藶湯，遂草同用治臟脹；近人林通國，遂草同用，治療結核性胸膜炎、食道癌等病證。另從炮製角度看，傳統與現代均有甘遂用甘草炮製法，意在降低甘遂的毒性，提高甘遂安全使用範圍。

研究證實：甘遂經甘草炮製後，與醋製、豆腐製相比，其毒性最小，可降低毒性 5 倍左右。因此甘遂與甘草配伍的問題有待進一步的探究。

4. 生甘遂瀉下作用峻烈，毒性較大，故一般主張生品限於外用，內服必須炮製。但有實驗證實：甘遂煎劑或經提取乙醇浸膏後的殘渣無瀉下作用，可見甘遂的有效成分不溶於水，而溶於酒精。提示臨床以瀉下為目的時，可考慮用生甘遂，而用於其他證時可用熟製甘遂。生甘遂以研末沖服或裝膠囊內服為好；制甘遂多入煎劑內服。

5. 臨床運用時，還需要結合用藥目的及患者體質情況，分別使用甘遂生品，抑或製品。如取其峻猛藥性以速獲效，且患者體質強壯時，可用生甘遂；而緩圖慢功，且體質較弱時，則需用製甘遂。

第四章　祛風濕藥

1　獨　活

獨活首載於《神農本草經》，列為上品。又名獨搖草，因其「一莖直上，不為風搖」而得名。味辛、苦，性微溫。入膀胱、腎經。具有祛風勝濕，通痹止痛，散寒解表的作用。

獨活氣味雄烈，芳香四溢，苦燥溫通。能宣通百脈，調和經絡，通筋骨而利關節，通達全身，更善下行，升中有降，能祛風勝濕、宣痹止痛，用於治療風濕痹痛、腰膝酸重、兩足沉重疼痛、動作不利等症，故風痹萎軟諸證，非此氣雄味烈之味，不能直達於經脈骨節之間；又能發表祛風、勝濕止痛，用於治療外感風寒挾濕所引起的發熱、惡寒、頭痛、身痛、關節酸痛等症。

另外，還能發散鬱熱，用於治療風火牙痛之證。

現代藥理研究：

獨活內含黃酮類化合物、少量揮發油和獨活內酯、佛手柑內酯等。獨活有明顯的鎮痛、鎮靜、催眠及消炎作用。獨活也有抗菌作用：對大腸桿菌、痢疾桿菌、變形桿菌、傷寒桿菌、綠膿桿菌、霍亂弧菌、結核桿菌等均有抑制作用。

獨活──桑寄生

【配對奧妙】獨活辛苦微溫，氣芳香，性走竄，搜風祛濕，為療風濕痹痛之要藥；桑寄生苦甘而性平，既能祛風濕，調血脈，舒筋通絡，又能補肝腎，強筋骨。二藥合用，相使配

對，擅入足少陰腎經，能益腎壯骨，祛風除濕，通痺止痛，具有扶正祛邪並施，標本兼顧之優點。

【臨床應用】1.痺證日久，肝腎兩虛，症見腰膝酸痛，風邪偏勝，拘攣掣痛，游走不定者。

2.新產之後腰腳攣痛。

【用量用法】獨活：10～15克；桑寄生：10～30克。

【名醫經驗】1.曾毅等　用獨活寄生湯治療風濕性和類風濕性關節炎32例，治癒7例，顯效14例，無效1例，總有效率為96.9%。（《中華醫學雜誌》1964，50（8）：521）。

2.賀惠禮　以獨活寄生湯配合推拿治療31例肩周炎，痊癒25例，經半年隨訪未復發，療效滿意。（《四川中醫》1987，（2）：43）。

3.吳敬農　治療急性感染性多發性神經根炎，採用健步湯（獨活10克，寄生15克，懷牛膝、炒白芍、鹿角片各10克，杜仲、雞血藤、龜板、鱉甲各15克，枸杞子12克，紅棗6枚）治療，療效滿意。（《江蘇中醫雜誌》1981，2（1）：29）

【使用禁忌】二藥相伍辛香苦燥，易耗傷陰液，故素體陰虛及血燥者慎用。

獨活——細辛

【配對奧妙】獨活辛苦微溫，氣芳香，性走竄，搜風祛濕，通絡止痛，善治足少陰伏風，走氣分；細辛散風寒，通腎氣止痛，入血分。二藥伍用，腎經氣血之風寒均能搜除而痺蠲痛止。

【臨床應用】1.風寒外邪伏於少陰經之頭痛，痛連齒頰，遇風痛甚，頑而不癒。

2.風寒濕痺腰痛，脊強而冷，下肢關節痺痛。

【用量用法】獨活：10～15克；細辛：1～3克。

【名醫經驗】1. 秦昌遇　獨活細辛湯中以獨活與細辛配伍，治療風寒外邪伏於少陰經之頭痛。（《症因脈治》）

2. 蔣利　治療肥大性腰椎炎。用獨活 15 克、細辛 5 克、續斷、川烏、熟地各 15 克，寄生、丹參、黃芪各 30 克，牛膝、地龍、烏藥、甘草各 10 克，土鱉蟲 6 克。水煎 2～3 次，混合後分 2～3 次服下，藥渣用紗布包好乘熱敷於腰部。共治 111 例，痊癒 67 例，顯效 30 例，有效 11 例，總有效率為 98.2%。（《新中醫》1985，（10）：35）。

3. 程水明　治療肩周炎，用黃芪桂枝五物湯加味（獨活、細辛、黃芪、桂枝、赤白芍、大棗、羌活、防風、當歸、川芎、生薑），治療本病 63 例，每日或隔日 1 次，可配合推拿按摩，結果痊癒 26 例，好轉 31 例，有效 6 例，總有效率 100%。療程最短 14 天，最長 48 天。（《四川中醫》1993，（1）：40）

【使用禁忌】二藥均為辛香溫燥之品，易耗傷陰液，故素體陰虛及陰虛陽亢之頭痛、濕熱型腰痛不宜用；盛夏慎用；細辛用量不宜過大。

獨活——白芍

【配對奧妙】獨活辛溫，辛散達邪，善理伏風，王好古稱其能「搜肝風」，可升清陽；白芍苦酸微寒，養血柔肝。二藥合伍，相輔相成，共奏升疏養血柔肝之功。

【臨床應用】肝之陰血不足，陰不制陽，風陽上擾之眩暈。

【用量用法】獨活：5～10 克；白芍：10～15 克。

【名醫經驗】1. 朱步先　肝用不及，鬱而不伸，風擾於上而致眩暈。證見頭暈如坐舟中，視物昏花，面色清冷，胸悶脇脹，精神悒鬱，膽怯易驚，苔白膩，脈弦細，與風陽上翔者迥然有別。治當補肝升陽，疏熄肝風方可。朱氏用獨活治肝用不及的眩暈，與白芍、珍珠母合伍，隨證配伍他藥，頗收效驗。

（《中醫雜誌》1986，（3）：16）

2.徐行等 以自擬烏附芍瓜湯（香附 12 克，獨活、天臺烏藥、木瓜、威靈仙、當歸各 15 克，白芍、牛膝、雞血藤各 30 克，水煎，每日 1 劑，分 4 次服）治療乾性坐骨神經炎，治療結果：服藥 1 週病情明顯好轉、1 個月完全恢復 204 例；服藥 10 天，病情明顯好轉，1 個半月後基本恢復，但偶有痛感 53 例；服藥 15 天，病情轉輕，2 月後患肢僅有輕微疼痛，用力疼痛稍加劇 26 例；服藥 2 個月後病情無變化或反覆發作，病情不穩定 15 例。（《四川中醫》1990，（2）：21）

【使用禁忌】白芍反藜蘆，不宜同用。

獨活——荊芥

【配對奧妙】獨活辛散苦燥，性走竄，搜風祛濕，通絡止痛，又能祛風止痙；荊芥辛溫散風寒，祛風解表。二藥伍用，祛風止痙，風寒濕邪俱去，經絡宣通。

【臨床應用】1.風痙。風寒濕邪客於經脈，阻滯氣血運行，筋脈失柔，忽見牙關緊閉，手足攣急，目直視。

2.痘疹透發不暢。

3.癰腫瘡瘍初起，兼有表證。

【用量用法】獨活：5～10 克；荊芥：5～10 克。

【名醫經驗】1.高學敏 荊芥辛溫透散，可散表邪，透裏邪，治療風邪外鬱，裏邪不透的痘痧斑疹發而不暢之證。若風邪壅滯肌膚，欲發痘疹，惡寒發熱，頭痛無汗者，常用本品配獨活、羌活、防風等同用，如《景岳全書》十三味羌活散。（《中藥學》）。

2.楊濟 獨活配伍荊芥、川芎、羌活，治療感冒風寒頭痛。（《臨證用藥配伍指南》）

【使用禁忌】二藥均辛香溫燥，易耗傷陰液，配伍後發散

力增強，故表虛自汗、陰虛頭痛者忌服。且二藥均含有揮發油，不宜久煎。

獨活——秦艽

【配對奧妙】獨活辛苦微溫，氣香溫通，性善走竄，搜風祛濕，通絡止痛。秦艽祛風勝濕，通絡止痛，二藥伍用，祛風之力增強。

【臨床應用】一切風病。症見關節肌肉疼痛，時輕時重，甚至歷節俱痛，活動則痛劇，每遇陰雨天發作或加重，舌淡，苔白膩，脈象濡緩。

【用量用法】獨活：5～10克；秦艽：51～10克。

【名醫經驗】1. 高學敏　秦艽善祛風濕通絡止痛，為治痹證常用藥，風濕痹痛無問寒熱新久，均可隨證配伍應用。若痹證屬寒者，須配伍羌活、獨活、桂枝、附子等。若痹證日久，肝腎兩虧，氣血不足，筋骨拘攣，關節屈伸不利者，配桑寄生、獨活、杜仲等藥。（《中藥學》）

2. 施雄志　治療腰椎管狹窄症。用強風活血湯（獨活、秦艽、五加皮、牛膝、防風、川芎、威靈仙、赤芍、桑寄生等）水煎服，每日1劑，對改善腰痛、間歇性跛行有明顯療效。（《遼寧中醫雜誌》1983，（6）：18）

3. 李漢章等　治療類風濕性關節炎，以甘遂烏頭湯（甘遂2克（研末清晨空腹米湯送下），獨活、秦艽、伸筋草、烏梢蛇各20克，漢防己各15克，黃芪、白芍各30克，製川烏、製草烏、麻黃各10克，雞血藤25克，大棗5枚）。隨證加減，每日1劑，水煎服，1～3個月為一個療程，治療關節腫大38例，顯效21例，好轉15例，無效2例。（《北京中醫》1988，（6）：33）

4. 陳貴延　常用獨活、秦艽、升麻、葛根、川芎、羌活、

熟地等治療中風，半身不遂，口眼歪斜。（《本草綱目通釋》）

【使用禁忌】二藥均為辛香溫燥之品，易耗傷陰液，陰虛有熱者不宜用。且二藥均含有揮發油，不宜久煎。

獨活——黃柏

【配對奧妙】獨活辛散苦燥，氣香溫通，能宣散在表之濕；黃柏苦寒沉降，善清下焦濕熱而消腫止痛，用於濕熱下注，腳氣痿躄，足膝腫痛，且黃柏苦寒能制約獨活之溫性。

二藥相伍，獨活宣散在表之濕熱，黃柏清利在裏之濕熱，使內外濕熱得以消散。

【臨床應用】1. 濕痹痿躄，足膝腫痛，或軟弱無力。

2. 濕熱痿軟之證。濕熱在表，身體著重，走注疼痛，首如裹，面壅腫，小便黃赤，手足發熱而見脈浮數者。

【用量用法】獨活：5～10克；黃柏：5～10克。

【名醫經驗】秦昌遇　以獨活二妙丸（獨活、黃柏）治療濕熱痿軟症。（《症因脈治》）

【使用禁忌】獨活辛香溫燥，易耗傷陰液；黃柏苦寒，易傷胃氣，故凡脾胃虛寒、素體陰虛者均慎用。

獨活——附子

【配對奧妙】獨活辛溫，祛風勝濕；附子辛熱，散寒逐濕。二藥相合，共成祛風除濕，溫經散寒，通絡止痛之劑。

【臨床應用】風寒濕毒，腳氣腫滿，攣急痹痛。

【用量用法】獨活：5～10克；附子：5～10克，先煎0.5～1小時，至口嘗無麻辣感為度。

【名醫經驗】徐樹楠　治類風濕性關節炎，藥用：製附片、獨活、生熟地、淫羊藿、防風、蜈蚣、知母、皂刺、羊脛骨、白芍、紅花、補骨脂、威靈仙、伸筋、骨碎補等。每袋重10

克，每服 1 袋（重者服 2 袋），每日 2～3 次，以開水沖服，兒童用量酌減。治療痹證肝腎兩虛者 332 例，有效率達 70.79%，對降低血沉及類風濕因數轉陰均有明顯效果。（《中藥臨床應用大全》引自《中華全國中醫學會內科分會痹證學組協定處方》）

【使用禁忌】二藥配伍，辛熱燥烈，凡陰虛陽亢及孕婦忌用。另附子反半夏、瓜蔞、貝母、白薇、白芨，臨床配伍時應注意。

獨活——白鮮皮

【配對奧妙】獨活辛苦微溫，性走竄，搜風祛濕以除頑痹，為療風濕痹痛之要藥；白鮮皮苦寒，清熱燥濕，祛風解毒。二藥相伍，祛風除濕之力勝。

【臨床應用】產後中風，肌膚麻木，痛癢不知，脈沉弦而澀。

【用量用法】獨活：5～10 克；白鮮皮：5～10 克。

【名醫經驗】黃宗勛　治療神經性皮炎，用獨活、白鮮皮、五倍子、大風子、蒼朮、黃柏、苦參、防風各等量，上藥拌勻後分裝兩個布袋（藥量與布袋之大小視病損大小而定），放蒸籠內蒸熟，趁熱敷於皮損病灶上，冷則另換一熱布袋，交替熱敷 1 小時左右，每日 1 次，直至病癒。每袋藥可連續用 6～7 天。治療 20 例，治癒 13 例，顯效 4 例，好轉 3 例。（《常見中草藥外治療法》）

【使用禁忌】二藥相伍，其性溫燥，易傷陰液，故陰虛陽亢者慎用。

獨活——當歸

【配對奧妙】獨活辛散苦燥，氣香溫通，性走竄，祛風除濕，通痹止痛；當歸辛甘溫，功專養血活血。二藥配伍，標本兼治，血虛得復，風濕得除。

【臨床應用】產後中風，體痛汗出，肢體麻木不仁，脈弦澀。

【用量用法】獨活：10～15克；當歸：5～10克。

【名醫經驗】1.高學敏　獨活辛散苦燥，氣香溫通，具有良好的祛風濕、止痹痛作用，為祛風濕主藥。治療感受風寒濕邪的風寒濕痹，關節肌肉疼痛酸楚，腰背手足疼痛，晝輕夜重，用獨活配當歸、白朮、黃芪、肉桂、牛膝、甘草等。方如《活幼新書》獨活湯。（《中藥學》）

2.朱橚　獨活、當歸、黃芩、川芎、大黃、赤芍藥、莽草各一兩，上為散，分作2次，先用豬蹄以水二升煮，令蹄熟，去蹄入藥，再煎十餘沸去滓，乘熱洗瘡。（《普濟方》）

3.楊濟等　獨活配當歸、防風、秦艽、桑寄生、杜仲，治風寒濕痹，腰膝酸痛等症。（《臨證用藥配伍指南》）

【使用禁忌】獨活辛溫，盛夏時慎用。當歸助濕滑腸，凡濕盛中滿，大便滑泄者，均當慎用。

獨活——生地

【配對奧妙】獨活辛溫苦燥而止痛，可治齒痛之標。生地滋陰清熱而益腎精，可治齒動之本。二藥配伍，標本兼理，補散兼施，自能齒固痛止。

【臨床應用】陰虛有熱之齒根動痛。

【用量用法】獨活：5～10克；生地：5～10克。

【名醫經驗】1.高學敏　獨活有發散鬱火之效，獨活有發散鬱火之效，若陰虛有熱者應同生地、牛膝、地骨皮等配伍。又《千金要方》治齒根動痛，用本品配生地黃，浸酒含之。（《中藥學》）。

2.楊濟等　配生地黃汁、竹瀝，治風襲人面，引口偏側耳，牙關急，舌不得轉。（《臨證用藥配伍指南》）

【使用禁忌】陽明熱盛及風毒壅滯，齒齦虛腫出血疼痛者忌用。

【用藥指歸】

1. 獨活配對藥，主要用於治療風寒濕痹、風寒表證、少陰經頭痛等方面，圍繞「祛風濕止痹痛，散寒解表」兩大功效展開。現代臨床常用於治療風濕性關節炎、類風濕性關節炎、中風偏癱、頭痛、慢性氣管炎等病症。

2. 本品苦溫燥散，有化燥傷陰之弊，故血虛痹痛及陰虛有熱者不宜用，如必須使用，宜配伍補陰血的藥物。

2　防　己

防己，始載於《神農本草經》，列為中品，因「防己如險健之人，幸災樂禍，能首為亂階，若善用之，亦可禦敵。」而得名。味苦辛而性寒，歸膀胱、肺經。主要功效為，祛風濕止痛，利水消腫。

本品辛以散風，苦以泄濕，寒能清熱，善走下行，既能祛筋骨間風濕而通經絡止痛，又能泄臟腑之水濕而消水腫，故有祛風濕止痛，利水退腫之功效。凡風濕痹痛、水腫腳氣、小便不利、濕疹等均可應用。此外，《名醫別錄》謂本品能「散癰腫惡結，諸萵疥癬蟲瘡」。

現代藥理研究：

本品含有多種生物鹼，漢防己含漢防己甲素（漢防己鹼）及漢防己乙素、漢防己丙素、漢防己 B_6、黃酮貳、酚類、有機酸、揮發油等。漢防己有明顯的鎮痛、解熱、消炎、擴張冠狀動脈、降血壓、抗癌、抗矽肺、抗過敏、平喘、鬆弛橫紋肌等多種作用。木防己有解熱、消炎、降血壓作用。漢、木防己均有抗阿米巴原蟲作用。

漢防己甲素，對體外培養的人惡性瘧原蟲的抗藥性具有逆轉作用，對阿黴素或長春新鹼耐藥株人癌細胞有逆轉抗藥性作用，有抗肝纖維化作用，體外證明有某些抗菌、抗真菌作用。

漢防己煎劑、流浸膏及漢防己總鹼、甲素、乙素、丙素等均有不同程度的降壓作用；對循環系統有顯著的降壓及增加冠脈血流量的作用，降壓時心收縮力僅有短暫的削弱，心率及傳導無顯著變化，其降壓原理是它對血管的直接擴張與擬 M 一樣作用，以及抑制了血管運動中樞及交感中樞所致；對支氣管平滑肌有輕微的舒張作用，高濃度則收縮之；對橫紋肌也有鬆弛作用；因而可用作中藥麻醉的輔助劑。

防己——秦艽

【配對奧妙】防己苦寒泄降，利水清熱，兼可祛風，善瀉下焦血分濕熱，為利水祛風，通絡止痛之品；秦艽辛散苦泄，長於祛風勝濕，舒筋和血，止痹痛，且能清濕熱，常用於周身骨節疼痛，風濕熱痹。

二者相伍，防己佐秦艽疏泄濕熱，增強其通濕熱，散熱結，舒筋絡，利關節之功。

【臨床應用】1. 風寒濕邪為患，腰腿肌肉拘攣疼痛，關節腫脹不利，或兼發熱，或兼小便不利等濕熱痹證。

2. 濕熱黃疸之濕偏勝者。

【用量用法】防己：5～10克；秦艽：6～12克。

【名醫經驗】高學敏　秦艽善祛風濕通絡止痛，為治痹證常用藥，風濕痹證，無問寒熱新久，均可隨證配伍應用。其性微寒，兼有清熱作用，故痹證屬熱者尤為適宜，可配防己、赤芍、丹皮、絡石藤等。（《中藥學》）

【使用禁忌】漢防己苦寒，易傷胃氣，故脾胃素虛、陰虛、無濕熱者慎用。

防己——黃芪

【配對奧妙】防己辛苦性寒，辛以散風，苦以泄濕，寒以清熱，善走下行，瀉下焦血分濕熱；黃芪甘溫補中，益氣升陽行水。二者相使配對，防己以降為要，黃芪以升為主，二藥一補一瀉，一升一降，益氣升提與降泄通行並行，外宣內達，通行諸經，降泄而不耗正，共奏益氣利水消腫之功。另防己可祛風除濕，得黃芪為引，又可走表行水。

【臨床應用】1. 風水，症見發病急驟，發熱惡風，面目四肢浮腫，小便不利。

2. 濕痹為患，肢體沉重、麻木、關節痹痛等。

3. 慢性腎炎，心臟病水腫諸症，證屬氣虛濕盛者。

【用量用法】防己：6～10克；黃芪：10～15克。

【名醫經驗】1. 熊魁梧　用此對藥治療腎虛水泛之局部黑斑，尤其是目眶周圍黑斑有效。（《浙江中醫雜誌》1986，（5）：197）

2. 張海峰　用二藥加入爵床子20～40克（為末沖服），對消除水腫、蛋白尿有較好療效，一般服用十餘劑可見效。（《新中醫》1986，（4）：6）

3. 張綱鋼　治療腎積水合併綠膿桿菌感染，用黃芪30克，防己12克，金蕎麥20克，烏梅15克等為主組方，水煎服，每日1劑。（《常用中草藥新用途手冊》）

4. 高學敏　急性風濕性關節炎，用《金匱要略》防己黃芪湯，其中防己、桂枝、甘草、生地，數倍於常量，治療風濕性關節炎，症見發熱，關節疼痛而腫，或有汗，或口渴，脈象數，結果顯效25例，有效18例，無效7例。（《中藥學》摘自《新中醫》1981，（12）：36）

5. 李漢章等　治療類風濕性關節炎，以甘遂烏頭湯（甘遂

2克（研末清晨空腹米湯送下），漢防己各15克，黃芪、白芍各30克，製川烏、製草烏、麻黃各10克，獨活、秦艽、伸筋草、烏梢蛇各20克，雞血藤25克，大棗5枚。隨證加減，每日一劑，水煎服，1～3個月為一個療程，治療關節腫大38例，顯效21例，好轉15例，無效2例。（《北京中醫》1988，（6）：33）

【使用禁忌】防己苦寒，易傷胃氣，脾胃素虛及陰傷者慎用；脾腎陽虛型水腫忌用。

防己——澤蘭

【配對奧妙】防己苦辛而寒，功能利水消腫，袪風通絡；澤蘭苦辛而微溫，善舒肝脾之鬱，以活血袪瘀行水，具有散邪通經而不傷正的特點，為婦科常用藥。二者伍用，利水消腫之效增強，且不傷正，又有行血通絡之功效。

【臨床應用】婦女經期、產後小便淋瀝，腹痛，身面浮腫，以及肝硬化腹水等。

【用量用法】防己：5～10克；澤蘭：6～12克。

【名醫經驗】1.王燾　防己與澤蘭等份共製散劑服用，治產後水腫。（《外台秘要》）。

2.高學敏　澤蘭既能活血，又能利水消腫，對淤血阻滯，水瘀互結之水腫尤為適宜。如治產後小便淋漓，身面浮腫，可配防己同用。（《中藥學》）

【使用禁忌】血虛及無瘀滯者慎用。

防己——葶藶子

【配對奧妙】防己與葶藶子，二者均苦辛而寒，利水消腫。然防己長於去下焦濕邪，葶藶子長於清瀉肺氣，行水消腫。二藥合用，上下二焦同治，相得益彰，共奏清瀉肺熱，開上源，利下竅，行水消腫之功。

【臨床應用】痰濕水飲證，咳喘胸悶痰多，水腫尿少。

【用量用法】防己：5～10 克；葶藶子：10～15 克。

【名醫經驗】1. 趙錫武　二藥配伍，瀉肺行水，有極妙之處，用於治療老年慢性支氣管炎、肺心病，水飲上凌心肺，症見咳喘心悸，下肢浮腫，或兼腹水者，有一定的療效。（《中醫雜誌》（8）：16，1980）

2. 李永新　治療肝硬化腹水，以己椒藶黃丸（以防己、葶藶子為主）加減，治療此病 22 例，腹水消退 20 例，2 例無效。（《中西醫結合雜誌》1983，3（3）：158）

【使用禁忌】二藥配伍後，其性泄利易傷正，只宜於實證，故凡肺虛喘咳、脾虛腫滿，膀胱氣虛，小便不利者，均當忌用。

防己——防風

【配對奧妙】防己宣通上下，祛風除濕，宣壅滯，通經絡；防風辛甘溫而升散，祛風勝濕，通血淋，升清而調腸胃。

二藥合用，疏通宣行，相得益彰，內宣外達，宣行表裏水濕之功益增。

【臨床應用】水腫風濕壅滯肌膚經絡，周身上下水腫。

【用量用法】防己：6～10 克；防風：5～10 克。

【名醫經驗】

1. 蕭森茂等　急慢性腎炎、腎病綜合徵之水腫，有風濕之邪留滯肌膚關節者，用之較宜，對消除水腫、蛋白尿有裨益。（《百家配伍用藥經驗採菁》）

2. 賈王海等　以防己、防風、羌活、秦艽、桂枝、當歸各 10 克，水煎服，治療風濕痹痛、肩背酸痛。（《常用中藥八百味精要》第一版，北京：學苑出版社，1993，268）

【使用禁忌】脾胃虛寒、陰虛者慎用。

防己——生地

【配對奧妙】防己辛苦性寒，寒以清熱，苦以泄邪，辛以通竅；生地黃甘苦性寒，寒與防己相合，以清心中之熱；苦與防己相合，以泄邪定狂而和心；甘與防己辛相用，養陰生津而涼血清虛熱，二藥合用，養心清熱，清心而不傷陽。

【臨床應用】心虛熱發狂證。發狂而精神萎沉，善動妄行而困乏，視物模糊而似鬼狀，無人則獨語不休，而見人則止，無寒熱，舌淡紅，脈虛。

【用量用法】防己：6～10 克；生地：30～50 克。

【名醫經驗】1. 張仲景　防己地黃湯，以防己一分，生地黃二斤，桂枝三分，防風三分，甘草一分，治病如狂狀，妄行，獨語不休，無寒熱，其脈浮。（《金匱要略》）。

2. 高學敏　用《金匱要略》防己黃芪湯加減，防己、生地、桂枝、防風、甘草，數倍於常用量，治療風濕性關節炎，症見發熱，關節疼痛而腫，或有汗，或口渴，脈象數。結果顯效 25 例，有效 18 例，無效 7 例。（《中藥學》）

【使用禁忌】防己苦寒傷胃，生地甘寒滋膩滯脾，有礙消化，故食少腹滿便溏者不宜用。

防己——茯苓

【配對奧妙】防己苦寒降泄，善走下行，降泄以利濕，走行以散水，療水腫尤為專長；茯苓淡滲健脾利水。與防己相合，健脾利水消腫作用得以增強。

【臨床應用】脾虛水泛，四肢浮腫沉重，手足不溫，體倦身困，四肢肌肉跳動，甚至面目浮腫，按之凹陷，腹滿腹脹，小便少，肌膚色澤光亮等症。

【用量用法】防己：6～10 克；茯苓：15～18 克。

【名醫經驗】1. 張仲景　防己茯苓湯，以防己三兩，茯苓

六兩，黃芪三兩，桂枝三兩，甘草二兩，水煎溫服，治療皮水為病，四肢腫，肌肉有輕微跳動者。

2. 雷載權等　茯苓味甘而淡，甘能補脾，淡能滲透泄，藥性平和，為利水消腫之要藥，可用治各類型水腫證。用於皮水，四肢腫，以之與防己、黃芪、桂枝同用，本品能助防己、桂枝、黃芪以祛四肢肌膚之水濕。（《中華臨床中藥學》）

【使用禁忌】二藥合用，其性下行，利水傷陰，故陰血不足者慎用。

防己——椒目

【配對奧妙】防己辛苦性寒，善走下行，利水飲之邪，清濕熱而利大小便，使水氣、濕熱之邪從大小便而去，為治水氣之要藥；椒目利水而消飲，使水飲之邪從小便出而消脹滿。二藥配對，辛宣苦降，分消水飲，導飲下趨。

【臨床應用】大腸水結證。腹滿，腹中有水聲，口乾舌燥，但欲飲水，大便或乾或溏，小便黃赤，或腹痛，或浮腫。

【用量用法】防己：6～10克；椒目：3～5克。

【名醫經驗】1. 張仲景　己椒藶黃丸方，以防己、椒目、葶藶子、大黃各一兩，蜜丸如梧子大，先食飲服1丸，每日3服，治療痰飲水走腸間，氣機升降失常，津液不能上承，濁陰不能下降之腹滿，口舌乾燥。（《金匱要略》）

2. 李文豔　用白朮消臌湯（生白朮60～90克，防己5～20克，椒目6～9克，茯苓、澤瀉、牛膝各5～20克，大腹皮、車前子各20～30克，赤芍40～50克，二丑（研末沖服）6～9克，黑大豆30克），每日1劑，水煎2次，早晚分服，同時服蟲草化瘀散，治療硬化腹水69例，臨床治癒35例，顯效19例，有效9例，無效6例，總有效率為91.3%，療效明顯優於西藥對照組。（《甘肅中醫》，1995（1）：19）

【使用禁忌】防己、椒目均辛苦性寒，易傷脾胃，且椒目有小毒，故脾胃虛寒及陰虛實火旺者忌用，孕婦慎用。

防己——桂枝

【配對奧妙】木防己苦寒降泄，善走下，利水清熱，味辛能散，兼可祛風，更善泄下焦血分濕熱，使水飲之邪從小便而出，為利水祛風通絡止痛之要藥；桂枝辛溫性宣，善通陽氣，走竄通經，能溫通經絡，除痹止痛，又能溫陽化氣，利水除濕。木防己與桂枝相合，二者一苦一辛，相使相助，既可行水飲而散結氣，通陽化飲，消散心下痞堅，使利水消腫之功倍增，又可增強其祛風除濕、除痹止痛的作用。

【臨床應用】1. 支飲痞堅，咳逆倚息不得臥，其形如腫，胸悶而滿，心煩，氣喘，心下痞硬而堅，面色黧黑，短氣乏力，舌紅，苔黃而膩，脈沉緊。

2. 著痹，即下肢疼痛重著兼有腫脹者。

3. 風寒濕邪侵襲經絡所致的痹證。

【用量用法】木防己：6～10克；桂枝：6～10克。

【名醫經驗】1. 張仲景　木防己湯，以木防己三兩，桂枝二兩，人參四兩，石膏十二枚雞子大，治療膈間支飲，喘滿，心下痞堅，面色黧黑，其脈沉緊之證。服藥後若痞堅虛軟，為水去氣行，結聚已散，病即可癒；若仍痞堅結實，為水停氣阻，病情仍多復發，宜木防己湯去石膏加茯苓芒硝湯主之。（《金匱要略》）。

2. 尤怡　木防己、桂枝，一苦一辛，合用能行水氣而散結氣。（《金匱要略心典》）。

3. 鞠文翰　以加味葛根湯（葛根 30 克，防己 30 克，桂枝 10 克，白芍 30 克，辛夷、甘草各 15 克，大棗 5 枚）治療 1 例強直性痙攣性持續頸斜 9 個月患者，共服 12 劑而癒。（《四川

中醫》1992，（5）：40）

4. 賈王海等　以防己、防風、羌活、秦艽、桂枝、當歸各10克，水煎服，治療風濕痹痛、肩背酸痛。（《常用中藥八百味精要》第一版，北京：學苑出版社，1993，268）

【使用禁忌】膈間寒飲者忌用。

【用藥指歸】

1. 防己配對藥，主要用於治療風濕熱痹、風寒濕痹、腳氣脛腫、水腫小便不利、濕熱黃疸之濕偏勝、腸間水氣等方面，圍繞「祛風濕止痛，利水消腫」二大功效展開的。

2. 防己有漢防己、木防己之分，二者均有祛風濕止痛，利水消腫之效，用於風濕痹證及水腫、小便不利等證。然漢防己主水氣，而長於利水消腫，治下焦濕熱，下半身水腫，濕腳氣多用；木防己主風氣、宣通，而偏於祛風濕止痛，多用於風濕痹痛及上半身水腫等證。正如《本草求真》所言：「治風須用木防己，治水須用漢防己」。二者各有偏頗，用時宜鑒別選用。

3. 現代臨床常用本品治療高血壓病、冠心病、神經性疼痛、矽肺、肺癌、白血病、急慢性腎炎、四肢浮腫、腳氣及真菌所致的皮膚疾病等。

4. 本品大苦大寒，易傷胃氣，故對於胃氣虛弱，飲食不佳，陰虛內無濕邪滯留者，均不宜使用。若自汗盜汗，口苦舌乾，腎虛小便不利，及胎前產後血虛者，雖有下焦濕熱，亦宜忌用。

5. 凡水腫、腹水、腳氣浮腫之實證，宜生用；若屬虛證，則炒製用；濕熱痹痛，應生用；寒濕痹痛，宜炒用或白灑炒用。

6. 防己用量過大，可引起噁心、嘔吐、震顫、共濟失調，

四肢癱瘓，肌肉緊張性增加，四肢麻痺，呼吸抑制，陣攣性驚厥或強直性痙攣，同時有面色蒼白，出冷汗，心悸，而後出現木僵和不省人事，最後死於呼吸麻痺，窒息，心肌受損。防己的中毒劑量為 30～90 毫克，中毒早期（20～30 分鐘），可洗胃、摧吐、導瀉。如有驚厥，可緩慢注射苯巴比妥鈉 0.1～0.2 克；呼吸困難時，可注射呼吸中樞興奮藥，必要時吸氧和人工呼吸。

3 五加皮

五加皮，始見於《神農本草經》。《本草綱目》謂「此藥以五葉交加者良，故名五加」，又因用其根皮，故名五加皮。本品辛苦而溫，主入肝、腎經。主要功效為：祛風濕止痹痛，補肝腎強筋骨，利水。

本品辛散苦泄溫通，主入肝腎經，既能外散風寒濕之邪，通絡止痛，又能溫補肝腎陽氣，強健筋骨，故有祛風濕，止痹痛，強筋骨，補肝腎的作用，凡風寒濕痹，腰膝酸軟疼痛、筋骨拘攣，腎勞虛寒等證，無論虛實，皆可應用，而尤宜於老年及久病患者；又本品有良好的補肝腎，強筋骨之作用，不但用於風濕日久，肝腎虧損，筋骨不健者，而且對肝腎不足，腰膝軟弱，行走無力及小兒行遲諸證也甚相宜，因而歷代本草謂本品為祛風濕，療痹痛，強筋骨，起痿弱之要藥。

此外本品有利水的作用，可用於水腫、腳氣、小便不利之證，且多用於皮水證。

現代藥理研究：

本品含揮發油（主要成分成分為 4—甲醛水楊酸）、鞣質、棕櫚酸、亞麻仁油酸、維生素 A、B$_1$ 等。

本品有抗炎作用：其抗炎作用與腎上腺有密切關係，且能

降低血管通透性；北五加含杠柳貳，有強心作用：其強心作用機制與其對心肌細胞膜 Na^+-K^+-酶的抑制有關；此外尚有解熱、鎮痛作用，臨床多用於風濕性關節炎。另南五加皮對金黃色葡萄球菌、綠膿桿菌也有抑制作用。

五加皮——杜仲

【配對奧妙】五加皮與杜仲，同入肝腎經，皆具有強筋骨、祛風濕作用而療風濕痹證，筋骨疼痛。五加皮辛苦而溫，既能外散風濕之邪，又能溫補肝腎之陽氣，而以祛風寒濕邪為主；杜仲溫補而潤，功偏益肝腎，壯筋骨。

二藥伍用，補肝腎以強筋骨，祛風濕以安筋骨，扶正與祛邪並行，標本兼顧。

【臨床應用】

1. 肝腎兩虛，風濕入侵筋骨而致的腰、腿、足、膝酸痛，關節不利，兩下肢無力等。

2. 肝腎兩虛型高血壓。症見頭暈目眩，耳鳴健忘，口燥咽乾，肢體麻木，腰膝酸軟，頭重腳輕，潮熱盜汗，五心煩熱，舌紅少苔，脈弦細數。

【用量用法】五加皮：5～10 克；杜仲：6～15 克，大劑量可用至 30 克。

【名醫經驗】1. 周萍等　五加皮 100 克，杜仲 90 克（炒），地骨皮 120 克，蜂蜜 300 毫升。將前三味烘乾研細末，煉蜜（熬至滴水成珠）為丸，早晚用米灑送服 9 克，用治腎虛或勞損腰痛。（《中國民間百草良方》）

2. 羅安民　治療肥大性腰椎炎。用腰痛酒（五加皮、杜仲、當歸、續斷、熟地、千年健、破骨紙、威靈仙等各 30 克，附片、肉桂、烏藥等各 15 克，白酒 250 毫升，浸泡 7 天，每次 15 毫升，每日 3 次，1 個月為 1 療程，治療 42 例，有效 40

例,無效 2 例。(《湖北中醫雜誌》1984,(2):7)

【使用禁忌】肝陽上亢及風痰上擾型高血壓不宜用。

五加皮——羌活

【配對奧妙】五加皮祛風濕,兼能補益肝腎,強筋骨;羌活祛風勝濕,疏通活血。二藥合用,相得益彰,共奏祛風濕,強筋骨之功。

【臨床應用】肝腎兩虛,風濕痹痛。

【用量用法】五加皮:5～10 克;羌活:5～10 克。

【名醫經驗】1. 錢伯煊　羌活祛風濕於上,五加皮利水濕於下,二藥合用,治療產後關節痛有較好的療效。(《遼寧中醫雜誌》1985,(8):20)

2. 張安楨等　以活血散治療股骨頭無菌性壞死。組方:沉香、乳香、沒藥各 30 克,五加皮 90 克,羌活、赤芍、血蠍、桂枝、白芷、紫荊皮、續斷、梔子、骨碎補各 60 克,楠香 150 克,三七 30 克。臨床有較好療效。(《福建中醫藥》1981,(3):12)

【使用禁忌】二藥均有苦溫燥濕傷陰之弊,故陰虛火旺者慎用。

五加皮——黃芪

【配對奧妙】五加皮祛風濕,補肝腎,活血祛瘀;黃芪益心氣行血,補脾氣運水濕。二藥益心氣與行氣血併用,相輔相成,共奏益心氣行血水,祛風濕強筋骨之效。

【臨床應用】

1. 痹證日久,損及心氣,影響血行,心悸,氣短,面色無華,關節腫痛,脈細澀或結代。

2. 氣虛濕滯水腫,腹水。

【用量用法】五加皮:5～10 克;黃芪:5～15 克。

【名醫經驗】1. 董建華　擅用二藥合伍治療痹痛日久，損及心氣，血行不暢，症見關節腫痛，心悸氣短，面色無華等。（《現代著名老中醫臨床診治薈萃》）

2. 高建立等　治療骨痹 36 例，並隨證加減，臨床基本治癒 32 例，顯效 2 例，無效 1 例，總有效率 97.3%。方藥：黃芪50克，五加皮 15 克，何首烏 30 克，威靈仙 15 克，雞血藤、川芎各 20 克，地龍 9 克，赤芍藥 15 克，補骨脂 10 克，煅自然銅 6克，甘草 6 克。（《中醫藥研究》1995，（5）：20）

【使用禁忌】五加皮與黃芪相伍，性溫有升陽助火傷陰之弊，故凡內有實熱，肝陽上亢，氣火上衝，或濕熱氣滯等，均宜忌用。

五加皮──遠志

【配對奧妙】五加皮辛苦溫，入肝腎經，祛風濕，補肝腎；遠志甯心志，安心神。二藥相伍，酒製酒服，遍行周身，祛邪扶正。

【臨床應用】腳氣，骨節皮膚腫濕疼痛。

【用量用法】五加皮：5～10 克；遠志：3～6 克。

【名醫經驗】1. 高學敏　五加上皮治腳氣腫痛，風寒濕邪壅遏於下，兩腳骨節皮膚濕腫疼痛者，用此祛風除濕，常與紫蘇葉、吳茱萸、檳榔、生薑同用，亦可與遠志為丸服。（《中藥學》）

2. 沙圖穆蘇　五加皮四兩（酒浸，春、秋三日，夏二日，冬四日），遠志四兩（酒浸，春、秋三日，夏二日，冬四日）。上藥乾為末，春、秋、冬用浸藥酒為糊，夏則用酒為糊，丸如梧桐子大。每服四、五十丸，空心溫酒送下。（《瑞竹堂經驗方》）

【使用禁忌】本藥對性溫燥，陰虛陽亢及痰熱等證，均忌

服。遠志所含皂貳對胃黏膜有刺激作用，故胃炎、及胃、十二指腸潰瘍者忌用。

五加皮——茯苓

【配對奧妙】北五加以強心利水作用見長，有利尿消腫的作用；茯苓淡滲健脾利水。二藥合用，利水消腫作用加強。

【臨床應用】水腫小便不利。

【用量用法】五加皮：5～10 克；茯苓：10～15 克。

【名醫經驗】裴宗元、陳師文等　以五加皮與茯苓皮、大腹皮、生薑皮、地骨皮同用（五皮散），治療水腫小便不利。（《太平惠民和劑局方》）。

【使用禁忌】二者均有利水傷陰之弊，故陰虛火旺者不宜用。

五加皮——牛膝

【配對奧妙】南五加皮辛苦而溫，入肝腎經，補益肝腎，強筋骨；淮牛膝苦酸平，歸肝腎經，亦能補肝腎，強筋骨，用治肝腎不足，腰膝酸痛及風濕腰膝痹痛。二藥合用，補益肝腎，強壯筋骨作用愈強。

【臨床應用】

1. 小兒發育遲緩，筋骨萎弱，行走較遲。

2. 成人肝腎不足之筋骨萎弱，腰膝酸痛，步履乏力。

【用量用法】五加皮：5～15 克；淮牛膝：5～10 克。

【名醫經驗】1. 薛鎧撰　以五加皮與牛膝、龜甲、木瓜等藥配伍，治療小兒行遲。（《保嬰撮要》）。

2. 徐樹楠　五加皮補肝腎，強筋骨，凡小兒腎元不足，發育不良，行遲，齒遲，智力遲鈍，以五加皮配牛膝、虎骨、龜板、熟地、杜仲、木瓜、菟絲子，以補腎填精，強筋健骨，促進小兒生長發育；若肝腎虧損，風濕久戀，見步履乏力，筋骨

痿軟，或腎虛腰痛者，以五加皮伍牛膝、當歸、熟地、杜仲、補骨脂，以補益肝腎，通經活絡，理血除痿止痛。（《中藥臨床應用大全》）

3. 施維志　治療腰椎管狹窄症。用強風活血湯（五加皮、牛膝、防風、獨活、秦艽、川芎、威靈仙、赤芍、桑寄生等）水煎服，每日 1 劑，對改善腰痛、間歇性跛行有明顯療效。（《遼寧中醫雜誌》1983，（6）：18）

4. 周萍等　以五加皮 200 克，牛膝 100 克，當歸 120 克，白酒 2500 毫升，將藥浸泡於酒中，半個月後，每次服 15～20 毫升，日服 2 次，可治鶴膝風。（《中國民間百草良方》）

【使用禁忌】二藥相伍，其性溫燥，陰虛火旺者慎服。

【用藥指歸】

1. 五加皮配對藥，主要是治療風濕痺痛、四肢拘攣、鶴膝風、筋骨萎軟、小兒行遲、體虛乏力、水腫、腳氣、小便不利等方面，圍繞「祛風濕、補肝腎、強筋骨、利水」四大功效展開的。是風濕痺痛，年老體弱者強身健體的常用藥。

2. 本品辛溫，有傷陰耗液之嫌，故陰虛火旺者忌用；關節疼痛無風寒濕而有火者不宜用；有紅腫熱痛等明顯炎症反應的關節病變，如再用五加皮溫通，則反倒加重熱象，出現不良反應。

3. 南五加皮無毒，補肝腎，強筋骨作用較強，北五加有強心利尿作用，有毒（含杠柳毒甙等強心甙），不宜多用，內服煎湯，用量一般為 4.5～9 克。

4. 五加皮內含杠柳毒甙，有毒，用量過大或誤用，易引起噁心、嘔吐、腹瀉，嚴重時可引起心動過緩、全身震顫、麻痺、心臟毒性、甚至死亡。有報導五加皮的中毒量為 80 克。中毒早期可以高錳酸鉀洗胃、摧吐，繼則導瀉，口服 10%的氯化

鉀 10 毫升，每日 2～3 次，至心律正常。心動過緩時，注射阿
托品 0.5～1 毫克，必要時可重複注射。

第五章　化濕藥

1 蒼朮

蒼朮，首載於《神農本草經》，按六書本義，朮字篆文象其根幹枝葉之形，根呈老薑狀，皮為蒼色故名。性味辛、苦，溫，主歸脾、胃經。主要功效為燥濕健脾，辟穢化濁，祛風濕，解表，明目。

本品辛香、苦溫，入中焦能燥濕濁以健脾胃，除穢濁以悅脾氣，解濕鬱以快氣機，對於濕濁阻滯中焦的病證最為適宜，為治療該證的主藥，主要用於脾胃不和、肝胃不和、濕盛泄瀉、痰飲水腫、濕熱證及暑濕證。

蒼朮氣味雄厚功徹上下，能燥三焦之濕，搜肌腠、關節之風。因其長於祛濕，故用於痹證以濕勝為宜，主要用於風濕痹證和濕熱痹痛。且蒼朮辛香燥烈，走而不守，能開肌腠而發汗，祛肌表之風寒表邪，其雖為辛溫發散之品，然發汗解表之效不明顯，而長於勝濕，故以風寒表證夾濕最為適宜。多用於風寒表證夾濕而惡寒發熱無汗，頭身疼痛，項強，苔白者；太陰經頭風痛兼見脘腹脹痛，食慾不振者及牙床風腫。

蒼朮辛香苦燥，具有芳香化濁，避穢逐疫之功，故可用於各種疫癘瘴瘧之病，如寒疫、瘴瘧、霍亂、寒濕痢等。脾喜燥而惡濕，蒼朮苦燥溫通，氣芳香，入中焦能燥脾濕，健脾氣，醒脾胃，使脾胃健運，清陽上升，充養清竅則神清目明，故能明目，用於多種目疾，如青盲、雀目、內外障、腎虛目暗、眼

目昏澀。現代用以治療夜盲症及角膜軟化症等。

現代藥理研究：

蒼朮主要含揮發油，油中含蒼朮醇（係 β-桉油醇和茅朮醇的混合結晶物）、蒼朮酮、維生素 A 樣物質、維生素 B 及菊糖等物質。其揮發油有明顯的抗副交感神經介質乙醯膽鹼引起的腸痙攣；對交感神經間質腎上腺素引起的腸肌鬆弛，蒼朮製劑能促進腎上腺抑制作用的振幅恢復。同時可抗鹽酸而引起的胃炎及胃潰瘍，蒼朮醇有促進胃腸運動作用，對胃平滑肌也有微弱收縮作用。蒼朮揮發油對中樞神經系統，小劑量起鎮靜作用，同時使脊髓反射亢進；大劑量可呈抑制作用。

蒼朮煎劑有降血糖作用，同時具有排鈉、排鉀作用，但未見排尿作用；其有效成分維生素 A 樣物質可治療維生素 A 缺乏引起的夜盲及角膜軟化症；蒼朮、艾葉煙薰消毒，對結核桿菌、金黃色葡萄球菌、大腸枯草桿菌及綠膿桿菌有顯著作用，但水煎液無抑菌作用。

蒼朮——厚朴

【配對奧妙】均係芳香化濕類藥物。蒼朮苦溫，性燥主升，最善除濕運脾；厚朴苦溫性燥主降，功偏溫中化濕，下氣除滿。二者合用，蒼朮燥濕為主，厚朴行氣為輔，協同相助，化濕濁，健脾胃，功倍力加；升脾氣，降胃氣，相得益彰，共奏化濕運脾、行氣和胃乏功。

【臨床應用】濕困脾陽，胸膈痞塞，脘腹脹滿，嘔噦噁心，不思飲食，口淡無味，苔白厚膩。

【用量用法】蒼朮：5～10 克；厚朴：6～10 克。

【名醫經驗】1. 胥慶華　《和劑局方》平胃散以此藥對作君臣之用，名為平胃散，即取其化濕濁，健脾胃，調氣機之功，以求胃氣得平之故。張廉卿認為蒼朮是化濕要藥，平胃散

是化濕首方。大凡治濕邪盛之患者，蒼朮與厚朴同用確有良效。（《中藥藥對大全》）

2. 秦昌遇　蒼朮除濕湯，主治風寒濕邪侵襲肌表而見惡寒發熱，頭痛身痛，無汗鼻塞的風寒挾濕表證，若太陽頭痛，蒼朮與白朮、厚朴、茯苓、半夏曲同用。（《症因脈治》）

3. 董建華　診治瀉痢之時，先分標本，首辨虛實，此為辨證第一要義。標實者，無外濕熱、寒濕、食積、氣滯、血瘀之證，屬寒濕者，常用蒼朮、厚朴、白朮、附子等藥。（《中國百年百名臨床中醫家從書·董建華》）

4. 焦樹德　蒼朮每與厚朴合用。蒼朮燥濕，能除脾濕、升清陽。厚朴燥濕，能除胃滿降積滯。雖都能燥濕，但一升一降，各有不同。（《焦樹德臨床經驗輯要》）

【使用禁忌】該藥對均為辛溫香燥之品，易於耗氣傷陰，故血虛氣弱，津虧液耗，表虛自汗者忌服。

蒼朮——白朮

【配對奧妙】蒼朮健脾燥濕，祛風明目；白朮健脾益氣，燥濕固表。二者同為脾胃經要藥，均能燥濕健脾，然白朮偏於補，守而不走，最善補脾；蒼朮偏於燥，走而不守，最善運脾。補脾則有益氣之功，運脾則有燥濕之力。二者相配，一散一補，一胃一脾，白朮得蒼朮，補脾之不足而瀉濕濁之有餘；蒼朮得白朮，運脾濕、瀉濕之有餘而益脾之不足，故使燥濕與健脾互為促進。

【臨床應用】1. 脾胃不健，運化失常，納差，納後腹脹，脘悶嘔噁等。

2. 外濕困脾，氣機不利，胸脘滿悶，呼吸不暢等。

3. 濕氣下注腸間，症見腹脹、腸脹、泄瀉。

【用量用法】蒼朮：6～10克；白朮：10～15克。

【名醫經驗】1. 祝諶予　治糖尿病合併水腫，症見身體消瘦，乏力神疲，站立困難，舉步維艱，雙下肢浮腫、疼痛、無力，高度可凹性水腫，尤以雙踝明顯。腰膝酸痛，畏寒肢冷，夜尿頻數，大便乾燥，舌淡紅，脈沉弦。證屬陰陽兩虛，水濕氾濫，淤血阻絡。治宜培補脾腎，益氣利水，活血通絡，方用防己黃芪湯合四藤一仙湯、五苓散加減。蒼、白朮各10克。（《祝諶予臨證驗案精選》）

2. 高濂　九轉長生神鼎玉液膏，白朮二斤（去粗皮）、赤朮十六兩（去粗皮）。輕身延年，悅澤顏色乏功。（《遵生八箋》卷十三）

3. 施今墨　治久瀉、久痢，擬定緩調丸藥，自有一定規律可以探尋。一般而言，方中均用山藥為君藥，健脾益氣，澀腸止瀉，常用以打糊，再入他藥和為水丸。濕滯於腸為久瀉久痢之主要病機，故又必用蒼白朮、厚朴、神麴，含平胃、麴朮方義。（《中國百年百名國醫臨床家・叢書施今墨》）

4. 朱良春　治格林—巴厘綜合徵：即急性感染性多發性神經根炎，表現為突發的四肢癱軟、麻木，且迅速向近端或向上發展和加重。屬中醫學「痿證」範疇，早中期多為濕熱壅滯於經絡，以清熱燥濕利濕為基本治法。朱老經驗：常用蒼、白朮、土茯苓等，加炮製馬錢子0.1克，1日2次。有較好療效。（《朱良春用藥經驗》）

【使用禁忌】根據《遵生八箋》卷十三，忌食桃、李、雀、蛤、海味等。

蒼朮——白芷

【配對奧妙】蒼朮氣味雄厚，芳香燥烈，善驅穢濁之氣；白芷辛溫芳香，善除濕濁邪氣。蒼朮善燥濕健脾，白芷可燥濕止帶。二者可使配對，健脾燥濕之力倍增。

【臨床應用】1. 婦女濕濁帶下諸證。

2. 風寒表證夾濕而惡寒發熱無汗，頭身疼痛，項強，苔白者。

【用量用法】蒼朮：6～10克；白芷：5～20克。

【名醫經驗】1. 朱興振　治毒蛇咬傷，用蒼芷蜈蚣湯（蒼朮、白芷各50克，蜈蚣2條，蚤休40克，銀花25克，連翹20克，防風15克，花粉20克，玄參20克，甘草10克）水煎，分2次服，每日1劑。同時以蒼朮為主水煎，薰洗患處。治療120例，僅1例老年患者死亡，餘均癒。〔遼寧中醫雜誌，1982，（2）：18〕

2. 李德澤　治麥粒腫，以蒼朮10克，白芷、薄荷、金銀花各6克，加水200毫升，蓋嚴煎沸後取汁置小口瓶中薰眼，每次10～20分鐘，每日3～5次。治療44隻眼，全部於3日內痊癒。其中有42隻眼2日痊癒，最快者1次痊癒。〔廣西中醫藥，1985，8（2）：33〕

3. 陳國豐　治鼻息肉，採用息肉霧化湯（蒼朮、白芷各20克，烏梅、五味子各15克）水煎，蒸氣吸入，每日薰1～2次，製劑可用3～4次，連用1～2月。用後自覺鼻腔舒適，通氣改善，10天後可見息肉回縮現象，鼻腔黏液減少。20天後可見息肉明顯減少，直至消失。〔遼寧中醫雜誌，1984，（7）：25〕

4. 陳師文　神朮散，治風寒表證夾濕而惡寒發熱無汗，頭身疼痛，項強，苔白者，以蒼朮配白芷、羌活、防風等，以增強祛風解表，勝濕止痛之功。（《太平惠民和劑局方》）

【使用禁忌】蒼朮苦溫燥烈，白芷辛散溫燥，故陰虛內熱，氣虛多汗者忌用。

蒼朮——神麴

【配對奧妙】蒼朮氣味辛烈，係足陽明胃經藥，能強胃健脾，運化陽明之濕；神麴辛甘氣溫，能健脾和胃，消食化滯。二藥相使配對，共調脾胃，具有健脾燥濕，化積導滯之功。

【臨床應用】1. 飲食所傷、脾失健運、食積濕滯之胸膈痞悶、心腹脹滿、嘔噁泄瀉等。

2. 夏令暑濕外侵所致嘔噁飽脹，暴瀉之症。

【用量用法】蒼朮：6～10克；神麴：9～15克。

【名醫經驗】1. 秦伯未　越鞠丸係一般行氣解鬱的主方，不是肝氣的主方。方內用蒼朮解濕鬱，香附解氣鬱，川芎解血鬱，山梔解火鬱，神麴解食鬱，並因氣行濕去，痰亦不化自解。故藥僅五種，總治六鬱。六鬱之病，多由氣滯為先，然後濕、食、痰、火、血相因而鬱，但並非一鬱而六者皆鬱，又六鬱的出現各有所異，不能同樣看待。（《謙齋醫學講稿》）

2. 沈金鰲　蒼朮丸，製蒼朮二斤，神麴一斤。煉蜜為丸。每服三十丸，米湯送下，一日三次。治療腹中冷痛不能食，食輒不消，羸弱生病者。（《雜病源流》卷十八）

3. 陳師文　麴朮丸，神麴（炒），蒼朮（米泔浸一宿，焙乾），各等分為末，麵糊為丸，梧桐子大。每服三十丸，米飲送下，不拘時候。功可壯脾溫胃，進美飲食。治療時暑暴瀉，飲食所傷，胸膈痞悶。（《太平惠民和劑局方》卷六）

4. 楊濟　蒼朮配神麴，治飲食所傷，脾失健運，濕滯食積之胸脘痞悶，心腹脹滿，食慾不振，嘔噁，泄瀉等。（《臨證用藥配伍指南》）

【使用禁忌】該配對藥性較燥烈，陰虛內熱者忌用。

蒼朮——生地

【配對奧妙】蒼朮燥濕運脾助健運，斂脾精；生地黃清熱

涼血，養陰生津滋腎陰，一燥一潤，一剛一柔，燥濕相合，剛柔相濟，一斂脾精，一養腎陰，脾腎兼顧。相反相成，共奏燥濕養陰，斂脾精之功。

【臨床應用】風寒表證夾濕而惡寒發熱無汗證。

【用量用法】蒼朮：6～10克；生地黃：10～30克。

【名醫經驗】1. 蕭森茂　慢性腎炎腎病已久，腎陰虛而濕滯不化，治療需兩相兼顧。二藥合伍，相制相濟，各展其長。對消水腫，斂精消蛋白尿，改善腎功能，平衡陰陽等方面有較好療效。（《百家配伍用藥經驗採菁》）

2. 陳蘇生　二藥合伍為蒼地丸，用於烏髮有較好療效。〔新中醫，1992，（2），5〕

3. 蔡陸仙　論九味羌活湯，蓋寒風束閉肌表，非羌、防之辛竄解表，不足為功；沉寒附著之濕邪，非細、蒼、芷，不足以搜提燥化。使之從汗宣解；而內壅阻之營分伏熱，尤非黃芩、生地並進，無以解其勃鬱之蒸，如大青龍麻、桂之合石膏，固同一義也。（《中國醫藥匯海·方劑部》）

【使用禁忌】無濕邪或無陰虛之象不宜使用。

蒼朮——茯苓

【配對奧妙】蒼朮辛苦而溫，具有芳香化濁、燥濕健脾之功；茯苓甘淡而平，具有補益心脾、滲利水濕之效。二藥相伍，補而不峻，利而不猛，相輔相成，可使脾健濕去，氣血生化不息。

【臨床應用】脾失健運、濕邪阻滯之胸膈痞悶、心腹脹滿、嘔噁泄瀉等。

【用量用法】蒼朮：6～10克；茯苓：10～15克。

【名醫經驗】1. 張時徹　蒼朮丸，茅山蒼朮一斤（米泔水浸一宿，曬乾），白茯苓六兩（去筋膜）為末，東流水煮神麴

作糊為丸，如茹豆大。每服八九十丸，清晨滾湯送下。功可健脾去濕，保長生。（《攝生眾妙方》卷五）

2. 董建華　治療脾胃病中，多運用疏調肝木法，以調整脾胃氣機。如疏肝除濕散滿法，適用於肝氣鬱結，濕濁中阻之鼓脹，症見腹脹，叩之如鼓，按之不堅，食後作脹，噯氣不爽，苔厚膩，脈弦滑。肝氣鬱遏日久，勢必乘制脾土，脾胃運化失職，升降不調，水濕停留，壅於中焦。方用柴胡、白朮、蒼朮、茯苓等藥治療。（《中國百年百名臨床中醫家叢書·董建華》）

3. 楊濟　蒼朮配茯苓、銀花，治夏季水瀉，濕熱較重者。（《臨證用藥配伍指南》）

【使用禁忌】蒼朮與茯苓配對，藥性溫燥，只宜於脾虛濕阻之證，對胃陰虛證不宜。

蒼朮——草烏

【配對奧妙】蒼朮辛溫香烈，有祛風發汗之功；草烏辛熱氣雄，具溫通經絡、逐寒驅風之用。二藥相伍，共奏驅風散邪、通絡止痙之效。

【臨床應用】1. 痛風，關節疼痛劇烈，走注不定。

2. 破傷風抽搐痙攣，寒熱間作，頸項強直，角弓反張。

【用量用法】蒼朮：6～10克；草烏：3～10克，入煎劑，若作散劑或酒劑，應減為1～2克。

【名醫經驗】1. 朱橚　龍虎丹，以草烏頭五兩（去皮，細切，鹽炒），蒼朮十兩（米泔浸三日，去皮，切，炒）為細末，酒糊為丸，如梧桐子大。每服五丸，加至十丸，如覺麻即減至五丸，食後茶、酒任下。治療痛風。（《普濟方》卷一一六引《經效濟世方》）

2. 張時徹　治破傷風散，以蒼朮、草烏為末。以溫酒送

服，汗出為度。治療破傷風。（《攝生眾妙方》卷九）

3. 魏峴　油炒烏頭丸，草烏頭二兩（水浸軟，去黑皮，每個銼作二三塊，曬乾，蒼朮四兩銼作骰子塊）。用銀銚，入麻油一兩，鹽半兩，先入烏頭，慢火炒微轉色，次下蒼朮同炒，候烏頭褐色，乘熱入碾，以細絹羅，用白麵糊為丸，如梧桐子大。每服二十丸，空心溫酒或鹽湯送下。功可去風氣，健脾，暖水臟。（《魏氏家藏方》卷一）

【使用禁忌】1. 草烏有大毒，應從炮製、煎煮、劑量諸方面加以控制。一般製後用，生品內服要特別慎重；嚴格控制劑量；入湯劑應先煎半小時至一小時。

2. 反半夏、瓜蔞、貝母、白及、白蘞。

蒼朮——石菖蒲

【配對奧妙】蒼朮苦溫香燥，能燥中焦寒濕，健脾和胃；石菖蒲辛溫平和，可入中焦宣化濕濁，醒脾開胃，增進飲食；入胸膈疏達痰濁，升發清陽，開通心竅。二藥合用，使脾健胃和，受納運化有力，神安志爽。

【臨床應用】

1. 濕濁之邪困阻脾胃，脘腹痞滿，納差，舌苔厚膩。

2. 濕濁上蒙之耳聾。

【用量用法】蒼朮：6～10克；石菖蒲：5～10克。

【名醫經驗】1. 趙佶　菖蒲丸，菖蒲（切，焙），蒼朮（銼）各等分，用米泔浸三宿，控乾，再用酒浸一宿，焙，為末，煉蜜為丸，如梧桐子大。每服二十丸至四十丸，空心鹽湯送下，一日三次。功可補元氣，強力益志。（《聖濟總錄》卷一八六）

2. 朱橚　菖蒲散，以石菖蒲十兩，蒼朮五兩（生者），銼成塊子，置於瓶內。用米泔浸七日取出。去蒼朮不用，只將菖

蒲於甑上蒸三兩時，取出焙乾，搗為細末。每服 2 錢，粳米飲調下。1 日 3 服，或將蒸熟者，作指面大塊子，食後置口中，時時嚼動，咽津亦可。治療：耳聾。（《普濟方》卷五十三引《經驗良方》）

3. 楊濟　石菖蒲配蒼朮、厚朴、陳皮，治濕濁阻滯中焦所致的胸脘痞悶，不思飲食。（《臨證用藥配伍指南》）

【使用禁忌】蒼朮與石菖蒲配對，前者功善燥濕，後者力主化濕，陰虛、無濕邪內阻之證不宜使用。

蒼朮——橘皮

【配對奧妙】蒼朮苦溫香燥，功能燥濕健脾；橘皮辛苦而溫，理氣健脾，燥濕化痰。兩藥合用，相輔相成，復中焦脾胃運化升降之職。

【臨床應用】濕困脾胃，氣滯不通，脘腹脹痛，噁心嘔吐，泄瀉。

【用量用法】蒼朮：6～10 克；橘皮：5～10 克。

【名醫經驗】1. 樓英　蒼朮丸，以蒼朮（炒）、橘皮各等分，生薑汁炒神麴，糊為丸，如梧桐子大。每服 70 丸，米飲送下。治療：失饑傷飽，肚痛不食。（《醫學綱目》卷三十二）

2. 張秉成　平胃散，用蒼朮辛溫燥濕，辟惡強脾，可散可宣者，為化濕之正藥。陳皮辛溫，理氣而化痰，以佐蒼朮之不及。（《成方便讀》）

3. 蔣寶素　蒼朮散，以蒼朮 1 斤（泔水浸，九蒸九曬，為末），橘皮四兩，為末，薑湯調服。治療：寒痰積濕，痰飲腹痛。（《醫林纂要》卷六）

4. 陳師文　平胃散，治寒濕阻中的脾胃氣滯，脘腹脹痛、噁心嘔吐、泄瀉者，常以蒼朮與陳皮、厚朴等同用。（《太平惠民和劑局方》）

【使用禁忌】蒼朮苦溫燥烈，橘皮亦屬辛溫性燥之品，故只宜於濕困脾胃之證，素體陰虛、無濕者忌用。

蒼朮──藁本

【配對奧妙】蒼朮辛苦而溫，功善燥濕健脾、祛風濕；藁本辛溫，功可祛風散寒、勝濕止痛。兩藥均具辛溫發散之性，合用自可祛風散寒，除濕止痛。

【臨床應用】1. 實邪結聚胸脘，心胃痛。

2. 諸疝心痛，時痛時止，久不已。

【用量用法】蒼朮：6～10克；藁本：5～10克。

【名醫經驗】1. 大橋尚因（日本）　蒼朮湯，以蒼朮八分，藁本五分，水煎，溫服。治療：諸疝心痛，時痛時止，久不已。（《疝氣證治論》）

2. 李梴　藁蒼湯，以藁本半兩，蒼朮1兩，為粗末。每服1兩，水二盞，煎至一盞，溫服。治療：大實心痛，大便已利。（《醫學入門》卷七）

【使用禁忌】蒼朮苦溫燥烈，藁本辛溫亦性燥，兩相合用，燥烈之性更強，故陰虛內熱者忌用。

蒼朮──附子

【配對奧妙】蒼朮辛散苦燥，長於祛濕，用於風濕痹證以濕勝者尤宜；附子辛甘而熱，有較強的散寒止痛作用，善治風寒濕痹周身關節疼痛者，尤長於治寒濕痹痛劇者。二藥合用，共奏散寒除濕，通痹止痛之功。

【臨床應用】寒濕之邪侵襲肌膚關節所致痹證，肌膚頑麻重著，關節冷痛。

【用量用法】蒼朮：6～10克；附子：3～15克，先煎半小時至一小時，至入口無麻味為度。

【名醫經驗】1. 秦昌遇　朮附湯，以蒼朮、熟附子治療：

寒濕成瘴。（《症因脈治》卷三）

2. 韋波　治黴菌性腸炎，附子、白朮、陳皮、補骨脂、罌粟殼各 10 克，訶子、蓮子各 15 克，白芍、白扁豆各 30 克，蒼朮、防風、黃連、乾薑、通草各 6 克，黨參 25 克，神麯 12 克，水煎服，每日 1 劑，分 3 次服，10 天為 1 療程。治療 36 例，痊癒 30 例，顯效 4 例，好轉 2 例。〔北京中醫，1989，（6）：23〕

【使用禁忌】蒼朮與附子配對，性能溫熱燥烈，只宜於陰證、寒證，陽證、熱證忌用。

蒼朮——桑椹

【配對奧妙】桑椹甘寒滋潤，補益肝腎陰血，「壯水之主，以制陽光」，則勞熱骨蒸可除。然而桑椹汁厚膩胃，故用蒼朮燥濕健脾，溫脾健胃。兩藥相合，剛柔相濟，潤燥結合，使滋陰養血而不膩，補脾健胃而不燥。

【臨床應用】陰虛內熱，骨蒸潮熱，盜汗遺精。

【用量用法】蒼朮：6～10 克；桑椹：10～15 克。

【名醫經驗】周慎齋　桑椹膏，取桑椹汁，入蒼朮共熬，去滓成膏。治療：骨蒸。腎氣虛，加枸杞四兩（研末）；肺氣虛，加人參 1 兩。（《慎齋遺書》卷七）

【使用禁忌】蒼朮與桑椹配對，桑椹汁厚膩胃，而以蒼朮溫脾健胃之品佐之，滋陰養血而不膩，補脾健胃而不燥，以補虛為主，外感邪盛者忌用。

蒼朮——當歸

【配對奧妙】蒼朮辛苦而溫，功能燥濕健脾，但辛溫燥烈之品，易於耗氣傷陰；當歸甘辛而溫，質地滋潤，功能補血活血。二者合用，一潤一燥，相制相成：蒼朮得當歸則不慮其燥烈傷陰；當歸得蒼朮亦不致滋膩礙脾。共奏燥濕健脾，補血和

血之功。

【臨床應用】1.心肝血虛，面色萎黃，眩暈心悸，或血虛兼瘀之月經不調，痛經，經閉等症。

2.肝血不足，眼目昏澀。

【用量用法】蒼朮：6～10克；當歸：5～15克。

【名醫經驗】1.佚名　當朮散，蒼朮不拘多少（炒黑色，為末），當歸少許。每服二錢，酒一盞，煎至七分服。治療：婦人產後，敗血衝心。（《產寶諸方》）

2.陳夢苗　救睛丸，治睛腫旋螺突出，青盲有翳：蒼朮、當歸、木賊、枳實、川芎、荊芥穗、蟬蛻、薄荷、草決明、穀精草各等分。上為末，煉蜜丸，彈子大，每服1丸，食後清茶磨下。（《醫部全錄·目門》）

【使用禁忌】風熱目疾忌用。

蒼朮——木賊

【配對奧妙】蒼朮入中焦，能燥濕運脾，有助於清陽上升，充養清竅，浮精於目則目明視清，故可起到明目作用；木賊甘苦而平，功可升散鬱火，明目退翳，為眼病之專藥，《本草求真》云其「形質有類麻黃，升散亦頗相似，但此氣不辛熱，且入足少陽膽、足厥肝，能於二經血分驅散風熱，使血上通於目，故為去翳明目要劑。」故二藥相合，增明目之功，有相須之妙。

【臨床應用】多種眼疾，風熱目赤翳障。

【用量用法】蒼朮：6～10克；木賊：3～10克。

【名醫經驗】1.趙佶　二明散，蒼朮4兩（米泔浸，切片別研，青鹽一兩同炒黃色，去鹽），木賊2兩（童便浸，洗，焙）為散。每服一錢匕，米飲調下。治療：內外障眼。（《聖濟總錄》）

2. 王肯堂　木賊散，以木賊與蒼朮、蒺藜、防風、川芎同用，治療「眼出冷淚，屬於實證」者。木賊、蒼朮、蟬蛻、穀精草、甘草、蛇蛻、黃芩。水煎服，治目赤翳障。（《證治準繩》）

3. 楊濟　蒼朮配木賊草，治目昏澀；配木賊、防風、夏枯草，治眼花過多。（《臨證用藥配伍指南》）

4. 陳夢雷　靈園丹，治男人婦人攀睛翳膜，癢澀羞明，赤筋碧暈，內外障，瘀肉，風赤眼：蒼朮（米泔浸）120 克，木賊（去節）、川芎、柴胡、羌活、獨活、白附子、遠志（去心）、甘菊花、石膏、青葙子、防風、全蠍、青皮、陳皮、荊芥、仙靈脾（酥炙）、楮實、黃芩、甘草各 30 克。上為細末，水浸，蒸餅丸如彈子大，每服 1 丸，食後細嚼，荊芥湯或清茶送下，每日 2 次，忌酒麵。（《醫部全錄·目門》）

5. 張景岳　木賊煎，治瘧疾濕痰氣盛者。組成：半夏、青皮各 15 克，木賊、厚朴各 9 克，蒼朮、檳榔各 3 克。陳酒煎，露 1 宿，於發病前 2 小時溫服。（《景岳全書·新方八陣》）

【使用禁忌】多服傷正，氣血虛者慎用。

蒼朮——夜明砂

【配對奧妙】蒼朮入中焦，能燥濕運脾，有助於清陽上升，充養清竅，血精於目則目明視清，故可起到明目作用；夜明砂性味辛寒，主歸肝經，功可清熱明目。二者合用，相輔相成，共奏血精養目、明目退翳之功。

【臨床應用】肝熱壅滯，目生翳障；夜盲症。

【用量用法】蒼朮：6～10 克；夜明砂：3～10 克。

【名醫經驗】1. 鑫禮蒙（朝鮮）　神朮散，以蒼朮、夜明砂等分，上為細末。每服二錢，將豬肝以竹刀批開，放藥在內，線紮，米泔煮熟，食後和湯服之。治療：雀目。（《醫方

類聚》卷七十引《煙霞聖效方》）

2. 王肯堂　夜明丸，治青盲，夜明砂與木賊、蒼朮、青木香、防風等配用。（《證治準繩》）

3. 黃德厚　以蒼朮 30 克，石決明、夜明砂各 15 克，豬肝 100 克（分 2 次）組方治療夜盲症。用法：將前 3 味放入 500 毫升水中，煎成藥汁 200 毫升，分早晚煮豬肝食用。一般服 2～6 劑見效。〔中醫雜誌，1981，22（12）：52〕

【使用禁忌】夜明砂有散血消積之功，故孕婦慎用。

蒼朮——肉豆蔻

【配對奧妙】蒼朮辛苦而溫，善燥脾濕，對濕阻中焦，脾失健運而致的脘腹脹悶，嘔噁食少，吐瀉乏力，舌苔白膩等症，最為適宜；肉豆蔻性味辛溫而澀，主歸脾、胃、大腸經，既能澀腸止瀉，又能溫中暖脾，且辛香溫燥，有溫中行氣止痛的作用。兩藥合用，共奏健脾溫胃，燥濕固腸之功。

【臨床應用】脾胃虛寒，濕邪乘虛困阻，致脘腹冷痛脹悶，嘔噁食少，舌苔白膩等症。

【用量用法】蒼朮：6～10 克；肉豆蔻：3～9 克。

【名醫經驗】樓英　固中丸，以蒼朮、肉豆蔻（煨）各一兩。為末，粥為丸，如梧桐子大。每服五十丸。主治：脾久泄。（《醫學綱目》卷二十三）

【使用禁忌】蒼朮與肉豆蔻均為辛溫燥烈之品，陰虛證及陽證、熱證忌用。

蒼朮——地榆

【配對奧妙】蒼朮味辛性溫，善走氣分，有燥濕祛風、消風止癢之功；地榆具清熱涼血、止血消腫之功，為治腸風便血之佳品。

二藥寒溫併用，氣無偏盛之害，而有燥濕祛風、消腫止血

之能，用治風濕搏結腸風下血者，可收藥到病除之佳效。

【臨床應用】腸風臟毒下血，便前出血，或便後出血，或糞中帶血，血色鮮紅或紫暗者。

【用量用法】蒼朮：6～10克；地榆：10～15克。

【名醫經驗】1. 劉完素　地榆湯，以蒼朮（去皮）四兩，地榆二兩，上切碎，煎至七分，食前多服除根。治療：久病腸風，痛癢不任，大便下血。（《保命集》卷中）

又蒼朮地榆湯，蒼朮二兩，地榆一兩，銼。每服一兩，水煎服。治療：脾濕下痢，先血後便。如心下痞，加枳實一錢；如小便不利，加茯苓一二錢。腹痛漸已，瀉下微少，宜訶子散止之。（《保命集》卷中）

2. 朱良春　治熱病所致的休克及心衰。張某某，男，54歲，工人。患傷寒兼旬，熱勢纏綿，朝輕暮重，神時明時昧，入暮則譫語呢喃，時有撮空。汗多肢冷，大便醬溏臭穢。苔厚膩、舌質紅，脈濡數，重按無力。此乃邪仍亢盛而正已虛餒，心氣衰憊，時度變，治當清溫化濕，扶正強心並進。藥用太子參、生地榆、蒼朮等，配六神丸30粒（分3次溫服）。藥後症情顯見穩定，神志轉慧，脈亦較振，守方損益之，調治旬月而瘥。（《朱良春用藥經驗》）

3. 楊濟　蒼朮配地榆，治脾經濕熱，痢疾下血。（《臨證用藥配伍指南》）

【使用禁忌】蒼朮與地榆配對治腸風臟毒下血，對於上消化道出血則非所宜。

蒼朮——花椒

【配對奧妙】蒼朮芳香辛散，苦溫燥烈，外能行上下，內走脾土，既能燥內濕，又可祛外濕，兼散表寒；花椒辛熱，溫中止痛，殺蟲止癢。二藥相配，內服能化濕、通絡、祛寒，外

用能殺蟲、燥濕、止癢。

【臨床應用】1. 風痰阻於經絡所致中風後遺症，半身不遂。

2. 煎水沖洗治療寒濕毒邪所致的楊梅結毒。

【用量用法】蒼朮：6～10克；花椒：2～6克。

【名醫經驗】1. 李文炳　椒朮酒，蒼朮10兩，川椒4兩。二味與老酒5斤，共貯瓶內，口用箬紮封固，安米在上，以重湯煮至箬上米熟為度。初飲盡醉，蓋暖出一身臭汗，即癒。治療：半身不遂。（《仙拈集》卷一）

2. 鄒岳　蒼朮散，組成：蒼朮1兩，川椒3錢。用法：煎水沖洗。主治：楊梅結毒。（《外科真詮》卷下）

【使用禁忌】蒼朮與花椒均為溫熱燥烈之品，只宜於寒濕痰證，如濕熱或痰熱證忌用。

蒼朮──豬肝（或羊肝）

【配對奧妙】目疾除與肝有關外，同時亦與脾升清功能有密切聯繫，清陽上升，充養清竅，淫精於目則目明視清，蒼朮入中焦，能燥濕運脾，有助於清陽上升，故可起到明目作用。

現代藥理研究表明，蒼朮含有維生素A原，經口服後在腸道轉換成維生素A，吸收後貯存在體內，而以肝臟最多。維生素A參與視網膜內桿狀細胞中視紫紅質的合成，視紫紅質是感光物質，特別是對弱光敏感，當維生素A缺乏時，不能合成足夠的視紫紅質而引起夜盲症。

蒼朮用於夜盲症雖有一定的藥理作用及傳統療效，但維生素A為脂溶性物質，其在煎煮時溶出率低，同時其含量極少，每100克蒼朮含胡蘿蔔素7.47mg，而成人正常治療量每日約需6～10mg維生素A。故單用蒼朮治療夜盲症，量宜大，或宜和豬、羊肝等同用。

【臨床應用】夜盲症、視物昏花模糊。特別是膽道阻塞、

腹瀉等引起維生素 A 吸收減少，而兼有濕阻失運之病證。

【用量用法】蒼朮：10～30 克；豬（羊）肝：100～200克。

【名醫經驗】徐春甫　省目方，蒼朮末 1 錢，羊子肝 1 個，用竹刀批破羊子肝，摻藥在內，麻繩纏定，以粟米泔水 1 大碗煮熟，令患眼對瓶口薰之，藥氣少溫即吃之。如此三五次必效。治療：雀目。（《古今醫統》卷六十一）

【使用禁忌】本藥對為治青盲、雀目有效的驗方，不用於其他病證。

【用藥指歸】

1. 蒼朮配對藥，主要是用於濕阻中焦的脾胃不和、寒濕困脾、肝胃不和、濕勝泄瀉、痰飲水腫、濕熱證和暑濕證，風濕痹證、濕熱痹證，風寒表證夾濕，時行疫癘中的寒疫、瘴瘧、霍亂、寒濕痢及夜盲症諸方面。圍繞蒼朮辛苦而溫，氣味芳香之性能，燥濕健脾、辟穢化濁、祛風濕、解表、明目的功效展開的。

2. 蒼朮的不良反應，主要表現在「燥」的方面，蒼朮的燥性，既是一種治病的藥理作用，又是一種引起機體不良反應的因素。蒼朮生用燥性強烈，易耗傷陰液。如見脾陰受損，脾失健運，氣機阻滯而見的脘腹痞悶，口乾舌燥，大便秘結等。經過炮製後的蒼朮，其燥性減緩，入中焦能燥濕濁，運脾胃，內服不但不會致脹，且可消除濕阻腹脹之病證。故《醫學入門》曰：「誤服耗血，燥津液，虛火動則痞悶愈甚。」

機體在邪實而正未虛的狀態下，蒼朮的這種不良反應並不明顯，而在素體陰虧、熱病津傷狀況下，蒼朮的燥性就顯得尤為突出，故《本草經疏》曰：「凡病屬陰虛血少，精不足，內熱骨蒸，口乾唇燥，咳嗽吐痰，吐血鼻衄咽塞，便秘滯下者，

法鹹忌之，肝腎有動氣者勿服。」同時《本草正》亦曰蒼朮：「內熱陰虛表疏汗出者忌服。」

3. 蒼朮的燥性與其所含揮發油有關，李時珍在《本草綱目》中曰：「蒼朮性燥故以糯米泔浸去其油，切片焙乾用。亦有用芝麻同炒，以制其燥者。」藥理資料表明，蒼朮經過炮製後揮髮油含量減少，特別是經過麩炒和米泔水炙後，去油效果分別為 39% 和 47%。而揮發油是蒼朮的主要藥理成分，臨床用藥是否進行炮製來減少揮發油的含量，應視病情的需要，如風寒表證及風寒濕痹宜生用；濕阻中焦，痿證、雀目等宜制用；而素體陰虧宜慎用。

4. 本品苦溫燥烈，故陰虛內熱及氣虛多汗者忌服。

2 藿 香

藿香，首載於《嘉祐本草》，並引《南州異物志》云：「藿香出海邊國，形如都梁，葉似水蘇。」《本草綱目》曰：「豆葉曰藿，其葉似之，故名。」性味辛微溫，主歸脾、胃、肺經。主要功效為芳香化濕，發表解暑，和中止嘔。

本品辛溫氣味芳香，為芳香化濕濁要藥，多用於濕阻中焦之脘腹痞滿，納呆嘔逆，泄瀉痢疾。本品辛香而不燥烈，為和中止嘔之要藥。凡嘔吐之證，無論寒熱虛實皆可應用，因主化濕，故濕濁中阻所致之嘔吐尤為適宜。其辛溫芳香，外可開肌腠，透毛竅，散表邪，內服能化濕濁，快脾胃，辟穢惡，故可用於外邪表證，治暑天外感風寒，內傷濕滯，而見寒熱頭痛，胸悶腹脹，嘔噁便瀉，苔膩者。

藿香辛散而不峻烈，微溫而不燥熱，氣味芳香入於中焦，能醒脾悅胃，化濕和中，善能化除濕邪而消病因，常用於濕溫初起，邪在氣分，濕重於熱而見身熱不揚，身重肢倦，胸脘痞

悶，口膩不渴之證。同時，本品芳香氣溫能化濁濁辟穢而解時疫，可用於外感山嵐瘴氣，寒濕內蘊之瘧疾寒熱往來，胸脘脘悶，神疲體倦，口不渴者。

現代藥理研究：

藿香主要含揮發油，油中的主要成分為甲基胡椒酚、茴香醚、茴香醛、檸檬烯及對—甲氧基桂皮醛等。廣藿香揮發油主要成分是廣藿香醇、廣藿香酮、苯甲醛、丁香油酚、桂皮醛等。

藥理作用：抗病原體作用方面：對金黃色葡萄球菌、疊球菌等多種致病菌有抑制作用。藿香煎劑對許蘭氏毛癬菌等有抑制作用，藿香乙醚浸出液及醇浸液亦能抑制多種致病性真菌。

鎮痛方面：以藿香為主的藿香正氣水對胃腸平滑肌有良好的解痙作用。對消化系統的影響：藿香揮發油能促進胃液分泌，增強消化力，對胃腸有解痙、防腐作用。

藿香——佩蘭

【配對奧妙】藿香與佩蘭均為極為常用的暑濕時令要藥。藿香芳香而不燥烈，溫煦而不偏於燥熱，既能散表邪，又能化裏濕而醒脾開胃；佩蘭氣香辛平，其醒化濕之功較強，並有一定的利水作用，歷來被推為治脾癉口甘要藥。二藥相須為用，芳香化濕，清熱袪暑，和胃止嘔，醒脾增食之功益顯。

【臨床應用】暑濕，濕溫初起而見身重倦怠、惡寒發熱、脘痞不舒、舌苔黏膩等。

【用量用法】藿香：6～12 克，鮮者 15～30 克，不宜久煎。佩蘭：6～12 克，鮮者 15～30 克，不宜久煎。

【名醫經驗】1.冉先德 治療急性胃腸炎，用藿香、佩蘭、蒼朮、茯苓、三顆針組成方劑，水煎服，治療急性胃腸炎有效。〔中華藥海，第 1 版，哈爾濱出版社，1993，729〕

2. 徐樹楠　江蘇新醫學院治療溫暑初起藿香葉、薄荷葉、佩蘭葉、荷葉各 3 克，枇杷葉、水蘆根各 30 克，鮮冬瓜 60 克，煎湯代水飲，治溫暑初起，身大熱，背微惡寒，繼則但熱不寒，口大渴，汗大出，面垢齒燥，心煩等證有效。摘自《中藥大辭典》（上冊），第一版，上海，上海科技出版社，1986，1378

3. 譚紹彬　治療腹瀉，藿香、佩蘭各 12 克，白朮 9 克，扁豆、茯苓、杏仁各 15 克，苡仁、滑石各 18 克，治療暑濕挾濕，傷及脾胃而致腹瀉，效果良好。〔四川中醫，1985，3，（12）：43〕

4. 邱建榮　治療痢疾，趙紹琴以佩蘭、蘇葉、葛根、藿香各 10 克，黃連 6 克，黃芩、半夏、大腹皮、焦三仙各 10 克，草豆蔻 3 克，組成經驗處方，治療暑月痢疾而見寒熱頭痛，周身酸楚，腹痛不適，泄瀉不爽，甚或便下膿血，屢獲佳效。〔遼寧中醫雜誌，1989，（8）：1〕

【使用禁忌】藿香與佩蘭均屬利濕之品，陰虛不足者忌用。

藿香——半夏

【配對奧妙】藿香與半夏，皆主歸脾胃經。藿香氣芳香，長於化濕悅脾，寬中快氣，和胃止嘔；半夏性燥烈，偏於燥濕和胃，降逆止嘔。二者合用，一以芳化，一以溫燥，有協調脾胃之功，並有較強的止嘔之力。

【臨床應用】寒濕困中，脾胃不和之頭目昏沉，胸脘痞悶，嘔噁腹瀉之症。

【用量用法】藿香：6～12 克；半夏：6～10 克。

【名醫經驗】1. 胥慶華　藿香、半夏伍用，見於《和劑局方》之藿香半夏湯，治胃中停飲嘔逆之證。現代臨床每於濕濁困脾較甚時，常將燥濕與化濕合用，即取藿香、半夏聯用，常

獲良效。（《中藥藥對大全》）

2. 徐樹楠　治療神經性嘔吐，用藿香、半夏各6克，黃連3克，水煎頻頻飲服，治療本病10餘例，均有效。（《中藥臨床應用大全》）

3. 陳師文　藿香正氣散，治療暑濕證、濕溫證初起，藿香常與紫蘇、半夏、厚朴等同用。（《太平惠民和劑局方》）

【使用禁忌】藿香與半夏，分別為治濕與治痰之常用藥，性溫燥，宜於寒痰濕痰，如熱痰燥痰或濕熱者不宜使用。

藿香──香附

【配對奧妙】藿香辛香疏散，發表而不峻烈，微溫芳香，化濕而不燥熱，濕化氣行則脾胃調和而嘔逆自止。故有外散表邪，內化濕濁以和中止嘔之功。香附辛散滯氣，苦降逆氣，芳香疏散，性平無寒熱之偏，為疏理脾胃氣結之良品。

二藥伍用，理氣與化濕兼備。氣行則濕散，濕去則氣疏，二者相輔相成，共奏芳化暢中，理氣和胃之功。且具有理氣而不傷血，化濕而少劫陰的特點。

【臨床應用】1. 濕鬱或氣鬱致濕，症見脅痛脘脹，嘔吐酸水，不思食等。

2. 婦人妊娠惡阻、胎氣不調之症。

【用量用法】藿香：6～12克；香附：6～10克。

【名醫經驗】1. 張銳　二和散，藿香葉、香附子（去皮）各等分，上為粗末，每服一錢，水二盞，同煎至六分，去滓溫服，不拘時候。功用：調陰陽，和營衛，理氣消痞。治療：心胃氣痞，飲食不進。（《雞峰普濟方》卷三十）

2. 魏峴　六一湯，香附子六兩（炒），藿香葉一兩，為細末，百沸湯點服，不拘時候。功可升降氣機。治療：氣鬱中外，胸滿腹脹，膺腫頸痛。（《魏氏家藏方》）卷二）

3. 楊濟　藿香配香附、甘草，治妊娠嘔吐；配香附、砂仁，治妊娠嘔吐及氣滯脘悶的胃納不佳；配香附、砂仁、蘇梗，治妊娠嘔吐。（《臨證用藥配伍指南》）

【使用禁忌】本藥對皆辛溫香燥之品，內有熱邪、陰虛證不宜使用。

藿香——陳皮

【配對奧妙】藿香發表解暑，和中化濕，理氣止嘔。氣芳香而不燥烈，辛溫而不燥熱，既能溫中快氣醒脾胃，又能發表解暑，辟穢化濁，長於治脾胃濕濁嘔逆。陳皮理氣健脾，燥濕化痰，辛散苦降，其性溫和，燥而不烈，具有理氣健脾，燥濕調中之功，並可助藿香辟穢化濁，止嘔止瀉之力。二藥相合使用，是臨床治療霍亂吐瀉的常用藥對。

【臨床應用】外感暑濕或濕濁內蘊所致的脘悶痞滿，食少納呆，吐瀉並作等症。

【用量用法】藿香：10～15克，鮮者加倍；陳皮：3～10克。

【名醫經驗】1. 陳念祖　陳皮藿香湯，以陳皮五錢，藿香五錢，用土澄清水二杯，煎一杯服之。治療：傷暑急暴，霍亂吐瀉。（《醫學從眾錄》）

2. 徐大椿　回生散，以陳皮（去白）、藿香葉各等分，每服五錢，水一盞半，煎至七分，溫服，不拘時候。治療：孕婦嘔瀉。（《醫略六書》）

3. 徐樹楠　藿香芳香化濕，用於濕濁內阻，中氣不運所致的脘腹脹滿，頭身困重，食少嘔噁，苔白厚而膩者，與陳皮、蒼朮、厚朴、半夏等同用，能醒脾開胃，如不換金正氣散。（《中藥臨床應用大全》）

4. 韓玲娣　治暑月感冒，濕溫病等用藿香正氣散（藿香、

白芷、陳皮、茯苓、大腹皮等）治療暑月感冒、濕溫病初起、急性胃腸炎、痢疾等，均收到滿意療效。〔河南中醫，1984，（6）：41〕

5. 鄭仁松　治療腹瀉，用藿麻平胃湯：藿香、蒼朮各 6 克，野麻草 15 克，車前子（包煎）、厚朴各 9 克，陳皮 4.5 克，粉甘草 3 克，生薑 3 片，大棗 5～7 枚。治療泄瀉 112 例，均痊癒。〔福建中醫藥，1984，（1）：13〕

【使用禁忌】本藥對皆辛溫香燥之品，易耗氣傷陰，故氣虛、陰虛不宜使用。

藿香——豆卷

【配對奧妙】藿香性味辛微溫，氣味芳香，能散表邪，辟穢化濁，醒脾開胃；豆卷（在古代本草中，本品多以大豆黃卷為正名）性味甘平，主歸脾、胃經，利水消腫，分利濕熱，宣通外達，宣表邪，托濕外達。

二藥合用，托濕外達不升騰泛濁，芳化濕濁不燥烈傷陰，共奏托濕外達，化濁辟穢之功。

【臨床應用】1. 暑濕、濕溫初起，身重倦怠，惡寒發熱，脘痞不舒，舌苔黏膩等。

2. 水濕停蓄所致的水腫，水便不利。

【用量用法】藿香：10～15 克，鮮品加倍；豆卷：6～20 克。

【名醫經驗】1. 王少華　二藥合伍治療濕溫初起，邪在衛表，症見身熱不揚，惡寒無汗，頭暈頭痛如蒙如裹，肢體酸困，服之能微微汗出，托濕外達。其濕熱之勢較甚者，可加入另一對藥羌活、薄荷，以增強散濕透邪之效。〔中醫雜誌（10）：26〕

2. 董建華　濕溫、暑濕初起，雖有惡寒、身重、頭痛之

象，但不可即用麻黃、葛根之屬辛溫發汗，以防引起濕邪上蒙清竅。且濕溫身本多汗，再汗恐有亡陽之變。但若觸早風災時，恣食生冷，遏抑其陽，不發汗則邪不易解，此時宜微微發汗，使表裏通達。故濕溫或暑濕挾濕，初起見有惡寒的，余每以銀翹、鮮藿佩等加清豆卷、荊芥以芳香宣透。（《中國百年百名中醫臨床家叢書‧董建華》）

【使用禁忌】內熱陰虛、無濕邪者慎用。

藿香——生石膏

【配對奧妙】藿香芳香化濕，快氣和中，發表宣透而不燥烈；生石膏辛甘大寒清熱瀉火之力強，能清泄透解脾胃積熱。二藥芳化宣通與清泄透解並施，清泄不鬱遏，宣化不助熱，相輔相成，共奏化濕濁透伏熱之功效。

【臨床應用】1.脾胃濕熱鬱火，循經上犯鼻竅之鼻淵流黃濁膿涕、鼻臭。

2.脾胃濕熱伏火之口臭口瘡、牙齦腫痛或出血、口唇糜爛而腫。

【用量用法】藿香：10～15克，鮮者加倍；石膏：15～60克。

【名醫經驗】1.錢乙　瀉黃散，以石膏與藿香葉、梔子、甘草、防風同用，治療小兒脾胃伏火，口瘡口臭，膚熱唇乾之證。（《小兒藥證直訣》）

2.徐樹楠　北京兒童醫院用感冒散（藿香、連翹、菊花、板藍根、白薇、地骨皮各10克，荊芥穗6克，青黛3克，生石膏、生地各12克）治療流行性感冒、小兒感冒300例（普通感冒148例，流感152例）。其中病程在1～2天的88例，服藥24小時內退熱占77%；病程在3～4天的110例，服藥後退熱占81%。〔摘自《全國中草藥新醫療法展覽會資料選編》，

1971，17〕

【使用禁忌】藿香與石膏配對，只宜於濕熱伏火之證，如寒濕證、陰虛證不宜使用。

藿香——大黃

【配對奧妙】藿香辛而微溫，芳香化濕，發表解暑，既散表邪，又化裏濕，辟穢化濁，宣中快氣；大黃通腑泄熱，蕩滌胃腸積滯腐穢，活血解毒。二藥化濕濁與通腑氣併用，燥濕與泄熱並行，解表與清裏並施，苦寒沉降中能快氣宣中，合用相輔相成，化濕泄熱，使濕熱穢濁分消化解，導滯解毒功效較佳。

【臨床應用】濕熱穢濁阻於脾胃，口舌生瘡，口膩口臭，腹滿不適，大便溏而不爽，舌苔黃膩而濁。

【用量用法】藿香：10～15克，鮮者加倍；大黃：3～10克。大黃在治療上述病證時不起瀉下通便作用，故不宜後下，而應與藿香同煎。欲減弱其攻下作用，亦可用製大黃。

【名醫經驗】1. 蕭森茂　久病臥床便秘屬濕熱阻滯，可用二藥伍用熬膏，每次 10～15 毫升，日 2～3 次，有效驗。（《百家配伍用藥經驗採菁》）急性心肌梗塞屬濕熱互結用之頗宜。〔摘自《中醫雜誌》，1980，（12）：29〕

2. 楊濟　藿香配大黃、黃精、皂礬，米醋浸泡，取汁浸泡患處，每次 30 分鐘，治手、足癬。（《臨證用藥配伍指南》）

【使用禁忌】脾胃虛寒不宜使用。

藿香——茵陳蒿

【配對奧妙】藿香芳香化濕悅脾，快氣寬中；茵陳蒿清濕熱而能疏通。脾胃為升降之樞紐，為生痰之源。二藥清化濕熱，悅脾寬中以宣暢中氣。中氣宣暢，升降有序，則有助於肺氣之宣降；濕濁得化，痰濁自可減少。二藥合用，共同清熱濕

熱，暢中氣助宣降肺氣。

【臨床應用】1.痰濕阻肺，胸悶痞塞，咳嗽氣喘，舌苔黃膩，脈滑數。

2.濕熱蘊結之泄瀉，痢疾。

【用量用法】藿香：10～15克，鮮者加倍；茵陳蒿：10～30克。

【名醫經驗】1.邵長榮　治療支氣管哮喘，無論是哮喘發作或緩解期，在辨證用藥的基礎上加配二藥各9克。對減輕哮喘發作和預防復發有一定效果，對伴有胸膈煩悶不暢，食慾欠振者尤宜。〔中醫雜誌（3）：13，1988〕

2.吳瑭　茵陳蒿白芷湯，治濕熱蘊結而致下痢赤白，裏急後重者，藿香常與黃柏、秦皮、茵陳蒿等清熱燥濕、解毒止痢之品同用。（《溫病條辨》）

3.董建華　治療脾胃病，注意肝鬱傷及脾胃者，從調肝入手，以調整脾胃氣機升降。如疏肝除濕散滿法，適用於肝氣鬱結，濕濁中阻之鼓脹，症見腹脹，叩之如鼓，按之不堅，食後作脹，噯氣不爽，苔厚膩，脈弦滑。此乃肝氣鬱遏日久，勢必乘制脾土，脾胃運化失職，升降不調，水濕停留，壅於中焦。方用柴胡、白朮、蒼朮、茯苓、半夏、車前子、陳皮、香附。濕從熱化加茵陳蒿、藿香。（《中國百年百名叢書·臨床中醫家董建華》）

【使用禁忌】藿香與茵陳蒿均為化濕、利濕要藥，陰虛證不宜使用。

【用藥指歸】

1.藿香的配對藥，主要是治療濕阻中焦的脘腹痞滿、泄瀉痢疾，寒熱虛實的各種嘔吐尤其是濕阻中焦的嘔吐，外感表證，暑天外感風寒，內傷濕滯，濕溫初起邪在氣分濕重於熱及

寒濕瘧疾。歸結為藿香的三大作用：芳香化濕，發表解暑，和中止嘔。

2. 藿香氣味芳香，不宜久煎。

3. 胃弱欲嘔及胃熱作嘔、中焦之火盛極、陽明胃家邪實作嘔作脹，法並禁用；陰虛內熱、虛火上炎、舌絳光滑者不宜應用；另外，《本經逢原》謂其莖能耗氣，用時也宜慎之。

3 砂　仁

砂仁首載於《藥性論》，名「縮砂蜜」，後人多稱砂仁。性味辛溫，主歸脾、胃經。主要功效為化濕行氣，溫中止嘔，止瀉，安胎。

砂仁辛散溫通，氣味芳香，其氣香入脾胃，能行氣化濕，醒脾和胃，凡是濕阻、氣滯所致之脘腹脹痛等脾胃不和諸證，皆可用之，尤其對寒濕氣滯最為適宜。砂仁辛香馥鬱，濕而不燥，利而不破，善能溫中暖胃，利氣快膈，可用於脾胃虛寒等證。同時亦可用於肝鬱氣滯，胎動不安，腰酸腹脹，或脾胃虛弱，胎氣上逆之嘔吐、惡阻。此外，本品尚可用於痰氣阻結，胸膈脹悶疼痛者。

現代藥理研究：

縮砂仁種子含揮發油 1.7%～3%，其主要成分為 d- 樟腦、一種萜烯（似檸檬烯，但非檸檬烯）、d- 龍腦、乙酸龍腦酯、芳樟醇、橙花椒醇。陽春砂種子亦含揮發油 3% 以上，油中成分與縮砂仁相似，但另含檸檬烯等成分，另又含貳約 0.69%。陽春砂及縮砂仁 0.25%～0.75% 的水煎液，對離體腸管平滑肌呈興奮作用，而陽春砂 1%～1.25% 水煎液和揮發油的飽和水溶液均呈抑制作用。

砂仁煎劑可增強胃的功能，促進消化液的分泌，可增強腸

道運動，排出消化管內的積氣。可起到幫助消化，消除腸脹氣症狀。

砂仁——陳皮

【配對奧妙】二者同具辛香溫燥之性，皆入脾胃而行氣調中。然砂仁偏於化濕醒脾，陳皮偏於燥濕健脾。二者伍用，一燥一化，使濕去而脾運。其特點為在理氣的同時，具有較佳的除濕作用。另外，因二味藥芳香理氣，用於大隊補益脾腎的方藥中，可使補而不膩，更有利於藥效的發揮。

【臨床應用】濕困中焦，脾機不運之食少不饑，腹瀉或胃氣不和之噯氣，甚或嘔吐痰涎。

【用量用法】砂仁：3～6 克，入散劑效佳，入湯劑宜後下；陳皮：3～10 克。

【名醫經驗】1. 呂德　以陳荷散（砂仁 2 克，陳皮 15 克，乾荷葉 10 克）治療潰瘍性結腸炎 30 例，治癒 17 例，顯效 6 例，好轉 4 例，無效 2 例。（浙江中醫雜誌，1991，（4）：156）

2. 董建華　治嘔吐，應著眼於「通降」，故和胃理氣通降是治療本病的基本治則。實證嘔吐，當以祛邪為主，邪去則嘔吐自止；虛證嘔吐，治宜標本兼顧，正復則嘔吐自癒。其用藥多用陳皮、砂仁藥對。如疏肝理氣，和胃通降法，藥用陳皮、砂仁加柴胡、白芍、香附等；苦辛通降，和胃止嘔法，藥用陳皮、砂仁加黃芩、清半夏、黃連、炮薑等。〔《中國百年百名中醫臨床家叢書・董建華》〕

3. 施今墨　六君子湯合西洋參、南北沙參，培土生金，健脾和胃，益氣補肺，是治療慢性肺病的主方，對慢性支氣管炎、支氣管哮喘等病，見痰多、食呆、脘痞、便溏、氣短、乏力等症者每有佳效。施云：「若無發熱而久咳不止，晨暮吐痰

澀，百治不效，須用大劑四君子湯始得奏效但方中少加陳皮、砂仁或枳殼類，其效更顯。」就說明了這個道理。（《中國百年百名中醫臨床家叢書·施今墨》）

【使用禁忌】砂仁與陳皮皆屬辛溫香燥之品，內有實熱或舌赤少津者不宜使用。

砂仁——草果

【配對奧妙】砂仁與草果，味辛性溫，同屬芳香化濕之品。砂仁芳香氣濃，功偏行氣化濕，醒脾和胃。草果溫燥辛烈，功用溫中散寒，燥濕化痰，消積除脹。二藥合用，起協同作用，具有較強的化濕濁、溫脾陽、和胃氣之功。

【臨床應用】寒濕痰濁困阻中焦，脾胃氣機升降不利而見胸脘痞悶，噁心嘔吐，腹痛等。

【用量用法】砂仁：3～6克，後下或研末沖服；草果：3～6克。

【名醫經驗】1. 徐樹楠　砂仁與草果均屬辛溫之品，同具化濕、行氣、溫中之效。常配伍使用。然砂仁行氣作用勝於草果，長於行氣和中而止瀉，並有安胎之功。草果的溫燥作用勝於砂仁，長於燥濕散寒，並有截瘧之功，常用治寒濕偏盛的瘧疾。寒濕內伏，脾胃氣滯引起的脘腹脹滿疼痛，嘔吐瀉痢，舌苔濁膩者，草果與蒼朮、砂仁、陳皮、厚朴、半夏等配伍，以增強溫燥寒濕的作用。（《中藥臨床應用大全》）

2. 楊濟　治傷乳食方（《本草匯言》），治傷乳食油膩瓜果，酒面乳茶等物：砂仁、草果、蒼朮、乾葛、陳皮、茯苓、生薑各3克。水煎，分2次服。砂仁配草果，治寒濕停滯的腹脹、嘔吐、不食等症。（《臨證用藥配伍指南》）

【使用禁忌】砂仁與草果皆芳香化濕之品，易耗氣傷陰，故氣虛、陰虛者不宜使用。

砂仁——白蔻仁

【配對奧妙】砂仁與白蔻仁皆辛溫芳香，擅入中焦脾胃，皆有化濕醒脾、行氣寬中之功。白蔻芳香氣清，溫燥之性較弱，偏於調暢胃氣，以止嘔止痛為長；砂仁香氣較濃，溫燥之性略強，偏於燥濕散寒，以醒脾寬中為要。

二藥伍用，各取所長，具有較強的化濕醒脾、暖胃散寒、行氣止痛、調中止嘔作用。

【臨床應用】1. 脾胃虛寒，運化失職，濕濁內蘊，氣機不得宣暢，以致納呆食少，胸悶不舒，脘悶不舒，脘腹脹痛，反胃嘔吐等症。

2. 小兒胃寒，消化不良，吐乳等症。

【用量用法】砂仁：3～6 克；白蔻仁：3～10 克。

【名醫經驗】1. 胥慶華　祝諶予治療虛寒胃痛，心下逆滿，噁心嘔吐，疼痛難忍，水穀不入，以理中湯調治。但藥病格拒，藥後即吐，後改為砂仁、白蔻仁各 30 克，共研細末，每服 1 克，每日服 3 次，疼痛頓除，嘔吐亦止。（《中藥藥對大全》）

2. 徐樹楠　江蘇新醫學院治療小兒吐乳症，白豆蔻仁、縮砂仁各 14 個，生、炙甘草各 6 克，為末，常摻入兒口中。〔摘自《中藥大辭典》（上），第一版，上海科技出版社，1986，710〕

3. 楊濟　砂仁與白蔻仁，二者性味相同，功效相近，皆為芳香化濕，行氣寬中之品，常相須為用。惟砂仁香氣濃鬱，燥濕之力較強，且功專於脾胃，常用治寒濕凝滯，中焦阻塞較重之症，及妊娠惡阻，胎動不安；白蔻仁則芬香清香，溫燥性較小，兼通宣肺氣，多用於濕遏上中二焦及濕溫初起，胸悶不暢等證。（《臨證用藥配伍指南》）

【使用禁忌】砂仁與白蔻仁皆辛溫香燥之品，內有實熱及舌赤少津者忌用。

砂仁——黃芩

【配對奧妙】砂仁辛香溫通，溫而不燥，行而不破，通暢三焦，溫行六腑，有理氣醒脾，疏理氣機之功。黃芩清熱燥濕、瀉火解毒，止血、安胎。二藥相配，寒濕併用，相反相成，調和氣機，泄熱和氣，而成安胎之妙用。

【臨床應用】氣機不調，血熱胎動所致胎動不安，妊娠惡阻之症。

【用量用法】黃芩：3～10克；砂仁：3～6克。

【名醫經驗】1. 徐樹楠　用於懷胎蘊熱，胎動不安之證，黃芩伍白朮、砂仁、竹茹、當歸等，以清熱安胎。（《中藥臨床應用大全》）

2. 楊濟　砂仁配黃芩，治胎動不安，脾虛有熱者；配黃芩、蘇葉、藿香、白朮、木香、當歸，治妊娠嘔吐，胎動不安。（《臨證用藥配伍指南》）

【使用禁忌】脾胃虛寒者不宜使用。

砂仁——木香

【配對奧妙】砂仁與木香均為辛溫芳香之品，砂仁化濕行氣，主要用於濕困脾土及脾胃氣滯證；木香功專行氣止痛，善行脾胃之氣滯，為行氣止痛之要藥。二者合用，相輔相成，共奏化濕行氣止痛之效。

【臨床應用】寒濕困脾，脾胃氣滯，脘腹脹痛，舌苔白膩。

【用量用法】砂仁：3～6克，入散劑效佳，入湯劑宜後下；木香：3～10克。

【名醫經驗】1. 廉生林　治療晚期肝硬化腹水，以自擬甘蟾砂仁合劑為主方，藥用蟾蜍 30 克 2 隻，腹裝砂仁 10 克，木

香 6 克，配甘遂 3 克黃泥包後煨乾後，加生雞內金 10 克，焦山楂 30 克，共為末，每服 6 克，每日 2 次。分三段配用五皮飲、化瘀湯、補氣養血湯送服。結果每一療程治癒 20 例，兩個療程治癒 22 例，總有效率為 94.8%。效果滿意。〔天津中醫，1989，（2）：18〕

2. 李東垣　葛花解醒湯，木香伍砂仁、人參、白朮、澤瀉等治療酒毒傷胃，濕熱內蘊，脾胃不和。（《蘭室秘藏》）

3. 董建華　氣機貴乎調暢順達，滯則成病。瀉痢早期初得之時，元氣未虛，而又挾滯者，必推蕩之，此即與喻昌之「新感而實者，可以通因通用」之說暗合。由瀉滯通腑，使積滯膿血隨大便而祛除，恢復腸胃之正常通降功能。通下法多用於以裏急後重為主的痢疾，而少用於泄瀉。常用煨木香、檳榔等藥，並配合砂仁、枳殼等理氣通降以助之，必要時對積滯難下者，可暫用一些大黃，起到推陳出新的作用。（《中國百年百名中醫臨床家叢書・董建華》）

4. 巫浣宜　砂仁用於腹脹的治療也有很好的療效，對 33 例腹脹用砂仁配伍木香進行治療，其中萎縮性胃炎 3 例，胃潰瘍 5 例，淺表性胃炎 25 例，5～10 劑即癒。〔北京中醫雜誌，1992，（2）：49〕

【使用禁忌】砂仁與木香均為辛溫香燥之品，易耗氣傷陰，故氣陰不足者慎用。

砂仁——檀香

【配對奧妙】二藥性能均為辛溫芳香，砂仁功可化濕行氣，溫中止嘔止瀉；檀香行氣止痛，散寒調中。砂仁以化濕見長，檀香以行氣為要。二者配對，一祛痰濕，一行氣滯，對寒濕困阻、濕泛為痰，陽氣不振、氣滯不通之證甚為相宜。

【臨床應用】1. 寒痰阻滯，胸陽不振之胸痹心痛證。

2. 寒濕困脾及脾胃氣滯證，胸腹冷痛，胃脘寒痛，嘔吐食少，泄瀉。

【用量用法】砂仁：3～6 克，入散劑效佳；檀香：1～3 克。二者入湯劑均不宜久煎。

【名醫經驗】1. 焦樹德　我還常把良附丸、百合湯、丹參飲三個方子合起來使用，自命名為「三合湯」，用於久治不癒、虛實寒熱證交錯互見的胃脘痛（包括潰瘍病、慢性胃炎、胃竇炎等），往往取得比較滿意的療效。現將具體藥方舉例如下：檀香 6 克（後下），砂仁 2.5 克（或草蔻 9 克），高良薑 9 克，香附 9 克，百合 30 克，烏藥 9 克，丹參 30 克。如痛點明顯固定及舌質暗或有瘀斑的，還可加失笑散；吐酸水的，加瓦楞子。（《焦樹德臨床經驗輯要》）

2. 楊濟　檀香配砂仁、丁香，治胃寒氣滯作痛者；配砂仁、枳殼、沉香，治胸腹疼痛，包括胃寒引起的痙攣性疼痛，小腹虛寒疝痛及心絞痛等症；配丹參、砂仁、良薑、香附、百合、烏藥，治久治不癒的胃脘痛，包括潰瘍病。（《臨證用藥配伍指南》）

【使用禁忌】砂仁與檀香均為辛溫香燥之品，易耗氣傷陰，故氣陰不足者慎用。

砂仁——鹿茸

【配對奧妙】砂仁辛溫香燥，為溫中和氣之要藥，功可醒脾和胃，行氣調中；鹿茸甘鹹性溫，為血肉有情之品，長於壯腎陽，益精髓，強筋骨，固沖任。二藥相伍，則脾腎兼補。

【臨床應用】脾腎陽虛，精血虧虛。症見陽痿早洩，宮寒不孕，尿頻不禁，頭暈耳鳴，腰膝酸痛，肢冷神疲，久瀉久痢等。

【用量用法】砂仁：3～6 克，入散劑效佳，入湯劑宜後

下；鹿茸：1～3克，研細末，每日分3次服。

【名醫經驗】魏峴　小補髓湯，鹿茸（去毛，鋸段，製作薄片）三錢，大縮砂仁（揉碎，去膜）一錢，用水一大碗，同煮至一盞半，去滓，取清汁一盞，空心溫飲之，1日2次。有補益乏功。（《魏氏家藏方》卷四）

【使用禁忌】根據原書提示，服此藥，須屏去一切湯劑。

砂仁——金櫻子

【配對奧妙】砂仁辛香溫潤，功能醒脾和胃，行氣散鬱；金櫻子酸澀性平，性專收斂，而具固精之效，《本草正》謂其有「益精髓，壯筋骨，補五臟，養血氣」之功，蓋精固則筋骨強、血氣生也。二藥相伍，一理中焦之氣，助脾胃運化而生氣血；一固下焦之脫，止精血遺失而防氣血之損，雖非補益之品，卻有補益之功，實不補而補之法。

【臨床應用】脾胃虛弱，氣血不足諸證。

【用量用法】砂仁：3～6克，入散劑效佳，入湯劑宜後下；金櫻子：6～12克。

【名醫經驗】朱佐　金櫻丸，以金櫻子（篩內擦刺令淨，捶破去子，切，焙），縮砂，為蜜丸。每服五十丸，空心酒或鹽湯送下。有補血乏功。（《朱氏集驗方》卷八）

【使用禁忌】本藥對砂仁以化濕見長，金櫻子以固澀為要，二者相反相成，配伍得當，無嚴格禁忌。

砂仁——荊芥

【配對奧妙】砂仁性味辛溫，功能化濕行氣而溫中，能健運脾胃，亦有助於脾主統血功能的恢復；荊芥可用治多部位出血，止血作用尤以炒炭更佳，然就臨床實際而言，更多用於便血，如《本草綱目》引《經驗方》單用荊芥炒，為末服，治大便下血。前人認為荊芥為「血中風藥」，善祛血中之風，對腸

風下血，尤為強調，合增強脾胃統血功能的砂仁，則止便血的功能更強。

【臨床應用】脾不統血的各種出血，尤用於便血。

【用量用法】砂仁：3～6克，入散劑效佳，入湯劑宜後下；荊芥：3～10克，宜炒炭用。

【名醫經驗】王璆荊　芥散，荊芥穗、縮砂仁各等分，為細末。每服三大錢，用糯米飲調下，不拘時候，1日3次。治療：便血，尿血。（《百一選方》卷十四）

【使用禁忌】砂仁辛溫香燥，荊芥辛微溫，只宜於脾不統血的出血證，如為血熱妄行之出血則不宜使用。

砂仁——枳殼

【配對奧妙】砂仁性味辛溫，主歸脾、胃經，長於化濕溫中枳殼苦辛微寒，主歸脾、肺、大腸經，具行氣開胸、寬中除脹、化痰消積之功二藥配對，從藥性上寒溫併用，從藥效上協同增效，相輔相成，化溫行氣之功倍增。

【臨床應用】濕邪困阻，脾胃氣滯，脘腹脹痛等。

【用量用法】砂仁：3～6克，入散劑效佳，入湯劑宜後下；枳殼：3～10克。

【名醫經驗】1.沈志裕　雙殼滌球湯，以砂仁殼一兩，枳殼一兩。煎湯熱洗，1日3四次。治療：一切球風（球風，即繡球風，相當於今之陰囊濕疹病，《外科正宗》謂其因「肝經風濕而成」，治宜祛風濕止癢）。（《瘍科遺編》卷下）

2.朱橚　獨聖散，枳殼、縮砂各三兩，以熨斗盛，炒，去殼，為末。如胎動，熱酒調下，不飲酒，煎艾鹽湯調服，米飲亦可。仍用罩胎散調服，間服安胎飲。用可令子不落，護胎。治療：妊娠時氣，身大熱；或妊娠從高墜下，觸動胎氣，腹痛下血；兼治崩漏。（《普濟方》卷三四二）

3. 時逸人　加減仁香湯，藥用砂仁、枳殼、木香、澤瀉、厚朴等，治療脘悶停滯。（《時逸人方》）

4. 董建華　散寒止痛法治腹痛，症見腹痛急暴，冷則加重，得暖痛減，手足不溫，甚則畏寒喜暖，口不渴，小便清利，苔薄白，脈沉緊或弦緊，均為裏寒之象，治當溫中散寒，理氣止痛。藥用：良薑 10 克，香附 10 克，烏藥 6 克，肉桂 3 克，砂仁 3 克（後下），枳殼 10 克，乾薑 3 克，木香 6 克。（《中國百年百名中醫臨床家叢書‧董建華》）

【使用禁忌】砂仁與枳殼均為辛香而燥、走竄力較強之品，故氣陰不足者不宜使用。

砂仁——五靈脂

【配對奧妙】砂仁辛散溫通，氣味芳香，故有行氣化濕作用，氣行則血行，故亦有助於血液的運行；五靈脂味苦泄閉，性溫能通，生用有散瘀之功。專入肝經血分，為治血瘀諸痛之要藥二者相使為用，砂仁助五靈脂活血行瘀之功。

【臨床應用】淤血阻滯證，如痛經、經閉、產後瘀滯腹痛等。

【用量用法】砂仁：3～6 克，入散劑效佳，入湯劑宜後下；五靈脂：3～15 克，布包煎。或二者均入丸、散劑用。

【名醫經驗】李文炳　靈砂散，以砂仁、五靈脂（焙乾）各 1 兩，為末。每服 2 錢，黃酒送下。治療：婦人經閉血塊。（《仙拈集》卷三）

【使用禁忌】該二藥均有較強的芳香走竄之功，易耗傷氣血，故血虛無瘀及孕婦慎用。

【用藥指歸】

1. 砂仁的配對藥，主要用於濕阻中焦及脾胃氣滯證，脾胃虛寒之胃脘冷痛、嘔吐、泄瀉以及胎動不安證，圍繞其「化濕行

氣，溫中止嘔，止瀉，安胎」的功效而展開的。

2. 砂仁既能治咳逆噎膈之上焦病證，又能治腹脹納呆等中焦病證，同時還能治冷痢滑瀉，腎寒奔豚等下焦疾患。但砂仁既非上焦之品，又非下焦之藥，而是中焦之專藥。中焦為氣機升降之樞紐，脾升胃降，維持體內氣機之運行，砂仁辛散溫通，氣味芳香，入脾胃經，行氣化滯，升清降濁，能消除脾胃升降失司，氣機阻滯之病機，同時又能溫中散寒，醒脾化濕以解除脾胃氣滯、濕阻之病因，其可由運行中焦之氣機，而達到通調三焦的功能。

3. 砂仁氣味芳香，入煎劑易於揮發，故宜後下。辛溫助火，耗傷陰血，故陰虛血燥、火熱內熾者慎用。

第六章　利水滲濕藥

1 茯苓

茯苓首載於《神農本草經》，列為上品，性味甘淡平，主歸心、脾、腎經。主要功效為利水滲濕，健脾和中，寧心安神。

茯苓味甘而淡，入脾腎，甘能補脾，淡能滲泄，藥性平和，既可袪邪，又可扶正，補而不峻，利而不猛，古人認為茯苓利水而不傷正，實為利水消腫之要藥，可治各種類型之水腫證。本品滲利水濕而通淋，尤以赤茯苓長於滲利濕熱，用於濕熱淋濁。肺為貯痰之器，脾為生痰之源，本品既健脾又滲濕，使濕無所聚，痰無由生，故宜用於痰證及痰飲證。

脾虛或有濕，脾運化功能失常致使清濁不分，混雜而下，並走大腸而致瀉。本品既能健脾補中，又能滲濕而止瀉，既用於脾胃虛弱之食少納呆，倦怠無力，又用於脾胃虛弱之便溏、泄瀉。

本品味甘能補，入心脾，益心脾而寧心安神，味淡能滲濕，水濕不能上凌於心，故可用於多種類型之心悸、失眠、健忘等證，尤以茯神療效較佳。此外，本品還用於治婦女帶下病。

現代藥理研究：

茯苓主要成分為 β－茯苓聚糖，約占乾重的 93%，並含三萜類化合物如茯苓酸、乙醯茯苓酸、辛酸、月桂酸、棕櫚酸、

十一酸、十二酸、脂肪酸及層乳酸、松苓酸、去氫茯苓新酸等，尚含麥角甾醇、膽鹼、腺嘌呤、組氨酸、卵磷酸、鉀鹽、蛋白質、葡萄糖等。

茯苓煎劑或糖漿劑，對正常人體有顯著利尿作用。茯苓流浸膏、煎劑有利尿作用，能促進尿中鉀、鈉、氯等電解質的排出。茯苓多糖有明顯增強免疫功能作用，羧甲基茯苓多糖能顯著提高小鼠腹腔巨噬細胞的吞噬百分率及吞噬指數，並具有抗胸腺萎縮及拮抗脾臟增大的作用。

茯苓煎劑能降低胃液分泌及胃酸含量。茯苓對家兔離體腸管有直接鬆弛作用。茯苓對肝損傷有保護作用，能顯著降低谷丙轉氨酶的活性，防止肝細胞壞死。茯苓有鎮靜、降血糖等作用。茯苓有抗腫瘤作用，尤其是茯苓菌體中提取的多糖有顯著抗癌作用，茯苓聚糖複合物（V-P）對 S-180 腹水瘤有抑制作用。茯苓水、乙醇及乙醚提取物有對實驗動物心肌收縮力增強、心率增快作用。

茯苓——澤瀉

【配對奧妙】茯苓與澤瀉是臨床上極為常用的利水滲濕藥對。茯苓甘淡而平，淡滲利濕，且能補脾益心。澤瀉甘淡而寒，淡能滲濕，寒能清熱，功能瀉腎經之火，瀉膀胱之濕。澤瀉得茯苓，利水而無傷脾氣；茯苓得澤瀉，利水除濕之功倍增。二藥合用，脾運濕化，水道通調，利水滲濕之效頗佳。

【臨床應用】一切水濕停留之證，水腫、淋濁、小便不利、泄瀉等。

【用量用法】茯苓：10～30 克；澤瀉：9～15 克。

【名醫經驗】1. 雷載權　茯苓甘補淡滲，性平作用和緩，無寒熱之偏，故可用治寒熱虛實各種水腫。若表邪不解，隨經入腑之膀胱蓄水證，或水腫、小便不利，多與豬苓、澤瀉、白

尢等同用。澤瀉淡滲，其利水作用較茯苓強，且性寒能泄腎與膀胱之熱，下焦濕熱者尤為適宜，常與茯苓、豬苓等藥同用。（普通高等教育中醫藥類規劃教材《中藥學》）

2. 董建華　治脇痛陽虛肝鬱證（肝脾陽虛），症見兩脇疼痛或不溫，善太息，或脇痛連及少腹，畏寒肢冷，周身乏力，形體消瘦，神疲氣短，面色發黑，舌淡暗苔白，脈弦細或脈沉弦；或見腰脊冷痛，大便溏薄，小便清長，胃脘不溫，喜溫喜按。治宜溫陽解鬱。藥用黃芪、桂枝、附子、吳茱萸等。如泄瀉如水樣加茯苓、澤瀉。（《中國百年百名中醫臨床家叢書‧董建華》）

3. 楊濟　茯苓澤瀉湯（《大同方劑學》）治胃反吐，而渴欲飲水者：茯苓 3 克，澤瀉 12，甘草、桂枝各 6 克，白朮 9 克，生薑 12 克。上五味，以水 500 毫升，煮取 300 毫升，內澤瀉再煮，取 150 毫升，溫服 50 毫升，每日 3 服。導水茯苓湯（《奇效良方》）治水腫，遍身如爛瓜，不能轉側，溺出如割而絕少，雖有而如黑豆汁者，用此即癒：茯苓、澤瀉、麥門冬、白朮各 9 克，桑白皮、紫蘇、檳榔、木瓜各 3 克，大腹皮、陳皮、砂仁、木香各 2 克。燈草水煎，煎此藥時，要如熬阿剌吉酒相似，約加水 1 斗，取藥 1 盞，每服 1 盞，服後小便漸添多，至清白色為癒。（《臨證用藥配伍指南》）

【使用禁忌】茯苓與澤瀉均為滲利之品，易耗傷津液，陰虧津少、腎虛遺精遺尿者應慎用或忌用。

茯苓——白朮

【配對奧妙】茯苓、白朮均為健脾除濕藥。脾喜燥而惡濕，白朮甘以健脾，苦溫燥濕，功偏健脾燥濕；茯苓甘以健脾，淡以利濕，功用滲濕而益脾。二藥合用，一燥一滲，運利結合，使水濕除而脾氣健，健脾氣而運水濕，為平補平利之劑。

【臨床應用】1.脾虛濕盛之四肢困倦，脘腹脹悶，食慾不振，泄瀉，水腫，小便不利。

2.脾虛帶下。

【用量用法】白朮：10～15克；茯苓：10～15克。

【名醫經驗】1.趙佶　仙朮茯苓丸，白朮五斤（去皮，洗，控乾，細銼），白茯苓三斤（去黑皮，搗末）。先將朮搗碎，以水三斗，納釜中煮之，至五升，絞去滓，加茯苓末，攪和令勻如膏，為丸如彈子大，放不津瓷器中，每服一丸，細嚼溫水下，1日2次。活血養顏，耐風寒。（《聖濟總錄》卷一九八）

2.劉完素　和胃白朮湯，白朮、茯苓。功可和胃止渴。治療：傷寒食少發渴。又茯苓湯，以白朮一兩，茯苓（去皮）七錢半。用法：上切碎，水煎一兩，食前服。治療：脾虛濕瀉；或食積，濕熱作瀉。食入而瀉，謂胃中有宿穀也，加枳實五錢；酒入而瀉，濕熱瀉也，加黃芩五錢。（《保命集》卷中）

3.汪昂　茯苓白朮湯，茯苓、白朮各等分，治療：心下支飲，常苦眩冒。（醫方集解）

4.徐春甫　朮芩湯，白朮三錢，白茯苓二錢。以水一盞半，加生薑三片，大棗2枚，煎八分，調妙香散，至夜溫服。治療：脾虛盜汗。（《古今醫統》卷五十一）

5.張銳　白朮茯苓散，以白朮、白茯苓各一兩，上為細末。每服一二錢，煎陳皮湯調下，不拘時候。治療：妊娠大小腿腫，及有黃水，小便或澀。（《雞峰普濟方》卷十六）

6.吳橙　茯苓湯，茯苓、白朮（炒）各五錢，水煎服。治療：欲火甚夢遺。（《不居集·上集》卷十九）》）

【使用禁忌】內有實熱或舌赤少津者慎用。

茯苓——豬苓

【配對奧妙】茯苓與豬苓性味相同，俱淡滲而利濕之力佳。但茯苓既補又利，可補可瀉，常隨配伍而取其補瀉；豬苓利水滲濕之功勝過茯苓，卻無補益之效。二者配伍，相須為用，以增強滲濕之功，且有利水而不傷正的特點。

【臨床應用】水濕內停所致諸證，如尿少水腫，泄瀉便溏，淋濁帶下等。

【用量用法】茯苓：10～30克；豬苓：9～15克。

【名醫經驗】1. 趙佶　神效散，以白茯苓（去黑皮）一兩，豬苓（去黑皮）二錢，水相煎合宜，去豬苓，將茯苓焙乾，為散。每服一錢，溫酒調下，空心、夜臥各1服。治療：夢泄。（《聖濟總錄》）卷一八五）

2. 董建華　治腸病12法。若濕邪因脾較重，影響膀胱氣化而致濕阻下焦之證，症見泄瀉如注，清稀如水，腹脹腸鳴，脘痞食少，肢體倦怠，小便短少，舌苔白厚膩，脈濡細。治宜用淡滲分利法。藥用茯苓、豬苓、蒼白朮、澤瀉等。（《中國百年百名中醫臨床家叢書·董建華》）

3. 楊濟　茯苓配豬苓，治水濕內停，水腫，水瀉，泄瀉便溏，淋濁帶下，黃疸，腳氣等症；配豬苓、澤瀉，治水濁停滯，水腫脹滿，水便不利而偏於寒或兼有脾胃虛弱者；配豬苓、澤瀉、白朮，治水腫，小便不利。（《臨證用藥配伍指南》）

【使用禁忌】茯苓與豬苓均為常用的利水滲濕藥，易耗傷陰液，對陰虧津少者不宜使用。

茯苓——赤芍

【配對奧妙】茯苓甘淡而平，為利水滲濕之要藥；赤芍性味苦微寒，功能清熱涼血，散瘀止痛。茯苓利水，赤芍活血，二者合用，水血並調，共奏活血健脾利水消腫之功。

【臨床應用】水濕淤血交阻之證。

【用量用法】茯苓：10～30克；赤芍：6～15克。

【名醫經驗】1. 蕭森茂　以經驗認為二藥合伍對減輕迷路水腫有較好療效，可用治耳源性眩暈。（《百家配伍用藥經驗採菁》）

2. 朱良春　胡某某，男，26 歲。患十二指腸球部潰瘍，曾經多次便血（柏油樣便）。最近因情緒緊張，工作勞累，又見黑便、胃痛，痛處固定拒按，痛時如針刺狀。乏力、頭昏、面色蒼白，舌淡，脈細弱。病屬氣虛血瘀。處方以紅參、當歸、五靈脂、白芍等加茯苓、赤芍。4 劑後痛止，無明顯黑便，精神轉佳。（《朱良春用藥經驗》）

3. 楊濟　赤茯苓配赤芍，治血熱挾瘀之小便不利，浮腫，尿血，血熱吐衄。（《臨證用藥配伍指南》）

【使用禁忌】茯苓與赤芍均藥性較為平和，如辨證屬水濕淤血交阻之證，無嚴格禁忌。

茯苓——半夏

【配對奧妙】茯苓味甘淡，長於補脾，利水濕，且補而不膩，利而不猛，既能扶正，又可祛邪；半夏辛溫，功擅燥濕化痰，和胃降逆，消痞散結。脾喜燥而惡濕，濕去則脾運，痰涎無所以生。二藥相伍，一為溫燥化濕，一為淡滲利濕；一為降逆止嘔治其標，一為健脾和中治其本，共奏健脾利水，燥濕化痰，利水寧心之功。

【臨床應用】脾虛濕停，胃氣不降之脘痞腹脹，呃逆嘔吐，大便溏瀉或咳嗽痰多等症。

【用量用法】茯苓：10～30克；半夏：6～10克。

【名醫經驗】1. 秦之楨　半夏茯苓湯，以熟半夏、白茯苓治療：頭汗，中焦閉塞，則周身不能敷布，但頭有汗。（《傷

寒大白》卷三）

2. 張璧　半夏湯以製半夏一兩，茯苓二兩切碎。每服一兩，水一盞，加生薑七片，煎至一半，去滓，食後服。不嘔吐者止，不止者再服。治療：嘔逆，寒在上焦，脈緩者（《雲岐子脈訣》）。

3. 片倉元周（日本）　白丸子以半夏（醋煮乾），茯苓各十錢，為細末，以生薑汁作薄糊為丸，如梧桐子大。每服 30 丸，溫水送下。治療：產後腹中有塊，上衝欲吐者。（《產科發蒙》卷四）

4. 孫思邈　半夏茯苓湯，治妊娠惡阻，心中憒悶，空煩吐逆，惡聞食氣，頭眩重，四關節疼煩沉重，多臥少起，惡寒汗出，疲極黃瘦。藥用：半夏 5 克，茯苓、乾地黃各 3 克，橘皮、細辛、人參、芍藥、旋覆花、川芎、甘草、桔梗各 15 克，生薑 5 克。為粗末，水煎，分 3 次服。（《備急千金要方》）

【使用禁忌】陰虛內熱者不宜使用。

茯苓──黃芪

【配對奧妙】茯苓健脾利濕，化氣行水；黃芪補中益氣，健脾升陽，使脾恢復正常的升清功能，則水精四布。二者結合，脾氣自健，運化有權，則無水濕之患。

【臨床應用】小便混濁，或如米泔之膏淋、白濁。

【用量用法】茯苓：10～30 克；黃芪：10～60 克。

【名醫經驗】1. 朱橚　黃芪散以黃芪（鹽炒）半兩，白茯苓一兩為末。每服一二錢，空心白湯送下。治療：白濁。（《普濟方》卷三十引《經驗良方》）

2. 朱良春　王某某，女，54 歲，工人。體稟素虛，稍受風寒，即噴嚏頻頻，流清涕如水液狀，綿綿不絕，頭昏神疲，頗以為苦。苔薄質淡，脈細軟。此乃肺腎陽虛，乏於固攝，治宜

溫肺益腎，攝斂止涕。處方以炙黃芪、茯苓配山藥、台烏、益智仁、白朮、蒼朮、辛夷、甘草，服4劑，服後清涕顯著減少，再劑而斂。（《朱良春用藥經驗》）

3. 張仲景　茯苓戎鹽湯，用於脾陽不運的水腫，常與黃芪、白朮等補氣健脾之品，以加強本品健脾利水之功；防己茯苓湯用於皮水，四肢腫，以茯苓與黃芪、防己、桂枝同用。（《金匱要略》）。

【使用禁忌】凡表實邪盛，內有積滯，陰虛陽亢等均不宜用。

茯苓——黃連

【配對奧妙】黃連苦寒降泄，上清心火；白茯苓甘淡滲利，能升能降，而助腎水。《本草綱目》曰：「茯苓氣味淡而滲，其性上行，生津液，開腠理，滋水源而下降利小便。」二藥合用，可使心火下降，腎水上騰，水火既濟。

【臨床應用】心火亢盛，腎水不足，水火不能互濟的消渴證。

【用量用法】茯苓：10～30克；黃連：2～10克。

【名醫經驗】1. 陳士鐸　苓連湯，以茯苓二兩，黃連一錢水煎服。功可：利小腸，利水，以分消其火氣。治療：小腸熱極，止在心頭上一塊出汗，不啻如雨，四肢他處無汗。（《辨證錄》卷六）

2. 趙佶　黃連丸黃連（去鬚），白茯苓（去黑皮）各等分，為末，酒麵糊為丸，如梧桐子大。每服30丸，煎補骨脂湯送下，1日3次，不拘時候。治療：心腎氣不足，思想無窮，小便白淫。（《聖濟總錄》卷九十二）

3. 朱橚　水火既濟丸，以黃連一斤，白茯苓一斤，為細末，熬天花粉水作麵糊為丸，如梧桐子大。每服50丸，溫湯送

下，不拘時候。治療：上盛下虛，心火炎燥，腎水枯竭，不能交濟而成渴證者。（《普濟方》卷一七六引《德生堂方》）

4. 劉昉　茯苓丸，以黃連、茯苓各一兩，為末，煉蜜為丸，如大豆大。飲送下。量加。治療：小兒腹痛，不能哺乳。（《幼幼新書》卷二十一引《嬰孺方》）

【使用禁忌】茯苓淡滲易耗傷陰液，黃連苦寒亦易化燥傷陰，故陰虛津虧者不宜用。

茯苓——益智仁

【配對奧妙】茯苓甘淡平和，益氣健脾，分清別濁而利水；益智仁性味辛溫收攝，功能溫脾益腎，固精縮尿。二藥相配，脾腎兼補，縮利併用，能使膀胱開合有度而止遺尿。

【臨床應用】腎氣虛寒，小便頻數，白濁。

【用量用法】茯苓：10～30克；益智仁：3～10克。

【名醫經驗】1. 魏峴　固真丹，天臺烏藥（細銼）、益智仁（去皮，炒）各等分為末，別用山藥炒黃為末，打糊為丸，如梧桐子大，曬乾。每服50丸，嚼茴香數十粒，鹽湯或鹽酒送下。治療：腎經虛寒，小便頻數，白濁。（《魏氏家藏方》卷六）

2. 駱龍　吉益智子湯，益智仁49粒，白茯苓（去皮）2錢。以水二升，煎八分，加鹽一捻，空腹溫服，治療：腎虛遺溺。（《增補內經拾遺》卷三）

3. 李恒　益智仁湯，益智仁、白茯苓各等分為末，每服1錢，空心米湯調下。治療：小兒遺尿；亦治白濁。（《袖珍小兒》卷七）

【使用禁忌】陰虧津少者慎用。

茯苓——僵蠶

【配對奧妙】茯苓甘淡而平，能寧心安神；僵蠶鹹辛而平，

能袪風止痙。二藥合用，止痙寧心，藥雖平淡，卻有救急之功。

【臨床應用】小兒臍風撮口、發痙等症。

【用量用法】茯苓：10～30克；僵蠶：3～10克。

【名醫經驗】1.魯伯嗣　蠶號散，以僵蠶四個（去嘴，略炒），茯苓少許為末，蜜調，抹兒口內。治療：撮口，初生小兒七日不食乳。（《嬰童百問》卷一）

2.朱良春　常用茯苓、僵蠶配桑寄生、山藥、板藍根、露蜂房、白花蛇舌草等治療病毒性肝炎及僅有單項 HbsAg 陽性而無明顯症狀的患者。（《朱良春用藥經驗》）

3.劉國正　治療 B 腦後遺症失語：以茯苓 90 克（薑汁一匙，竹瀝 1 杯攪漬後曬乾），全蟲 15 克，僵蠶、廣鬱金各 60 克，共為細末，每日 3 次，每次 6 克，飯後開水調服。治療本病 2 例均獲良效。〔中醫雜誌，1982，（10）：13〕

【使用禁忌】個別病人服用僵蠶可出現面部潮紅灼熱，唇周發麻，吞嚥困難，呼吸急促，煩躁胸悶及四肢皮膚瘙癢、散發紅色丘疹等過敏症狀，應避免使用。一旦出現，給撲爾敏、維生素 C、葡萄糖酸鈣等治療可以緩解。

茯苓——吳茱萸

【配對奧妙】茯苓健脾，用治脾虛諸證，且利水滲濕，利小便可以實大便，故亦治脾虛泄瀉；吳茱萸辛苦性熱，功可散寒止痛，溫中止嘔，助陽止瀉，為治脾腎陽虛，久瀉久痢及五更瀉之要藥。二藥配對，使健脾胃、溫中寒之效倍增。

【臨床應用】脾胃虛寒，便溏泄瀉，食少納呆，倦怠乏力等。

【用量用法】茯苓：10～30克；吳茱萸：1.5～6克。

【名醫經驗】1.張銳　茯苓丸，茯苓一兩，吳茱萸三兩，為細末，煉蜜為丸，如梧桐子大。每服 50 丸，米飲送下，不拘

時候。治療：痰飲上氣，不思飲食，小便不利，頭重昏眩，或頭痛背寒，嘔吐酸汁。（《雞峰普濟方》卷九）

2. 焦樹德　用苓桂朮甘湯（茯苓、桂枝、白朮、甘草）加吳茱萸、木香、炒白芍、肉豆蔻等，治療腸功能紊亂（出現脾虛、中焦水濕不化而致消化不良、大便不常者），能取得一定療效。（《焦樹德臨床經驗輯要》）

【使用禁忌】本藥對中吳茱萸辛熱燥烈，易耗氣動火，茯苓滲利傷陰，故氣虛、陰虛者宜慎用。不宜多服、久服。

茯苓——人參

【配對奧妙】茯苓與人參配對是臨床治療脾胃虛弱證最常用的配伍。茯苓甘淡能滲濕健脾，用治脾虛諸證；人參大補元氣，補脾益肺，既治脾氣不足的倦怠乏力，食少便溏，又治肺氣虛弱的短氣喘促，懶言聲微，脈虛自汗。

二者配對，使補氣健脾之效增，同時，由茯苓健脾、助脾之運化，使人參的補氣作用發揮更好的作用。

【臨床應用】肺脾氣虛諸證。

【用量用法】茯苓：10～30克；人參：5～10克，宜文火另煎燉服。

【名醫經驗】1. 王燾　茯苓飲（茯苓、人參、白朮、枳實、陳皮、生薑）治心胸中有停飲宿水。（《外台秘要》）

2. 吳謙　人參茯苓粥，以人參一錢，白茯苓六錢，為末，同粳米一茶鐘，熬成粥。先以鹽湯將口漱淨，後再食粥。功可善扶脾，理胃虛。治療：走馬牙疳，脾胃虛弱。（《醫宗金鑒》卷六十五）

3. 劉寧仁　以茯苓為主，配合生脈散治療心悸 14 例，治癒 8 例，好轉 5 例，無效 1 例。〔福建中醫藥，1985，（1）：38〕

4. 危亦林　六君子湯（人參、白茯苓、白朮、甘草、肉豆蔻、訶子），用於脾腎虛之久瀉。（《世醫得效方》）

【使用禁忌】人參反藜蘆，畏五靈脂，配對組方時應注意。本藥對補力較峻，為虛證而設，凡身體健康，並無虛弱表現者，不宜濫用；陰虛火旺者忌用。

茯苓——滑石

【配對奧妙】茯苓與滑石均為利水滲濕藥。前者功能甘淡滲濕。後者利水通淋，治療小便不利，淋瀝澀痛；且清解暑熱，是治暑濕、濕溫之常用藥。二藥配對，相得益彰，對各種濕邪為病之證皆可使用。

【臨床應用】1. 熱結膀胱，小便不利，淋瀝澀痛。

2. 暑濕、濕溫證。

【用量用法】茯苓：10～30克；滑石：10～15克。

【名醫經驗】1. 陳士鐸　滑苓湯，以滑石、茯苓各一兩為末，井水調服。治療：因胃火熱甚，而完穀不化，奔迫直瀉。（《辨證錄》卷六）

2. 董建華　感受濕熱之邪或濕邪蘊而化熱，濕熱相搏於胃，則胃腔氣機阻滯，濕熱阻滯中焦，通降失調，胃氣上逆則生嘔吐，伴有胸悶腹脹，噁心噯氣，口苦黏膩，口渴不欲飲，舌紅苔黃膩，脈滑數。當以清化濕熱，和胃通降為法。藥用黃連、黃芩、茯苓、滑石等。（《中國百年百名中醫臨床家叢書・董建華》）

【使用禁忌】本藥對皆甘淡滲利之品，易耗傷陰液，陰虧津少者慎用。

茯苓——厚朴

【配對奧妙】茯苓甘淡，為利水滲濕的常用藥；厚朴苦辛性溫，功可行氣燥濕。對於客於脾胃之濕邪，前者力主利濕，

後者功專燥濕化濕，相互配對，使中焦之濕邪從中而化，從下而利，得以祛除。

【臨床應用】濕困脾胃，氣滯不利，脘腹脹痛，或納差便溏等證。

【用量用法】茯苓：10～30克；厚朴：3～10克。

【名醫經驗】1. 董建華　濕熱胃痛主要表現為胃脘痞悶而痛，噁心嘔吐，嘈雜吞酸，胸悶納呆，口黏而膩，心煩口苦，大便黏滯，舌紅苔黃膩，脈濡數或滑數。治宜清化濕熱，調中和胃，方用董氏連朴苓草湯加減：黃連、厚朴、茯苓、藿香、佩蘭等。（《中國百年百名中醫臨床家叢書·董建華》）

2. 嚴用和　實脾飲，茯苓與厚朴、白朮、附子等同用；用於脾虛之水腫。（《濟生方》）

3. 施發　瑩泉散，以川厚朴一兩（去皮，生用），白茯苓一錢，上銼散，作一服。用酒二碗，如不能飲，入水酒各一碗，慢火煎至一小碗，分為二服，去滓，食前溫服。治療：心脾不調，腎氣獨盛，便溺白濁。（《續易簡》卷三）

【使用禁忌】內有實熱證、陰虛證不宜使用。

【用藥指歸】

1. 茯苓的配對藥，主要是用於各種水腫證、淋濁證、痰證、痰飲證、泄瀉證、脾虛證、心悸、失眠、健忘證、婦女帶下病，圍繞其「利水滲濕，健脾補中，寧心安神」作用而展開的。

2. 茯苓菌核黑色外皮部分為茯苓皮，功效為利水消腫，長於利皮膚水濕，多用於水腫；茯苓皮層下赤色部分稱為赤茯苓，長於滲利濕熱，多用於濕熱淋濁；茯苓中間白色部分稱白茯苓，功能長於健脾，主要用於脾虛證；茯苓白色菌核中間抱有松根部分即為茯神，有寧心安神之功，專用於心神不安、驚

悸、健忘等。目前赤茯苓與白茯苓已無嚴格區分。

3. 傳統認為取茯苓塊以清水噴淋，稍悶潤，加朱砂細粉撒布均勻，反覆翻動，使其外表粘滿朱砂粉末，然後晾乾用，這樣可加強茯苓寧心安神之功。朱砂與茯苓從功能上看，一鎮一養，可謂相輔相成，相得益彰；從加工上看，茯苓斷面粗糙，在摻拌時能粘附朱砂，在用水泡時則更具吸著朱砂粉之力；從煎煮上看，朱砂易附於大量的藥渣上，少量沉於鍋底，故煎煮液中含朱砂粉極少，特別是煎煮不當時還會產生毒性，一旦遇有煎焦，鍋底溫度達到 37℃ 時，可使硫化物析出汞，如用鋁鍋煎煮，則硫化汞在高溫下可與鋁產生化學反應而生成「汞鋁奇」有毒物質。朱砂入煎劑，一旦分解或化合，即為有毒物質〔上海中醫雜誌，1992，（1）：29。〕綜上所述，茯苓拌朱砂入煎毫無必要，而用湯液送服朱砂為好，這樣可揚長避短。

4. 本品甘淡平和，使用頻率高，無嚴格的禁忌證。

2 滑 石

滑石入藥歷史悠久，《神農本草經》將本品列為上品，因其質滑膩而得此名。性味甘淡寒，主歸胃、膀胱經。主要功效為利水通淋，清熱解暑；外用收濕斂瘡。

滑石性寒而滑，寒能清熱，滑能利竅，主歸膀胱，善於清瀉膀胱之熱結而通利水道，尤宜於膀胱濕熱之小便短赤澀痛等證，常用於熱淋、石淋。滑石甘淡能利濕，性寒能清熱，有清熱解暑去濕之功，為暑濕、濕溫之常用藥。本品利水道而分清濁，小便利即瀉自止，宜於暑濕或濕熱之泄瀉。同時，本品外用有清熱及吸收水濕的作用，治濕疹、濕瘡較宜。

現代藥理研究：

滑石主含矽酸鎂，還含氧化鋁、氧化鎳。滑石所含的矽酸

鎂有吸附和收斂作用。內用能保護發炎的胃腸道黏膜，止瀉而不引起臌腸。矽酸鎂對發炎的皮膚黏膜有保護作用；滑石粉撒布創面形成被膜，有保護創面、吸收分泌物、促進結痂的作用。

滑石——黃柏

【配對奧妙】滑石甘寒體滑，功能清熱利濕，除煩止渴，祛暑止瀉；黃柏苦寒沉降，長於瀉下焦腎火，清下焦濕熱。二藥伍用，一利一燥而均清熱，故其清熱祛濕作用增強。

【臨床應用】1.膀胱濕熱淋證。小便不利，淋瀝澀痛。

2.研末外用治療濕疹，濕瘡，腳趾濕疹，皮炎等濕熱邪毒所致的各種皮膚病。

【用量用法】滑石：10～20克；黃柏：3～10克。

【名醫經驗】1.汪草原　治療痔瘡：外用滑枯散為主，內用麻杏石甘湯為輔治療痔瘡60例，全部病例的肛門水腫均在2～10天消退，為施行手術創造了條件。方法：將滑石20～30克，枯礬、硼砂各15克，黃柏10克研粉，開水沖泡，先以熱氣薰肛門，待濕後，再輕輕擦洗患處，20次左右即可見效〔湖北中醫雜誌，1988，（5）：47〕。

2.徐樹楠　浙江台州醫院兒科治小兒尿布疹皮炎：將黃柏、炒蛤蜊殼各5份，青黛1份，滑石15份分研細末混勻，外撲患處，治療200例，治癒率為100%〔摘自《中華護理雜誌》，1981，（1）：14〕。

3.董建華　熱淋日久，腎氣已傷，而濕熱未淨，形成寒熱錯雜的局面，症見小便熱澀刺痛，遇勞或受寒後即發，腰膝酸冷，舌紅，苔薄黃，脈沉有力。治宜溫清併用。常用處方以仙靈脾、肉桂、滑石、黃柏等。（《中國百年百名中醫臨床家叢書·董建華》）

【使用禁忌】滑石滲利之性較強，黃柏使用不當亦可化燥傷陰，故不可多服久服；陰虧津少者忌用。

滑石——山藥

【配對奧妙】滑石甘寒滑利，袪濕利水，清暑散熱功佳；山藥甘平，補脾胃，益肺腎，有陰陽兼顧，補而不滯之特點。二藥伍用，一清濕熱，一補諸虛，有清熱而不傷陽，利濕而不傷陰，補脾而不礙濕之妙。

【臨床應用】氣陰兩虛，感受暑濕而見低熱自汗，煩渴飲不多，小便不利，瀉痢不止等症。

【用量用法】滑石：10～20克；山藥：20～30克。

【名醫經驗】1. 張錫純　若苦寒濕外感諸症，上焦燥熱，下焦滑泄無度，最為危險之候，可用滑石與山藥各少許，煎湯服之，則上能清熱，下能止瀉，莫不隨手奏效。（《醫學衷中參西錄》）

2. 蕭森茂　濕熱瀉痢，耗傷陰液，濕熱燥熱仍盛，滑瀉仍不止，最為危候。此時治療用藥，清利有礙於止瀉，固澀有礙於清利。二藥合伍，互不影響。對小兒夏季濕熱暑濕瀉痢傷陰者用之較宜。滑石能運行上下，開通津液，除垢存新，有吸附腸內毒素，保護腸黏膜等作用，雖滑利但不傷正。（《百家配伍用藥經驗採菁》）

3. 楊濟　滑石配山藥，治感受暑濕而見低熱自汗，煩渴飲不多，小便不利，瀉痢不止等症。（《臨證用藥配伍指南》）

4. 陳勇　觀察 26 例小兒暑瀉傷陰型患者，經用滑石、山藥、甘草水煎服，最短 1 天，最長 6 天即可痊癒。治癒率達 100%。〔天津中醫，1987，（8）：42〕

【使用禁忌】滑石利水通淋，易傷陰液，而山藥功可益氣養陰，補脾肺腎，在一定程度上緩解滑石滑利的副作用，無用

之對證，如嚴格禁忌證。

滑石——山梔

【配對奧妙】滑石甘寒而滑，功能清熱滲濕利竅。善瀉膀胱之熱結而通利小便；山梔苦寒，可清瀉三焦之火熱，並能涼血止血。二藥合用，入下焦而瀉膀胱，清熱利濕通淋效佳。

【臨床應用】1. 熱淋血淋諸證。

2. 急性腎盂腎炎、尿道炎、尿路結石等症見小便赤澀熱痛。

【用量用法】滑石：10～20克；山梔：10～15克。

【名醫經驗】1. 胥慶華　《得配本草》云：「山梔，得滑石治血淋溺閉。」現代臨床常將上藥對用於急、慢性尿路感染而見尿頻、尿急、尿痛甚或尿血等症，確有療效。（《中藥藥對大全》）

2. 楊濟　滑石配山梔，治膀胱熱淋，血淋，或急性腎盂腎炎、尿道炎、尿路結石，以小便赤澀熱痛者為宜。（《臨證用藥配伍指南》）

【使用禁忌】陰虛津少者忌用。

滑石——甘草

【配對奧妙】滑石重能清降，寒能瀉熱，滑能通竅，淡能行水，使三焦濕熱從小便而出，故能祛暑止瀉，止煩渴而利小便；甘草生用，既能清熱和中，又同滑石合成甘寒生津之用，使小便利而津液不傷。二藥合用，有清熱而不留濕，利水而不傷正之妙。

【臨床應用】感受暑濕。身熱煩渴、小便不利，或泄瀉。

【用量用法】滑石：10～20克；甘草：3～10克。

【名醫經驗】1. 劉完素　益元散，滑石六兩，甘草一兩（炙），為細末。每服三錢，加蜜少許，溫水調下，不用蜜亦

得，1日3次；欲飲冷者，新汲水調下；解利傷寒，發汗，煎蔥白、豆豉湯調下；難產，紫蘇湯調下。功可利水便，宣積氣，通九竅六腑，生津液，去留結，消蓄水，止渴寬中，補益五臟，大養脾腎之氣，安魂定魄，明耳目，壯筋骨，通經脈，和血氣，消水穀，保氣，下乳催生；久服強志輕身，駐顏延壽。治療：身熱，吐利泄瀉，腸，下痢赤白，癃閉淋痛，石淋，腸胃中積聚寒熱，心躁，腹脹痛悶；內傷陰痿，五勞七傷，一切虛損，癇痙，驚悸，健忘，煩滿短氣，臟傷咳嗽，飲食不下，肌肉疼痛；並口瘡牙齒疳蝕，百藥酒食邪毒，中外諸邪所傷，中暑，傷寒、疫癘，饑飽勞損，憂愁思慮，恚怒驚恐傳染，並汗後遺熱勞複諸疾；產後血衰，陰虛熱甚，一節熱證，兼吹奶乳癰。加減：加黃丹，名紅玉散；加青黛，名碧玉散；加薄荷葉（末）一分，名雞蘇散。（《宣明論方》卷十）

2. 張世文　用滑石粉30～60克，甘草5～10克，每日1劑，水煎服。治療百日咳痙咳期80例，經3～6天觀察，痙癒49例，好轉27例，無效4例，總有效率95%。〔陝西中醫，1986，7（10）：441〕

3. 鄭卓範　用生石膏、滑石各18克，甘草3克，水煎餵服，治癒小兒胃熱流涎，療效滿意。〔中成藥研究，1986，（3）：46〕

4. 金禮蒙（朝鮮）　玉漿散，以滑石一兩，甘草二錢（炙），為末。三歲一錢，燈心湯送下。治療：小兒小便不通，莖中淋痛，口燥煩渴。（《醫方類聚》卷二五〇引《永類鈐方》）

5. 薛己　黃金散，滑石、甘草各等分，為末。挑破去水敷之。功可止痛消毒。治療：天疱瘡。（《癘瘍機要》卷下）

6. 蔡鴻鑒　治療菌痢：用滑石為主藥組成的兩方，可治療

菌痢。方Ⅰ：清六丸（滑石、甘草、炒紅麴）20克（布包），鮮馬齒莧60～100克（乾者30～50克），用於赤白痢赤多白少者。方Ⅱ：溫六丸（滑石、甘草、乾薑）20克（布包），鮮馬齒莧用量同上，用於白多赤少者。均每日1劑，分2次服。一般服3劑即癒。〔江蘇中醫雜誌，1985，6（10）：9〕

7. 李英南　治療結石：以滑石一兩二錢，甘草、朱砂各二錢，琥珀四錢，共研末，每服二錢，每日3次，飯前服，3日為1療程。用此法共治4例，4例中有3例曾反覆發作，有進行過外科碎石手術的病史，經服本方2～4個療程後，症狀完全消失，癒後追訪，3～6年均未復發。〔浙江中醫雜誌1965，（1）：22〕

【使用禁忌】滑石與甘草配對，性沉寒而滑利，若陰虛、內無濕熱，小便清長者忌用；孕婦不宜服。

滑石——海浮石

【配對奧妙】滑石甘寒質重而滑，功擅清利濕熱，通利三焦；海浮石體輕上浮，主入肺經，功擅清肅肺氣，通利水道，軟堅散結。滑石以利為要，海浮石以清為主。二藥配對，相互促進，清熱滲濕，軟堅化石，通淋止痛之力增強。

【臨床應用】

1. 尿少，滴瀝不盡或癃閉。

2. 淋證：石淋、砂淋，症見小便淋瀝不暢，尿道疼痛等。

【用量用法】滑石：6～12克；海浮石：10～15克，同打碎服。

【名醫經驗】胥慶華　施今墨善用上二味藥治療前列腺肥大，並常與丹參、王不留行、牛膝等伍用，以提高療效。（《中藥藥對大全》）

【使用禁忌】無濕熱，小便清長者忌用。

滑石——海金沙

【配對奧妙】滑石甘淡性寒，能清氣分濕熱，利水通淋；海金沙甘鹹而寒，其性沉降，善瀉小腸、膀胱血分濕熱，利水通淋。二藥配對，可用於濕熱壅滯下焦所致的小便澀滯等證。

【臨床應用】濕熱蘊結膀胱之諸淋急痛。

【用量用法】滑石：10～20克；海金沙：6～12克。二藥均用布包煎。

【名醫經驗】1. 楊士瀛　二神散，以海金沙七錢半，滑石半兩，為細末。每服二錢半，多用木通、燈心、麥門冬草，新水煎，入蜜調下。治療：諸淋急痛。（《仁齋直指》卷十六）

2. 佚名　如聖散，以海金沙（炒）、滑石各等分為細末。每服一錢或半錢，乳食前煎燈芯湯調下。主治：小兒小便澀滯，滴瀝不得通快。（《衛生總微》卷十六）

【使用禁忌】滑石與海金砂均為沉寒滑利之品，內無濕熱、陰虛證、小便清長者不宜使用，孕婦忌用。

【用藥指歸】

1. 滑石配對藥，主要是治療膀胱濕熱之淋證、暑溫、暑濕證、瀉痢、皮膚濕疹、濕瘡等方面，圍繞其「利水通淋，清熱解暑，外用收濕斂瘡」的作用而展開的。

2. 滑石與石膏，均能清熱止渴，但滑石止渴在於利竅滲濕，使脾胃和而渴自止，故適用於暑熱有濕而小便短赤煩渴者；石膏止煩渴，在於清陽明大熱，使熱去津存而渴止，故陽明熱盛煩渴用之合宜。滑石外用偏治濕瘡、痱毒；煅石膏外用以生肌斂瘡見長。

3. 本品甘寒滑利，脾虛、熱病津傷及孕婦忌用。

3　茵陳蒿

茵陳蒿始載於《神農本草經》，列為上品，因本品為多年生草本，宿根及木質莖經冬不死，屆春舊茵雖枯，能借陳莖再生新茵，故有此名。性味苦辛微寒，主歸肝、膽經。功效為清熱利濕，退黃，解毒療瘡。

茵陳蒿功專清熱利濕退黃，為治黃疸證之要藥。其性微寒，濕熱之陽黃固然適宜，即使寒濕之陰黃，經由適當配伍亦可應用。同時，茵陳蒿苦微寒，入肝經血分，有解毒療瘡之效，常用於風瘙隱疹、疥瘡等皮膚病證。

現代藥理研究：

茵陳蒿含香豆精及揮發油。茵陳蒿具有利膽作用有效成分蒿屬香豆精（即6，7- 二甲氧基香豆素），綠原酸、咖啡酸；全草含揮發油0.23%左右，油中主要成分為 β- 蒎烯、茵陳二炔酮、茵陳二烯酮、茵陳烯炔、茵陳炔內酯等。濱蒿中含6，7- 二甲氧基香豆素、咖啡酸、綠原酸、對羥基苯乙酮、揮發油。茵陳蒿的多種製劑及成分均有利膽作用。

茵陳蒿所含6，7- 二甲氧基香豆素是其利膽成分之一，與梔子中所含京尼品合用對膽汁有協同作用。茵陳蒿的水煎劑可降低麻醉犬奧狄氏括約肌緊張度；對四氯化碳所致的大鼠肝損害有保肝作用，並有降血脂、擴張冠狀動脈及促纖溶作用，且能降壓及利尿。其煎劑對結核桿菌、白喉桿菌、炭疽桿菌、痢疾桿菌、金黃色葡萄球菌、腦膜炎雙球菌及流感病毒等有不同程度的抑制作用，並能抑殺鉤端螺旋體。茵陳蒿煎劑還能促進灰黃黴素的吸收而提高療效。

茵陳蒿——大黃

【配對奧妙】茵陳蒿與大黃配對，是利下兼施，為治濕熱

黃疸之常用藥對。茵陳蒿味苦而性涼，功專清利濕熱，為退黃的主要藥物；大黃苦寒，通下瀉火。二藥配對，使濕熱同時從二便中排除，且清熱之力得以加強。

【臨床應用】1. 黃疸初起，熱重於濕，見發熱，小便不利，大便秘結，或黏膩不爽，脘腹脹滿者。

2. 急性黃疸性肝炎，膽囊炎。

【用量用法】茵陳蒿：20～30克；大黃：6～10克。如有大便秘結，大黃須後下。

【名醫經驗】1. 楊濟　茵陳蒿配大黃，治黃疸初起，症見發熱，小便不利，大便秘結或便溏不爽，脘腹脹滿者；配大黃、梔子，治濕熱黃疸，身目黃色鮮明，發熱，小便短赤，兼有腹滿便秘，熱重於濕者；配大黃、梔子、黃柏、車前子，治濕熱性黃疸；配生大黃、梔子、滑石、海金砂、板藍根，治黃疸型肝炎。（《臨證有藥配伍指南》）

2. 陳慧英　預防新生溶血症。據報導，用茵陳蒿沖劑（茵陳蒿 15 克，黃芩 9 克，製大黃 3 克，甘草 1.5 克，為 1 包量）每日 2 次，每次 1 包，預防曾因溶血而發生流產、早產、死胎、新生兒溶血症 19 例，自確診後一直服藥至分娩。結果：嬰兒全部存活，雖有 3 例於出生 4 天時發生高膽紅素血症，但未發生流產死胎，而黃疸高峰出現較遲，說明預防服藥有效。〔新醫藥學雜誌，1978，（11）：19〕

3. 陳蕙英　妊娠期服黃疸茵陳蒿沖劑對 Rh 系新生兒溶血的影響本組 10 例均確診為夫婦 Rh 系血型不合，並曾有死胎及新生兒溶血病死亡等病史。該沖劑含茵陳蒿 15 克，黃芩 9 克，製大黃 3 克，甘草 1.5 克。每次 1 包，日 2 次，服至分娩為止。服藥天數為 28～260 天。結果：死胎 1 例，成活 9 例。成活 9 例中，正常新生兒 2 例，輕度、中度新生兒溶血病各 2

例，重症新生兒溶血病 3 例（其中 1 例於生後 9 小時死亡）。認為 Rh 系抗體高的婦女如能在妊娠前即服用該沖劑，待抗體下降至 4 以下開始妊娠，並繼續用藥，效果當更著。〔中醫雜誌，1985；（9）：25〕

4. 蕭新華　以茵陳蒿 300 克，敗醬草、黃芩、丹參各 2000 克，金錢草 150 克，大黃、黃柏、厚朴、白朮、柴胡各 1500 克，木香 1000 克，法夏 3000 克為主製成的糖漿，對急性黃疸型肝炎有顯著療效。〔湖北中醫雜誌，1983，（2）：16〕

【使用禁忌】本藥對只適用於濕熱陽黃，寒濕陰黃忌用。

茵陳蒿——梔子

【配對奧妙】茵陳蒿味苦而性寒，功能清利濕熱，利膽退黃。山梔功專瀉火除煩，清熱利濕。二藥相伍，茵陳蒿為主，梔子為輔，茵陳蒿得梔子之佐，導濕熱從小便而出。正如張景岳在《本草正》茵陳蒿條下云：「治黃疸，宜佐梔子，黃而濕者多腫，再加滲利；黃而燥者乾澀，再加涼潤。」故此藥對為治濕熱黃疸之要藥。

【臨床應用】濕熱黃疸（陽黃）。身目發黃，黃色鮮明如橘子色。

【用量用法】茵陳蒿：20～30 克；梔子：10～15 克。

【名醫經驗】1. 朱橚　梔子酒，梔子、茵陳蒿各一束。以無灰酒二大碗，煎至八分，三更時分服之。治療：黃疸。（《普濟方》卷一九五）

2. 田雲培　用自擬「茵貞丹」（茵陳蒿、女貞子、紫丹參、梔子、大黃、茯苓、醋柴胡、六一散）為基礎方，隨證略作加減，治療急性病毒性肝炎 200 例，總有效率為 100%，未發生遷肝。平均治癒時間為 21.5 天。〔江蘇中醫雜誌，1983，4（7）：22〕

3. 孫景振　用肝炎複方 I 號（茵陳蒿、公英、金錢草各 30 克，梔子 12 克，大黃、鬱金各 15 克，丹參、車前子、茯苓各 30 克，澤瀉 15 克，白朮 20 克，炒三仙各 30 克）及 II 號方治療急性重型肝炎 1000 例。熱重用 I 號方，濕重用 II 號方。黃疸型治癒 85 例，顯效 5 例；無黃疸型 10 例，全部治癒。〔江蘇中醫雜誌，1981，1（5）：22〕

4. 孫濟民　治療急性黃疸型肝炎：用茵陳蒿 30～60 克，黃毛草、板藍根各 30 克，梔子、敗醬草、茯苓各 15 克，每日 1 劑，水煎取汁 300 毫升，早晚飯前半小時分服。治療 100 例，治癒 85 例，好轉 13 例，2 例無效。退黃時間多在 10～15 天，肝功能恢復正常時間多在 1～2 個月內。〔湖北中醫雜誌，1983，（2）：9〕

5. 王燾　三物茵陳蒿湯，治黃疸身皆黃，皮膚曲塵出：茵陳蒿 1 把，梔子 24 枚，石膏 64 克。水煎前 2 味，去渣取汁，將石膏猛火燒令正赤，投藥汁中，沸定取清汁，分作 2 服，先服 1 劑，自覆令周身汗出，以溫粉粉之則癒；若汗不出，更服 1 服，汗出乃癒。（《外台秘要》）

【使用禁忌】《普濟方》謂：「忌油膩、濕面、豆腐、生冷等物。」

茵陳蒿──附子

【配對奧妙】茵陳蒿苦泄下降，功專清利濕熱以退黃；附子大辛大熱，為寒證所必需，功可溫腎暖脾。二藥配對，茵陳蒿得附子，治療濕熱為治寒濕之用，利濕退黃之功仍顯，而免苦寒傷陽之弊。共奏溫陽祛寒，利濕退黃之功。

【臨床應用】寒濕黃疸（陰黃）。黃色晦暗，胸痞脘脹，神疲畏寒，大便不實，舌苔白膩，脈沉細無力。

【用量用法】茵陳蒿：20～30 克；附子：5～10 克，須先

煎30～60分鐘，至入口無麻味為度。

【名醫經驗】1. 胥慶華　茵陳蒿、附子伍用，見於《張氏醫通》茵陳蒿四逆湯，主治黃疸陰證。（《中藥藥對大全》）

2. 楊濟　茵陳蒿配附子、乾薑、甘草，治發黃，脈沉細遲，肢體逆冷，腰以上自汗等症；配附子、乾薑、白朮、茯苓、澤瀉，治寒濕性黃疸。（《臨證有藥配伍指南》）

【使用禁忌】濕熱陽黃及血虛萎黃忌用。

茵陳蒿——鬱金

【配對奧妙】茵陳蒿芳化清利，功專清利濕熱，利肝膽，退黃疸，藥理研究有利膽，促進肝細胞再生等作用；鬱金芳香宣達，行氣化瘀，疏利肝膽退黃疸。二藥合用，清利濕熱與疏肝活血合伍，既可增退黃疸之功，又可增利膽排石之力。

【臨床應用】濕熱黃疸（陽黃）、膽囊炎、膽石症。

【用量用法】茵陳蒿：20～30克；鬱金：6～12克。

【名醫經驗】1. 譚日強　治遷延性肝炎、慢性肝炎，日久氣血脾胃不足、不耐大苦大寒之品而濕熱餘邪未盡者，每在適應證方中加配二藥，對清利濕熱餘邪，疏肝活血，改善肝功能有較好療效，而無傷脾胃之弊端。〔湖南中醫學院學報，1983，（3）：29〕

2. 胥慶華　膽石症、膽囊炎、高血脂症屬濕熱蘊結均用為要藥。（《中藥藥對大全》）

3. 朱良春　膽囊炎急性發作，以「膽脹」而痛為主症，儘管臨床表現不一，究其病機，總緣氣滯、鬱火、濕痰、淤血互阻，以致膽失通降也。恒以化痰行瘀、利膽散結為治療大法。

一蘇姓女，39歲，工人。患膽囊炎，一週來，右脇脹痛甚劇，牽及右肩亦痛，午後低熱，口乾口苦，胸悶噯氣，納少神疲，間有黏痰上泛，大便乾結，每三四日始行，舌尖紅、苔薄

黃，脈弦滑。此痰熱夾瘀互阻，膽失通降。用茵陳蒿、黃鬱金，配蒲公英、川石斛、決明子、黛蛤散（布包）、丹參、茜草。連服 5 劑，脅痛大減，低熱亦退，納穀漸增。（《朱良春用藥經驗》）

【使用禁忌】寒濕陰黃及血虛發黃忌用。

【用藥指歸】

1. 茵陳蒿的配對藥，主要是用於黃疸證，因其為「黃疸專藥」。無論是濕熱鬱蒸，黃色鮮明的陽黃，還是濕邪偏重可寒濕鬱滯，黃色晦暗之陰黃，均可適當配伍應用。

2.《藥性論》謂茵陳蒿「味苦辛，有小毒」；《神農本草經》載其「味苦，平」；《名醫別錄》則認為其性能是「微寒，無毒」。現代《中藥學》均認為其性能是「微寒，無毒」。現代藥理研究表明，未見毒性反應，僅有安靜、思睡現象，證明茵陳蒿應為無毒。

第七章 溫裏藥

1 附 子

　　附子，始載於《神農本草經》，列為下品。是毛茛科植物烏頭旁生塊根（子根）的加工品。因「初種為烏頭，像烏之頭也。附烏頭而生者為附子，如子附母也」而得名，味辛，性大熱，有毒，歸心、腎、脾經，主要功效為回陽救逆、補火助陽、溫經散寒、除濕止痛、散寒通絡。

　　本品辛熱，為純陽燥烈之品，乃作用峻猛之溫裏藥，上能助心陽以通脈，下能溫腎陽以益火，內逐寒濕而止痛，外達衛表而散寒。藥力可挽回散失之元陽，為治療亡陽證之主藥，是中醫急救良藥之一。因善補火助陽，廣泛用於各種慢性病陽衰之證，無論腎陽、脾陽、心陽諸虛證，均可隨證應用，即所謂附子能通行十二經，溫一身之陽，故凡陽虛之證，均可適用。

　　附子辛熱溫通，能溫經散寒，除濕止痛，善於治療寒濕侵於經絡，周身骨節疼痛之痹證。因其辛熱溫通，能逐陰寒、通經絡，亦常用於寒性陰疽，漫腫不潰，或潰久不斂等。

　　現代藥理研究：

　　附子含消旋去甲基烏藥鹼、棍掌鹼、中烏頭鹼、次烏頭鹼、烏頭鹼、塔拉地薩敏、川烏鹼甲、川烏鹼乙、尼奧靈、宋果靈、附子靈等生物鹼。消旋去甲基烏藥鹼對 β ～腎上腺素能受體的親和力與異丙腎上腺素相似，但內在活性較低，可加強心肌收縮力，加快心率，促進竇房和房室傳導，降低血壓，增

加冠狀動脈血流和心肌耗氧，其作用可被心得安阻斷。

附子水溶部分，小劑量使麻醉動物血壓升高，大劑量先降壓後升壓，增加心肌收縮力，有明顯的強心作用，增加股動脈血流量，降低其阻力，輕度增加冠脈血流和降低其阻力。

附子的強心成分主要在水溶部分，醇浸膏的毒性明顯大於水溶部分。附子還有抗炎、鎮痛及抗寒冷作用。附子有增強免疫作用。烏頭鹼小劑量使心跳減慢，大劑量則引起心律不整、傳導阻滯，甚至心室顫動。

烏頭鹼毒性很強，其小鼠皮下注射的 LD50 為 0.295 毫克／公斤，但加熱可使其毒性降低，如熟附片煎劑小鼠口服和靜注的 LD50 分別為 17.42 克／公斤和 3.516 克／公斤。120℃ 處理 40 分鐘的附子，其毒性僅為生附子的 1／5～1／350。大劑量的阿托品對附子中毒的心電圖有改善作用，但不能防止動物死亡。因本品有較好的強心和抗休克作用，近年來多用於虛脫、休克等急症的治療。

附子──乾薑

【配對奧妙】附子辛甘大熱，走而不守，有斬關奪將之能，為通行十二經之要藥，溫腎回陽，能升能降，內達外散，為補助元陽之主藥；乾薑味辛而大熱，純陽之味，守而不走，散脾胃之寒，為溫暖中焦、通脈之主藥。二藥相須為用，補中有發，而使回陽救逆、溫中散寒的作用大大增強，因而陶節庵有「溫經用附子，無乾薑不熱」之說，非謂附子藥性不熱，實指薑、附相伍，有良好的協同作用。

張仲景用附子回陽救逆之時，則必用生者且與乾薑相配，生附性烈善走，伸發陽氣，表散寒邪，二藥配伍，生附祛外寒，乾薑暖內寒，一走一守通力合作，確非它藥所能及也。且附子與乾薑同煎，又可降低附子的毒性，防止發生中毒反應。

二者均性味辛熱，同氣相求，相須相殺，共奏回陽救急之功，故俞昌贊曰：「用附子、乾薑勝陰復陽，取飛騎突入重圍，搴旗樹幟，使既散之陽望而爭趨，頃之復令耳。」

【臨床應用】1.陽氣衰微、陰寒內盛之亡陽證。

2.因大汗、大吐、大瀉而致的四肢厥冷，脈微欲絕的亡陽虛脫症。

3.中焦陽虛，寒飲內停，脘腹冷痛，嘔吐，腹瀉等症。

4.中寒厥逆，眩暈仆倒，口噤腳攣，無汗，或自汗淋漓者。

【用量用法】附子：3～15克；乾薑：5～10克。

【名醫經驗】1. 張仲景　運用附子：乾薑配對很廣，有多個名方為證。如用乾薑、附子組成薑附湯治療傷寒汗下傷陽，晝躁夜靜，不嘔不渴，表證不見，身無大熱，脈沉微之陽虛煩躁證；用附子、乾薑、甘草組成四逆湯，治療吐利汗出亡陽、吐利內寒外熱、陽衰陰盛厥冷、少陰病急溫脈等陽衰陰盛之證，再加大薑、附二藥用量曰通脈四逆湯，治療內有真寒、外有假熱的陰盛格陽證；用附子、乾薑、人參、甘草組成四逆加人參湯，治療「惡寒脈微而複利，利止亡血」的陽亡液脫證；用附子、乾薑、人參、茯苓、甘草組成茯苓四逆湯治療陽虛厥逆煩躁證；用附子、乾薑、甘草、豬膽汁組成通脈四逆加豬膽汁湯，治療陰盛格陽、陽亡陰竭之證；用附子、乾薑、蔥白組成白通湯方，治療「少陰病，下利」的陰盛戴陽證等等。

2. 王懷隱　附子粥，以附子（炮裂，去皮臍）1分、乾薑1兩（炮裂，銼）共為細末。每日空腹煮粥，納藥1錢食之。以癒為度。主治冷痢，飲食不下。（《太平聖惠方》）

3. 孫思邈　治風濕體痛方，以附子、乾薑、芍藥、茯苓、人參、甘草、桂心、白朮相伍，治療風濕體痛欲折，內如錐刀

所剌者。（《備急千金要方》）

4. 王好古　附子，入手少陽三焦、命門之劑，浮中沉無所不至，味辛大熱，為陽中之陽，故行而不止，非若乾薑止而不行也。非身表涼而四肢厥者不可僭用，如用之者，其治逆也。（《湯液本草》）

5. 趙佶　附子散，以附子（生，銼）2枚、乾薑（炮）2兩共為散。如有瘡膿，即調臘月豬脂塗之。主治小兒凍足爛瘡。（《聖濟總錄》）

6. 吉益　附子逐水，乾薑主結滯水毒。蓋心臟衰弱者，往往引起鬱血性水腫，其舌淡胖，如經水浸，用薑、附以強心，則水腫自退，非薑、附能逐水也。（《藥徵》）

7. 韋波　以附子、陳皮、白朮、補骨脂、罌粟殼各10克，乾薑、防風、黃連、蒼朮、通草各6克，訶子、蓮子各15克，白芍、白扁豆各30克，黨參25克，神曲12克，水煎服，每日1劑，分3次服，10天為1療程。治療黴菌性腸炎36例，痊癒30例，顯效4例，好轉2例。（《北京中醫》，1989，（6）：23）

8. 方力等　以附片（先煎）10～15克，乾薑、甘草各5克，紅花、吳茱萸各10克，紅參（另煎）10～15克，赤芍12克，丹參20克，水煎服，每日1劑，早晚分服，隨症加減，治療13例心動過緩病人，經服藥7～16劑後，顯效8例，進步5例。（《安徽中醫學院學報》，1992，（2）：17）

9. 葛洪　薑附丸，以附子（炮）2兩、乾薑1兩共為末，搗為蜜丸，如梧桐子大。每服4丸，1日3次。主治心胸冷痛。又有乾薑丸，以乾薑6分、附子4分共為末，苦酒為丸，如梧桐子大。每服3丸，1日3次。主治傷寒噦不止。（《肘後方》）

10. 王碩　白通湯，由乾薑 2 兩、附子（生用）2 兩組成，上㕮咀。每服 4 錢，水 2 盞，煎 6 分，去滓溫服。主治傷寒發熱，大便自利。（《易簡方》）

【使用禁忌】1. 二藥均味辛性熱燥烈，有助火傷陰耗血之嫌，凡熱證、陰虛火旺、孕婦均不宜使用。附子有毒，不論生用熟用，應先煎久煎。

2. 傳統認為川烏、草烏不宜與白芨、貝母、半夏、白蘞、瓜蔞、天花粉、犀角等同用，而附子為烏頭之附生塊根，故一般不與上列藥品相配使用。又據《外台》記載，附子忌豬肉、冷水。

附子——人參

【配對奧妙】附子辛熱純陽，上助心陽以通脈，下溫腎陽以扶先天，稟雄壯之質，引人參通行十二經，救厥逆，挽回失散之元陽；人參味甘而微苦，性微溫，能大補元氣，補脾益肺，安神增智，益腎壯陽，力宏而迅疾，可回元氣於垂絕，卻虛邪於俄頃；又均歸心、脾二經，二藥相須合用，辛甘之味，可上助心陽，中益脾土，下補腎陽，力專用宏，有大溫大補、回陽救逆之功。

且附子得人參則回陽而無燥烈傷陰之忌，人參得附子則既補氣而又增溫養之力。

【臨床應用】1. 精神委頓，呼吸短促，汗出厥冷，甚至精神恍惚，額汗喘急，脈微欲絕之陽氣暴脫證。

2. 脾虛生寒，見腹脹，不思飲食，吞酸噫氣，食入即吐，四肢沉重等。

【用量用法】附子：3～15 克；人參：5～10 克，宜文火另煎兌服，或研末吞服（每次 1.5～2 克，日服 1～2 次），大量可 15～30 克。

【名醫經驗】 1. 薛己　參附湯，人參、附子水煎服，治療大汗淋漓，氣促喘息之陽氣暴脫證，或婦人產後，或經來暴崩，或外瘍潰膿以致血脫陽亡者，均可用本方救治。（《校注婦人良方》）

2. 趙佶　附子湯，以附子、人參、生薑、大棗為伍，附子溫中助陽，人參健脾益氣，二者相須為用，更加大棗、生薑調和脾胃，食前溫服，治療心腹滿，水穀不消，噫氣吞酸，食輒嘔吐，霍亂泄利，四肢沉重等證。（《聖濟總錄》）

3. 胥慶華　此二藥對於心力衰竭屬於心腎陽虛型者，確有一定療效。由於附子有生、熟之別，對療效也常有影響。一般來說，生附子配人參，力雄而峻猛，常用於垂危之症；熟附子力弱而勢緩，久虛之症，可以緩之圖功，臨證時應予注意。（《中藥藥對大全》）

4. 喻嘉言　張仲儀初得痢疾二五行，即請醫診，行動如常，然得內傷之脈，而夾少陽之邪，余診畢，即議云：此證仍宜一表一裏。但表藥中多用人參，裏藥中多用附子，方可無患，若用痢疾門諸藥，必危之道也。

仲儀以平日深信，徑取前藥不疑，然疾勢尚未著也。及日西，忽發大熱，身重如石，頭在枕上，兩人始能扶動，人事沉困，舉家惶亂，忙忙服完表裏 2 劑。次早診時，即能起身出房，再與參附藥 2 劑痊癒。若不辨證用藥，痢疾門中幾曾有此等治法乎？（《寓意草》）

5. 徐大椿　附子補真氣之虛，人參扶元氣之弱，薑、棗調和營衛，領參附以補真陽之不足而衛外為固也。水煎溫服，使真陽內充，則衛氣自密而津液無漏泄之虞，何致厥冷不暖，自汗不止哉？（《徐靈胎醫略六書》）

6. 吳謙　起居不慎則傷腎，腎傷則先天氣虛矣。飲食不節

則傷脾，脾傷則後天氣虛矣。補後天之氣無如人參，補先天之氣無如附子，此參附湯之所由立也。二臟虛之微甚，參附量為君主。二藥相須，用之得當，則能瞬息化氣於烏有之鄉頃刻生陽於命門之內，方之最神捷者也。（《醫宗金鑒》）

7. 唐容川　人之元氣，生於腎而出於肺，肺陰不能制節，腎陽不能歸根，則為喘脫之證，用附子入腎以補陽氣之根，用人參入肺以濟出氣之主，二藥相濟，大補元氣，氣為水之陽，人參補氣之陰，附子是補水之陽，知此，則知一切補氣之法。（《血證論》）

8. 王文清　治療新生兒硬皮病，以人參 5 克、製附子 3 克、菖蒲 3 克，文火水煎取汁，每次 5～10 滴，並配合棉花包裹全身，保持體溫恒定在 37℃ 以下，前後治療 11 例，收到較好效果。（《新中醫》，1984，（1）：35）

【使用禁忌】1. 附子、人參相伍，為溫補之劑，凡實證、熱證、正氣不虛者忌服。孕婦忌服。

2. 附子不宜與白及、貝母、半夏、白薇、瓜蔞、天花粉、犀角同用，而人參反藜蘆、畏五靈脂、惡皂莢。不宜同時喝茶和吃蘿蔔，以免影響藥力。

附子——甘草

【配對奧妙】附子辛熱有毒，氣味雄烈，走而不守，通行十二經，補腎助陽，散寒止痛。甘草味甘性平能緩，有補脾益氣，調和藥性之力。

二藥合用，附子得甘草則助陽散寒而不過辛烈，無傷陰耗氣之弊，毒性大減，甘草得附子則溫中益氣而無壅滯之虞，可更好地發揮溫陽散寒止痛之功效。

【臨床應用】1. 風濕痹證之骨節掣痛，不得屈伸。

2. 陽虛陰寒內盛之四肢厥冷，神疲欲寐，脈沉遲者。

3. 外感寒邪，陽氣受損，惡寒脈微者。

4. 脾陽不足之大便下血，崩漏等。

【用量用法】附子：10克；甘草：6克。

【名醫經驗】1. 張仲景　甘草附子湯，用附子（炮去皮）2枚、炙甘草2兩、白朮2兩、桂枝4兩組方，治風濕相搏，骨節疼煩，掣痛不得屈伸，近之則痛劇，汗出短氣，小便不利，惡風不欲去衣，或身微腫者之風濕表裏陽氣俱虛證。（《傷寒論》）

2. 胥慶華　臨床附子、甘草合用，主要是取甘草調和藥性，緩急甘平，抑制附子的辛熱燥烈之性，減弱毒性而更好地發揮作用。（《中藥藥對大全》）

3. 趙佶　附子丸，以附子（炮裂，去皮臍）1兩、炙甘草（銼）2兩為末，煉蜜為丸，如桐子大，每服20丸，1日2次，空心生薑湯送下，可消寒濕於無形，止泄瀉於久虛，用以治療寒濕濡瀉，久不癒。（《聖濟總錄》）

4. 王貺　甘草附子湯，用炙甘草2兩、炮附子（去皮臍）1兩為散，每服5錢，水2盞，煎至1盞，去滓溫服，主治風濕掣痛不得屈伸者。（《全生指迷方》）

【使用禁忌】1. 附子、甘草相配，為大溫除寒祛濕之劑，故熱證、陰虛火旺之證慎用。孕婦忌服。

2. 附子不宜與白及、貝母、半夏、白蘞、瓜蔞、天花粉、犀角同用，甘草反大戟、芫花、海藻、甘遂，二藥配伍時，一般不應與這些藥物相伍使用。

附子——肉桂

【配對奧妙】附子、肉桂均為辛熱溫裏藥。附子辛熱燥烈，走而不守，為通行十二經的純陽之品，徹內徹外，能升能降，回陽救逆。肉桂味辛甘，性大熱，渾厚降著，能走能守，偏暖

下焦而溫腎陽，更能引火歸元以攝無根之火。

二藥相合，附子善入氣分而散寒止痛，肉桂善入血分而溫經通脈。動靜結合，相須為用。既具強大的溫腎助陽作用，又有良好的溫經散寒止痛之功。

【臨床應用】1. 腎陽不足之腰膝痛楚，形寒無力，男子陽痿早洩，女子宮寒不孕。

2. 風寒濕痹，關節酸痛，不能轉側，甚則一身盡痛，屬寒濕較盛者。

【用量用法】附子：溫腎助陽，散寒止痛 10 克，引火歸元 1.5～3 克；肉桂：溫腎助陽，散寒止痛 10 克，引火歸元 1～2 克。

【名醫經驗】1. 張仲景　金匱腎氣丸，以附子、肉桂、山茱萸、山藥、丹皮、澤瀉、乾地黃、茯苓組方，治療腎陽不足之腰痛足腫，下半身常有冷感，少腹拘急，小便不利或反多等症。（《金匱要略》）

2. 胥慶華　治腎火上浮而見咽喉乾癢，齒痛齦衄，口腔糜爛等症，取引火歸元之功時，用量宜輕，並可與大隊滋補藥合用。（《中藥藥對大全》）

3. 趙佶　附桂散，用附子（炮裂，去皮臍）、肉桂（去粗皮）各半兩為散，熱酒調，每頓服 3 錢匕，厚衣蓋汗出為度，治陽氣素虛，外受寒邪，表裏皆寒之陰毒傷寒時氣之證。（《聖濟總錄》）

【使用禁忌】1. 附子、肉桂均為大溫熱之品，凡出血、熱證、陰虛火旺之證忌服。孕婦忌服。

2. 附子不宜與白芨、貝母、半夏、白蘞、瓜蔞、天花粉、犀角同用；肉桂超量服用可出現頭暈、眼花、口乾、便秘、尿少等毒副反應。

附子——花椒

【配對奧妙】附子、花椒同為辛熱之品，有溫裏散寒之功。附子辛溫大熱，善入腎經而溫陽氣，溫腎助脾，散寒止痛之力較峻。花椒味辛性熱，善走中焦而散寒邪，溫中止痛，暖脾止瀉作用較強，二藥合併，脾腎同治，相輔相助，通陽散寒，溫中止痛之力極強。

【臨床應用】1.中焦虛寒之胃脘冷痛，泛吐清水。

2.寒邪直中之胃痛暴作。

3.風癬。

【用量用法】附子：6克；花椒：6克。

【名醫經驗】1.趙佶　煮腎散，用附子（炮裂，去皮臍）、花椒各半兩為細末，豬腎1對，竹刀切開，去筋膜，每只入藥末1錢匕、鹽1捻相合。佈線纏縛，以好酒1盞，於瓷器內煮約八分熟，五更初，不得漱口及話語，去線旋旋嚼，細呷煮汁送下，食少白粥，當晚微利；次日煮熟吃，須邊日服，服盡再作。用治皮膚搔癢，皮損呈圓形或橢圓形，邊緣清楚，搔之起白屑，久則皮變頑厚之風癬症。（《聖濟總錄》）

2.許叔微　椒附散，每次用炮大附子（去皮臍，末之）2錢、好川椒20粒，用白麵填滿，加水1盞半、生薑7片同煎至七分，去椒入鹽，空心服，主治腎氣（指腎中寒氣）上攻，項背不能轉側。（《普濟本事方》）

3.徐樹楠　花椒與附子，均治脾腎陽虛的脘腹冷痛。前者偏溫脾陽，宜治脾陽不足的脘腹冷痛不可忍者；後者偏溫腎陽，宜治腎陽虛衰，火不生土所致的下利清穀、腹痛、四肢厥冷者。（《中藥臨床應用大全》）

【使用禁忌】1.附子、花椒均為溫熱之品，故凡熱證、陰虛火旺、孕婦等皆忌服。

2. 附子不宜與白芨、貝母、半夏、白薇、瓜蔞、天花粉、犀角同用。

附子——白芍

【配對奧妙】附子味辛而甘，性大熱，性剛燥而善行，溫陽散寒通經，力雄無比，回陽救逆，速在頃刻。白芍味甘苦而酸，性微寒，性柔潤而主靜，養血和營，斂陰柔肝，和營緩急而止痛。二藥合用，附子溫腎中真陽，助長臟腑氣血；白芍滋養陰血，以助生陽之源。有溫陽戍陰，溫陽與養血並施，溫而不燥，養而能通，養陰配陽的特點。又白芍酸收斂陰，能緩附子辛散燥烈，使溫陽散寒而不傷陰耗血，一陰一陽，一寒一熱，一收一散，剛中有柔，動中有靜，相反相成，具有很好的溫中散寒、養陽和陰之功。

【臨床應用】1. 寒凝胞宮之痛經。

2. 血虛有寒，絡脈凝滯之四肢麻木，關節疼痛等症。

【用量用法】附子：10克；白芍10～15克。

【名醫經驗】1. 蕭森茂　二藥相合，虛勞裏急，腹痛攣急屬陽虛血弱者用之頗獲效驗。（《百家配伍用藥經驗採菁》）

2. 何子維　用附子回陽逐寒，芍藥和營止痛，可治寒凝胞宮之痛經，有溫陽逐寒而不傷陰動血之功。對陽虛肝寒脅痛，少腹拘急，痛經等證，用之也效。（《上海中醫藥雜誌》（4）：24，1982）

【使用禁忌】1. 凡熱證、陰虛火旺之證慎服。孕婦忌服。

2. 附子不宜與白及、貝母、半夏、白薇、瓜蔞、天花粉、犀角同用，白芍反黎蘆。

附子——當歸

【配對奧妙】附子辛熱燥烈，補腎溫脾助陽，散寒止痛。當歸味甘辛，性溫柔潤，養血活血。諸病虛冷則陽氣必弱，血

虛陰傷則陽無所附，此時補陽慮其傷陰，養血則虛冷不除。附子與當歸伍用，一以補腎助陽，一以養血填陰，附子得當歸則引入血分，辛燥而不傷陰；當歸得附子溫通力宏，滋養而無膩滯，有陰陽兼顧，剛柔互濟之妙。

【臨床應用】1. 脾虛不能統血，血去陰傷，陽氣隨之也傷的久治不癒之失血證。

2. 陽虛失血兼挾淤血之證。

【用量用法】附子：6～9克；當歸：6～18克。

【名醫經驗】1. 吳彥夔　六一丸，用炮附子（去皮臍尖）1兩、當歸（去蘆、尾，切片，曬乾）6兩共為細末，煉蜜為丸，如梧桐子大。每服30～50丸，食前溫酒、鹽湯送下，有明目、養血、補氣之功。（《傳信適用方》）

2. 魏峴　歸附湯，用當歸半兩（去蘆）、炮附子（去皮臍）1兩，咬咀，每次3錢，用水1盞半，加生薑5片，煎七分，去滓，食前溫服，用治大便下血。（《魏氏家藏方》）

3. 李恒　小溫經湯，用當歸、炮附子各等分，咬咀，每次3錢，水1盞，煎至八分，空腹溫服，主治經候不調，血臟冷痛。（《袖珍方大全》）

【使用禁忌】1. 凡熱證、陰虛火旺、濕盛中滿、大便溏瀉之證慎服。孕婦忌服。

2. 附子不宜與白芨、貝母、半夏、白蘞、瓜蔞、天花粉、犀角同用。

附子——熟地黃

【配對奧妙】附子辛而大熱，性剛燥，善扶五臟之陽，獨用則有耗於陰。熟地黃味甘性微溫，性潤柔，主補五臟之陰血，單用則有損於陽。附子稟純陽而主動，走而不守，熟地黃稟陰而主靜，守而不走。陰虛而陰凝者，非附子之動不足以

散；陰虛而陽動者，非熟地黃之靜不足以鎮之。

　　附子之燥烈，非熟地黃之甘不足以緩之；熟地之膩滯，非附子之辛不足以行之。二者合用，剛柔相濟，動靜結合，補而不膩，行而不散，補陽之中得以陰配，益陰之中得陽以相助，合為陰陽兼補之劑。

　　【臨床應用】陰陽兩虛之面色少華，頭暈耳鳴，腰膝酸痛，陽痿遺精，脈細而弱等症。

　　【用量用法】附子：6～10克；熟地黃：9～15克。

　　【名醫經驗】1.張仲景　金匱腎氣丸，以附子、熟地黃、山藥、山茱萸、澤瀉、丹皮、茯苓、桂枝組成，主治腎陽不足諸證。（《金匱要略》）

　　2.張介賓　右歸丸，以熟地黃、熟附子、山藥、山茱萸、枸杞、杜仲、菟絲子、肉桂、當歸、鹿角膠等組方，主治腎陽不足，命門火衰，年老久病而見神疲、畏寒肢冷、陽痿、滑精、腰膝腳軟等證。（《景岳全書》）

　　3.李時珍　引朱震亨：「氣虛熱甚者，宜少用附子，以行參芪。肥人多濕，亦宜少加烏附以行經。仲景八味丸為少陰嚮導，其補自是地黃，後世因以附子為補藥，誤矣。附子之性走而不守，但取其善走下之性，以行地黃之滯，可致遠爾。」（《本草綱目》）

　　【使用禁忌】1.陰虛陽盛、真熱假寒、氣滯多痰、脘腹脹痛、食少便溏及孕婦忌服。

　　2.附子不宜與白芨、貝母、半夏、白薇、瓜蔞、天花粉、犀角同用。

附子——白朮

　　【配對奧妙】附子辛而大熱，溫散之力較強，既可溫腎暖脾，又能散寒除濕。白朮味甘苦，性溫燥濕，甘溫益脾，故健

脾之力尤佳。脾司運化，喜燥而惡濕，得陽始運。若腎陽不足，脾土亦寒，寒從內生，必致裏濕不化，水濕停留。

兩藥合用，用附子補腎助陽，暖其水臟，補火生土；用白朮脾燥濕，運其土臟。故溫陽散寒，袪濕之力增強，並有脾腎兼治之功。

另外，附子溫經散寒，白朮健燥濕，二者合用，還有袪寒濕，通脈絡之功。

【臨床應用】1. 脾腎陽虛或脾虛寒盛，水濕內停之證。

2. 風寒濕痹證之肢體關節疼痛，屈伸不利。

【用量用法】附子：6～10克；白朮：6～30克。

【名醫經驗】1. 張仲景　以附子、白朮、人參、茯苓、芍藥組成附子湯，有溫經扶陽、除濕止痛之功，治療陽虛寒濕身痛之證；又以附子、白朮、茯苓、芍藥、生薑組成真武湯，有溫陽化氣行水之功，主治太陽病過汗陽虛水泛之證等。（《傷寒論》）

2. 胥慶華　臨床常用二藥配對組方，以治心源性水腫，風濕、類風濕性關節炎，確有較好效果。（《中藥藥對大全》）

3. 薛己　朮附湯，以白朮、生附子共為末，每服五錢，加生薑、大棗，水煎，和滓服。如不應，倍用之。主治下痢，脾氣脫陷，肢體不動，汗出身冷，氣短喘急，或嘔吐不食者。（《校注婦人良方》）

4. 王璆　倍朮散，以白朮二兩、附子（炮，去皮臍）一兩，㕮咀，分作三服，水一大杯，加生薑十片，煎至七分，去滓，空心服，臟腑微動即安。主治酒癖痰飲。（《是齋百一選方》）

5. 朱橚　朮附湯，以白朮二兩（銼如麥豆）、附子半兩（炮裂，去皮臍，銼如麥豆粒）組成，上如法事治了，一處於

竹臼中，良時治之，勿令作末。每用四錢匕，水一盞半，煎及七分，去滓溫服，一日三次，不拘時候。凡言日進三服者，如疾勢稍重，當促其數，服盡而未知，並當再作本湯劑。有散寒除濕之功，主治寒濕陰黃，身痛，腹脹。（《普濟方》卷一四七引《保生回車論》）

6.馮兆張　朮附湯，用白朮四兩、附子（炮，去皮臍）一兩五錢。每服三錢，加生薑、大棗，水煎熱服，主治風濕相搏，腰膝疼痛，中氣不足，四肢重著。（《馮氏錦囊秘錄·雜症》）

7.李時珍　引張元素，附子以白朮為佐，乃除濕之聖藥。濕藥少加之引經。又益火之源，以消陰翳，則便溺有節，烏附是也。（《本草綱目》）

【使用禁忌】1.陰虛陽盛、真熱假寒、胃陰不足、舌苔光剝、口乾唇燥、津液虧損及孕婦慎服。

2.附子不宜與白芨、貝母、半夏、白蘞、瓜蔞、天花粉、犀角同用。

附子——黃芪

【配對奧妙】附子辛熱助陽之力最雄，既助心腎之陽，又溫中焦脾陽。黃芪味甘性微溫，益氣補虛，既可走裏而補肺健脾，又可行外而實衛固表。

黃芪入肺，附子入心，此藥配對可生入心脾肺，故具溫陽益氣，助衛固表之功，用治陽虛自汗證；黃芪又入脾，扶中州而利水濕，附子入腎，補元陽而化陰水，二藥合用，脾腎同治，補火生土，用治脾胃陽虛，水濕內停之證。

【臨床應用】1.陽虛自汗，畏寒，四肢不溫等。

2.脾腎陽虛，水濕內停之水腫，小便不利。

【用量用法】附子：6～10克；黃芪10～30克。

【名醫經驗】1.呂景山　黃芪、附子伍用，治「休克」患者，脈微欲絕，四肢逆冷，大汗如洗，附子以「熟附片」為佳，久煎約1小時左右，用量超過15克者，須防止出現結代脈（室性期前）；黃芪須用大量，1次60～90克濃煎，止汗固脫之效甚佳。（《施今墨對藥臨床經驗集》）

2.魏峴　芪附湯，附子（炮，去皮臍）2錢、黃芪1錢（鹽水或蜜拌，炙）共為粗末。每服3錢，水1盞半，加生薑3片，棗子1枚，煎至七分，去滓，食前服。主治陽虛自汗，盜汗。（《魏氏家藏方》）

3.彭義士　治療口腔潰瘍，以附子（先煎）10克，黃芪30克，白朮、甘草各10克，薏苡仁20克、土茯苓30克，每日1劑，水煎服，治療20例頑固性口腔潰瘍患者，結果治癒16例，好轉8例。（《中醫雜誌》，1983，24（11）：44）

【使用禁忌】1.凡內有實熱、肝陽上亢、氣火上衝、濕熱氣滯、陽證瘡癰、陰虛陽盛、真熱假寒及孕婦忌服。

2.附子不宜與白芨、貝母、半夏、白蘞、瓜蔞、天花粉、犀角同用。

附子——細辛

【配對奧妙】《本草正義》云：「附子，本是辛溫大熱，其性善走，故為通行十二經純陽之要藥，外則達皮毛而除表寒，裏則達下元而溫痼冷，徹內徹外，凡三焦經絡，諸臟腑有真寒，無不皆治。」「細辛，芳香最烈，故善開結氣，宣洩鬱滯，而能上達巔峰，通利耳目，旁達百骸，無所不至，內之宣絡脈而疏通百節，外之引孔竅而直透肌膚。」附子辛溫大熱，溫裏扶陽，散寒滯，通經脈，偏散裏寒；細辛味辛性溫，偏散表寒，內祛陰凝，溫通腎氣，開通諸竅。

二者合用，溫通宣散，徹表入膀胱經，徹裏入腎經，表裏

內外兼顧，在內則附子治之，細辛托之散之；在外則細辛疏之，附子鼓之助之，性則善走通行。

共奏溫陽氣、散寒凝、蠲痰飲之功。

【臨床應用】

1. 寒傷內外而見形寒怯冷，頭痛身痛，骨節酸痛。

2. 陽虛外感風寒。

3. 風寒濕痹，關節拘攣，疼痛難忍。

【用量用法】附子：9克。細辛：3克。

【名醫經驗】1. 朱久之　附子、細辛配伍，出於《傷寒論》麻黃附子細辛湯，主治陽虛外感，惡寒，發熱，脈反沉者。目前臨床主用於寒邪偏盛之證。表證、裏證均可配伍使用。以此藥對溫陽暖宮散寒，治療腎陽不足，寒凝胞宮之痛經、閉經、不孕，可獲得溫陽暖宮散寒凝種子之效驗。（《遼寧中醫雜誌》，1983，（9）：12）

2. 龔志賢　自擬扶腎蠲飲湯，《本草匯言》：「細辛佐附子能散諸痰之壅。」對陽虛寒痰水飲咳喘，用為要藥。用附子30克、細辛6克、乾薑12克、桂枝12克、半夏12克、炙甘草9克等組方，取附子溫陽化飲，細辛散寒蠲飲，有較好療效。（《龔志賢臨床經驗集》）

3. 趙佶　細辛散，細辛（去苗，銼）、附子（炮裂，去皮臍）各1分共為散。以蔥汁和1錢匕，綿裹塞耳中。主治聤耳，耳中痛，膿血出。（《聖濟總錄》）

4. 蕭森茂等　陽虛陰寒陰阻遏，胸悶胸痹，脈遲，用之得當有較好療效。可用治病態竇房結綜合徵屬陽虛寒凝者。但有觀察認為細辛有誘發心房纖顫之可能，故對有心房纖顫傾向者應慎用。（《百家配伍用藥經驗採菁》）

【使用禁忌】

1. 陰虛陽盛、真熱假寒、肺熱咳嗽及孕婦忌服。

2. 附子不宜與白及、貝母、半夏、白蘞、瓜蔞、天花粉、犀角同用；細辛反藜蘆。

附子——龍膽草

【配對奧妙】附子辛溫大熱，溫脾陽助、氣化、強肝用。龍膽草味苦性寒，清肝膽濕熱實火，解毒。二藥大辛大熱與大苦大寒併用，辛以開通，苦以泄降，寒以清熱，溫以暖肝，相反相成，共奏溫陽清泄，強肝解毒之功。

【臨床應用】肝膽濕熱雖盛而脾陽已虛之證。

【用量用法】附子：9克；龍膽草：9克。

【名醫經驗】1. 陳蘇生　慢性肝炎、遷延性肝炎，或素體脾陽不足，感受濕熱之邪；或因過服苦寒之品，清泄太過而傷陽。濕熱見證中有畏寒便溏、舌苔黃膩或黃白相間者，用之有溫陽清肝解毒、降轉氨酶之功。藥理研究認為，溫陽扶正可激化或提高機體的免疫功能，二藥溫養強肝，治慢性肝炎有效。（《中醫雜誌》，1979，（10）：48）

2. 王大經　用治類風濕關節炎屬陽虛而兼有肝陽上亢者，其降血沉效果好，多用於類風濕關節炎兼有高血壓者。（《北京市老中醫經驗選集》）

【使用禁忌】1. 陰虛陽盛、真熱假寒及孕婦忌服。

2. 附子不宜與白及、貝母、半夏、白蘞、瓜蔞、天花粉、犀角同用。

附子——全蠍

【配對奧妙】附子辛溫大熱，溫陽祛寒，通經止痛。全蠍味辛性平，息風止痙，祛風通絡止痛。二藥合用，溫陽以息風，取日麗風自和之意；通陽以開痹，取陽通陰寒自散之旨，共成溫陽通絡、息風止痙散痛之功。

【臨床應用】

1. 陽虛寒濕痹痛、頑麻、偏頭痛、抽搐等症。

2. 小兒慢驚。

【用量用法】附子：6克；全蠍：3克。

【名醫經驗】1. 祝味菊　曾治一抽搐奇疾，患者女性，48歲，每天晨起必發抽搐，但神志清醒，每次過經2小時後而自止。諸醫從肝風治療，而用平肝息風藥，無效。用二藥配伍僵蠶、桂枝、白芍、龍齒、牡蠣、製南星、石菖蒲等藥，獲效治癒。（《浙江中醫雜誌》，1984，（6）：249）

2. 蕭森茂　陽虛寒濕痹痛頑麻、偏頭痛也用為要藥。（《百家配伍用藥經驗採菁》）

3. 劉昉　安心丸，用附子1兩（炮裂，去皮臍）、全蠍半兩（炒），共為末，麵糊為丸，如黃米大，朱砂為衣。每服20丸，米飲送下。方中附子辛熱溫壯脾腎之陽，全蠍息風化痰止痙，標本同治，驚風止，心安神靜，可治小兒慢驚。（《幼幼新書》）

【使用禁忌】1. 血虛生風、陰虛陽盛、真熱假寒、血虛生風及孕婦忌服。

2. 全蠍有毒，與蛇毒相似，用量不可過大，內服中毒量為30～60克。

附子——石見穿

【配對奧妙】附子辛溫大熱，溫陽除痹；石見穿味苦微辛，性平，能清熱解毒、活血化瘀，有治骨痛、祛大風、療癰腫之功；合用能溫陽解毒，活血除痹。二藥溫陽散寒與祛風活血併用，增溫陽止痹痛之功；溫陽與解毒並施，又增解毒之效。

【臨床應用】

1. 風濕、寒濕關節腫痛。

2. 濕熱黃疸、惡性腫瘤等症。

【用量用法】附子：9克；石見穿：15～30克水煎服，或搗汁和服。

【名醫經驗】1. 王大經　石見穿清熱解毒，對降低血沉有一定作用。凡類風濕關節炎偏寒型而血沉快者，或肝功能不正常，轉氨酶升高者，兩藥同用，寒熱互濟，效果較佳。（《北京市老中醫經驗選編》）

2. 徐樹楠　經動物實驗發現，石見穿對小鼠肉瘤 S—180 有抑制作用，對胃癌、食道癌等具有一定療效。（《中藥臨床應用大全》）

【使用禁忌】血虛風燥、陰虛陽盛、真熱假寒及孕婦忌服。

附子——羚羊角

【配對奧妙】附子辛溫大熱，溫陽散寒，通絡止痛。羚羊角味鹹性寒，清熱散血解毒，平肝息風。二藥合伍，溫清並施，肝腎同治。有溫陽息風，通絡止痙止痛之功。對陽虛生風者最宜。

【臨床應用】1. 陽虛頭眩、頭痛、肢麻冷痛、高血壓等。

2. 中風閉證、脫證互見者。

【用量用法】附子：6克；羚羊角：0.3～0.5克，磨汁或研末兌服。

【名醫經驗】1. 祝味菊　羚羊角治腦，附子強心，體虛而有腦症狀者用之最宜。對陽虛而沉寒痼冷滯於脈絡所致頑固性偏正頭痛如掣，畏寒喜包裹等用之最宜。（《浙江中醫雜誌》，1984，（6）：248）

2. 程門雪　陽虛型高血壓，頭眩頭痛肢麻而冷，用為要藥。對中風閉脫互見者，用二藥配伍人參、竹瀝、薑汁、至寶

丹、導痰湯同服，頗收效驗。（《程門雪醫案》）

【使用禁忌】陰虛陽盛、血虛風動、真熱假寒及孕婦忌服。

附子──磁石

【配對奧妙】附子辛溫大熱，氣雄不守，溫振心陽，溫壯腎陽。磁石味辛而鹹，性寒，鎮潛浮陽，攝納腎氣益腎精，重鎮安神。二藥合用，一主興奮主強壯，一主靜主抑制，動靜相合，溫陽不失升浮燥烈，鎮靜不失於沉降鬱遏，共奏溫腎壯陽、鎮靜安神之功。

【臨床應用】1. 心腎陽虛，虛陽上浮，擾亂心神，出現心悸心慌、不寐、耳鳴耳聾、眩暈、咳嗽痰血、口糜等症。

2. 正虛陽浮所致感冒等。

【用量用法】附子：6 克；磁石：水煎 10～30 克，入丸散每次 1～2 克。

【名醫經驗】1. 祝味菊　附子興奮，磁石鎮靜，興奮伍鎮靜，則失其興奮鎮靜而為強壯矣。（《中醫雜誌》，1987，（3）：8）

2. 章次公　有些失眠患者，單純用養陰安神、鎮靜藥物不佳時，適當加入桂、附一類興奮藥，每獲佳效。（《上海中醫藥雜誌》，1983，（1）：28）

3. 陳蘇生　附子加磁石，興奮加鎮靜，具強壯之功，能抑制虛性興奮。（《中醫雜誌》，1979，（10）：48）

4. 陳蘇生　用治心腎陽虛，虛陽上浮，擾亂心神而致心悸心慌、不寐、耳鳴耳聾、眩暈、咳嗽痰血、口糜等症，有良好溫陽鎮潛之功。用二藥相伍治心悸、失眠等神經衰弱症有卓效，但有房室傳導阻滯不用磁石。（《中醫雜誌》，1983，（10）：58）

5. 陳蘇生　用二藥又配棗仁，有安撫調節作用，對長期失

眠，形神俱憊之植物神經功能紊亂，心動過速，脈來早搏有較好效驗。（《上海中醫藥雜誌》，1987，（7）：22）

6. 徐仲才　高血壓病人脈細，夜尿頻數者，特別是第二、三期的病人，常表現為上盛下虛。用附子配伍磁石、石決明、二至丸，或黃芩、地龍，以溫下引火歸原，鎮靜平肝，取得較好療效。（《中醫雜誌》，1986，（10）：23）

7. 祝味菊　治感冒正虛陽浮，邪氣外乾者，取桂枝、白芍、杏仁加附子、磁石、石決明等藥，可收良效。（《上海中醫藥雜誌》，1990，（2）：29）

【使用禁忌】

1. 脾胃虛弱、陰虛陽盛、真熱假寒及孕婦忌服。

2. 磁石吞服後不易消化，故入丸散者不可多服。

附子——酸棗仁

【配對奧妙】附子辛溫大熱，溫通心陽，興奮強壯，強心。棗仁味酸而甘，性平，滋養陰血，益心肝安心神。二藥辛通酸收，溫陽養陰並施，溫而不燥，養而能通，興奮寓靜養，共奏溫通心陽、養心安神之功。

【臨床應用】心陽虛所致心動過速、早搏等心律不整之證。

【用量用法】附子：6克；酸棗仁：10～20克。

【名醫經驗】1. 陳蘇生　二藥合用能調節心血管系統植物神經功能紊亂，如心動過速、早搏等。按中醫辨證分析，應以心陰陽兩虛，陽虛無以溫養心神，心陰血不足，無以柔養而致虛煩不寐、心悸、心動過速、脈細數或脈律不整等症為宜。（《中醫雜誌》，1979，（10）：48）

2. 祝味菊　二藥合用具有強心樣作用，常在辨證選方基礎上加用二藥，且重用附子18克、酸棗仁30克，既可收得較好溫養強心作用，又無洋地黃類藥物的副作用。（《浙江中醫雜

3. 蕭森茂等　藥理研究認為，二藥各自有導致心律不整或心搏停止的可能。臨床雖然多配伍運用，但仍需注意觀察。（《百家配伍用藥經驗採菁》）

【使用禁忌】實邪鬱火、陰虛陽盛、真熱假寒及孕婦忌服。

【用藥指歸】

1. 附子的配對藥，主要用於陽氣衰微、陰寒內盛之亡陽虛脫證，脾腎陽虛、水濕內停之證，寒飲內停證，中寒厥逆證，脾虛生寒證，風寒濕痹證，寒凝胞宮證，血虛有寒證，陽虛失血兼挾淤血之證，陰陽兩虛證，脾虛寒盛證，心腎陽虛證，陽虛外感風寒證，陽虛寒濕痹痛、頑麻、偏頭痛、抽搐症及濕熱黃疸、惡性腫瘤等方面。

如回陽救逆，當配乾薑、甘草，乃「附子無薑不熱」之謂也；回陽固脫，當與人參同用；陽衰之證，當伍肉桂、熟地等藥，以「益火之源，以消陰翳」；脾陽不振，又當人參、乾薑、白朮等藥同用；陽虛水泛，當與白朮、茯苓等相配；心陽虛衰，當配人參、桂枝等藥；衛表不固，當伍黃芪、桂枝等藥；陽虛外感，當合麻黃、細辛等藥；寒濕痹證，當合白朮等藥，前人有「附子以白朮為佐，乃除濕之聖藥」的心得，可以作證；本品配大黃，可療虛寒之便秘；陽虛寒濕之陰黃，則配茵陳以療之；肝膽濕熱卻有脾陽虛者，當合龍膽草。諸如此類，病雖寒熱錯雜，若能知常達變，必可百戰百勝。

2. 附子辛溫大熱，藥性雄烈，以溫陽散寒止痛之功見長，為陽虛諸證、寒濕痛證之要藥，救亡陽重證，拯垂危生命，用之得當，必收大效。其應用指徵為：肢冷畏寒、腰膝酸冷、大便溏瀉、小便清長、口淡不渴、舌質淡胖、苔白滑膩、脈象微細或沉遲。

3. 附子乃有毒之品，入湯劑必須先煎 30～60 分鐘，其毒性成分烏頭鹼水解為烏頭原鹼，烏頭原鹼的毒性僅有原生物鹼的 1/2000～1/4000，毒性大減，而強心作用不變，故用附子，特別是大劑量應用時，當久煎以降毒性。

4. 附子的用量，一般為 3～15 克，應從小漸大，視病情需要及患者反應而定，並密切觀察病人症狀表現。常見的中毒原因為劑量過大、煎煮時間過短、或機體對藥物敏感等。

中毒症狀表現有：流涎、噁心、嘔吐、腹瀉、頭昏眼花、口乾、四肢及全身發麻、脈搏減緩、呼吸困難、手足抽搐、神志不清、大小便失禁、血壓及體溫下降、心律紊亂（室性期前收縮、呈二聯律，或竇性心律伴以多源性的室性期前收縮和竇性停搏）。

出現中毒症狀後，用大劑量阿托品可減輕症狀，使心電圖恢復正常；利多卡因可顯著降低烏頭鹼中毒的死亡率；甘草、乾薑、綠豆可減低附子毒性。當綜合運用以救之。

5. 對陰虛陽盛、真熱假寒、熱深厥深、陽極似陰之證，用附子必助火傷陰，故忌之；《名醫別錄》又謂附子「墮胎為百藥長」，為歷代醫家所認同，故孕婦忌之。

2 乾 薑

乾薑，始載於《神農本草經》，列為中品。為薑科多年生草本植物薑的乾燥根莖，故名乾薑。味辛，性熱，歸脾、胃、心、肺經。主要功效為溫中散寒、回陽通脈、溫肺化飲、溫經止血等。

本品能散脾胃之寒，為溫暖中焦之主藥，凡脾胃寒證，無論是外寒內侵之實證，或是脾陽不足之虛證，出現脘腹冷痛、嘔吐、瀉痢等，均可應用。又能回陽通脈，戴元禮有「附子無

薑不熱」之語，常佐附子治療亡陽證。還能溫散肺寒而化痰飲，溫脾燥濕以杜生痰之源，用治寒飲伏肺，出現咳嗽氣喘，形寒背冷，痰多清稀等症者。還能溫經上血，為治療虛寒性出血的代表藥，凡吐血、便血、崩漏等見血色暗淡、手足欠溫，舌淡脈細等均可運用。

此外，本品尚能祛寒濕，治療寒濕下侵之腎著病。

現代藥理研究：

乾薑含揮發油 1.2～2.8%，油中主要成分為薑醇、薑烯、沒藥烯、α～薑黃烯、α 和 β～金合歡烯、芳香醇、桉油素、壬醛、α～龍腦、β～倍半菲蘭烯等，薑中的辛辣成分是薑辣素、薑酮、薑烯酚等。

乾薑——高良薑

【配對奧妙】乾薑、高良薑皆為辛熱之品，均長於溫中散寒。但乾薑味辛性熱，祛寒力較強，偏重於溫脾祛寒；高良薑味辛性大熱，氣芳香，止痛作用較大，偏重於溫胃止痛。二藥合用，相須配對，既可發揮協同作用，又各取所長，發揮脾胃兼治之效，增強溫脾散寒和暖胃止痛之功。

【臨床應用】脾胃寒證（實寒、虛寒）之脘腹冷痛，噁心嘔吐，大便稀溏、脈遲等症。

【用量用法】乾薑：6～9 克；高良薑：6～9 克。

【名醫經驗】1. 陳師文　二薑丸，乾薑（炮）、高良薑（去蘆頭）各等分共為細末，麵糊為丸，如梧桐子大。每服 15 丸至 20 丸，食後橘皮湯送下。有養脾溫胃，去冷消痰，寬胸下氣，進美飲食之功。主治冷氣腹痛。（《太平惠民和劑局方》）

2. 蘇軾、沈括　二薑散，乾薑、高良薑各等分，用 1 大錢，用續隨之去皮細研，紙裹出油，取白霜，入一字，將熱酒一盞，入豬膽汁十數滴同調，一服癒。主治小腸氣。（《蘇沈

良方》）

3.趙佶　二薑散（異名：烏薑散《雞峰普濟方》），乾薑（炮）、高良薑各 3 分，將二藥炒令黑色，搗羅為散。每服 1 錢匕。未發前溫酒調下，每日 3 次，不拘時候。二藥均為辛熱之品，相須為劑，可溫脾暖胃，祛寒散結，主治脾虛寒瘧。（《聖濟總錄》）

4.宋・佚名　二薑丸，乾薑、高良薑各等分，上銼細，同炒黃，為細末，蒸餅為丸，如綠豆大。每服 15 丸，煎楊柳湯，空心送下。對陽虛寒濕內盛者，有溫陽散寒除濕之功，故可治痹疾、發寒熱似瘧、瘧疾等。（《小兒衛生總微論方》）

【使用禁忌】二藥辛熱性燥，胃火嘔吐、心虛作痛、實熱、虛熱明顯者均忌用。妊娠婦人不宜服。

乾薑——白朮

【配對奧妙】乾薑味辛性熱，善補脾胃之陽，為溫中散寒之佳品。白朮甘苦而溫，其氣芳烈，甘補脾，苦能燥濕，為健脾燥濕之常藥。二者均為脾胃經主藥，一主助陽散寒，一主健脾燥溫。合而相使為用，共奏溫中健脾，散寒除濕之功。

【臨床應用】1.脾陽不足，寒濕困中之口淡而黏，嘔吐泄瀉，舌苔白膩等症。

2.風寒濕痹，關節腫脹疼痛。

【用量用法】乾薑：6～9 克；白朮：6～24 克。

【名醫經驗】1.陳師文　枳實理中丸，以乾薑、白朮、枳實、茯苓、黨參、炙甘草組方，有理中焦，除痞滿，逐痰飲，止腹痛之功。主治脾胃虛寒兼胸中痞滿之證。（《太平惠民和劑局方》）

2.張仲景　理中湯，以乾薑、白朮、黨參、炙甘草組方，主治脾胃虛寒，腹痛，泄瀉清稀，嘔吐或腹滿食少，舌淡苔

白，脈沉細或遲緩等證。（《傷寒論》）

3. 閻孝忠　附子理中丸，以乾薑、白朮、附子、黨參、炙甘草組方，主治脾胃虛寒，心痛，霍亂吐痢轉筋等證。（《閻氏小兒方論》）

【使用禁忌】二藥性溫而燥，有傷陰助火之弊，對陰虛有熱、胃陰不足、舌苔光剝、口乾唇燥，津液虧損等不宜使用。孕婦不宜使用。

乾薑——赤石脂

【配對奧妙】乾薑辛而大熱，溫中袪寒力宏；赤石脂甘澀性溫，長於澀腸固脫，收斂止血，兼暖脾胃而調中。二藥相使合用，既能溫脾散寒，又可澀腸止瀉，補斂結合，標本兼顧。

【臨床應用】1. 脾胃陽虛、腸胃不固之久瀉久痢，或下痢膿血，色暗不鮮者。

2. 腹痛、小便不利、小兒脫肛等。

【用量用法】乾薑：10 克；赤石脂（打碎先煎）：10～15 克。

【名醫經驗】1. 張仲景　桃花湯，治少陰病下痢便膿血，腹痛、小便不利。對今之阿米巴痢疾屬冷痢虛寒者有一定療效。（《傷寒論》）

2. 孫思邈　乾薑丸，乾薑 10 兩、赤石脂 6 兩共為末，煉蜜為丸，如梧桐子大。每服十丸，1 日 3 次，不拘時候。稍加至三十丸。乾薑辛熱燥烈，溫中散寒，赤石脂甘酸溫澀，收斂腹瀉，防止其陰更傷，二藥相伍，溫澀並行，可治胃中冷不能食，或食已不消等症。（《千金翼方》）

3. 宋・佚名　赤石脂丸，以乾薑（炮）、赤石脂各等分共為末，糊為丸，如麻子大。每服一二十丸，空心米飲送下。脾陽虛，寒濕內盛，水濁下流，則腸失固澀，赤石脂澀大腸止滑

瀉，乾薑溫脾陽散寒濕，溫澀並舉，標本兼治，故醫泄瀉虛滑無度。（《小兒衛生總微論方》）

4. 趙佶　赤石脂散，中焦陽氣不足，腸失固攝，則寒濁下流。用赤石脂一兩、乾薑（炮）三分共為散。每服二錢匕，空心米飲調下，日晚再服。方中赤石脂澀腸固脫止痢，炮乾薑溫中散寒健脾，對虛寒冷痢尤為適宜，故曰主治白膿痢。（《聖濟總錄》）

5. 孫思邈　桃花丸，用赤石脂、乾薑各 10 兩共為末，煉蜜為丸，如豌豆大。每服 10 丸，加至 20 丸，1 日 3 次。主治冷痢赤白，腹痛；小兒脫肛。（《備急千金要方》）

【使用禁忌】對陰虛有熱、孕婦等不宜使用。濕熱積滯者忌服。

乾薑——人參

【配對奧妙】人參、乾薑均入中焦脾胃，人參甘而微溫，善益氣健脾而扶正；乾薑辛甘大熱，善溫脾胃而祛寒。胃中痼冷之證，用人參補益而嫌其溫力不足，並可致補而不受；獨用乾薑祛寒又慮其補力至弱，久用反致耗散。故用人參峻補脾胃，乾薑大溫中焦。二藥相使合用，辛甘扶陽，且人參得乾薑使補而能行，大氣周流；乾薑得人參則行而不過，中氣暢達，有相補相助之意。

【臨床應用】1. 脾胃虛寒，日久不癒，脘腹冷痛，食不消化、腹脹、嘔吐泄瀉，舌淡脈虛弱等證。

2. 元氣不足，惡寒發熱，或作渴煩躁，痰喘氣促；或氣虛卒中，不語口噤；或痰涎上湧，手足逆冷；或難產，產後不省，喘息等。

【用量用法】乾薑：6～10 克；人參：10 克。

【名醫經驗】1. 張景岳　黃芽丸，用人參 2 兩、焦乾薑 3

錢，煉蜜為丸，如芡實大。常嚼服之。方以人參大補脾胃之氣，以乾薑溫暖脾胃陽氣，驅散中焦寒邪，用治脾胃虛寒，或飲食不化，或時多脹滿泄瀉，吞酸嘔吐。（《景岳全書》）

2. 薛己　獨參湯，好人參 2～4 兩、炮薑 5 錢，水煎，徐徐服。如不應，再急加炮附子。主治元氣虛弱，惡寒發熱，或作渴煩躁，痰喘氣促；或氣虛卒中，不語口噤；或痰涎上湧，手足逆冷；或難產，產後不省，喘息。（《校注婦人良方》）

3. 林善星　用乾薑、人參、半夏等相配伍，治療寒飲惡阻或胃有寒飲所致的腹痛等證，有滿意療效。（《中醫雜誌》，1964，（9）：31）

4. 徐樹楠　用乾薑、人參各 30 克，半夏 60 克，三味共研末，以生薑汁糊為丸，如梧桐子大，每服 10 丸，每日服 3 次，對妊娠嘔吐不止，有較好的臨床療效。（《中藥臨床應用大全》）

5. 胡同斌　用乾薑、白曬參、黃芩、黃連按等重比例曬乾，研細末為散劑，10 克 1 包，每次 1 包，開水沖服，每日 3 次，治療 60 例胃腸炎患者，止瀉時間在 1～2 天，退熱時間在 1～3 天，臨床症狀全部消失在 2～4 天。（《實用醫學雜誌》，1988，4（1）：39）

【使用禁忌】

1. 實證、熱證、陰虛有熱、腹脹、孕婦等慎用。

2. 人參反藜蘆，畏五靈脂，惡皂莢，二藥相伍時，也不可與之同用。服藥期間，不宜同時吃蘿蔔、喝茶等。

乾薑——厚朴

【配對奧妙】乾薑與厚朴伍用，為苦辛溫法。乾薑味辛性熱，溫中散寒，運脾化濕，可使脾胃樞機運轉；厚朴芳香，味苦而辛，性溫，以下氣化濕除滿為主。

二藥合用，溫中化濕以祛中焦寒濕；行氣消脹，以療腸胃氣滯，具有相互協助作用。

【臨床應用】急、慢性胃炎、腸炎，消化不良，婦人帶下屬寒濕氣滯者，常配伍其他理氣散寒藥同用，療效確切。

【用量用法】乾薑：6～10克；厚朴：6～10克。

【名醫經驗】1. 李杲　厚朴溫中湯，用於寒濕中阻，脘腹脹滿，便溏，或胃寒時痛，泛吐清水，舌苔白滑或膩，脈濡滑等症。（《內外傷辨惑論》）

2. 趙佶　厚朴湯，厚朴四兩（去皮，塗薑汁炙令紫）、乾薑（炮）2兩共為粗末。每服3錢，漿水1盞，煎至6分，去滓，食前溫服。炙厚朴、炮乾薑均乃辛溫之品，有溫中散寒之效，厚朴又能醒脾止瀉，乾薑又可溫胃暖腸，二藥相合，可除脾胃虛寒，止滑泄冷痢，用治脾胃虛寒，洞泄下痢之證。（《聖濟總錄》）

3. 陳自明　厚朴丸，乾薑、厚朴（去粗皮，細銼）各等分，先杵令爛，水拌，同炒令乾，再為末，水煮麵糊為丸，如梧桐子大，每服50丸，食前米飲送下。二藥相合，能溫中散寒，燥濕止瀉，可治妊娠洞泄寒中。（《婦人大全良方》）

【使用禁忌】二藥辛溫性燥，有傷陰助火之弊，對體虛有熱、孕婦等不宜使用。

乾薑——丁香

【配對奧妙】乾薑味辛性熱，辛散溫通，逐寒溫經發表，健脾燥濕，消痰止嘔。丁香味辛性溫，既能暖脾胃，快氣機而散寒止痛，又能溫腎助陽，降濁氣之上逆。二藥合用，辛散溫通，溫中健脾，順氣降逆。

【臨床應用】1. 脾胃陽虛，氣逆不順，呃逆嘔吐等症。

2. 寒客脾胃，脘腹疼痛，腸鳴泄瀉等。

【用量用法】乾薑：3 克；丁香：3 克。

【名醫經驗】1. 張介賓　歸氣飲，治療呃逆腹痛等症。（《景岳全書》）

2. 晉襄解放軍 51039 部隊醫院報導，用乾薑 2 份，公丁香 1 份，五倍子 2 份，吳茱萸 2 份，共研細末混合，取 9～15 克，用 75%酒精或 65 度白酒調成糊狀，敷於患兒臍部，上覆蓋塑膠布，用膠布固定，每日更換 1 次，連用 1～3 次，治療小兒腹瀉 50 例，痊癒 44 例，好轉 4 例，無效 2 例。（《臨床驗方集錦》）

3. 陳言　桂苓丸，以肉桂、乾薑、丁香、附子、木香、茯苓、肉豆蔻組方，主治脾胃虛寒，瀉痢清穀等證。（《三因極一病證方論》）

【使用禁忌】1. 二藥辛溫性燥，有傷陰助火之弊，對熱病、陰虛內熱、孕婦等不宜使用。

2. 丁香畏鬱金，二藥相伍時，注意不與之同用。

【用藥指歸】

1. 乾薑的配對藥，主要用於脾胃寒（實寒、虛寒）證，脾陽不足證，寒濕困脾證，風寒濕痹證，脾胃陽虛、腸胃不固之久瀉久痢證，元氣不足或氣虛卒中證；難產，急、慢性胃炎、腸炎，消化不良，婦人寒濕氣滯之帶下等。

如脾胃虛寒，常與人參、白朮等藥相配；脾腎陽衰，則與附子同用，前人還有「附子無薑不熱」的體會；下痢色白，與黃連同伍；痢久傷陰、寒熱錯雜、便下膿血者，則加黃連、阿膠等藥；寒飲乾嘔，再加半夏；寒飲伏肺，常伍麻黃、細辛、五味子等藥；咳逆上氣，則與皂莢、桂心相配。故當審證而投之。

2. 乾薑為溫暖中焦的主藥，又是治療虛寒性出血的代表

藥。《珍珠囊》概括為「乾薑其用有四，通心助陽，一也；去臟腑沉寒痼冷，二也；發諸經之寒氣，三也；治感寒腹痛，四也。」李時珍則認為有「能引血藥入血分，氣藥入氣分」的特點。

3. 生薑、乾薑、炮薑三藥，雖均為薑，然由於加工炮製之異，其性味功效有別：生薑用鮮品，性溫味辛，以發散外寒見長，又兼止嘔，風寒表證及嘔吐多用；乾薑為母薑的乾燥品，性熱味辛，走散之力已減，溫中之力增強，乃脾胃寒證之要藥，又可回陽溫肺化飲；炮薑經過火製，辛味減退，卻添苦澀之味，長於溫經止血，虛寒出血之證多用。故前賢留有「生薑走而不守，乾薑能走能守，炮薑守而不走」之評述，醫者用時是當細細揣摩。

4. 乾薑之禁忌，《本草經疏》認為「久服損陰傷目。陰虛內熱，陰虛咳嗽出血，表虛有熱汗出，自汗盜汗，臟毒下血，因熱嘔噁，火熱腹痛，法並忌之。」故陰虛內熱、血熱妄行者忌用。

3　吳茱萸

吳茱萸，始載於《神農本草經》，列為中品。為芸香科落葉灌木或小喬木植物吳茱萸、石虎、疏毛吳茱萸的將近成熟的果實，茱萸二字義未詳，因「茱萸南北總有，入藥以吳地者為好，所以有吳之名也」。味辛、苦，性熱，有小毒，歸肝、脾、胃經。主要功效為散寒止痛、行氣燥濕、疏肝下氣、溫中止瀉等，外用可引火下行。

本品味辛苦性熱而燥，能散寒、行氣、燥濕、止痛，適用於寒凝濕滯所致的脘腹疼痛，能散厥陰肝經之寒，常用來治療寒凝肝經之疝痛、痛經、寒濕腳氣疼痛等。又能疏肝下氣，善

治吞酸、嘔吐，不論因寒因熱，皆可隨機應用。還有溫中止瀉之功，用治寒濕泄瀉。

此外，本品研末醋調敷足心，可引火下行治療口舌生瘡及高血壓病，研末外摻或煎湯外洗，可治頭瘡及皮膚濕疹。

現代藥理研究：

吳茱萸含揮發藥 0.4%，主要為吳茱萸烯、羅勒烯、吳茱萸內脂等，還含有吳東萸苦素、吳茱萸鹼、吳茱萸素、羥基吳茱萸鹼等多種生物鹼。

吳茱萸——黨參

【配對奧妙】吳茱萸味辛而苦，性熱，散寒止痛，下氣止嘔，辛苦性熱，辛散苦降，芳香而燥，性善下行，首歸於肝，兼入脾胃，有較好的溫肝暖脾、疏肝解鬱、行氣降逆之功。黨參味甘性平，補中益氣、養血生津，性味甘平，善補氣和中，為脾肺氣虛常用藥。二藥相合，溫中寓補，功專散寒補虛，既可溫肝，又可暖脾。

【臨床應用】1. 厥陰肝寒犯胃之呃逆吞酸。

2. 厥陰頭痛，乾嘔，吐涎沫。

3. 胃中虛寒，食穀欲吐，胸膈滿悶或胃脘疼痛，吞酸嘈雜。

【用量用法】吳茱萸：6 克；黨參：10～15 克。

【名醫經驗】1. 張仲景　吳茱萸湯，治中焦虛寒，濁陰上逆所致嘔吐、頭痛、手足逆冷等。（《傷寒論》）

2. 胥慶華　臨床用於治療慢性胃炎，慢性腸炎，腸道功能紊亂，妊娠嘔吐，神經性頭痛及美尼爾氏綜合徵等病，療效較好。（《中藥藥對大全》）

【使用禁忌】1. 凡表證未解、熱證、實證、陰虛有熱、中滿邪實者不宜使用。

2. 黨參反藜蘆，二藥相配時，注意不與之同用。

吳茱萸——當歸

【配對奧妙】吳茱萸味辛而苦，辛熱燥烈，首歸於肝，兼入脾胃，疏肝行氣，溫中散寒，性善下行而溫肝腎，暖胞宮。當歸辛甘而溫，味重質潤，既補血又行氣，血中之氣藥，為婦科養血調經所常用。

二藥相伍，吳茱萸溫散，當歸行血助之；當歸溫補，吳茱萸溫經而行之，吳茱萸得當歸溫散而不傷陰血，當歸得吳茱萸補血而不礙血行，相輔相助，剛柔相濟，溫經活血，調經止痛之功甚著。

【臨床應用】1. 沖任虛寒之月經延期，量少而黑，少腹冷痛等症。

2. 肝經寒滯所致的疝氣疼痛。

【用量用法】吳茱萸：6～10克；當歸：6～30克。

【名醫經驗】張仲景 溫經湯，以吳茱萸、當歸、川芎、芍藥、人參、桂枝、阿膠、丹皮、生薑、甘草、半夏、麥冬等組方，治沖任虛寒，淤血阻滯所致月經不調，閉經，久不受孕等，為婦科調經助孕之妙藥。（《金匱要略》）

【使用禁忌】熱證、陰虛有熱、濕盛中滿、大便溏瀉者不宜使用。

吳茱萸——大棗

【配對奧妙】吳茱萸味辛而苦，辛熱燥烈，長於溫肝暖胃，降逆止嘔。大棗味甘性溫，補脾和營，養血安神，緩和藥性。甘潤質柔，能補脾和胃，益氣血，調營衛。

二藥相伍，散中寓補，剛柔相濟，吳茱萸得大棗之柔潤則溫散而不燥烈，大棗得吳茱萸之辛溫，益氣養血而不壅滯，共奏溫中補虛，降逆止嘔之功。

【臨床應用】1. 脾胃虛寒胃脘疼痛，妊娠惡阻。

2. 厥陰頭痛，乾嘔，吐涎沫。

【用量用法】吳茱萸：3～9克；大棗：3～5枚。

【名醫經驗】1. 張仲景　吳茱萸湯，以吳茱萸、大棗、黨參、生薑組方，主治中焦虛寒，濁陰上逆之嘔吐、頭痛、手足逆痛等症。（《傷寒論》）

2. 四神丸　以吳茱萸、大棗、肉豆蔻、補骨脂、五味子、生薑組方，主治脾腎虛瀉，或久痢虛痛等證。（《內科摘要》）

【使用禁忌】熱證、陰虛有熱者不宜使用。濕阻中焦，脘腹脹滿者慎用。

吳茱萸——木瓜

【配對奧妙】吳茱萸味辛而苦，性熱苦降，專走下焦，為厥陰肝經的主藥，能溫經散寒，疏肝解鬱，行氣止痛；木瓜味酸性溫，得木之正氣最多，主走肝經，能和胃化濕，補肝體制肝用，為舒筋活絡之上品。吳茱萸以散為主，木瓜以收為要。二藥參合，一散一收，相互制約，相互為用，共奏和胃化濕，舒筋活絡，溫中止痛之功。

【臨床應用】1. 寒濕為患，小腿攣急、抽痛（俗稱小腿肚轉筋）等症。

2. 暑濕為患，嘔吐腹瀉，小腿轉筋，筋脈拘攣等症。

3. 腳氣上衝，噁心嘔吐，心煩心悸，腹痛等症。

4. 下肢痿軟無力等症。

5. 疝氣腹痛諸症。

【用量用法】吳茱萸：3～10克。木瓜：10～15克。

【名醫經驗】1. 楊士瀛　木瓜湯，吳茱萸、木瓜伍用，可治霍亂轉筋。（《仁齋直指方論》）

2. 李文炳　吳瓜飲，吳茱萸、木瓜各五錢，以百沸湯煎，冷熱任服；或用糖三錢，水煎涼服。吳茱萸辛熱通陽，木瓜酸溫舒筋，二藥相合，辛熱能化胃腸寒濕穢濁，則吐瀉止；酸溫能舒四肢筋脈，則厥冷轉筋可除，故治寒濕霍亂轉筋，手足厥冷。（《仙拈集》）

3. 孫思邈　茱萸湯（異名：木瓜茱萸湯《普濟方》、木茱湯《奇正方》）濕毒腳氣上攻心腹，困悶腹脹，手足脈絕，實乃危候。用吳茱萸六升、木瓜二顆（切），以水一斗三升，煮取三升。分三服，相去如人行十裏久進一服。或吐、或汗、或利、或大熱悶。二藥相合，吳茱萸溫暖下元，除寒濕之毒，木瓜降逆除濕，斂浮散之氣，故有下氣除濕泄毒之功。用治濕毒腳氣上攻心腹，困悶腹脹，手足脈絕；風濕胳膊、腰腳不能舉動等症。（《備急千金要方》）

4. 廣東省破傷風實驗小組　用木瓜、吳茱萸為主的木萸散，隨證加減，配合西醫方法，治療破傷風療效高達 91%。（《浙江中醫雜誌》，1958，（12）：40）

5. 成都中醫學院　蠶矢湯（出《霍亂論》）　以蠶矢、吳茱萸、木瓜、大豆黃卷、黃連、半夏、通草、黃芩、山梔組方，主治霍亂吐利，轉筋腹痛等證。（《中藥學》）

【使用禁忌】1. 凡熱證、陰虛有熱、陰虛腰膝酸痛、傷食積滯者不宜使用。

2.《食療本草》記載：木瓜「不可多食，損齒及骨。」

吳茱萸——細辛

【配對奧妙】吳茱萸味辛而苦，性熱，暖肝散寒止痛。故東垣曾云：「濁陰不降瀉痢，宜吳萸治之用之如神，諸藥不可代也」。細辛味性溫，通陽氣，散寒結，入腎經，更可激發腎中陽氣以驅逐陰寒。二藥合用，相得益彰，共奏激化腎陽，逐

脾中陰寒之功。

【臨床應用】脾腎陽虛所致腹痛、泄瀉諸證。

【用量用法】吳茱萸：3～10克。細辛：3克。

【名醫經驗】

1. 岳美中用治腎瀉。曾治一例腸鳴腹瀉，食穀不化，多方治療無效。方用理中湯去甘草（防其將腎經藥物緩停中焦，以削弱暖下之力）加細辛、吳茱萸為治。加此藥對可激發腎陽，驅逐脾中陰寒濁邪以止瀉。僅服藥三帖，三年頑疾乃癒。（《老中醫醫案醫話選》）

2. 盛國榮　治脾腎陽虛泄瀉。在健脾溫腎之時，加祛散之品，而細辛亦為要藥。治療慢性腸炎，臍周悶痛，腹中雷鳴，用參芪、桂附、鹿角霜、補骨脂、訶子等，並加細辛 6～10 克，溫散寒濕，又配吳茱萸，乾薑，收效較著。（《上海中醫藥雜誌》，1985，（4）：28）

【使用禁忌】凡熱證、陰虛陽亢頭痛、肺熱咳嗽忌用。細辛反藜蘆，二藥相合時，注意不與之同用。

【用藥指歸】

1. 吳茱萸的配對藥，主要用於厥陰肝寒犯胃之呃逆吞酸，厥陰頭痛、乾嘔，胃中虛寒，胸膈滿悶，胃脘疼痛，沖任虛寒之月經延期、少腹冷痛，肝經寒滯所致的疝氣疼痛，寒濕為患之小腿攣急、抽痛，暑濕為患腹痛腹瀉，下肢痿軟無力等。如脾胃寒痛，當配乾薑、桂枝等藥；寒疝腹痛，可加小茴香等藥；胞寒痛經，可與艾葉、香附、當歸等藥相伍；寒濕腳氣，則加木瓜、檳榔等藥；肝胃虛寒，挾飲上逆，當加人參、生薑等藥；胃氣虛冷而致食後吞酸，可加乾薑；肝鬱化火而發脅肋脹痛，當合黃連；五更泄瀉，必加肉豆蔻、補骨脂、五味子等藥。臨證之際，靈活施用。

2. 吳茱萸的的作用，《本草綱目》歸納為：「茱萸辛熱，能散能溫；苦熱，能燥能堅。故其所治之證，皆取其散寒溫中、燥濕解鬱之功而已。」誠為應用之肯綮也。

3. 本品的禁忌證，《本經逢原》認為「茱萸善上，故服茱萸者，有衝膈、衝眼、脫髮、咽痛、動火發瘡之害。」故由於茱萸性燥烈，易耗氣動火，昏目發瘡，不可多服久服，陰虛有熱者忌用。

第八章　理氣藥

1　陳　皮

陳皮入藥歷史悠久，首載於《神農本草經》，列為上品。因其為橘及其栽培變種的乾燥成熟的外果皮入藥，而得此名。陶弘景謂「橘皮以陳久者良」，故習稱陳皮。性味辛、苦，溫，主歸脾、肺經。主要功效為理氣健脾，燥濕化痰。

陳皮辛散苦降性溫，芳香醒脾，長於理氣健脾燥濕，調中快膈，降逆止嘔，用於脘腹脹滿，食少吐瀉，一般當做主藥使用。陳皮辛散溫通，能行能降，燥濕化痰，又善行肺經氣滯，用治咳嗽，常作為主要藥物以治療濕痰、寒痰咳嗽。同時，本品辛散溫通，長於理氣調中，燥濕化痰，用於氣滯痰阻而致胸痺，胸中氣塞，氣短者。

現代藥理研究：

陳皮揮發油含量為 1.5%～2.0%，廣陳皮揮發油含量為 1.2%～3.2%。它們的化學成分有：α-側柏烯，α-蒎烯，檜烯，β-蒎烯，β-月桂烯，α-松油烯，α-羅勒烯，對-聚傘花烯，檸檬烯，γ-松油烯，異松油烯，茴樟醇，3,7-二甲基-7-辛烯醛，松油醇-4，α-松油醇，香茅醇，4-叔丁基苯甲醇，紫蘇醛，香芹酚，α-金合歡烯，苯甲醇，橙花醇等。此外，陳皮還含橙皮甙（約 8.4%），新橙皮甙，川陳皮素，甲氧基黃酮等多種黃酮成分，以及肌醇，維生素，胡蘿蔔素，對羥福林等。陳皮所含揮發油有刺激性祛痰作用，主要成分為檸

檬烯。橙皮甙與甲基橙皮甙均有維生素 P 樣作用，能降低毛細血管脆性，防止微血管出血。

小量煎劑增強心臟收縮力，使心輸出量增加；大劑量可抑制心臟。磷酰橙皮甙對實驗性高脂血兔，有降低血清膽固醇作用，並能明顯減輕和改善其主動脈粥樣硬化病變。陳皮煎劑對離體子宮有抑制作用，高濃度則使之呈完全鬆弛狀態。煎劑靜脈注射，可使腎容積減小，腎血管收縮而尿量減少。陳皮提取物有殺蟲作用，證明能殺死火蟻、蒼蠅等，且右旋檸檬烯對蚊子有顯著的觸殺和薰殺作用。廣陳皮在試管內可抑制葡萄球菌、卡他奈氏菌、溶血性嗜血菌的生長。

陳皮——生薑

【配對奧妙】陳皮苦辛性溫，功效理氣健脾，和胃止嘔；生薑辛溫，功偏溫胃散寒，降逆止嘔。二藥配對，陳皮得生薑，溫陽散寒有助理脾除濕；生薑得陳皮，則和胃燥濕，理氣降逆止嘔功增強。另外，陳皮燥濕化痰，生薑溫散寒飲，故合用能化痰散飲。

【臨床應用】1. 寒溫阻中，胃氣不降之呃逆，嘔吐。

2. 痰濕阻肺，咳喘痰多。

【用量用法】陳皮：6～12克；生薑：6～12克。

【名醫經驗】1. 朱橚　橘薑飲，陳皮（不去白）二兩，生薑（搗碎，不去皮）四兩。用法：以水四碗，煎至一碗半，取一盞，通口並服。治療：身熱，頭昏重，未辨陰陽，夾濕傷寒暑等疾。（《普濟方》卷一三六）

2. 佚名　薑橘丸，橘皮、生薑末。以好橘皮不拘多少，極陳者尤妙，洗淨去白，焙乾，為細末，每五兩入生薑末三兩和勻，煉蜜為丸，如麻子大。每服三四十丸，米飲送下，不拘時候。治療：乳哺失宜，脾胃失和。（《衛生總微》卷十三）

3. 張仲景　橘皮湯，橘皮四兩，生薑半斤。以水七升，煮取三升，溫服一升，下嚥即癒。功用：行氣消痰，止嘔吐。治療：乾嘔噦，若手足厥者。（《金匱》卷中）

4. 趙佶　薑橘湯，生薑（切，焙），陳橘皮（湯浸去白，焙）各等分。治下篩。每服三錢匕，水一盞，煎至七分，去滓熱服，不拘時候。治療：傷寒乾嘔，噎膈飲食不下。（《聖濟總錄》卷二十五）

5. 趙佶　橘薑湯，陳橘皮（湯浸，去白，焙）一兩，生薑二兩，切碎。每服五錢匕，水一盞半，入醋少許，煎至一盞，去滓溫服。治療：霍亂、痢後煩躁不安，手足心熱。（《聖濟總錄》卷四十）消乳進食丸，以陳橘皮（湯浸，去白，焙乾），生薑（去白，切，二味同炒黃色）各一兩為末，水浸炊餅心為丸，如麻子大。一二歲兒每服七丸，橘皮湯送下。治療：小兒噦逆，腹脹。（《聖濟總錄》卷一七六）

6. 盧齊德　治凍瘡：新鮮橘子皮 3～4 個，生薑 30 克，加水 2000 毫升，煎煮 30 分鐘後連渣取出，待水溫與皮膚接觸能耐受為好，浸泡併用藥渣覆蓋患處，每晚 1 次，每次 30 分鐘；如果凍瘡發生在耳廓或鼻尖，可用毛巾浸藥湯熱敷患處。用此法治療 30 例，均獲良效。〔福建中醫藥，1986，（1）：62〕

7. 楊濟　陳皮配生薑，治胃寒嘔吐，中脘不舒等症；配生薑、枳實，治胸痹，胸中氣塞短氣；配生薑、棗肉，治反胃吐食；配生薑、竹茹，治嘔吐呃逆，腹脹食少；配生薑、厚朴、木香，治脾胃氣滯所致的脘腹脹滿，噁心嘔吐，不思飲食，屬虛寒者；配生薑、旋覆花、薑半夏、代赭石，治嘔吐，胸悶，食少等症。（《臨證用藥配伍指南》）

【使用禁忌】本藥對辛苦而燥，性溫，易傷津助熱，舌赤少津，內有實熱，陰虛燥咳及咯血、吐血者慎用。

陳皮——竹茹

【配對奧妙】陳皮苦辛性溫，平降脾胃逆氣，調理氣機；竹茹甘寒，清熱止嘔，和胃消痰。二藥配對，一溫一寒，溫清相濟，理氣通絡，清而不寒，氣順熱清，胃得和降，則嘔、呃自止。

【臨床應用】1. 脾胃虛弱，氣機不調，寒熱錯雜，脘腹脹滿，噁心嘔吐，呃逆等。

2. 妊娠惡阻。

【用量用法】陳皮：6～10克；竹茹：6～10克。

【名醫經驗】1. 胥慶華　陳皮、竹茹伍用，出自《金匱要略》橘皮竹茹湯。治療久病體弱，或胃有虛熱，氣逆不降而致呃逆或乾噦等症。現代臨床多用於妊娠惡阻或膽胃不和之證。（《中藥藥對大全》）

2. 佚名　竹茹湯，以陳皮一兩（不去白），竹茹半兩，為粗末，分四服。每服水一盞半，煎八分，去滓，不拘時候服。功用：涼胎，退寒熱。主治：妊娠瘧疾。（《產寶諸方》）

3. 羅善祐　治療妊娠嘔吐：以人參橘皮竹茹湯治療妊娠嘔吐 51 例，治癒 42 例，好轉 42 例，無效 3 例。〔廣西中醫藥，1992，15（6）：6〕

4. 李少華 以橘皮竹茹湯（橘皮、竹茹各 20 克，黨參、生薑各 15 克，甘草 10 克，大棗 5 枚）水煎服，治療鹼性返流性胃炎 36 例，臨床症狀消失快而明顯，服藥 1 週後；半數病人口吐苦水消失，2 週後 2/5 病人腹痛消失，效果優於西藥（胃復安、雷尼替丁）對照組。〔中醫藥學報，1990，（2）：20～22〕

【使用禁忌】本藥對主要用於胃寒及胃熱嘔吐，對胃虛嘔吐宜另配補虛藥用。

陳皮──桑白皮

【配對奧妙】陳皮辛溫，功能理氣健脾，和胃化痰；桑白皮辛散苦降，瀉肺平喘，利水消腫。陳皮入脾肺經而重點作用於中焦脾胃，桑白皮專入肺經，重點作用在肺。二藥配對，脾、肺並治，脾氣健運，生化有權，痰無以生，肺氣宣肅有節，痰熱自化，咳喘自止。

【臨床應用】肺熱咳嗽，喘逆痰多，或面腫肢脹，小便不利。

【用量用法】陳皮：10克；桑白皮：10克，行水宜生用，平喘止咳宜炙用。

【名醫經驗】1. 楊濟　陳皮配桑白皮，治肺熱咳嗽，喘咳痰多等症。（《臨證用藥配伍指南》）

2. 華佗　五皮散，陳皮、桑白皮、生薑皮、大腹皮、茯苓皮各9克。上為粗末，每服9克，水一盞半，煎至八分，去滓，不計時候溫服，忌生冷油膩硬物。功可：利水消腫，理氣健脾。治療：皮水，症見一身悉腫，肢體沉重，心腹脹滿，上氣喘急，小便不利，以及妊娠水腫等，苔白膩，脈緩。（《華氏中藏經》）

【使用禁忌】陰虧津少者慎用。

陳皮──青皮

【配對奧妙】陳皮與青皮，同為橘的果實之皮幼果為青皮，成熟的果皮為陳皮。因其老嫩的不同，而功效亦不盡相同，各有側重。陳皮辛散升浮，偏理脾肺氣分，長於行氣健脾，燥濕化痰；青皮苦辛酸烈，沉降下行，偏於疏肝膽氣分，又能消積化滯。二者配對，既能兩調肝脾，又能兩調脾胃，共奏疏肝健脾、理氣止痛、調中快膈之功。

【臨床應用】1. 肝鬱氣滯，胃氣不和，兩脅脇痛，胸腹滿

悶，胃脘脹痛等。

2. 肋間神經痛，急、慢性肝炎，膽系疾患，表現為胸脅脹痛等症。

【用量用法】陳皮：6～10克；青皮：6～10克。

【名醫經驗】1. 胥慶華　祝諶予經驗，急性或慢性肝炎、肋間神經痛等疾，凡表現為脅肋脹痛，胃脘不適者，用之均有良效。青皮有「一錢調氣，二錢行氣，三錢破氣」之說，二藥均較香燥，久用耗傷氣血，故青皮之劑量宜隨症酌定。（《中藥藥對大全》）

2. 楊濟　青皮配陳皮，治胸脅脹滿疼痛，胃脘脹痛不舒；配陳皮、砂仁，治胸腹脹滿，消化不良，泄瀉，痢疾。（《臨證用藥配伍指南》）

3. 高學敏　若干嘔不止，不思飲食，陳皮可配青皮、甘草等同用，如《御藥院方》內應散。（《中藥學》）

【使用禁忌】二藥均辛溫香燥，青皮尤其性烈耗氣，故易耗氣傷陰，不宜多服久服，氣虛及孕婦當慎用。

陳皮——大腹皮

【配對奧妙】陳皮理氣健脾，燥濕化痰，理氣運脾、疏暢氣機，使水濕流通，脹滿可望消除。因其「同補藥則補，同瀉藥則瀉」，與利水藥同用，具行氣利水之功。大腹皮行氣寬中，利水消腫。二藥合用，行氣通滯，氣行則水行，故能消氣滯濕阻之水腫。

【臨床應用】脾虛氣弱，運化無權而致水濕停聚，發為腹脹，浮腫、尿少等症。

【用量用法】陳皮：10克；大腹皮：10克。

【名醫經驗】1. 華佗　五皮飲（陳皮、大腹皮、生薑皮、茯苓皮、桑白皮）主治全身水腫，胸腹脹滿，上氣喘促，小便

短少以及妊娠水腫等。（《濕病條辨》）

2. 吳瑭　加減正氣散，治療食積氣滯之脘腹痞脹，噯氣吞酸，大便秘結或瀉而不爽，大腹皮常與陳皮、山楂、麥芽、枳殼等同用；治療濕阻氣滯，脘腹脹滿，不思飲食，大便不爽者，大腹皮常配伍陳皮、藿香、厚朴、茯苓等同用。（《溫病條辨》）

3. 楊濟　大腹皮配陳皮、厚朴、麥芽、茵陳，治慢性肝炎，消化不良引起的脘腹脹滿，而大便不爽。但虛脹則不宜用大腹皮。（《臨證用藥配伍指南》）

【使用禁忌】內有實熱及舌赤少津者不宜使用。

陳皮——木香

【配對奧妙】陳皮苦辛芳香，乃理氣健脾、燥濕化痰常用之品；木香辛苦溫，香氣濃鬱，行氣止痛功效優良，多用於氣機不暢所致這脘腹脹滿或腹痛瀉痢等。二藥合用，協同為用，皆芳香理氣，共奏行氣寬中、開胃止痛之功。

【臨床應用】脾胃氣機呆滯、脘腹脹滿、納呆、吐瀉等。

【用量用法】陳皮：9～12克；木香：9～12克。

【名醫經驗】1. 雷載權　治療脾胃氣滯，脘腹脹滿或疼痛，食少吐瀉等症，陳皮常與木香、砂仁、枳實、枳殼等藥同用，以增強理氣調中之功。（《中華臨床中藥學》）

2. 楊濟　陳皮配木香、厚朴、生薑，治脾胃氣滯所致的脘腹脹滿，噁心嘔吐，不思飲食等症。（《臨證作藥配伍指南》）

3. 高學敏　若脘腹脹痛劇烈，陳皮可配木香、枳實等同用，或配青皮、桂皮同用，如《醫方類聚》引《袖珍方》三皮湯；若氣痢腹痛，可配木香、檳榔等同用。（《中藥學》）

4. 叢豔春　治療新生兒幽門痙攣：以擴幽解痙湯（陳皮6

克,木香、砂仁、枳殼各 4.5 克,蟬蛻 9 克,半夏、甘草各 3 克)治療 21 例,服藥 48 小時內止嘔者 19 例,72 小時內止嘔者 2 例。〔陝西中醫,1990,(1):11〕

5. 伯運寬 治療原發性脾曲綜合徵:加味烏藥湯(烏藥、陳皮、木香、延胡索、香附、製厚朴各 10 克,砂仁 6 克,鬱金、甘草各 5 克)加減,以 15 天為 1 療程,治 60 例,顯效 90%,有效 7%,無效 3%,左上腹痛、壓痛消失平均為 7.2 天,遠期療效亦滿意。〔中西醫結合雜誌,1984,(4):200〕

【使用禁忌】陳皮與木香均辛散苦燥,溫能助熱,故氣虛、陰虧者慎用,孕婦不宜使用。

陳皮——沉香

【配對奧妙】陳皮辛散苦降,其性溫和,燥而不烈,能理氣健脾,燥濕化痰;沉香辛苦芳香,性溫質重,上能醒脾祛濕,下能降氣納腎。二藥能升能降,陳皮升多降少,沉香降多升少。合而用之,升降結合,相互促進,具有行氣消脹,和胃止痛之功。

【臨床應用】1. 氣滯痰阻引起的脘腹悶滿,脹痛不止等症。

2. 慢性肝炎、胃炎等疾病引起的腹脹、腹痛等症。

【用量用法】陳皮:6～9 克;沉香:1.5～3 克,入湯劑宜後下,或磨汁、銼末沖服,每次 0.5～1 克。

【名醫經驗】1. 施今墨 將陳皮炒炭入藥,能緩和藥物烈性,增強收斂解毒等功效,與沉香伍用,用治脘腹脹痛,療效明顯,若同時配伍香附、烏藥效果更佳。(《施今墨用藥經驗》)

2. 周榮根 以健胃茶(陳皮、沉香曲、黨參、生白朮、生

甘草、海螵蛸、白芷）治療胃竇炎 68 例，總有效率 67%。〔上海中醫雜誌，1990，（9）：9〕

3. 趙佶　沉香丸治療嘔吐、呃逆，以沉香為主，配以青皮、陳皮、胡椒、枳實，水煎服。（《聖濟總錄》）

4. 陳師文　蘇子降氣湯，治痰飲喘咳，上盛下虛者，常與陳皮、蘇子、前胡、厚朴、半夏等化痰止咳、降氣平喘藥同用。（《太平惠民和劑局方》）

5. 張銳　沉香丸，治脾腎久虛，水飲停積，上乘肺經，咳嗽短氣，腹脇脹滿，小便不利者，用沉香、陳皮、烏藥、茯苓、澤瀉、香附、麝香等藥研末，煉蜜為丸，溫開水送服。（《雞峰普濟方》）

6. 葛可久　沉香消化丸，以沉香配伍陳皮、青礞石、明礬、黃芩、薄荷、半夏等藥，治療熱痰壅盛。（《十藥神書》）

【使用禁忌】本藥對辛溫助熱，陰虛火旺者慎用。

陳皮——蘇梗

【配對奧妙】陳皮苦辛而溫，功能理氣健脾，燥濕化痰，使水濕流通，則能化氣行水；蘇梗辛溫芳香，疏利脾胃氣滯。二藥輕靈疏通，調理脾胃氣滯，則使脾胃運化有權，水行而化。

【臨床應用】脾胃氣滯，脘腹脹滿疼痛。

【用量用法】陳皮：6～12 克；蘇梗：6～12 克。

【名醫經驗】1. 鄒燕勤　治腎炎腎病水腫，注意調氣，除注意疏肝調氣外，調理脾胃氣滯也不容忽視。伴有脾胃氣滯者，則在辨證處方中選加蘇梗、陳皮二味，尤其是蘇梗用量偏大，可酌情用 20～30 克，臨床療效較佳。〔中醫雜誌，1990，（11）：7〕

2. 許叔微　紫蘇飲治子懸胎氣不和，脹滿疼痛，兼治臨產

驚恐，氣結連日不下：紫蘇莖葉 30 克，陳皮、大腹子、人參、川芎、白芍各 15 克，當歸 9 克，炙甘草 3 克，水煎服。（《普濟本事方》）

3. 蒲輔周　治感冒夾濕，以蘇梗配伍陳皮、枳殼、桔梗等同用。（《蒲輔周醫療經驗》）

【使用禁忌】據實驗研究，蘇梗有升高血糖作用，因此認為糖尿病患者不宜大劑量使用紫蘇，配對組方時應注意。

陳皮——甘草

【配對奧妙】陳皮辛苦而溫，功能理氣健脾，燥濕化痰，用於脾胃氣滯證和寒痰、濕痰證；甘草性味甘平，作用極其廣泛，除益氣補中，清熱解毒，緩急止痛，調和藥性外，還能祛痰止咳，並可隨證作適當配伍而廣泛用於寒熱虛實各種咳嗽。二藥配對，既可增燥濕化痰之力，又可調和陳皮的藥性，使其作用更加廣泛。其次，陳皮理氣可散結，甘草清熱解毒，兩相合用，治瘡癰初起，乳癰腫痛等症。

【臨床應用】寒痰、濕痰咳嗽；乳癰初起，病情尚輕者。

【用量用法】陳皮：6～12 克；甘草：3～10 克

【名醫經驗】1. 李梃　橘甘散，以橘皮（去白）四兩，甘草（炙）一兩，為末。每服二錢，白湯調下。治療：痰嗽。（《醫學入門》卷七）

2. 葛洪　甘草湯，甘草三兩，橘皮一升。水五升，煮取三升，分服，日三，取瘥。治療：傷寒呃不止。（出《肘後方》卷二，名見《外台》卷二引《深師方》）

3. 李用粹　新製潤下丸，陳皮四兩（鹽水拌，煮透曬乾為末），炙甘草一兩，水酒糊為丸，如綠豆大，清茶化下。功可：降痰。治療：胃虛痰滯，氣不流行，痰因氣澀，胸中痞滿，噁心食少，脈弦者。（《證治匯補》卷二）

4. 李文炳　陳甘飲，陳皮（去白）五錢，甘草一錢，水、酒各半煎服。治療：乳癰初起。（《仙拈集》卷三）

5. 劉昭坤　用於回乳：陳皮甘草湯（陳皮 30 克，甘草 15 克）回乳 48 例，痊癒 39 例，有效 6 例，無效 3 例。〔山東中醫雜誌，1992，（5）：47〕

6. 李時珍治產後吹奶，陳皮一兩，甘草一錢，水煎服。（《本草綱目》）

【使用禁忌】甘草反大戟、芫花、甘遂、海藻，配對組方應注意。久服較大劑量的生甘草，可引起浮腫，故濕盛脹滿、浮腫等證，不能長期較大劑量使用本藥對。

陳皮——枳殼

【配對奧妙】陳皮與枳殼均屬作用較溫和的行氣藥，皆具辛苦之性，有行氣寬中、燥濕化痰之功。惟陳皮性溫，枳殼微寒，兩者相合，一定程度上克服溫燥傷陰之弊端，且行氣、祛痰之功增強，故為臨床上行氣藥中的常用藥對。

【臨床應用】濕阻、食積導致脾胃氣滯，脘腹脹滿，噁心嘔吐，泄瀉等。

【用量用法】陳皮：6～12 克；生薑：6～12 克。

【名醫經驗】1. 趙佶　陳皮散，陳皮二兩（湯浸，去白瓤，焙），枳殼二兩（麩炒微黃，去瓤）為散。每服三錢，以水一中盞，生薑半分，同煎至六分，去滓，溫頻服。治療：胸痹，胸滿短氣。（出《聖惠方》卷四十二，名見《普濟方》卷一八七）

2. 唐慎微　橘紅湯，橘皮二兩（湯浸，去瓤，銼），枳殼一兩（去瓤，炒）。以水一升，煎之五合，通熱頓服。治療：呃逆嘔吐。（出《證類》卷二十三，名見《雜病源流》卷四）

3. 武之望　陳皮湯，陳皮 2 兩（湯浸，去白，銼），枳殼

一兩。以水一升，煎五合，通口服。頃刻，更加枳殼一兩（去瓤，炒），同煎服。治療：諸呃逆。（《濟陰綱目》卷十三）

4. 王貽方　以通氣散（陳皮、枳殼、木通、蘇葉各6克）每日1劑，水煎服，治療產後癃閉100餘例，僅個別無效，一般一劑見效，重者亦不過2～3劑。〔浙江中醫雜誌，1987，（8）：369〕

5. 周萍　治產後乳汁不通：金橘葉15克，炒枳殼10克，青木香6克，通草5克。水煎，1日2次，分服。治療產後乳脹，乳汁不通，療效較好。〔中國民間百草良方，第1版，長沙：湖南科學技術出版社，1993，740〕

【使用禁忌】氣虛者不宜用，勿犯虛虛之戒。

陳皮——白朮

【配對奧妙】陳皮辛苦而溫，功能理氣健脾，燥濕化痰，偏治標；白朮苦甘而溫，功主補氣健脾，燥濕利水，偏治本。二藥相合，相須相使，標本兼治，對濕邪困脾或脾胃虛弱，外濕乘虛而入之證常用。

【臨床應用】脾胃氣虛，運化無力，脘腹脹滿，食少便溏，水濕內停，泛為痰飲，水腫，小便不利。

【用量用法】陳皮：6～12克；白朮：10～15克。

【名醫經驗】1. 李梴　白朮膏，白朮一斤，陳皮四兩。煎膏服。治療：一切脾胃不和，飲食無味，泄瀉。（《醫學入門》卷七）

2. 錢乙　異功散，常用於脾虛氣滯之腹痛喜按，納呆，便溏，以陳皮常配白朮、黨參、茯苓等同用。（《小兒藥證直訣》）

3. 朱丹溪　痛瀉要方，治脾虛肝旺，腸鳴腹痛，大便泄瀉，瀉必腹痛，陳皮配白朮、白芍、防風同用。（《丹溪心

法》）

4. 楊斌　以平胃散加減（陳皮、白朮、蒼朮、川朴、川連鬚各 10 克，蒲公英、茯苓各 15 克，甘草 8 克）治療痘疹樣胃炎 40 例，顯效 22 例，有效 16 例，無效 2 例。〔上海中醫藥雜誌，1990，（1）：20〕

5. 陳治水　治療腸道易激綜合徵：白朮、黨參、茯苓、白芍各 15 克，陳皮、防風、炙甘草各 10 克。治療 87 例，治癒 62 例，有效 17 例，無效 8 例。〔遼寧中醫雜誌，1988，（6）：42〕

6. 蕭淑琴　治療腎病綜合徵：新訂異功散（陳皮、白朮各 6～9 克，太子參、茯苓各 9～12 克，雞內金 6 克）隨證加減，西藥予以激素持續長療程治療。治 74 例，緩解 55 例，部分緩解 15 例，未緩解 15 例。〔中醫雜誌，1991，（3）：33〕

【使用禁忌】陰虛內熱者慎用。

陳皮——丁香

【配對奧妙】陳皮辛苦溫，能理氣健脾，和胃止嘔，燥濕化痰；丁香辛溫，能溫中降逆。二藥合用，溫中和胃，降逆止嘔，為治嘔吐之常用配對。

【臨床應用】脾胃虛寒之嘔吐呃逆。

【用量用法】陳皮：6～12 克；丁香：1.5～6 克。

【名醫經驗】1. 趙佶　丁香湯，丁香母三粒（捶碎），陳橘皮一枚（湯浸，去白，焙）。用水一盞，煎取半盞，去滓熱呷。治療：胃冷嘔逆，氣厥不通。（《聖濟總錄》卷四十七）

2. 徐用宣　丁香散，丁香十粒，陳皮一錢，銼散。用年少婦人乳汁一盞煎，去滓，稍熱與兒服。治療：小兒百日內，吐乳或大便青色。（《袖珍小兒》卷六）

【使用禁忌】1. 丁香畏鬱金，配對組方應注意。

2.本藥對宜於虛寒呃逆，如治虛熱呃逆，須配滋陰清熱藥同用，實熱證忌用。

陳皮——人參

【配對奧妙】陳皮辛苦而溫，理氣健脾，燥濕化痰，開胃行滯；人參益氣健脾，培補中焦。陳皮得人參，不慮其耗氣，人參得陳皮，使補氣而不滯氣。二藥配對，行氣而不耗氣，補氣不壅滯，使脾胃調和，升降有權，為治脾肺氣虛的常用配對。

【臨床應用】肺氣虛短氣喘促，懶言聲微，脈虛自汗；脾氣虛倦怠乏力，食少便溏。

【用量用法】陳皮：6～12克；人參：5～10克，宜文火另煎兌服。

【名醫經驗】1.趙佶　橘皮湯，陳橘皮（湯浸，去白，焙）、人參各三兩，為粗末。每服四錢，水一盞半，加生薑三片，煎至八分，去滓溫服，1日3次。治療：霍亂，煩躁，臥不安。（《聖濟總錄》卷四十）

2.王貺　參橘丸，橘皮四兩（洗），人參一兩，為細末，煉蜜為丸，如梧桐子大。每服30丸，食前米飲送下。功可：補氣，順氣。治療：氣病。心下似硬，按之即無，常覺臟脹，多食則吐，氣引前後，噫氣不除。由思慮過多，氣不以時而行則氣結，脈澀滯。（《全生指迷方》卷二）

3.趙佶　人參散，人參三分（去蘆頭），陳橘皮一兩（湯浸，去白瓤，焙）。為粗散。每服三錢，以水一中盞，加生薑半分，煎至六分，去滓熱服，至夜三四服。乳母服訖即乳兒。治療：小兒噦。（《聖惠方》卷八十四）

4.羅善祐　以人參橘皮竹茹湯治療妊娠湯妊娠嘔吐51例，治癒42例，好轉6例，無效3例。〔廣西中醫藥，1992，15

（6）：6〕

5. 李世俊　以養胃沖劑（陳皮、黃芪、黨參或人參、白芍、生甘草、山藥、生香附、烏藥、食糖）治療慢性萎縮性胃炎，總有效率84.1%。〔中醫雜誌，1986，（11）：30〕

6. 溫桂青　治療頑固性呃逆：陳皮12克，人參10克，代赭石、磁石、生龍骨、牡蠣各30克，木香10克。治療300例，治癒196例，顯效72例，好轉28例，無效4例。〔陝西中醫，1992，（1）：11〕

【使用禁忌】人參反藜蘆，畏五靈脂，配對組方時應注意。

陳皮──蘇子

【配對奧妙】陳皮與蘇子皆為除喘定嗽，消痰順氣之藥。陳皮性燥，理氣化痰效顯；蘇子質潤，下氣消痰功著。二藥配對，潤燥相宜，使潤而不致留瘀，燥而不致傷陰，理氣則助痰易化，降氣則咳喘易平。另蘇子可溫中降逆，陳皮理氣和胃，故二者又可共奏和胃降逆之效。

【臨床應用】1. 脾肺氣滯，肺失宣肅，痰多氣逆而見咳喘並作，胸膈滿悶之症。

2. 痰濁中阻，胃氣上逆而致嘔逆，吐噦等。

【用量用法】陳皮：3～9克；蘇子：6～9克。

【名醫經驗】1. 高學敏　若津枯腸燥，大便不通，陳皮可配蘇子、知母等同用，如《全生指迷方》紫蘇丸。（《中藥學》）

2. 楊濟　蘇子配陳皮，治肺失肅降，痰多氣逆而喘咳並作，胸悶膈滿諸症；配陳皮、厚朴、半夏，治痰涎壅盛，喘咳上氣，胸膈滿悶；配陳皮、香附、甘草，治外感風寒，內傷飲食；配陳皮、大腹皮、當歸、白芍，治妊娠子懸，胎動不安；配陳皮、藿香、半夏、生薑，治魚蟹中毒所致的嘔吐，腹脹。

（《臨證用藥配伍指南》）

3. 溫九盛　治療百日咳：陳皮、蘇子、川貝、米殼、百部、杏仁、法半夏各等份，分極細末。每周歲每次服 0.5 克，1日 3～4 次，不足 1 周歲者每次服 0.25 克，每日服 3 次。治療患兒 300 例，有效率為 100%。服藥最少 3 天，最多 10 天，平均 5 天。〔山東中醫雜誌，1990，9（6）：22〕

【使用禁忌】陰虛津少及脾虛便溏者慎用。

陳皮——當歸

【配對奧妙】陳皮理氣化痰，兼可健脾和胃，以資氣血生化之源；當歸養血柔筋，兼可溫通經脈，以暢氣血之用。當歸得陳皮，緩其滋膩之性，增強胃腸消化，更好發揮補血作用；陳皮得當歸，不致因辛散耗氣。二藥相輔相成，使瘀者通，虛者補，共奏健脾和胃，調氣和血之功。

【臨床應用】1. 心肝血虛，面色萎黃，眩暈心悸。

2. 氣滯血瘀，月經不調，痛經，經閉等症。

【用量用法】陳皮：6～12 克；當歸：5～15 克。

【名醫經驗】1. 朱佐　果皮丸，以果州陳皮、川當歸為末，酒煮糊為丸。湯、酒任服，不拘多少。治療：久患風疾，手足不遂。（《朱氏集驗方》卷一）又橘歸丸，以橘皮二兩，當歸一兩，上為細末，煉蜜為丸，如梧桐子大。溫酒送下。治療：婦人怒氣傷肝，血失常經，手足俱有血絲路者。（《朱氏集驗方》卷十）

2. 吳水盛　治療竇性心律失常：以二陳化瘀湯（陳皮、法半夏、當歸、赤芍、山楂、棗仁、木通、全瓜蔞、炙甘草各 10克，茯苓、丹參各 12 克，遠志 6 克）治療 42 例，臨床治癒 25例，好轉 11 例，無效 6 例。〔湖南中醫雜誌，1991，（4）：39〕

3. 高學敏　在使用質潤滋膩的補血、補陰藥物時，常配陳皮，使補而不滯，如《瘟疫論》人參養營湯以陳皮配當歸、生地、麥冬等同用。（《中藥學》）

【使用禁忌】月經期慎用。

陳皮——杏仁

【配對奧妙】陳皮既燥濕化痰，又能溫化寒痰，為治痰之要藥；杏仁味苦性降，且兼疏利開通之性，降肺氣之中兼有宣肺之功而達止咳平喘，為治咳喘之要藥。一般咳嗽每多挾痰，而痰多也每致咳喘，故治療上化痰與止咳平喘藥常相互配伍使用，陳皮與杏仁正是這種類型的典型配對。

其次，陳皮行氣化滯而利穀道有通便作用，杏仁質潤多脂可潤腸通便，兩相配對，通便作用增強。

【臨床應用】1. 痰濁阻肺，咳嗽氣喘。

2. 氣滯腸燥便秘。

【用量用法】陳皮：6～12 克；生薑：6～12 克。

【名醫經驗】1. 張銳　橘皮杏仁丸，以橘皮四兩，杏仁一兩二錢，為細末，煉蜜為丸，如綠豆大。每服 57 丸，白湯送下，不拘時候。治療：大便秘結。（《雞峰普濟方》卷十三）

2. 趙佶　四順散治肺寒咳嗽，痰多清稀者，陳皮常與杏仁、半夏、乾薑、生薑、麻黃等同用。（《聖濟總錄》）

3. 葛洪　治氣嗽不問多少時者服便差方，用橘皮配伍杏仁、肉桂心，製成蜜丸服用。（《肘後備急方》）

【使用禁忌】治痰飲咳喘宜於寒痰、濕痰，熱痰、燥濕不宜使用。脾虛便溏者慎用。

陳皮——乾薑

【配對奧妙】陳皮性味辛苦而溫，功能理氣健脾，主治脾胃氣滯證；乾薑性味辛熱，功能溫中散寒，用於脘腹冷痛，寒

嘔、冷瀉。陳皮燥濕化痰，乾薑溫肺化飲，二者配對，既能治寒飲犯肺之咳喘，又可治中焦虛寒之證。

【臨床應用】1. 寒痰咳嗽，痰多清稀。

2. 中焦虛寒，脘腹冷痛。

【用量用法】陳皮：6～12 克；乾薑：3～10 克。

【名醫經驗】1. 魏峴　神方腳氣丸，橘皮四兩，乾薑二兩。上以蜜半斤，煉化，去上沫，下藥在內熬成膏，可丸即如梧桐子大。每服 30 丸，薑湯送下，不拘時候。治療：腳氣。（《魏氏家藏方》卷八）

2. 陳無擇　若治寒痰咳嗽，陳皮常配乾薑、細辛等同用。（《三因極一病證方論》）

3. 王懷隱　乾薑丸：乾薑、葛根、枳殼各 30 克，白朮 60 克，甘草 15 克，陳橘皮 1 克。煉蜜丸，如梧子大，每服 30 丸，粥飲下。治酒癖兩脅滿，時嘔吐。（《太平聖惠方》）

【使用禁忌】孕婦慎用。本藥對辛散燥熱，陰虛有熱者忌服，以免損陰助熱。

陳皮——神麴

【配對奧妙】陳皮辛開苦降，理氣燥濕而和中安胃；神麴甘溫調中，辛散行氣，功能消酒食而除陳腐之積，導滯氣而和胃調中。二藥合用，相使相助，神麴得陳皮之助，能增強消食和胃之力，而利於神麴消積導滯。此外，二藥合用，尚可燥濕化痰。

【臨床應用】飲食積滯，胃失和降之腹脹腹痛，噯腐吞酸或痰濕停滯，咳逆嘔噁，胸悶脘脹等。

【用量用法】神麴：6～10 克；陳皮：6～10 克。

【名醫經驗】1. 高學敏　若食積氣滯，肝腹脹痛，陳皮可與神麴、山楂等同用，如《丹溪心法》保和丸。若治中脘宿食

留飲而致的脘痛，吞酸嘈雜，或口吐清水，可以神麴配陳皮、蒼朮、薑汁等為丸服，如《丹溪心法》麴朮丸。（《中藥學》）

2. 楊濟　神麴配陳皮、山楂、萊菔子，治飲食積滯，嘔吐，泄瀉等症；配陳皮、白朮、砂仁，治脾虛泄瀉（常伴有消化不良症）；配陳皮、黨參、白朮、茯苓、甘草、穀芽、麥芽，治食積屬虛證者。（《臨證用藥配伍指南》）

3. 晉襄　取炒神麴 30 克，陳皮、炒雞內金各 10 克，胡椒 1 克，研細末，用飯湯水調成糊狀，加白糖適量，每次 1 湯匙，每日 3 次。治療小兒消化不良患者 35 例，均獲滿意效果。〔臨床驗方集錦（續二），第二版，福州：福建科學技術出版社，1987，125〕

【使用禁忌】脾胃虛弱所致的消化不良不宜單獨用此藥對，須配補氣健脾藥同用。

【用藥指歸】

1. 陳皮的配對藥，主要用於脘腹脹滿、食少吐瀉，濕痰、寒痰咳嗽以及氣滯痰阻而致的胸痹，胸中氣塞，氣短者。圍繞其「理氣健脾，燥濕化痰」的功效而展開的。

2. 關於橘皮入藥以陳久者良的問題　橘皮自古以來應用陳久者良，故名陳皮。如陶弘景謂「須陳久者良」。之所以用陳者，是因為新鮮橘皮味較辛辣，氣燥而烈，經放置後的橘皮辛辣之味比較緩和，行而不峻，溫而不燥，故臨證多用陳久者。但橘皮長於理氣調中，燥濕化痰，取其理氣調中之功用治脾胃氣滯諸證，若陳久者則可達到行氣而不耗氣之目的。如果用治濕濁中阻之脘腹脹滿、噁心嘔吐、不思飲食、舌苔厚膩以及痰濕壅肺之咳嗽痰多、色白清稀等證，則似乎應當用新鮮者或放置時間較短者為良，否則放置陳久者其辛辣溫燥之性已減，則燥濕化痰之功也隨之降低。

3. 橘皮苦燥性溫，易傷津助熱，舌赤少津，內有實熱，陰虛燥咳及咯血、吐血者慎用。

2 枳 實

枳實首載於《神農本草經》，列為中品。枳乃木名，實乃其子。即李時珍《本草綱目》所謂「枳乃木名，從只諧聲也。實乃其子，故名枳實。」性味苦辛微寒，主歸脾、胃經。主要功效為破氣消積，化痰除痞。

枳實辛散苦降，氣銳力猛，為破氣除痞，消積導滯之要藥，用治積滯內停，痞滿脹痛，瀉痢後重，大便不通等證，常作為主藥。枳實辛散苦泄，性烈而速，善於破氣滯而化痰濕，消積滯而通痞塞。用於痰滯氣阻，胸脘痞悶，胸痹結胸，亦常作為主要藥物使用。此外，本品也可用於治療胃擴張、胃下垂、子宮脫垂、脫肛等臟器下垂等病證。

現代藥理研究：

本品（酸橙果皮）含揮發油（主要為右旋檸檬烯、枸櫞醛、右旋芳樟醇等）和黃酮甙（主要為橙皮甙、新橙皮甙、柚皮甙、酸橙素、枳黃甙等）及 N- 甲基酪胺、對羥福林等。枳實能緩解乙酰膽鹼或氯化鋇所致的小腸痙攣。對胃腸平滑肌有一定的興奮作用，能使胃腸運動收縮節律增加而有力；對家兔離體或在體子宮均呈興奮作用，使子宮收縮有力，肌張力增加，為治胃下垂、子宮脫垂提供依據。

枳實煎劑有強心作用，枳實注射液靜脈注射有明顯升壓作用，升壓有效成分是對羥福林（辛弗林）及 N- 甲基酪胺。枳實注射液靜脈注射還能增加冠脈流量，腦及腎血流量亦可增加。枳實及 N- 甲基酪胺有利尿作用。枳實能使膽囊收縮，奧狄氏括約肌張力增加，並抑制血栓的形成。此外，枳實還有較

強的抗過敏活性，所含橙皮甙有維生素 P 樣效應，能降低毛細血管的通透性和脆性。

枳實——生薑

【配對奧妙】枳實苦泄沉降，為行氣通滯之要藥；生薑辛散而溫，益脾胃、溫中止嘔除濕，且能止咳消痞滿。二藥合用，集宣降行散於一體，共奏宣通降逆之功。

【臨床應用】水飲、宿食停積於胸脘所致的胸痹，脘悶，氣逆嘔吐諸症。

【用量用法】枳實：3～10 克；生薑：3～10 克。

【名醫經驗】1. 蕭森茂　水飲食滯於胸脇胃脘，胸痹脘痞，短氣，氣逆，嘔吐用之均宜。用治冠心病伴脘痞嘔噁者，有「開胃以通心」之功。（《百家配伍用藥經驗採菁》）

2. 劉渡舟　生薑宣散水氣，用量宜隨證酌定。經驗認為生薑用量太輕，療效不佳。（《傷寒論通俗講話》）

3. 張仲景　橘枳薑湯，治寒邪痰飲，停留胸膈，胸中氣塞，短氣痞悶的胸痹輕症：枳實常與生薑、橘皮同用，以宣暢氣機，化痰除痹。（《金匱要略》）

4. 徐樹楠　脾虛痰戀致心下堅痞，胃脘疼痛者，枳實伍生薑、白朮、陳皮以散寒理氣，健脾消痞。（《中藥臨床應用大全》）

【使用禁忌】枳實與生薑均有升高血壓的作用，故高血壓患者不宜多用。

枳實——桔梗

【配對奧妙】枳實調理脾胃運暢中焦，助脾氣臟邪外出；桔梗開肺氣助衛氣之布化，「治上焦如羽，非輕不舉」。「脾旺不受邪」，胃氣調和，無痰食停滯，外邪無附著之地。疏通外邪，應調理上中二焦，故二藥合用，能開肺運脾，化滯消痰

展氣機。上中二焦氣機得調，則下焦之氣也可疏通。

【臨床應用】

1. 外感風寒、風熱、暑濕、寒濕等證，病在上中焦。

2. 咳嗽，胸脘痞滿等。

【用量用法】枳實：3～10克；桔梗：3～10克。

【名醫經驗】1. 徐景藩　治療噎證，病以痰氣為主，從「升降」二字著眼，善用桔梗、實配木蝴蝶，升降氣機，行氣化痰，取得較好療效。〔中醫雜誌，1986，（7）：68〕

2. 顏德馨　對腎炎蛋白尿、水腫而有肺脾氣機不利，清濁不分者，用二藥宣肺運脾，疏通壅滯，分清別濁，而提高療效。二藥配伍能使升降有常運脾安中。〔上海中醫藥雜誌，1990，（2）：33〕

3. 蕭森茂　用治痢疾裏急後重有較好療效。程門雪經驗枳殼配桔梗為治療痢疾的要法之一。

王伯岳又用二藥配紫蘇利膈寬胸，治小兒腹痛也有較滿意療效。（《百家配伍用藥經驗採菁》）

4. 施今墨　用二藥配伍薤白、杏仁，則更增上下左右升降開導之功，而善治痰氣不暢諸證。（《中國百年百名中醫臨床家叢書·施今墨》）

5. 趙佶　枳實桔梗湯，治胸痹，心下氣堅，療刺不可俯仰，氣促咳唾，引痛不可忍者，枳實可與桔梗、陳橘皮、薤白等為伍。（《聖濟總錄》）

【使用禁忌】本藥對辛散苦燥，故陰虛津少者不宜使用。

枳實——竹茹

【配對奧妙】枳實降氣除痰、消積滯；竹茹清熱化痰，和胃降逆，寧神開鬱。二藥合用，枳實消導積滯而通，得竹茹苦降清熱則和胃降逆之效強而速。竹茹化痰熱和胃而清，得枳實

破氣行痰則化痰之力足而猛。合而清通開鬱，暢中焦樞紐而運清降濁。

【臨床應用】1. 胃熱痰盛，氣機阻滯，胸脘滿悶，噁心嘔吐或胃熱噎膈等症。

2. 膽鬱痰熱上擾而致驚悸怔忡，睡眠不安等症。

【用量用法】枳實：3～10克；竹茹：6～10克。

【名醫經驗】楊濟　枳實配竹茹，治胃熱挾痰氣逆，噁心嘔吐，胸脘滿悶，膽怯心悸。竹茹配枳實，治痰熱交阻，氣機壅塞之胸脘痞悶，胃熱噎膈，乾嘔噁心及痰涎酸水等；膽鬱痰擾而見驚悸怔忡，心煩躁亂及睡臥不寧等症。竹茹配枳實、陳皮、半夏，治痰熱內擾，驚悸，虛煩不眠等症。竹茹配枳實、半夏、陳皮、茯苓，治痰熱鬱結，煩悶不寧，驚悸失眠等症。（《臨證用藥配伍指南》）

【使用禁忌】脾胃虛寒所致的嘔吐，寒痰、濕痰者不宜用。

枳實——白朮

【配對奧妙】枳實苦泄沉降，為行氣化痰之要藥；白朮甘苦性溫芳香，甘溫補中，苦以燥濕，芳香健脾，為培補脾胃之要藥。二藥皆燥，配對使用，枳實降泄，逐痰散結；白朮升補，健脾燥濕。合而用之，降中有升，泄中有補，補不留滯，泄不消正，共奏健脾消痞之功。

【臨床應用】1. 脾虛不運，痰食停滯所致的胃脘痞滿。

2. 宿食不消或痰飲停積胃脘所致之心腹滿悶不快。

3. 小兒疳積證。

【用量用法】枳實：3～10克，水煎或製成水丸；白朮：10～15克，水煎或製成水丸。

【名醫經驗】1. 王延凡　治療心源性水腫：枳朮湯（枳實60克，白朮40克）辨證加減，治療12例，顯效8例，有效4

例（水腫基本消退，3 個月內無復發）。〔浙江中醫雜誌，1993，（12）：538〕

2. 張仲景　枳朮湯，枳實七個，白朮二兩。以水五升，煮取三升，分三次溫服。腹中軟即當散也。治療：心下堅大如盤，邊如旋杯，水飲所作。（《金匱》卷中）

3. 朱丹溪　枳朮丸，以白朮二兩，枳實（麩炒黃色，去瓤）一兩，為極細末，荷葉裹燒飯為丸，如梧桐子大。每服 50 丸，用白湯送下，不拘時候。功可：行氣健脾，消食化濕。治療：脾虛胃滯，飲食停積，胸膈痞悶。（《內外傷辨惑論》卷下）

4. 劉完素　枳實丸，枳實（麩炒）五錢，白朮一兩（銼），為細末，燒餅為丸，如梧桐子大。每服 50 丸，米飲送下。功用：進食逐飲。治療：氣不下降，食難消化。（《保命集》卷中）

5. 徐春甫　枳朮散，枳實（麩炒）三錢，白朮（土炒）三錢，銼 1 劑。用水 2 升，煎至 1 升，溫服。治療：心下窄狹不快。（《古今醫鑒》卷六）

6. 高學敏　若胃下垂、胃擴張所致脾胃不和者，可大劑量單用枳實，或配白朮、黃芪等補中益氣藥物同用；若脾虛者，常配白朮同用，如《內外傷辨惑論》枳朮丸。（《中藥學》）

【使用禁忌】忌桃、李、雀肉等物。

枳實——厚朴

【配對奧妙】枳實性苦而微寒，功能「除脹滿，消宿食，削堅積，化稠痰，破滯氣，平喘咳。」以破氣消痞為主；厚朴苦溫，以下氣為專，以行氣降逆消脹除滿為要。枳實有瀉痰之力，厚朴具消痰之功。二藥相伍，一寒一熱，相得不偏，枳實消痞，厚朴除滿，相得益彰。

【臨床應用】無論寒熱、痰濕所致之胸腹脹滿、脘腹痞悶或喘滿嘔逆，或便結不通等，均可應用。

【用量用法】枳實：3～10 克；厚朴：3～10 克。

【名醫經驗】1. 胥慶華 《傷寒論》大承氣湯中，二藥伍大黃、芒硝以下胃中實熱。臨床凡見脘腹脹滿，甚或疼痛，噯氣頻作，或噁心屬實證者，常配用此藥對，效如桴鼓。（《中藥藥對大全》）

2. 張仲景 大承氣湯，治陽明腑實，大便秘結，胸脘痞悶，腹部脹滿，硬痛拒按，甚則潮熱譫語，苔黃厚而乾，或焦起刺，脈沉實，或熱結旁流，雖下利清水臭穢，而腹滿痛不減，按之堅硬，口乾舌燥，脈滑數等：枳實常與厚朴、大黃、芒硝同用，以攻積導滯，峻下熱結。（《傷寒論》）

3. 唐占山 治療胃扭轉：枳實 10 克，川朴 10 克，萊菔子 10 克。服 2 劑後，嘔吐稍減，上方加大量並加檳榔 10 克，2 劑後 X 光線復查，胃扭轉徵象消失。〔北京中醫雜誌，1989，（1）：46〕

【使用禁忌】氣虛或陰虛者慎用。

枳實——瓜蔞

【配對奧妙】枳實味苦微寒，苦能燥濕，寒能勝熱，善於破泄胃腸結氣而消痞滿，氣行則痰行；瓜蔞能清上焦積熱，寬胸散結，潤腸通便。二藥相伍，以枳實破其氣結，氣行則痰消，用全瓜蔞清化膠結之痰濁，痰去則氣行，二者相輔相助，可收破氣瀉痰，消痞開結之效。

【臨床應用】1. 氣結不化，痰濁內阻之心下痞堅，胸腹滿悶作痛而偏熱者。

2. 腑氣不通，腹脹便秘者。

【用量用法】枳實：6～10 克；瓜蔞：10～30 克。

【名醫經驗】1. 胥慶華　岳美中經驗：咳喘，胸悶痛，痰黃稠而難咯，用之有較好療效，伴大便秘結者尤宜。（《中藥藥對大全》）

2. 吳瑭　小陷胸加枳實湯治痰熱結胸，胸脘痞悶疼痛者，枳實常與瓜蔞、半夏、黃連同用，以清熱化痰，消痞散結。（《溫病條辨》）

3. 徐樹楠　痰熱結胸致肺失宣降，咳嗽痰黃黏稠，胸脘痞悶疼痛者，枳實伍瓜蔞、黃連、半夏、黃芩、桔梗，以清熱化痰，寬胸除痞。（《中藥臨床應用大全》）

【使用禁忌】1. 脾虛虛弱者慎用。

2. 瓜蔞瓜烏頭，配對組方時應注意。

枳實——赤芍

【配對奧妙】枳實辛行苦降，善破氣除痞、消積導滯；赤芍苦寒，主入血分，除血分鬱熱而有涼血、止血、散瘀之功。久病多瘀，氣行則血行，行氣可推動血行而活血。

二藥配對，行氣活血，相得益彰，對慢性病、久病氣滯而兼血瘀之證甚為合拍。

【臨床應用】氣滯血瘀或兼有瘀滯生內熱之證。

【用量用法】枳實：6～10 克；赤芍：10～30 克。

【名醫經驗】1. 張仲景　枳實芍藥散，以枳實（燒黑，勿大過）、芍藥各等分，為散，每服方寸匕，1 日 3 次，以麥粥送下。功可：調和氣血之滯。治療：產後腹痛，煩滿不得臥；癰膿。（《金匱要略》）

2. 趙佶　枳實湯，枳實（去瓤，炒黃）兩片，芍藥一分，為粗末。每服一錢匕，用水半盞，煎至三分，去滓，加清酒半合，更煎三五沸，分溫二服，空心、午間、晚後各一服。治療：小兒風疹，皮膚腫。（《聖濟總錄》卷一八二）

3. 沈文堯　治療胃黏膜異型增生：枳實、赤芍、白芍、柴胡、半夏各 10 克，陳皮 6 克，炙甘草 5 克，隨證加減，每日 1 劑，治療 30 例，顯效 25 例，好轉 3 例，無效 2 例。治療時間為 3～6 個月。〔中醫雜誌，1986，（12）：35〕

4. 楊濟　枳實炭配赤芍，治產後氣滯血瘀，腹痛，煩滿不得臥及癰膿等症；配赤芍、當歸，治胸脇刺痛。（《臨證用藥配伍指南》）

【使用禁忌】1. 赤芍反藜蘆，配對組方應注意。

2. 氣滯血瘀虛寒之證顯著者不宜單獨用。

枳實——肉桂

【配對奧妙】枳實行氣消痰以散痞，破氣除滿而止痛，治痰滯胸脘痞滿，胸痹結胸；肉桂辛散溫通，治胸陽不振，寒邪內侵的胸痹心痛。二者配對，前者力主化痰，後者功專散寒，共奏濕陽散寒通痹，行氣祛痰散痞之功，治胸陽不振，寒痰內阻之胸痹證。

【臨床應用】寒凝氣滯，胸痹心痛，脘腹脹滿疼痛。

【用量用法】枳實：6～10 克。肉桂：2～5 克，宜後下或服；研末沖服，每次 1～2 克。

【名醫經驗】1. 趙佶　寬胸散，枳實二兩（麩炒微黃）桂心一兩，為細散。每服二錢，以溫水調下，不拘時候。治療：傷寒結胸，氣噎塞，煩悶。（《聖惠方》卷十三，名見《普濟方》卷一四一）

2. 王燾　桂心散，枳實（炙）、桂心各等分，治下篩。每服一匕，米汁送下。治療：猝心腹脹滿，又胸脇痛欲死。（《外台》卷七引《肘後方》）

3. 嚴用和　推氣散，治寒凝氣滯，枳實可配桂枝同用，或與桂心、薑黃、甘草同用。（《濟生方》）

【使用禁忌】1. 肉桂畏赤石脂，配對組方時應注意。

2. 有出血傾向者及孕婦忌用。

枳實——陳皮

【配對奧妙】枳實辛散苦降，破氣消積；陳皮辛散苦泄，功能燥濕祛痰，行氣健脾，其氣溫平，善於通達，故能理氣、調中、燥濕化痰。枳實降多升少，以降為要；陳皮升多降少，以升為主。二藥合用，一升一降，直通上下，相互為用，行氣和中，消腫止痛之力增強。

【臨床應用】1. 脾胃氣滯，消化不良，氣機失調，脘腹脹滿，疼痛等。

2. 慢性胃炎，胃及十二指腸潰瘍，見有上述症狀者。

【用量用法】枳實：6～10克；陳皮：3～10克。

【名醫經驗】1. 武之望　枳橘熨，枳實、陳皮四兩，炒令香熟，以絹袋盛之，遍身從上至下，及陰腫處，頻頻熨之，冷則換之，直至喉中覺枳實氣，則痛止腫消便利也。功可：行氣。治療：婦人陰腫如石，痛不可忍，二便不利。（《濟陰綱目》卷七）

2. 徐樹楠　治胸痹短氣：橘皮30克，枳實9克，生薑15克，水煎溫服。（《中藥臨床應用大全》）

3. 呂景山　施今墨經驗　二藥伍用時，多以炒炭入藥，主要用於胃、腸的急、慢性炎症或潰瘍，確有療效。（《施今墨對藥臨床經驗集》）

4. 方之斌　治療腹部手術後腹脹：排氣湯（炒枳實、生大黃各6克，陳皮、木香、炒厚朴各10克，甘草7克）加減，治療489例婦產科腹部手術者，於術後12小時服藥，每日1劑，24小時內肛門排氣者占74.4%，而對照組中僅占7%。〔江西中醫藥，1984，（6）：21〕

【使用禁忌】本藥對辛散苦泄，性烈而速，破氣力強，能傷正氣，故無氣滯者忌用，脾胃虛弱及孕婦慎用。

枳實——檳榔

【配對奧妙】枳實性能苦辛微寒，為破氣除痞，消積導滯的要藥；檳榔性能苦辛而溫，除能驅蟲而治多種腸道寄生蟲病外，還能行氣利水，既用於食積氣滯，瀉痢後重之症，又可用於水腫、腳氣腫痛。二者合用，對食積胃脘，氣滯不通及由於氣滯導致的便秘證頗為相宜。

【臨床應用】食積氣滯，瀉痢後重，或氣滯便秘，或水腫，腳氣腫痛。

【用量用法】枳實：6～10克；檳榔：6～15克。

【名醫經驗】1. 許國楨　通膈丸，檳榔三兩，枳實四兩（麩炒），上為細末，煉蜜為丸，如梧桐子大。每服 30～50 丸，食後生薑湯送下，溫水亦得。治療：胸中氣痞不通，水飲停滯。（《御藥院方》卷三）

2. 高學敏　若氣滯便秘，枳實可配皂莢同用，如《世醫得效方》方，或配檳榔、鬱李仁等同用。（《中藥學》）

【使用禁忌】《食療本草》載檳榔「多食發熱」，配對組方應注意。

【用藥指歸】

1. 枳實的配對藥，主要是用於積滯內停，痞滿脹痛、瀉痢後重、大便不通以及痰滯氣阻、胸脘痞悶、胸痹結胸等方面，圍繞其「破氣消積，化痰除痞」的作用而展開的。

2. 枳實單用或與人參、黃芪、升麻、柴胡等補氣、升陽藥同用，可用治胃擴張、胃下垂、子宮脫垂、脫肛等臟器下垂病證，現代藥理證實，枳實對家兔離體或在體子宮均呈興奮作用，使子宮收縮有力、肌張力增加，為這些治療適應證提供了

理論依據。

3. 與枳實作用類似的枳殼（非枳實的果殼），即始載於《雷公炮炙論》，為芸香科植物及其栽培變種的將近成熟的果實（去瓤）。性味苦、辛、微寒，入脾、肺、大腸經。作用與枳實相近，但枳實力猛，偏於破氣除痞，消積導滯；枳殼力緩，偏於行氣開胸，寬中除脹。用量用法同枳實。

4. 枳實辛散苦泄，性烈而速，破氣力強，能傷正氣，耗散真氣，故無氣聚邪實者忌用，脾胃虛弱及孕婦慎用。

3 香 附

香附始載於《名醫別錄》，列為中品。因其根相附連續而生，可以製香料，故名香附或香附子。性味辛、微苦、微甘、平，主歸肝、脾、三焦經。

本品味辛能散，微苦能降，微甘能和，性平不寒，芳香走竄，善於疏肝理氣解鬱，通調三焦氣滯，有「氣病之總司」之稱。用治肝鬱氣滯，胸脇脹痛，痛無定處，脘悶噯氣，精神抑鬱，情緒不寧，善太息等證。寒凝氣滯，停痰宿食而致胃脘痛、腹痛、少腹痛、疝氣痛等證，取本品疏肝氣、止疼痛之功，均可用之。同時，香附長於疏肝解鬱，氣行則血行，氣血通利，疏泄調達，則月經自調，疼痛自止，故本品又為婦科調經止痛之要藥，李時珍稱其為「女科之主帥」。

氣血不調，血絡傷損而致吐血、便血、尿血、崩漏者，用此以理氣和血而止血。本品疏肝理氣，調經安胎，可用於氣鬱血滯，沖任失調，胎氣不和，妊娠腹痛，腰酸作脹，見紅將墜，或習慣性流產者。

現代藥理研究：

香附含揮發油約 0.3%～1%。油中主要成分為 β－蒎烯、香

附子烯、α-香附酮、β-香附酮、β-莎草醇等。此外，尚含生物鹼、強心甙及黃酮類。香附揮發油有輕度雌激素樣作用。對離體子宮，不論已孕或未孕，均有抑制，使其收縮力減弱、肌張力降低。香附醇提取物有抗炎、鎮痛及一定解熱作用，並對中樞有安定作用，對回腸平滑肌有直接抑制作用。其水煎劑有降低腸管緊張性和拮抗乙醯膽鹼的作用。香附烯及香附油對金黃色葡萄球菌、宋內氏痢疾桿菌有抑制作用，提取物對某些真菌亦有抑制作用。其總生物鹼、黃酮類及酚類化合物的水溶液有強心及降低血壓的作用。此外，香附水煎劑可明顯增加膽汁流量，並對肝細胞有保護作用。

香附——黃連

【配對奧妙】香附辛散，苦能降，甘能緩，芳香性平，無寒熱之偏性，為理氣解鬱，調經止痛之良藥，凡肝氣鬱滯所致之胸脇脘腹脹痛，婦女月經不調，以及胎產諸病，至為相宜，故李時珍稱其為「氣病之總司，女科之主帥」。黃連大苦大寒，大寒清熱，味苦性燥，為瀉實火，解熱毒之要藥，尤長於瀉心胃實熱，止濕熱痢疾。經云：「諸痛癢瘡，皆屬於心」，「火鬱發之」。兩藥配對，行氣瀉火，一疏一清，使心火去，郁滯解則疼痛除。

【臨床應用】1. 火鬱胸脇滿悶疼痛諸證。

2. 心火上炎所致的口舌生瘡，目赤腫痛諸證。

【用量用法】香附：9～12克；黃連：3～10克。

【名醫經驗】3. 徐春甫　香連丸，以川連（薑炒）、香附子（製末）各四兩，為末，神麴糊為丸，如梧桐子大。每服57丸，白湯送下。治療：肝鬱犯胃，心煩痞塞，嘈雜吞酸。（《古今醫統》卷二十六引《活人心統》）

4. 韓懋　黃鶴丹，香附，黃連減半，俱選擇淨料，共製為

極細末為丸，如梧桐子大。假如外感，薑、蔥湯下；內傷，米飲下；血病，酒下；氣病，木香湯下；痰病，薑湯下；火病，白湯下。治療：外感，內傷，血病，氣病，痰病，火病。（《韓氏醫通》卷下）

5. 朱良春　一女性，31歲。心悸，煩躁易怒，多汗畏熱，多食易饑，手顫，乏力，月經閉止近半年。眼球略有外突，甲狀腺中度彌漫性腫大。脈弦滑數，舌紅，苔薄黃。實驗室檢查：碘吸收率升高，高峰提前，T_3抑制試驗陽性，血清T_3、T_4超出正常值。證屬氣陰兩虛、虛火內燔，擬滋陰、瀉火、兼用益氣化瘀，處方以黃連、香附配赤、白芍、玄地冬、丹參、益母草等。效果良好。（《朱良春用藥經驗》）

4. 王學芬　治療妊娠嘔吐，以香菇蘇連飲（香附10克，黃連6克，竹茹、蘇葉、半夏各6～10克，生薑3克）煎2次，混合煎液，先以小量頻服，後分2次於飯前服用，少者1劑即止，多者5劑見效。〔山東中醫雜誌，1992，13，（5）：22〕

【使用禁忌】黃連小劑量用有一定健胃作用，但大劑量苦寒敗胃，配對組方時應注意。

香附——艾葉

【配對奧妙】香附辛香而性平，為氣中之血藥，最善理氣解鬱，調經止痛；艾葉辛溫，功能溫經理血，暖胞散寒，行血中之氣，氣中之滯。二者伍用，艾葉溫散血中之寒凝，香附理氣中之鬱滯，二者一氣一血，氣血雙調，溫經散寒，調經止痛之功顯著。

【臨床應用】肝鬱挾寒，月經不調，經行腹痛或少腹冷痛，宮冷不孕，胎動不安。

【用量用法】香附：6～10克；艾葉：6～12克。

【名醫經驗】1. 胥慶華　艾葉、香附伍用，見於《壽世保

元》艾附暖宮丸，治子宮虛寒不孕，月經不調，小腹時痛，腰酸帶下等。（《中藥藥對大全》）

2. 沈金鰲　艾附丸，治寒凝氣滯，經行腹痛，月經不調，香附常與艾葉同用。（《沈氏尊生書》）

3. 楊濟　艾葉配香附，治肝鬱挾寒，月經不調，宮冷不孕，帶下，心腹疼痛，胎動不安及男子少腹冷痛，睪丸冷痛等症；配香附、當歸，治虛寒性月經不調，子宮出血；配香附、當歸、肉桂，治月經不調，腹部冷痛，宮寒不孕等症；配香附、當歸、吳茱萸，治虛寒性脘腹疼痛，少腹冷痛，痛經等；配香附、當歸、白芍、吳茱萸，治腹中寒痛，月經不調。香附配艾葉、當歸、川芎、杜仲，治婦女經來後期，少腹虛寒作產痛。（《臨證用藥配伍指南》）

【使用禁忌】艾葉有小毒，大劑量用服可引起中毒，主要表現為消化系統和神經系統的一系列中毒症狀，配對組方應注意。

香附——白芍

【配對奧妙】香附辛苦甘平，功能疏肝解鬱，調經止痛；白芍酸寒，為補血養陰之品，並能柔肝止痛。二者伍用，一理肝氣，一養肝血，且香附因備辛香之氣而助白芍以養血和血，白芍以酸柔之味養血柔肝，且瀉肝氣之亢盛。二藥合用，氣血兼施，動靜相宜，共奏疏肝理氣、養血調經之功。

【臨床應用】婦女情志不暢，肝氣不舒、氣血不和所致的月經不調，經行腹痛，脅痛腹脹等。

【用量用法】香附：10～15克；艾葉：10～20克。

【名醫經驗】1. 張景岳　柴胡疏肝散，治肝鬱氣滯，胸脅脹痛，痛無定處，脘悶噯氣，精神抑鬱，情緒不寧，善太息等證，香附常與白芍、柴胡、枳殼、川芎等同用。（《景岳全

書》)

2. 楊濟　香附配白芍，治婦女為七情所傷，氣血不和而致的月經不調，經行腹痛，或見乳房脹痛及脅肋疼痛等症。香附配白芍、柴胡、川芎，治肝氣鬱滯之脅肋脹痛等症。香附配白芍、丹參、益母草，治痛經，月經不調。（《臨證用藥配伍指南》)

3. 閻承序　治療男性乳房發育症，以香附 20～25 克，鹿角粉 6 克，橘核、大川貝母 15～20 克，白芍、茯苓各 15 克，炒麥芽 50 克，半夏 10 克，柴胡、甘草 7.5 克，每日 1 劑，水煎服，配合患側耳穴壓豆法輔助治療，治 54 例，痊癒 50 例，好轉 3 例，無效 1 例。〔遼寧中醫，1992，（11）：24〕

【使用禁忌】淤血所致的月經不調、脅痛腹脹忌用。

香附——檀香

【配對奧妙】香附與檀香，味辛芳香，均為理氣之常用藥。然香附疏肝而理氣，使肝平而不橫犯脾土；檀香醒脾和胃而暢中焦之氣。二者伍用，既可加強理氣之效，又可調和肝脾之功。

【臨床應用】肝鬱氣滯、肝鬱脾虛，症見脘腹脹痛，噯氣歎息，納穀不香，甚或嘔吐。

【用量用法】香附：6～10 克；檀香：1～3 克。

【名醫經驗】1.李時珍　香附得檀香，則理氣醒脾（《本草綱目》)

2.楊濟　香附配檀香，治肝氣鬱滯，脾胃失和之胸脅悶脹，噯氣歎息，不思飲食，胃脘疼痛等症。檀香配香附、丹參、砂仁、良薑、百合、烏藥，治久治不癒的胃脘痛，包括潰瘍病。（《臨證用藥配伍指南》)

【使用禁忌】香附與檀香均為行氣之品，如氣虛之證不宜

用。

香附——神麴

【配對奧妙】香附功能疏肝解鬱，理氣活血，調經止痛，可宣暢十二經氣分，兼入血分。蘇梗理氣寬中，健胃止嘔，理氣安胎，偏走氣分。二藥合用，氣血並調，胸膈中焦並治，其解鬱止痛，消脹除滿力量增強。

【臨床應用】1. 肝鬱氣滯，胸腹脹滿不適，脅肋脹痛，食少等。

2. 妊娠嘔吐、腹脹等。

【用量用法】香附：6～10克；神麴：6～15克。

【名醫經驗】1. 朱丹溪　越鞠丸治情志不遂，氣、血、痰、火、濕、食六鬱為患，症見胸脘痞悶，嘔吐吞酸，飲食不消，脅腹脹痛者，用香附疏肝解鬱，常配伍川芎、梔子、神麴。（《丹溪心法》）

2. 楊濟　香附配神麴，治情志不遂，肝氣鬱結，橫逆脾土所致的胸脅脹滿，胃脘痞悶，噯腐吞酸，納穀不香等症。（《臨證用藥配伍指南》）

3. 吳勇　治子宮肌瘤，用焦神麴35克，香附（沖）、白朮、當歸、甲珠各15克，黃芪30克，黨參、茯苓各20克，枳殼、海藻各8克，厚朴10克，生艾葉18克，昆布、莪朮、白芥子各12克。每日1劑，水煎分5次服，連服12劑，使1例子宮肌瘤的子宮復舊。〔雲南中醫雜誌，1986，7（4）：44〕

【使用禁忌】本藥對性較平和，使用對症，如嚴格禁忌。

香附——木香

【配對奧妙】香附與木香，皆有行氣止痛作用，為臨床理氣止痛之常用藥對。香附苦辛平，功專疏肝理氣，調經止痛，既能行氣，又能活血，為氣中血藥及婦科聖藥。木香辛苦溫，

功擅行氣止痛，且溫中，偏於氣分。二者伍用，可須為用，使行氣止痛之功加強。正如《醫方集解》言：「木香、香附行氣之藥，能通三焦，解六鬱。」

【臨床應用】氣滯引起的各種疼痛，尤其適宜於胃腸氣滯，胃脘疼痛、腹中腸鳴作痛之症。

【用量用法】香附：6～10克；木香：6～10克。

【名醫經驗】1. 徐樹楠　香附與木香，兩味藥皆苦辛，均有行氣止痛功效，常相須為用。但香附能疏散肝胃氣滯，兼入血分，尤長於疏肝解鬱，調經止痛，主治情志抑鬱，脘脅脹痛、月經不調諸證；而木香則專行胃腸結氣，主入氣分，兼能消食，主治脘腹脹滿及瀉痢等證。（《中藥臨床應用大全》）

2. 楊濟　香附配木香，治胃腸氣滯，胃脘疼痛，腹中腸鳴作痛等症；配木香、檳榔，治食積氣滯，脘腹滿悶，大便秘結等症；配木香、乾薑、薑半夏，治胃寒作痛，噯氣，胸悶，嘔吐清水等症。（《臨證用藥配伍指南》）

3. 王孜優　治療神經官能症，以川香柴鬱散（木香、香附、川芎各0.3克，柴胡0.2克，鬱金、赤芍各4.5克，共為1次量）每天服3次，治療140例，痊癒59例，好轉65例，無效16例，同時配合電興奮療法治療組療效更優。〔中西醫結合雜誌，1986，6（12）：713〕

治療甲狀腺炎，以二香解鬱湯（木香、香附、川芎、柴胡各10克，鬱金15克）為末，每次服3克，每日3次，並隨症加服其他中藥，治療133例，痊癒38例，好轉86例，無效9例。〔遼寧中醫雜誌，1989，（11）：17〕

4. 高學敏　香附，專屬開鬱散氣，與木香行氣，貌同實異，木香氣味苦劣，故通氣甚捷，此則苦而不甚，故解鬱居多，且性和於木香，故可加減出入，以為行氣通劑，否則宜此

而不宜彼耳。（摘自《本草求真》）

【使用禁忌】香附與木香均為辛溫之品，木香溫燥之性較香附為甚，故陰虛火旺，有動血出血傾向者忌用。

香附——高良薑

【配對奧妙】香附辛散苦降性平，善理氣開鬱，能通行三焦，行血中之氣而理氣活血，調經止痛；高良薑味辛性熱，善內攻走裏，專散脾胃之寒邪，以溫胃散寒止痛降逆為其長。二藥伍用，高良薑得香附，則可除寒祛邪；香附得高良薑則行氣散寒，最終寒散氣通，氣行痛止，通則不痛。

【臨床應用】肝鬱氣滯、胃中寒凝之胃脘疼痛，口吐清涎，喜溫喜按，胸悶脅痛之症。

【用量用法】香附：6～10克；高良薑：6～10克。

【名醫經驗】1. 胥慶華　香附、高良薑伍用，見於《良方集腋》之良附丸。治療寒凝氣滯之脅痛，腹痛，胃脘痛。現代臨床應用於胃炎、胃潰瘍證屬寒凝氣滯者，確有實效。用時可根據寒凝與氣滯之孰輕孰重調節二者用量。寒甚者重用高良薑，並可配吳茱萸、肉桂；氣滯甚者，重用香附，並可配木香、砂仁等。（《中藥藥對大全》）

2. 楊濟　香附配高良薑、吳茱萸，治胃脘氣痛，兼有吞酸嘔吐，噯氣食少，偏於寒者。（《臨證用藥配伍指南》）

【使用禁忌】陰虛有熱者忌服。

香附——小茴香

【配對奧妙】香附味辛能散，微苦能降，微甘能和，性平不寒，芳香走竄，善於疏肝理氣解鬱，通調三焦氣滯，為「氣病之總司」，氣行則血行，氣血通利，疏泄條達，則月經自調，疼痛自止，故為婦科調經止痛之要藥，為「女科之主帥」，且可用於寒凝氣滯，停痰宿食而致胃脘痛、腹痛、少腹

痛。小茴香性味辛溫，功效散寒止痛，理氣和胃，為肝經受寒、經氣鬱滯之痛證的要藥。

對寒疝疼痛，睾丸偏墜疼痛，痛經及胃寒腹痛之證適用。合而用之，相輔相成，共增溫裏寒行滯氣之功。

【臨床應用】1.氣滯疼痛，時作時止，或陰囊偏墜硬痛。

2.脾胃虛寒，脘腹隱痛，神疲食少，便溏。

3.肝鬱氣滯，月經不調。

【用量用法】香附：6～10克；小茴香：3～6克。

【名醫經驗】1.高學敏　小茴香能溫中散寒止痛，並善理脾胃之氣而開胃、止嘔。治胃寒氣滯的脘腹脹痛，可配香附、高良薑、烏藥等同用。（《中藥學》）

2.徐樹楠　脾胃虛寒，脘腹隱痛，神疲食少，便溏者，小茴香伍香附、黨參、白朮、陳皮、茯苓、高良薑，以溫中和胃，緩急止痛。（《中藥臨床應用大全》）

3.楊濟　小茴香配香附、當歸、炒白芍、延胡索，治痛經。（《臨證用藥配伍指南》）

【使用禁忌】本藥對辛散溫燥，陰虛火旺者慎用。

香附——雞內金

【配對奧妙】香附氣味辛、微苦微甘，性平，主要功效為疏肝理氣，調經止痛；雞內金消食磨積，健運脾胃。張錫純認為，凡虛勞之證，其經脈多瘀滯，加雞內金於滋補藥中，以化其經絡之瘀滯，而病始可癒。至於治室女月信未見者，尤為要藥，善能助歸芍的通經，又能助健脾之藥，多進飲食以生血。二藥疏肝與消導併用，相輔相成，共收疏肝消導，健運脾胃，消積滯，通經閉之功。

【臨床應用】1.脾虛氣滯，消化不良，納穀不香等。

2.室女月經未見。

【用量用法】香附：6～10克；雞內金：3～10克，入湯劑，研末沖服，每次服3克，以入丸、散劑效果為佳。

【名醫經驗】1. 朱良春　治心脾兩虛，室女經閉，以補益心脾氣血為主，加配二藥，收效較佳。〔江蘇中醫雜誌，（2）：12〕

2. 解維賢　治療慢性胃炎，以複方香蘇散（香附、雞內金、蘇梗、枳殼、陳皮、失笑散等）治療112例，臨床治癒103例，有效6例，無效3例。〔四川中醫，1993；（4）：35〕

【使用禁忌】本藥對性較平和，用之對證，無嚴格禁忌。

香附——枳殼

【配對奧妙】二藥為行氣藥的常用配對，香附善於疏肝理氣解鬱，通調三焦氣滯，為「氣病之總司」，枳殼苦輕微寒，理氣寬中，行氣消脹，兩藥相須配對，使行氣之功倍加。

【臨床應用】肝鬱氣滯，胸脇脹痛；脾胃氣滯，脘腹脹痛，納穀不香等症。

【用量用法】香附：6～12克；枳殼：6～10克。

【名醫經驗】1. 張景岳　柴胡疏肝散，治肝鬱氣滯，胸脇脹痛，痛無定處，脘悶噯氣，精神抑鬱，情緒不寧，善太息等證，香附常與枳殼、柴胡、白芍、川芎等同用。（《景岳全書》）

2. 楊濟　香附配枳殼、炒白芍、甘草，治氣滯脇痛。（《臨證用藥配伍指南》）

3. 徐樹楠　寬快湯。治氣不下降，六臟澀滯：香附6克，枳殼、烏藥各5克，縮砂仁3克，蘇子5克，青木香3克，甘草3克。水煎，分2次服。（摘自《直指方論》）

4. 陳實功　通經導滯湯，治婦人產後，敗血流注經絡，結成腫塊疼痛：香附、枳殼、赤芍、川芎、當歸、熟地、陳皮、

紫蘇、紅花、牡丹皮、牛膝各 3 克，甘草節、獨活各 1.5 克。水酒煎，分 2 次服。（《外科正宗》）

【使用禁忌】氣虛無滯者慎用。

香附——薄荷

【配對奧妙】香附辛能通行，苦能降泄，微甘緩急，氣味芳香，功能疏肝解鬱，調暢氣機，薄荷輕靈芳香，疏散風熱，辟穢化濁，也可疏肝理氣。二藥芳香疏通，合用相得益彰，增疏通芳化穢濁之功。

【臨床應用】肝鬱氣滯，月經不調；肝氣犯胃，胃脘疼痛，或兼濕濁阻滯。

【用量用法】香附：6～12 克；薄荷：6～10 克。

【名醫經驗】王亞民　薄荷芳化輕靈，「開外達內」，「病在中焦取」。喜用薄荷化厚膩之苔，兼肝氣不舒者，則伍香附，消除黃厚膩苔效果更佳。〔浙江中醫雜誌，1989，（2）：91〕

【使用禁忌】本藥對藥性較平和，用之對證，無嚴格禁忌。

香附——川芎

【配對奧妙】香附辛散苦降甘緩，性平無寒熱之偏，為治氣滯證的主藥；川芎辛散溫通，走而不守，行血中之氣，為血中之氣藥。蓋血隨氣而行，氣行順暢則血也和暢，氣逆而鬱則血也凝滯；然氣附血乃行，血平則氣達，血滯則氣遏。香附與川芎伍用，氣血並調，共奏理氣解鬱，活血止痛之功。

【臨床應用】1. 氣鬱血滯所致的脇痛、頭痛或痛經等。

2. 肝氣鬱滯所致的脇痛，脘腹脹痛，疝痛，月經不調等。

【用量用法】川芎：10 克；香附：10 克。

【名醫經驗】1. 華佗　香芎散，治一切頭風：香附子 25 克，川芎 6 克，甘草、石膏各 3 克。上為細末，每服 6 克，荊

芥湯點服。（《中藏經》）

2. 蒲輔周　二藥合用，肝膽氣鬱才能推動。故肝膽氣機鬱滯證用為要藥。胸脇脹痛、月經延期、痛經、閉經、經期頭痛等均可隨證選用。關節痹痛、腰痛屬肝鬱氣血鬱滯者也宜。《蒲輔周醫療經驗》

3. 王璆　芎附飲，以川芎2兩（生），香附子（去毛，炒）4兩，上為細末，每服1錢，好茶清調下，常服可除根。治療：偏正頭痛。（《百一選方》卷九）

4. 王樹凡　治療眩暈：香附30克，柴胡30克，川芎15克。三味藥焙乾，共研細粉，裝入膠囊備用。成人每次2丸，1日3次，飯後溫開水送服，老人及兒童酌減，一般2劑即有效。用上方治療因鏈黴素中毒所致的眩暈，耳鳴患者10例，全部有效。其中，眩暈在1週內消失者3例，2週內消失者3例，3週內消失者1例。〔四川中醫，1987，（12）：10〕

【使用禁忌】本藥對辛溫香燥升散，凡陰虛火旺，舌紅口乾，婦女月經過多及出血性疾病，均不宜使用。

香附──當歸

【配對奧妙】香附辛平，通行三焦，尤長於疏肝解鬱，理氣止痛，為理氣解鬱之要藥；當歸辛甘而溫，既能補血和血，又能活血通絡，為治療血分諸疾所常用。二藥伍用，一主氣分，一主血分，氣血並治，共奏理氣活血之功。

【臨床應用】肝鬱氣滯致肋脹痛，月經不調或痛經等。

【用量用法】香附：10克；當歸：10～15克。

【名醫經驗】1.芮經　歸附丸，香附子八兩（一半醋浸一宿，煮乾，切，焙；一半童便浸一宿，煮乾，切，焙），當歸四兩，為細末，米醋煮麵糊為丸，如梧桐子大。每服50丸，空心淡醋湯送下。功可：順氣調經。治療：月經不調。（《杏苑

生春》卷八）

2. 朱良春　婦女痛經，多見氣滯淤血之證，常用當歸、香附、川芎、澤蘭、赤芍、柴胡、益母草、路路通之類。（《朱良春用藥經驗》）

3. 陶敬銘　用止痛煎（以香附、當歸為主）治療原發性痛經56 例，治癒 35 例，好轉 19 例，無效 2 例，總有效率為 97.4%。〔貴陽中醫學院學報，1989，（4）：15〕

4. 閆樹河　治療血管性頭痛 以疏肝解鬱湯（香附、當歸、川芎、柴胡、白芷等）治療 50 例，痊癒 47 例（療程 15～20天，停藥觀察 3 個月不復發）。〔四川中醫，1987，（12）：10〕

【使用禁忌】當歸能助濕滑腸，香附雖能部分制約其偏性，但凡濕盛中滿，大便溏泄者仍宜慎用。

香附——烏藥

【配對奧妙】香附辛苦甘平，入肝膽經，能疏肝調經，以行血分為主；烏藥辛散性溫，順氣降逆，散寒止痛，長於順氣散寒。二藥合用，氣血兼治，相須為用，直奔下焦，理氣散鬱，和血止痛之效顯著。

【臨床應用】1. 下焦乍寒作痛，腹脹，腸鳴，腹瀉諸症。

2. 肝炎症見午後腹脹者，痢疾症見裏急後重者。

3. 婦女經期或產後，小腹疼痛屬氣血不和者。

【用量用法】香附：10 克；烏藥：10 克。

【名醫經驗】1. 萬全　四製香附丸，以香附一斤（杵，分四製：酒、醋、鹽水、童便各浸三日，焙，研），烏藥八兩為末，醋糊為丸。白湯送下。治療：因抑鬱而致經閉者。（《萬氏女科》卷一）

2. 韓懋　青囊丸，以香附子（略炒）不拘多少，烏藥（略

炮，減附 1／3），為細末，水醋煮為丸，如梧桐子大。隨證用引，如頭痛，茶送下；痰、薑湯之類，多用酒下為妙。治療：婦人頭胃脘痛及氣鬱諸病。（《韓氏醫通》卷下引邵康節方）

3. 徐行　治乾性坐骨神經炎：自擬烏附芍瓜湯（香附 12 克，天臺烏藥、木瓜、獨活、威靈仙、當歸各 15 克，白芍、牛膝、雞血藤各 30 克，水煎，每日 1 劑，分 4 次服）治療乾性神經炎。治療結果：服藥 1 週病情明顯好轉、1 個月完全恢復 204 例；服藥 10 天，病情明顯好轉，1 個半月基本恢復，但偶有痛感 53 例；服藥 15 天，病情轉輕，2 月後患肢僅有輕微疼痛，用力時疼痛稍加劇 26 例；服藥 2 月病情無變化或反覆發作，病情不穩定 15 例。〔四川中醫，1990，（2）：21〕

4. 王德安　治療經期綜合徵，用香附、烏藥、全瓜蔞、沒藥、當歸、皂角刺、甲珠、元胡、木香、鬱金、甘草組成瓜蔞烏藥散結湯，治療經期乳房脹痛、結核腫硬等經期綜合徵。於月經前 1 週用藥，持續到月經停止，每日 1 劑，早、中、晚水煎溫服。共治療 144 例，顯效 42 例，占 29.1%；有效率 48 例，占 54.2%；無效 24 例，占 16.7%，總有效率為 83.3%。〔黑龍江中醫藥，1984，（6）：25〕

5. 陳景明　治療粘連性腸梗阻，以香附、烏藥、縮砂仁、木香、玄胡、甘草組成加味烏藥湯治療粘連性腸梗阻 27 例，顯效 14 例，好轉 11 例，無效 2 例。〔上海中醫藥雜誌，1986，（1）：15〕

【使用禁忌】二藥皆辛溫之品，易耗氣傷陰，若已見氣虛或氣鬱化火之象，則當慎用。

香附——沉香

【配對奧妙】香附芳香疏散，能散滯氣，降逆氣，且性平無寒熱之偏，為疏理肝胃氣結之良藥；沉香溫脾腎，降逆氣，

納腎氣。香附質輕多用肝經，偏於升散；沉香質重，偏於沉降。合而用之，升降協同，功專於下，且具升降諸氣，調暢氣機之功。

【臨床應用】1. 腹脹，便秘，淋證及婦人轉胞屬下焦氣機失調者。

2. 胃寒所致的呃逆、嘔吐之症。

【用量用法】香附：6～10克；沉香：1～3克，宜後下；或磨汁、銼末沖服；或入丸散劑，每次 0.5～1 克。

【名醫經驗】1. 張璐　歸附丸，治婦人氣亂，經期或前或後，則用當歸、香附研末，砂仁煎湯送服；若臍下腹痛，加沉香、丁香、附子、肉桂；經行少腹先痛，或血氣紫黑結塊，加沉香、莪朮。（《張氏醫通》）

2. 陳師文　沉香降氣湯，治陰陽壅滯，氣不升降，胸膈痞塞，喘促嗜臥，又治腳氣上衝，心腸堅滿：沉香 575 克，香附子 25 斤，甘草 7.5 斤，縮砂 3 斤。上為末，每服 3 克，鹽少許，沸湯點服。（《太平惠民和劑局方》）

3. 楊濟　沉香配香附，治下焦氣機失調所致的下腹脹滿，大腸氣秘，小便氣淋，婦人轉胞等症；配香附、砂仁，治寒凝氣滯，胸脇痞滿脹痛之症。（《臨證用藥配伍指南》）

【使用禁忌】本藥對辛溫助熱，陰虛火旺者慎用。

香附——玄胡

【配對奧妙】香附為氣分之藥，據《本草綱目》謂其功能「利三焦，解六鬱，消飲食積聚，痰飲痞滿……婦人崩漏帶下，月事不調，胎前產後百病。」然最善理氣開鬱，活血調經。玄胡辛苦而溫，功能活血祛瘀，兼能行氣，通滯散結，行氣止痛。二藥伍用，一走氣分，一走血分，氣行則血行，血暢則氣順，既可疏肝理氣解鬱，又可活血化瘀，氣血並治，行氣

止痛作用倍增。

【臨床應用】肝鬱氣滯，血行不暢，症見胸脅脹痛，乳房脹痛，脘腹痞滿，疝氣疼痛及婦女痛經。

【用量用法】香附：6～10克；玄胡：3～10克，多醋製後用，其有效成分的溶解度大大提高而加強止痛之效；研末服1.5～3克。

【名醫經驗】1.陸文生　治療肝鬱不孕證（香附、製元胡、柴胡、鬱金、王不留行、路路通、鬱金等）。治療 65 例，其中原發性不孕 40 例，繼發性不孕 25 例，結果原發性不孕痊癒 27 例，有效 12 例，無效 1 例；繼發性不孕痊癒 18 例，有效 5 例，無效 2 例。〔陸文生，浙江中醫學院學報，1989，13（5）：22〕

2. 楊濟　香附配延胡索，治肝鬱氣滯，血行不暢所致的胸痛，乳痛，胃脘疼痛，疝氣痛及婦人行經腹痛等症。香附配延胡索、烏藥、柴胡、炒萊菔子，治脅痛腹脹。（《臨證用藥配伍指南》）

3. 昌年發　治療痛經，以香笑散（香附、失笑散、延胡索、烏藥、細辛等各等分研末）調為膏狀，取蠶豆大小置於 4 cm×4cm 膠布中心，分別貼於神闕和關元穴，於月經前 6 天開始貼，3 天更換 1 次，連續 3 次，2 個月經週期為 1 療程，治療 57 例，痊癒 28 例，有效 22 例，無效 7 例。〔江蘇中醫，1995，16（6）：34〕

【使用禁忌】血虛氣弱者不宜單用，陰虛血熱者慎用。

香附——川楝子

【配對奧妙】香附與川楝子，均入肝經，功能理氣止痛。香附辛甘平，專司疏肝理氣；川楝子味苦性寒，故可泄熱，而用於肝經鬱熱。二藥相伍，舒肝解鬱與行氣止痛並舉，為治療

肝鬱氣滯疼痛諸症所常用。

【臨床應用】肝氣鬱結所致胸悶脇脹，乳房脹痛，善歎息，甚或月經不調等。

【用量用法】香附：6～10克；川楝子：3～10克。

【名醫經驗】1.雷載權　若痛經屬氣鬱血滯，沖任失調而致經來腹痛，月經不調，乳房脹痛者，可與川楝子、川芎、當歸、柴胡、延胡索等同用。（《中華臨床中藥學》）

2.張迎春　治療慢性盆腔炎：香附、川楝子、當歸、川芎、丹參、雲芩、桃仁、赤芍、柴胡、路路通、甘草。1個月經週期為1療程。經期改用活血調藥，隨證加減，水煎服，每日1劑，治療89例，痊癒20例。其中懷孕10例，占39例不孕者的25.64%，顯效23例，好轉38例，無效8例。〔時珍國藥研究，1991，（1）：16〕

【使用禁忌】脾胃虛弱者不宜用。

香附──蘇梗

【配對奧妙】香附功能疏肝解鬱，理氣血活血，調經止痛，可宣暢十二經氣分，兼入血分；蘇梗理氣寬中，健胃止嘔，理氣安胎，偏走氣分。二藥合用，氣血並調，胸膈中焦並治，其解鬱止痛、消除脹滿力量增強。

【臨床應用】1.肝鬱氣滯，胸腹脹滿不適，脇肋脹痛，食少等。

2.妊娠嘔吐，腹脹等。

【用量用法】香附：6～12克；蘇梗：6～10克。

【名醫經驗】1.任平均　治療慢性胃炎、消化性潰瘍：用變通香蘇散（香附、蘇梗為主）治療慢性胃炎、消化性潰瘍185例。其中122例慢性胃炎痊癒98例，好轉19例，無效5例，總有效率為95.9%；63例消化性潰瘍病中，痊癒48例，好

常用中藥配對與禁忌

500

轉 11 例，無效 4 例，總有效率 93.7%。〔河北中醫，1989，11
（3）：37〕

2. 楊濟　香附配蘇梗，治肝鬱氣滯，胸腹脹悶不適，或兼
感冒，妊娠嘔吐，腹脹等症。（《臨證用藥配伍指南》）

3. 王啟琴　治療胃、十二指腸潰瘍 以香蘇湯（香附、白
芍、八月劄各 10 克，丹參 18 克，蘇梗、陳皮、黃連各 6 克，
炙甘草、柴胡各 5 克）煎服，每日 1 劑，治 30 例（胃與十二指
腸各 15 克），顯效 6 例，有效 21 例，無效 3 例。〔南京中醫
學院學報，1993，（1）：40〕

【使用禁忌】氣虛無滯、陰虛內熱者慎用。

【用藥指歸】

1. 香附的配對藥，主要是治療情志不遂，氣、血、痰、
火、濕、食六鬱為患；寒凝氣滯，停痰宿食而致的胃脘痛、腹
痛、少腹痛、疝氣痛等痛證；肝鬱氣滯，月經不調，痛經等病
證。針對其「疏肝理氣，調經止痛」的臨床功效展開的。

2.《本草綱目》謂「香附之氣平而不寒，香而能竄，其味
多辛能散，微苦能降，微甘能和。生則上行胸膈，外達皮膚，
熟則下走肝腎，外徹腰足。……乃氣病之總司，女科之主帥
也。」的確，香附對三焦各臟腑氣滯之證均適宜使用。

3. 血虛氣弱者不宜單獨用，陰虛血熱者慎用。

4　沉　香

沉香首載於《名醫別錄》，因係木的心材，體重，置水中
則沉，氣香，故而得名。性味辛苦微溫，主歸脾、胃、腎經。
主要功效為行氣止痛，溫中止嘔，納氣平喘。

沉香辛散溫通，氣味芳香，溫而不燥，行而不泄，具有良
好的行氣散寒止痛作用，用治寒凝氣滯，胸腹脹痛等症。沉香

辛溫散寒，苦泄降氣，善於溫胃散寒、降逆止嘔，治療寒邪犯胃，嘔吐清水。沉香味苦質重，沉降下行，既能溫腎納氣，又能降逆平喘，治療下元虛冷，腎不納氣之虛喘證。沉香辛散溫通，芳香辟穢，理氣止痛，用治療氣急，胸腹脹痛，煩悶昏沉者。同時，沉香辛香溫通，行氣止痛，用治腳氣腫痛。

現代藥理研究：

沉香含倍半萜類取代色原酮類化合物、苄基丙酮、對甲氧基苄基丙酮、氫化桂皮酸、對甲氧基氫化桂皮酸及茴香酸等。沉香提取物能使環己比妥引起的小鼠睡眠時間延長。沉香組分對電休克法引起的痙攣有抑制作用。沉香水煮液和水煮酒能抑制離體豚鼠回腸主動收縮，對抗組胺、乙醯膽鹼引起的痙攣性收縮，對整體動物能使新斯的明引起的小鼠腸推進運動減慢，呈現腸平滑肌解痙作用。所含揮發油有促進消化液分泌作用，以及麻醉、止痛、肌鬆等作用。沉香煎劑對人型結核桿菌、傷寒桿菌、福氏痢疾桿菌均有較強的抗菌作用。

沉香——檳榔

【配對奧妙】沉香苦辛芳香，性溫質重，降而不泄，既能溫中降逆，又能暖腎納氣，且有降氣之功，無破氣之害；檳榔苦辛芳香能開泄，質重而堅能下降，破滯行氣之力較強。二藥合用，相輔相成，降逆行氣之力大增，還能下痰平喘，溫中降逆。

【臨床應用】1. 胸膈痞悶，上氣喘急諸症。

2. 肺腎氣虛，痰濁壅阻，胸悶喘咳諸症。

3. 脾胃虛寒，氣滯食阻，脘悶噯氣，嘔噁，腹脹等。

【用量用法】沉香：1～3克，後下；或磨汁、銼末，每次0.5～1.5克。檳榔：3～10克。

【名醫經驗】1. 楊濟　檳榔配沉香，治腎虛肺逆，痰濁壅

遏於上所致的胸悶咳喘，或脾胃虛寒，食積氣滯而見的胸脘脹痛，嘔逆噯氣，以及七情氣厥所致的上氣喘急，滿悶妨食者。（《臨證用藥配伍指南》）

2. 董建華　若氣滯不舒，大腸氣機鬱滯，通降失司，傳導失職，糟粕內停而成氣秘者，藥用檳榔、沉香、大腹皮等。（《中國百年百名中醫臨床家叢書・董建華》）

3. 焦樹德　檳榔降氣，但偏於破瀉下降，正虛者忌用。沉香降氣，無破瀉的作用，不傷正氣。前人經驗認為沉香「行氣不傷氣，溫中不助火」，可資參考。（《焦樹德臨床經驗輯要》）

4. 丁建華　治療新生兒便秘，以沉香 4 克，檳榔 4 克，炒烏藥 4 克，陳皮 4 克，厚朴花 4 克，枳殼 4 克，木香 4 克，生大黃 3 克（另包泡服）組成加減四磨飲治療新生兒便秘。每日 1 劑，水濃煎，多次餵服，一般服藥 2～3 劑即癒。〔湖北中醫雜誌，1985，（4）：32〕

【使用禁忌】沉香與檳榔均降多於升，其性溫，故脾虛便溏、氣虛下陷以及陰虛有熱者，均不宜使用。

沉香——石斛

【配對奧妙】石斛苦寒，善清陽明虛熱，為滋養胃陰之常用要藥，亦有益腎滋陰之作用；沉香辛溫降氣。二藥合用，石斛得沉香則滋胃陰而不抑遏，沉香得石斛則降逆氣而不燥津，寒溫併用，順氣養陰。

【臨床應用】陰虛氣逆所致乾嘔不止，口渴，舌紅少津等。

【用量用法】沉香：1～3 克，後下，或磨汁、銼末，每次 0.5～1.5 克；石斛：6～12 克，鮮者 15～30 克煎服，鮮石斛清熱生津之力尤佳，乾石斛較差。

【名醫經驗】吳少懷　一陰虛胃痛治驗，以石斛、沙參、

麥冬、玉竹滋養胃陰，配丹參、沉香、檀香等化瘀行氣，療效頗佳。（《吳少懷醫案》）

【使用禁忌】本藥對主要用於胃痛氣滯兼陰虛者，因石斛能斂邪、助濕，故脾胃虛寒、大便溏薄，舌苔厚膩者忌用。

沉香——陳皮

【配對奧妙】沉香辛苦芳香，性溫質重，上能醒脾祛濕，下能降氣納腎；陳皮辛散苦降，其性溫和，燥而不烈，能理氣健脾，燥濕化痰。二藥均能升能降，陳皮升多降少，沉香降多升少。合而用之，相互促進，升降結合，具有行氣消脹，和胃止痛之功。

【臨床應用】1.氣滯痰阻引起的脘腹滿悶，脹痛不止等。

2.慢性肝炎、胃炎等疾病引起的腹脹、腹痛等症。

【用量用法】沉香：1～3克，後下，或磨汁、銼末，每次0.5～1.5克；陳皮：6～10克。

【名醫經驗】1.施今墨　將陳皮炒炭入藥，能緩和藥物烈性，增強收斂解毒等功效，與沉香伍用，用治脘腹脹痛，療效明顯，若同時配伍香附、烏藥效果更佳。（《施今墨用藥經驗集》）

2.焦樹德　沉香有時也可用於肺氣不降、痰濁壅阻的實喘咳嗽。常配合陳皮、蘇子、前胡、半夏、厚朴等同用，如局方蘇子降氣湯（蘇子、半夏、前胡、厚朴、陳皮、沉香、甘草、當歸）等，利用沉香降氣之力而消痰平喘。（《焦樹德臨床經驗輯要》）

3.趙佶　沉香丸，治療寒邪犯胃，嘔吐清水，可與橘皮、胡椒、蓽澄茄等同用，以沉香為主，配以陳皮、青皮、胡椒、枳實、蓽澄茄、等同用，水煎服。（《聖濟總錄》）

【使用禁忌】氣虛不足、陰虛有熱者均不宜用。

504

沉香——丁香

【配對奧妙】沉香辛苦而溫，有降氣調中，溫腎助陽之功；丁香性味辛溫，暖脾胃，快氣機而散寒止痛，降濁氣而止嘔。二藥合用，溫中降逆之功倍增，行氣止痛之力強。

【臨床應用】1. 虛寒呃逆等症。

2. 胃寒嘔吐、腹痛等症。

【用量用法】沉香：1～3克，後下，或磨汁、銼末，每次0.5～1.5克；丁香：3克。

【名醫經驗】1. 焦樹德　由於中氣失其和降、氣逆為害而出現胸脘脅肋悶脹、心腹疼痛、嘔吐泄瀉、胃冷、呃逆等症。可用沉香降氣溫胃而調中。常配合丁香、香附、枳殼、青皮（治胸脘脅肋悶脹）、良薑、吳萸、白朮（治嘔吐泄瀉）、柿蒂等同用。（《焦樹德臨床經驗輯要》）

2. 李東垣　沉香溫胃丸，治中焦氣弱，脾胃受寒，飲食不美，氣不調和，臟腑積冷，心腹疼痛，大便溏瀉者，沉香可與附子、肉桂、丁香、高良薑、吳茱萸、人參、白朮、茯苓等同用。（《內外傷辨惑論》）

【使用禁忌】1. 本藥對藥性溫熱，熱病及陰虛內熱者忌用。

2. 丁香畏鬱金，配對組方時應注意。

沉香——木香

【配對奧妙】沉香味辛走散，行而不泄，專於化氣降痰，兼有扶脾溫腎之功；木香專於行胃腸結氣而止痛，兼能消食。二藥配對，沉香優於降氣平喘，木香長於健脾理氣，相須為用，理氣健脾止痛功效顯著，降逆行氣之功倍增。

【臨床應用】

1. 胃失和降，氣逆不順而致的脘腹脹痛，嘔吐呃逆。

2. 痰氣上逆，腹脹氣喘。

【用量用法】沉香：1～3克，後下，或磨汁、銼末，每次0.5～1.5克；木香：6～10克。

【名醫經驗】1. 武之望　二香散，以木香、沉香各等分，為末。煎陳皮、茯苓湯調下，空心服。治療：氣鬱於下，小便隱秘不通。（《濟陰綱目》卷九十二）

2. 朱端章　沉香四磨湯，治寒凝氣滯，胸腹脹痛，沉香與木香、烏藥、檳榔等同用。（《衛生家寶》）

【使用禁忌】本藥對辛香濃烈，耗氣傷陰，故氣虛及陰虛內熱者均忌用。

沉香——烏藥

【配對奧妙】沉香辛苦芳香，功專行散，能醒脾開胃，祛濕化濁，行氣止痛，且本品質地沉重，落水不浮，性專下降，可直達下焦，入於腎經，以引上逆之氣歸於下；烏藥辛溫開通，上走脾肺而順氣降逆，散寒止痛，下達腎與膀胱而溫下元，調下焦冷氣，既能通理上下諸氣，理氣散寒，行氣止痛，又溫下元逐寒而縮便。二藥配對，同走氣分，下達下焦，共奏降逆行滯，醒脾散寒之功。

【臨床應用】1. 脾虛腹脹，胸悶，氣短，嘔吐等症。

2. 精神抑鬱所致的腹滿胸悶，噫氣頻作，體倦乏力等症。

【用量用法】沉香：1～3克，後下，或磨汁、銼末，每次0.5～1.5克；烏藥：3～10克。

【名醫經驗】1. 胥慶華　烏藥、沉香伍用，出自《濟生方》四磨湯，治七情所傷肝氣鬱結所致諸證。臨床實踐證明，以兩藥為主組方，治療腸粘連引起的輕度腸梗阻，疝氣等屬氣滯寒凝者，效果甚佳。對於下元虛寒，氣逆於上引起的痰喘也有一定療效。（《中藥藥對大全》）

2. 董建華　邪熱傳裏，壅滯胃腸，與腸中糟粕互結，大腸

傳導功能受阻，胃腸氣機不能順降，故腹滿痛；無形之邪熱與有形之燥屎互結於內，故腹脹且痛；腑氣不通，則大便秘結。當清熱通腑，順氣消脹。藥用：生軍 5 克（後下），檳榔 10 克，枳實 10 克，全瓜蔞 15 克，火麻仁 10 克，黃連 3 克，黃芩 10 克，香櫞皮 10 克。如少腹脹急，便時矢氣不通暢，加沉香 3 克，烏藥 6 克，川楝子 10 克。（《中國百年百名中醫臨床家‧董建華》）

3. 徐樹楠　沉香與烏藥，均能溫暖脾腎，行氣散寒，治胸腹脹滿，上氣喘逆之證，常相須為用。然沉香苦泄下行，降逆氣、納腎氣是其所長，且溫腎功用烏藥，善治腎不納氣的喘促氣逆等證；烏藥氣雄走竄，無處不達，凡三焦寒鬱、氣滯、血凝一切邪逆之證均適用，惟腎虛喘促者，不宜使用。（《中藥臨床應用大全》）

【使用禁忌】本藥對有耗氣之弊，不宜大量久服；氣血虛而有內熱者不宜服用。

沉香——肉桂

【配對奧妙】沉香辛苦芳香，善行於氣分，性專下降，直達於腎；肉桂辛苦大熱，走肝腎血分，能溫補脾腎陽氣，功專溫經散寒止痛。二藥合用，一走於氣，一行於血，同溫於下，共奏溫腎壯元，散寒止痛之功。

【臨床應用】肝腎陰寒，小腹疼痛，疝氣等症。

【用量用法】沉香：1～3 克，後下，或磨汁、銼末，每次 0.5～1.5 克；肉桂：3～10 克，後下或研末沖服。

【名醫經驗】1. 顏乾麟　以沉香、肉桂等份為末吞服，治療寒盛胃痛，療效較好。〔北京中醫，1984，（2）：10〕

2. 焦樹德　沉香性溫而降，能引氣歸腎溫補腎陽，用於腎虛寒所致的氣喘。多見吸氣呼氣困難，吸氣不能深納丹田（臍

下部分），腰膝冷痛，陽痿滑精，腳軟乏力，尺脈緩弱等症。常配合附子、肉桂、補骨脂、小茴香、肉豆蔻、金鈴子、木香等同用。（《焦樹德臨床經驗輯要》）

3. 羅天益　沉香桂附丸，治療脾胃虛寒，腹中雷鳴，手足厥冷，便利無度，沉香伍附子、肉桂、乾薑、良薑、川烏等。（《衛生寶鑒》）

4. 楊魯　治療產後尿瀦留 以三末飲（琥珀 1　5～4 克，沉香 1～2 克，肉桂 1～2 克）研末沖服，如有熱可減量或不用肉桂，另以車前子 20 克，澤瀉 15 克，水煎，取藥汁調服上末，治 30 例，顯效 26 例，良效 3 例，無效 1 例。〔黑龍江中醫藥，1989，（4）：17〕

【使用禁忌】

1. 肉桂畏赤石脂，配對組方應注意。

2. 本藥對辛熱燥烈，有出血傾向及孕婦慎用。

【用藥指歸】

1. 沉香的藥物配對，主要用於寒凝氣滯、胸腹脹痛，嘔吐、呃逆，氣逆喘咳，噎膈，痧脹，腳氣腫痛等方面，圍繞其「行氣止痛，溫中止嘔，納氣平喘」的功效而展開的。

2. 沉香以油性足，體質重而糯性大，香氣濃鬱者為佳。因其屬貴重藥材，且易揮發，故入湯劑宜後下，最好是研成粉末吞服，或入丸、散劑。

3. 本品辛溫助熱，故陰虛火旺者慎用。氣虛下陷者亦應慎用。

第九章　消食藥

1　萊菔子

萊菔子，始載於《日華子本草》，為植物蘿蔔菜的種子而得名。味辛、甘，性平，歸脾、胃、肺經，主要功效為消食除脹，降氣化痰，止咳平喘。

本品為植物蘿蔔菜的種子，長於辛散，功擅消食化積，行氣除脹，專治風痰，自朱丹溪《丹溪心法》始用於食積氣脹，消化不良或由食滯引起之腹痛、腹瀉等；又因其入肺經，降氣化痰，止咳平喘之功甚善，故朱震亨有「萊菔子治痰，有推牆倒壁之功。」用治咳喘痰壅，胸悶食少者尤宜，單用即有效。另能活血化瘀，行氣止痛，用生品搗爛，熱酒調敷，可治跌打損傷，淤血脹痛。

現代藥理研究：

萊菔子為種子類藥，含脂肪油 30％，油中含薺子酸甘油酯、亞油酸、亞麻酸、正三十烷、β - 谷甾醇、硬脂酸等。萊菔子水提物具有抗菌消炎的作用，對葡萄球菌和大腸桿菌等具有顯著的抑制作用，萊菔素對葡萄球菌、痢疾桿菌、傷寒桿菌和大腸桿菌的 MIC 分別為 40、125 及 200mg／ml，對細菌外毒素有明顯解毒作用。其水提物有明顯降壓作用。

降肺、體動脈酚妥拉明基本相符。持續微量靜脈注射能抑制急性缺氧導致的肺動脈高壓，同時減少降低體動脈壓的副作用，明顯減低體血管與肺血管阻力，明顯降左、右心室搏動指

數。

萊菔子——白芥子

【配對奧妙】萊菔子、白芥子均為辛散之品，同入肺經。萊菔子辛甚，長於順氣開鬱，下氣定喘，消食化痰，消脹除滿；白芥子辛能入肺，溫可散寒，長於利氣豁痰，溫中散寒，通絡止痛。二藥相伍，白芥子既能助萊菔子溫肺豁痰，化積消痰，又能降氣平喘，二者同用，相互促進，利氣消食，祛痰止咳，降氣平喘之力增強。

【臨床應用】1. 氣逆喘咳，胸悶痰多，食少難消，以致咳嗽氣喘，痰多，胸脘痞滿，不思飲食，苔黏膩，脈滑者。

2. 老人、虛人痰嗽等症。

3. 久咳痰喘等症。

【用量用法】萊菔子：10克；白芥子：10克。萊菔子白芥子相伍，出自《韓氏醫通》三子養親湯，萊菔子與白芥子用量之比則看痰與郁何證多，則以所主者為君，餘次之，每劑不過三錢。

【名醫經驗】1. 張鋼綱等　萊菔子、白芥子等各10克，食醋適量，將藥物炒至微黃，研細，食醋煮沸，冷卻倒入藥末，調成膏狀，貼於兩足湧泉穴，每日換藥1次。主治小兒口瘡。（《常用中草藥新用途手冊》）

2. 晉襄　將萊菔子30克、白芥子30克，紫蘇子30克，分別炒黃，共研細末，加入白糖100克，每日服3次，每次10克，溫開水送服。用於治療青年扁平疣。（《臨床驗方集錦（續一）》）

3. 韓悫　三子養親湯；萊菔子配白芥子、蘇子而成，用於下氣化痰，適用於痰濕內盛，氣機不暢，咳嗽痰多，胸悶嘔逆之症。（《韓氏醫通》）

4.呂景山　咳嗽一證，應當首先治痰。而治痰有兩種方法，一是治肺，一是治脾。痰多時以豁痰為主，應選白芥子治療；食滯而又運化失職時，應選萊菔子治療，二藥相合，相互為用，化滯豁痰止咳甚佳。（《施今墨對藥臨床經驗集》）

【使用禁忌】萊菔子服用比較安全，臨床未見中毒的案例報導。但萊菔子能耗氣，故氣虛及無食積、痰滯者慎用。白芥子辛溫燥烈，易傷陰耗氣動火，故久嗽肺虛及陰虛火旺者忌用。且對皮膚黏膜有刺激，易發疱，有消化道潰瘍、出血及皮膚過敏者忌用。白芥子因辛辣，刺激性大，口服過量可導致胃腸炎而出現腹痛、腹瀉。古籍中也指出該藥「多食昏目、泄氣、傷精」。

兩者配伍使用則應注意白芥子的劑量不宜過大。且如用於肺熱痰稠、陰虛火旺、乾咳少痰等以燥、熱為主的病證則屬藥不對證，會加重燥之象應倍加注意。

萊菔子——人參

【配對奧妙】萊菔子與人參二者均味甘入肺經、脾經，二藥相伍，萊菔子辛散，長於消食除脹、順氣開鬱而下氣消痰，人參甘溫善於大補元氣而益脾肺之氣。二藥一辛一甘，其補脾肺之功效及降氣化痰開通之力倍增。萊菔子得人參可降氣消痰而不耗散，人參得萊菔子則補而不滯。

【臨床應用】1.中氣虛而兼氣道痰阻者。

2.頑固性腹脹患者。

3.癌症晚期而又見腹脹，中氣不足者。

【用量用法】萊菔子；6～12克；人參：3～9克（因人參貴重、臨床上常用黨參代替劑量可用15克）。

【名醫經驗】1.張澤生　用二藥配伍，有益氣化痰開通噎嗝之效，主治噎膈、中氣虛而兼氣道痰阻者。（《張澤生醫案

醫話集》）

2. 錢伯文　氣虛患者用黨參或太子參 20～30 克，為防其壅氣，常配萊菔子，而萊菔子也有制癌作用，傅青主亦將二藥同用。

3. 顧丕榮　用二藥時，黨參用 30 克配伍萊菔子 15 克，可以健脾運中，消食化滯，通塞併用，治療頑固性腹脹病變。（《江蘇中醫》1990（3）:1）

4. 黃遠媛　二藥相伍治療腹脹如膨，時有痞塊，進食後腹脹益甚，納差嘔噁，倦怠乏力，頭暈心慌汗出等症，用二藥隨證配伍他藥，療效滿意。人參與萊菔子雖屬相惡之品，只是在純虛或純即時，應避免同用。但臨證更多的是虛實夾雜，全在於辨證權衡利弊。若用之得當，非但見相惡，反而相得益彰。（《中醫雜誌》1988（9）:68）

【使用禁忌】人參本惡萊菔子，但張澤川認為，萊菔子得人參可降氣消痰而不耗散，人參得萊菔子補而不滯，這種配伍法稱為變法。臨床運用時無明顯毒副作用。但應注意常規用量短期服用人參及其製劑安全性好，偶可見輕度不安、興奮。

長期服用則會出現不適，表現為失眠、抑鬱、頭痛、心悸、血壓升高、性功能減退、體重減輕等，因此，應注意服用的劑量及其服用時間。

萊菔子——木香

【配對奧妙】萊菔子與木香味均辛，同入脾、胃二經。萊菔子味辛、甘，性平，長於順氣開鬱，下氣定喘，消食化痰，消脹除滿；木香味苦，性溫，氣味芳香，能升降諸氣，善泄肺氣、疏肝氣、和脾氣，故為宣通上下、暢利三焦氣滯的要藥。二藥配伍，有較強的消食導滯，消脹除滿的作用。

【臨床應用】1. 消化不良，食積氣滯之胃脘痞滿脹痛，噯

氣酸腐，腹脹腸鳴，矢氣頻頻等症。

2. 治療急性腸梗阻等症。

【用量用法】萊菔子：3～9克；木香：6～12克。

【名醫經驗】1. 鐘贛生　萊菔子15克，木香1.5克等藥，水煎服，治療痢疾有積，後重不通。（《方脈證宗》）

2. 張豐強　用炒萊菔子、木香等各9克。水煎服，治療輕型粘連不完全性腸梗阻。（摘自《全國中草藥彙編》）

3. 胡國臣　治療急性腸梗阻，用炒萊菔子10克，木香9克，加水300毫升。先放入萊菔子煎15分鐘，再放入木香煎10分鐘，取藥液150毫升，分兩次（或從胃管注入），兩次間隔6～8小時，每日1～2劑。治療粘連性腸梗阻有效率為86.3%。（《中藥現代應用臨床手冊》第一版，1993.382）

4. 焦樹德「……萊菔子配木香可治腹脹……」。（《用藥心得十講》人民衛生出版社，1980（1）：143～144）

【使用禁忌】萊菔子與木香均為行氣消食之品，用於治療食積氣滯之腹脹。若無腸胃積滯者，應禁用或慎用，以防耗傷脾胃之氣。

萊菔子——蘇子

【配對奧妙】萊菔子味辛、甘，性平，能消食除脹，長於順氣開鬱，下氣定喘，蘇子辛溫氣香，性潤下降，善於下氣消痰，以治氣壅痰滯之喘嗽。但蘇子下氣開鬱之力優於萊菔子，偏利胸膈。萊菔子消痰破積之力優於蘇子，偏消腹脹。兩藥合用，消降兼施，有降氣平喘消食之效，治胸脹悶，痰喘食積，舌苔厚膩滿布者。

【臨床應用】痰氣互阻，胸腹脹悶，痰喘食積之症。

【用量用法】萊菔子：10克；蘇子：10克。

【名醫經驗】楊濟等　萊菔子配蘇子治療中焦不運，痰氣

互結，咳嗽痰多，胸悶氣喘，食慾不振等症。有可治療久咳痰喘，咳嗽氣急多痰等症。（《臨證用藥配伍指南》）

【使用禁忌】本對藥物配伍主要用於痰氣互結之症，若體虛氣弱之人，尚無痰氣互結者慎用。

萊菔子——朴硝

【配對奧妙】朴硝，苦泄鹹軟，瀉熱通便，潤燥清熱瀉火；萊菔子甘平且辛，功擅消食化積，除脹行滯。二藥配對，甘寒生津，消食導滯，共奏潤腸通便之功。

【臨床應用】1.大便燥結久而不通，身體兼有羸弱者。

2.腸梗阻。

【用量用法】萊菔子：10～30克；朴硝：10～20克。

【名醫經驗】1.張瑜定　用萊菔子配朴硝、大黃治療腸梗阻。（《中醫雜誌》1996（4）：22）

2.周立孝　用萊菔子30克、朴硝24克（沖服）等藥，治療精神分裂症。（《中藥通報》1988（13）：12）

3.雷載權　用萊菔子100克，煎液加入芒硝30克，治療粘連性腸梗阻，療效甚佳。（《中級醫刊》1980（45）：10）

4.張錫純　鮮萊菔五斤，淨朴硝四兩。將鮮萊菔切片，同朴硝和水煮之。初次煮，用萊菔片一斤，水五斤，煮至萊菔爛熟撈出。就其餘湯，再入萊菔一斤。如此煮五次，約得濃汁一大碗，頓服之。若不能頓服者，選飲一半，停一小時，再溫飲一半，大便即通。（《醫學衷中參西錄》）

【使用禁忌】大便雖有閉結，但時間甚短而身體較為強壯者，慎用本對藥方。

萊菔子——杏仁

【配對奧妙】萊菔子辛散，止咳平喘。降氣化痰；杏仁苦濕，止咳平喘，潤腸通便。二藥配對辛開苦降、止咳平喘之功

愈強。

【臨床應用】氣壅痰盛，咳嗽喘促之症。

【用量用法】炒萊菔子 10～30 克；仁杏：3～10 克，入丸散劑用量不宜過大，湯劑宜久煎，以降低其毒性。

【名醫經驗】楊濟等　用杏仁配伍萊菔子等藥治療肺氣上逆導致的咳嗽。（《臨證用藥配伍指南》）

【使用禁忌】若氣痰尚未成壅，咳喘較輕則應慎用此對藥物，以防耗氣。

萊菔子——皂莢

【配對奧妙】萊菔子辛平，降氣消痰，止咳平喘；皂莢辛溫祛痰止咳通竅開閉。二藥配對。功能祛痰通閉，開竅醒神之功。

【臨床應用】中風神昏竅閉。大腸風秘，壅熱結澀。

【用量用法】1. 萊菔子一合（擂），皂角灰末二錢，用冷水調服。

2. 萊菔子與豬牙皂角各等分，為細末。每服二三錢，水煎，熱服半盞即吐。

【名醫經驗】1. 雷載權　用炒萊菔子 30 克，擂水，和皂莢末 6 克口服，治療風秘氣秘。（《壽域神方》）

2. 朱震亨　萊菔子配牙皂莢各 10 克，水煎服，治療中風口噤。（《中華臨床中藥學》）

【使用禁忌】本藥對辛散走竄，易傷正氣，孕虛陰虧及有咯血傾向者均忌用。

萊菔子——神麴

【配對奧妙】萊菔子味辛，善消食化積，行滯除脹；神麴辛溫消食和胃。二藥配對，同氣相求，相得益彰，共奏消食和胃，行滯除脹之功。

【臨床應用】食積氣滯、脘腹脹滿噯腐吞酸等。

【用量用法】萊菔子：6～15；神麴：6～15 克。

【名醫經驗】1. 楊濟等　萊菔子配神麴等，治療食積停滯，胸脘痞滿，腹脹腹痛，嘔吐瀉泄等症。（《臨證用藥配伍指南》）

2. 高學敏　用萊菔子配炒神麴等，製為消化散，以澱粉及白開水調成糊，臨睡前外敷患兒臍上並固定，治療小兒厭食症有較好療效。（摘自《中醫雜誌》1986；31：2）

【使用禁忌】對因久病致體虛氣弱之症，尤其是因臟腑器質性病變所致體虛氣弱者慎用。

萊菔子——梔子

【配對奧妙】山梔仁苦寒清降，性緩下行，既能瀉火除煩，又能泄熱利濕；萊菔子辛平降氣化痰。二藥相伍，專主清降，濕熱除則水腫自消。

【臨床應用】濕熱腫滿之妊娠子腫。

【用量用法】萊菔子：6～10 克；山梔子：3～10 克。

【名醫經驗】李岩　用萊菔子 15 克，山梔子仁 10 克，並加生薑皮適量，加水同煎，治療妊娠時期全身腫滿不適之症效佳。

【使用禁忌】本對藥方主要用於因濕熱腫滿而引起的妊娠水腫。若因脾胃虛弱引起的水腫則應慎用。

【用藥指歸】

1. 萊菔子的配對藥，主要是治療三焦氣滯食積，氣逆痰喘、痰氣互阻，中氣虛而兼氣逆痰阻，大便秘結不通，哮證，濕熱腫滿之妊娠子腫等方面，均圍繞消食除脹、降氣化痰、止咳平喘三大功效來展開。但古人還認為萊菔子有湧吐作用，《日華子本草》「水煎研服。吐風痰」。《醫林纂要》則認為「生用，吐風痰，寬胸膈。」後世對此功用探討發揮不多，以

致影響了萊菔子湧吐功能的認識。

2. 萊菔子可降氣行滯消食,能耗氣傷正。凡正氣虛損、氣虛下陷、大便溏泄者,不宜服用。

3. 萊菔子用於老年慢性支氣管炎屬脾虛痰濕型或肺寒痰喘型效果較好,且只宜用於痰濕盛或寒痰內停者,不可用於感冒痰多咳嗽、肺炎痰多色黃等有明顯感染症狀者。

2 山 楂

山楂,始載於《神農本草經注》,因植物山裏紅成熟的果實而得名。味酸、甘,性微溫。主要歸脾、胃、肝經,主要功效為消食健胃,行氣消滯,活血止痛。

本品為成熟果實,性溫又入脾、胃兩經,功善健脾消食,行氣導滯和止瀉,治一切飲食積滯,傷食腹痛泄瀉,長於消化油膩肉食積滯;又因其味酸,酸能收澀,入血分,在活血祛瘀之中,行補脾、消滯、止瀉痢之功,能治多種痢疾;亦能散瘀止痛,治氣滯血瘀所致的多種疼痛症。

《方脈正宗》獨用山楂煎湯飲治療諸滯腹痛。又能入肝經,功在疏導,有行氣、活血、止痛,對肝經濕熱,食積,淤血所成之疝氣,用之每每有效。

現代藥理研究:

山楂的主要有效成分為黃酮類化合物,如槲皮素、槲皮甙、牡荊素、金絲桃甙、矢車菊素等。山楂具有明顯的降血脂和減輕動脈粥樣硬化病變的作用,並提示總三萜酸可能為降血脂的有效成分。山楂提取物有強心、降壓,增加冠脈流量、擴張血管及抗心律失常作用,其中山楂水解物山楂總黃酮和三萜酸類均有降壓作用,但以三萜酸類降壓效應最強。對志賀氏痢疾桿菌、福氏痢疾桿菌、宋氏痢疾桿菌,變形、大腸桿菌、溶

血性鏈球菌、白喉桿菌、金黃色葡萄球菌等，均有較強的抑制活性。另外，服後可增加胃中的酶類及胃液分泌量，促進消化，且具有一定鎮靜作用。

山楂——青皮

【配對奧妙】山楂與青皮同入肝、胃經。山楂酸甘，消食化積，破氣消瘀，止瀉痢。且能醒脾開胃，促進飲食，更長於消磨油垢肉積，止瀉痢，又入肝經血分，散淤血，化結消脹，為兒科、婦科常用之品。青皮色青氣烈，辛溫升散，苦溫降下，可引諸藥達於厥陰氣分，它既能疏肝膽和胃、消積化滯、行氣止痛，又能消癥散結，二藥相伍，共奏化積滯調氣血以鬆肌，助透化斑疹之功。

【臨床應用】

1. 麻疹、斑疹初出，透達不暢，兼見積滯氣血閉阻者。

2. 蕁麻疹劇癢伴脘腹積滯脹痛不適者。

3. 肝鬱不舒，乳汁壅滯，乳房脹硬，胸脅不適，或有成癥趨勢者。

【用量用法】山楂：6～10克；青皮：5～6克。

【名醫經驗】1. 高學敏等，山楂配伍青皮等藥治療食積氣滯，脘腹脹痛之症，如青皮丸等。（《常用中藥精粹便讀》）

2. 蕭森茂　善用山楂與青皮相配治療小兒積滯腹瀉甚驗。（《百家配伍用藥經驗採菁》）

3. 王藥雨　認為本配伍可治療因氣滯血瘀所致之肝硬化、脾腫大等，與它藥配合有效。（《實用中藥學》）

【使用禁忌】脾虛氣血不足，脾虛肝旺者慎用。

山楂——神麴

【配對奧妙】山楂與神麴同入脾、胃二經，山楂味酸甘，善消食化積，破氣化瘀，破泄之力較強；神麴味甘而性溫，其

辛不甚散，甘而不甚壅，溫而不甚燥，醒脾助運，導滯之力較勝。二藥同用，相須配對，可增強消食除積、破滯除滿之力。

【臨床應用】1. 暴飲暴食，胃脹腹痛，噯氣腐臭，矢氣頻頻或腹瀉等症。

2. 因飲食積滯，消化不良而引起的泄瀉等症。

【用量用法】山楂：6～10克；神麴：6～10克，布包煎。

【名醫經驗】江育仁　運用山楂、神麴二藥配伍，對於食積不化，濕困脾胃而腹瀉腹脹，納差，舌苔厚膩等均為要藥。對梅雨季節小兒腹瀉用之尤宜。（《中醫雜誌》1983；5：1）

【使用禁忌】若久病體虛之人出現食滯腹瀉之症則應慎用。

山楂——麥芽

【配對奧妙】山楂與麥芽均味甘，入脾、胃經。山楂味酸甘，性微溫，功善消食化積，散瘀行滯，尤擅治療食積停滯、油膩肉積、腹痛泄瀉及血瘀癥瘕等證。

麥芽味甘而性微溫，善於消食和中，治食積不消，脘腹脹滿、嘔吐泄瀉等。二藥相用，既能消肉食油膩之積又能化麥麵之積滯。

【臨床應用】1. 食不節、胃納過度而致食積不消，腹痛腹脹，矢氣頻頻或泄瀉之症。

2. 脾胃虛弱，食慾不振者。

【用量用法】山楂：6～10克；麥芽：6～10克。

【名醫經驗】1. 胥慶華　現代臨床多用二味配伍，治療心血瘀阻，膽固醇偏高的患者，長期服用，頗有裨益。（《中藥藥對大全》）

2. 陳澤霖　治療慢性胃炎為脾胃同病時，治當補脾氣，養胃陰，常用山楂配伍麥芽等理氣消食之品，使脾胃調和、升降有序（《名醫特色經驗精華》）

【使用禁忌】食痰互結，氣痰互結者慎用。

山楂——桃仁

【配對奧妙】山楂與桃仁同入肝經，然桃仁活血化瘀，除腹滿；山楂專主消食導滯，活血化瘀。二藥相配活血與消導作用併用，化瘀助消導，消積助血行，相輔相成，共奏破瘀滯除腹滿之功。

【臨床應用】腹脹滿兼有血瘀之症。

【用量用法】山楂：10～15克；桃仁：6～10克。

【名醫經驗】秦廉泉　內傷飲食乃小兒泄瀉常見病因之一。欲治其瀉，當須消導。食滯腸胃只行其氣，不活其血，病輕者則可；病久、病重者多收效不顯，是以有滯而血不和者，血不和則氣也滯，配伍二藥頗宜，否則難奏功效。（《中醫雜誌》（10）：15，1986）

【使用禁忌】山楂與桃仁相伍，破滯之性較強，孕婦忌用。便溏者亦慎用。

山楂——桂皮

【配對奧妙】山楂開胃消食化滯；桂皮散寒止痛，溫經通脈。二藥配對，化宿滯消食積，行結氣。

【臨床應用】用於

1.脘腹冷痛，食少便溏者。

2.脾腎陽虛，傷食泄瀉者。

【用量用法】山楂去核：10～15克；桂皮：2～5克，入湯劑應後下。

【名醫經驗】王飛鵬　因脾腎陽虛又加以食滯所致之嬰兒腹瀉用山楂配桂皮，每每效驗。（《王飛鵬兒科臨床經驗選》）

【使用禁忌】陰虛火旺，裏有實熱及孕婦忌用。

山楂——僵蠶

【配對奧妙】山楂能化食積，行結氣，健胃寬胸，行血瘀。現代藥理研究認為山楂有降血壓，降血脂、強心等作用。僵蠶能袪風解痙，化痰散結清熱。二藥合用，痰瘀並治，相輔相成，共奏化痰瘀通絡之功。

【臨床應用】痰瘀互結而引起的高血壓、高血脂、冠心病等。

【用量用法】山楂：10～15克；僵蠶：6～10克。

【名醫經驗】周仲英　僵蠶能入血分搜濁，消痰通絡，清涼袪風，對肝風暗動，濁邪壅盛者甚宜。山楂能健胃寬胸，行血瘀。二藥相伍，用治高血壓、高血脂症屬痰濁瘀閉絡之頭暈、肢麻、胸悶有效驗。（《中醫雜誌》1989；13：6）

【使用禁忌】久病體虛，陰陽兩虛之症者禁用。

【用藥指歸】

1. 山楂的配對藥，主要用於治療飲食積滯致的矢氣、泄瀉，脹滿兼血瘀、痰塊，痰瘀互結所致的高血壓、高血脂、冠心病，麻疹等初期不暢兼積滯氣血閉阻等方面，均是圍繞消食健胃，行氣消滯，活血止痛三大功效展開的。

但古人還認為山楂有「治膝瘡」作用，《本草經集注》，謂其「煮汁洗膝瘡」。《新修本草》謂其「汁服主水利，沐頭及洗身上瘡癢」。後世對此功用探討發揮不多，以致影響了山楂能治療膝瘡功能的認識。

2. 山楂的提取物具有強心、降壓，增加冠脈流量、擴張血管及抗心律失常作用，故山楂可用於治療因痰瘀互結所致之高血壓、高血脂、冠心病。

3. 山楂臨床主要用於因飲食積滯所致的食積、痰阻、淤血等，若脾虛而無積滯者應慎用。脾虛兼有積滯者當與補藥同

服，但不宜過用；氣虛便溏、脾虛不食，二者禁用；多食耗氣、損齒、易饑，空腹及虛弱人。

4.山楂作為藥物或食品應用廣泛，但也應注意病人體質。《本草綱目》中指出：生食多令人嘈煩易饑，損齒，齒齲人不宜。

3　雞內金

雞內金，始載於《神農本草經》，味甘，性平，歸脾、胃、小腸、膀胱經，主要功效為健脾消食，澀精止遺。

本品甘平，長於健脾消食，《千金方》稱之為專治消化不良引起的反胃吐食。為消食健脾之要藥。凡積滯，不論肉積、乳積、穀積，還是其他積滯皆宜；又具有固精止澀之功，常用於治療遺精、遺溺證；另因其入膀胱經，有化堅消石之功效。《醫林改錯》曾載「燒存性」，「治小便淋歷，痛不可忍」。且《萬病經方》中亦有同法治五淋的記載。能利尿通淋，消石止痛。

現代藥理研究：

雞內金含有促胃液素、澱粉酶、少量蛋白酶、角蛋白及許多種氨基酸等。認為可能因胃激素促進胃分泌，或是消化吸收後，經由體液因素興奮胃壁的神經肌肉，使胃液分泌量增加，胃運動增加。

雞內金——白朮

【配對奧妙】白朮味苦而甘，甘溫補中，苦可燥濕，為健補脾胃之主藥，既能燥濕健脾，又能益氣生血，和中消滯，固表止汗，安胎；雞內金甘平無毒，可生發胃氣、養胃陰、生胃津、消食積、助消化，還可固攝縮尿，化結石。二藥配對，一補一消，補消兼施，健脾開胃之力更彰。

【臨床應用】脾胃虛弱，食積不消，嘔吐瀉痢。

【用量用法】生雞內金：3～10克，入煎劑微炒；白朮：6～12克。

【名醫經驗】1.呂景山　用焦白朮與生雞內金相伍為用。白朮炒焦，以加強健脾止瀉作用，雞內金多為生品，保持其有效成分，增強治療作用，攻補兼施，共治脾胃虛弱，運化無力食慾不振，食後不消，痰濕內停，脘腹脹滿等症。（《施今墨對藥臨床經驗集》）

2. 張錫純　「用雞內金為臟器療法，若再與白朮等分併用，為消化瘀積之要藥，更為健補脾胃之炒品，脾胃健壯，益能運化藥力而消積也」（《醫學衷中參西錄》）

3. 高學敏　脾胃虛弱，食積不消，嘔吐瀉痢者，取雞內金、白朮等分為末服。（《常用中藥精粹便讀》）

【使用禁忌】二藥配對，甘補苦燥而性溫，實邪內壅、陰虛內熱，津液不足者忌用。

雞內金——栝蔞根

【配對奧妙】雞內金微寒，即能清下焦膀胱濕熱，又有縮尿固精止遺之功，栝蔞苦甘性寒，清肺降膈上之疾，潤胃而能生津止渴。二藥配對，清熱以生津，潤燥以降膈上熱痰本方雞內金可助脾化津，栝蔞根可清熱生津，合和為用，則陰津充足，不使心肺相熾，則膈消必癒矣。

膈消者，即上消也。《聖濟總錄》云：「心肺二經皆居膈上，心火既熾，移以爍金，二臟俱熱，薰蒸膈間，而血氣消爍也，……故久則引飲為消渴之疾。」

【臨床應用】主治膈消。

【用量用法】雞內金：3～10克；栝蔞根：10～15克。

【名醫經驗】張樹生　取雞內金之健脾化津，瓜蔞之甘寒

養陰，兼清肺胃之熱，兩藥相配，為治療消渴之神藥。（《百藥效用奇觀》）

【使用禁忌】二藥配對性甘寒。脾胃虛寒，大便滑泄者忌用，又栝蔞根反烏頭，配對後組方應注意，孕婦忌用。

雞內金——百合

【配對奧妙】雞內金甘微寒消食健胃；百合甘微寒，清肺潤燥，消痰止咳。二藥配對，同氣相求相得益彰，益胃陰潤肺燥，止嘔吐。清心安神；又因其甘寒質潤，善養陰潤燥，入肺經，補肺陰，清肺熱、潤肺燥而止咳嗽；雞內金甘、微寒。歸脾、胃、膀胱經。具有消食健胃，澀精止遺，通淋排石的作用。兩藥相合，主治脾胃不和，肝胃不舒而引起的嘔吐等症。

【臨床應用】胃陰誤傷所致嘔吐之症。

【用量用法】雞內金：3～10克；百合：10～30克。

【名醫經驗】1. 陳澤霖　用於治療肝昏迷。肝昏迷前期，患者常出現某些精神症狀，頗似中醫所謂的「百合病」。其時患者多為鬱熱灼傷陰液之證，因之而用百合為主治療：百合30克，雞內金1枚生用沖服，早期應用，常可取效。（《名醫特色經驗精華》）

2. 賀興東　治療萎縮性胃炎，用百合配伍雞內金等藥，並隨症加味。每日1劑，水煎服，3個月為一療程。（摘自《遼寧中醫雜誌》，1988；（4）：18）

【使用禁忌】二藥配對性寒質潤，風寒咳嗽，中寒便溏者忌服。

雞內金——黃連

【配對奧妙】雞內金消食力量較強，具有運脾健胃之功；黃連大苦大寒，善清中焦濕熱，並能瀉火解毒：二藥配對，甘生津以益胃陰，苦寒燥濕以除中焦濕熱。共奏清熱生津，瀉火

解毒之功。

【臨床應用】1. 心胃火熾引起的口舌生瘡。

2. 濕熱痞滿，嘔吐瀉痢。

【用量用法】雞內金 3～10 克；黃連：3～10 克。

【名醫經驗】1. 賀興東　治療萎縮性胃炎。用黃連 500 克，食醋 500 毫升（瓶裝醋為優），白糖 500 克，炒雞內金 10 個研末，加開水 4000 毫升，混合浸泡 7 日，即可服用，每日 3 次，每次 50 毫升，飯後服用。（摘自《中醫雜誌》1986；（9）：401）

【使用禁忌】二藥配對性苦寒，易損胃氣，脾胃虛寒者忌用。

雞內金——麥芽

【配對奧妙】雞內金味甘性平，能生發胃氣，健脾消食，養胃陰，生胃津，化結石，消瘀積。麥芽則可舒肝解鬱，啟脾開胃，消食和中。

二藥相伍，相得益彰，既可啟脾助胃之力倍增，又能使胃氣生，脾氣健，肝氣舒，納運正常，積滯自消。

【臨床應用】1. 脾胃虛弱，消化不良，食慾不振等症。

2. 久病之後，胃氣呆滯，不饑少納，或毫無食慾等症。

【用量用法】雞內金：6～10 克；麥芽（或穀芽）：10～15 克。

【名醫經驗】1. 祝諶予　用二味之生品入藥，治療慢性萎縮性胃炎，胃、十二指腸球部潰瘍，或熱性病後期，胃陰受損，胃氣大傷以致食慾不振者，均取得滿意療效。（《名醫特色經驗精華》）

2. 施今墨　施老慣用生品。其原因有二：一則生品不破壞或少破壞其有效成分；二則雞內金生用取其生發之性而養胃

陰、生胃津、助消化、去瘀滯；穀芽或麥芽生用，其用意是取其生髮之氣，以舒肝氣、和胃氣、生津液、養胃陰、開胃口、增食慾。二者配伍常用於治療消化系統疾病，如慢性胃炎，萎縮性胃炎，胃、十二指腸球部潰瘍，或熱性病後期和各種癌腫放療、化療後的胃陰受損，胃氣大傷，以致食慾不振者，均可取得滿意效果。（《施今墨對藥臨床經驗集》）

3. 高學敏　雞內金又可配伍麥芽等藥，治療食積不消，消化不良，不思飲食胃脘脹滿等症。（《常用中藥精粹便讀》）

【使用禁忌】婦女哺乳期忌用。

雞內金——檳榔

【配對奧妙】雞內金性平，具有健胃消食，固攝縮尿，消結石之功，能生發胃氣，健脾胃，消食導滯，為一強有力的消導之品。檳榔苦辛芳香能開泄，能破氣導滯消食，其性沉降，利水消腫，消痰濁化脂積，為行氣導滯，化濕利水的常用藥。

二藥相伍，生胃氣而不壅滯，共奏健脾胃、消積滯、破脂濁之功效。

【臨床應用】治療食積內停之腹痛拒按、食少或泄瀉等症。

【用量用法】雞內金：6～10克；檳榔：6～10克。

【名醫經驗】

1. 洪百年　對小兒腹瀉，或為蛋花樣便，或有不消化食物時，用較大量檳榔 12～15 克，雞內金 6 克，以破脂消積，療效較好。實踐證明，檳榔破脂作用極佳，且劑量大小與療效有很大關係，一般不超過 18 克。2～3 個月小兒可用 6～9 克。（《上海老中醫經驗選編》）

2. 高學敏　食積氣滯，瀉痢後重，雞內金配伍檳榔治之，每顯佳效。（《常用中藥便讀》）

【使用禁忌】脾虛便溏者忌用。

雞內金——山藥

【配對奧妙】雞內金性平，能消食磨積，養胃陰，生發胃氣；山藥甘平，作用和緩。既能補氣，又能養陰，補而不滯，養陰不膩，為平補脾胃的常用之品，具有補脾止瀉，養肺益陰，益腎固精的作用。二藥相配益脾陰，開胃氣。

【臨床應用】

1. 脾胃氣陰不足，腹脹納差，便溏，舌質淡紅少苔者。

2. 脾胃陰虛患者。

【用量用法】參考用量：雞內金：6～10克；山藥：20～30克。

【名醫經驗】1. 蔣士英　治療慢性肝炎，認為本品為治脾胃氣陰不足，腹脹納差，便溏之要藥，用治慢性肝炎便溏者喜用二藥相伍，每獲良效。對陰虧不耐剛燥，肝腎陰虛者最宜。（《上海中醫藥雜誌》1985；10：2）

2. 裘吉生　山藥比雞內金按4：1用時，是補益脾陰健胃良劑。（《浙江中醫雜誌》1985；146：4）

【使用禁忌】二藥配對，養陰能助濕，故濕盛中滿及有積滯者忌服。

雞內金——丹參

【配對奧妙】雞內金甘平，生發胃氣，健脾消食，消瘀積；丹參活血化瘀，去瘀生新，消腫止痛，養血安神。《醫學衷中參西錄》：「雞內金，雞之胃也。中有瓷石、銅、鐵皆能消化，其善化瘀積可知。」；《本草匯言》謂：「丹參，善治血分，去滯生新，調經順脈之藥也。」；雞內金以化積為主，丹參以祛瘀為要。二藥相伍，祛瘀生新，散結化積，開胃口，增食慾，止疼痛之力增強。

【臨床應用】1. 主治胃、十二指腸球部潰瘍，久久不癒，

胃陰受損，舌紅少苔，唇紅口乾，食慾不振，胃脘疼痛等症。

2. 熱性病後期，津液耗竭，胃陰不足，以致噯氣、吞酸、胃口不開，甚則毫無食慾、進食發愁、舌紅少苔等症。

3. 各種癌腫放療、化療之後胃陰受損者。

4. 肝、脾腫大諸症。

【用量用法】雞內金：6～10克，丹參：10～15克。

【名醫經驗】施今墨　施老晷於二藥用生品。因為生者入藥一則不破壞或少破壞其有效成分，二則取其生發之性而養胃陰、生胃津、助消化、去瘀滯，用於治療胃、十二指腸潰瘍，以及病後胃陰受傷，以致胃口不開，甚則毫無食慾者，屢獲良效。（《施今墨對藥臨床經驗集》）

【使用禁忌】丹參反藜蘆，二藥配對後組方時應注意。

雞內金——芒硝

【配對奧妙】雞內金甘平，健胃，消食積，止遺尿，化結石；芒硝鹹寒，潤燥軟堅，瀉火消腫，瀉下通便，軟化結石。雞內金以補為主，芒硝以瀉為要。

二藥相配為用，一補一瀉，相互制約，相互為用，健胃消食，軟堅散結，清熱化石的力量增強。

【臨床應用】尿路結石（腎結石、輸尿管結石、膀胱結石）諸症。

【用量用法】雞內金：6～10克；芒硝：3～10克，沖入藥汁或開水溶化後服。

【名醫經驗】施今墨　根據臨床體會，上述二藥共研細末，每服6克，每日服2次，白開水沖服為宜。若入煎劑者，亦不宜久煎，以破壞其有效成分而影響療效。（《施今墨對藥臨床經驗集》）

【使用禁忌】孕婦忌用。

【用藥指歸】

1. 雞內金的配對用藥，主要用於治療脾胃虛弱所引起的飲食積滯、消化不良，積滯泄瀉，積滯腹脹，小兒遺尿，氣血兩虛的經閉以及尿路結石等。圍繞「健脾消食，澀精止遺」兩個方面而展開。

但古人還認為雞內金有「治乳蛾」「治消癉」作用，《本草綱目》，謂其「主喉閉、乳蛾，一切口瘡，牙疳諸瘡」。《本草述》謂其「治消癉」。後世對此功用探討發揮不多，以致影響了雞內金能治療乳蛾、消癉功能的認識。

2. 雞內金能使胃液分泌量增加，胃運動增加，故能治療因胃蠕動減弱而致的食慾不振、消化不良等症。

第十章 止血藥

1 白 及

白及，始載於《神農本草經》，因其甘根色白又連及草而得名。味苦、甘、澀，性微寒，歸肺、肝、胃三經，主要功效為收斂止血，消腫生肌，殺蟲斂瘡。

本品取植物白及的塊莖，長於苦澀，專擅收斂止血，消腫生肌。《本草綱目》言「入肺止血」，堪稱治療咯血之要藥，故不論是咯血、吐血、鼻衄及外傷出血均可用之；又因其味苦收澀，澀可收斂生肌，為瘡瘍已潰未潰之良藥，亦可治療手足皸裂、肛裂等，以生肌斂瘡。

現代藥理研究：

新鮮白及塊莖含水分 14.6％，澱粉 30.48％，葡萄糖 1.5％，又含揮發油、黏液質等。黏液質能縮短凝血時間及抑制纖溶作用，具有良好的局部止血作用，並能形成人工血栓而止血。

白及——青黛

【配對奧妙】白及味苦甘澀而性寒，有斂肺止血之功；青黛味鹹性寒善清肝火，有清熱涼血之效。二味合用，瀉肺清肝，清熱止血，相得益彰。

【臨床應用】肺嗽喘息有音，及熱搏上焦，血溢妄行，咳唾血出，咽嗌疼痛，煩渴嘔吐，寒熱休歇，食減羸瘦。

【用量用法】白及：3～10 克；青黛：1.5～3 克。

【名醫經驗】1. 雷載權　藥用白及和青黛治療支氣管擴張、支氣管炎、肺癌等多種原因引起的咯血明顯有效。（摘自《中醫藥通迅》1988；7：2）

2. 賀興東　治療過敏性紫癜：青黛 3 克，白及 9 克等藥配伍，加水 300～500 毫升，煎至 150～200 毫升，分 2～3 次口服，每日 1 劑。（摘自《中醫雜誌》1990；（5）：32）

【使用禁忌】寒涼之症，陰虛內熱等引起的咳嗽腫痛等應慎用。

白及——阿膠

【配對奧妙】白及苦甘性涼，質黏而澀，為收斂止血的良藥，借其寒涼入血泄熱作用，又有消腫生肌之功。阿膠為血肉有情之品，能補肝血，滋腎水而潤肺燥。二藥配對以固本，清熱諒以治標，標本兼顧，共奏補血止血之功。

【臨床應用】1. 肺葉痿敗，喘咳夾紅者。

2. 勞嗽咳血，婦女崩漏等。

【用量用法】用嫩白及 12 克研末，陳阿膠 6 克沖湯調服。

【名醫經驗】1. 田代華　白及散，即白及阿膠等藥等份，水煎服，治療肺萎病。（《醫學啟蒙》）

2. 孫思邈　白及配阿膠等藥，治療肺破咯血有奇效。（《千金翼方》）

【使用禁忌】二藥配對，陰柔黏膩滯邪，脾胃虛弱，嘔吐泄瀉、痰飲內停者忌用。

白及——澤蘭

【配對奧妙】白及寒涼苦泄，收澀止血，消腫生肌，澀中有散，補中有破；澤蘭清香辛散，舒肝和營，活血祛瘀，溫經止痛，散瘀結而不傷正氣。二藥配對，辛散苦泄，共奏散結消腫，斂瘡生肌之功。

【臨床應用】一切腫毒及乳癰。

【用量用法】白及：3～10克；澤蘭：6～10克，外用適量。

【名醫經驗】1.徐樹南　用於治療瘡癰腫毒，白及與澤蘭同用，以散瘀消腫。（《中藥臨床應用大全》）

2.張豐強　治療腫毒及包塊常用白及配澤蘭，療效顯著。（《現代中藥臨床手冊》）

【使用禁忌】無淤血者忌用。

白及——龍骨

【配對奧妙】白及苦澀微寒，收澀止血，消腫生肌；龍骨煅後，收濕斂瘡，生肌止血。二藥配對，相得益彰其生肌止血，斂瘡功用愈強。

【臨床應用】金瘡。

【用量用法】用煅龍骨、白及各等分研為細末。用於傷口小，則乾敷；傷口大，則用涼水調敷。

【名醫經驗】徐樹南　用白及和煅龍骨等分研末外用，有吸濕斂瘡的作用，可用於濕瘡癢疹及瘡瘍潰後久不癒合者。

【使用禁忌】注意本對藥方對金瘡腫瘍初起未潰膿，或膿已成而未出現久潰不癒的情況，則應慎用。

白及——三七

【配對奧妙】白及苦甘性涼，質黏而澀，為收斂止血良藥，擅入肺、胃兩經，以收斂止血、消腫生肌為其長。《本草綱目》謂其「性澀而收，故能入肺止血」。三七甘溫微苦，為止血化瘀之佳品，且止血而不留瘀。《本草求真》云：「三七，世人僅知功能止血止痛，殊不知因血瘀而疼作，血因敷散則血止，三七氣味苦溫，能入血分化其血瘀。」三七以散為主，白及以收為要。二藥相配，相輔相助，增強止血之力。三七隨白

及入肺，共同發揮寧肺絡止血的作用，三七行散之力又可制白及黏膩收澀之性，以防血止留瘀。二者一散一斂，相互制約，其止血化瘀消腫之力更強。

【臨床應用】1. 肺組織損傷（肺結核、支氣管擴張等）引起的咯血諸症。

2. 胃出血及尿血、便血等。

3. 外傷出血。

【用量用法】白及：6～10克；三七：3～6克。

【名醫經驗】1. 呂景山　三七、白及為伍，善治出血性病證。根據經驗用藥習慣，多採用粉劑吞服，常用劑量為每服1.5～3克，日服2～3次。

2. 高學敏　治療各種出血性病證，可用白及與三七等分共研粉末同用。（《常用中藥便讀》）

3. 徐樹南　用白及80克，三七50克等藥研為粉末，加入適量甘油作基質，製成丸劑。每日1粒，於便後或睡前塞入肛門內2公分處。用於治療痔瘡出血效佳。

【使用禁忌】本對藥主要用於各種出血症狀。無出血性病變則應慎用。

白及──烏賊骨

【配對奧妙】白及。苦甘性涼，質黏而澀，為收斂止血之良藥，借其寒涼入血泄熱，又有消腫生肌之功；烏賊骨。味鹹性溫，質澀性燥，功專收斂，止血斂瘡固精止痛。二藥合用，收斂止血功用增強。

【臨床應用】1. 胃潰瘍出血。

2. 月經過多，崩漏，痔瘡出血等。

【用量用法】白及：3～6克，研末沖服；烏賊骨：6～15克。

【名醫經驗】1. 張豐強等　治療胃出血，以白及配合烏賊骨，效果較佳。（《現代中藥臨床手冊》）

2. 李岩等　治療肺胃出血，常用白及與烏賊骨等分為末服，如烏及散。（《現代中藥臨床手冊》）

3. 高學敏　出血之吐血、便血，常用白及與烏賊骨相配，能起到止血袪瘀之作用。（《常用中藥精粹便讀》）

4. 賀興東等　治療胃及十二指腸潰瘍，用烏賊骨 500 克，白及 500 克，經研末過 60～80 目篩，開水沖服。（摘自《河南中醫》1989；（4）：40）

5. 徐樹南　治療咯血或吐血，便血者，常用白及與烏賊骨等分配伍為末，溫開水沖服，以增強收斂止血之功。亦有制酸止痛作用，用於胃痛泛吐酸水者，選用白及烏賊骨等藥，以中和胃酸，行氣止痛。（《中藥臨床應用大全》）

【使用禁忌】本對藥主要用於出血之病證，凡炎性病變尚未出血者，應慎之，以防誘發出血，陰虛多熱者忌服。

白及——煆石膏

【配對奧妙】白及苦甘澀而涼，功專止血消腫，生肌斂瘡。石膏辛甘大寒，煆用外敷，功長清熱斂瘡生肌。二藥配伍外用，生肌斂瘡力倍增，且有一定的清熱止血作用。

【臨床應用】1. 外傷出血不止。

2. 手足皸裂，時有滲血。

3. 瘡瘍腫毒潰破，久不收口。

4. 肛裂下血或水火燙傷。

【用量用法】白及、煆石膏等分研細末，局部外敷。

【名醫經驗】1. 徐樹南　用於治療外傷出血，以白及末與煆石膏末撒布創口，能使瘡面迅速止血。（《中藥臨床應用大全》）

2. 高學敏　用於治療瘡瘍潰爛，久不收口，以及濕疹浸淫，水火燙傷者，配以煅石膏等分研末外敷於患處。（《常用中藥精粹便讀》）

【使用禁忌】臨床上瘡瘍腫毒為淤血腫脹期，尚未出血潰口者，不宜使用本對藥。

白及——木蝴蝶

【配對奧妙】白及能收斂止血，消腫生肌；木蝴蝶則可疏肝和胃，收斂瘡口。二者相配疏斂並施，相輔相成，共奏舒肝和胃，促收瘡口癒合之功。

【臨床應用】因肝胃不和而引起的胃脘疼痛、潰瘍病等。

【用量用法】參考用量：白及 10 克；木蝴蝶 6～10 克。

【名醫經驗】徐景藩　二藥相伍治療潰瘍病肝胃不和者，不僅能改善胃脘疼痛、脘痞噯氣等症狀，且有利於胃潰瘍的癒合。（《中醫雜誌》1986；68：7）

【使用禁忌】胃病症尚未出血者忌用。

【用藥指歸】1. 白及的配對藥，主要是治療肺嗽喘息、肺葉痿敗、喘咳夾紅、瘡腫、腫毒、金瘡、各種出血症等方面，均圍繞收斂止血、消腫生肌、殺蟲斂瘡三大功效來展開。

2. 白及為臨床常用的止血藥，在配伍上前人認為不宜與烏頭同用。另外，古代醫籍中認為外感咳血、肺癰初起及肺咳實熱者忌服。

2　三　七

三七，始載於《本草綱目》，因「其葉左三右四，故名三七」而得名。味甘微苦，性溫，歸肝、胃、大腸經，主要功效為化瘀止血，消腫定痛。

本品甘微苦，活血化瘀，具有止血不留瘀的特點，對土血

兼有瘀滯恨 2 為適宜且消腫定痛，常用於跌打損傷，淤血腫痛等證，此外近年用本品治療冠心病心絞痛有一定療效。

現代藥理研究：

三七含有三七皂甙、五加皂甙、槲皮素、β-谷甾醇。止血活性成分 β-N-乙二酸酰素-L-α，β-二氨基丙酸。有止血作用，有明顯抗凝作用，能抑制血小板聚集，促進纖溶，並使全血黏度下降；能增加冠脈流量，降低心肌耗氧量，促進冠脈梗塞區側支循環的形成，增加心輸出量並有抗心律失常作用；有抗炎及鎮痛，鎮靜作用；此外，還有增強「腎上腺皮質」，調節代謝、保肝、抗衰老及抗腫瘤作用。

三七──沉香

【配對奧妙】三七甘溫微苦，化瘀止血，活血定痛；沉香辛香濕通，能祛除胸腹陰寒，有良好的行氣止痛作用。二藥相合，可行氣以活血，散瘀以止痛，氣血雙調，相輔相成，共奏行氣活血，散瘀止痛之功效。

【臨床應用】

1. 氣滯血瘀型冠心病心絞痛者。

2. 高血壓伴血瘀氣滯者。

【用量用法】三七：3～6克；沉香：1～3克，入煎劑應後下。

【名醫經驗】蕭森茂　三七配伍沉香治療高血壓並氣血瘀滯病，證明其具有活血行氣而不升提躁動的作用，且可提高適應證方中的療效。還認為對治療氣滯血瘀型的冠心病心絞痛，有改善症狀和心電圖的變化等作用。（摘自《浙江中醫雜誌》1985；464：10）

【使用禁忌】二藥配對，辛濕助熱，陰虛火旺，氣虛下陷者應慎用。

三七——血竭

【配對奧妙】三七可散瘀和血、消腫定痛、止血；血竭則亦能散瘀止痛。二藥相合，相得益彰，可活血化瘀，善治血瘀痛經，並能增散瘀止痛、化瘀止血之功。使瘀化而不傷正，穩妥有效。

【臨床應用】1. 淤血痛經。

2. 血瘀型崩漏。

3. 冠心病心絞痛之胸痹胸悶，以及外傷淤血頭痛、脇痛、塊等。

【用量用法】白及：10克；血竭：6～10克。

【名醫經驗】1. 蔡小蓀　用三七配血竭等藥，治療血瘀痛經效果更佳。（《中醫雜誌》1985；14：3）

2. 朱南蓀　用於治療子宮內膜異位症、膜樣痛經之量多，二藥為必用之品，配伍大黃炭尤好。（《江蘇中醫》1990；35：11）

【使用禁忌】因虛所致之瘀痛經、崩漏等證，應慎用。

三七——丹參

【配對奧妙】三七苦濕微苦，活血化瘀，止血定痛，具有止血不留瘀的特點；丹參性苦微寒，即活血祛瘀，又涼血消腫。有化瘀而不傷氣血之特點。二藥配對，相輔相成，活血化瘀，通絡止痛之力倍增。

【臨床應用】1. 血瘀所致心腹疼痛，癥瘕，胸痹。

2. 跌打損傷瘀阻腫痛。

【用量用法】三七：3～6克；丹參：10～15克，研末沖服。

【名醫經驗】1. 施今墨　丹參、三七為伍，主要用於治療冠心病、心絞痛，有良好的化瘀止痛定悸作用，緩解期用之可

鞏固療效,改善心肌病損和功能,預防復發。施今墨經驗:冠心病、心絞痛之初起,尚無器質性病變者,則重用丹參,少佐三七;反之,病程日久,又有器質性損害者,則主取三七,佐以丹參。故臨床之際,應靈活運用,隨證增減,方可收到事半功倍之效。另外亦可與炒遠志、九節菖蒲,瓜蔞、薤白等藥相伍為用,其效更佳。(《施今墨對藥臨床經驗集》)

2. 張贊臣　用丹參、三七以 3:1 劑量,為末 1.5 克,每日 2 次。認為二藥不燥不膩,活血止痛,對改善脅痛和肝腫大有一定療效。(《名老中醫醫話》)

【使用禁忌】二藥配對性苦溫,陰虛口乾者慎用,又丹參反藜蘆,配對後組方時應注意。

三七——大黃

【配對奧妙】三七甘溫微苦化瘀止血,活血定痛;大黃苦寒沉降下攻積,清熱瀉火,活血祛瘀。為通腑泄熱,涼血化瘀止血之良藥。二藥合用,相輔相成,共奏泄熱化瘀止血之功。

【臨床應用】1. 出血性或缺血性腦中風。

2. 淤血性咯血病症等。

【用量用法】三七:3~5 克;大黃:6~10 克。

【名醫經驗】1. 敖資賦　用二藥合伍治療出血性腦中風,出現神昏,大便燥結,舌紅苔黃,脈弦數,屬於火熱上衝者,隨證配伍有通腑泄熱,利於降血壓、化瘀止血消局部滲出水腫等作用。(《中醫雜誌》1992;(1):9)

2. 馮倉懷　認為大黃可用於急性中風,不論出血性或缺血性,均可起到改善循環、降壓、退黃的作用。若三七同用,則可起到通腑泄熱化瘀之用。(《中醫雜誌》1992;(1):9)

3. 黃文東　用大黃配伍三七善治咳血,其化瘀止血作用尤佳。咯血嚴重時,可再加配花蕊石同用。(《黃文東醫案》)

【使用禁忌】二藥配對，攻下祛瘀作用強烈，易傷正氣，如無實證，不宜妄用，妊娠、月經期、哺乳期均當慎用。

【用藥指歸】

1. 三七的配對藥，主要是治療瘡瘍潰爛、出血不止、消腫止痛、各種淤血症等方面，均圍繞化瘀止血、消腫定痛兩大功效來展開。

2. 三七用量過大會引起中毒反應，出現心悸、出汗、心律不整等症狀。一次沖服 5 克，可引起 Ⅱ 度房室傳導阻滯，說明三七可影響心臟傳導系統。另有報導超量使用會出現上腹燒灼、口麻、頭暈。有人一次煎服 35 克三七，出現顏面高度紅腫，喘咳加重。臨床服用三七特別是三七末切勿過量，應對三七的毒性加以重視。三七常規用量一般無不良反應，但有少數人也會出現口乾、頭昏、失眠、噁心、嘔吐、出血傾向等。

3. 三七煎服、研末服或製成片劑服用均有發生過敏的報導，可出現皮疹。據報導有人吸三七香煙皮膚出現固定性皮疹。

4. 自明代以來，臨床醫家皆視三七為化瘀止血、消腫止痛之良藥。然混稱為「三七」者，品種頗繁，有多種不同科屬之植物，用時應予以鑑別。以五加科之三七為藥材中正品，療效最佳，另有菊科植物葉三七、景天科植物天三七亦屬止血散瘀之品，與本品功能雖屬相近，但同中有異。菊葉三七兼能解毒，常用於瘡癰腫毒、乳癰等；而景天三七則能養血安胎，可治心悸、失眠、煩躁、精神不安等證。臨床時應區別應用。

第十一章　活血化瘀藥

1 川　芎

川芎，始載於《神農本草經》，原名芎藭，有云：「人頭穹窿窮高，天之象也，此藥上行，專治頭腦諸疾，故有芎藭之名。」川芎，原指出蜀地者（《湯液本草》），今則非指產地，而為本品之通稱。性味辛溫，主歸肝、膽、心包經。主要功效為活血行氣，袪風止痛。

川芎辛散溫通，既能活血，又能行氣，從而達到止痛之效，為血中氣藥。故治血氣瘀滯之胸、脇、腹諸痛。本品又「下調經水」，為婦科要藥，能活血調經。川芎辛溫升散，能「上行頭目」，袪風止痛，為治頭痛要藥，亦治風濕痹痛。川芎活血化瘀，行氣開鬱，凡氣血瘀滯之癥瘕積聚，中風半身不遂之證均可用之。

現代藥理研究：

川芎含揮發油（主要為藁本內酯、香檜烯等）、生物鹼（已分離出川芎嗪、異亮氨縮氨酸酐、黑麥鹼等）、酚類物質（已分離出阿魏酸、大黃酚，4-羥基-3-甲基苯乙烯、瑟丹酸等）、水溶部分（三甲胺、膽鹼）；還含萜類化合物及酞內酯等。川芎煎劑低濃度對心臟呈興奮作用，收縮力增強，心率變慢；高濃度則抑制心臟，甚至完全舒張或停止。

川芎及其提取物均能擴張冠狀動脈，增加冠狀動脈血流量，改善心肌的血氧供應和降低心肌的耗氧量；對慢性微循環

障礙有明顯的改善效應。川芎嗪可對抗血栓形成。川芎對缺血性腦血管病、偏頭痛，有顯著的預防作用，還可防治短暫性腦缺血，治療突發性耳聾、腦變性疾病和植皮後出現的血栓。川芎水浸出液、乙醇浸出液對慢性腎性高血壓有明顯而持久的降壓作用，但對原發性高血壓無效。川芎對宋氏痢疾桿菌、傷寒桿菌、副傷寒桿菌、大腸桿菌、變形桿菌、綠膿桿菌、霍亂弧菌及致病性皮膚真菌有抑制作用，對病毒也有一定作用。此外，川芎還可加速骨折血腫吸收，促進骨痂形成；對 $^{60}Co \gamma$ 射線及氮芥等形成的動物損傷有保護作用；有抗維生素 E 缺乏症作用；抗組織胺和利膽作用。

川芎——白芍

【配對奧妙】川芎辛溫香竄，主入肝經，偏於升散，走而不守；白芍微苦略酸，亦入肝經，養血斂陰，偏於收斂。川芎與白芍為伍，動靜結合，散斂並舉，辛酸相合，切合肝體陰而用陽之性。《本草求真》云：「血之盛者，必損辛之以散，故川芎號為補肝之氣；氣之盛者，必損酸之以收，故白芍號斂肝之液，收肝之氣，而令氣不妄行也」。活血、養血兼顧，疏肝、柔肝並舉，使其活血而不傷正，疏肝開鬱而不損肝陰。

【臨床應用】1. 肝血、肝陰不足之月經不調、閉經。

2. 肝鬱血滯之胸脅脹痛、月經不調、痛經。

【用量用法】川芎：6～10 克；白芍：10～12 克。

【名醫經驗】1. 焦樹德　肝主藏血，以氣為用，血鬱、氣鬱都可影響肝經氣血的調暢而致胸悶、脅痛、偏頭脹痛、月經失調等症，可用川芎辛散（肝以辛散為順）解鬱，常配合白芍、柴胡、香附、川楝子、當歸、蘇梗、枳殼等同用。（《焦樹德臨床經驗輯要》）

2. 朱丹溪　治肝鬱氣滯之脅肋脹痛者，川芎常配白芍、柴

胡、香附等同用。（《丹溪心法》）

【使用禁忌】該藥對配合寒溫、潤燥、動靜結合，無嚴格禁忌。

川芎——細辛

【配對奧妙】川芎辛溫香竄，走而不守，可上行巔頂，下達血海，外徹皮毛，旁通四肢，有較強的活血行氣、散風止痛作用；細辛辛溫性烈，外散風寒，內化寒飲，上疏頭風，下通腎氣，善於通利耳鼻諸竅，散寒止痛。二藥合用，在辛溫祛風散寒的基礎上，止痛作用增強。

【臨床應用】1. 感冒風寒引起的頭痛如刺，鼻塞流涕，惡寒發熱等症。

2. 瘡瘍腫痛，外傷疼痛。

【用量用法】川芎：6～10克；細辛：1.5～3克。

【名醫經驗】1. 胥慶華　川芎、細辛均為辛溫芳香之品，兩藥伍用，上達巔頂，散寒止痛之功尤著。臨床多用於治療感受風寒所致的頭痛。然而，對其他類型的頭痛以及各種原因引起的諸痛，可視病情寒、熱、虛、實之異，在選用本藥對的基礎上，適當配伍相應藥物，如運用得當，確有良效。正如《本草正》所云：「川芎，其性善散。又走肝經，氣中之血藥也……故能散風寒，治頭痛，破瘀蓄，通血脈，解結氣，逐疼痛，排膿消腫，逐血通經」。（《中藥藥對大全》）

2. 焦樹德　頭部受風寒而致血滯氣阻產生頭痛或偏頭痛，川芎能上行頭目，散風疏表，常配細辛、白芷、羌活、防風、薄荷（如川芎茶調散）等同用。（《焦樹德臨床經驗輯要》）

3. 許叔微　以川芎配細辛為末，揩牙，以治牙痛。（《本事方》）

【使用禁忌】1. 該藥對辛香溫燥，陰虛陽亢、內熱之證忌

用。

2. 細辛反藜蘆，配對組方應注意。

川芎——赤芍

【配對奧妙】川芎辛溫香竄，行氣活血，為血中氣藥；赤芍活血化瘀止痛，二藥伍用，既增活血化瘀之功，又借氣行血行之力，使行血破滯之功倍增。

【臨床應用】淤血經閉、痛經、月經不調；血痹；癰瘡腫痛。

【用量用法】川芎：6～10克；赤芍：5～10克。

【名醫經驗】1. 顏德馨　血管病表現為血瘀最為常見，雖然臨床表現不一，但其瘀阻血脈，隧道不通之機理則一，則活血化瘀，異病同治。常用桃仁、紅花、川芎、赤芍、當歸、丹參、鬱金、水蛭、生蒲黃、川牛膝等。（《中國百年百名中醫臨床家·顏德馨》）

2. 王清任　血府逐瘀湯，治血瘀經閉、痛經，川芎常配赤芍、桃仁等。（《醫林改錯》）

3. 徐樹楠　用於淤血痹阻心脈所致的胸痹絞痛，川芎常配赤芍、降香、丹參、紅花等，以活血祛瘀，通絡止痛。（《中藥臨床應用大全》）

【使用禁忌】無淤血者慎用。

川芎——露蜂房

【配對奧妙】川芎升散疏通，活血祛風止痛，善止頭痛；蜂房性竄通，善搜風止痛，質輕上行。二藥均善祛風，合用相得益彰，祛風止痛功效顯著。

【臨床應用】偏頭痛，血管神經性頭痛。

【用量用法】川芎：6～10克；露蜂房：6～12克。

【名醫經驗】范中明　善用二藥治療劇烈的偏頭痛，血管

神經性頭痛有顯著療效。范氏用二藥劑量較大，各用 15～30 克。〔上海中醫藥雜誌，1986，（9）：30〕

【使用禁忌】露蜂房有毒，劑量不宜過大；氣虛血弱者不宜服。

川芎——僵蠶

【配對奧妙】川芎活血祛風止痛，善上行頭目，祛巔頂之風；僵蠶疏散風熱，化痰散結。二藥合用，風痰瘀並治，相輔相成，增祛風化痰瘀，通絡止痛之功。

【臨床應用】痰瘀互結之頭痛、驚風、癲癇等證。

【用量用法】川芎：6～10克；僵蠶：3～10克。

【名醫經驗】錢伯文　治療淤血證，根據淤血部位不同的選藥配伍。二藥配伍，錢氏用於治療腦部淤血證，因川芎上行頭頂，僵蠶輕靈上達之效。〔中醫雜誌（8）：23，1985〕

【使用禁忌】本藥對辛燥耗氣傷陰，氣虛血弱者不宜用。

川芎——白芷

【配對奧妙】川芎辛溫芳香，入少陽經，性善走散，上行頭目，下達血海，既活血又行氣，有「血中氣藥」之稱，為祛風止痛之佳品；白芷辛香升散，可祛風除濕止痛，二藥都辛香走散，上行於頭，有止痛之功。合而用之，祛風止痛之效大增，且以治風襲少陽，陽明頭痛為著。

【臨床應用】1.外感風寒引起的惡寒發熱，頭痛如刺等。

2.風邪反覆襲擾清竅，久病入絡，以致經絡氣血失暢引起的偏頭痛。

【用量用法】川芎：6～10克；白芷：10～12克。

【名醫經驗】1.胥慶華　川芎、白芷二藥合用止痛效果明顯，且白芷偏於升散，川芎長於活血行氣，風寒、風熱頭痛均可用之，故有「頭痛必用川芎，佐以白芷更良」的說法。臨床

以陽明、少陽頭痛為多。（《中藥藥對大全》）

2. 朱橚　芷芎散，以白芷、川芎各等分為末。每服二錢，茶清調下。功可：清諸風，止頭目痛。（據《重樓玉鑰》）治療：風熱上攻，頭風，頭痛，腦後癤腫。（《普濟方》卷四十六）

3. 嚴用和　芎藭膏，香白芷、芎藭各等分，為細末，煉蜜為丸，如雞頭子大。食後臨臥嚼化。治療：口氣熱臭。（《濟生方》卷五）

4. 焦樹德　白芷偏於治陽明經（前頭部）風濕頭痛。川芎偏於治少陽經（頭兩側部）血鬱氣滯頭痛。（《焦樹德臨床經驗輯要》）

【使用禁忌】本藥對辛溫香燥，氣虛、陰虛之證不宜用。

川芎——烏藥

【配對奧妙】川芎辛溫香竄，能升能散，能降能泄，可上行巔頂，下達血海，外徹皮毛，旁通四肢，為血中之氣藥；烏藥辛開溫通，上走脾肺，下通肝腎，既能疏理上下諸氣，又能溫暖下元，有順氣散寒止痛之功。《本草求真》言：「凡一切病之屬於氣逆，而見胸腹不快者，皆宜用此」。二藥合用，烏藥偏行氣，川芎偏活血，共奏活血化瘀，行氣止痛之功。

【臨床應用】1. 氣滯血瘀月經不調、痛經、閉經等。

2. 風濕痹痛。

3. 跌打損傷瘀腫疼痛。

【用量用法】川芎：6～10克；烏藥：3～10克。

【名醫經驗】1. 陳自明　川芎散，天臺烏藥、大川芎各等分，為細末。每服三錢，秤錘淬酒調服。治療：產後氣盛頭痛。（《婦人良方》卷二十二）

2. 高學敏　若治產後氣血不和，少腹脹痛，烏藥可配川

芎、當歸、香附等同用,如《本草切要》方。(《中藥學》)

【使用禁忌】本藥對活血行氣,無氣滯血瘀者不宜用。

川芎——當歸

【配對奧妙】川芎辛溫而燥,善於行走,有活血行氣之功;當歸甘補辛散,苦泄溫通,質潤而膩,養血中有活血之力。《本草正義》云:「當歸,其味甘而重,故專能補血,其氣輕而辛,故又能行血,補中有動,行中有補,誠血中之氣藥,亦血中之聖藥也。」川芎偏於行氣散血,當歸偏於養血和血。二藥伍用,活血、養血、行血三者並舉,且潤燥相濟,當歸之潤可制川芎辛燥,川芎辛燥又防當歸之膩,使祛瘀而不耗傷氣血,養血而免致血壅氣滯。共奏活血祛瘀、養血和血之功。

【臨床應用】

1. 血虛、血瘀頭痛,月經不調,痛經,閉經等。

2. 產後淤血腹痛。

3. 風濕痹痛。

【用量用法】川芎:6～10克;當歸:3～12克。

【名醫經驗】1. 胥慶華 川芎、當歸伍用,名曰佛手散,又名芎歸散,出自《普濟本事方》,主治妊娠傷胎,難產,胞衣不下等。《醫宗金鑒》云:「命名不曰川芎,而曰佛手者,謂婦人胎前、產後諸症,如佛手之神妙也。當歸、川芎為血分之主藥,性溫而味甘、辛,以溫能和血,甘能補血,辛能散血也。」明代張景岳云:「一名芎歸湯,亦名當歸湯。治產後去血過多,煩暈不省,一切胎氣不安,亦下死胎。」另對產後乳房疼痛難忍(名懸乳)之證,也可取此二藥為末,濃煎頻服,有良效。本藥對臨床運用極為廣泛,大凡血虛、血瘀之證均可選用,尤對血虛兼瘀者為宜。血虛者,每合養血藥用之,方如《景岳全書》生化湯。(《中藥藥對大全》)

2. 王肯堂　芎歸散，川芎、當歸（去蘆）各等分，為細末。每服二三錢，食後、空心煎荊芥湯調下，1日2次。治療：腳氣，腿腕生瘡。（《證治準繩・類方》）

3. 王燾　神驗胎動方，當歸六分，芎藭四分。切，以水四升，酒三升半，煮取三升，分三服。若胎死即出。血上腹滿者，如湯沃雪。功可：養血活血，祛瘀止痛，催生。治療：妊娠傷胎，胎動不安，腹痛出血，或子死腹中；及產後血虛，惡露不絕，血崩、發熱；金瘡跌打損傷失血過多，血暈。（《外台秘要》卷三十三引《張文仲方》）

4. 孫思邈　芎藭湯，當歸、川芎各三兩。以水四升，煮取二升，去滓，分二服即定。輾轉次諸湯治之。功可：養榮活血。治療：失血過多所致的眩暈、頭痛，及難產。（出《千金方》卷四，名見《局方》卷九）

【使用禁忌】該藥對補血行血和血，用之得當，無嚴格禁忌證。

川芎——黃芪

【配對奧妙】川芎功可活血行氣，散風止痛；黃芪性味甘微溫，功可補氣升陽，用於脾胃氣虛及中氣下陷、肺肺氣虛及表虛自汗。二藥合用，相輔相成，共奏益氣行血，祛風止痛之功。

【臨床應用】1. 中風後遺症，肢體痿廢偏癱等屬氣虛血瘀。對增強體質，改善血行，促進肢體功能恢復很有裨益。

2. 氣虛血瘀型高血壓。

【用量用法】川芎：6～10克；黃芪：10～15克，大劑量可用至30～60克。

【名醫經驗】1. 蕭森茂　對於氣虛血瘀型高血壓，本藥對有益氣活血助降壓之功，其他證型的高血壓則宜慎用。（《百

家配伍用藥經驗採菁》）

2. 朱橚　川芎黃芪湯，川芎、黃芪各等分，銼。每服五錢，秫米（炒）一合，水煎服。治療：傷胎腹痛，下黃汁。（《普濟方》卷三四二引《產寶》）

3. 雷載權　治胸痹心痛，古今恒以川芎為主藥，……若氣虛血瘀者，則配人參（或黨參）、黃芪等同用。（《中華臨床中藥學》）

4. 陳實功　托里消毒散，治瘡瘍腫痛或膿成不潰者，川芎配黃芪、當歸、穿山甲、皂角刺等，以托毒生肌，活血排膿。（《外科正宗》）

【使用禁忌】1. 本藥對升陽助火，內有實熱，肝陽上亢，氣火上沖或濕熱氣滯忌用。

2. 虛證久服，易助火傷陰，用時宜慎。

川芎──附子

【配對奧妙】川芎性味辛溫，功能活血行氣，祛風止痛，治療血瘀氣滯的各種痛證；附子辛甘而熱，為「回陽救逆第一品藥」，有較強和散寒止痛作用。二藥合用，對陽虛裏寒、血行不暢之證最為相宜。

【臨床應用】陽虛寒凝，無力推動血行，淤血阻滯之證；風冷牙痛。

【用量用法】川芎：6～10克；附子：3～15克，入煎劑先煎30～60分鐘，至入口無麻味為度。

【名醫經驗】1. 朱橚　半錢散，大川芎二枚（銼作四塊），大附子一個（和皮生搗為細末），以水和附子末如面劑，裹芎作四處。如附子末少，入麵，裹畢，以針穿數孔子，用真腦、麝薰有穴處內香，再捏合穴內，如穴內未覺有香，再薰一柱，細羅灰，用罐子內熱炭炮熟，為細末。每服半錢，蔥茶調下，

不拘時服。治療：氣虛頭痛。（《普濟方》卷二一八）

2.陳自明　芎附散，大附子一枚（炙，蘸醋一碗令盡，去皮臍），川芎一兩，為細末。每服二錢，茶清調下。治療：產後陽虛血瘀，頭痛脈沉。（《婦人良方》卷二十二）

3.趙佶　芎附湯，川芎二兩，附子（炮裂，去皮臍），為粗末。每服二錢匕，水一盞，煎至八分，去滓，熱漱冷吐之。治療：齒風疼腫。（《聖濟總錄》）

【使用禁忌】

1.本藥對味辛溫熱性燥烈，陰虛內熱及孕婦忌用。

2.附子反半夏、瓜蔞、白蘞、白及、貝母，畏犀角。配對組方應注意。

川芎——川楝子

【配對奧妙】川芎辛溫，能活血行氣，祛風止痛；川楝子苦寒，能疏肝泄熱，行氣止痛，又可殺蟲療積。二藥伍用，既可調理氣血，又可殺蟲消積，從而有利於恢復臟腑正常功能，治療蟲積成疳等病證。

【臨床應用】小兒蟲積成疳。

【用量用法】川芎：6～10克；川楝子：3～9克。

【名醫經驗】1.劉昉　千金丸，以川楝子肉、川芎各等分，為末，以豬膽汁杵和為丸，如麻子大。量兒大小加減丸數，每以飯飲送下，1日2次。常服三丸至五丸。治療：小兒疳積。（《幼幼新書》卷二十四引《靈苑方》）

2.張銳　經效苦楝丸，以苦楝子四兩，川芎二兩，為末。熟者豬膽，爛研為丸，如黍米大。每服十五、二十丸，食前米飲送下。治療：小兒黃瘦疳。（《雞峰普濟方》卷二十四）

【使用禁忌】川楝子有小毒，用量不宜過大；苦寒敗胃，脾胃虛弱者慎用。

川芎——生地

【配對奧妙】川芎辛散溫通，既能活血，又能行氣，為血中氣藥；生地甘寒滋潤，清熱涼血，養陰生津。二藥配對，滋陰有活血之源，行氣有解寒潤之弊，相輔相成，作用廣泛。

【臨床應用】氣滯血瘀的各種病證。

【用量用法】川芎：6～10克；生地：10～30克，鮮品用量加倍。

【名醫經驗】1. 徐大椿　芎藭湯，生地十兩（取汁），芎藭一兩。芎藭煎汁，沖地黃汁，分 3 次溫服。治療：血崩氣陷，不時舉發，脈弦數者。（《醫略六書》卷二十六）

2. 趙佶　乾地黃散，生乾地黃（焙），芎藭各等分，為粗散。每服三錢匕，以酒、水各半盞，煎至八分，去滓，食前溫服，1 日 3 次。治療：產後餘血不盡，結塊上衝，心煩腹痛。（《聖濟總錄》卷一六一）

3. 劉完素　大秦艽湯，治中風初起、風中經絡之手足不遂，舌強難言，川芎配秦艽、生地黃、防風等，以養血活血祛風通絡。（《河間六書》）

【使用禁忌】無氣滯血瘀者慎用。

【用藥指歸】

1. 川芎的配對藥，主要是用於血瘀氣滯的各種痛證如胸痹心痛、脇痛、頭痛、風濕痹痛、痛經及月經不調、癥瘕積聚及中風半身不遂等方面，圍繞其「活血行氣，祛風止痛」的功效而展開的。

2. 關於川芎治療頭痛的用量，主張宜小者，如秦伯未在《謙齋醫學講稿》中指出：「川芎治頭痛以 3g 為宜，若用 9g，服後反增頭暈欲吐。」今人張了然也主張用川芎治外感頭痛，必須劑量輕，一般 2～3g 即可，最多不超過 4g。即「上焦

如羽，非輕不舉。」否則能使人昏瞀〔中醫雜誌，1982，
（9）：79〕；也有主張治頭痛用大劑量者，早在宋·許叔微
《普濟本事方》中就有單用川芎達 30g 的記載。近年來有人在
治血管神經性頭痛時，在辨證用藥的基礎上加用川芎 50g，若
療效不顯著，可加大至 75g，不但效果好，且未發現不良反應
〔中醫藥研究，1989，（6）：19〕。

　　川芎治頭痛，究竟以量小為宜，還是量大為佳，當以病證
為依據，若外感風邪（風寒、風熱、風濕等），所至病程短暫
者，則以小劑量為宜；若久病頭風，或血瘀頭痛等，如風邪鬱
久化熱之頭風，則宜大劑量川芎，並配伍石膏、石決明等寒涼
清熱平肝之品；或血管神經性頭痛，血瘀頭痛等久病痼疾，則
宜大劑量川芎以活血止痛，並隨證配伍補肝腎、平肝息風、化
痰、活血通絡等藥用之。

　　3. 川芎辛溫升散，凡陰虛火旺，陰虛陽亢，熱盛及無瘀之
出血證及孕婦，均應慎用。根據《藥性論》載：「主胞衣不
出」。前人謂其有催產、下死胎之功。現代藥理，川芎浸膏對
子宮有收縮作用，故孕婦當忌用。近代有報導用川芎嗪注射液
引起腦疝者。謂川芎嗪對腦疝的形成有促進作用。因此，疑有
腦水腫者，應慎用。有出血傾向者，亦當忌用。若出現腦疝之
不良反應，除應立即停藥外，可用 20%甘露醇、速尿、地塞米
松等交替靜脈滴注，以減輕顱內壓，必要時外科治療〔新醫
學，1982，13（2）：72〕。故凡對川芎有過敏之體質者慎用。

2 丹　參

　　丹參首載於《神農本草經》，列為上品。因其味苦色赤入
心經血分，故取名「丹」，又因其有益養之功，與參相類，故
以參名之。性味苦，微寒。主歸心、心包、肝經。主要功效為

活血化瘀，涼血消癰，除煩安神。

丹參功擅活血祛瘀，而性較平和，能祛瘀生新而不傷正。《本草綱目》謂其「能破宿血，補新血」，故古今臨床廣泛用於淤血所致的各種病證，如經帶胎產諸證、痹證、跌打損傷、心脈瘀阻、胸痹心痛、中風偏癱、脫疽等證。

丹參有活血止痛作用，常用於淤血所致的多種疼痛病證。丹參安神定志，因其味苦微寒，入心經而清心火，兼有養血之功，其作用係因補瀉兩個方面的功效，臨床對癲狂、驚癇、心悸怔忡、失眠等神志不安等證，不論虛實均可配伍應用。丹參入心經，既可清熱涼血，又活血祛瘀、安神，可用於熱入營血之溫熱病。其次，本品涼血活血，消腫散瘀，主治熱毒瘀阻所致的多種瘡瘍癰腫及皮膚疾患。

現代藥理研究：

丹參主要含丹參酮 I 、丹參酮 II$_A$、丹參酮 II$_B$、丹參酮 III、隱丹參酮、丹參新酮、鐵銹酮、丹參酸、丹參新醌甲與乙、丹參新醌丁，又報導含丹參酚、維生素 E 等。丹參煎劑或注射液有擴張冠狀動脈，增加冠脈血流量，減輕心肌缺血的損傷程度，加速心肌缺血或損傷的恢復，縮小心肌梗塞範圍等作用。

丹參能改善血液流變性，降低血流黏稠度，抑制凝血，啟動纖溶，抑制血小板聚集及黏附性，提高血小板 cAMP 含量，對抗血栓形成。丹參對金黃色葡萄球菌及其耐藥菌株、人型結核桿菌有較強的抑制作用，對大腸桿菌、變形桿菌、福氏痢疾桿菌、傷寒桿菌有抑制作用，對真菌鐵銹色毛髮癬菌和紅色毛髮癬菌也有抑制作用。

丹參——香附

【配對奧妙】丹參苦微寒而潤，苦能降泄，微寒清熱，入

心肝二經血分，有活血化瘀而不傷氣血之特點，且能涼血消癥，養血安神；香附辛香氣濃，能走善降，為疏肝理氣，調經止痛之良藥。二藥合用，一氣一血，氣血並治，具有較好的行氣化瘀，通絡止痛之功。

【臨床應用】1.氣滯血瘀之心腹疼痛、痛經、閉經等。

2.跌打損傷瘀阻腫痛。

【用量用法】丹參：10～30克；香附10克。

【名醫經驗】1.朱良春　血瘀氣滯的痛經，常用丹參、香附配當歸、川芎、益母草、澤蘭、威靈仙、桃仁、赤芍等。（《朱良春用藥經驗》）

2.董建華　辨證以虛為主而夾有實邪，即使當補，也當清補、疏補，而非純補、壅補、膩補。如胃陰不足之胃脘痛，症見胃脘灼痛或隱痛，口乾納少，大便乾結，舌紅少苔等，常用自己配製的加味益胃湯治療。以沙參、麥冬、石斛甘涼濡潤，養陰生津；生白芍、烏梅、生甘草酸甘化陰；酌配川楝子、香附、丹參和血而止痛。（《中國百年百名中醫臨床家叢書·董建華》

【使用禁忌】本藥對功能行氣活血，無瘀滯者不宜用。

丹參——檀香

【配對奧妙】丹參苦而微寒，主入血分，功善活血化瘀；檀香辛溫，主入氣分，功偏行氣寬中，散寒止痛。二藥合用，氣血雙調，活血行氣，通絡止痛力增強。

【臨床應用】1.氣滯血瘀心腹疼痛。

2.冠心病、心絞痛。

【用量用法】丹參：10～15克；檀香：3～6克。

【名醫經驗】1.施今墨　丹參、檀香、砂仁：即丹參飲，理氣活血止痛。臨床用於①治冠心病、風心病，合瓜蔞薤白半

夏湯用。②食道病（炎症、腫瘤），合旋覆花、枳實薤白半夏湯等。③急慢性胃炎、潰瘍病，見胃病、黑便有氣滯血瘀者。（《中國百年百名中醫臨床家叢書·施今墨》）

2. 焦樹德　三合湯，組成：高良薑 6～10 克，製香附 6～10 克，百合 30 克，烏藥 9～12 克，丹參 90 克，檀香 6 克（後下），砂仁 3 克。主治：長期難癒的胃脘痛，或曾服用其他治胃痛藥無效者，舌苔白或薄白，脈象弦，或沉細弦，或細滑略弦，胃脘喜暖，痛處喜按，但又不能重按，大便或乾或溏，虛實寒熱症狀夾雜並見者（包括各種慢性胃炎，胃及十二指腸球部潰瘍，胃黏膜脫垂，胃神經官能症，胃癌等所致的胃痛）。（《焦樹德臨床經驗》）

3. 奚福林　治療冠心病，用丹參、檀香、三七各 12 克，乳香、沒藥、桃仁、紅花、王不留行、血竭各 6 克，鬱金、莪朮各 9 克，冰片 2 克，共研末，和入溶解的膏藥肉 0.5 公斤內，平均攤於絨布上製成膏藥，貼左心俞和心前區穴，1 週換 1 次，對減輕心絞痛症狀有效。〔中醫藥學報，1981，（3）：30〕

4. 趙漢鳴　治療慢性萎縮性胃炎，用丹參飲加味治療慢性萎縮性胃炎。藥物組成：丹參 15 克，檀香 9 克，砂仁 6 克，川楝子 15 克，莪朮 9 克，玄胡 9 克，佛手 9 克。療效滿意。〔中醫雜誌，1985，（4）：20〕

【使用禁忌】該藥隊行氣活血，不宜長期大量用，否則耗傷氣血。

丹參——葛根

【配對奧妙】丹參功善活血化瘀，能祛瘀生新，涼血消癰，養血安神，降低血糖；葛根輕揚升發，能解肌退熱，生津止渴，滋潤筋脈，擴張心、腦血管，改善血液循環，降低血糖。二藥合用，相輔相成，活血化瘀，生津通脈力增強，且擴張血

管，降低血糖。

【臨床應用】1. 糖尿病有淤血表現者。

2. 胸痹心痛。

【用量用法】丹參：10～15 克；葛根：10～20 克。

【名醫經驗】1. 胥慶華　祝諶予經驗二藥合用對消渴兼有血瘀十分相宜，對改善症狀、降血糖、降血脂均有較好療效，還可用於長期使用胰島素而合併血管病變者。汪承柏運用二藥治療肝炎所致黃疸、高膽紅素血症，有較好療效。（《中藥藥對大全》）

2. 蕭森茂　高血壓、冠心病、中風偏癱均用為要藥，不論寒熱虛實均可隨證選用，頗增效驗。（《百家配伍用藥經驗採菁》）

3. 孫永智　以丹參 60%、葛根 30%、元胡 10%比例製成片劑，4 週為 1 療程，一般用 1 至 2 個療程。與硝酸戊四醇西藥組 37 例對照。結果本組與對照組分別為總有效率 87.5%、56.6%；硝酸甘油停減率 83.78%、54.05%；心電圖改善率 47.50%、23.78%。〔北京中醫，1986，（5）：25〕

【使用禁忌】該藥對性味較平和，如辨證使用得當，無嚴格禁忌。

丹參——合歡皮

【配對奧妙】丹參活血化瘀，養血清心；合歡皮解鬱安神，活血消腫止痛。二藥活血和血，解鬱暢氣血，合用相得益彰。

【臨床應用】心悸怔忡，失眠健忘；冠心病心絞痛。

【用量用法】丹參：10～15 克；合歡皮：10～30 克。

【名醫經驗】蕭森茂　此配伍是陳蘇生的配伍用藥經驗，用治療冠心病胸痹等證有顯著療效。不僅有和血止痛作用，而

且養血安神作用也佳。有舒展冠狀動脈、鎮靜安神作用。寒熱虛實之胸痹，只要作適當配伍，均增療效。（《百家配伍用藥經驗採菁》）

【使用禁忌】1. 本藥對丹參與合歡皮均有活血化瘀作用，故無淤血者及孕婦慎用。

2. 丹參不宜與藜蘆同用，配對組方應注意。

丹參——白茅根

【配對奧妙】丹參涼血，活血化瘀；白茅根涼血止血，養陰清熱利尿。

二藥合用，涼血止血，止血不留瘀，化瘀助利尿，相輔相成，共奏涼血止血，止血利尿之功。

【臨床應用】慢性腎炎、尿少浮腫，有淤血阻滯表現者。

【用量用法】丹參：10～15 克；白茅根：15～30 克。

【名醫經驗】1. 章晉根　該藥對是治療流行性出血熱之專藥。丹參活血化瘀，能疏通微循環，降低血小板的黏附性，預防彌漫性血管內凝血的發生，對沉積在毛細血管壁的免疫複合物有清除作用。白茅根能降低血管壁的通透性，減少血漿外滲，縮短出、凝血時間。〔中醫雜志，1987，（3）：16〕

2. 竇國祥　治慢性腎炎自擬腎炎丸，方中也配伍二藥涼血活血養陰利尿，而有較好療效。〔中醫雜誌，1987，（3）：37〕

【使用禁忌】無淤血者慎用。

丹參——益母草

【配對奧妙】二藥均能活血化瘀，通經脈。丹參又能清心涼血，益母草尚可利水解毒。二藥合用，相得益彰，具有化瘀活血，通經利水之功。

【臨床應用】1. 各種心臟病，有淤血阻滯或水瘀交阻者，如冠心病、高血壓、高血壓性心臟病、風濕性心臟病等。

2. 腎炎腎病水腫、特發性水腫、肝硬化腹水屬水瘀交阻者。

【用量用法】丹參：10～15 克；益母草：10～30 克。

【名醫經驗】1. 朱錫祺　益母草行血而不傷新血，養血而不滯淤血，又能散風降壓，活血利水，各種心臟病均可隨證選用。二藥藥性平和，療效可靠。〔上海中醫藥雜誌（5）：5，1983〕

2. 洪淑雲　治療慢性腎炎，用益母草 30～60 克，丹參 20～30 克，當歸 15～20 克，川芎 15～20 克，赤芍 15～20 克，每日 1 劑，水煎服。治療本病 20 例，其中完全緩解 13 例，基本緩解 5 例。〔中醫雜誌，1983，（12）：37〕

【使用禁忌】本藥對均屬活血祛瘀之品，孕婦、無淤血者慎用。

丹參——楮實子

【配對奧妙】丹參活血兼能養血，藥理研究證明丹參能擴張冠狀動脈，改善心肌功能，調整心律；楮實子補腎益氣養陰，補虛勞。二藥合用，補腎活血，心腎同治，平和穩妥，而善定老年心悸。

【臨床應用】高血壓、心臟病、冠心病、肺心病之早搏等。

【用量用法】丹參：10～15 克；楮實子：3～10 克。

【名醫經驗】江克明　治老年人早搏用二藥配伍為主，辨證配伍他藥，有較好效驗。高血壓、心臟病、冠心病、肺心病之早搏均宜選用。〔上海中醫藥雜誌（5）：30，1998〕

【使用禁忌】無淤血者慎用。

丹參——枳殼

【配對奧妙】丹參活血化瘀，改善組織代謝；枳殼下行降濁，理氣調中，促進腸胃功能的調節。二藥合用，行氣活血，相輔相成，共奏調氣血增強胃腸功能之效。

【臨床應用】胃腸功能紊亂屬氣滯血瘀的病證。

【用量用法】丹參：10～15克；枳殼：3～10克。

【名醫經驗】朱小南 治子宮下垂、胃下垂，每用補中益氣湯配伍二藥，能提高療效，可增強有關組織的收縮功能，恢復有關筋膜的張力和韌性。此配伍較用補中益氣湯僅配伍枳殼（或枳實）又更高一籌。（《朱小南婦科經驗選》）

【使用禁忌】本藥對性質偏寒，脾胃虛寒患者應慎用。

丹參——澤蘭

【配對奧妙】丹參活血化瘀，通利血脈；澤蘭活血祛瘀，兼能利尿。二藥合用，祛瘀以行水，利水以活血，水血並調，平和中正不傷氣血。

【臨床應用】慢性腎炎腎病水腫伴有淤血阻滯者。

【用量用法】丹參：10～15克；澤蘭：10～15克。

【名醫經驗】1.關幼波 喜用二藥合伍治療肝病。慢性肝炎、肝硬化腹水用之均有較好療效。經行浮腫、產後浮腫腹水、閉經均宜隨證選用。（《關幼波臨床經驗選》）

2.徐樹楠 用於癥瘕積聚，丹參常與澤蘭、鱉甲、三棱、莪朮等同用，能祛瘀消癥。（《中藥臨床應用大全》）

【使用禁忌】本藥對在活血祛瘀藥對中雖較和緩，但終屬祛瘀通經、利尿之品，內無瘀滯及孕婦，均須慎用；小便清長者不宜服用。

丹參——鱉甲

【配對奧妙】丹參活血祛瘀；鱉甲滋陰養血，散結軟堅。二藥合用，祛瘀不傷正，養陰不礙滯，相得益彰，共奏養陰活血，化瘀消痞塊之功。

【臨床應用】氣滯血瘀，癥瘕積聚。

【用量用法】丹參：10～15克；鱉甲：15～30克，本品為

介殼類藥，入湯劑當打碎先煎以使藥力充分煎出。

【名醫經驗】1. 蕭森茂　用於治療急慢性肝炎、肝硬化，對改善症狀和肝功能，回縮肝脾，均有良好作用。對陰虛血瘀者尤宜，但脾虛便溏明顯者應慎用。有觀察認為，在治療過程中對凝血時間、凝血酶原時間未見延長，也不發生出血傾向。但也有觀察認為有出血傾向者，丹參宜慎用。但中藥多配伍運用為主，若配伍養陰涼血止血之鱉甲、生地黃、白芍則不會誘發或加劇出血。（《百家配伍用藥經驗採菁》）

2. 高學敏　癥瘕積聚，丹參常配三棱、莪朮、鱉甲等藥。（《中藥學》）

【使用禁忌】1. 本藥對性質寒涼，脾胃虛寒，食少便溏者宜慎用。

2. 臨床報導，少數患者服用鱉甲引起過敏反應，表現為服藥後 1 小時左右感到胸悶不適，煩躁不安，全身皮膚發紅，瘙癢起風團塊，配對組方時應注意。

丹參——百合

【配對奧妙】丹參養心血清心寧神，活血定志；百合清潤心肺，安心神。二藥合用，既清心又斂養，斂合又活血，心肺同調，相輔相成，共奏斂養心肺，養心安神之功。

【臨床應用】心、肺陰虛，虛火擾心，虛煩失眠等。

【用量用法】丹參：10～15 克；百合：10～30 克。

【名醫經驗】1. 朱錫祺　二藥合用有較強的養心寧神作用。用二藥合用配生脈散、甘麥大棗湯等，治療竇性心動過速、室上性心動過速、心臟神經官能症之心悸不寧、少寐夢多等有較好療效。中醫辨證應以心陰不足，虛熱擾心者為宜。〔遼寧中醫雜誌（2）：2，1984〕

2. 李斯熾　養心定悸湯，治心悸怔忡為主者，以百合與丹

參、鬱金、合歡皮、生地、麥冬等滋陰養心安神藥同用。（《李斯熾醫案》）

3. 王長洪　治糜爛性胃炎：百合、丹參、黃芪各 30 克，蒲公英、半枝蓮各 15 克，白芍、烏藥各 10 克，代赭石 25 克，隨證加減，每日 1 劑，水煎分 3 次服，連服 4 週。共治療本病70例，全部治癒。〔中國醫藥學報，1989，4（1）：15〕

4. 張斯特　百合、生地各 30 克，夜交藤 30～60 克，丹參30～90 克，五味子 15 克，每日 1 劑，水煎，午睡及晚睡前 1 小時分服，連服 3～5 劑。治療神經衰弱及其他原因引起的失眠患者 20 例，均獲較好療效。〔遼寧中醫雜誌，1980，（3）：16〕

【使用禁忌】

1. 本藥對性質寒涼，中寒便溏者不宜用。

2. 動物試驗觀察，百合有一定的致畸作用孕婦忌用。

3. 臨床偶有百合引起過敏的病例報導，過敏症狀有心煩心悸，面色潮紅，坐臥不舒，全身有蟻行感，以頭部為甚，大約30 分鐘之後，症狀自然消失，配對組方亦須留意。

丹參——酸棗仁

【配對奧妙】丹參養血活血，清心除煩安心神；酸棗仁養心血安心神。二藥清養與活血併用，相輔相成，共奏養血活血，清心除煩安心神之功。

【臨床應用】血不養心，心悸怔忡，失眠健忘。

【用量用法】丹參：10～15 克；酸棗仁：10～20 克。

【名醫經驗】曹仁康　習慣用二藥合伍治療冠心病伴虛煩不寐，心悸者。二藥既能除虛煩，又能活血化瘀改善血行，對冠心病因虛煩不寐而影響休息者更為適宜。〔中醫雜誌（12）：17，1986〕

【使用禁忌】酸棗仁有斂邪作用，凡有實邪鬱火，如濕痰、

邪熱等所致的心神不安，當忌用。

丹參──黃芪

【配對奧妙】丹參活血化瘀，養血；黃芪補益脾肺元氣。二藥合用，益氣與活血併用，氣旺血行，血行氣也旺，共奏益氣活血，推陳出新之功。

【臨床應用】

1. 中風後遺症、胸痹心悸、肢體麻木等屬氣虛血瘀者。

2. 肝硬化腹水、肝脾腫大，腎炎腎病水腫，癥瘕積聚等屬氣虛血瘀者。

3. 再生障礙性貧血、消渴屬氣虛血瘀者。

【用量用法】丹參：10～15克；黃芪：10～15克。

【名醫經驗】1. 章亮厚　用生黃芪120克，丹參40克，當歸、赤芍、紅花、地鱉蟲、川芎各9克組方，水煎服，每日1劑。治療慢性硬腦膜下血腫12例，取得滿意效果。〔湖南中醫學院學報，1982，（1）：30〕

2. 杜沖　治療中心性視網膜炎，用生黃芪、丹參各30克，川芎9克，水煎50分鐘，取汁500毫升，分每日早晚飯後服用。治療本病40例，結果：經6～33天，平均16天治癒。〔山東醫藥，1981，（5）：30〕

3. 宓志遠　治顱內血腫，用黃芪60～120克，丹參、石決明各30克，當歸、生苡仁、鬱金各15克，天麻、製大黃各10克為主，治療外傷性顱內血腫10例。服法為每日1劑，煎2次服。結果：全部患者於服藥2～3天精神狀況好轉，1週後視乳頭水腫消退，神經系統陽性體徵消失，20～25天後，CT復查血腫均全部吸收。〔浙江中醫雜誌，1987，22（12）：536〕

【使用禁忌】黃芪有較強的補益作用，升陽助火，凡內有實熱，肝陽上亢，氣火上衝，濕熱氣滯等證均忌用。

【用藥指歸】

1. 丹參配對藥，主要是用於血瘀證、各種疼痛證、心神不安證、溫熱病、瘡瘍癰腫及皮膚病等方面，圍繞其「活血祛瘀，涼血消癰，除煩安神」作用而展開的。

2. 丹參功同四物，乃因其活血祛瘀作用，性較為平和，祛瘀而不傷正，生化之機未損，則新血自生，從而可起間接的補益作用。故丹參功擅活血祛瘀，為治淤血阻滯之要藥，至於其補血之力則較弱（為其間接作用），不能擔當重任。

3. 丹參及其複方製劑，僅少數病例有口乾、頭暈、乏力、手脹麻、氣短、胸悶，稍有心慌、心前區痛、心跳加快、嘔吐、噁心胃腸道症狀等，但不影響治療，繼續用藥可行自緩解或消失。

4. 丹參為常用之活血祛瘀之品，而無淤血者慎服，孕婦慎用。與藜蘆相反，不宜同用。《重慶堂筆記》云：「行血宜全用，入心宜去梢用。」現代炮製學研究，酒炒可增活血之功。

3 桃 仁

桃仁入藥歷史悠久，《五十二病方》中記載，《神農本草經》將之列入果部下品。為桃的種子，故稱桃仁。性味苦、甘、平，主歸心、肝、肺、大腸經。主要功效為活血祛瘀，潤腸通便，止咳平喘，解毒殺蟲。

桃仁具有良好的泄血通滯作用，應用範圍甚廣，為臨床治療淤血阻滯的各類病證，如淤血阻滯的痛經、閉經、產後惡露不盡、癥瘕痞塊、跌打損傷、心痛、中風、痹痛、癲狂。桃仁既能活血，又能通滯開結，宜治瘀熱內結或氣血凝滯所致的大便秘結等證。桃仁又入手太陰肺經，用於肺癰、腸癰初起，主要針對其病機為熱鬱氣血瘀滯，以「泄滯血，又去血中之

熱」。傳統亦用治淋症、小便不利。桃仁可用於咽痛、牙痛、聤耳等口腔、五官科疾病，表現了一定的活血解毒止痛作用，內服、外用均有效。其次，《神農本草經》載本品「主邪氣，殺小蟲」，臨床用治熱鬱瘡疹，蟲母陰蝕。

現代藥理研究：

桃仁含苦杏仁甙、苦杏仁酶、揮發油、脂肪油，油中主含油酸甘油酯和少量亞油酸甘油酯。桃仁能明顯增加腦血流量，並降低血管阻力。桃仁提取物對動物肝臟表現局部微循環有一定改善作用，並促進膽汁分泌。此外，桃仁還可改善血液流變學狀況，使出血時間延長，山桃仁使凝血時間顯著延長。桃仁含45%的脂肪油，可潤滑腸道，利於排便，但研究未發現桃仁提取物刺激腸壁增加蠕動而促進排便的現象。

桃仁中的苦杏仁甙，小劑量口服時，緩緩水解產生氫氰酸和苯甲醛，前者抑制組織內呼吸而減少其耗氧量，同時由頸動脈竇反射性使呼吸加深，使痰易於咳出，故可用於咳嗽。及苦杏仁甙有抗炎作用，對炎症初期有抗滲出作用。桃仁水煎劑及提取物還有一定的抗菌鎮痛、抗過敏作用。

桃仁——杏仁

【配對奧妙】桃仁苦甘性平，富含油脂，入肝經血分，破瘀行血，潤燥滑腸；杏仁苦辛而溫，主入肺經氣分，功專苦降潤泄，兼能辛宣疏散，故善破壅降逆、疏理開通，並能降氣定喘，宣肺止咳，潤腸通便。二者合用，其力益彰，行氣活血，消腫止痛，潤腸通便之力強。

【臨床應用】

1. 肺氣鬱閉或老人、虛人津枯腸燥，大便秘結之症。

2. 氣滯血瘀，以致胸腹、少腹疼痛等。

【用量用法】桃仁：6～12克；杏仁：6～10克，同搗煎

服。

【名醫經驗】1. 章次公　對胃脘痛、潰瘍病胃脘痛確有效驗。可促進潰瘍病灶的修復，止痛功效較好，胃脘痛已久伴有淤血者尤宜。其中杏仁用量宜較大，隨證用 12 克、18 克、30 克等。〔上海中醫藥雜誌（3）：4，1984、《章次公醫案》〕

2. 徐樹楠　治療感冒咳嗽，將桃仁、杏仁共搗爛，與蜂蜜、白糖混合均勻，早晚各服 7 克，溫開水送下，對感冒引發的咳嗽效果良好。（《中藥臨床應用大全》）

3. 趙佶　雙仁丸，桃仁、杏仁（並去雙仁皮尖，炒）各半兩，上為細末，水調生面少許為丸，如梧桐子大。每服十丸，生薑湯送下。微利為度。治療：上氣喘急。（《聖濟總錄》卷六十七）

4. 龔景林　治扁平疣，用杏仁、桃仁、薏苡仁、冬瓜仁煎服，每日 1 劑。藥渣煎水 1000 毫升，擦洗患處 10～15 分鐘，以皮膚發熱為度，7～28 天為 1 療程。治療 41 例，痊癒 27 例，顯效 11 例，無效 3 例。〔湖北中醫雜誌，1982，（4）：5〕

5. 蘇誠煉　治愛滋病，用杏仁、桃仁、人參、黨參、元參、牡蠣、貝母、甘草等，隨證加減。每日 1 劑，水煎服。治療愛滋病肺胃陰虛型，症見發熱，乾咳無痰，或有少量黏液，或痰中帶血，氣短，胸痛，乏力，消瘦，口乾咽燥，盜汗，皮膚瘙癢等證效果顯著。〔中醫雜誌，1990，（2）：26〕

6. 蔡先銀　治療高血壓病，以桃仁、杏仁各 12 克，梔子 8 克，胡椒 7 粒，糯米 14 粒，與藥共搗，加雞蛋清 1 個調糊分 3 次用。於每晚臨睡時敷貼於湧泉穴，晨起除去，每日 1 次，每次敷 1 足，兩足交替敷貼，6 次為 1 療程。共治 10 例，結果 7 例血壓恢復正常，諸症均消失，其中 3 例隨訪 4～12 個月無復

發，3 例血壓降至正常，但停藥血壓則回升。〔湖北中醫雜誌，1983，（1）：44〕

【使用禁忌】本藥對有較強的潤腸通便作用，故脾虛便溏者不宜使用。

桃仁——大黃

【配對奧妙】桃仁苦甘而平，性柔潤，為血分之品，最善破血行瘀，又可潤燥滑腸；大黃苦寒，性剛燥，既善於泄熱毒、破積滯，治實熱便秘，也能入血分，活血通經，破一切淤血，治療血熱互結之蓄血。

二藥配對，剛柔相宜，大黃得桃仁，專入血分，共奏破血積、下淤血之功，用於治療瘀熱互結的各種病證。桃仁得大黃，破積滑腸之力增強，對瘀熱停積不行兼見大便閉結不通者，用後一通腸腑，使瘀熱與大便並下。

【臨床應用】1.瘀熱互結之蓄血證。

2. 瘀熱致痛經，閉經，產後惡露不下之少腹疼痛，肌膚甲錯等。

3. 腸癰初起。

4. 跌打損傷瘀阻腫痛。

【用量用法】桃仁：6～12 克；大黃：3～10 克。

【名醫經驗】1.楊玉民　治療盆腔膿腫：以桃仁、大黃、丹皮、冬瓜子、芒硝隨症加減，水煎，1 日 1 劑，分 3 次服，共治 20 例，痊癒 10 例，顯效 8 例，無效 2 例。〔湖南中醫雜誌，1992，（6）：27〕

2. 張琪　治紫癜腎之中期，血熱內瘀，迫血妄行之血尿持續不斷，除選用清熱涼血藥外，少量大黃與桃仁配伍，有泄熱化瘀之功，對屢用激素類藥物有瘀熱之象者尤宜。〔新中醫（7）：12，1991〕

3. 朱橚　桃仁散，好大黃二兩，桃仁三十枚（去皮尖及雙仁）。上搗，以水五升，煮取三升，分為三服。去血後，配用黃酒服，隨能服多少，或用酒一碗煎，去滓服之。治療：從高墜下傷內，血在腹聚不出。宜忌：血過百日，或微堅者，不可復下之，虛極殺人也。（《普濟方》卷三一二引《聖濟總錄》）

4. 劉昌華　治療特發性血尿：桃仁、大黃、當歸、芍藥、丹皮、玄明粉組方，水煎服，1 日 1 劑。共治 22 例，痊癒 17 例，無效 5 例。〔湖北中醫雜誌，1987，（5）：42〕

5. 周仲英　治療流行性出血熱：以瀉下通瘀合劑（大黃、桃仁、芒硝、枳實、生地、麥）水煎服，每日 1 劑，嘔吐劇烈不能進藥者，保留灌腸，每日 2～3 次。治療流行性出血熱少尿期 86 例，結果 77 例單用中藥，6 例西藥無效經加用中藥而獲效，3 例重度腎衰併心衰而無效。總有效率 96.5%。〔江蘇中醫雜誌，1985，6（10）：27〕

6. 管鵬聲　治療急性腎功能衰竭：以桃仁、大黃、益母草、大腹皮組成腎福寶，每劑 100mg，輕症每日 2 劑，重症每日 3 劑，尿量增至正常後每日 1 劑，沖服。療程 1～3 個月。共治 61 例，痊癒 35 例，顯效 21 例，無效 5 例。〔雲南中醫學院學報，1992，15（4）：30〕

7. 劉國強　治療慢性腎盂腎炎：以桃仁、大黃、芒硝、桂枝、甘草組方，便溏者去芒硝、尿急、尿頻者加滑石，每日 1 劑水煎服。共治 46 例，治癒 24 例，好轉 15 例，無效 7 例。〔吉林中醫藥，1986，（4）：10〕

【使用禁忌】1. 本藥對作用較為峻猛，易傷正氣，如非實證，不宜妄用。二藥均可活血祛瘀，且大黃性沉降，故孕婦、月經期、哺乳期應忌用。

2. 本藥對中大黃苦寒，易傷胃氣，脾胃虛寒者慎用。

桃仁——紅花

【配對奧妙】桃仁苦甘而平，入心、肝、大腸經，在破血祛瘀，潤燥滑腸之功；紅花辛溫，主入心、肝經，有活血通經，祛瘀止痛之功。《本草匯言》稱其為「破血、行血、和血、調血之藥。」二藥皆有活血化瘀之力，且擅入心、肝二經，然紅花質輕長浮，走外達上，通經達絡，長祛在經在上之瘀血；而桃仁質重而降，偏入裏善走下焦，長破臟腑瘀血。相須配對後祛瘀力增強，作用範圍擴大，適用於全身各部瘀血。且有消腫止痛，祛瘀生新之功。入心可散血中之滯，入肝可理血中之壅，故為活血化瘀常用藥對。

【臨床應用】1. 心脈瘀阻，心腹疼痛。

2. 血滯經閉、痛經、產後腹痛等。

3. 跌打損傷等各種原因引起的瘀血腫痛。

4. 癰腫瘡瘍。

【用量用法】桃仁：6～10克；紅花：6～10克。

【名醫經驗】1. 胥慶華　桃仁、紅花配伍是活血化瘀常用藥對之一，臨床一切血脈瘀滯之證皆可應用。二藥伍用，出自《醫宗金鑒》桃紅四物湯，又名元戎四物湯。治婦女月經不調，痛經、經前腹痛，或經行不暢而有血塊、色紫暗，或血瘀而致的月經過多，淋瀝不盡。一般而論，用以破血祛瘀，藥量宜重；若需調血和血，劑量宜輕，以防過於走散而動血耗血。（《中藥藥對大全》）

2. 楊倓　桃仁散，治室女血閉不通、鬱而五心煩熱，桃仁配紅花、當歸、牛膝同用，共奏祛瘀通經之功，瘀去經通，則煩熱自除。（《楊氏家藏方》）

3. 傅守仁　用丹桃紅注射液（丹參、桃仁、紅花）治療脈管炎 50 例，臨床上取得良好療效。〔遼寧中級醫院，1979，

（2）：43〕

4.楊景福 治療精神分裂症 用桃仁、紅花、桂枝、大黃、芒硝、甘草為主組成的方劑，水煎服，治療 10 例下焦蓄血證患者（有狂證表現者 8 例，癲證表現者 2 例），全部治癒。〔陝西中醫，1983，4（3）：14〕

【使用禁忌】

1.桃仁與紅花均為作用較強的活血祛瘀藥，孕婦、血虛及無瘀滯者忌用，月經過多，有出血傾向者不宜用。

2.部分病人服用紅花可出現過敏反應，輕者出現皮疹作癢，重者可見浮腫，腹痛，呼吸不暢，吞嚥困難，兩肺可聞及哮鳴音；或尿少，甚則可見管型，配對組方時應注意。

桃仁──當歸

【配對奧妙】桃仁為活血破瘀常用之品；當歸補血養血力佳，又能行血和血。當歸得桃仁，活血祛瘀之力加強；桃仁得當歸，活血之中又有養血之功。二藥合用，相使配對，使活血化瘀之力增強，且有祛瘀而不傷血，養血補虛而無留瘀之妙。故常用於治療血淤血虛之多種病證。另外，二藥又均有潤腸通便之功，配伍後作用協同，相得益彰。

【臨床應用】

1.血瘀或兼血虛之月經不調、閉經、痛經等。

2.血虛腸燥大便秘結。

【用量用法】當歸：10 克；桃仁：10 克。

【名醫經驗】1.胥慶華 章次公經驗：本藥對胃脘痛、潰瘍病胃脘痛確有效驗。不僅止痛效好，且可促進潰瘍病灶的修復。尤胃脘痛已久伴有淤血者為宜〔上海中醫藥雜誌（3）：4，1984；《章次公醫案》〕。對慢性結腸炎，大便乾結如羊矢，外裹黏凍膿血者有較好養血、潤腸燥、排膿作用〔上海中

醫藥雜誌（7）：3，1984〕。黃文東用其治療慢性腸炎腹瀉，血瘀腸絡，頗有效驗〔上海中醫藥雜誌（7）：3，1984〕。臨證時若遇年老體弱或產後便秘，可取此二藥煎汁，加白蜜沖服，常獲良效。（《中藥藥對大全》）

2. 秦之楨　當歸桃仁湯，當歸、紅花。功可：調血養血。治療：蓄血。（《傷寒大白》卷二）

3. 傅青主　生化湯，治婦女產後惡露不行，少腹冷痛，用桃仁配當歸、炮薑、川芎等同用，以溫宮散寒、化瘀止痛，瘀去寒散，血運復常，則腹痛諸證自止。（《傅青主女科》）

4. 劉乾和　治療慢性咽炎：用桃仁、當歸、川芎、丹參、赤芍、射干各 10 克，桔梗 5 克，甘草 8 克，水煎服，每日 1 劑，10 劑為 1 個療程。治療慢性咽炎 56 例，服 2 療程痊癒 38 例，顯效 12 例，有效 6 例。〔上海中醫藥雜誌，1989，（1）：40〕

【使用禁忌】二藥均有活血祛瘀及潤腸通便作用，故無淤血及脾虛便溏者不宜服用。

桃仁──地龍

【配對奧妙】桃仁祛瘀通經脈，治蓄血欲狂；地龍行瘀通經，清熱定驚。二藥合用，相得益彰，增化瘀通經、活血定志之功。

【臨床應用】中風後遺症，氣虛血瘀，半身不遂；咳嗽氣喘日久。

【用量用法】桃仁：6～10 克；地龍：5～15 克，鮮品 10～20 克，入丸、散或研末吞服，每次 1～2 克。

【名醫經驗】1. 錢伯文　治療淤血證不僅根據淤血部位不同選藥配伍，而且還針對淤血所致症狀中主症的不同而選藥配伍。用該二藥善治淤血證伴有精神症狀者。〔中醫雜誌（8）：

23，1985〕

2.蕭森茂　咳喘日久用該藥對也頗適宜。取桃仁活血止咳，地龍通絡平喘，合用活血通絡止咳喘作用較佳。（《百家配伍用藥經驗採菁》）

3.黃紹寬　治療紅斑性皮膚病：地龍湯（地龍、桃仁、肉桂、當歸、羌活、獨活等）治療多形性紅斑，地龍湯合四妙勇安湯治療紅斑肢痛證，經多年臨床觀察，療效顯著。〔中醫藥研究，1995，（1）：39〕

4.王清任　補陽還五湯，治偏癱日久，氣虛血瘀，筋脈失養，可以地龍配黃芪、桃仁、當歸、川芎等益氣活血之品共用。（《醫林改錯》）

【使用禁忌】1.桃仁性平，而地龍寒性較甚，故脾胃虛弱者不宜服用。

2.二藥皆為活血通經之品，無淤血者、孕婦忌用。

3.地龍服用過大可出現中毒反應，主要表現為頭痛、頭昏、心悸、呼吸困難，血壓先升高後又突然下降，有時還可出現胃腸道出血現象，配對組方時應注意。

【用藥指歸】

1.桃仁的配對藥，主要用於血瘀諸證，如月經不調、痛經、產後病、癥積痞塊、跌打損傷、心痛、中風、痹痛、癲狂等，便秘，咳喘，肺癰、腸癰及口腔、五官科疾病，圍繞其「活血祛瘀，潤腸通便，止咳平喘，解毒殺蟲」作用而展開的。

2.歷代醫家一致認同桃仁的活血祛瘀之功，但對其活血強弱的認識，各家略有分歧，如張元素認為其功「破蓄血」，據此桃仁當屬破血之品，自汪昂始，又有持桃仁行血之中可生新因而力緩者。現代中藥書籍對此觀點也不完全一致，反映在桃

仁屬破血之品或是行血之品上。《中藥大辭典》、《用藥心得十講》等言桃仁功效為破血散瘀，但也有人認為桃仁活血作用不強，須配伍其他藥共同使用。一般則認為桃仁為作用強度中等的活血藥。沒有三棱、莪朮之峻猛，也不似雞血藤、澤蘭之平緩。

3. 桃仁的炮製方法自古就有去皮尖之說，張仲景《傷寒論》、《金匱要略》方中凡用桃仁者，皆注明去皮尖。現代臨床多用　桃仁，而生桃仁和炒桃仁應用相對較少，不少學者圍繞去皮尖之制　是否可以減少毒性或增強療效，由實驗和臨床來開展討論。

綜合以上，桃仁含較多的苦杏仁甙，桃仁如大量使用，還是去皮尖為宜，以免發生中毒；桃仁潭後去皮或不去皮，總灰分含量較生桃仁為低，說明潭製過程起到淨化作用；潭製過程，是一保水煎的過程，易造成有效成分部分流失。因此，潭製去皮是必要的，一方面可以潔淨藥物，另一方面，桃仁去皮後有利於有效成分的煎出，又可避免發生中毒事故。但潭製時間應儘量縮短，以免有效成分流失。

4. 桃仁活血，能墮胎，故孕婦忌用。氣血虛弱，內無淤血者慎用。桃仁中含苦杏仁甙，在體內可分解成氫氰酸，可麻痹延髓呼吸中樞，大量服用引起中毒。臨床報導，1 例健康男性成人因食炒桃仁數十粒中毒，經搶救無效死亡。因此，使用時要控制劑量，以防中毒。另外，臨床尚有報導，有接觸桃仁而引起過敏者，接觸部位手背刺癢，暴露部位出現紅色疹塊，並有癢感。

4 牛 膝

牛膝在《神農本草經》中列為上品，因根莖形似牛膝，故

而得名。性味苦、酸，平。主歸肝、腎經。主要功效為活血祛瘀，補肝腎，強筋骨，利尿通淋，引血下行。

牛膝活血祛瘀力較強，性善下行，長於活血通經，又能祛瘀止痛，其活血祛瘀作用有疏利降泄之特點，常用於婦科月經胎產諸證、傷科跌打損傷、內科癥瘕腹痛等淤血凝滯的病證。牛膝既能活血祛瘀，又能補益肝腎，強筋健骨，兼能祛風除濕，故治療風濕浸淫，淤血阻滯，肝腎虧虛之痿痹諸證。

牛膝性滑利，善下行，能利尿通淋，活血祛瘀，常用於濕熱蘊結膀胱、脈絡被灼所致淋痛血尿，為通淋之要藥。牛膝雖性平不寒，但味苦善泄降，能導熱下泄，引血下行，以降上炎之火，故可治療陰虛火旺，肝陽上亢，血熱上溢等所致牙痛口瘡、吐血衄血、頭痛眩暈中風等病證。牛膝能補肝腎，又能引熱下行，故可用於下元虧虛，或陰虛火旺型消渴。此外，本品還可治癰疽惡瘡、皮膚病及下痢。

現代藥理研究：

牛膝含昆蟲變態激素，如促脫皮甾酮、牛膝甾酮、紫莖牛膝酮；三萜皂貳經水解後為齊墩果酸，尚含多糖成分。牛膝所含昆蟲變態甾體激素，具有極強的蛋白合成促進作用。牛膝總皂貳均有明顯興奮子宮平滑肌的作用，能使子宮收縮幅度提高、頻率加快、張力增加。懷牛膝苯提取物 50～120mg／kg 皆呈明顯的抗生育、抗著床及抗早孕作用；氯仿提取物 80～120mg／kg，呈明顯的抗生育、抗早孕作用，但無明顯的抗著床作用。懷牛膝抗生育成分為脫皮甾醇。牛膝醇提液對實驗小動物心臟有抑制作用，煎劑對麻醉犬心肌也有明顯的抑制作用。牛膝煎劑或醇提液靜脈注射麻醉動物，均有短暫的降壓作用，並使腎容積縮小。血壓下降時伴有呼吸興奮。懷牛膝具有降低全血黏度、紅細胞壓積、紅細胞聚集指數的作用，並能延長大

鼠凝血酶原時間和血漿復鈣時間。牛膝具有抗炎鎮痛消腫作用，能提高機體免疫功能，啟動巨噬細胞系統對細菌的吞噬作用，擴張血管，改善循環，促進炎性病變吸收。

牛膝——杜仲

【配對奧妙】杜仲、牛膝均有補肝腎、強筋骨之功。然杜仲主下部氣分，長於補益腎氣；牛膝主下部血分，偏於益血通脈。二藥相使配對，且兼顧氣血，使補肝腎、強筋骨之力倍增。同時，牛膝引血下行，可治肝陽上亢、肝風內動的頭痛眩暈；杜仲據現代藥理研究表明有良好且持久的降壓作用，兩相合用，增強降血壓的作用。

【臨床應用】1.肝腎不足所致的腰膝酸痛、下肢無力。

2.肝陽上亢型高血壓。

【用量用法】杜仲：10～30克；牛膝：10～15克。

【名醫經驗】曾仲　治療外傷性神經痛：用牛膝、獨活各15克，杜仲、威靈仙、當歸、續斷各12克，千年健、木瓜、地龍各10克，雞血藤30克，紅花、川芎各9克，隨證加減，每日1劑，早晚分2次溫服，米酒為引，10天為1療程。痛劇者每日服2劑。治療外傷性神經痛28例，痊癒16例，有效9例，無效3例。〔黑龍江中醫藥，1985，（1）：46〕

【使用禁忌】孕婦及月經過多者忌用。

牛膝——鉤藤

【配對奧妙】牛膝苦降，性善下行，有活血化瘀，補肝腎，引血下行之功；鉤藤甘寒，功專息風止痙，清熱平肝。二藥合用，鉤藤以清熱平肝為主，牛膝以活血、引血下行為要，清上引下，肝腎同治，共奏平肝息風之功。

【臨床應用】肝陽上亢所致的頭暈目眩，頭脹頭痛，半身不遂等。

【用量用法】牛膝：10～15 克；鉤藤：10～15 克。

【名醫經驗】1. 何任　治療腦血管意外：以鉤藤、牛膝、寄生、夏枯草、黃芩、連翹、白芍、石決明、桑枝為主組方，隨證加減。若有出血傾向或正在出血階段，且血壓不降者，加槐花、茺蔚子，並加重黃芩與連翹的用量；有血栓形成或出現偏癱者，加桃仁、丹參等；凡病程已長，氣血虛虧者，加黃芪、當歸、雞血藤等。共治療本病 84 例，顯效 61 例，有效 18 例，無效 5 例。〔浙江中醫雜誌，1983，18（9）：401〕

2. 雷載權　治肝陽上亢頭痛眩暈，心煩易怒，或兼手足震顫，可以鉤藤配川牛膝、天麻、石決明等平肝潛陽，如《雜病證治新義》天麻鉤藤飲。（《中華臨床中藥學》）

【使用禁忌】《本草新編》謂鉤藤「最能盜氣，虛者勿投」。故氣虛血弱者不宜服用。

牛膝——澤蘭

【配對奧妙】牛膝入肝腎補腎活血，疏筋利痹；澤蘭入肝活血祛瘀行水消腫。合而用之，可增化瘀利水，宣通痹阻之功。

【臨床應用】水腫，小便不利而兼淤血阻滯之證。

【用量用法】牛膝：10～15 克；鉤藤：10～15 克。

【名醫經驗】1. 蕭森茂　二藥均入肝腎，善通利腰間死血，對淤血、死血阻滯所致腰膝痛，較其他化瘀藥功效更專。慢性前列腺炎、輸卵管積水、閉經、痛經屬水濕淤血交阻者也宜選用。（《百家配伍用藥經驗採菁》）

2. 張景岳　柏子仁丸，治月經胎產諸證，若兼有腎虛者，牛膝可與澤蘭、地黃、川斷、柏子仁配伍。（《景岳全書》）

【使用禁忌】本藥對既活血又利尿，易傷正氣，故氣虛血弱、無淤血者忌服。

牛膝——何首烏

【配對奧妙】牛膝甘苦酸平，走而能補，性善下行，功能補肝腎，利腰膝，強筋骨，行氣血；何首烏甘苦微溫，不寒不燥，功能補肝腎，益精血，祛風冷，烏鬚髮。二藥合用，補而不滯，溫而不燥，治虛損腰痛，血虛身癢，久服有培元固本、益壽延年之效。

【臨床應用】1. 肝腎虛損，腰膝酸痛之痿痹證。

2. 腎精虛損，鬚髮早白等。

【用量用法】牛膝：10～15 克；何首烏：10～30 克。

【名醫經驗】1. 許國禎　二靈丹，何首烏（米泔浸，與棗共煮爛，去棗，焙乾）一斤，牛膝（酒浸，焙乾）半斤。一處拌和，入石杵臼搗羅為細末，煉蜜為丸，如梧桐子大。每日服六十丸，空心溫酒或米飲送下。服至半月，加至七八十丸；又服至一月，加至一百丸。服之百日，前疾皆去。功可：補暖臟腑，祛逐風冷，利腰膝，強筋骨，黑髭髮，駐容顏，久服輕身延年。（《御藥院方》卷六）

2. 趙佶　何首烏丸，何首烏（細銼蓮子大），牛膝（細銼）各一斤。上以無灰酒五升，取出為丸，浸七宿曬乾，木杵臼為末，煉蜜兩斤為團，以牛酥塗臼杵再搗，取出為丸，如梧桐子大。每服三十丸，加至五十丸，空心溫酒送下，日午食前再服。治療：風腳軟，腰膝疼，行履不得，遍身瘙癢。（《聖濟總錄》卷八）

3. 高學敏　製首烏味甘性溫，入肝腎，善補肝腎，益精血，且微溫不燥，補而不膩，實為滋補良藥。用治肝腎不足，精血虧虛所致頭暈眼花、鬚髮早白、腰膝酸軟等早衰諸症，常配牛膝、枸杞子、菟絲子、當歸等藥，補肝腎，益精血，如《本草綱目》引《積善堂方》七寶美髯丹。（《中藥學》）

【使用禁忌】月經過多及孕婦忌用。

牛膝——菟絲子

【配對奧妙】牛膝既能活血祛瘀，又能補益肝腎，強健筋骨，兼能祛風除濕，故治療風寒濕浸淫，淤血阻滯，肝腎虧虛之痿痹諸證；菟絲子味甘微溫，功能補腎固澀，益精健骨，亦可用於筋骨痿弱之證，二藥相合，相輔相成，效力倍增。

【臨床應用】肝腎不足，不能濡養筋骨，腰痛足痿，軟弱無力。

【用量用法】牛膝：10～15克；菟絲子：10～20克。

【名醫經驗】1. 唐慎微　菟絲子丸，菟絲子、牛膝各一兩，於銀石器內，好酒漬之，令酒過藥一寸，經五日，控乾，焙燥，為末，將原酒煮麵糊為丸，如梧桐子大。每服三十丸，空心、食前酒送下。功可：壯真元。治療：腰膝積冷，酸疼或頑麻無力。（出《證類》卷六），名見《聖濟總錄》卷一八六）

2. 沈金鰲　牛菟丸，牛膝、菟絲子各一兩，同入銀器內，酒浸一寸五分，曬，為末，將原酒煮糊為丸。空心酒送下。治療：腰膝疼痛，或頑麻無力者。（《雜病源流》卷二十七）

3. 劉完素　牛膝丸，有菟絲子、牛膝、萆薢、杜仲、肉蓯蓉、防風、白蒺藜、桂枝，共製成丸劑，空腹酒送服，治肝腎虛，骨痿筋緩。（《素問病機氣宜保命集》）

4. 李中梓　煨腎丸，治肝腎不足，腰痛足痿，菟絲子與牛膝、防風、補骨脂等配伍。（《醫宗必讀》）

【使用禁忌】孕婦及月經過多者忌用。

牛膝——威靈仙

【配對奧妙】牛膝功能活血化瘀，善於下行走竄；威靈仙功能祛風勝濕，舒筋活絡。二藥合用，可除下部腳疾痹痛。

【臨床應用】風濕痹痛以下肢為主。

【用量用法】牛膝：10～15克；鉤藤：10～15克。

【名醫經驗】1.徐春甫　一仙丹，川牛膝、威靈仙各等分，為細末，煉蜜為丸，如梧桐子大。每服五十丸，空心酒下，白滾湯亦可。治療：腳疾腫痛拘攣。服用期間忌茶。（《古今醫統》卷十）

2.朱橚　仙靈丸，威靈仙（陰乾）半斤，牛膝（去根，酒浸三日）半斤，為細末，酒糊為丸，如梧桐子大。每服五十丸，空心木瓜酒送下。治療：腳氣久不癒。（《普濟方》卷二四〇）

【使用禁忌】1.服用威靈仙忌茶及麵湯，用本藥對亦如此。

2.本藥對組合，走竄之性較強，多服易傷正氣，體弱及氣血虛者慎用。

牛膝——益母草

【配對奧妙】牛膝苦酸而平，功能活血通經，引火（血）下行，既主治淤血阻滯的各種病證，又能治淋證、水腫、小便不利；益母草性味苦辛微寒，亦能活血調經，利水消腫。兩藥相須為用，對水腫而兼淤血阻滯之證最為常用。

【臨床應用】水腫，小便不利而兼淤血阻滯之證。

【用量用法】牛膝：10～15克；益母草：10～30克。

【名醫經驗】1.陳士鐸　牛膝益母湯，以牛膝三兩，益母草一兩，水煎服。治療：子死胞門，交骨不開。（《辨證錄》卷十二）

2.張守謙　治療前列腺肥大：以益母草50克，牛膝、黃柏、知母各20克，丹參30～50克，大黃10～15克為中藥組方，水煎服，並配合西藥口服，治療本病40例，顯效24例，

有效 13 例，無效 3 例，總有效率為 92.5%。直腸指診半數病例的前列腺明顯縮小。一般服藥 2～4 週。〔中西醫結合雜誌，1985，5（5）：303〕

【使用禁忌】本藥對均具活血通經之效，孕婦及血虛無瘀者慎用。

【用藥指歸】

1. 牛膝的對藥，主要作用於淤血阻滯的病證如月經胎產諸證、跌打損傷等，痿證、痹證，淋證及火熱證。圍繞其「活血祛瘀，補肝腎，強筋骨，利尿通淋，引血下行」的作用而展開的。

2. 牛膝有川牛膝與懷牛膝之分。兩者均能活血通經、引火（血）下行、補肝腎，強筋骨、利尿通淋。但川牛膝偏於活血祛瘀，通利關節；懷牛膝偏於補肝腎、強筋骨。

3. 一般活血通經、引火（血）下行、利水通淋中膝宜生用；補肝腎、強筋骨牛膝宜酒炙或鹽水炒用。

4. 牛膝為動血之品，性專下行，故孕婦及月經過多者忌用；中氣下陷，脾虛泄瀉，下元不固，夢遺失精者慎用。

第十二章　化痰止咳平喘藥

一、溫化寒痰藥

1　半　夏

半夏之名始見於《禮記・月令》：「五月半夏生，蓋當夏之半。」故名半夏。入藥歷史悠久，首見於《五十二病方》。性味辛，溫，有毒。主歸肺、脾、胃經。主要功效為燥濕化痰，降逆止嘔，消痞散結；外用能消腫止痛。

半夏辛溫而燥，為燥濕化痰，溫化寒痰之要藥，尤善治臟腑之濕痰。半夏為止嘔要藥，多種原因引起的嘔吐，皆可隨證配伍運用，對痰飲或胃寒嘔吐尤宜。半夏辛開散結，化痰消痞，治梅核氣、痰熱結胸、心下痞滿等證。該藥內服消痰散結，外用能消腫止痛，治療肉瘤、石瘤、瘰癧、癰疽、發背及乳癰、跌打損傷瘀腫疼痛、蠍蜇人及蛇傷。

現代藥理研究：

半夏塊莖含揮發油，少量脂肪，澱粉，煙鹼，黏液質，天門冬氨酸、谷氨酸、甘氨酸、β－氨基丁酸等多種氨基酸，麻黃鹼、葫蘆巴鹼以及藥理作用與毒芹鹼相似的生物鹼，β－谷甾醇，β－谷甾醇 -D- 葡萄糖苷，3，4- 二羥基苯甲醛葡萄糖苷等。還分離出一種結晶性蛋白質－半夏蛋白Ⅰ，從掌葉半夏塊莖生物鹼中提取分得 1- 乙醯基 -β-咔啉、菸醯胺等 9 個化合物。近年來又分得掌葉半夏鹼甲、乙、丙和胡蘿蔔素苷。半

夏中刺激成分為 3，4- 二羥基苯甲醛葡萄糖甙，毒性成分為尿黑酸（高龍膽酸即 2，5- 二羥基苯乙酸）。

　　生半夏和製半夏煎劑實驗報導都有鎮咳祛痰、鎮吐作用。從半夏中分離出來的半夏蛋白有抗早孕作用。動物靜注半夏浸劑，能使氯化鋇室性早搏迅速消失，且能使腎上腺素性心動過速轉為竇性心律。掌葉半夏的稀醇或水浸出液對動物實驗性腫瘤（S_{180}，HCA 和 U_{14}）和 Hela 都有明顯的抑制作用。另外有降眼壓和促進膽汁分泌，增強腸道的輸送能力。生半夏的氯仿和丙酮提取物對白色葡萄球菌、金黃色葡萄球菌有抑制作用。半夏還有輕度的利尿作用。

　　另外，半夏所含半夏蛋白對實驗性動物離體早孕、晚孕子宮均有抑制作用。據辣根過氧酶杯記定位說明，由於半夏蛋白在動物子宮和胚胎上有一定的結合部位，能導致細胞功能改變，而終止妊娠。

半夏——天南星

　　【配對奧妙】半夏與天南星均辛溫，功可燥濕化痰。半夏專入脾胃，主治頑痰，且能降逆止嘔。南星辛開過之，兼走經絡，善治風痰，又能祛風定驚。二藥伍用，半夏燥濕健脾，以杜生痰之源，南星開泄化痰，以搜經絡中之風痰，合而散周身痰結，尤以祛風痰為著。

　　【臨床應用】頑痰咳喘，風痰眩暈，中風仆倒，口眼歪斜，舌強語蹇以及癲癇驚風等。

　　【用量用法】半夏：6～10 克；天南星：6 克。

　　【名醫經驗】1. 曾世榮　如意膏：半夏（炮裂）、南星（炮裂）各一兩半，為末，以生薑汁和勻，捻作小餅如錢樣，用慢火炙乾；再為末，復取薑汁如前，經二次炙乾，仍焙為末，煉蜜為丸，如芡實大。每服一丸至二丸，用薑蜜湯化服，不拘時

候；有熱者，以薄荷湯化服。治療：風痰停飲，咳嗽喘促。
（《活幼心書》卷下）

2. 趙佶　玉液湯：天南星（炮）、半夏（湯洗）各一兩。
為粗末。每服二錢匕，水一盞，加生薑五片，同煎至七分，去
滓放溫，食後、夜臥細細呷之。功可去痰涎，利胸膈。（《聖
濟總錄》卷六十五）

3. 楊士瀛　二聖飲：南星、半夏各二兩（切片）。上用生
薑一斤，搗取自然汁浸藥，瓷器盛之，頓在鍋內，隔湯熬挑，
令薑汁盡，焙乾為末。每挑二錢，生薑、甘草少許，煎湯調
下。治療：風痰。（《仁齋直指》卷七）

4. 朱橚　天南星丸：天南星四兩（湯浸，去皮臍），齊州
半夏二兩。用法：焙乾，以生薄荷葉五升，搗取自然汁一大碗
浸藥，焙，直候汁盡，搗羅為末，煉蜜為丸，如梧桐子大。每
服五丸至十丸，生薑、薄荷湯吞下，食後臨臥服。治療：男子
婦女上膈痰壅，頭目昏眩，咽喉腫痛；小兒驚癇潮熱，一切涎
積。（《普濟方》卷三七八）

【使用禁忌】1. 半夏與天南星均為溫燥有毒之品，陰虛燥
咳、血證、熱痰、燥痰應慎用。

2. 不宜與烏頭同用，妊娠期慎用。

半夏——旋覆花

【配對奧妙】半夏消痰散結，健脾和胃；旋覆花開結消痰，
下氣行水，降氣止噫。然半夏偏於燥濕化痰，旋覆花側於宣
肺，下氣行水。二藥伍用，一燥一宣，互為其用，袪痰止嗽，
和胃止嘔之效增強。

【臨床應用】

1. 痰飲壅肺之咳喘及寒濕犯胃所致的嘔吐噫氣。

2. 支飲，胸悶短氣，咳逆倚息不得臥，面浮肢腫，下心痞

堅等。

【用量用法】半夏：6～10克；旋覆花：6～12克，布包入煎。

【名醫經驗】1. 胥慶華　施今墨經驗：將旋覆花、半夏同用，治療滲出性胸膜炎諸症，與葶藶子、大棗伍用，其效更捷。（《中藥藥對大全》）

2. 崔志民　治療頑固性呃逆：旋覆花6克，半夏3克，生黨參9克，于朮6克，茯苓4.5克，白蔻仁3克，附片6克，粉葛根9克，公丁香1.5克，橘核3克，煨薑3片為引。加水適量煎服，1日服完。治療手術頑固性呃逆1例，痊癒。此方為一農民祖傳之專治呃逆之方，有較好療效。〔中華外科雜誌，1956，（10）：963〕

3. 劉浩江　治療癔症　旋覆花、法半夏、黨參、炙甘草、梔子仁各10克，代赭石、大棗各30克，生薑3片，酸棗仁10克為基本方，隨證加味。治療45例，治癒34例，有效8例，無效3例。一般服藥10～20劑後，症狀消失，睡眠食慾正常。〔上海中醫藥雜誌，1984，（4）：18〕

4. 朱彬彬　治療咯血：旋覆花、半夏各9克，代赭石30克，降香4.5克，丹參30克，生蒲黃15克，茜草根30克，水煎服。治療13例，顯效8例，有效3例，無效2例。〔遼寧中醫雜誌，1982，（11）：44〕

【使用禁忌】半夏與旋覆花均溫散降逆，故陰虛燥咳及氣虛便溏者不宜用。

半夏——天麻

【配對奧妙】半夏辛溫，為治濕痰要藥，長於燥濕化痰。天麻甘平，為治風痰要藥，善於熄風止暈。前人有「無痰不作眩」之說。用半夏燥濕化痰以治其本，用天麻息風平肝而治其

標。二藥配對，標本兼顧，功專化痰息風，治眩暈、頭痛。《脾胃論》云：「足太陰痰厥頭痛，非半夏不能療；眼黑頭旋，虛風內作，非天麻不能除。」

【臨床應用】風痰上擾，症見眩暈頭痛，胸悶嘔噁，舌苔白膩，脈弦滑。

【用量用法】半夏：6～10克；天麻：10克。

【名醫經驗】1. 胥慶華　半夏、天麻伍用，專為治風痰眩暈而設，選自《醫學心悟》半夏白朮天麻湯。（《中藥藥對大全》）

2. 趙佶　天麻丸，治偏正頭痛，眼目昏花、或頭目旋運，起坐不能者，天麻常與半夏、川芎、荊芥穗、木香、附子、肉桂等同用。（《聖濟總錄》）

【使用禁忌】精血不足，腦髓失養之眩暈忌用。

半夏——黃芩

【配對奧妙】半夏辛溫性燥，入脾胃二經，功能化飲祛痰，和胃止嘔。黃芩苦寒，入肺經，苦燥肺中之痰，寒清肺中之熱。二藥合用，脾肺同治，既杜生痰之源，又清貯痰之器，源清流潔，痰化肺清，濕去逆降之功顯。

【臨床應用】1. 痰熱壅肺，肺氣上逆之咳嗽痰多色黃者。

2. 痰熱痞結，氣逆不降之嘔吐。

【用量用法】半夏：6～10克；黃芩：6～10克。

【名醫經驗】3. 李恒　黃芩半夏丸，以半夏粉（製過）一兩，黃芩（末）二錢，和生薑汁為丸，如梧桐子大。每服七十丸，用淡生薑湯送下，食後服。治療：上焦有熱，咳嗽生痰。（《袖珍方》卷一）

4. 閔捷　治療消化道疾患，取半夏瀉心湯加減：半夏、黃芩、黃連、乾薑、黨參、阿膠、小薊，水煎內服，每日 1 劑。

治療胃、十二指腸潰瘍出血 48，其中嘔血 25 例，隱血試驗陽性 28 例。病程最長 6 年，最短 2 年。服藥 3 劑血止者 31 例，其餘 17 例分別服藥 5～10 劑後血止。〔上海中醫藥雜誌，1984，（2）：23〕

5. 黃卿發　治療梅尼爾氏病：法半夏、白朮、川芎、茯苓、澤瀉、鉤藤各 10 克，陳皮各 6 克。有熱象者加黃芩 10 克，頭痛加白芷、菊花各 10 克。每日 1 劑，水煎服。治療 28 例，均於服藥 1 劑後症狀明顯減輕，服藥 2～6 劑後痊癒。隨訪 1～3 年，26 例未見復發。〔廣西中醫藥，1981，（2）：47〕

【使用禁忌】脾胃虛弱者慎用。

半夏──陳皮

【配對奧妙】半夏辛溫燥烈，功用燥濕化痰、降逆止嘔；陳皮辛苦而溫，長於理氣健脾，燥濕化痰。二藥合用，半夏得陳皮之助，則氣順而痰自消，化痰濕之力尤勝；陳皮得半夏之輔，則痰除而氣自下，理氣和胃之功更著。二者相使相助，共奏燥濕化痰，健脾和胃，理氣止嘔之功。

【臨床應用】1. 痰濕上犯之胸膈脹滿、咳嗽痰多。

2. 脾胃失和、濕濁內蘊而致脘腹脹滿、噁心嘔吐等。

【用量用法】半夏：6～10 克；陳皮：6～10 克。

【名醫經驗】1. 胥慶華　半夏、陳皮伍用，見於《和劑局方》之二陳湯，主治痰飲為患，或噁心嘔吐，或頭眩心悸。歷代醫家用者甚眾，見方頗多，如《溫病條辨》杏蘇散、《小兒藥證直訣》異功散、《丹溪心法》保和丸、《千金方》溫膽湯、《濟生方》之導痰湯等。其不僅用治痰濕之證，對因痰而致的各種病證，亦可加減應用。（《中藥藥對大全》）

2. 陳師文　橘皮半夏湯，以陳皮（去白）、半夏（煮）各七兩，為粗散。每服三錢，加生薑十片，水二盞，煎至一中

盞，去滓溫服，不拘時候。留二服滓並作一服，再煎服。治療：痰飲、食積、傷寒時氣，噁心嘔吐，目眩昏悶；瘴瘧。（《太平惠民和劑局方》卷四）

3. 郭慧敏　治療發作性嗜睡病：清醒湯（陳皮、半夏、茯苓、鬱金、石菖蒲務 15 克，甘草 10 克）。每日 1 劑，治療 12 例，均痊癒。〔遼寧中醫雜誌，1990，（11）：30〕

【使用禁忌】本藥對性溫燥，故熱痰、燥痰之證不宜用。

半夏——生薑

【配對奧妙】半夏、生薑性味相同，辛溫燥散，均具降逆、止嘔、和胃、化痰之功。二藥配伍，協同為用，半夏降逆止嘔為主，生薑化水止嘔為輔，且又具溫中化飲之功，以見「佐」效；半夏降氣化痰，「使」意顯見，各身兼雙職，藥半功倍，堪稱配伍一絕。

另外，半夏為有毒之品，生薑可制半夏之毒，自屬相畏配對，制其所短，展其所功，更好地發揮和胃降逆作用。

【臨床應用】水飲停胃而見嘔吐清水痰涎，苔白膩等症。

【用量用法】半夏：6～10 克；生薑：10 克。

【名醫經驗】1. 張劍秋　生半夏、生薑各 9 克，水煎分 2 次服，用於胃大部切除術後等不同原因引起的嘔吐，療效顯著。〔上海中醫藥雜誌，1979，（4）：24〕

2. 張銳　大半夏丸，半夏、生薑各半斤，同研為泥，焙乾為細末，用生薑汁煮之要藥，配以蜜漸糊為丸，如梧桐子大。每服三十丸，食後生薑湯送下。有墜痰涎。（《雞峰普濟方》卷十八）

3. 張仲景　①生薑半夏湯：半夏半斤，生薑汁一升。以水三升，煮半夏二升，納生薑汁，煮取一升半，少冷分為四服，日三夜一服。止，停後服。治療：痰飲。頭暈目眩，心中悶

亂，面目浮腫，喘嘔不定。（《金匱》卷中）

②小半夏湯：半夏一斤，生薑半斤。以水七升，煮取一升半，分溫再服。功可：蠲飲和胃，降逆止嘔。治療：痰飲內停，嘔吐，反胃，呃逆，霍亂，心下痞，不寐。（《金匱》卷中）

4.劉景琪　治療病毒性心肌炎：半夏 18 克，生薑 24 克，茯苓 12 克。每日 1 劑，水煎服。治療 11 例，服藥 15～40 劑，症狀消失，10 例心電圖恢復正常。〔上海中醫藥雜誌，1983，（9）：26〕

5.李文炳　薑半飲，半夏（法製）、生薑各等分，水煎服。治療：噎氣。（《仙拈集》卷一）

【使用禁忌】性溫燥，故熱痰、燥痰之證不宜。

半夏——天竺黃

【配對奧妙】半夏辛開苦降溫燥，偏於燥濕健脾，和胃降逆，脾健土燥，痰涎無以生；天竺黃甘寒，長於清熱化痰，清心定驚。二藥伍用，祛痰之力佳，並有一定的祛風定驚作用。

【臨床應用】1.痰濕內停之咳嗽痰多，胸悶脹滿。

2.痰涎壅盛、中風不語或痰熱驚搐、癲癇等。

【用量用法】半夏：6～10 克；天竺黃：3～9 克。

【名醫經驗】胥慶華　臨床上小兒高熱驚風，或驚癇抽搐之症，常用上二藥與其他藥物配伍，定驚有確效。（《中藥藥對大全》）

【使用禁忌】陰虛內熱者慎用。

半夏——夏枯草

【配對奧妙】半夏化痰濁，消痰散結，通降和胃，藥理研究認為半夏有良好的鎮靜和安定作用；夏枯草宣洩肝膽鬱火，暢利氣機之運行，補養厥陰。二藥合用，能宣散肝火，化痰

濁，調和肝胃，順接陰陽。

【臨床應用】痰火鬱結的各種病證。

【用量用法】半夏：6～10克；夏枯草：10～15克。

【名醫經驗】1. 朱良春　《醫學秘旨》載一不寐患者，心腎兼補之藥遍服無效，後診其為「陰陽違和，二氣不交」，用半夏10克，夏枯草10克濃煎服，即得安睡。朱氏經驗用於肝火內擾，陽不交陰之不寐有效驗，並喜加珍珠母30克入肝安魂，並引用治療多種肝病之頑固性失眠。〔上海中醫藥雜誌，（3）：31，1983〕

2. 胡學剛　吳鞠通謂「半夏一用降逆，二用安眠」。故用半夏治不眠，劑量可隨證酌增。朱良春用藥合伍治失眠，半夏用12克。本人認為用半夏治不寐，不用較大劑量30～60克則效果不顯。〔中醫雜誌，1986，（10）：67〕

3. 劉春圃　二藥合用能交通心腎治失眠，並體會黃連配肉桂、有交通心腎之功能。（《北京市老中醫經驗選編》）

【使用禁忌】妊娠期慎用。

半夏——麥冬

【配對奧妙】半夏辛溫燥烈，燥濕健脾，化痰降逆；麥冬甘苦微寒，養陰益胃，潤肺清心，滋而不膩。二藥合用，潤肺胃而降逆氣，清虛熱而化痰濁，潤而不膩，燥不傷陰。

【臨床應用】熱病傷津、肺胃陰虛及肺癰、肺痿等病，以虛熱日久，咳唾氣逆，口乾舌紅，嘈雜欲嘔。

【用量用法】半夏：6～10克；麥冬：10～20克。

【名醫經驗】1. 胥慶華　半夏、麥冬伍用，見於《傷寒論》竹葉石膏湯，功能清熱生津，益氣和胃，主治熱病之後，餘熱未清，氣陰兩傷，咽乾唇燥，煩熱口渴，咳呃嘔噦，身倦無力，舌紅少苔，脈虛而數或細數。（《中藥藥對大全》）

2. 祝安治　治療梅核氣：半夏、川朴、桔梗、陳皮、射干、鬱金各 10 克，麥冬、生地、白芍各 30 克，瓜蔞 15 克，生甘草 6 克，隨證加減，每日 1 劑，水煎服。9 劑為 1 療程。治療 237 例，痊癒 144 例，顯效 65 例，進步 13 例，無效 15 例，總有效率 93.67%。〔陝西中醫，1989，（12）：533〕

【使用禁忌】妊娠期慎用。

半夏——秫米

【配對奧妙】半夏辛溫，燥濕化痰而降逆和胃，調陰陽和表裏，使陽入陰而令安眠；秫米甘微寒，健脾益氣而升清安中，製半夏之辛烈。二藥合用，一瀉一補，一升一降，具有調和脾胃，舒暢氣機的作用，使陰陽通，脾胃和，其人即可入眠，為治「胃不和，臥不安」的良藥。

【臨床應用】脾胃虛弱，或胃失安和之夜寢不安。

【用量用法】半夏：6～10 克；秫米：10～15 克。

【名醫經驗】1. 胥慶華　半夏、秫米伍用，出自《內經》半夏秫米湯，主治胃不和，夜不得眠之症。明代張景岳「治久病不寢者神效」。現臨床多用於治療饑飽不調，有傷脾胃及脾胃虛弱，運納失常所致的胃中不和，症見夜臥不安，或胃脘痛，或反胃吞酸，或嘈雜似饑等，收到較好的和胃安眠之效。（《中藥藥對大全》）

2. 張錫純　觀此方（半夏秫米湯）之義，其用半夏，並非為其利痰，誠以半夏生當夏半，乃陰陽交接之時，實為則陽入陰之候，故能通陰陽和表裏，使心中之陽漸漸潛藏於陰，而入睡鄉也。秫米即稷之米（俗稱高粱），取其汁漿稠潤甘緩，以調和半夏之辛烈也。（《醫學衷中參西錄》）

3. 張鐵敏　治療失眠：清半夏 12 克，秫米 60 克，水煎，米熟為度，取汁 200 毫升，輕者每日 1 劑，睡前服，重者每日

3 劑，早中晚各 1 劑。治療嚴重失眠症 20 例，顯效 11 例，進步 7 例，無效 2 例。〔中西醫結合雜誌，1983，（5）：299〕

【使用禁忌】妊娠期慎用。

半夏──皂莢

【配對奧妙】半夏辛溫有毒，功專燥濕化痰；皂莢辛溫有小毒，辛散走竄，具祛痰、搜風、開竅之力，善治風痰壅盛、關竅阻閉之證。二藥合用，相使配對，皂莢得半夏之佐，則祛痰之力大增，祛風痰、開關竅之功更著。共奏祛痰降氣開竅之功，痰去則氣降，氣降則風息，清竅自開。

【臨床應用】1. 中風痰厥之卒然昏迷、口噤不開、喉中痰聲漉漉。

2. 痰濕壅滯，胸悶咳喘、痰多、質黏難出。

【用量用法】治中風痰厥，取半夏、皂莢等分研末，吹少許入鼻以取嚏，而收開關通竅，清神醒腦之效。治痰濕壅滯則半夏 10 克，皂莢 6 克，入煎劑。

【名醫經驗】雷載權 引《人民軍醫》，1977，（11）：48。治療慢性支氣管炎：半夏、皂莢、穿心蓮、胎盤、紅棗浸水煎，酒精提取獲得浸膏，製成兩種片劑。甲片重 250mg，含皂莢 60mg，半夏 9.1mg，穿心蓮 125mg。乙片重 250mg，含胎盤 24mg，紅棗 200mg。每次服甲片 4 片，乙片 2 片，每天 3 次，飯後服，10 天為 1 個療程，一般服藥 4 個療程。治療 286 例，顯效達 78%，總有效率 92.3%。服藥期間未發現不良反應，少數病例有上腹不適。（《中華臨床中藥學》）

【使用禁忌】本藥對溫燥辛散走竄之力強，非頑痰證體質壯實者不宜輕投；孕婦、陰虧及有出血傾向者慎用。

半夏──乾薑

【配對奧妙】半夏辛溫而燥，為燥濕化痰，溫化寒痰之要

藥；乾薑辛熱，主歸肺、脾、胃經，有溫肺化飲之功，既能溫散肺中寒邪而利肺氣之肅降，使水道通調而痰飲可化；又能溫脾胃去濕濁而絕生痰之源。二者合用，溫脾肺，化痰飲。

【臨床應用】寒痰阻肺，咳嗽氣喘，咳痰清稀。

【用量用法】半夏：6～10克；乾薑：3～10克。

【名醫經驗】1. 張仲景　半夏乾薑散，以半夏、乾薑各等分為散。每服方寸匕，漿水一升半，煎取七合，頓服之。治療：乾嘔吐逆，吐涎沫。（《金匱要略》卷中）

2. 朱橚　半夏丸，半夏一兩，乾薑半兩為末，白麵糊為丸，如梧桐子大。以陳皮湯送下，不拘時候。治療：久吐不止。（《普濟方》卷二〇六）

3. 孫思邈　乾薑散，以乾薑、半夏各等分為末，以少許著舌上。治療：懸癰，咽熱暴腫。（出《千金方》卷六，名見《三因方》卷十六）

4. 趙佶　乾薑散，以乾薑（炮裂）、半夏（湯浸七遍）各一分為散，鹽豉和塗患處。治療：懸癰腫，生息肉。（《聖濟總錄》卷一二三）

5. 黃廷媛　用半夏10克，乾薑、黃芩、黃連、甘草各6克，太子參12克，大棗5枚。每日1劑，水煎服，7劑為1療程。隨證加減，治療70例消化道疾病（十二指腸潰瘍，慢性胃炎、胃腸功能紊亂，腸炎，結腸癌），痊癒61例，顯效3例，無效6例。〔實用內科雜誌，1992，（3）：33〕

6. 陳震　用複方半夏膠囊（由半夏、乾薑、黃芩、甘草、人參等藥物組成），每次5粒，每日3次，飯前半小時服，20天為1療程。治療非潰瘍性消化不良47例，結果顯效26例，有效12例，好轉5例，無效4例，總有效率91.5%，與對照組有顯著差異（P＜0.01）。〔中醫雜誌，1994，35（5）：292〕

【使用禁忌】本藥對性溫燥，只宜於寒痰、濕痰，熱痰、燥痰忌用。

【用藥指歸】

1. 半夏的配對藥，主要作用於濕痰、寒痰證，胃氣上逆之嘔吐，心下痞、梅核氣、結胸及癭瘤痰核等證，針對其內服「燥濕化痰，降逆止嘔，消痞散結」的作用而展開的。

2. 妊娠是否忌用半夏，仲景《金匱要略》用乾薑人參半夏丸治妊娠嘔吐不止者。現代實驗研究，口服半夏浸膏對家兔子宮和子宮瘻管均無明顯作用，因口服能被胃蛋白酶降解而失活。臨床用半夏治療妊娠嘔吐，亦不乏其例，且療效肯定，並未見明顯毒性反應。（臨床實用中藥學・人民衛生出版社，1984.181～183）然妊娠忌用半夏，古文獻多有記錄，《珍珠囊》與《本草綱目》均有明確記載。故妊娠如無嘔吐以不用半夏為妥。如有嘔吐，或者嘔吐嚴重者，半夏乃是可用之品，使用時配益氣安胎之品為更好。

3. 半夏一般宜制過用，有多種炮製方法。其中薑半夏長於降逆止嘔，法半夏長於燥濕且溫性較弱，半夏曲則有化痰消食之功，竹瀝半夏，藥性由溫變涼，能清化熱痰，主治熱痰、風痰證。生品多外用。

4. 根據「十八反」理論，半夏反烏頭。本品辛溫有毒，妊娠期慎用，陰虛燥咳，血證，熱痰，燥痰應慎用。然經過配伍或炮製，熱痰證可用之。本品藥用劑量過大，生品內服或誤服。誤食生半夏 0.1～2.4 克可引起中毒。中毒主要表現為口腔、咽喉、胃腸道黏膜及對神經系統的毒性。如口乾舌麻，胃部不適，口腔、喉咽及舌部燒灼疼痛、腫脹，流涎，噁心及胸前壓迫感，音嘶或失音，呼吸困難，痙攣甚至窒息，最終因呼吸麻痹而死。中毒救治除常規處理外，可配合中藥治療：

① 生薑汁 5g，白礬末 9g，調勻即服。

② 薑汁 5ml，醋 30～60ml，頓服。

③ 生薑、綠豆各 30g，防風 60g，甘草 15g，煎湯。先含漱一半，再內服另一半。

④ 綠豆衣、生薑各 15g，金銀花、連翹各 30g，甘草 9g，水煎服。

2 桔 梗

桔梗首見於《神農本草經》，李時珍在《本草綱目》中曰：「此草之根結實而梗直，故名桔梗。」性味苦、辛，平，主歸肺經。主要功效為宣肺化痰，利咽，排膿。

桔梗辛散苦泄，宣開肺氣，化痰利氣，無論屬寒屬熱皆可應用。桔梗能宣肺利咽開音，凡外邪犯肺，咽痛失音者，皆可配伍使用。本品性散上行，能宣利肺氣以排除膿痰，治肺癰咳而胸滿，時出濁唾腥臭，久久吐膿者。同時亦治口腔病如口舌生瘡、齒齦腫痛、牙根腫痛、牙疳臭爛、喉痹及毒氣。此外，可宣開肺氣而通二便，用治癃閉、便秘。

現代藥理研究：

桔梗中主要含有五環三萜的多糖甙，其他尚含多聚糖、甾體及其糖甙、脂肪油、脂肪酸等。桔梗的祛痰作用主要是對口腔、咽喉部位黏膜的直接刺激，反射性地引起呼吸分泌亢進從而使痰液稀釋，易於排出。

桔梗有鎮咳作用，有增強抗炎和免疫作用，其抗炎強度與阿司匹林相似，桔梗浸出物能抑制白細胞游走，增強中性粒細胞的殺菌力，提高溶菌酶活性，粗皂甙部位能促進巨噬細胞的吞噬作用。

口服桔梗提取物或桔梗粗皂甙對大鼠應激性潰瘍有預防作

用，其抑制率 90% 以上，可使潰瘍指數降低。桔梗粗皂貳有鎮靜、鎮痛、解熱作用，主要有中樞抑制作用。桔梗粗製皂貳有降血糖、降膽固醇，鬆弛平滑肌作用。桔梗皂貳具有顯著溶血作用。桔梗菊粉對腹水性腫瘤有其抑制作用。

桔梗——杏仁

【配對奧妙】桔梗既升且降，以升為主，功善宣通肺氣，升清降濁，清源利水，疏通腸胃；杏仁辛散苦降，以降為主，長於宣通肺氣，潤燥下氣，滑腸通便。二藥伍用，一升一降，升降調和，祛痰止咳之效甚佳。

【臨床應用】咳嗽，痰多，喘憋，或見二便不利。

【用量用法】桔梗：6～12 克；杏仁：6～12 克。

【名醫經驗】1. 徐樹楠　凡外感咳嗽痰多為風寒所致者，伍杏仁、蘇葉、前胡、荊芥、防風，能宣肺散寒止咳；風熱所致的咳痰黃稠、發熱口渴者，伍杏仁、桑葉、菊花、薄荷、牛蒡子，以疏風清熱，宣肺止咳。（《中藥臨床應用大全》）

2. 楊副勝　治療百日咳：桔梗、杏仁各 20 克，百部根 50 克。上藥加水 700 毫升，煎至 350 毫升，濾汁加白糖 60 克，以文火將糖溶化。每日服 3 次，溫開水沖服。1 歲以下每次 2～4 毫升，1～3 歲 4～6 毫升，3～7 歲 7～9 毫升，7～10 歲 10～13 毫升，10 歲以上 15 毫升。治療 140 例，痊癒 132 例，好轉 6 例，無效 2 例。療程最短 5 天，最長 12 天，平均 6 天。〔河南中醫，1982，（5）：15〕

【使用禁忌】桔梗性升散，杏仁偏溫有小毒，故劑量宜控制，凡氣機上逆、及虛咳嗽等不宜使用；杏仁有滑腸致瀉作用，故大便溏泄者不宜。

桔梗——甘草

【配對奧妙】桔梗辛苦而平，辛則散，苦則降，有宣通肺

氣，祛痰排膿之功；甘草甘平，生用瀉火解毒，潤肺祛痰，並能緩急止痛。二藥伍用，相得益彰，甘草瀉火解毒以治本，桔梗宣通肺氣祛痰排膿，標本兼顧，故其宣肺祛痰、解毒利咽、消腫排膿之功增強。

【臨床應用】肺失宣降，咳嗽有痰，咽喉腫痛，肺癰吐膿，胸滿脅痛等症。

【用量用法】桔梗：5～10克；甘草：6～10克。

【名醫經驗】1. 錢乙　甘桔湯，桔梗二兩，甘草一兩，為粗末。每服二錢，水一盞，煎至七分，去滓，食後溫服。治療：小兒肺熱，咽喉疼痛，咳吐膿血。加荊芥、防風，名「如聖湯」；熱甚，加羌活、黃芩、升麻。（《小兒藥證直訣》卷下）

2. 張仲景　桔梗湯，桔梗一兩，甘草二兩，以水三升，煮取一升，去滓，溫分再服。功可：宣肺祛痰，利咽寬胸，解毒排膿。治療：風熱客於少陰，咽喉腫痛；風熱鬱於肺經，致患肺癰，咳唾膿血。（《傷寒論》）

3. 張銳　國老湯，以桔梗三兩，甘草二兩，上為粗末。每服二錢，水一盞，煎至六分，去滓，臨臥溫服。治療：肺經積熱，外感寒邪，口乾喘滿，咽燥腫痛，夾寒咳嗽，唾有膿血。（《雞峰普濟方》卷十一）

【使用禁忌】陰虛燥咳不宜使用。

桔梗——枳殼

【配對奧妙】桔梗辛散，功能宣通肺氣，祛痰排膿，清利咽喉，升提利水，以升提上行之力為最，故前人有「載藥上行」之說；枳殼苦溫，功能降氣消脹，寬胸快膈，以下降行散為著。

二藥相伍，一升一降，一宣一散，桔梗開肺氣之鬱，並可

引苦泄降下之枳殼上行於肺；枳殼降肺氣之逆，又能助桔梗利膈寬胸，具有升降肺氣、宣鬱下痰、寬胸利膈作用。

【臨床應用】肝鬱氣滯，氣機不利而見肺氣不降，咳嗽痰喘，胸膈滿悶，脘脹不適，大便不利等。

【用量用法】桔梗：6～10克；枳殼：6～10克。

【名醫經驗】1. 胥慶華　桔梗、枳殼伍用，見於《赤水玄珠》活人桔梗枳殼湯。治傷寒痞氣，胸滿欲絕。以桔梗、枳殼各90克，治諸氣痞結滿悶。（《中藥藥對大全》）

2. 程門雪　枳殼配桔梗為治療痢疾要法之一。（《程門雪醫案》）

3. 王伯岳　用二藥配紫蘇利膈寬胸，治小兒腹痛便難有滿意療效。〔摘自《北京中醫》（5）：12，1988〕

4. 顏德馨　二藥配伍能使升降有常運脾安中。〔上海中醫藥雜誌，（2）：33：1990〕

5. 施今墨　用二藥配伍薤白、杏仁，則更增上下左右升降開導之功，而善治痰氣不暢諸證。（《百家配伍用藥經驗採菁》）

6. 徐景藩　治療噎證，病以痰氣為主，從「升降」二字著眼，善用桔梗、枳殼配木蝴蝶，升降氣機，行氣水消痰，取得較好療效。〔中醫雜誌（7）：68，1986〕

7. 蘇軾、沈括　枳殼湯，以桔梗、枳殼（炙，去瓤）各一兩銼，如麻豆大。用水一升半，煎減半，去滓，分二次服。治療：傷寒痞氣，胸滿欲死。（《蘇沈良方》卷三）

【使用禁忌】陰虛燥咳不宜使用。

桔梗——魚腥草

【配對奧妙】桔梗辛開苦降，既升且降，善開肺氣，快胸膈，止痰嗽，排膿消癰；魚腥草辛散寒清，善解熱毒，消癰

腫，利尿通淋。二藥配對，相得益彰，桔梗得魚腥草之助，則清熱解毒，排膿消癰效佳；魚腥草得桔梗之引，則肺氣宣，痰熱清，咳嗽自止。

【臨床應用】1.肺熱咳嗽，痰稠難咯。

2.肺癰，胸膈滿痛，咳吐膿痰。

【用量用法】桔梗：5～10克；魚腥草：15～30克，鮮品加倍。

【名醫經驗】1.胥慶華　周鳳梧自擬肺癰排膿湯，其中以桔梗、魚腥草為主藥，配生薏仁、冬瓜仁、忍冬藤、貝母、白茅根、生甘草，治肺癰，效佳。（《中藥藥對大全》）

2.張蓮君　治療肺炎：桔梗 15 克，魚腥草 36 克，煎至200 毫升，1 次口服 30 毫升，每日 3～4 次。治療肺炎 28 例，均為細菌感染。26 例痊癒，X 光線陰影 5～22 天內吸收，平均9.4 天，白細胞恢復正常 3.9 天。如與抗生素同用可起協同作用。〔中華內科雜誌，1963，11（3）：250〕

【使用禁忌】不宜過大劑量使用，因桔梗用量過大可噁心嘔吐。

桔梗——蘇梗

【配對奧妙】桔梗辛以入肺，性主升，功能宣肺化痰，止咳平喘；蘇梗辛而微溫，性主降，入肺則寬胸利膈，入脾則下氣寬中，統理上、中二焦之鬱滯。

二藥配對，一升一降，調暢氣機，最善開通上焦鬱滯，開胸順氣，宣肺止咳之功增強。

【臨床應用】1.肺氣鬱滯之咳嗽，胸膈滿悶等症。

2.脾胃氣鬱之納穀不香，泛泛欲嘔之症。

【用量用法】桔梗：4～9克；蘇梗：6～12克。

【名醫經驗】1.焦樹德　20 世紀 70～80 年代，運用自擬

的足脹消腫湯，治癒數例頑固難癒的腳及小腿部嚴重的浮腫病人。這些患者，經西醫診斷，有的是下肢淋巴回流障礙，有的是下肢靜脈回流受阻，治療無效，又說需做手術，因而來請中醫治療。經用此湯隨證加減，療效頗佳，均得治癒。今將此湯的組成和用法以及驗案一則，介紹如下。方藥組成：焦檳榔12～15克，茯苓 20～25克，木瓜 10克，蒼朮 6克，紫蘇梗、葉各 9克，生薏米 30克，防己 10克，桔梗 4　5克，吳萸 6克，黃柏 10克，牛膝 12克。（《焦樹德臨床經驗輯要》）

2. 吳瑭　杏蘇散，治風寒咳嗽痰多，頭微痛，惡寒，咳痰清稀，鼻塞，苔白脈弦緊者，以桔梗配紫蘇、杏仁，以增其溫散風寒，宣肺化痰之功。（《溫病條辨》）

【使用禁忌】陰虛火旺及咯血等證不宜使用。

桔梗──荊芥

【配對奧妙】桔梗善於升提肺氣，祛痰利咽；荊芥辛散疏風，利咽喉。二藥合用，疏散不助熱，升提不升火，祛痰利咽，散結開音，相輔相成。

【臨床應用】外感咳嗽伴咽癢，或因咽癢不適而致咳嗽久久不癒。

【用量用法】桔梗：4～9克；荊芥：3～10克。

【名醫經驗】1. 蕭森茂　急性咽炎、喉炎、急性扁桃體炎均用為要藥。乾祖望善用二藥合用又配薄荷、僵蠶、防風、甘草宣肺疏風化痰治療急性喉炎之失音，有滿意療效。〔摘自《浙江中醫雜誌》（7）：322，1989〕

2. 程國彭　止嗽散，治外感咳嗽，日久不止，而見咳嗽痰多，咯痰不暢，桔梗常配百部、紫菀以溫潤止咳，配陳皮以增強理氣化痰之功，配白前肅肺降氣以祛痰止咳，配荊芥以疏風解表，配甘草以調和諸藥，共奏止咳化痰，疏風解表之功。

（《醫學心悟》）

【使用禁忌】本藥對只宜於外感咳嗽，內傷咳嗽如肺虛、痰濁阻滯則不宜。

桔梗——紫菀

【配對奧妙】桔梗開宣肺氣；紫菀流利肺氣，通利三焦，宣通窒滯。二藥疏利肺氣，宣通鬱滯，合用相得益彰，共奏宣肺氣調脾氣，疏一身氣機之功效。

【臨床應用】各種原因所致的咳嗽痰多，胸悶不暢。

【用量用法】桔梗：4～9克；紫菀：5～10克，外感暴咳宜生用，肺虛久咳宜蜜炙用。

【名醫經驗】1. 黃一峰　不僅對外感肺氣失宣者喜用二藥配對，而且對很多內傷雜病有升降失職，氣機不調者也擅用二藥配伍，取二藥宣肺氣舒展脾胃氣化之功。如治療慢性腹瀉屬肺失宣降，腸胃氣機阻滯者，喜配用二藥開上達下，調理脾肺氣機，使升降復常。謂紫菀人至高而達於下，桔梗上浮主開泄。一升一降，使脾胃通降，腸胃壅滯宣通，而取得較好療效。〔中醫雜誌（5）：5，1979、中醫雜誌（2）：15；1988〕

2. 張澤生　也喜用二藥或又配杏仁，開上啟下，治脾胃失調，失其潤降而便秘者。〔中醫雜誌（8）：15，1982〕

3. 印會河　用二藥開肺理脾通利三焦治療肝性腹脹。〔浙江中醫雜誌（12）：537，1986〕

【使用禁忌】1. 桔梗性能升散，紫菀辛苦甘溫，故內有實熱者不宜配對使用。

2. 有「紫菀畏茵陳蒿」之說，配對組方時應注意。

桔梗——仙鶴草

【配對奧妙】桔梗宣通肺氣，祛痰排膿，治腹痛下痢；仙鶴草收澀止血，抗菌解毒治痢。肺與大腸相表裏，二藥合用，

宣肺氣調大腸氣機，通腸胃壅滯，解毒止痢功效益增。

【臨床應用】胃腸積滯，泄瀉痢疾，小兒疳積。

【用量用法】桔梗：4～9 克；仙鶴草 10～15 克。

【名醫經驗】1. 朱良春　用治急慢性痢疾，對消除膿血便、裏急後重等症狀有較好療效。治久瀉挾血用仙鶴草既可治痢止血，還可促進腸吸收功能。如見久瀉挾黏凍之物則用桔梗，取其排膿之功。臨證時常配伍二藥。〔上海中醫藥雜誌（5）：11，1980〕

2. 蕭森茂　賈福華經驗：仙鶴草解痙鎮咳更有療效，其功效首先是鎮咳，其次才是止血。（《百家配伍用藥經驗採菁》）

【使用禁忌】急性泄瀉忌用。

桔梗——前胡

【配對奧妙】桔梗宣肺利咽，祛痰排膿，性主宣發；前胡疏散風熱，降氣化痰，性主降。二藥配對，一宣一降，以成宣降肺氣之功。

【臨床應用】肺氣不宣的咳嗽痰多，胸悶不暢。

【用量用法】桔梗：4～9 克；前胡：6～10 克。

【名醫經驗】蕭森茂　二藥本為化痰止咳之品。王少華經驗用於治療疏氣開鬱法而少效的氣滯痞塞，常可取得事半功倍之效。〔浙江中醫雜誌（2）：53，1988〕

王代是從陳伯平治風溫在表，用「前胡、桔梗，一升一降，以泄肺邪」之意所得，而圓機活法用於治療氣滯痞塞諸證。（《百家配伍用藥經驗採菁》）

【使用禁忌】

1. 桔梗性平，前胡微寒，均為清化熱痰藥，宜於熱痰及外感風熱之咳嗽，對於寒痰及外感風寒之咳嗽則不宜。

2. 前胡「惡皂莢，反藜蘆」，配對組方應注意。

桔梗——桂枝

【配對奧妙】桔梗開肺氣，和脾胃之運化，宣心氣之鬱，脾胃為升降之樞；桂枝溫運中陽，溫通心陽，溫陽化氣，斡旋樞機。

二藥開肺氣啟水之上源與溫陽化氣行水併用，宣通與溫化並施，相輔相成，使三焦均得以通利。

【臨床應用】三焦功能失調，氣機壅滯諸證，如水腫、腹痞塞脹悶、慢性瀉痢、胸腹水、癃閉、便秘等均可隨證選用。

【用量用法】桔梗：4～9克；桂枝：3～10克。

【名醫經驗】陳沛嘉 治不孕症喜配伍二藥宣肺溫陽以增療效。〔新中醫，1985，（1）：8〕

【使用禁忌】桔梗性升散，桂枝辛溫助熱易傷陰動血，故凡氣機上逆、外感熱病、嘔吐嗆咳、陰虛火旺、血熱妄行等，不宜使用。孕婦及月經過多者慎用。

【用藥指歸】

1. 桔梗配對藥，主要用來治療咳嗽痰多、胸悶不暢，咽喉腫痛、失音，肺癰咳吐膿痰及口腔病。針對其「宣肺化痰，利咽，排膿」作用而展開的。

2.《神農本草經》曰：本品「辛，微溫」。《名醫別錄》謂「苦，有小毒」。《藥性論》曰：「苦，平，無毒」。究竟桔梗有無毒性，全國統編六版教材《中藥學》，未說明有任何毒性，《中華人民共和國藥典》（1995年版一部）桔梗項下也未注明其毒性，可見本品是屬無毒之品。

3. 桔梗為「舟楫」之說，有肯定與否定兩種決然不同的觀點。桔梗乃肺經之藥，凡是肺經之外感或痰濁而致病變，當先考慮桔梗，又歸入手少陰心經，其手少陰經病因痰濁所致者，當考慮桔梗。本品兼入足陽明胃經，因痰濁致病者亦用之。

「舟楫」之說與歸經應有聯繫。

4. 桔梗為化痰、利咽、宣肺之品，何以言治二便不通，其理何在？因肺為水之上源，肺氣不宣，通調失職則為癃閉，桔梗宣開肺氣，則小便自利，即前人所謂提壺揭蓋之法；而治便秘是：肺合大腸，肺氣不調則大腸傳導不行而便秘，故桔梗宣開肺氣而助通便。《本草通玄》曰：「桔梗之用惟炎上入肺經，肺為主氣之臟，故能使諸氣下降，世俗泥為上升之劑，不能下行，失其用矣。」

5. 本品性升散，凡氣機上逆，嘔吐、眩暈；陰虛火旺咳血等，不宜用。用量不宜過大，否則易致噁心嘔吐。因桔梗皂貳有溶血作用，不宜作注射給藥。

二、清化熱痰藥

1 瓜蔞

瓜蔞首載於《神農本草經》。在古本草中，本品多以栝蔞而名之，許慎云：「木上曰果，地下曰　。此物蔓生附木，故得兼名。」性味甘、微苦，微寒，主歸肺、胃、大腸經。主要功效為清熱化痰，寬胸散結，潤腸通便。

瓜蔞有清熱化痰之功，主要用於痰熱咳嗽。同時又能寬胸散結，治痰濁痹阻，胸陽不通之胸痹。本品能消腫散結，隨其配伍不同，可用於內癰、外癰及多種瘡瘍，如肺癰、腸癰、乳癰、諸癰發背、熱遊丹赤腫、便毒初發等。亦有潤腸通便之功，用治腸燥便秘。

現代藥理研究：

瓜蔞的果實含三萜皂貳、有機酸、樹脂、糖類和色素。所含蛋白質與天花粉蛋白不同，無中期妊娠引產作用。從果肉中

分到絲氨酸蛋白酶A、B，分子量為 50000。去除果皮的部分含 17 種游離氨基酸和 11 種無機元素。

瓜蔞皮，含揮發成分和非揮發性成分。揮發性成分在瓜蔞 和雙邊栝樓的果皮中含少量的揮發油。瓜蔞子，其種子富含油 脂、甾醇、三萜及其甙。脂肪油含量給 26%，其中飽和脂肪酸 占 30%，不飽和脂肪酸占 66.5%，以瓜蔞酸為主。

瓜蔞子蛋白質總含量為 5.46%。瓜蔞皮、瓜蔞子水煎醇沉 液濃縮，以及瓜蔞浸膏經陽離子樹脂交換所得的部分製成的注 射液有擴張冠脈作用，而後者更為顯著。瓜蔞注射液對急性心 肌缺血有明顯的保護作用。瓜蔞酸對膠原、二磷酸腺苷、腎上 腺素刺激的血小板聚集有抑制作用。

瓜蔞皮可對抗 CaCL2 和哇巴因所致的心律失常，對烏頭鹼 誘發的心律失常作用不明顯。瓜蔞皮分離的總氨基酸有良好的 祛痰作用。

根據現代藥理研究；瓜蔞皮瀉下作用較弱；瓜蔞仁因含脂 肪油亦致瀉故作用強；瓜蔞霜則作用較為緩和。瓜蔞已醇提取 物對乙醯膽鹼造成的回腸收縮有明顯鬆弛作用。以 1.5～1.1 瓜 蔞煎劑或浸劑，在體外對大腸桿菌等革蘭氏陰性腸內致病菌有 抑制作用，瓜蔞皮的煎劑或浸劑對葡萄球菌，肺炎雙球菌、甲 型溶血性鏈球菌、流感桿菌，輿杜盎氏小芽孢癬菌及星形奴氏 菌也有一定抑制作用。

瓜蔞皮的體外抗癌作用比瓜蔞仁好，且以 60%乙醇提取物 作用最強。自瓜蔞皮的醚浸出液中得到的白色非晶體性粉末也 有體外抗癌作用，而子殼和脂肪油均無效。

瓜蔞──半夏

【配對奧妙】瓜蔞清熱化痰，寬胸散結；半夏辛溫燥烈， 化痰降逆，消痞散結，二藥配對，相輔為用，化痰散結，寬胸

消痞之功顯著。

【臨床應用】1. 痰熱互結，氣鬱不通之胸脘痞滿，或痰濁膠結所致的胸痹疼痛。

2. 痰熱壅肺之胸膈塞滿，氣逆咳嗽，吐痰黃調等。

【用量用法】瓜蔞：10～30克；半夏：6～10克。

【名醫經驗】1. 嚴用和　半夏丸，以瓜蔞子（去殼，別研），半夏（湯泡七次，焙，取末）各一兩為末，和勻，生薑自然汁打麵糊為丸，如梧桐子大。每服五十丸，食後生薑湯送下。功可：利胸膈。治療：肺臟蘊熱，痰嗽，胸膈塞滿。（《濟生方》卷二）

2. 朱橚　半夏湯，半夏（湯洗七次，切，焙）二兩半，瓜蔞實一枚。銼如麻豆大。每服五錢，水二盞，加生薑一分（拍碎），煎至一盞，去滓溫服，1 日 3 次。治療：胸痹，心下堅痞，急痛徹背，短氣煩悶，自汗出。（《普濟方》卷一八七）

3. 顏德馨　中風乃虛實並存、本虛標實之病，在投滋陰潛陽劑時也需伍以他藥，兼血瘀加丹參、桃仁；兼痰熱加瓜蔞、半夏；熱甚加黃芩、連翹；陰虛及陽，加肉蓯蓉、巴戟天等。（《中國百年百名中醫臨床家叢書·顏德馨》）

4. 朱良春　治一女，50 歲，幹部。有冠心病、B 型肝炎病史。近日胸悶殊甚，神疲乏力，納穀不香，舌質紫，苔薄膩，脈細。證係久病痰瘀互阻心脈，心氣失展，治予調暢心脈、豁痰化瘀。藥用太子參、合歡皮 30 克，全瓜蔞 20 克，薤白、法半夏、川芎各 10 克，三七末 2 克（分 2 次沖服），生山楂 12 克，甘草 5 克。加減共服 15 劑，胸臆寬舒，納穀知香，體力漸複。（《朱良春用藥經驗》）

【使用禁忌】陰虛不足者不宜使用。

瓜蔞——天花粉

【配對奧妙】瓜蔞味甘性寒，功專清肺化痰、寬中利氣，開胸間胃口之痰熱，可治痰熱咳嗽；天花粉甘而微苦酸，功擅降火潤燥，生津止渴，化胸中燥痰，寧肺止咳。

二藥配對，各展其所長，相使相助，且有清熱生津、開胸散結之效。本藥對生津潤燥而不令氣壅留飲，理氣清熱而不致耗津助燥，為治療津傷肺燥咳嗽之佳品。

【臨床應用】

1. 肺燥咳嗽，乾咳痰少，日久不癒。

2. 熱性病傷陰之口乾、口渴、胸悶氣逆等症。

【用量用法】瓜蔞：10～30克；天花粉：10～30克。

【名醫經驗】胥慶華　施今墨經驗，將二品聯用，治療肺燥咳嗽甚效。（《中藥藥對大全》）

【使用禁忌】本藥對性偏寒涼，寒痰濕痰忌用。

瓜蔞——海蛤殼

【配對奧妙】瓜蔞與海蛤殼同為清熱化痰之品，擅入肺經。瓜蔞甘寒清潤，善於寬胸理氣散結；海蛤殼苦鹹，長於軟堅結，化稠痰。二藥配對，既可增強清肺化痰之力，又具有寬胸散結之功，二者相須相濟，使氣行痰降，鬱解熱消，化痰散結，清肺止嗽作用增強。

【臨床應用】痰熱鬱結，肺失宣肅，氣滯胸脅之咳嗽，咳痰黃稠，胸脅滿悶或隱隱脹痛等。

【用量用法】瓜蔞：10～30克；海蛤殼：9～15克。

【名醫經驗】胥慶華　《丹溪心法》之海蛤殼即以此二藥組成，專治痰飲心痛者。（《中藥藥對大全》）

【使用禁忌】本藥對性偏寒涼，只宜於熱痰燥痰，如寒痰濕痰忌用。

瓜蔞——蒲公英

【配對奧妙】瓜蔞清肺胃之熱而滌痰導滯，寬中下氣，和中消痞；蒲公英清熱解毒，散結消腫，疏肝行滯。二藥合用，開通消散，增滌化痰熱，散結滯，和胃消痞之功。

【臨床應用】痰熱中阻，胃脘痞滿不適，苔黃膩等證。

【用量用法】瓜蔞：10～20 克；蒲公英：9～15 克。

【名醫經驗】1. 蕭森茂　二藥用治痰熱中阻，胃脘痞滿不適，黃膩苔，有小陷胸湯之意，而有較好療效。急慢性胃炎、潰瘍病、膽石症、膽囊炎有痰熱阻滯者均有效。（《百家配伍用藥經驗採菁》）

2. 章次公　治潰瘍病，具小建中湯證者，恒以小建中湯加蒲公英 30 克，療效較佳。（《章次公醫案》）

【使用禁忌】寒濕痰濁犯胃等證不宜使用。

瓜蔞——龜板

【配對奧妙】瓜蔞潤滑而降，化痰熱，開滯散結，舒肝鬱潤燥；龜板滋腎調沖任，補血止血。二藥合用，潤燥滑滯，去著開閉，滑滯不傷正，潤養不礙邪，共奏潤通調沖任之功。

【臨床應用】1. 胃陰不足，胃腸燥熱，陰液難以敷布之脾約證，症見大便秘結，口乾咽燥，耳鳴，腰膝酸軟。

2. 老年習慣性便秘。

3. 崩漏屬陰虛血熱腸燥者。

【用量用法】瓜蔞：10～20 克；龜板：15～30 克，宜先煎。

【名醫經驗】蕭森茂　「沖任起於陽明」。陽明燥熱灼傷腎陰之閉經，陰虛血熱腸燥之崩漏均宜。治閉經，取其潤降燥熱養沖任通經之功。治崩漏，取其滋陰潤燥，清熱止血之功。（《百家配伍用藥經驗採菁》）

【使用禁忌】脾胃虛弱，大便溏泄者不宜使用。

瓜蔞——貝母

【配對奧妙】瓜蔞甘潤，清熱導痰潤燥；川貝母苦甘而寒，入肺經，功用潤肺化痰，止咳，並開痰氣之鬱結。二藥配對，相輔為用，貝母重在潤肺化痰，開鬱泄熱；瓜蔞側於清熱化痰，寬胸散結。二藥一潤一清，且皆具開散之性，故清熱化痰散結之力倍增。

【臨床應用】咳嗽，咳痰不利，咽喉乾燥，癭疬硬結，舌紅苔膩，脈滑。

【用量用法】瓜蔞：5～30克；貝母：5～10克。

【名醫經驗】1. 雷載權　治痰熱鬱肺之咳嗽，浙貝母常配瓜蔞、知母等。瓜蔞、貝母、白芷、蒲公英等同用，又治乳癰腫痛。（普通高等教育中醫藥類規劃教材《中藥學》）

2. 董建華　臨床上常運用斂肺補腎、培補攝納、降逆化痰之法治療虛喘，以麥味地黃丸斂肺滋陰、補腎納氣，加紫石英、沉香以重鎮降氣而平喘。痰多氣湧，咳逆不得臥加葶藶子、貝母、瓜蔞。（《中國百年百名中醫臨床家叢書·董建華》）

【使用禁忌】本藥對性偏寒涼，只宜於熱痰燥痰，如寒痰濕痰則不宜使用。

瓜蔞——乳香

【配對奧妙】瓜蔞甘寒而潤，功專清熱化痰，開鬱散結；乳香辛香走竄，活血行氣止痛，消腫生肌。二者配對，清中有散，共奏清熱解毒消腫，活血止痛之功。

【臨床應用】乳癰、癭疬。

【用量用法】瓜蔞：10～20克；乳香：3～10克。

【名醫經驗】1. 謝慶元　呂祖發背靈寶膏，組成：瓜蔞仁五枚，乳香五塊（如棗大者）。用法：上為細末，以白蜜一斤

同熬成膏。每服三錢，溫黃酒化下。主治：癰疽發背。（《良方集腋》卷下）

2. 張銳　瓜蔞散，瓜蔞末一兩，乳香一錢。為末。溫酒服二錢，不以時服。治療：乳癰；產後骨節、肌膚熱痛。（《雞峰普濟方》卷十六）

3. 陳自明　神效瓜蔞散，治乳癰初起，紅腫熱痛，瓜蔞配當歸、乳香、沒藥。（《婦人良方》）

【使用禁忌】孕婦及無瘀滯者忌用；乳香氣濁味苦，易致噁心嘔吐，故內服不宜多用；胃弱者慎用。

瓜蔞——甘草

【配對奧妙】瓜蔞功專清化痰熱，散結消腫；甘草力能清熱解毒，和胃調中。兩藥合用，具有清熱解毒、消腫排膿之功。

【臨床應用】癰腫瘡毒，紅腫熱痛。

【用量用法】瓜蔞：10～20克；甘草：3～10克。

【名醫經驗】趙佶　①瓜蔞酒，瓜蔞一枚，甘草二寸。用酒一盞，水一盞，量人虛實，加粉少許，煎三五沸，去滓，臨臥溫服。夜半疏動一行，其瘡自消。治療：癰癤多日不熟，無頭者。（《聖濟總錄》卷一三八）

②甘草飲，組成：先以酒二盞，煎甘草至一盞，入瓜蔞瓤同絞，和勻，濾去滓，放溫頓服。未癒更作服之。治療：乳腫痛。（《聖濟總錄》卷一二八）

【使用禁忌】癰瘍後期，瘡瘍潰破不斂者不宜使用。

瓜蔞——桂枝

【配對奧妙】本藥對為治胸痹之常用配對。胸痹心痛多為胸中陽氣不振，寒痰內阻所致，治宜溫陽與化痰藥同用。瓜蔞化痰理氣，寬胸散結；桂枝辛溫，溫經通陽而止痛。二藥合用，相輔相成，實為治胸痹的常用之方。

【臨床應用】胸痹心痛。

【用量用法】瓜蔞：10～20克；桂枝：3～10克。

【名醫經驗】1. 朱橚　瓜蔞散，瓜蔞一枚，桂枝一兩。治療：心痹不得臥，心痛徹背。（《普濟方》卷一八七）

2. 徐樹楠　痰濁阻痹，胸陽不宣所致的胸痹脅痛，心痛徹背等症，瓜蔞伍薤白、半夏、桂枝等，以行氣化痰，通陽除痹。（《中藥臨床應用大全》）

3. 董建華　冠心病心絞痛，心陽不振是常變，陰虛火旺是階段性變化。因此，治療宗旨要以溫通為主，順乎生理，使氣血通暢，陽通營和，心絞痛才能得以緩解。常用藥物：薤白、瓜蔞、桂枝、甘草。（《中國百年百名中醫臨床家叢書·董建華》）

【使用禁忌】陰虛陽亢、血熱妄行等證忌用。

瓜蔞──穿山甲

【配對奧妙】瓜蔞清熱化痰，散結消癥腫；穿山甲性善走竄，功專消腫排膿，癥腫未成可消，已成可潰，乃治乳之聖品。二藥合用，清熱解毒散結，消腫排膿止痛之力倍增。

【臨床應用】乳癰。鬱乳期患乳腫脹熱痛，腫塊或有或無，乳汁排泄不暢，伴見惡寒發熱，舌苔薄黃，脈弦數。或成膿期腫痛加劇，壓痛明顯，部位淺者皮膚光亮，有波動感；深者皮膚不紅，波動亦不明顯。伴有口渴壯熱，舌苔黃厚，脈滑數或洪數。

【用量用法】瓜蔞：10～20克。穿山甲：3～10克，煎服；研末服，1～1.5克。

【名醫經驗】趙佶　鯪鯉散：以鯪鯉甲（即穿山甲）一兩，瓜蔞一枚，同燒灰，為末。每服二錢匕，空腹蔥酒調下，至晚再服。治療：乳癰疼痛不可忍。（《聖濟總錄》卷一二八）

【使用禁忌】癰瘍後期，瘡瘍潰破不斂者不宜使用。

瓜蔞——沒藥

【配對奧妙】瓜蔞性味甘、微苦，寒，功可清熱化痰，寬胸散結；沒藥辛苦而溫，功能活血止痛，消腫生肌。二者配對，前者祛痰，後者祛瘀，對痰瘀互結之證頗為相宜。

【臨床應用】痰瘀互結的種類病證。

【用量用法】瓜蔞：10～20克；沒藥：3～10克。

【名醫經驗】李映權　治乳腺增生，用瓜蔞30克，乳香、沒藥、甘草各3克，橘核、荔枝核各15克，水煎服，1個月為1療程（經期暫停）。治療乳腺增生100例。服藥15～40天，近期臨床治癒90例（腫塊完全消失），顯效10例（腫塊縮小50%），全部有效。〔湖南醫藥雜誌，1979，（5）：30〕

【使用禁忌】脾胃虛弱者應慎用；無痰飲淤血者不宜用。

瓜蔞——青黛

【配對奧妙】瓜蔞甘苦微寒，功能清化熱痰；青黛鹹寒，功能清熱解毒，清瀉肝火，又兼涼血之功。二者合用，使清化熱痰之力倍增。

【臨床應用】肺熱咳嗽，痰黃黏稠，面鼻發紅等症。

【用量用法】瓜蔞：10～20克；青黛：1.5～3克，本品難溶於水，一般作散劑沖服，或入丸散劑服用。

【名醫經驗】1. 雷載權　青黛用於咳嗽胸痛，痰中帶血。本品鹹寒，清肝瀉火，涼血止血。常與海蛤粉同用，如黛蛤散。重症可配瓜蔞、梔子、丹皮等同用，如咯血丸。（普通高等教育中醫藥類規劃教材《中藥學》）

2. 朱丹溪　瓜蔞青黛丸，以瓜蔞仁一兩，青黛三錢，蜜為丸，含化。治療：酒嗽。（《丹溪心法》卷二）

【使用禁忌】脾胃虛寒者慎用。

瓜蔞——枳殼

【配對奧妙】瓜蔞甘苦微寒，功能清化熱痰，寬胸散結；枳殼苦辛微寒，功可理氣寬中，行氣消脹。二者配對，相須相使，使行氣寬中之力倍增。

【臨床應用】脾胃氣滯，痰濁阻滯之證。

【用量用法】瓜蔞：10～20克；枳殼：3～10克。

【名醫經驗】1.董建華　胃中積熱，大便乾結，舌紅苔黃者，此為燥熱相結，傳導失司，則大便乾結，治以通腑泄熱，給邪火以出路，取效最捷。常用處方是：酒軍、黃連、黃芩、枳殼、瓜蔞、大腹皮、香櫞皮、佛手。年高體弱脾肺氣虛，大腸傳導無力之便秘，症見大便數日一行，排出困難而非乾燥，伴有倦怠乏力，少氣懶言，形體虛弱或形盛氣怯，舌淡紅，苔白，脈弱。治宜健脾補氣通腑法，藥用：黃芪10克，太子參10克，白朮10克，山藥15克，茯苓10克，火麻仁10克，瓜蔞15克，枳殼10克，鬱李仁10克。（《中國百年百名中醫臨床家叢書‧董建華》）

2.朱橚　半夏湯，以半夏（湯洗七次，切，焙）二兩半，瓜蔞實一枚，銼，如麻豆大。每服五錢，水二盞，加生薑一分（拍碎），煎至一盞，去滓溫服，1日3次。治療：胸痹，急痛徹背，短氣煩悶，自汗出。（《普濟方》卷一八七）

【使用禁忌】脾胃虛弱者，大便溏泄者不宜使用。

【用藥指歸】

1.瓜蔞配對藥，主要是用來治療痰熱咳喘、胸痹、結胸、各種癰腫、腸燥便秘等方面，圍繞其「清熱化痰，寬用結，潤腸通便」作用而展開的。

2.瓜蔞入藥有全瓜蔞，瓜蔞皮和瓜蔞子，全瓜蔞具有皮和子的全部功效，既能清肺化痰，用於熱痰、燥痰所致的咳喘，

又能寬胸散結，用於痰濁痺阻，胸陽不通之胸痺、結胸等證。又可消腫散結，用於肺癰，腸癰，乳癰等證。還能潤腸通便，用於腸燥便秘。而瓜蔞皮（殼）和瓜蔞子雖兩者皆能潤肺化痰，但瓜蔞皮偏於寬胸散結，胸痺、結胸證及乳癰、肺癰及腸癰多用；而瓜蔞子偏於潤腸通便，常用於腸燥便秘。

3.《圖經本草》言本品「主消渴」，因瓜蔞為味甘、寒涼之品，甘能潤燥，寒涼清熱，燥得潤則渴解，內熱清則飲水自然減少，消渴證必得以緩解，故「主消渴」。

4. 本品甘寒而滑，脾虛便溏及濕痰、寒痰者慎用。反烏頭。

2 貝 母

貝母，始載於《神農本草經》，因「形似聚貝子，故名貝母」。四川主產的道地藥材，稱為川貝母，浙江主產的道地藥材，稱為浙貝母。二者性味均苦寒，主歸肺、心經。川貝母尚具甘味。二者均有清化熱痰，開鬱散結的作用，而川貝母猶能潤肺止咳。

川貝母性寒味微苦，能清泄肺熱化痰，又味甘質潤能潤肺止咳，《本草匯言》：「貝母，開鬱、下氣、化痰也。潤肺消痰，止咳定喘，則虛勞火結之證，貝母專司首劑。」尤宜於內傷久咳、燥痰、熱痰之證。開鬱散結則主要用於瘰癧、癭瘤、痰核、乳癰、肺癰、瘡癰。浙貝母功似川貝母而偏苦泄，偏泄肺熱，無論外感風熱、燥熱以及痰熱均可使用。其無川貝母之潤肺作用，但開鬱散結較川貝母為強。

現代藥理研究：

川貝母含有青貝鹼、松貝鹼甲和松貝鹼乙，還含川貝鹼和西貝素。其藥理作用在於川貝母生物鹼有明顯的鎮咳祛痰效

果，大量生物鹼可致血壓下降。川貝鹼還有解痙作用，類似罌粟鹼，能抑制大腸桿菌及金黃色葡萄球菌的生長繁殖。

浙貝母鱗莖主要含浙貝母鹼、去氫浙貝母鹼、貝母醇。浙貝母鹼在低濃度時對支氣管平滑肌有明顯擴張作用，高濃度則顯著收縮。前者類似阿托品的作用，後者可能係直接興奮支氣管平滑肌所致。浙貝母生物鹼大劑量可使血壓中等程度降低，呼吸抑制，小量可使血壓微升。

貝母——厚朴

【配對奧妙】川貝母苦甘微寒，歸心肺二經，具有清熱化痰，止咳散結之效，且潤肺作用強。厚朴苦辛溫燥，能行氣散滿，溫中燥濕，濕去則痰消，肺氣肅降，呼吸通暢，咳喘自止。二藥伍用，相使相輔，有良好的化痰、降氣止咳、開鬱消食除脹之功。

【臨床應用】氣滯痰聚，痰氣上逆之咳嗽，兼見脾土失運之腹脹等症。

【用量用法】貝母：6～12克；厚朴：6～12克。

【名醫經驗】1. 徐樹楠　肺失肅降之痰嗽，哮喘，痰咳不暢，胸腔滿悶者，常用貝母、厚朴、前胡、桑白皮、杏仁、蘇子、半夏、麻黃，以肅降肺氣，止咳平喘。（《中藥臨床應用大全》）

2. 楊濟　川貝母配厚朴，治氣逆較明顯者。（《臨證用藥配伍指南》）

【使用禁忌】本藥對川貝母性質寒潤，厚朴苦辛溫燥，性味相反相成，辨證準確，無嚴格禁忌。

貝母——陳皮

【配對奧妙】貝母苦寒，清熱散結，止咳化痰；陳皮辛苦而溫，理氣健脾，燥濕化痰。二藥伍用，一燥一清，脾健則痰

無以生，貝母清肺化痰，則痰無以貯，故可使化痰之功增強。

【臨床應用】脾虛濕停，痰濁內生，上犯於肺而見咳嗽痰多，胸脘痞悶；或痰熱阻肺，咳嗽氣急，痰多不爽等。

【用量用法】貝母：6～12克；陳皮：6～10克。

【名醫經驗】焦樹德　清熱化痰法，適用於肺熱痰多的咳嗽。症見咳嗽，咽痛口渴，痰黃稠難出，便秘脈數等。常用方如清肺湯：黃芩、桔梗、茯苓、貝母、陳皮、天冬、梔子、杏仁、寸冬、生甘草、當歸。

清瀉肺火法：適用於火熱咳嗽。症見咳嗽聲高，痰黃黏稠，甚則味臭，口渴牙痛，唇裂鼻乾，咽喉腫痛等。常用方如二母甯嗽湯：生石膏、知母、貝母、梔子、黃芩、瓜蔞、茯苓、陳皮、枳殼、生甘草。清肺降火湯：陳皮、貝母、桔梗、杏仁、茯苓、黃芩、前胡、瓜蔞仁、生石膏、枳殼、生甘草。（《焦樹德臨床經驗輯要》）

【使用禁忌】本藥對性偏寒，宜於熱痰燥痰，於寒痰濕痰不宜。

貝母——鬱金

【配對奧妙】浙貝母性味苦寒，功能清肺化痰，開鬱散結；鬱金辛苦而寒，功可舒肝解鬱，宣散鬱結。二藥合用，一散痰滯，一舒鬱結，相輔相成，共奏宣散痰滯鬱結之功。

【臨床應用】痰熱瘀滯心胸之胸痹胸痛、結胸、乳癰、心煩不眠、咳痰黃稠等。

【用量用法】貝母：6～12克；鬱金：6～12克。

【名醫經驗】孫謹臣　用二藥開肺降氣豁痰，寬胸導滯，對小兒咳喘，咳痰不爽，氣息增粗，脘滿噯氣，舌苔黃厚膩屬痰熱瘀滯者有較好療效。〔上海中醫藥雜誌（3）：34：1986〕

【使用禁忌】該二藥配對藥性寒涼，只宜於陽證、熱證，

不宜於陰證、寒證。

貝母——半夏

【配對奧妙】貝母甘涼，潤肺止咳效佳；半夏辛溫而燥，為燥濕化痰，溫化寒痰之要藥。二藥一潤一燥，相反相成，治各種痰濕咳嗽。

【臨床應用】濕痰咳嗽，偏寒偏熱均可酌情配合使用。

【用量用法】貝母：6～12克；半夏：3～10克。根據病情之寒熱酌情增減各藥用量。

【名醫經驗】1. 何京　二仙丹，以薑半夏一兩，貝母一兩（初時用象貝，久嗽用川貝）為末，薑汁為丸。每服一二錢。小兒減半，頻服即效。治療咳嗽。（《文堂集驗方》卷一）

2. 魏峴　半貝丸，生半夏、生川貝母各三錢，為細末，薑汁搗勻為丸。每服三厘至五厘，生熟湯送下。主治：風痰暑濕瘧疾，咳嗽痰多，飲食無味，癇眩。（《魏氏家藏方》卷一）

【使用禁忌】半夏反烏頭，配伍組方時應注意。

浙貝母——白芷

【配對奧妙】浙貝母不但能清熱化痰，且為開鬱散結之佳品；白芷消腫排膿，用於瘡瘍腫痛，未潰者能消散，已潰者能排膿，為外科常用藥。二藥配對，共奏清熱散結，排膿消腫之功。

【臨床應用】各種瘡瘍疔癤，紅腫熱痛。

【用量用法】浙貝母：6～12克；白芷：3～10克。

【名醫經驗】1. 葉桂　內消乳癰方，大貝母、白芷各等分。為末。每服二錢，白酒調下。治療：乳癰，乳癰。加減：如有鬱症，加白蒺藜。宜忌：若有孕，忌用白芷。（《種福堂方》卷四）

2. 高學敏　貝母有清熱散結消腫之功，用於癰疽瘡瘍初

起，局部紅腫熱痛，常與白芷、金銀花、天花粉等同用，如《婦人良方》仙方活命飲。（《中藥學》）

3. 楊濟　改容丸（《瘍醫大全》）治雀斑：浙貝母、白芷、白附子、菊花葉、防風、滑石各 15 克。上為細末，用皂角 10 莢，蒸熟去筋膜，同藥搗丸，早、晚擦面。（《臨證用藥配伍指南》）

【使用禁忌】本藥對廣泛用於瘡瘍的初期和中期，對晚期氣血虧損，瘡瘍內陷或久潰不斂者忌用。

【用藥指歸】

1. 貝母配對藥，主要是用於風熱、燥熱、痰熱咳嗽，川貝潤肺作用強亦可用於陰虛肺燥咳嗽；其次用於瘰癧、癭瘤、痰核及癰瘍瘡毒、肺癰、乳癰，圍繞其「清熱化痰，開鬱散結」作用而展開的。

2. 貝母在《本草綱目》以前歷代文獻記載，並未明確分立川貝母、浙貝母專條，《本草綱目拾遺》明確區分其功用的差異。川貝母偏於甘寒，以潤肺化痰為主，宜治肺陰虛久咳痰少者。浙貝母苦寒，偏於清肺化痰，開鬱散結，宜治外感風熱所致的痰黃咳嗽，或痰火鬱結所致的瘰癧癰腫。

3. 本品反烏頭。脾胃虛寒及有濕痰者不宜用。

三、止咳平喘藥

1 百　部

百部，始載於《名醫別錄》，因「其根多者百十連屬，如部伍然，故以名之。」性味甘苦微溫，主歸肺經。主要功效為潤肺止咳，滅虱殺蟲。

本品甘潤，苦降，微溫不燥，善能降氣止咳，無論外感、

內傷、暴咳、久嗽，寒、熱、虛、實之證，皆可用之，為肺家要藥，故《本草正義》認為「凡嗽無不宜之。」具體說來，可用於風寒咳嗽、風熱咳嗽、頓咳、癆嗽及其他暴咳久嗽。同時，本品味苦，能燥濕止癢，更長於殺蟲。主治蟯蟲病、頭蝨、體虱、陰虱、陰道滴蟲、疥癬之證。

現代藥理研究：

直立百部根含百部鹼、原百部鹼、百部定鹼、異百部定鹼、對葉百部鹼、霍多林鹼。蔓生百部根含百部鹼、百部定鹼、異百部定鹼等。其所含生物鹼，能對抗組織胺對氣管的致痙作用，能降低呼吸中樞興奮性，抑制咳嗽反射，而奏止咳之效。其強度與氨茶鹼相似，但作用緩慢而持久。

體外試驗對人型結核桿菌、肺炎球菌、葡萄球菌、鏈球菌、白喉桿菌、痢疾桿菌、綠膿桿菌、傷寒桿菌、鼠疫桿菌、炭疽桿菌、霍亂弧菌均有抑制作用，對流行性感冒病毒，一切皮膚真菌也有抑制作用。蔓生百部與其他百部的水浸液及乙醇浸液，對蚊蠅幼蟲、頭蝨、衣虱以及臭蟲等皆有殺滅作用。高濃度百部在體外且能殺死蟯蟲。

百部——紫菀

【配對奧妙】百部、紫菀同為肺經要藥。百部甘潤而平，偏於潤肺止咳；紫菀辛散苦降，祛痰作用明顯，偏於化痰止咳；二藥合用，相得益彰，有降氣祛痰、潤肺止咳之功。其優點在於化痰中寓潤肺之意，潤肺又不礙祛痰，故無論新久虛實之咳嗽均可應用。

【臨床應用】外感咳嗽或久咳不止，咳痰帶血等症。

【用量用法】百部：5～15克；紫菀：5～10克。

【名醫經驗】1. 孫志強　以止嗽散治小兒肺炎 60 例，隨機分治療組和對照組各 30 例。兩組病例以常規感染及對症處理。

治療組以止嗽散中藥濃煎，分數次頻頻餵服；不能口服者，分 2 次保留灌腸。處方：紫菀、百部、桔梗、白前各 9 克，陳皮、甘草各 3 克，荊芥 4.5 克，隨證加減。每日 1 劑，連用 3 日。藥量依患兒年齡酌減。治癒時間：治療組為 5.57±0.32 天，對照組為 7.23±0.49 天，差異顯著（P＜0.01 。〔實用醫學雜誌，1987，3（6）：16〕

2. 高學敏　若肺寒咳嗽，日久不癒，紫菀多與款冬花、百部、烏梅等配用，如《本草圖經》紫菀百花散。（《中藥學》）

3. 徐樹楠　百部合白前、川貝、沙參、麥冬、瓜蔞、紫菀、陳皮、甘草，能潤肺解痙止咳。治慢性支氣管炎，以紫菀湯治療慢性支氣管炎（急性感染期）。

基本方：生石膏、炙紫菀、炙桑皮、炙冬花、桔梗、杏仁、前胡、炙甘草加減。兼燥熱陰虛加百部、玄參、麥冬。（《中藥臨床應用大全》）

4. 汪德雲　治百日咳：用百部、紫菀各 9 克，白附子、白僵蠶、川芎、乳香各 5 克，膽南星 3 克，代赭石 10 克，組成自製頓咳方，水煎服，每日 1 劑。共治療百日咳患兒 150 例。初期（卡他期）服 3 劑即可止住陣咳；中期（痙咳期）6 劑咳停，發病 2 個月者服 8～10 劑才可止住陣咳。

治癒後在 1 年內重新發現百日咳樣的咳嗽時，服上方 3 劑可癒。白細胞在 10×10.9／升以上，分類中淋巴細胞占 60%以上者，服藥後見效迅速；而白細胞在 10×10.9／升以下，分類中淋巴細胞占 50%左右者，反而見效略慢。〔湖北中醫雜誌，1983，（5）：24〕

【使用禁忌】本藥對以潤肺止咳見長，如外感痰熱咳嗽或內有實熱則非所宜。

百部——五味子

【配對奧妙】百部溫潤肺氣而止咳截咳，藥理研究證明百部鹼能降低呼吸中樞的興奮性，抑制咳嗽反應而奏止咳之效；五味子味酸甘性溫，主歸肺、心、腎經，以收斂固澀見長，能斂肺滋腎，其酸能收斂，性溫而潤，上能斂肺氣，下能滋腎陰，兩藥合用，斂肺補腎，生津止咳。

【臨床應用】咳嗽日久，肺腎不足，痰少者；老年慢性支氣管炎，體虛久咳。

【用量用法】百部：5～15克。五味子：3～6克，煎服；研末服，每次1～3克。

【名醫經驗】1.姜春華　五味子斂肺補腎，益氣生津止咳，對久咳者尤為合拍，能增強機體對非特異性刺激因素的應激能力，增強腎上腺皮質功能，是一味強壯藥，又有較好祛痰止咳作用。〔中醫雜誌（11）：18，1981〕

2. 徐樹楠　凡肺之氣陰兩虛，久咳不癒，喘促自汗者，五味子伍黨參、烏梅、貝母、百部、阿膠，以益氣滋陰，斂肺止咳。（《中藥臨床應用大全》）

3. 楊濟　百部丸（《雞峰普濟方》）治新久咳嗽，唾稠黏，氣息不通，嗽有膿血，咽中腥臭，喘息有音：百部90克，五味子、乾薑、紫菀、甘草、桂枝各30克，升麻15克。為細末，煉蜜和丸，梧桐子大，每服2～3丸，食後，睡前開水送下。（《臨證用藥配伍指南》）

【使用禁忌】百部、五味子配對潤肺斂肺，宜於咳嗽日久，肺腎兩虛之證，對於外感、痰濕咳嗽，邪氣盛實者則非所宜。

百部——白前

【配對奧妙】百部、白前同為肺經藥，均具化痰之功。百

部甘苦而平,偏於潤肺止咳化痰;白前性微溫而不燥熱,長於肅肺降氣化痰。二藥合用,相須相輔,寒溫相宜,化痰中有潤肺之力,而潤肺又不致留痰,具有較強的化痰止咳作用。

【臨床應用】1. 感冒日久不癒,肺氣肅降失常,肺氣上逆,久咳不已,胸悶氣喘等症。

2. 肺癆咳嗽。

【用量用法】百部:5～15克;白前:6～10克。

【名醫經驗】1. 胥慶華　白前、百部伍用,出自《醫學心悟》止嗽散,治外感咳嗽,日久不止,痰多不爽,或微惡風,苔白,脈浮。施今墨臨床應用此藥對時多用其蜜炙之品。(《中藥藥對大全》)

2. 劉韻遠　百部、白前甘潤苦降,微有發散,主要用於患兒肺氣壅實,咳嗽痰多,胸滿氣急之患兒服用表散之品,雖喘息稍平而咳嗽較劇,又不再用表散之品,取其溫潤平和之意。〔中醫雜誌(8):20,1990〕

3. 黃文東　二藥合用,為止咳良藥。(《黃文東醫案》)

4. 楊濟　百部配白前,治外感或內傷肺氣的久嗽氣喘等症;配紫菀、白前,治痰阻於肺,咳嗽不止,咳痰不爽等症;配白前,沙參,治百日咳;配紫菀、桔梗、白前,治風寒咳嗽及頓咳,或微惡風寒,頭痛;配荊芥、白前、桔梗,治咳嗽,喉癢,痰少;配沙參、貝母、白前,治百日咳。(《臨證用藥配伍指南》)

【使用禁忌】本藥對主要用於咳嗽日久不癒或肺虛久嗽,用於外感咳嗽則表證不重,如表證較重則非所宜。

百部——黃芩

【配對奧妙】百部甘苦微溫,潤肺下氣,止咳,殺癆蟲;黃芩性味苦寒,功能清熱燥濕,瀉火解毒。二藥合用,清熱與

止咳併用，相輔相成。

【臨床應用】肺結核、其他結核病。

【用量用法】百部：5～15克；丹參：5～15克。

【名醫經驗】1.蕭森茂　可用做肺結核、肺外結核的辨病專藥配伍運用，對耐藥者尤宜。不僅有抗癆潤肺止咳功效，而且還有解毒、減輕結核中毒症狀，改善血行，促進病灶吸收等作用。（《百家配伍用藥經驗採菁》）

2.邵長榮　用治結核球、機化性肺炎取得較好療效。〔上海中醫藥雜誌，1985，（2）：11；上海中醫藥雜誌，1984，（2）：34〕

【使用禁忌】根據「十八反」理論，丹參反藜蘆，配對組方應注意。

百部——苦參

【配對奧妙】百部味苦，能燥濕止癢，更長於殺蟲；苦參苦寒既能清熱燥濕，又能祛風殺蟲。二藥合用，殺蟲止癢之功更著。

【臨床應用】蟯蟲、陰道滴蟲、頭蝨、疥癬等多種寄生蟲及皮膚疾患。

【用量用法】內服：百部：5～15克；苦參：3～10克。煎湯薰洗適量。

【名醫經驗】1.鄭志高　治療梨形鞭毛蟲病：苦參、炙百部各6克，甘草1.5克，水煎服，每日1劑，3～6日為1療程。結果：15例全部治癒（症狀消失，大便轉陰），無不良作用。〔福建中醫藥，1984，（4）：14〕

2.王俊俠　治蟯蟲病：苦參200克，百部150克，川椒60克，明礬10克，加水500毫升，煮沸20～30分鐘，均用藥2～4次而癒。〔湖北中醫雜誌，1981，（3）：37〕

3. 裘永良　治療陰囊濕疹　百部、黑面神（鮮品）各 60 克，苦參 30 克，加水 1000 毫升，煮沸 2 分鐘，去渣待冷後洗患處，每日 1～2 次。治療 18 例，全部治癒。少則洗 1 次，多則洗 4 次。〔廣西中醫藥，1988，11（1）：47〕

4. 饒桂珍　治療滴蟲、黴菌性陰癢　百部、苦參、蛇床子各 30 克，花椒 15 克，明礬 20 克，癢劇加土茯苓 30 克，分泌物多者加黃柏 30 克。上藥加不適量煮沸 15 分鐘，取藥液先薰後洗浴 20 分鐘，每日 1 劑，薰浴 2～3 次，10 日為 1 療程。治療 204 例，治癒 179 例，有效 22 例，無效 3 例，總有效率 98.53%。〔上海中醫藥雜誌，1992，（9）：12〕

5. 陳廣耀　治滴蟲性腸炎　用等量百部、苦參為主各 15～24 克，水煎每日 1 劑口服。治療 24 例，除 1 例因藥苦得藥即吐中途放棄治療外，其餘 23 例均於 3～7 天內全部治癒。〔福建中醫藥雜誌，1979，（4）：44〕

【使用禁忌】百部易傷胃滑腸，苦參苦寒亦敗胃，故脾胃虛弱，便溏者忌用。

【用藥指歸】

1. 百部配對藥，主要是治療各種新久咳嗽如風寒咳嗽、風熱咳嗽、頓咳、癆嗽，蟯蟲、陰道滴蟲、頭蝨及疥癬等，圍繞其「潤肺止咳，殺蟲滅虱」作用而展開的。

2. 本品味甘質潤，根據四氣五味理論，「甘」味具有補益、潤燥作用。《藥性論》曰「能散肺熱，主潤肺。」苦味具有泄降作用，如《本草經疏》曰：「苦而下泄，故善降，肺氣升則咳嗽，故善治咳嗽上氣，微溫亦如紫菀溫潤，專治肺咳之例，究非溫熱之溫，故凡有咳嗽，可通用之。」所以百部能治寒、熱、虛、實之咳嗽。百部的潤肺之功，只能理解為藥性平和，味苦泄降而不傷陰，微溫而不燥烈，味甘多汁而沒有養陰

生津之功，亦無戀邪之弊，絕不能與百合、麥冬、天冬潤肺止咳同等對待，後者具有養陰生津，偏於補陰，所以在臨床上要區別應用。

3.百部與蜜百部、蒸百部異同比較 由於炮製的不同，其功效各有所偏。百部殺蟲滅虱力強，用於頭蝨、陰虱、蟯蟲者效佳；蜜百部潤肺止咳力專，多用於肺癆咳嗽，潮熱盜汗；百部蒸後可緩其苦，防其膩膈之弊。

4.本品易傷胃滑腸，脾虛食少、便溏者忌用。同時，本品抑制呼吸中樞，降低呼吸中樞興奮性，過量可引起胸悶灼熱感，口鼻咽發乾，頭暈，胸悶氣急，中毒症狀為噁心、嘔吐、頭痛，面色蒼白，呼吸困難，嚴重者可導致呼吸中樞麻痺而死。

2 杏 仁

杏仁始載於《神農本草經》，杏，李時珍曰：「杏字篆文象子在木枝之形。」故命名。用其核仁，而名杏仁。味苦性微溫有小毒。主歸肺、大腸經。主要功效為止咳平喘，潤腸通便。

本品乃肺經之藥，味苦性降，降泄肺氣，而兼宣利肺氣之功。《長沙藥解》謂：「杏仁疏利開通，破壅降逆，善於開痺而止喘……謂理氣分之鬱無以易此。」故無論外感、內傷，凡邪壅肺氣，肺氣不降而咳喘者，用之降氣行痰，氣降則痰消嗽止。本品亦行滯氣，開閉塞，消痰飲，通胸陽，用於痰飲內停，胸陽不宣而致胸痛、氣短者。同時，本品味苦質潤，苦能下氣，潤則通便，為作用平和的潤腸通便藥，故腸燥津枯便秘者常用之。此外，杏仁能開泄肺氣而治喉痺及喉中熱結、宣開肺氣以利外竅而治鼻中生瘡。

現代藥理研究：

苦杏仁含苦杏仁甙約 3%，脂肪油 50%，以及多種游離氨基酸和蛋白質。尚含苦杏仁酶、苦杏仁甙酶、櫻甙酶、扁桃腈。苦杏仁甙受苦杏仁甙酶及櫻甙酶等作用後，生成氫氰酸及苯甲醛等。

苦杏仁具有鎮咳平喘作用，服用後，體內產生微量氫氰酸，能抑制呼吸中樞，而達到鎮咳、平喘作用，苦杏仁酶水解後產生苯甲醛，能抑制胃蛋白酶的消化功能。能驅蟲、殺菌，能殺死傷寒、副傷寒桿菌，臨床應用對蛔蟲、鉤蟲、蟯蟲均有效，無副作用。具有止癢作用，氫氰酸、苯甲醛、苦杏仁甙均有微弱的抗癌作用。

杏仁——蘇子

【配對奧妙】杏仁辛散苦降，長於降肺氣以平喘止咳；蘇子辛溫，質重沉降，能利膈消痰，降氣定喘，性潤不燥，故能滑腸。二者皆入肺經，屬相須配伍，協同為用，能增強降氣消痰、止咳平喘之功。又因肺與大腸相表裏，肺氣失降易致大腸腑氣不通，而見大便秘結或乾燥。該藥對既能理肺降氣，又能潤腸通便，故對肺之氣逆咳喘兼大便不通者，用之上下並治，最為適宜。

【臨床應用】1. 外感風寒，痰涎壅肺，肺氣上逆之咳嗽氣逆，胸膈滿悶或伴有大便不通者。

2. 腸燥便秘。

【用量用法】杏仁：6～9 克；蘇子：6～9 克。

【名醫經驗】蔣正義　杏仁、蘇子、瓜蔞仁、清半夏、茯苓、桑白皮各 9 克，橘紅 4.5 克，當歸、麻黃各 6 克，鵝管石 12 克。水煎服，梨汁 1 杯沖入。治療 60 例，症狀緩解 52 例，症狀明顯改善 7 例，無效 1 例，總有效率為 98%。〔浙江中醫

【使用禁忌】二藥均有潤腸通便作用，腸滑易瀉者慎用。

杏仁──厚朴

【配對奧妙】杏仁苦溫而多脂，入肺經而善降氣行痰，止咳平喘；厚朴辛苦溫，辛散苦泄，下氣降逆，燥濕除滿。二藥伍用，共降肺氣而定喘，且又能燥濕行痰，濕去則痰無以生，痰消則肺氣自利，故有良好的下氣祛痰定喘之功。

【臨床應用】濕邪阻遏上中二焦，氣機不利，水濕聚而成痰，上貯於肺之咳嗽，痰多，喘逆，脘悶之症。

【用量用法】杏仁：5～10克；厚朴：5～10克。

【名醫經驗】1. 賈春芒　治急性卡他性中耳炎 杏仁、竹葉、半夏各10克，白蔻仁、厚朴、通草各6克，滑石、薏苡仁各20克，隨證加減。每日1劑，水煎服。治療110例，痊癒66例，顯效17例，進步19例，無效8例。〔浙江中醫雜誌，1991，（6）：255〕

2. 楊濟　厚朴 配杏仁、白芍、桂枝，治咳嗽氣急，怕冷，腹脹。配麻黃、杏仁、半夏，治濕痰內阻，胸悶咳喘等症。配杏仁、茯苓、陳皮，治氣逆喘咳，濕痰盛者。配杏仁、麻黃、生石膏、製半夏，治咳嗽氣喘。（《臨證用藥配伍指南》）

3. 呂雲霄　苦杏仁、製川朴、清半夏、炒枳殼、炒白尤各9克，藿香6克，砂仁粉3克（分2次沖服）。濃煎200毫升，手術後8小時開始服藥，先服100毫升，隔4小時再服100毫升，以後每日1劑，早晚分服，連服2劑。11例患者服藥後，噁心嘔吐症狀消失，脘腹脹痛減輕，肛門排氣比未服藥者提前12～28小時。〔浙江中醫學院學報，1990，（6）：24〕

4. 張德文　治秋季腹瀉：杏仁、黃連、通草、半夏、川朴

各 5 克，滑石、黃芩、車前子各 10 克，橘紅 7 克。每日 1 劑，水煎 3 次，混合藥液濃縮為 40 毫升。1 歲以內每次服 5 毫升，6 小時服 1 次。治療 100 例，治癒 91 例，好轉 9 例。〔遼寧中醫雜誌，1985，（9）：40〕

【使用禁忌】本藥對只宜於氣滯、痰阻之咳喘，若屬肺氣虛或陰虛咳喘則不宜使用。

杏仁──川貝

【配對奧妙】杏仁辛苦微溫，辛能散邪，苦可下氣，潤能通便，溫可宣滯，其治重在宣降肺氣，氣降則喘咳平，郁滯宣則痰濁除；川貝母味甘性偏涼，甘以潤燥，苦以化痰，涼以清金除熱，其治重在化痰兼清痰熱，痰化則咳喘平，熱清則肺金寧。二者伍用，一溫一涼，一潤一降，一以治氣，一以治痰，潤降合法，氣利痰消，喘咳自寧。

【臨床應用】1. 肺虛久咳，痰少咽燥等症。

2. 外感風寒，痰熱鬱肺，咳嗽不已，咳吐黃痰等。

【用量用法】杏仁：6～10 克；川貝：6～10 克。

【名醫經驗】1. 胥慶華　杏仁、貝母伍用，見於《溫病條辨》杏蘇散，主治外感咳嗽。若偏熱配浙貝為佳。張廉卿老中醫經驗：常將上二味與前胡、桔梗配合使用，熱痰燥痰加薑皮、竹茹；氣急者加蘇子、旋覆花，一般輕症咳嗽，都能應手而癒。（《中藥藥對大全》）

2. 趙佶　貝母丸治肺熱咳嗽多痰咽乾，川貝母配杏仁、甘草同用。（《聖濟總錄》）

3. 王肯堂　治小兒咳氣急：煨貝母、杏仁（去皮尖，炒），麥冬（去心），款冬花各 0.3 克，紫菀 15 克。為末，每服 1.5 克，乳汁調下。（《證治準繩‧幼科》）

4. 楊濟　貝母丸（《太平聖惠方》）治傷寒暴咳、喘急、

欲成肺痿、勞嗽：貝母 45 克（煨令微黃），桔梗 30 克（去蘆頭），甘草 30 克（炙微赤），紫菀 30 克（洗去苗土），杏仁 15 克（湯浸，去皮、尖、雙仁、麩炒微黃）。上藥搗羅為末，煉蜜丸如梧桐子大。每服不計時候，以粥飲下 20 丸；如彈子大，綿裹 1 丸，含咽亦佳。（《臨證用藥配伍指南》）

【使用禁忌】慢性泄瀉者慎用。

杏仁——茯苓

【配對奧妙】杏仁宣通肺氣化痰飲以治上；茯苓健脾利水除飲以調中。二藥合用，則脾肺同治，肺氣肅降，脾胃和暢，相輔相成，共奏開肺運脾，運中暢肺，通達心陽之功。

【臨床應用】脾失健運，痰濁阻肺，肺失宣降，咳嗽痰多等症。

【用量用法】杏仁：6～10 克；茯苓：5～15 克。

【名醫經驗】1. 蕭森茂　痰飲干犯心胸，胸陽不展，胸痹胸悶，心悸伴咳嗽用之有較好療效。冠心病胸痹伴有肺經症狀明顯者用之較宜。有開肺運脾除痰飲通心陽之功。（《百家配伍用藥經驗採菁》）

2. 熊魁梧　用杏仁 15 克，茯苓 15 克治療肺失肅降，脾失健運，痰濁留滯所致背痛者有較滿意療效。〔浙江中醫雜誌，1985，（5）：197〕

3. 張仲景　苓甘五味薑辛半夏杏仁湯，治寒痰咳嗽：肺氣不足，寒痰伏肺而咳嗽，痰清稀者，杏仁常配伍茯苓、乾薑、半夏同用。（《金匱要略》）

【使用禁忌】熱痰、燥痰者忌用。

【用藥指歸】

1. 杏仁配對藥，主要是治療各種咳喘如風寒咳嗽、風熱咳嗽、肺熱咳喘及肺燥咳嗽，胸痹及便秘證等方面，圍繞其「止

咳平喘，潤腸通便」而展開的。

2. 苦杏仁為常用的止咳平喘藥，如不經炮製，用之不當易導致中毒。現在炮製使用方面分兩種：① 帶皮用，分生、熟兩種；② 為去皮用，分炒與不炒兩種。據報導，用生苦杏仁 60枚即令人中毒至死。苦杏仁主要成分苦杏仁苷及苦杏仁酶，經水解後產生氫氰酸，是止咳成分，也是中毒成分，過量導致呼吸衰竭，因此應用苦杏仁必須嚴格控制劑量。

3. 本品有小毒，用量不宜大；嬰兒慎用。陰虛咳嗽及大便溏泄和亡血者忌用。

3 葶藶子

葶藶子，始載於《神農本草經》，列為下品，李時珍曰：「名義不可強解」。味苦辛性寒，主歸肺、膀胱經。主要功效為瀉肺平喘，利水消腫。

本品苦降辛散，性寒清熱，專瀉肺中水飲及痰火而平喘咳。同時，本品泄肺氣之壅閉而通調水道，利水消腫故常用於治療水濕之腹水水腫，胸脅積水與水腫，使水濕之邪從卜焦而解。此外，亦可治頭風痛。

現代藥理研究：

葶藶子中含有強心苷類：如毒毛旋花子苷配基，伊夫雙苷。異硫氰酸類：有葡萄糖異硫氰酸鹽的降解產物，異硫氰苄酯、異硫氰酸烯丙酯、異硫氰酸丁烯酯。脂肪油類：油中主要含有亞麻酸 7.54%，亞油酸 32.5%，油酸 25.1%，芥酸 21.4%，棕櫚酸 9.64%，硬脂酸 3.81%。

獨行菜的種子含芥子苷、脂肪油、蛋白質、糖類。葶藶子中含有強心苷類物質，實驗證明葶藶子的醇提物能明顯增加心輸出量。葶藶子的苄芥子油具有廣譜抗菌作用，對酵母菌等 20

種真菌及數十種其他菌種均有抗菌作用。子宮頸癌細胞株實驗，葶藶子在很低劑量，即可發揮顯著的抗癌效果，還證明葶藶子對腹水癌有抑制作用。

葶藶子——代赭石

【配對奧妙】葶藶子祛痰平喘，下氣行水；代赭石沉降上逆之氣，並善於平肝泄熱。二者伍用，相得益彰，前者平肝瀉肺降沖，可助葶藶子排逐肺中之痰火，使之迅速下行。故其降逆化痰平喘之功增強。

【臨床應用】肝陽上升，樞機不利，肺氣壅實之頭暈，噫氣，呃逆，氣逆喘息，咳痰之症。

【用量用法】葶藶子：3～10克；代赭石：10～30克。

【名醫經驗】徐樹楠　若喘息屬實證者，代赭石配蘇子、杏仁、桑白皮、葶藶子等，有降逆平喘之功。（《中藥臨床應用大全》）

【使用禁忌】虛寒證用孕婦忌用。

葶藶子——大棗

【配對奧妙】葶藶子入肺經，辛散苦降，功專降瀉肺氣，以宣上竅而通下竅，有瀉肺平喘，利水消腫之功；大棗甘緩補中，能培補脾胃，顧護中氣。與葶藶子合用，既能以甘緩和葶藶子峻猛之性，使瀉肺而不傷正；又可培土利水，澄源截流，佐葶藶子利水消腫。二藥配對，一峻一緩，一補一瀉，以緩制峻，以補助瀉，共奏瀉痰行水，下氣平喘之功。

【臨床應用】痰涎壅盛，咳喘胸滿，肺氣閉阻，喉中痰聲漉漉，甚則咳逆上氣不得臥，面目浮腫，小便不利等症。

【用量用法】葶藶子：3～10克；大棗：5枚。

【名醫經驗】1. 胥慶華　葶藶子、大棗伍用，見於《金匱要略》葶藶大棗瀉肺湯。功能瀉痰行水，下氣平喘。適用於痰

飲停積於胸膈，咳喘而有浮腫者。但用量不宜過大，且不可久服，否則肺氣大傷，終不可挽回。（《中藥藥對大全》）

2. 蕭森茂　凡水飲痰濁壅閉肺氣諸症均用為有效配伍。慢性支氣管炎、支氣管哮喘之咳喘痰多，懸飲、肺癰咳吐痰濁膿血，水腫，尤其心性水腫等均宜隨證選用。肺心病、充血性心力衰竭、肝硬化腹水屬痰濁水飲壅滯者用之有較好療效。可辨證與苓桂朮甘湯、小陷胸湯、小青龍湯、真武湯、金匱腎氣丸、小柴胡湯等配伍運用。辨證無誤，配伍得當，虛證也可選用。（《百家配伍用藥經驗採菁》）

3. 李新永　治療充血性心力衰竭：葶藶子 30～50 克，大棗 15 克，枳實 30 克，水煎，每日 1 劑，分 3 次服。治療 50 例（包括心肌炎、風心瓣膜病、肺心病），其中少數病例合用其他中藥，服藥 48 小時後，顯效 36 例，有效 12 例，無效 2 例，總有效率 96%。〔中西醫結合雜誌，1983，3（3）：158〕

【使用禁忌】葶藶子苦辛大寒，功專瀉肺，雖有大棗緩和，但終屬峻烈之品，故虛寒性咳喘、水腫慎用。

葶藶子——桑白皮

【配對奧妙】葶藶子與桑白皮配對是臨床常用的藥對。前者性味苦、辛，大寒，後者性味甘寒，二者均具瀉肺平喘，利水消腫之功，兩相結合，協同增效。

【臨床應用】1. 肺熱喘咳或痰涎壅盛於肺，喘咳不得平臥。

2. 各種水腫，如風水、皮水、胸腹積水、懸飲，小便不利。

【用量用法】葶藶子：5～10 克；桑白皮：5～10 克。

【名醫經驗】1. 朱橚　甜葶藶散，以甜葶藶一兩（隔紙炒令紫色），桑白皮一兩（銼）為散。每服二錢，水一中盞，入燈心一束，大棗五枚，煎至六分，去滓，食後調下。治療：咳嗽喘急。（《普濟方》卷一六三）

2. 雷載權　葶藶子苦降辛散，性寒清熱，專瀉肺中水飲及痰火而平喘咳。……臨床常配桑白皮、杏仁、蘇子等瀉肺平喘。（《中華臨床中藥學》）

3. 許心如　用葶藶子 30 克，桑白皮、車前子（包）、生黃芪、太子參、紫丹參各 30 克，五味子、全當歸各 10 克，麥冬 15 克。以上為 1 劑量，每劑濃煎成 200 毫升，病重者每日服 2 劑，分 4 次服，病情轉輕後，改為每日 1 劑，分 2 次服。心衰緩解後可繼續服，以鞏固療效。用上方治療充血性心力衰竭患者 30 例，中醫辨證均屬心氣虛衰，血脈瘀阻，水飲積聚，肺氣壅塞。單服上方者 9 例，7 例有效，2 例無效。其他 21 例，為服西藥未能控制心衰，加用上方後全部有效，並有尿量增多而無低鉀現象發生的優點。〔中醫雜誌，1983，（11）：25〕

4. 高學敏　若肺熱停飲，面目浮腫，喘逆不得臥，葶藶子可與桑白皮、地骨皮、大腹皮等配用，如《症因脈治》葶藶清肺飲。（《中藥學》）

【使用禁忌】二者均為性寒瀉肺之品，故虛寒性咳喘、水腫尤應慎用。

葶藶子——大黃

【配對奧妙】葶藶子辛苦大寒，功可瀉肺平喘，利水消腫；大黃苦寒，功可瀉下攻積，清熱瀉火。二者配用，適用於肺熱喘嗽而內熱較甚或兼大便秘結之證。

【臨床應用】肺熱喘嗽而內熱較甚或兼大便秘結之證。

【用量用法】葶藶子：5～10 克；大黃：5～10 克。

【名醫經驗】1. 孫思邈　大黃丸，以大黃、葶藶子各二兩為末，煉蜜為丸，如梧桐子大。未食服三十丸，每日三次，病癒止。治療：黃疸；喘促，二便難。（《千金方》卷十）

2. 劉燦明　治療自發性氣胸：葶藶子 15～30 克，大黃

10～20克（後下），桑白皮10～15克，厚朴10克，枳實12～15克，桔梗15～18克，大棗5～10枚，隨證加減。水煎，煮沸10～15分鐘，每劑煎2次服2次，每2～4小時服1次，症狀緩解後改為每日服2～3次。治療11例，服藥後8小時內症狀緩解者10例，3日內痊癒者8例，1週內痊癒者2例，半月內痊癒者1例。〔湖北中醫雜誌，1985，（4）：17〕

3.許叔微　大黃葶藶丸，以大黃五錢（炒），葶藶子（瓦上炒）一兩為末，煉蜜為丸，如梧桐子大。每服五、七丸，桑白皮湯送下。治療：氣喘咳嗽。（出《續本事》卷五，名見《普濟方》卷一六三）

【使用禁忌】二藥均有較強的「瀉」性，只宜於內熱較甚或兼大便秘結之證，若氣虛喘嗽則忌用。

葶藶子——人參

【配對奧妙】葶藶子苦辛大寒，瀉肺平喘；人參甘微苦微溫，大補元氣，補脾益肺。葶藶子得人參，不慮其瀉肺傷正；人參得葶藶子，不致斂邪礙邪。兩相合用，攻補兼施，對痰涎壅肺而兼有氣虛者甚為合拍。其次，人參可補氣健脾，脾氣健則水濕得化；葶藶子瀉肺行水，水飲消則脾氣易複。兩藥標本兼顧，攻補兼施而除水腫。

【臨床應用】1.咳嗽氣喘而兼氣虛體弱之象。

2.一切水腫。

【用量用法】葶藶子：5～10克；人參：5～10克，另煎或另燉。

【名醫經驗】1.羅天益　人參葶藶丸，以人參一兩（去蘆），苦葶藶四兩（炒）為末，棗肉為丸，如梧桐子大。每服三十丸，食前煎桑白皮湯送下。治療：一切水腫，及喘滿不可當者。（《衛生寶鑒》卷十四）

2. 劉完素 苦葶藶丸，以人參二兩，苦葶藶四兩（炒黃色為度）上為細末，用棗肉為丸，如梧桐子大。每服十五丸，空心、食前煎桑白皮湯送下，1日3次。治療：一切水濕氣，通身腫滿不可當者。（《宣明論方》卷八）

【使用禁忌】葶藶子大劑量可引起心律不整等強心甙中毒症狀，心律不整的病者忌用。

葶藶子——杏仁

【配對奧妙】葶藶子與杏仁均屬止咳平喘藥，前者瀉肺清熱平喘咳，後者降肺氣之中兼宣肺之功而達止咳平喘，兩者合用，為治咳喘之重要配對。葶藶子瀉肺行水，杏仁宣降肺氣，兩藥合伍，共奏通調水道之功。

【臨床應用】痰涎壅盛之咳嗽氣喘；水腫腹水。

【用量用法】葶藶子：5～10克；杏仁：3～10克。

【名醫經驗】1. 葛洪 葶藶散，以葶藶子一兩，杏仁二十枚（並熬黃色）為末。分十服。小便去立瘥。治療：水腫腹水。（出《肘後方》卷四，名見《聖濟總錄》卷七十九）

2. 張仲景 大陷胸丸，治結胸證之胸脅積水：為痰熱結胸、痰飲停於胸脅，葶藶子配杏仁、芒硝、大黃以增平喘之功，逐水之效，瀉熱之力，使熱結水飲之實邪從下而解。（《傷寒論》）

【使用禁忌】杏仁有小毒，用量不宜過大，且嬰兒應慎用。配對組方時應注意。

葶藶子——桃仁

【配對奧妙】葶藶子辛苦大寒，功可瀉肺平喘，行水消腫；桃仁苦甘性平，功可活血祛瘀。蓋久病多瘀，水飲停聚日久難消亦兼淤血之象，葶藶子合桃仁，行水祛瘀。

【臨床應用】淤血、水飲所致的各種病證。

【用量用法】葶藶子：5～10克；桃仁：5～10克。

【名醫經驗】趙佶　葶藶丸，葶藶（隔紙炒）、桃仁（湯浸，去皮尖雙仁，炒）各二兩為末，麵糊為丸，如小豆大。每服十丸，米飲送下，日三夜一。小便利為度。治療：石水。（《聖濟總錄》卷七十九）

【使用禁忌】葶藶子以「瀉肺」之功見長；桃仁有毒，過量可出現頭痛、目眩、心悸，甚至呼吸衰竭死亡，故此藥對不宜久服多服。

葶藶子──蘇子

【配對奧妙】二者均為常用的止咳平喘藥。葶藶子瀉肺平喘；蘇子降氣化痰，止咳平喘，二者協同增效，且葶藶子辛苦大寒，而蘇子辛溫，二藥寒溫相互牽制，對寒痰、熱痰之證均可配對使用。

【臨床應用】痰涎壅肺，咳嗽氣喘。

【用量用法】葶藶子：5～10克；蘇子：5～10克。

【名醫經驗】吳謙　蘇葶定喘丸，苦葶藶子（研泥），南蘇子（研泥）各等分，合均，用棗肉為小丸，陰乾，瓷罐盛之，恐滲去油性，減去藥力。每服三錢，於夜三更時白湯送下，以利四五次為度，利多則減服之，利少則加服之。次日身軟，則隔一日，或隔二日服之。形氣弱者，先減半服之，俟可漸加。功可：瀉飲降逆。治療：飲停上焦攻肺，喘滿不得臥，面身水腫，小便不利者。（《醫宗金鑒》卷三十）

【使用禁忌】本藥對只宜於痰涎壅肺之實證，如屬肺虛咳喘則不宜。

【用藥指歸】

1.葶藶子配對藥，主要是治療痰涎壅盛之咳喘、腹水腫滿屬濕熱內蘊者、結胸證之胸脇積水、水腫等方面，圍繞其「瀉

肺平喘，利水消腫」作用而展開的。

2. 藥用葶藶子有葶藶子和炒葶藶子兩種，炒葶藶子即以一般的清炒方法炮製，溫度不宜太高。劉波認為該藥應炒製用。他以芥子貳為含量指標，對葶藶子炒製前後進行了探討，發現炒後芥子貳的含量是生品的 1.77 倍；炒品水煎液中含貳量是生品的 2.73 倍。故為增加止咳平喘作用，炒用是有道理的。且炒後殺酶保貳，使貳煎出率升高，並減少生長刺激性的芥子油。〔中成藥，1990，12（7）：19〕

3. 葶藶子味苦辛性寒，故虛寒性咳喘、水腫慎用。有報導葶藶子發生過敏反應者，但較罕見。若發生過敏性休克，初起可見胸悶憋氣、噁心嘔吐、心慌，繼之皮膚瘙癢，煩躁不安，頸項胸腹滿布皮疹，進而面色口唇蒼白，冷汗出，呼吸困難，心音低，血壓下降〔中醫雜誌，1983，24（12）：12〕。

救治之法：應給予抗過敏、抗休克治療，必要時給予對症處理，程度輕者，停藥後可自行緩解。

第十三章 安神藥

1 龍 骨

龍骨始見於《神農本草經》。其味甘澀，其性微寒，入心、肝二經，功效為平肝潛陽，鎮驚安神，收斂固澀。

本品甘澀微寒質重，重可鎮靜、潛陽，澀可固脫，故有鎮驚安神、平肝潛陽、收澀固脫之功，常用於治療陰虛陽亢所致的煩躁易怒、頭暈目眩、驚狂癲癇、心驚怔忡、失眠多夢；以及自汗盜汗、遺精滑精、遺尿、久瀉久痢便血、婦女崩漏帶下不止等。

外用有收濕、止血、生肌斂瘡之功，可用治外傷出血、濕瘡癢疹和瘡瘍久潰不斂等症，若煅用，則收斂固脫之力增強。

現代藥理研究：

龍骨主要成分為碳酸鈣、磷酸鈣、鐵、鉀、鈉、氯、硫酸根等。血中的鈣雖然只約占人體鈣的 0.1%，但對神經、心肌、骨骼及其他組織的功能影響甚大。鈣入血後能促進血液凝固力，並增加血管壁的緻密性，以阻止白細胞和血清滲出血管外，從而達到收斂止血的作用。

實驗證明：用 20%龍骨、龍齒混懸液給小白鼠灌胃，能縮短正常小鼠的凝血時間；同時血鈣又能抑制骨骼肌的興奮性，以達到鎮靜安神的作用，有實驗表明：用 20%的龍骨、龍齒混懸液給小白鼠灌胃，能顯著增加戊巴比妥鈉的催眠率，並能對抗回蘇靈所致的驚厥。

龍齒——石菖蒲

【配對奧妙】龍骨入心、肝二經，甘寒質重，其功效鎮驚安神；石菖蒲辛溫入心、脾二經，具有豁痰開竅寧神的作用。二藥合用，寧心安神作用得以增強。

【臨床應用】心經病證，神志不安，心悸怔忡，失眠多夢，煩躁，以及驚癇諸證。

【用量用法】龍骨（煅）15～30克，先煎；石菖蒲3～9克。

【名醫經驗】1.劉興旺等　治療精神病，以柴胡加龍骨牡蠣湯（磁石100克，生龍骨、生牡蠣各30克（三者先煎20分鐘），茯苓25克，柴胡18克，黃芩、半夏、太子參、菖蒲、鬱金各15克，桂枝12克，大黃、生薑、大棗各10克），每日1劑，發作期症狀控制後，緩解期守上方去磁石加朱砂20克，方藥共研末，和蜜為丸（約重10克），每日3次，每次1丸，服1～3個月，治療躁狂型精神病26例。

結果：痊癒21例，3例因未堅持服藥而復發，2例尚在觀察之中，年齡在18～39歲，男8例，女18例。（《四川中醫》1993，11（9）：34）

2.張邦福　治療夢遊症，用龍齒、石菖蒲各6克，合歡、夜交藤各12克，酸棗仁、柏了仁各10克，柴胡、當歸、白芍各8克。若氣鬱痰結者加半夏、竹茹各6克，陰虛火旺者加知母、牡丹皮各4克，驚恐不安者加珍珠母15克、朱砂2克，共治20例，結果治癒15例，好轉3例，無效2例。療程最長42天，最短10天，平均21.8天。（《廣西中醫藥》1986，9（2）：21）

【使用禁忌】二藥相伍，宜於心經病實證，若陰虛陽亢，心勞神耗，則不相宜。

龍骨——麻黃根

【配對奧妙】龍骨甘澀微寒質重，主入心肝二經，煆用長於收斂固澀；麻黃根甘平，功專收斂止汗。麻黃根與煆龍骨合用，相須配對，其斂津液、止汗出之力大增。

【臨床應用】1.氣虛自汗、陰虛盜汗。

2.產後虛汗。

【用量用法】煆龍骨：15～20克；麻黃根：6～9克。

【名醫經驗】顏正華　麻黃根與龍骨、牡蠣、生地、五味子、山茱萸等滋陰斂汗藥配伍，治陰虛盜汗尤可增加藥效。（《中藥學》）

【使用禁忌】本藥對專為治療虛汗而設，一切虛汗均可配伍應用。然而本藥對斂澀之力較強，邪實之證斷不可用。若餘邪未盡，應當慎用，否則有閉門留寇之虞。

龍骨——桑螵蛸

【配對奧妙】龍骨性質黏澀，善收斂元氣，固澀滑脫；桑螵蛸功專收斂，長於補腎助陽，固精縮尿。二藥合用，相使配對，補斂結合，標本兼顧，補腎固澀之力倍增。

【臨床應用】1.腎陽虛衰退、腎氣不固之遺精、早洩、遺尿、白濁等。

2.產後小便數及遺尿。

【用量用法】龍骨：10～15克；桑螵蛸：5～10克。

【名醫經驗】1.田代華　產後腎虛胕寒，膀胱失約，則有遺尿便數之患。桑螵蛸甘鹹，入肝、腎二經，長於補腎益精，固胕止遺；龍骨甘澀，入心、肝二經，功善鎮心安神，澀精止遺。二藥合用，心腎兩調，精充胕固，遺尿尿頻可止。（《實用中醫對藥方》）

2.尚坦之　治遺尿、尿頻，用龍骨、桑螵蛸、牡蠣、黃

芪、黨參各 15 克，覆盆子、益智仁各 12 克，小茴香、柴胡各 1 克，水煎，分 2 次服。（《中藥學》）

3.徐樹楠　以龍骨、桑螵蛸、鎖陽、蓯蓉、茯苓各等份，共研末，煉蜜為丸，每服 9 克，早晚各一次，治療腎虛遺精、陽痿早洩有效。（《中藥臨床應用大全》）

【使用禁忌】龍骨與桑螵蛸均為收澀之品，二藥配伍之後，其助陽固澀作用較強，故凡濕熱、實邪者忌用。

龍骨——珍珠母

【配對奧妙】龍骨、珍珠母均質重，入心肝二經，有重鎮安神之功。然龍骨性涼，長於鎮驚安神，並有收斂肝陽上浮之功；珍珠母鹹寒，既能清心除熱，又能鎮心安神；既能清瀉肝火，又能平潛肝陽。二藥配對，相輔相助，重以去怯，使鎮心安神，平肝潛陽作用增強。

【臨床應用】1. 邪氣凌心，神不內守之心悸怔忡，驚狂煩躁，失眠健忘，神昏譫語等。

2. 肝陽上亢所致的頭暈目眩、目赤耳鳴、心煩易怒。

【用量用法】龍骨：10～15 克；珍珠母：15～30 克，同打碎先煎。

【名醫經驗】1. 黃金龍　治療精神分裂症，自擬二龍三甲湯（生鐵落、石膏各 100～500 克，龍骨、珍珠母、牡蠣各 30～50 克，石決明 20～30 克，龍膽草 15～25 克，生地、白芍各 30 克，酸棗仁 25 克，大黃 10～20 克等組成），每日 1 劑，治療癲狂證 36 例，治癒 28 例，有效 6 例，無效 2 例。（《雲南中醫雜誌》1983，（5）：36）

2. 都雅俐　治療白喉，用白喉散（牛黃、龍骨、珍珠母、琥珀、硇砂、血竭、象皮、兒茶、五倍子、沒藥等）每天局部吹布 2～3 次，共治療白候 32 例，30 例有效。多數病例偽膜於

治療後 1～3 天內消失，2～6 天細菌培養轉為陰性。（《中醫雜誌》1957，（5）：239）

【使用禁忌】二藥同為鹹寒之品，易傷脾胃，故脾胃虛寒者慎用。

龍骨——牡蠣

【配對奧妙】龍骨主入心肝二經，功專鎮潛浮陽，重鎮安神，斂肺腎，收汗固精；牡蠣主入肝腎二經，益陰退虛熱，鎮納浮陽，收斂固精，攝納陰陽。二藥配對，相須為用，鎮潛固澀，養陰攝陽，陰精得斂則可固，陽氣得潛而不浮越，從而使痰火不上泛，虛火不上衝，虛陽不上擾，陰陽調和，陰平陽秘。且龍骨與牡蠣均有軟堅散結、益陰清熱之效，合用後其效用加強。

【臨床應用】1. 陰虛陽亢，以致心神不安，煩躁，心悸怔忡，失眠健忘頭暈目眩，耳鳴。

2. 肝腎陰虛，肝陽化風上擾諸症：眩暈頭痛，視物昏糊，耳鳴耳聾，面部烘熱等。

3. 久瀉久痢諸症。

4. 虛汗、小便不禁、遺精滑精、崩漏帶下等各種精血不固或亡脫者。

4. 瘰癧之陰虛火旺發熱。

5. 高血壓病，證屬陰虛陽亢，肝陽上擾者。

6. 咯血、吐血久不癒者。

【用量用法】龍骨：10～30 克；牡蠣：10～30 克，同打碎先煎。

【名醫經驗】1. 陳尚志　擅用本藥對治療婦女崩漏不止，取其重鎮肝腎，固攝奇經之功。（《中醫雜誌》1986，（5）：12）

2.朱錫祺　用本藥對治療心悸怔忡，若心率緩慢者不宜用。（《遼寧中醫雜誌》1984，（2）：1）

3.張贊臣　用此藥對治療因驚恐而致暴聾者，有較好的療效，但病久者用之無效。（《上海中醫藥雜誌》1988，（10）：7）

4.聶大檜　善用二藥治療婦科諸證，用於固任束帶止白崩，平肝潛陽息風治子癇，安沖固攝療經崩等。（《北京中醫》1988，（2）：37）

5.陳德華　取煆龍骨、煆牡蠣各等份，共為細末，於每晚睡前服用9克，白開水送下，治療2例盜汗患者，療效滿意。（《江蘇中醫雜誌》1966，（4）：封底）

6.冉先華等　生龍骨、生牡蠣、生山藥、生芡實、生地、黨參、白芍為主組成膏淋湯，水煎服，治療小便混濁黏稠，溲時淋澀作痛有效。（《中華藥海》）

7.朱希嘉　治療中耳炎，取龍骨、牡蠣各等量，分別研末，過120目細篩，然後將兩藥末混勻，裝瓶密封，置陰涼乾燥處備用。用藥前先用3%的雙氧水把耳道內的膿液及分泌物洗淨，患耳周圍用75%酒精常規消毒，然後用塑膠管蘸藥粉輕輕吹入耳內，每日用藥一次，滲出液較多者可早晚用藥一次，治療中耳炎58例，全部治癒。（《山東中醫雜誌》1989，（1）：49）

【使用禁忌】二藥均為鹹寒重鎮收澀之品，故體虛多寒者忌服；肝經濕熱下注或君相火旺而致遺精者忌用。多服、久服易致納呆、腹脹和便秘。

龍骨——朱砂

【配對奧妙】龍骨甘澀，朱砂甘寒，二藥均能重鎮安神；而龍骨又能鎮肝息風，朱砂又能清心瀉火，二藥合用，相輔相成，火清風熄，痰自消散，共奏鎮驚安神之功。

【臨床應用】心火肝風挾痰上蒙清竅，發為癲癇驚狂，譫妄顛倒，昏不知人，噴吐涎沫；及心驚膽寒，清醒不睡，或左脇偏痛等症。

【用量用法】龍骨：15～30克，打碎先煎；朱砂：0.3～1.5克，研末沖服。

【名醫經驗】1. 姜安川　以鎮心丹（朱砂5克，龍齒、熟地、山藥、黨參各15克，天冬、麥冬、五味子各9克，車前子30克，遠志6克，炒棗仁24克，肉桂3克）隨證加減，每日1劑，水煎服，治療驚恐引起的驚慌不安，煩躁不眠，伴手足顫動者36例，均痊癒。服藥最少3劑，最多58劑，平均14劑。（《實用中醫內科雜誌》1990，（1）：43）

2. 費經歐　治療痔瘡等肛門疾患，用龍骨、朱砂、冰片、麝香、滑石、川貝母、半合成脂肪醇製成麝香消痔栓，治療肛腸疾病462例，其中內痔135例，炎性外痔51例，混合痔117例，肛竇炎及肛管炎77例，早期肛裂62例，直腸脫垂感染期3例，肛瘻術後12例，局部有水腫者182例，疼痛者269例，便血者257例，脫垂者112例，結果總有效率97.24%。孕婦及有習慣性流產者忌用。（《中國肛腸病雜誌》1990，10（1）：3）

【使用禁忌】朱砂難溶於水，不宜入湯劑。另朱砂內含硫化汞等成分，忌用火煅，火煅則析出水銀，易於中毒。且內服不宜過量，也不可持續服用，以防汞中毒。肝腎功能異常者，宜慎用，以免加重病情。

龍骨——遠志

【配對奧妙】龍骨甘澀質重，既可鎮壓心安神，又可澀精止遺；遠志辛苦而溫，以養心安神。二藥合用，相輔相成，使神氣不浮越，精氣秘而不泄。

【臨床應用】勞心過度，陰精暗耗，神氣浮越，而致多夢

遺精之症。

【用量用法】龍骨：15～30 克，打碎先煎；遠志：3～6克。

【名醫經驗】1. 田代華　龍骨甘澀質重，能下入腎經，固澀精液，收斂陽氣，使精氣秘而不泄，則精氣自足，元陽自壯，故雖無補養之功，而能收補養之效。合遠志者，以其上益心氣，下壯腎陽，可與龍骨相輔相成，交通心腎，而使水火既濟，生化無窮。（《實用中醫對藥方》）

2. 鮮國平　治療小兒遺尿，用遠志琥珀散（遠志、龍齒、琥珀、石菖蒲、細辛、桂枝六味藥組成，治療小兒遺尿有較好療效。《四川中醫》1984，2（1）：47）

【使用禁忌】遠志性溫燥助熱，陰虛陽亢及痰熱等證，均忌服；遠志對胃有刺激，有胃病者慎用。

龍骨——蒲黃

【配對奧妙】龍骨甘澀，煆用功專收斂，蒲黃甘平，炒用長於收澀。二藥均為性澀收斂之品，配對使用，相須為用，其收斂之性倍增。

【臨床應用】1. 婦人血傷，兼赤白帶下不止。

2. 四肢、九竅、指趾間等身體多部位出血。

3. 孕婦溺血，久不能止，脈虛澀者。

【用量用法】龍骨（煆）：15～30 克，打碎先煎；蒲黃（炒）：5～9 克，包煎。

【名醫經驗】徐大椿　妊娠膵氣虛滑，血液暗滲，故溲溺出血，久不能止焉。白龍骨澀膵氣之滑脫，以固經氣之下泄；蒲黃灰止溺血之滲漏，以禁經血之妄行。……使溺道勿滑，則經氣完固，而血無妄滲之患，何溺血之久不止者？胎孕無不自安矣。（《醫略六書》）

【使用禁忌】本藥對均為收斂之品，宜於正虛滑脫之證，若因外邪所致者，不宜用之，以免留邪為患。且蒲黃有興奮子宮平滑肌收縮子宮的作用，故孕婦忌用。

龍骨——烏賊骨

【配對奧妙】龍骨甘澀性寒，收澀止血；烏賊骨鹹澀性溫，功專收澀。二藥合用，其收澀止血作用增強。

【臨床應用】臟毒，便血不止。

【用量用法】龍骨：15～30克，打碎先煎；烏賊骨：6～12克。

【名醫經驗】1. 徐樹楠　以血竭30克，龍骨6克，海螵蛸、大黃、冰片、兒茶各3克，乳香、沒藥、寒水石各6克、珍珠、麝香各1.5克，共研細末，外塗患處。治療金瘡腫毒數例，均獲良效。（《中藥臨床應用大全》）

2. 鐘理等　治療肛瘺及手術切口久不癒合，用龍骨100克配伍海螵蛸75克，赤石脂、象皮、乳香、沒藥各150克，珍珠母、輕粉、血竭各100克，參蘆、冰片15克。共研極細末，為珍珠生肌散，瘡口消毒後，將之均勻散在瘡口上或用紗條蘸藥粉送入瘻管竇道中，以無菌紗布蓋貼之，間日換藥一次，治療癰疽潰口，久不斂口及外科手術竇道形成者，均有效。（《吉林中醫藥》1992，（5）：33）

【使用禁忌】龍骨與烏賊骨均為收斂固澀之品，久服易致便秘，有濕熱積滯或大便秘結者忌服。且烏賊骨微溫性燥，能傷陰助熱，故陰虛有熱者忌服。

龍骨——黃連

【配對奧妙】龍骨甘澀性寒，澀腸止瀉；黃連苦寒，清熱解毒。二藥相伍，一清一收，相輔相成，除熱毒而不傷正，止下痢而不留邪。

【臨床應用】傷寒熱病後，下痢膿血。

【用量用法】龍骨：15～30 克；黃連：5～10 克。

【名醫經驗】許生有等　治療皮膚感染性炎症，用牛黃散（牛黃、龍骨、黃連、珍珠、冰片、輕粉、熊膽、牡蠣、乳香、沒藥、石決明、麝香）局部外敷，治療 2 例慢性皮膚潰瘍，均獲痊癒。（《上海中醫藥雜誌》1960，（6）：286）

【使用禁忌】龍骨鹹寒，黃連大苦大寒，二藥相伍，易傷脾胃，故脾胃虛寒者忌用。

龍骨——赤石脂

【配對奧妙】龍骨甘澀，煅用其收澀之力增強；赤石脂甘酸澀溫，功能澀腸止瀉，煅用其效更佳。二藥配伍，可增強其澀腸固脫止瀉之功。

【臨床應用】下焦不固，瀉痢日久，滑瀉不禁。

【用量用法】龍骨：15～30 克，打碎先煎；赤石脂：9～12 克。

【名醫經驗】鐘理等　治療肛瘻及手術切口久不癒合，用龍骨、赤石脂、象皮、乳香、沒藥各 150 克，珍珠母、輕粉、血竭各 100 克，參蘆、海螵蛸各 75 克，冰片 15 克。共研極細末，為珍珠生肌散，瘡口消毒後，將之均勻散在瘡口上或用紗條蘸藥粉送入瘻管竇道中，以無菌紗布蓋貼之，間日換藥 1 次，治療癰疽潰口，久不斂口及外科手術竇道形成者，均有效。（《吉林中醫藥》1992，（5）：33）

【使用禁忌】二藥均為收澀之品，宜於虛證滑脫，若有濕熱積滯者忌服。且赤石脂畏官桂，故本藥對不宜與官桂同用。孕婦慎用。

龍骨——川楝子

【配對奧妙】龍骨甘澀質平，澀精止遺以治其標；苦楝子

清利濕熱以治其本。二藥相伍，濕熱得清，失精得止。

【臨床應用】濕熱內擾精室，失精，脈澀。

【用量用法】龍骨：15～30 克，打碎先煎；川楝子：5～10 克。

【名醫經驗】呂雲釗等　治療不寧腿綜合徵 20 例，以生龍骨 20 克，川楝子 10 克，北沙參、生地、生牡蠣各 20 克，當歸、麥冬、枸杞子各 15 克，鉤藤 12 克，每日 1 劑，水煎服，15 天為一療程，隨證加減，經治療後症狀完全消失者 13 例，顯效 5 例，無效 2 例。服藥最少 10 劑，最多 30 劑。（《遼寧中醫雜誌》1991，18（4）：40）

【使用禁忌】龍骨鹹寒，苦楝子苦寒，二藥相伍，寒涼性甚，易傷脾胃，脾胃虛寒者忌用。

龍骨——五倍子

【配對奧妙】龍骨甘澀收斂，五倍子酸澀性寒，功專收斂，二藥均屬收斂之品，相伍為用，具有斂汗之功，合用貼臍，則功效顯著。

【臨床應用】自汗盜汗。

【用量用法】龍骨 10 克；五倍子 10 克，研末，或入丸、散劑；久用煎湯薰洗，或研為細末，用醋和調，貼臍中，以紙蓋其上。

【名醫經驗】1. 都雅俐　治療白喉，用白喉散（牛黃、龍骨、五倍子、珍珠母、琥珀、硇砂、血竭、象皮、兒茶、沒藥）每天局部吹布 2～3 次，共治療白喉 32 例，30 例有效。多數病例偽膜於治療後 1～3 天內消失，2～6 天細菌培養轉為陰性。（《中醫雜誌》1957，（5）：239）

2. 劉加升　治療睪丸鞘膜積液，用五倍子、煅龍骨、枯礬各 15 克，肉桂 6 克，搗碎加水約 700 毫升，煎煮 30 分鐘，取

過濾液，待冷卻到與皮膚溫度相近時，將陰囊浸泡於藥液內約30分鐘，每2日1劑，連用8劑，治療原發性者10例，繼發性者1例，均獲痊癒，隨訪一年未見復發。（《新中醫》1982，（9）：22）

【使用禁忌】二藥均為收澀之品，有斂邪之嫌，故凡感受外邪，有實熱或濕熱積滯者忌用。且五倍子大量服用，可引起胃腸道刺激、腐蝕，特別是空腹服用，可導致腹痛、嘔吐、腹瀉或便秘。臨床應用時應注意，劑量不宜過大。

龍骨——麝香

【配對奧妙】龍骨甘澀，能鎮靜安神，收斂止汗；麝香辛溫，能通諸竅，開經絡，透肌骨，調和營衛以治盜汗。二藥伍用，功效鎮驚安神，調和營衛。

【臨床應用】盜汗。

【用量用法】龍骨15克；麝香0.06～0.15克，為細末，每服0.15克，冷水調下。

【名醫經驗】許生有等　治療皮膚感染性炎症，用牛黃散（牛黃、麝香、龍骨、珍珠、冰片、輕粉、熊膽、牡蠣、乳香、沒藥、石決明、黃連）局部外敷，治療2例慢性皮膚潰瘍，均獲痊癒。（《上海中醫藥雜誌》1960，（6）：286）

【使用禁忌】麝香辛溫走竄，耗氣傷陽，奪血傷陰，故無論陽虛、氣虛、血虛、陰虛者均應慎用。虛脫、孕婦忌用。

龍骨——龜板

【配對奧妙】龍骨甘澀性平，收濕氣，治脫肛，收斂浮越之正氣，固大腸之滑脫；龜板鹹甘而平，能益腎固大腸，止久痢久瀉，治脫肛。二藥伍用，其收澀固脫作用倍增。

【臨床應用】小兒久痢，大腸虛冷，肛門脫出。

【用量用法】龍骨（煅）：15～30克；龜板（塗酥炙黃

用）：15～30克。水煎內服。

【名醫經驗】1. 孫思邈　孔聖枕中丹中以龍骨與龜甲、遠志、菖蒲等配伍，治療勞傷陰血，心失所養所致的心虛驚悸，失眠健忘等症。（《千金要方》）

2. 張錫純　鎮肝息風湯，以龍骨配伍龜板、赭石、牡蠣、牛膝、杭菊、玄參、天冬、川楝子、麥芽、茵陳、甘草，共奏滋補肝腎，平肝潛陽之功。用於治療肝腎陰虛陽亢之頭暈目眩，面紅目赤，急躁易怒等症。（《醫學衷中參西錄》）

3. 李聰甫　三甲息風湯，以龍骨與龜甲、珍珠母、白芍、製首烏、鉤藤等配伍，治療陰虛筋脈失養，虛風內動，肢體震顫經久不癒，伴頭暈目眩，心悸等症有效。（《李聰甫醫案》）

【使用禁忌】龍骨鹹寒，龜板味甘性寒，氣厚味濁，故脾胃虛寒或內有寒濕者慎用。

龍骨——附子

【配對奧妙】龍骨甘澀，能收斂濕氣以治標；附子辛熱，能補命火，助元陽，散寒濕，通經脈以治本。二藥配對，溫澀並施，澀精以固脫，溫陽以固本。

【臨床應用】腎陽虛損，腸滑不固之脫肛。

【用量用法】龍骨30克；附子（生，去皮臍）30克，水煎服或為細散，每用3克，敷在肛上，按令入，頻頻用之，以愈為度。

【名醫經驗】1. 戚廣崇　治療精少不育症，用炮附子、白朮、龍骨、桂枝共為細末，蜜丸，如綠豆大小，每次5～8克，每日3次，飯前吞服，3個月為1療程，治療32例，痊癒17例（其中生育者13例），有效9例，無效6例。（《中國醫藥學報》1987，（1）：36）

2. 金雪明　治療大汗淋漓，用煅龍骨、附子、煅牡蠣、山

茱萸、山藥、乾薑、白芍、炙甘草等，水煎服，每日1劑，療效好。（《浙江中醫雜誌》1988，23（11）：516）

【使用禁忌】二藥相伍，宜於虛寒之證，陰虛火旺或濕熱內擾之證，不相宜。

龍骨——白礬

【配對奧妙】龍骨甘澀性平，煆用能收濕斂瘡；白礬酸澀性寒，煆用能燥濕解毒。二藥研末同用，可收燥濕斂瘡之功。

【臨床應用】小兒臍濕不乾之證。

【用量用法】龍骨（煆）：10～15克；白礬（煆）：10～15克。為細末，每次使拭臍乾摻之。

【名醫經驗】周萍等 治宮頸糜爛、陰道炎所致陰道搔癢，藥用：槐花30克，生地榆30克，生龍骨8克，白礬15克，蛇床子15克。將上藥烘乾，研細末，用膠囊分裝，每個膠囊含藥0.3克。用1：5000高錳酸鉀溶液沖洗陰道後，取膠囊2個放入陰道深處。隔日1次，4次為1療程。（《中國民間百草良方》）

【使用禁忌】龍骨鹹寒，白礬酸澀而寒，二藥相伍，寒涼傷胃，體虛胃弱者不宜內服。

龍骨——韭菜子

【配對奧妙】龍骨甘澀性平，固澀滑脫，澀精止遺；韭菜子補肝腎壯陽固精。二藥相配，一補精，一固澀；一興陽道，一澀精氣，相得益彰，共奏興陽道固精之功。

【臨床應用】腎陽虛損，下焦不固之陽痿遺精及精冷不育。

【用量用法】龍骨（煆）：15～30克；韭菜子：5～10克。

【名醫經驗】1.岳美中 善用此藥對治療睡即泄精屬肝腎不足者，有較好療效。（《岳美中醫論集》）

2.金雪明 治療腎虛遺精、滑精、陽痿、不育證，用龍骨

20克，韭菜子、附子、肉桂各3克，牡蠣、山萸肉各20克，熟地、山藥、金櫻子各15克，每日1劑，水煎服，療效好。（《浙江中醫雜誌》1988，23（11）：516）

【使用禁忌】陰虛火旺之夢遺者不宜用。

【用藥指歸】

1. 龍骨配對藥，主要用於治療頭暈目眩、煩躁易怒、或肢體麻木、口眼歪斜、神志不安、心悸怔忡、失眠健忘、驚癇癲狂、遺精淋濁、自汗盜汗、崩漏帶下、久瀉久痢、吐血、便血、濕瘡癢疹、瘡瘍潰爛後久不癒合等方面。圍繞「平肝潛陽、鎮靜安神、收斂固澀」三大功效展開的。

2. 本品收斂作用較強，若非滑脫不禁而有濕熱積滯、邪氣實、熱毒盛等病證者均不宜用。

3. 臨床上有報導服用龍骨煎劑引起嚴重心率失常，每次服用都會出現該現象，停藥後自動恢復正常。另有人接觸龍骨粉引起過敏性皮疹，發熱。然上述僅為臨床上的個別現象，絕大多數病人服用本品未見中毒反應。

2 酸棗仁

酸棗仁，始載於《神農本草經》。因其果實味酸而形狀似棗，故名。本品味甘酸，性平，入心、肝經。主要功效為：養心安神，斂汗止汗。

本品甘補酸收，能養肝陰，益肝血而寧心安神，為滋養性安神之品，主要用於心肝血虛，心失所養，神不守舍之失眠多夢、驚悸怔忡等症；味酸能斂，而有斂汗止汗之效，用於體虛自汗、盜汗；且甘酸能斂陰生津止渴，用治熱病傷津，口渴咽乾等症；又本品甘平，善補陰液，能養陰退蒸，用於骨蒸勞熱，心煩不得臥等症。

現代藥理研究：

本品含棗仁皂甙、脂肪油、B—谷甾醇、有機酸和多種維生素等。酸棗仁有鎮靜、催眠作用；且有抗驚、鎮痛及降體溫作用：能對抗嗎啡引起的狂躁；酸棗仁水溶性提取物能可明顯降低半數致厥量的戊四唑的驚厥率和死亡率；酸棗仁煎劑 5g/kg 具有明顯的鎮痛作用；酸棗仁煎劑 2.50 或 5g/kg，均有降體溫作用；能降低血壓並抑制動物腎型高血壓的形成，對抗誘發實驗動物的心律失常，以及降血脂和抗動脈粥樣硬化作用；對動物實驗性燙傷有抗休克及減輕局部水腫有作用。

酸棗仁——柏子仁

【配對奧妙】酸棗仁、柏子仁均為養心安神之品。酸棗仁甘酸而平，甘能補益，酸能入肝，故善補肝血，斂肝陰，偏治心肝血虛所致失眠、驚悸怔忡。柏子仁甘平質潤，主入心經，善補心氣，養心血，偏治思慮過度、心脾兩虧之心悸、失眠。二藥相須配對，養心益肝、安神定志之效倍增，且有斂陰潤燥之功。

【臨床應用】1. 陰血虧虛，心肝失養之驚悸、怔忡、虛煩不得眠。

2. 血虛津虧，腸燥便秘。

3. 各種心臟病之心悸、不眠者。

【用量用法】酸棗仁：10～15 克，打碎煎；柏子仁：10～15 克，打碎煎。

【名醫經驗】1. 施今墨　酸棗仁、柏子仁伍用，為有效的滋養安神之劑。治心臟病之心悸（心動過速）者，與臥蛋草、仙鶴草參合，其效更著；若兼見心胸疼痛者，伍用以臥蛋草、分心木，其效更佳；治血虛腸燥大便乾者，可與火麻仁、鬱李仁之輩參合，其效益彰。（《施今墨對藥臨床經驗集》）

2. 張邦福　治療夢遊症，用酸棗仁、柏子仁各 10 克，龍齒、石菖蒲各 6 克，合歡、夜交藤各 12 克，柴胡、當歸、白芍各 8 克。若氣鬱痰結者加半夏、竹茹各 6 克，陰虛火旺者加知母、牡丹皮各 4 克，驚恐不安者加珍珠母 15 克、朱砂 2 克，共治 20 例，結果治癒 15 例，好轉 3 例，無效 2 例。療程最長 42 天，最短 10 天，平均 21.8 天.（《廣西中醫藥》1986，9（2）：21）

3. 李志文　治療男性臟躁症，自擬健腦安神湯（酸棗仁、柏子仁、茯神各 15 克，遠志 10 克，益智仁、紫貝齒、枸杞子各 25 克，龜板、鱉甲、黨參各 20 克），每日 1 劑，水煎服，氣虛重者黃芪、白朮；血虛重者加首烏、白芍；陰虛重者加百合；氣鬱重者加合歡、枳殼。共治療 41 例，結果痊癒 38 例，占 90.6%，好轉 3 例，占 9.4%，服藥最多 24 劑，最少 9 劑。（《四川中醫》1988，（5）：30）

【使用禁忌】本藥對有斂邪之弊，不宜於心肝火旺之驚狂、失眠、怔忡、心悸等實證。且二藥均質潤多脂，便溏或多痰者慎用。

酸棗仁——龍眼肉

【配對奧妙】酸棗仁甘酸而平，補陰血而寧心安神；龍眼肉甘溫而潤，既可補脾養心而益智，又可補血寧心以安神，是常用的補虛扶正之佳品。二藥相使為用，補益心脾，養血和營，安神益智之力倍增。

【臨床應用】思慮過度，勞傷心脾，氣血兩虛所致面色萎黃，心悸怔忡，健忘失眠，多夢易驚等症。

【用量用法】酸棗仁：10～15 克；龍眼肉：10～15 克。

【名醫經驗】1. 周繼福等　以五味子合劑（五味子、酸棗仁、桂圓、當歸等）治療美尼爾氏綜合病徵 20 例，多數服藥

4～5劑而癒。（《中華耳鼻喉科雜誌》1960，（1）：25）

2.潘嘉瓏　治療梅尼埃病，以龍眼肉、酸棗仁、山藥、當歸、五味子各10克，每日1劑，水煎服。痰涎壅盛者加天竺黃、薑半夏；氣虛者加黨參、黃芪；血虛加熟地、丹參。共治療42例，臨床治癒15例，有效24例，無效3例，總有效率為93%。在有效病例中，用藥最少8劑，最多105劑。《陝西中醫》1989，10（12）：535）

【使用禁忌】陰虛火旺及痰熱內擾之心悸失眠不宜用。

酸棗仁——知母

【配對奧妙】酸棗仁甘酸性平，酸入肝，益肝血，而補肝虛，此即所謂以酸收之，以酸補之之意；知母苦寒而質潤，善滋腎陰而清虛熱，補腎水以降心火。二藥配伍，酸苦合用，一補一瀉，心肝並治，養心陰，益肝血，從而達到安神定志，清虛熱，除煩躁而療虛煩不眠之效。

【臨床應用】神經衰弱、心臟神經官能症、更年期綜合徵等，證屬肝血不足，血不養心，虛熱內擾之心悸、失眠、頭暈、煩躁。

【用量用法】酸棗仁：10～15克，打碎煎；知母：10克。

【名醫經驗】1.李飛　臨床應用此藥對時，酌情加入合歡花、夜交藤、石菖蒲、鬱金等解鬱安神之品，療效更佳。（《中醫歷代方論選》）

2.尚熾昌　煎煮時，當先煮酸棗仁，使其有效成分充分煎出，以利於發揮治療作用，當酸棗仁煎至三成時，再加入它藥。（《經方配伍用藥指南》）

3.俞昌正等　應用複方酸棗仁湯（酸棗仁、知母、茯苓等）治療神經衰弱129例，其中102例患者主要症狀消失或減輕，對失眠確有明顯療效。本組病例一般用藥9～15劑，少者

3～6劑。（《山東醫刊》1965，（9）：27）

4. 閏亞莉　治療間歇性額部、雙手掌、雙足趾多汗症狀 1 例，藥用酸棗仁 30 克，知母 10 克，川芎、雲苓各 15 克，黃芪、防風、生山楂各 30 克，柴胡 12 克，甘草 6 克，共服用 21 劑諸症皆除。（《陝西中醫》1993，14（11）：516）

【使用禁忌】酸棗仁甘酸，知母苦寒質潤，能滑腸致瀉，故本藥對於脾虛便溏者不宜用。

酸棗仁——山梔仁

【配對奧妙】酸棗仁甘酸而潤，善養肝血，益心陰而寧心神；梔子味苦性寒，質體輕浮，能升能降，清熱瀉火，涼血解毒，取仁入藥，以其擅入心經，長於清心透邪，除煩解鬱而安定神志。二藥同用，相輔相成，酸棗仁養心血、斂心陰而治其本；山梔仁導熱下行，清心經之火而治其標。酸苦並投，斂泄合用，標本兼顧，共奏養血斂陰，除煩安神之功，其安心神，療失眠的作用增強。

【臨床應用】血虛陰虧，熱擾神明之煩熱盜汗、失眠多夢、心悸怔忡。

【用量用法】酸棗仁 10～15 克；山梔仁 5～10 克。

【名醫經驗】1. 呂景山　生棗仁、生梔仁伍用，善治心熱火旺的失眠諸症。不論虛火、實火，均可使用。屬虛火者，常與女貞子、旱蓮草參合；屬實火者，可與黃連、肉桂伍用，但肉桂用量不宜太大，少佐即可。（《施今墨對藥臨床經驗集》）

2. 楊濟等　酸棗仁配生梔子，治心火過盛之煩躁，多夢，失眠；也治煩熱盜汗，失眠多夢，心悸怔忡。（《臨證用藥配伍指南》）

【使用禁忌】二藥配伍，酸苦並投，易傷脾胃，故脾胃虛弱

者慎用。

生棗仁——熟棗仁

【配對奧妙】酸棗仁有生用、炒用兩種，《本經逢原》云：「酸棗仁，熟則收斂精液，故療膽虛不得眠，煩渴虛汗之證；生則導虛熱，故療膽熱好眠神昏倦怠之證」。生棗仁長於清肝寧心安神，疏利肝膽血脈，以清虛熱為用；炒熟則補肝寧心安神，收斂津液，以補肝體為用。二藥配對，清補合用，寧心安神力增強。

【臨床應用】心肝血虛，或虛火上炎之心悸、失眠、盜汗等。

【用量用法】生棗仁：10～15克；炒棗仁：10～15克。

【名醫經驗】1. 劉惠民　治療一般神經衰弱患者，用酸棗仁30克（半生、半炒，搗碎）加枸杞15克，橘絡12克，五味子6克，水煎2次，得混合液200毫升左右，晚7點和晚9點各服100毫升，連服10日，即能獲效。對較嚴重失眠患者，酸棗仁可用之45～60克；如伴有高血壓或動脈硬化者，去五味子，加炒槐米9克，青木香4.5克，對一般神經衰弱患者的有效率在90%以上，對重證神經衰弱患者的有效率在30%左右。（《山東醫刊》1957，（1）：1）

2. 俞昌正等　用棗仁甘草合劑治療失眠60例（分三組）。（1）半生半炒搗碎；（2）酸棗仁炒熟搗碎；（3）生用搗碎，各20例。用量每劑酸棗仁45克，均加甘草4.5克，水煎，睡前頓服，結果多數病人有一定的鎮靜安眠的短期療效。生、熟棗仁作用相同，均無明顯毒副作用。（《中西醫結合雜誌》1982，（2）：97）

【使用禁忌】實邪鬱火者慎用。

酸棗仁——浮小麥

【配對奧妙】酸棗仁甘酸性平，具有養心安神，斂汗，內補外斂之特點，既能內補營血而安神志，又能外斂營陰以止虛汗，為養心安神、斂汗之要藥；浮小麥甘涼，入心經，能養心益氣，除熱止汗，且性浮體輕，又善走表止汗。二藥合用，相使相助，養心斂汗之力更著。

【臨床應用】1. 心陰心血不足，或虛熱內生、心液外泄所致的虛煩失眠、自汗盜汗等症。

2. 心氣不足、體倦汗出。

【用量用法】酸棗仁：10～15克；浮小麥：10～30克。

【名醫經驗】白炳森等　治療臟躁，對肝陰不足，虛陽上擾，心神不寧之臟躁證，治以滋養肝陰，寧心安神，藥用浮小麥 50 克，酸棗仁 30 克，茯苓、寸冬各 15 克，知母 10 克，川芎、龍膽草、黃連各 3 克，甘草 5 克，水煎服。本例 9 劑後入睡安靜，煩躁稍減，服用 30 餘劑告癒。（《上海中醫藥雜誌》1989，（8）：22）

【使用禁忌】痰濕邪熱所致的心神不安者忌用。

酸棗仁——附子

【配對奧妙】酸棗仁甘酸質潤，滋養陰血，益心肝而安心神；附子辛溫，溫通心陽。二藥相伍，剛柔配對，辛通酸收，溫陽與養陰並施，溫而不燥，養而能通，興奮寓於靜養，共奏溫心陽養心陰而安心神之功。

【臨床應用】心之陰陽兩虛證。陽虛無以溫養心神，陰血不足無以柔養心神，而致虛煩不寐，心悸，脈細數或結代。

【用量用法】酸棗仁：10～15克，打碎煎；附子：5～15克，先煎 30～60 分鐘，至入口無麻味為度。

【名醫經驗】1. 陳蘇生　二藥合用有調節植物神經功能紊

亂的作用，臨床多用於心動過速，心律不整，心悸，心煩失眠等症。（《中醫雜誌》1979，（10）；48）

2. 祝味菊　二藥合用，有強心樣作用，常於辨證方中加此二味，並重用附子18克、酸棗仁30克，有較好的溫養強心作用，卻無洋地黃樣副作用。（《浙江中醫雜誌》1984，（6）：248）

【使用禁忌】附子內含烏頭鹼、烏頭次鹼等多種生物鹼，這些生物鹼對中樞神經系統、感覺神經末梢有先興奮，後抑制的毒副作用，如煎法不當或用量過大可引起中毒反應，臨床應用時宜先煎30～60分鐘，使其生物鹼被分解，毒性減弱，至入口無麻味為度。且附子性溫燥烈，故陰虛內熱及孕婦忌用。另附子反半夏、栝蔞、白蘞、白及、貝母；畏犀角，故臨床使用本藥對時，不宜與上藥同用。

酸棗仁——代赭石

【配對奧妙】酸棗仁甘酸質潤，養心血、益心肝、安心神；代赭石苦寒重鎮以除陽躁，養血安神。二藥合用，酸棗仁養心血以涵陽，代赭石重鎮以潛陽，標本兼治，從而使陽入於陰，陰陽交濟，心神自安。

【臨床應用】心肝兩臟陰血虧虛，陰虛陽亢，心神不安之心悸，心煩失眠，頭痛眩暈。

【用量用法】酸棗仁：10～15克，打碎煎；代赭石：10～30克，先煎。

【名醫經驗】1.焦樹德　二藥相合，養血營心，重鎮安神，寓有「去靜中之動」的意思，亢旺之陽得以涵養重鎮，從而有較好的安神之功。（《從病例談辨證論治》）

2. 胡熙明　治療梅核氣，以旋覆代赭石湯加味治療本證45例，治癒34例，基本治癒8例，無效3例。處方：代赭石30

克，酸棗仁、柏子仁、旋覆花、黨參、法半夏、甘草各 10 克，大棗 30 克，生薑 3 片，水煎服。（《中國中醫秘方大全》）

【使用禁忌】酸棗仁甘酸質潤礙胃，代赭石苦寒重鎮易傷陽，故孕婦及脾虛腹脹，納呆便溏和中氣下陷者慎用。

酸棗仁——黃連

【配對奧妙】酸棗仁甘酸，既養心血安心神，又養肝血除虛煩；黃連苦寒，入心肝，清心瀉火除煩。二藥相伍，一甘酸，一苦寒，「酸苦湧泄」，酸得苦合，增泄熱之效；苦得酸甘化陰則不化燥。

【臨床應用】心血不足，心火亢旺，心神不安之煩躁不寐，甚至徹夜不寐，或口腔糜爛，口苦，或伴心悸。

【用量用法】酸棗仁：10～15 克；黃連：3～5 克。

【名醫經驗】1. 程門雪　治不寐用黃連很講究配伍，認為心陰或腎陰不足，心火有餘而煩躁者，黃連用量宜小，一般在 3～5 分之間，用水炒或蜜水炒，以防其「苦從燥化」。程氏用黃連配伍阿膠，以得其滋潤，與酸棗仁同用，以得其酸制，認為補心體宜酸，強心宜辛。（《程門雪醫案》）

2. 蘇寶謙　加味黃連阿膠湯（黃連 3 克，研末吞服，阿膠、黃芩、酸棗仁、遠志各 15 克，白芍 24 克，雞子黃 2 枚，夜交藤 26 克，五味子 10 克）治療頑固性失眠 64 例，服 1 劑而癒者 47 例，最多服 3 劑，均獲近期治癒。（《雲南中醫雜誌》1988，9（5）：34）

【使用禁忌】酸棗仁甘酸，黃連大苦大寒，二藥配伍，易傷脾胃，故脾胃虛寒者慎用。

酸棗仁——生地

【配對奧妙】酸棗仁甘酸，養心血而寧心神；生地甘寒，滋腎陰而降心火。二藥合用，相輔相成，補陰血，降心火，安

心神。

【臨床應用】心腎不交，水火不濟，心煩失眠，骨蒸潮熱，漸至羸瘦，四肢無力。

【用量用法】酸棗仁：10～15克；生地：10～15克。

【名醫經驗】1.白炳森等　治療多汗症，由肝膽濕熱迫津外泄所致，藥用生地20克，酸棗仁15克，茯苓、麥冬、龍骨、牡蠣各20克，知母8克，川芎、炙甘草各5克，水煎，連服20劑痊癒。（《上海中醫藥雜誌》1989，（8）：22）

2.楊濟等　酸棗仁配伍生地、黨參、茯苓，治陰虛失眠多汗；配生地、玄參、柏子仁，治心腎不足，陰虛陽亢所致的虛煩失眠，健忘，口燥咽乾，舌紅少苔者。（《臨證用藥配伍指南》）

3.何筱仙等　治療神經官能症，用寧神酊（炒酸棗仁60克，生地90克，黃精180克，枸杞子、白芍、首烏藤各90克，黃芪、黨參、當歸各60克，麥冬、紅花、菊花、菖蒲、遠志各30克，以白酒600毫升浸泡2～4週）。每次5～15毫升，每日3次，或每晚服用10～20毫升，共治療175例，94.9%的患者自覺症狀減輕或消失，睡眠改善，多夢減輕或消除。（《中醫雜誌》1981，（6）：51）

【使用禁忌】二藥配伍，甘寒礙胃，脾胃虛寒者慎用。

【用藥指歸】

1.酸棗仁配對藥，主要是用於治療心肝陰血虧虛之虛煩失眠、驚悸怔忡，及體虛之自汗盜汗、熱病傷津之口渴咽乾，以及陰虛骨蒸勞熱，心煩不得臥等病證，圍繞「養心安神，斂汗」二大功效展開的。

2.前人有：棗仁「生用治好眠，熟用治失眠」之說，實盡未然。臨床經驗表明：棗仁生用、熟用，均有安神作用，若久

炒油枯，則反失鎮靜安神效能。實驗亦證明：生酸棗仁及炒酸棗仁對多種動物及人均有顯著的鎮靜催眠作用，其有效成分為酸棗仁皂貳，故不可拘泥於前人之說。然酸棗仁生用性偏涼，宜於陰虛失眠有熱象者；炒用性偏溫，適於心脾兩虛，心悸怔忡、納少、多汗者。

3. 酸棗仁水溶性成分對子宮有興奮作用，故孕婦應用須加注意。

4. 酸棗仁常規用量服用安全性好，未見中毒的報導，但用量過大，可使少數病人出現口唇麻木、咽喉堵塞感、舌僵流涎、四肢麻木、心律紊亂；也有個別病人服用後，出現過敏性皮疹、惡寒發熱、關節疼痛等，臨床使用時應注意。

5. 本品適應於心肝血虛引起的病證，不宜用於實熱引起的煩躁、汗多，也不宜於大便溏泄者。

第十四章 平肝息風藥

1 石決明

石決明，始載於《名醫別錄》，因本品附石而生，且功能去翳明目，故名。本品味鹹性寒，歸肝經。主要功效為平肝潛陽、清肝明目，煅用有收斂、制酸、止痛、止血等作用。

本品鹹寒清熱，質重潛陽，主入肝經，而有清泄肝熱，鎮潛肝陽，利頭目之效，為涼肝、鎮肝之要藥，用於肝陽上亢之症，無論是肝腎陰虛、或血虛，陰不斂陽所致之肝陽上亢，還是肝陽獨亢而有熱象者，皆宜用之；又能清肝明目退翳，為治目疾之要藥，用於肝火上炎之目赤腫痛、畏光流淚、翳膜遮睛等，以及肝虛目暗、視物不清者；煅用有收斂、止血、制酸、止痛作用，用於胃酸過多的胃脘疼痛、外傷出血等。

現代藥理研究：

石決明含碳酸鈣 90% 以上，還有多種氨基酸、殼角質、膽素，尚含少量鎂、鐵、矽酸鹽、磷酸鹽等。有鎮靜作用，在胃中能中和過多的胃酸。抗菌實驗表明：石決明提取液對金黃色葡萄球菌、大腸桿菌、綠膿桿菌等抑菌效力最強。

石決明——磁石

【配對奧妙】石決明、磁石均鹹寒質重，具平肝潛陽之功。然石決明主入肝經，長於清肝熱、潛肝陽，為涼肝平肝之要藥；磁石偏走腎經，有養腎益陰之功。二藥合用，滋腎水，涵肝木，有水、木相生之妙用，共奏滋腎平肝、潛陽安神、降低

血壓之功。

【臨床應用】1. 主治肝腎陰虛，水不涵木，肝陽上亢之頭暈、目眩、頭痛、耳鳴耳聾、失眠多夢。

2. 高血壓病。

【用量用法】石決明：6～12克；磁石：15～30克，同打先煎。

【名醫經驗】1. 楊濟等　石決明，配靈磁石，治陰虛陽亢，頭暈，耳鳴，耳聾，頭重腳墜。（《臨證用藥配伍指南》）

2. 常燕萍　重用潛鎮藥石決明，配伍磁石、珍珠母、赭石等，隨證加味，治療急性濕疹，扁平疣，痤瘡等皮膚病，療效顯著。（《四川中醫》1995，13（2）：46）

3. 韓元　治療尋常疣，用磁石30克，石決明18克，紫貝齒、雞血藤各24克，夏枯草、露蜂房各12克，當歸、僵蠶、炙鱉甲各9克，赤芍、防風各6克。水煎服，治療廣泛性尋常疣伴巨型扁平疣1例，服藥10劑而癒。（《上海醫藥》1985，（1）：43）

4. 夏少農　治療扁平疣，以磁石30克、生石決明12克、代赭石、紫貝齒各30克，生白芍6克，紫草9～30克，，皮損多發於上部者加桑葉或升麻；皮損多發於下部者加黃柏、金銀花，每日1劑，水煎服，治療扁平疣63例，痊癒33例，顯效7例，進步11例，無效12例。（《中醫雜誌》1963，（10）：13）

【使用禁忌】二藥均為鹹寒、重鎮之品，易傷脾胃，凡脾胃虛寒，食少合併溏者均宜慎用。

石決明——紫石英

【配對奧妙】石決明鹹寒質重，歸肝經，有平肝潛陽、清肝明目之功；紫石英甘溫質重，長於鎮驚定心。二藥為伍，石

決明清熱涼肝以鎮靜，紫石英鎮心平肝以定驚，心肝同治，清鎮併用，共奏鎮肝潛陽、平肝降壓，瀉熱息風之功。

【臨床應用】1. 肝陽上亢之頭暈、頭痛、頭脹、目眩、失眠等。

2. 高血壓病。

【用量用法】石決明：10～15克；紫石英：10～15克，同打先煎。

【名醫經驗】楊濟等　石決明配伍紫石英，治療肝陽上逆所致的頭暈，頭脹，頭痛，目眩，脈弦。（《臨證用藥配伍指南》）

【使用禁忌】二藥均為重鎮金石之品，易傷胃氣，脾胃氣虛者慎用。

石決明——龍膽草

【配對奧妙】石決明鹹寒質重，歸肝經，為清肝平肝潛陽息風之要藥；龍膽草苦寒，入肝膽經，氣味厚重而沉下，能導熱下行，為降瀉肝膽實火之要藥。二藥為伍，相使為用，平肝陽，清肝火之力大增。

【臨床應用】1. 肝火上炎、肝陽上亢之頭目昏痛、目赤腫痛。

2. 肝經火盛，熱盛動風而見的驚風、手足抽搐。

【用量用法】石決明：15～30克；龍膽草：6克。

【名醫經驗】1. 楊濟等　石決明配龍膽草、桑葉、菊花，治目赤翳障，青盲雀目，視物模糊。（《臨證用藥配伍指南》）

2. 黃金龍　治療精神分裂症，自擬二龍三甲湯（生鐵落、石膏各100～500克，石決明20～30克，龍膽草15～25克，龍骨、牡蠣、珍珠母各30～50克，生地、白芍各30克，酸棗仁25克，大黃10～20克等組成），每日1劑，治療癲狂證36

例，治癒 28 例，有效 6 例，無效 2 例。（《雲南中醫雜誌》1983，（5）：36）

【使用禁忌】二藥配伍，寒涼傷胃，脾胃虛實寒者忌用。

石決明一草決明

【配對奧妙】石決明、草決明均有清肝明目的作用。石決明鹹寒質重，為涼肝平肝之要藥，其質重有一定的潛陽作用，因而偏於平肝；草決明甘苦鹹寒質滋潤，既能清肝火，又兼益肝腎之陰，因而偏於清肝，並有一定的補肝作用。二者合用，既可平肝清火，又能養肝潛陽。

【臨床應用】1.肝火上炎之目赤腫痛、羞明多淚、頭腫頭痛。

2.肝陰虧虛、肝陽上亢之頭暈目眩、視物昏糊、目睛乾澀。

【用量用法】石決明：10～15 克，打碎先煎；草決明：10克。

【名醫經驗】1.鄔開陽　以石決明、草決明、青葙子、梔子、赤芍、大黃、麥冬、木賊、荊芥、羌活等，隨證加減，治療聚星障 32 例，並與西藥常規治療組對照，結果：治療組 32例，痊癒 17 例，好轉 12 例，無效 3 例，痊癒平均天數為 11天。對照組 32 例，痊癒 10 例，好轉 13 例，無效 9 例，痊癒平均天數為 18 天。（《陝西中醫》1990，11（3）：118）

2.趙佶　以石決明、草決明、羌活、菊花各一兩，甘草半兩，水煎食後臨臥溫服。治風毒，氣攻入頭，眼昏暗及頭目不利。（《聖濟總錄》）

3.魏承樸　以石決明、草決明、青葙子、梔子、赤芍、大黃、麥冬、木賊、荊芥、羌活等，隨證加減，治療單純疱疹病毒性角膜炎、春季結膜炎、淚溢症及角膜實質炎，均獲滿意效

果。（《陝西中醫》1990，11（2）：79）

4.黃志方　治療黑睛生翳，以石決明、草決明、青葙子、梔子、赤芍、大黃、麥冬、木賊、荊芥、羌活等，隨證加減，治療黑睛生翳 45 例，療效滿意。（《寶雞市中醫院資料彙編》）

【使用禁忌】脾胃虛寒，食少便溏者忌服。

石決明——川芎

【配對奧妙】石決明涼肝平肝潛陽；川芎疏風活血散瘀，祛風止痛。二藥合伍，鎮潛與疏散併用，則潛降而不鬱遏，疏散而不升提。

【臨床應用】肝陽上亢，血行瘀滯之頭痛頭暈。

【用量用法】石決明：10～15 克，打碎先煎；川芎：5～10 克。

【名醫經驗】1.張了然　用二藥治高血壓肝陽頭痛，並體會無論高血壓或低血壓所引起的頭暈頭痛，只要辨證血中有滯，可放膽使用川芎 9～12 克，不但止痛效果良好，同時對高血壓也有相應的調節作用。但治外感頭痛，必須劑量輕，一般 2～3 克即可，不超過 4 克。重用川芎藥過病所，不僅頭痛難除，反能使人昏瞀。（《中醫雜誌》1982，（9）：79）

2.胡熙明等　用石決明活血湯，治療角膜炎 8 例 11 眼，療程 10～50 天，平均 21 天，皆獲明顯療效，炎症全部消退，玻璃體混濁多有吸收，眼底清晰可見，滲出物亦吸收。藥物組成：生石決明（先煎）30 克，川芎、炙甘草各 10 克，當歸、龜板鱉甲各 15 克，赤芍 12 克，桃仁 6 克，丹參 20 克，紅花 8 克，三七 10 克，龍衣 3 克，水煎服。（《中國中醫秘方大全》）

【使用禁忌】二藥配伍，重鎮潛陽，於虛證、痰濁及淤血頭痛均不相宜。且石決明鹹寒傷胃，故脾胃虛寒者慎用。

石決明——赤石脂

【配對奧妙】石決明鹹寒，清肝明目，退翳障；赤石脂酸澀性溫，收斂生肌，去濕化瘀斂瘡口。二藥合用，清肝退翳障，去濕斂瘡面。

【臨床應用】翳障，角膜潰瘍。

【用量用法】石決明：10～15克打碎先煎；赤石脂：10～15克。

【名醫經驗】韋文貴　用二藥合伍退翳障，促進角膜潰瘍癒合。蜜蒙花疏散風熱，石決明清肝退翳，急性期以蜜蒙花為主，慢性期以石決明為主，但也可隨證用蜜蒙花、石決明、赤石脂三藥合伍治療。（《韋文貴眼科臨床經驗選》）

【使用禁忌】二藥相伍，有收斂作用，濕熱積滯瀉痢者忌服；孕婦慎用；且赤石脂畏官桂，不宜同用。

石決明——冰片

【配對奧妙】石決明鹹寒，清肝明目，退翳障，為清肝明目之要藥；冰片辛苦微寒，清熱止痛。二藥合用，增強其清熱消腫退翳之功。

【臨床應用】火熱熾盛，赤脈攀睛。

【用量用法】石決明：3～5克（煅，研，水飛）；冰片：0.03～0.1克。二藥為細末，點眼角中。

【名醫經驗】董西園　以決明散（石決明，〔煅、研、水飛〕一錢、冰片一分，為細末），點眼，治療赤脈攀睛。（《醫級寶鑒》）

【使用禁忌】二藥相伍，宜於外用，不入煎劑內服。

石決明——夜明砂

【配對奧妙】石決明鹹寒，為清肝明目之要藥；夜明砂辛寒，辛散血瘀，寒清血熱，直入肝經而清熱涼血。二藥合用，

肝熱得清,肝氣得平,翳障可除,目力倍增,夜能得視。

【臨床應用】目風內障,肝肺熱甚,至夜昏暗。

【用量用法】石決明:10～15 克;夜明砂:10～15 克。

【名醫經驗】1. 董西園　以夜靈散(石決明、夜明砂各等分,研末),治療目風內障。(《醫級寶鑒》)

2. 高學敏　夜明砂為肝經血分藥,辛散血瘀,寒清血熱,有清肝散瘀明目的功效。……,用治雀目,可與石決明、豬肝等配伍。(《中藥學》)

【使用禁忌】二藥相配,性寒傷胃,故脾胃虛寒,食少便溏者忌服。又因夜明砂能散血消積,古書載「下死胎」,故孕婦慎用。

【用藥指歸】

1. 石決明配對藥,主要是治療陰虛陽亢、肝陽獨亢、肝火上炎之頭痛頭暈、驚癇抽搐、目赤腫痛、風熱之翳膜遮睛、肝虛目暗、胃酸過多之胃脘疼痛、外傷出血等方面。圍繞「平肝潛陽、清肝明目、收斂止血、制酸止痛」四大功效展開的。

2. 本品鹹寒質重,易傷胃氣,故凡脾胃虛寒,食少便溏者忌用。

3. 本品生用,平肝潛陽,清肝明目之功效較優,故肝陽上亢之眩暈、風熱目赤、翳膜遮睛宜生用;煅用則寒涼之性減,平肝之力弱,而兼有收澀作用,故眼生外障、青盲雀目、痔瘡漏管、外傷出血等宜煅用。

4. 石決明平肝潛陽,治療肝陽上亢型高血壓確有療效,若用於陽氣虛、陰陽兩虛型高血壓病人則屬藥不對證。

2　鉤　藤

鉤藤,始載於《名醫別錄》。因其刺曲如釣鉤而名。味甘

性微寒，入肝、心包經。主要功效為清熱平肝、息風止痙。

　　本品味甘性寒，既能清泄肝熱，又能息風止痙，為治風火相煽病症的要藥，用於治療熱極生風之四肢抽搐、牙關緊閉，及小兒高熱驚風，尤為相宜；本品又有平肝陽，清頭目的功效，用於肝經有熱之頭脹頭痛、肝陽上亢之頭暈目眩；此外，因本品具有清輕疏泄之性，能清熱透邪，故又可用於風熱外感之頭痛、目赤及斑疹透發不暢。

　　現代藥理研究：

　　本品內主要含有鉤藤鹼、異鉤藤鹼、去氫鉤藤鹼、異去氫鉤藤鹼及小量柯南因、毛鉤藤鹼等。鉤藤煎劑或醇提取液，有明顯的鎮靜效應，但無催眠作用；鉤藤的各種製劑，能引起明顯的降壓效應，降壓作用溫和而持久，其降壓原理與鉤藤鹼直接和反射性抑制血管運動中樞，以及阻滯交感神經和神經節，使外周血管擴張，阻力降低有關；鉤藤還有抑制腸平滑肌的作用，並可緩解支氣管平滑肌痙攣。

　　鉤藤——天麻

　　【配對奧妙】鉤藤輕清微寒，入肝、心包經，長於清肝熱、熄肝風，宜於肝熱肝風所致的驚癇抽搐等；天麻甘平柔潤，息風止痙力強，尤長於養液平肝息風，宜於虛風內動、風痰上擾所致的眩暈、四肢麻木、抽搐等。二藥相須配對，平肝息風之力倍增。

　　【臨床應用】1.肝風內動、風痰上擾之頭痛、眩暈、眼黑、手足麻木。

　　2.中風半身不遂，言語不利。

　　3.小兒驚風、癲癇而見四肢抽搐、牙關緊閉，煩躁不安等。

　　【用量用法】鉤藤：10～15克，後下；天麻：10克，另燉

兌服。

【名醫經驗】1. 朱小南　用此藥對治療頭皮及皮膚瘙癢症屬肝風上旋者有殊效（《朱小南婦科經驗選》）。

2. 張洪海等　治療癲癇，由鉤藤 25 克，天麻 19 克，雄黃、製乳香各 25 克，琥珀、天竺黃、全蠍、膽南星各 19 克等製成的水丸，每服 4～6 克，每日 2 次，3 個月為一個療程。小兒用量酌減。治療 87 例，顯效 34 例，好轉 20 例，無效 33 例。（《上海中醫藥雜誌》1987，（10）：27）

3. 李曉三　用天麻細辛湯治療血管神經性頭痛 28 例，經隨證加減治療，痊癒 27 例。藥物組成：鉤藤 15 克，天麻、全蠍 10 克，川芎、羌活、白芷、菊花各 15 克，當歸 12 克，細辛 3 克，水煎服。（《河北中醫》1988，10（5）：14）

4. 張明星　治療破傷風，以五虎追風散加味（鉤藤、天麻、僵蠶、蟬蛻、全蠍、天竹黃、膽南星、土蜂房、魚膘膠等）每日 1 劑，治療破傷風 15 例，治癒 12 例，2 例治癒後留有癡呆後遺症，1 例死亡。（《陝西中醫》1982，（6）：8）

5. 鄧朝綱　治療面癱，以鎮肝祛痰除濕散（鉤藤、天麻、僵蠶、全蠍、白附子、白芷、防風各 20 克，蜈蚣 10 條，共研細末，每日服 3 次，每次 3 克，治療面癱 18 例，效果滿意。（《雲南中醫雜誌》1986，（3）：33）

【使用禁忌】無風熱及實熱者慎用。鉤藤之有效成分鉤藤鹼加熱後易被破壞，故不宜久煎。

鉤藤——白芍

【配對奧妙】鉤藤甘微寒，平肝之力較強，兼有一定的清熱息風作用；白芍酸寒入肝經，柔肝平肝，具有養肝體而斂肝氣、平肝陽，令肝氣不妄動之功。二藥為伍，白芍偏治肝虛之本，鉤藤偏治肝旺之標，標本兼顧，相使合用。在養肝斂陰的

基礎上，加強平肝息風之力，正符合肝體陰而用陽之特點。

【臨床應用】1. 肝陰肝血之不足，肝陽偏亢之頭痛、眩暈、急躁易怒、失眠多夢。

2. 高血壓病屬肝陽上亢型。

【用量用法】鉤藤：10克，後下；白芍：10克。

【名醫經驗】1. 何子淮　善用二藥合伍，治療胎前肝陽偏亢之眩暈、高血壓，有緩肝之急以息風，滋肝之體以驅熱之功，加配羚羊角可預防子癇，用治重證抽搐昏迷。（《上海中醫藥雜誌》1982，（4）：24）

2. 張慶海等　治療消化性潰瘍。以複方廣木香湯（廣木香、鉤藤、白芍、烏賊骨、丹參、紅藤、白鮮皮等）治療53例（其中胃潰瘍15例，十二指腸球部潰瘍34例，複合性潰瘍4例），痊癒48例，好轉5例，無不良反應。（《廣西中醫藥》1987，10（2）：5）

3. 余惠民　用自擬方（鉤藤、白芍、大黃、川芎、防風、薄荷、麻黃、生石膏、桔梗、滑石、甘草、膽星、羚羊角粉等），治療中風1例好轉，（《遼寧中醫雜誌》1989，（2）：18）

【使用禁忌】二藥相伍，其性偏寒，脾胃虛寒者慎用；且白芍反藜蘆，不宜同用。

鉤藤——全蠍

【配對奧妙】鉤藤甘寒，入肝、心包經，有清熱平肝、息風止痙之功；全蠍味辛，入肝經，性善走竄，功專息風止痙，通絡止痛。二藥合用，鉤藤長於平肝，全蠍偏於息風，相輔相助，具有較強平肝息風、通絡止痛之功。

【臨床應用】1. 肝風內動之驚癇、抽搐。

2. 中風後半身不遂，肢體麻木疼痛。

3. 肝陽、肝風引起的頑固性頭痛、三叉神經痛、頭面部痙

攣抽搐疼痛等。

4.高血壓病、動脈硬化所引起的頭痛。

【用量用法】鉤藤：10～15克，後下煎服；全蠍：3～5克，研末吞服，每次0.6～1克。

【名醫經驗】1.張曙明　治療癲癇，以鎮癇散（鉤藤、全蠍、僵蠶、地龍、蜈蚣、赭石、膽南星、法半夏等）早晚各服5克，10歲以下兒童服3克。經隨證加減治療40例，痊癒25例，顯效6例，總有效率78.5%（《中醫藥資訊》1993，（4）：38）

2.孫剛等　治偏頭痛，用鉤藤、炙全蠍、紫河車各18克，共研細末裝膠囊（每粒膠囊含生藥0.3克），每服0.9克，每日服3次。痛定後藥量酌減，每日或間日服0.9克，以鞏固療效。治療26例，均於服藥後24小時內頭痛緩解，48小時後疼痛明顯減輕，繼則疼痛消失。一年後隨訪18例，除1例復發兩次（繼服原方依然有效）外，餘均未復發。（《江蘇中醫》1988，（4）：10）

3.賀家生　用鉤藤15克，全蠍、寄生、香附、菖蒲、鬱金、僵蠶、防風各10克，白花蛇1條，隨證加減，治療癲癇。水煎服，1日1劑。治療20例，顯效13例，好轉4例，無效3例。（《北京中醫雜誌》1989，（2）：49）

4.鄧啟源　治療小兒咳喘，以自擬鉤藤竹黃湯（鉤藤、全蠍、天竹黃、僵蠶、萊菔子、大黃、黃芩、麻黃、地龍、生石膏、知母、木通等組成），辨證分型加減治療，治療小兒肺炎166例，結果服7劑均痊癒。（《江蘇中醫雜誌》1987，5（12）：7）

5.郭延辰　治療面癱，用加味牽正散（全蠍、鉤藤、僵蠶、蜈蚣、白附子、防風、羌活、葛根）每日1劑，隨證加

減，治療 50 例面癱，痊癒 44 例，明顯好轉 33 例，進步 2 例，無效 1 例，總有效率為 98%。（《河北中醫》1985，（4）：30）

【使用禁忌】全蠍有毒，用量不宜過大；鉤藤氣寒有傷脾胃之慮，故脾虛慢驚、血虛生風者忌用。

鉤藤——龍膽草

【配對奧妙】鉤藤甘微寒，善清熱平肝，息風止痙，輕清透熱；龍膽草苦寒沉降，主瀉肝膽實火。二藥合用，一清瀉而沉降，一平息而輕透，相輔相成，共奏清肝膽實火，平肝息風之功。

【臨床應用】1. 肝火上炎，肝陽上亢之頭目昏痛、目赤腫痛。

2. 肝經熱盛動風之手足抽搐。

【用量用法】鉤藤：10 克；龍膽草：6 克。

【名醫經驗】1. 鄒鑫和　善用二藥配伍治療流腦、乙腦之高熱神昏抽搐，有較好療效。早期選用對防止或減輕腦水腫有一定作用。並認為本藥對有一定的降低顱內壓作用，可用於肝火上炎，熱毒上衝之頭痛嘔吐、抽搐等症。（《百家配伍用藥經驗採菁》）

2. 李國輝等　用柴葛膠囊治療青光眼共 74 例，總有效率 85.1%。方藥及製備：柴胡、葛根、車前子各 200 克，鉤藤 100 克，龍膽草、赤芍各 150 克，甘草 50 克，取葛根粉碎，過 100 目篩，備用。另取餘藥加水共煎 3 次，每次 1 小時，合併濾液，靜置，取上清液濃縮成浸膏與葛根粉混勻，60℃乾燥，裝膠囊，每粒重 0.26 克。（《中國醫院藥學雜誌》1993，13（12）：565～566）

3. 楊宜棋　以龍膽草 50 克，鉤藤 50 克，蜂蜜 500 克，白

醋 50 毫升。將龍膽草加水 250 毫升煮沸後，繼續文火煎 15 分鐘，再入鉤藤同煎 5 分鐘，去渣入蜂蜜煎至藥液濃縮，最後入白醋拌勻即成。每日 4～6 次，每次 10～20 毫升溫服。7 天為一療程。（《湖北中醫雜誌》1991，（6）：25）

4. 孫思邈　龍膽湯中以龍膽配伍鉤藤、黃芩、大黃等，治療肝熱生風，高熱驚厥等症。（《千金要方》）

【使用禁忌】鉤藤配伍龍膽草，藥性寒涼，宜於實熱證，若為虛證、寒證，則不宜用。

鉤藤——薄荷

【配對奧妙】鉤藤味甘微寒，入肝、心包經，能清熱平肝，息風止痙，輕清透達；薄荷味辛性涼，入肺、肝經，辛能發散，功用祛風清熱，能清解表，透疹，清利咽喉，疏肝解鬱。鉤藤質輕氣薄，輕清走上，善於清熱止痙，薄荷輕清芳香，辛涼行散，長於表散風熱，清利咽喉。二藥伍用，疏散透達而不升騰，輕清平肝助肅降，共奏疏散風熱，平肝止咳之功。

【臨床應用】1. 風熱感冒，或溫病初起，症見發熱、微惡寒、無汗、頭痛、身痛者。

2. 內傷、外感咳嗽，且久不癒者。

3. 風熱上擾，症見頭昏、頭痛、視物不明者。

4. 肝陽上擾，以致頭脹頭痛、頭昏目眩等症。

5. 小兒夜寐不安，驚抖。

【用量用法】鉤藤：10～15 克；薄荷：6～10 克。

【名醫經驗】1. 祝諶予　善用此藥對治療外感咳嗽，尤宜於外感風熱咳嗽。外感咳嗽宜疏散外邪為主，但當外感風熱引動肝氣而致咽癢咳嗽不止時，治宜兼輕清平肝，既疏透風邪利咽，又能輕清平肝助肺肅降以止咳。（山東中醫雜誌）1987，（1）：32）

2. 顏正華　鉤藤具有輕清疏泄之性，故又可用於風熱外感，頭痛、目赤、斑疹透發不暢之證，常與薄荷、蟬衣、荊芥等疏散風熱藥同用。（《中藥學》）

3. 慕容顯　以鉤藤、蟬蛻各 3 克，薄荷 1 克，水煎服，每日一劑，連服 2～3 劑，治療小兒夜啼 18 例，結果治癒 17 例。（《中草藥通訊》1979，（3）：38）

4. 李麗華　用鉤藤、薄荷各 6 克，每日一劑，水煎服，治療百日咳 60 例，用藥 3 劑後，陣發性痙咳次數減少，持續時間縮短，6 劑後陣發性痙咳消失，療效滿意。（《河北中醫》1988，10（4）：36）

5. 方文賢等　用鉤藤沖劑（由鉤藤、薄荷、馬兜鈴、紫菀配製而成）口服，對 27 例患者進行臨床療效觀察，結果：喘息狀態和哮鳴音即控、顯效、有效、無效的病例分別為 2 例、6 例、18 例、1 例和 7 例、12 例、8 例、0 例。並測定計算呼吸道阻力，結果表明：該劑能明顯降低哮喘患者的呼吸道阻力，並可維持 2 小時之久，對改善哮喘狀態，減少和消除哮鳴音均有明顯效果。（《中西醫結合雜誌》1985，5（3）：177）

6. 蕭南華　治療感冒，用鉤藤、薄荷各 10 克，組成鉤藤薄荷湯，泡代茶飲，若咳嗽有痰，可加遠志等，治療外感風熱證，多年來施用均獲滿意效果。（《湖北中醫雜誌》1984，（44）：55）

【使用禁忌】鉤藤、薄荷均含揮發油，不宜久煎。

鉤藤——桑寄生

【配對奧妙】鉤藤甘寒，清熱平肝，息風止痙；桑寄生苦平，補肝腎，強筋骨。二藥合用，鉤藤平肝息風以治其標，桑寄生養肝腎舒筋和血脈治其本，標本兼治，治本兼疏利，治標不鎮遏。

【臨床應用】1.肝腎不足，肝風上旋旁走之頭暈頭痛，肢體麻木，筋脈，攣急關節痹痛等。

2.高血壓、腦動脈硬化之頭暈頭痛，血管神經性頭痛。

【用量用法】鉤藤：10～15克，後下；桑寄生：10～15克。

【名醫經驗】1.趙金鐸　善用二藥配伍治療中風先兆頭痛，每有確切療效。自製柔肝息風湯、桑鉤溫膽湯，即以二藥成對配伍。（《趙金鐸醫學經驗集》）

2.梁瓏等　治療高血壓，以桑寄生、鉤藤、夏枯草、菊花、羅布麻葉、生槐花、燈芯草、綠豆殼、薄荷、龍腦等10餘味中藥做成高血壓外用藥包，將藥包置於睡枕上面，枕於腦後風府、風池、大椎穴上，睡時使用，治療195例高血壓患者，結果有效率為92.3%。其中Ⅰ期療效最好，Ⅱ期次之，Ⅲ期療效最差。（《中成藥》1997，19（1）：26）

3.賀家生　治療癲癇，方用：白花蛇1條，鉤藤15克，寄生、全蠍、香附、菖蒲、鬱金、僵蠶、防風各10克，白芍12克，隨證加減。水煎服，每日1劑。治療20例，顯效13例，好轉4例，無效3例。（《北京中醫雜誌》1989，（2）：49）

【使用禁忌】鉤藤有效成分含揮發油，不宜久煎。

鉤藤——佩蘭

【配對奧妙】鉤藤清肝平肝，息風止痙；佩蘭氣味芳香，化濁除腐，醒脾開胃。二藥合用，芳化不動肝陽，平肝不戀穢濁，相輔相成，共奏平肝息風化濁之功。

【臨床應用】肝陽肝風挾穢濁之頭痛頭暈，苔膩。

【用量用法】鉤藤：10～15克；佩蘭：5～10克。

【名醫經驗】1.沈敏南　善用二藥治療高血壓舌苔濁膩而頭脹痛者、夏令感受暑濕引動肝陽之頭脹痛、沉重如裹，苔膩者，每有較好療效。（《遼寧中醫雜誌》1988，（7）：35）

2. 陳丹華　用此對藥治療經行頭痛、噁心嘔吐，腹痛，有較好療效。（《江蘇中醫雜誌》1987，（9）：4）

【使用禁忌】佩蘭氣味芳香含揮發油，鉤藤久煎其降壓作用減弱，故二藥均不宜久煎。

鉤藤——黃芩

【配對奧妙】鉤藤泄肝經風熱而平肝息風定痙；黃芩清肺熱，泄上焦實熱。二藥合用，清肺熱助涼肝息風，相得益彰，增清熱平肝息風定痙之功。

【臨床應用】1. 小兒高熱抽搐、熱厥。

2. 高血壓頭暈頭痛、子癇等，證屬肝火上炎者。

【用量用法】鉤藤：10～15克；黃芩：5～10克。

【名醫經驗】1. 張春濤　在辨證方中配用此二藥治療小兒高熱抽搐、熱厥，取黃芩清熱瀉火，鉤藤息風定痙，合用常可收熱退風止，風隨熱平的良好效果。（《中醫雜誌》1985，（3）：25）

2. 于天星　治冠心病伴高血壓「陽亢」者，重用黃芩30克、鉤藤30～45克，獲得滿意療效。（《中醫臨床200解》）

3. 趙佶　鉤藤湯（鉤藤、桑白皮、硝石、梔子、甘草各三分，黃芩、大黃各一兩半）治傷寒頭痛壯熱，鼻衄不止。（《聖濟總錄》）

【使用禁忌】鉤藤配黃芩，性寒清熱，故陰虛風動者不宜用。

鉤藤——連翹

【配對奧妙】鉤藤清肝、心包邪熱，平肝息風解痙；連翹疏散上焦風熱，清熱解毒。二藥合用，清熱解毒以定痙，涼血以息風，清解中有透達，則更增解毒退熱之功。

【臨床應用】熱毒壅盛，血熱瘀滯，引動肝風所致之高熱、

抽搐等症。

【用量用法】鉤藤：10～15 克；連翹：10～15 克。

【名醫經驗】蕭森茂　本配伍清熱解毒退熱止痙作用較強。治療流腦、B 腦、敗血症等引起的熱毒壅盛，血熱瘀滯，引動肝風，高熱抽搐，在方中加配二藥，頗增療效。高熱尚未動風抽搐者配用有一定的預防截斷作用。（《百家配伍用藥經驗採菁》）

【使用禁忌】陰虛風動者不宜用。

鉤藤——紫草

【配對奧妙】鉤藤甘寒輕清，輕能透發，寒以清熱，泄肝經風熱而平肝息風定痙；紫草甘鹹寒，涼血活血，解毒透疹。二藥合伍，相須為用，清熱透疹，息風止痙。

【臨床應用】1. 痘疹發出不暢，其色紫暗。

2. 熱入營血，引動肝風，高熱驚癇抽搐。

【用量用法】鉤藤：10～15 克；紫草：5～10 克。

【名醫經驗】1. 張豐強　鉤藤、紫草各等分，為末，每服一錢或半錢，溫酒服，治斑疹不快。（《臨床大本草》）

2. 錢乙　紫草散中以紫草與鉤藤配伍，治療小兒麻疹不透。（《小兒藥證直訣》）

【使用禁忌】二藥相伍，性寒而滑，有輕微的瀉下作用，脾虛便溏者忌服。陰虛風動者不宜用。

鉤藤——蟬蛻

【配對奧妙】鉤藤甘而微寒，清瀉肝、心包二經邪熱而平肝息風解痙；蟬蛻甘寒，疏散上焦風熱，涼肝熄風止痙。二藥合用，清熱涼肝，息風止痙作用增強。

【臨床應用】1. 小兒高熱驚風，神昏抽搐，夜啼。

2. 破傷風。

【用量用法】鉤藤：10～15 克；蟬蛻：5～10 克。

【名醫經驗】1. 慕容顯　以鉤藤、蟬蛻各 3 克，薄荷 1 克，水煎服，每日 1 劑，連服 2～3 劑，治療小兒夜啼 18 例，結果治癒 17 例。（《中草藥通訊》1979，（3）：38）

2. 馬青雲等　用面癱丸治療周圍神經麻痹 30 例，痊癒 15 例，顯效 7 例，好轉 6 例，無效 2 例，治癒率 50%，有效率 93%，處方：鉤藤、蟬蛻、白附子、僵蠶、海風藤各 30 克，川芎 27 克，製馬錢子 9 克，共為細末，煉蜜為丸，每丸 6 克，每次 1～2 丸，每日服 3 次。（《陝西中醫》1984，5（10）：13）

3. 秦正生　治療乙型腦炎後口吃，以鉤藤、蟬蛻、僵蠶、防風、天竺黃、炒瓜蔞皮、生石膏、白薇組方，每日 1 劑，水煎，分 2 次服。治療本證 2 例，均獲痊癒。（《雲南中醫藥雜誌》1981，（6）：57）

4. 翟潤民　治療百日咳，以化痰解痙止咳湯（鉤藤（後下）12 克、蟬衣 6 克，僵蠶、地龍各 10 克，蜈蚣 1 克，甘草 12 克）每日 1 劑，分 3～4 次服，結果治療 6～10 天痊癒。（《河南中醫》1982，（5）：34）

【使用禁忌】陰虛內動者不宜用。

【用藥指歸】

1. 鉤藤配對藥，主要是治療熱盛動風、驚癇抽搐、小兒驚風、破傷風、婦人子癇、肝經風熱之目赤腫痛、肝陽上亢之頭暈目眩、斑疹透發不暢、高血壓屬肝熱陽亢等方面，圍繞「清熱平肝、息風止痙」二大功效展開的。

2. 前人認為：鉤藤用於平肝潛陽時宜後下，久煎則平肝之力反而減弱。李中梓在《醫宗必讀》中言：「鉤藤祛肝風而不燥，庶幾中和，但久煎便無力，俟他藥煎就，一、二沸即起，

頗得也。」實驗證明：鉤藤煎煮超過 20 分鐘，其降壓成分即部分破壞。

3. 鉤藤臨床使用安全性好，未見中毒的報導。動物實驗小劑量給藥未見中毒反應。但大劑量給藥可導致心肝腎損傷而死亡，臨床使用時應掌握好用量。

4. 鉤藤味甘性寒，適用於肝陽上亢、肝熱抽搐等病證，而不宜於虛寒證。鉤藤雖然有擴張血管而有降血壓的作用，但單獨用於治療虛寒性高血壓病人，會加重寒象，不利於根治該病，臨床應用時應注意。

3 地 龍

地龍，始載於《神農本草經》。因生活於土壤之中，形曲似龍，故名；又名蚯蚓，因蚓之行也，引而後伸，其蟏如丘，故名蚯蚓。其味鹹性寒，主入肝、脾、肺、膀胱經。主要功效為清熱息風、清肺平喘、通絡除痺、利尿通淋。

本品鹹寒降泄，性走竄，既能息風止痙，又善於清熱定驚，故適用於熱極生風所致的神昏譫語狂躁、驚癇抽搐、小兒驚風、癲癇、癲狂、風熱頭痛目赤等；本品性寒降泄，長於清泄肺熱，平喘止咳，可用於肺熱痰鳴喘息；且本品性寒能清熱，又有通利經絡而除痺舒筋止痛的功效，用於多種原因引起的經絡阻滯，血脈不暢，關節疼痛，屈伸不利，中風半身不遂；又本品鹹寒走下入腎，能清熱結而利水道，用於熱結膀胱，小便不利，或尿閉不通。

現代藥理研究：

地龍含地龍素、地龍解熱素、地龍毒素、琥珀酸、黃嘌呤、膽鹼、膽甾醇、脂肪酸類、類脂化合物、核酸衍生物、多種氨基酸、維生素及無機鹽等。

本品有解熱、鎮靜、抗驚厥作用，但不能對抗士的寧引起的驚厥；所含琥珀酸與黃嘌呤為平喘的有效成分；有緩慢而持久的降壓作用，可能是直接作用於脊髓以上的中樞神經系統，或由某些內臟感受器反射地影響中樞神經引起內臟血管擴張而降壓；還有抗腫瘤、抗心率失常、抗凝血、抗血栓、利尿、退黃等作用。

地龍——僵蠶

　　【配對奧妙】地龍鹹寒，性下行降泄而善走竄，入肝經，既清熱息風定驚，又通絡止痛，兼以平喘；僵蠶辛鹹，氣味俱薄，升多降少，長於息風化痰止痙，袪風止痛，既可袪外風，又可熄內風。二藥相伍，一升一降，升降協調，息風止痙、化痰平喘、通絡止痛力增強。

　　【臨床應用】1.風痰阻絡，絡道瘀滯之頭痛，久久不癒。

　　2.高熱驚風、抽搐等。

　　3.痰熱內阻之咳嗽氣喘。

　　4.口眼歪斜，三叉神經痛。

　　【用量用法】地龍：5～15克；僵蠶：5～10克。

　　【名醫經驗】1.呂景山　施今墨善用白僵蠶、地龍伍用，治療神經性頭痛。施老謂：「僵蠶、地龍參合，有舒展神經之功。……若與天麻、白朮、半夏參合，其效更著。」（《施今墨對藥臨床經驗集》）

　　2.呂再生　二藥含銅量較高，能損害肝細胞，故肝豆狀核變性宜慎用。（《中醫雜誌》1986，（7）：37）

　　3.魯永保　治療百日咳，取地龍2～6克，僵蠶、百部各3～6克，全蟲0.3～1克，蟬衣3～4克，甘草3～4克，水煎服，每日1劑，7～10天為一療程。治療小兒百日咳162例，大多數患兒服2～3劑咳嗽明顯減輕或消失，對照組以紅黴素或

氯黴素應用，大多數 7 天後才見效。（《中西醫結合雜誌》1990，10（4）：231）

4. 柯澤訓　治癲癇用白僵蠶、乾地龍各等分，共為細末，每服 15 克，每日 2 次，用白開水吞服，小兒用量酌減，一般連服一個月，至不發作時停藥。（《廣西赤腳醫生》1977，（3）：43）

5. 更承義　用杏仁、麻黃、石葦、地龍、僵蠶，煎服。治療小兒哮喘 82 例，臨床治癒 56 例，好轉 15 例，無效 11 例。《浙江中醫雜誌》1987，（11）：429）

6. 章璋銓　自擬僵蠶地龍湯治療百日咳 35 例，多數進入痙咳期，痊癒 27 例，基本治癒 6 例，好轉 2 例。（湖北中醫雜誌）1982，（6）：19）

【使用禁忌】地龍配僵蠶，宜於痰瘀或痰熱實證，若血虛而無實熱者忌用。

地龍——鹿角粉

【配對奧妙】地龍鹹寒清熱，通經活絡；鹿角粉鹹溫，能溫通心腎陽氣，活血化瘀。二藥合用，溫陽活血與清熱通絡併用，溫而不燥，清不傷陽，相輔相成，共奏溫通心腎陽氣，活血通絡之功。

【臨床應用】1. 心腎陽虛，溫運無力，血行瘀滯之心悸怔忡，尿少肢浮，舌質暗淡青紫。

2. 腎結石屬腎陽不足而有淤血者。

【用量用法】地龍：5～15 克；鹿角粉：10～20 克。

【名醫經驗】朱錫祺　用此藥對治療病態竇房結綜合徵屬陽虛者，有一定的療效。（《上海中醫藥雜誌》1981，（10）：39）

【使用禁忌】陰虛陽亢者忌用。

地龍——海螵蛸

【配對奧妙】地龍鹹寒，能清熱解痙，通經活絡，清熱平喘；海螵蛸咸澀微溫，能收斂止血，制酸止痛，祛濕斂瘡，通血脈。二藥相伍，開通斂合併施，斂合中能祛痰濕，其通絡化痰濕作用益增；止血與活血併用，止血止酸止痛作用益強。

【臨床應用】

1. 瘀痰阻肺，胸悶氣促，咳嗽氣喘之久不癒者。

2. 胃潰瘍，胃脘疼痛泛酸，久不癒者。

【用量用法】地龍：5～15克；海螵蛸：6～12克。

【名醫經驗】張震夏　以地龍、海螵蛸配紫河車，比例為3：5：4，共為末，每服3克，每日2次，對哮喘日久不癒者，有緩解病情，控制發作之效。（《中醫雜誌》1980，（5）：16）

【使用禁忌】地龍配伍海螵蛸，其性收澀，久服易致便秘，必要時可適當配伍潤腸藥同用。

地龍——露蜂房

【配對奧妙】地龍鹹寒，通經活絡，解痙平喘；露蜂房甘平有毒，祛風除痹，散腫止痛。二藥相配，祛風通絡，相得益彰，共奏解痙平喘，祛風通絡止痹痛之功。

【臨床應用】1. 痰嗽久咳，胸悶氣喘。

2. 歷節風痹，腫痛不消，甚至關節變形。

【用量用法】地龍：5～15克；露蜂房：6～12克。

【名醫經驗】1. 蕭森茂　痹痛頑而不癒，葉天士善用蟲蟻入絡搜剔，用二藥合伍，復入蜣螂、全蠍等治療。朱良春所製益腎蠲痹丸中配伍二藥，用以治療類風濕關節炎痹痛有較好療效。（《百家配伍用藥經驗採菁》）

2. 朱良青　治療類風濕性關節炎，以乾地龍、露蜂房、桑

螵蛸、熟地、仙靈脾、鹿銜草、淡蓯蓉、全當歸、蘄蛇、土鱉蟲、僵蠶、炮山甲、全蠍、蜈蚣等，共研細末，泛丸如綠豆大，每日6克，分2次飯後服，20天為一療程。共治200例，臨床治癒67例，占33.5%；顯效82例，占41%；好轉45例，占22.5%；無效6例，占3%。（《北京中醫學學報》1985，（3）：21）

【使用禁忌】露蜂房有毒，氣血虛弱者不宜服。

地龍——蒼耳子

【配對奧妙】地龍鹹寒，通絡平喘；蒼耳子辛苦溫有小毒，能祛風通竅，宣通脈絡。二藥合用，相使為用，相輔相成，共奏祛風通絡宣肺平喘之功。

【臨床應用】1. 咳嗽氣喘，鼻癢流涕，鼻竅不通。

2. 過敏性鼻炎，蕁麻疹，鼻癢鼻塞，噴嚏流涕，咳嗽。

【用量用法】地龍：5～15克；蒼耳子：3～10克。

【名醫經驗】胡建華　二藥相伍，有宣肺抗過敏作用，為治療支氣管哮喘要藥，對伴有鼻癢流涕鼻塞者尤為適宜。（《上海中醫藥雜誌》1988，（5）：32）

【使用禁忌】蒼耳子有小毒，服用過量可導致中毒，引起上腹脹悶，噁心嘔吐等症狀。不可過量使用。

地龍——䗪蟲

【配對奧妙】地龍通經活絡，活血祛瘀，清熱平喘；䗪蟲鹹寒小毒，活血化瘀。二藥合用，相得益彰，活血通絡，瘀化痰消，咳喘痹痛自止。

【臨床應用】1. 瘀痰交阻，咳嗽氣喘日久，頑固不癒。

2. 痹證日久入絡，關節頑痹僵硬、畸形。

3. 腰痛之瘀血證。

【用量用法】地龍：5～15克；䗪蟲：5～10克。

【名醫經驗】1. 曹鳴高　蜜蟲、地龍、水蛭、露蜂房、穿山甲、乾蟾皮、蜓蚰等蟲類藥，具有緩解支氣管平滑肌痙攣的作用，每在辨證方中選用二、三味，確能收到顯著療效。（《中醫雜誌》1987，（8）：67）

2. 鄭顯明　用三蟲片（蜜蟲9克，地龍2克，水蛭3克，生山楂15克，共研末製成片劑，此為一日口服量。）治療血吸蟲病肝腫大107例，第一個月服上述治療劑量，第二個月藥量減半。經2個月的治療，顯效58例，有效43例，無效6例，有效病例肝臟平均縮小3公分，肝功能均得到改善。（《雲南中醫學院學報》1990，12（1）：9）

3. 周長勤　治療類風濕性關節炎，藥用白花蛇、地龍各150克，蜜蟲、炙蜈蚣、炙僵蠶各30克，穿山甲20克。關節劇痛者加全蠍30克，關節變形、僵直者加蜣螂30克。上藥共研細末，分裝40包，每日早、晚各服1包，藥後疼痛緩解有效者，可繼服2～3料以鞏固療效。治療5例，顯效4例，好轉1例。（《廣西中醫藥》1985，（3）：22）

【使用禁忌】蜜蟲鹹寒有小毒，孕婦忌服。

地龍——葛根

【配對奧妙】地龍鹹寒，清熱利尿，解痙通絡；葛根辛甘而涼，升津柔筋。二藥合用，相得益彰，活血通絡，清熱解痙功效益增。

【臨床應用】1. 高血壓之頭暈頭痛、項強、肢體麻木。

2. 腦血管硬化、腦血栓之頭痛頭暈。

【用量用法】地龍：10～15克；葛根：10～15克。

【名醫經驗】1. 陳建民　用芎龍Ⅰ號方（川芎、地龍、葛根、黨參各9克）Ⅱ號方（地龍、山棱15克，川芎、葛根各30克）Ⅲ號方（地龍、山棱各15克，川芎、葛根、雞血藤各

30 克），分三組共治療 244 例各類癌症患者，每日 1 劑，水煎服，連服 2～4 個月。

結果：Ⅰ號方對改善癌症患者血液高凝狀態有效率為 89.1%，其中達正常者占 63.3%；Ⅲ號方改善高凝狀態有效率為 55.4%，其中達正常者占 31.9%；Ⅱ號方則未見血液流變諸指標有明顯改變。（《中醫藥學報》1983，（2）：22）

2. 姚尊華　以地龍 25～40 克，葛根 30～50 克，紅花 10～25 克（後下），隨證加減治療腦血栓形成患者 86 例。水煎，分早晚 2 次空腹溫服，每日或隔日 1 劑。結果：臨床治癒 44 例，顯效 26 例，好轉 10 例，無效 6 例。治癒時間 20～80 天，平均 54 天，服藥劑數 10～40 劑，平均 28 劑。（《雲南中醫藥雜誌》1982，（5）：27）

3. 賈永寬　用葛根 30 克，地龍 20 克，全蠍 10 克，僵蠶 15 克，雞血藤、石昌蒲各 20 克，桂枝 15 克，赤白芍 20 克，川芎 30 克，白芷、柴胡各 15 克，鉤藤 25 克，治療血管神經性頭痛 1 例，1 劑止痛，恐後再發，連服 7 劑，至今未發。（《黑龍江中醫藥》1993，（1）：13）

4. 嚴燕翎　治療面肌痙攣，以止痙湯（廣地龍、葛根、丹參、白芍）隨證加味，治療 115 例面肌痙攣，服藥 2 劑而癒者 24 例，6 劑而癒者 58 例，10 劑而癒者 24 例，9 例無效。（《中醫雜志》1985，26（3）：77）

【使用禁忌】氣血虧虛之頭痛頭暈不宜用。

地龍——桃仁

【配對奧妙】地龍行瘀通經，清熱平喘定驚；桃仁祛瘀通經止咳。二藥合用，相得益彰，共奏化瘀通絡、活血定志平喘之功。

【臨床應用】1. 淤血證伴有精神症狀者。

2. 咳喘日久不癒。

【用量用法】地龍：10～15 克；桃仁：10～15 克。

【名醫經驗】1. 錢伯文　治療淤血證不僅根據淤血部位不同選藥配伍，而且還針對淤血所致症狀中主症的不同而選藥配伍。錢氏用二藥配伍，善治瘀證伴有精神症狀者。《中醫雜誌》1985，（8）：23）

2. 鄭占武等　治療腦血管病，以地龍、桃仁、紅花、丹參、杏仁、薏苡仁、蔻仁、厚朴、半夏、陳皮、蒼朮、滑石、木通、甘草，隨證加減，水煎，每日 1 劑，同時配合針灸治療。觀察治療 56 例，痊癒 30 例，顯效 21 例，無效 4 例，總有效率 92.9%。《陝西中醫學院學報》1989，（4）：36）

3. 俞大毛　治療腦血管意外，自擬消栓湯（地龍、桃仁、紅花、丹參、牛膝、川芎、鰓蠶等）治療腦血栓形成 68 例，經隨證加減治癒 29 例，明顯好轉 16 例，好轉 12 例，無效 11 例，總有效率 83.8%。（《浙江中醫雜誌》1987，22（10）：441）

【使用禁忌】地龍通經活絡，桃仁活血通經，故孕婦忌用。

地龍——甲珠

【配對奧妙】地龍通絡止痛，利水道通結閉；甲珠活血化瘀，軟堅散結。二藥通經達絡，合用相得益彰，開通痹阻，止血通淋。

【臨床應用】

1. 痹痛日久，肢體麻木拘攣，僵硬不得屈伸者。

2. 腎結石、尿血者。

【用量用法】地龍：10～15 克；甲珠：5～10 克。

【名醫經驗】1. 黃振鳴　地龍「治血尿特別有效」，二藥配伍對腎結石、慢性前列腺炎、腎炎血尿等均宜隨證選用有

效。（《奇難雜證》）

2.陳有明　治療雷諾氏病，用桂枝、威靈仙各15克，乾地龍10克，炮山甲20克，黃芪30克，白芍、川芎各10克，防風10克，水煎服。治療1例風寒阻絡，血行瘀滯型雷諾氏病。治療期間，注意休息、保緩，暫不接觸寒冷之物。服藥5劑後已不發病，繼服20劑以鞏固療效。（《中醫雜誌》1994，（11）：645）

3.高文武　以地甲蝟蟲湯（地龍、穿山甲、刺蝟皮、虻蟲等）治療血管性頭痛120例，藥效良好。（《山東中醫學院學報》1980，（1）：62）

【使用禁忌】二藥均活血通經，故孕婦忌用。

地龍──苦參

【配對奧妙】地龍鹹寒，清熱息風止痙；苦參苦寒，清熱解毒。二藥相伍為用，可清降陽明實火，使熱邪從大便而出。

【臨床應用】陽明實火，上擾心神，症見神昏譫語，腹滿不得臥，面赤而熱。

【用量用法】地龍：5～15克；苦參：5～10克。

【名醫經驗】1.陳述萬　治療乳糜尿，以苦參20克，地龍、海藻、檳榔各10克，山楂30克，茯苓、車前子各15克，每日1劑，水煎分2次服（飯後），服藥時每次加蜂蜜25克沖服。症狀消失後將上藥製成蜜丸，每服20克，每日2次，連服15～30天。治療54例，痊癒39例，好轉15例。（《北京中醫》1992，（3）：21）

2.陳士鐸　以地龍二條，苦參五錢，水煎服，治療陽明火起發狂。（《辨證錄》卷六）

【使用禁忌】二藥配伍，寒涼傷胃，脾胃虛寒忌用。苦參反藜蘆，不宜與此藥對同用。

地龍──乳香

【配對奧妙】地龍通經活絡，活血祛瘀；乳香行氣活血止痛。二藥相伍，行氣活血通絡之力倍增。

【臨床應用】淤血阻絡，偏頭痛不可忍。

【用量用法】地龍：5～15克；乳香：5～10克。

【名醫經驗】1. 趙佶　乳香丸，（乳香（研）半錢，胡粉一錢，上二味，合研勻細，用白頸蚯蚓生捏去土，爛研和就為丸如麻子大）治小兒慢驚風，心神悶亂，煩躁不安，筋脈拘急，胃虛蟲動，反折啼叫。

用法：每服 7 丸～10 丸，煎蔥白湯下。更量兒大小加減。（《聖濟總錄》）

2. 李時珍　用蚯蚓一把，炭火上燒紅為末，每一匙入乳香、沒藥、輕粉各半錢，穿山甲九片（炙為末），油調敷之。治瘰癧潰爛者。（《本草綱目》）

3. 姚洪海等　治療肩周炎及坐骨神經痛，以地龍（炒）500克，乳香（醋炒）、沒藥（醋炒）、漢防己、製骨碎補、五加皮各 150 克，製馬錢子 350 克，紅花 30 克，共為細末，混勻裝膠囊，每粒含生藥 0.15 克，每次 5 粒，每日 3 次，溫開水送服，15 天為 1 療程。治療肩周炎、坐骨神經痛、骨關節炎等 68 例，治癒 17 例，顯效 32 例，有效 16 例，無效 3 例。（《山東中醫雜誌》1985，（1）：21）

4. 羅文明　治療坐骨神經痛，以化痰祛瘀湯（地龍、乳香、僵蠶、南星、法半夏、陳皮、茯苓、歸尾等，每日 1 劑，二煎混合藥液，分 2 次服，臨床應用多年，治療本證，獲滿意療效。（《江西中醫藥》1986，（4）：36）

【使用禁忌】二藥相伍，活血通經，故孕婦及月經期忌用。虛證頭痛不宜用。

地龍──麝香

【配對奧妙】地龍鹹寒，活血祛瘀通絡；麝香辛溫，芳香走竄，行氣開竅，活血散結。二藥相使為用，共奏行氣活血、通絡止痛之功。

【臨床應用】偏頭痛之淤血阻絡者。

【用量用法】地龍：5～15克；麝香：0.06～0.15克。為末，每用半錢匕，摻紙上作紙捻，於燈上燒，隨痛左右薰鼻。

【名醫經驗】1.宋廷　乾地龍末、白礬灰各3克，麝香末1.5克。上藥同研令勻，於濕布上塗藥，貼於患處，治齒齦血出不止。（《太平聖惠方》）

2.薑海龍　治療風濕性關節炎引起的關節疼痛，以地龍、麝香、天龍、乳香、沒藥、虎頸骨、全蠍、川烏、桑螵蛸等組成方，共研極細末，用黑大豆汁製丸，以黃酒、開水各半送服，1日2次，成人每次6克，服完第1粒疼痛即明顯好轉。《江蘇中醫》1960，（5）：51）

【使用禁忌】二藥專為走竄通關之品，易耗氣傷陽，奪血傷陰，無論氣虛、陽虛、血虛、陰虛者均應慎用。虛脫、孕婦忌用。

地龍──漏蘆

【配對奧妙】地龍鹹寒，清熱通絡，祛風止痙，主歷節風痹；漏蘆味苦性寒，具有清熱除濕解毒之功，主濕痹。二藥合用，可搜除經絡關節之風濕熱毒。

【臨床應用】風濕熱邪，留著筋骨關節，以致患歷節風，筋脈拘攣，骨節疼痛。

【用量用法】地龍：5～10克；漏蘆：5～10克。

【名醫經驗】1.高學敏　漏蘆苦寒通利，又有舒筋活絡通脈的作用。用於濕痹，筋脈拘攣，骨節疼痛，常與地龍配伍，

如《聖濟總錄》古聖散。《中藥學》

2. 趙佶　古聖散，地龍半兩、漏蘆半兩，為末每用七分盞調藥末一錢半匕，溫服，不拘時候，治療歷節風，筋脈拘攣，骨節疼痛。（《聖濟總錄》）

【使用禁忌】地龍配漏蘆，其性寒涼傷正，陽氣虛損者宜慎用。且漏蘆能通經下乳，故孕婦忌服。

地龍——蟬蛻

【配對奧妙】地龍鹹寒，能清熱活絡，息風止痙；蟬蛻性寒質輕，善疏風透疹，涼肝解痙。二藥伍用，內外兼治，表裏兼清，共奏清熱透疹，涼肝息風之功。

【臨床應用】主治小兒瘡疹黑陷，項強，目直視，腹脹喘急發搐，及一切惡候。

【用量用法】地龍：5～10克；蟬蛻：5～10克。

【名醫經驗】1. 楊濟等　地龍配蟬蛻、桑葉，治療外感風熱之發熱頭痛、目赤等症。（《臨證用藥配伍指南》）

2. 牛志世　治療雷諾氏綜合徵，以柴胡疏肝湯化裁為1、2、3號方，分別用於不同證型的雷諾氏綜合徵31例，結果臨床治癒20例，好轉11例，治癒率68%。其中3號方組成為：柴胡、川楝子、了哥王、枳殼各15克，地龍、蟬蛻、白芍、蒲公英各30克，赤芍25克，川芎、醋香附各9克，丹皮12克，甘草10克，用於肝鬱化熱證。水煎服。（《實用中西醫結合雜誌》1993，6（7）：401）

3. 陳庚玲　治療百日咳，以地龍、蟬蛻、全蠍、僵蠶、百部、甘草組方，水煎服，共治療162例，3天痊癒29例，7天痊癒114例，10天痊癒14例，好轉5例，療效優於147例抗生素對照組。（《陝西中醫》1988，9（8）：342）

4. 張文明　治療面癱，以地龍、蟬蛻、僵蠶、蜈蚣、鉤

藤、當歸、川芎、烏附片、防風等，隨證加減，每日 1 劑，水煎 3 次，分 3 次飯後溫服，治療面癱 24 例，痊癒 20 例，無效 4 例。其中最多服藥 12 劑，最少 3 劑。（《新中醫》1983，（12）：27）

【使用禁忌】二藥配伍，性寒傷胃，脾胃虛弱，大便溏泄者慎用。

地龍——蜈蚣

【配對奧妙】地龍鹹寒有毒，清熱鎮驚，活血通絡；蜈蚣咸溫有毒，息風止痙，解毒散結，通絡上痛。二者合用，以毒攻毒，共奏解毒開竅，息風定驚之功。

【臨床應用】毒蛇咬傷，蟲蠍螫傷，毒氣攻心，發熱，神昏抽搐。

【用量用法】地龍 5～15 克；蜈蚣 1～3 克。水煎內服或二藥搗爛，敷患處。

【名醫經驗】1. 李輝等　治療破傷風，用蟬蛻、蜈蚣、地龍、大黃、葶藶子、全蠍、僵蠶、川烏、半夏、白附子、生南星、鉤藤、葛根製成注射液，治療破傷風 21 例，19 例治癒，2 例死亡。（《江蘇中醫雜誌》1980，（6）：26）

2. 周長勤　治療類風濕性關節炎，藥用白花蛇、地龍各 150 克，炙蜈蚣、蜚蟲、炙僵蠶各 30 克，穿山甲 20 克。關節劇痛者加全蠍 30 克，關節變形、僵直者加蜣螂 30 克。上藥共研細末，分裝 40 包，每日早、晚各服 1 包，藥後疼痛緩解有效者，可繼服 2～3 料以鞏固療效。治療 5 例，顯效 4 例，好轉 1 例。（《廣西中醫藥》1985，（3）：22）

3. 洪桂敏　治療頑痺，藥用豨薟草 20 克，蜈蚣 3 克（研面服），地龍、當歸、海桐皮、烏梢蛇、防己、鑽地風各 15 克，全蠍 2 克（研面服），土鱉蟲 10 克，隨證加減，水煎服，每日

1 劑。治療 50 例，治癒 34 例，顯效 11 例，好轉 4 例，無效 1
例。（《遼寧中醫雜誌》1991，（2）：3）

4. 楊林　治療類風濕性關節炎，用地龍、蜈蚣、蟅蟲、烏
梢蛇各 50 克，赤芍、生甘草各 100 克，生馬錢子 30 克，白花
蛇 2 條。烘乾研末，製蜜丸 300 丸，成人初服每次 2 丸，每日
2 次，如無中毒反應，每次再增加 1 丸 最多每次不超過 12 丸，
飯後吞服，30 天為一療程。治療 37 例，痊愈 18 例，顯效 12
例，好轉 4 例，無效 3 例。（《陝西中醫》1987，（1）：34）

5. 薑德喜　治療偏癱，以滌栓散（廣地龍、蜈蚣、白芷）
治療偏癱 40 例，其中腦血栓形成 22 例，腦栓塞 14 例。結果痊
癒 18 例，明顯好轉 18 例，有效 11 例，無效 1 例。（《赤腳醫
生雜誌》1978，（12）：8）

【使用禁忌】二藥均有毒性，血虛生風及孕婦忌用。

地龍——川芎

【配對奧妙】地龍鹹寒走竄，通經活絡；川芎辛溫走竄，
行氣活血。二藥相伍，其走竄之性倍增，共奏散結宣閉之功。

【臨床應用】耳聾氣閉。

【用量用法】地龍：5～15 克；川芎：5～10 克。

【名醫經驗】1. 楊濟等　地龍配川芎、黃芪、當歸，治半
身不遂；配川芎、草烏、南星，治寒濕痹痛，肢體屈伸不利。
（《臨證用藥配伍指南》）

2. 趙佶　地龍、川芎各兩半，為末，每服二錢，麥門冬湯
下，服後低頭伏睡，一夜一服，三夜奏效，治耳聾氣閉。
（《聖濟總錄》）

3. 王易虎　治療頸椎病，以頸痛寧沖劑（葛根、地龍、川
芎、丹參、桃仁、紅花、細辛、黃芪、當歸、甘草等組成，每
包含生藥 12 克），每日 3 次，早、中、晚各服 1 包，30 天為

一療程。共治 102 例，痊癒 38 例，顯效 29 例，進步 31 例，無效 4 例，總有效率 96.1%。（《中國醫藥學報》1991，（2）：19）

4. 黃傳克　治療風濕性關節炎，方用海風藤 9 克，川芎、地龍各 6 克，伸筋藤、絡石藤、雞血藤、生地、當歸、赤芍各 9 克。上肢痛加桂枝、威靈仙；下肢痛加懷牛膝、木瓜；發熱及關節腫痛加生石膏、黃連、丹皮。治療 100 例，治癒 58 例，顯效 42 例。（《新中醫》1981，（2）：36）

5. 尹明　治療面神經炎，以羚羊湯（羚羊角、地龍、川芎、蜈蚣、赤芍、川烏、白薇、紅花、白芷等）治療面神經炎 3 例，均服 2 劑而癒。（《四川中醫》1986，4（3）：31）

6. 李建設　以川芎 20 克，地龍 6 克，武火煎 10 分鐘，分 2 次服，1 劑後頭痛止，半年未見復發。（《內蒙古中醫藥》1994，13（1）：13）

【使用禁忌】此藥對性走竄，故孕婦、婦女月經量過多及出血性疾病，均不宜應用。

地龍——皂莢

【配對奧妙】地龍鹹寒，能通絡活血祛瘀；牙皂辛散，化痰散結消癥腫。二藥合用，能使瘀散痰消，癥腫消散。

【臨床應用】鼻痔、鼻內息肉。

【用量用法】地龍：5～15 克；皂莢：3～6 克。研末敷鼻內。

【名醫經驗】1. 楊濟等　地龍配皂莢、蒲公英、金銀花、穿山甲，治療蕁麻疹、濕疹，有合併症者。（《臨證用藥配伍指南》）

2. 寧選卿　以龍角丸（地龍、皂角等）治療癲癇 200 例，有效率達 84%。（《吉林中醫藥》（2）：63，1980）

3. 王軍倉　治療百日咳，以鎮痙止嗽散（地龍、皂莢、蟬蛻、製僵蠶、甜葶藶、製全蠍、蜈蚣、天竺黃、牛黃，共研末為散），加減治療小兒百日咳 138 例，總有效率 95.7%。其中痙咳症狀在 15 天內消失者 132 例，24 例發熱者，治後 2～4 天退熱者 21 例。（《新中醫》1992，24（2）：27）

【使用禁忌】本藥對宜於外用，內服對胃腸道有強烈的刺激性，過量能引起嘔吐或腹瀉，故孕婦和有咯血傾向者忌用。

地龍——吳茱萸

【配對奧妙】地龍鹹寒，活血通絡；吳茱萸辛苦而溫，能引熱下行。二藥相伍，既能活血通絡，又能以熱導熱，引熱下行，取上病下治之意。

【臨床應用】腎陰虧虛，虛火上炎之口瘡。

【用量用法】地龍：5～15 克；吳茱萸：5～15 克。研末，醋調敷足心。

【名醫經驗】1. 楊濟等　地龍配吳萸、木瓜、防己、檳榔、紫蘇，治腳氣所致的足附浮腫，腳縫濕癢，頑麻足軟等症。（《臨證用藥配伍指南》）

2. 高鋒等　治療支氣管炎，用溫通開閉法治療 42 例，結果：臨床控制（哮喘症狀完全控制，各種體徵消失，不服用任何藥物，持續 1 個月以上無復發）共 13 例；顯效（哮喘症狀減輕，發作次數明顯減少）共 9 例；無效（服藥後無明顯變化）共 3 例。藥用：麻黃 6 克，細辛 4.5 克，地龍 10 克，吳茱萸、烏梅各 6 克，蘇子、葶藶子各 15 克，炙甘草、仙靈脾、補骨脂各 10 克，全蠍、沉香各 3 克，煎湯飯後半小時服，6 劑無效改用它法。自服中藥之日起停用各類西藥，10 日為 1 療程。病情控制後，可改湯劑為丸劑。（《中國醫藥學報》1986，（11）：43）

【使用禁忌】實火上炎所致之口瘡不宜用。

【用藥指歸】

1. 地龍配對藥，主要用於治療主治高熱狂躁，驚風抽搐、癲癇、風熱頭痛目赤、肺熱喘咳、哮喘、百日咳、風濕熱痹、風寒濕痹、中風半身不遂、骨節腫痛、喉痹、齒衄、熱結膀胱之小便不利、砂石淋證、肝陽上亢型高血壓、瘰癧、疔腮、瘡瘍等。是根據地龍「清熱息風、平喘、通絡、利尿等功效進行的。

2. 地龍性寒而走竄，凡屬陽氣虛損、脾胃素弱、腎虛喘促、血虛不能濡養經脈者，或無實熱之證者忌用。藥不對證，會加重寒象。

3. 地龍常規劑量毒性小，過量使用可出現頭痛、頭暈、血壓先升後降、腹痛、心悸、呼吸困難、消化道出血；肌肉注射地龍針劑，可出現過敏反應，表現為口唇發麻、面色蒼白、大汗、呼吸困難、血壓下降、皮疹等症狀。臨床應用時應掌握好劑量。

第十五章　開竅藥

石菖蒲

石菖蒲，始載於《神農本草經》，列為上品。為天南星科多年生草本植物石菖蒲的根莖，因「生於水石之間」、「乃蒲類之昌盛者」，故名。又名菖蒲，因以「一寸九節者良」，又名九節菖蒲。味辛，性溫，歸心、胃經。主要功效為開竅寧神、化濕和胃。

石菖蒲香竄疏達，善開通心竅，寧心安神，又兼化濕、豁痰、辟穢，對濕濁蒙蔽清竅所致的神志昏亂療效好。能益心智、寧心安神，用治健忘失眠；又能聰耳，用治耳聾耳鳴。

石菖蒲氣味芳香而清爽，善化脾胃濕濁，故又善治中焦濕濁所致的胸腹脹滿、痞塞、疼痛、口苦黏膩、納呆等症。此外還可用於喉炎、聲帶水腫所致的聲音嘶啞，風濕痹痛，癰疽疥癬、跌打損傷等。

現代藥理研究：

石菖蒲中主要為揮發性成發，含揮發油 0.11～0.42%，主要成分為 β－細辛醚、細辛醚、石竹烯、石菖醚、細辛醛、γ－細辛醚、δ－δ－杜松烯、肉豆蔻酸、百里香酚、氨基酸、有機酸、糖類等。

石菖蒲的主要藥理作用表現為中樞鎮靜、抗驚厥作用。其水煎劑、去油水煎劑與戊巴比妥鈉有顯著協同作用，其揮發油的鎮靜作用更強，0.05ml／kg 即可顯示出極強的催眠效果；α－

細辛醚具有與氯丙嗪、利血平相似的安定作用，也可能是其抗驚厥的有效成分。α−細辛醚、β−細辛醚等有很強的解痙作用，其揮發油靜脈注射有肯定的平喘作用，與舒喘靈吸入後的即時療效相似。

石菖蒲揮發油對大鼠由烏頭鹼誘發的心律失常有一定的治療作用，並能對抗由腎上腺素或氯化鋇誘發的心律失常，其治療量的揮發油還有減慢心律的作用。

石菖蒲有增強記憶的作用。石菖蒲煎劑能殺死腹水癌細胞，其揮發油對肝癌、S_{180}有顯著的抗癌作用。此外，石菖蒲油乳狀液腹腔注射有顯著的降脂效果，其二聚細辛醚為降脂的有效成分。

石菖蒲——鬱金

【配對奧妙】石菖蒲辛溫，氣味芳香，善開竅豁痰、醒神健腦、化濕開胃；鬱金辛苦寒，氣味芳香，苦寒清降，辛香開泄，善涼血清心，行氣解鬱，祛瘀止痛，利膽退黃。

二藥合用，以菖蒲除痰導濁、開竅醒神為主，配鬱金清心解鬱、行氣活血，以助菖蒲作用的發揮，具有較好的解鬱開竅、芳香除濕、宣痺止痛之效。

【臨床應用】1.濕溫病熱入心包或濕濁蒙蔽清竅而致的神志昏迷、昏憒無語等。

2.氣鬱、血鬱、痰鬱而致的心悸、健忘、胸痺、情緒不安等。

3.癲癇、癔病、抑鬱性精神病、腦震盪後遺症等。

4.高血壓病、冠心病心絞痛等症。

【用量用法】石菖蒲：10克；鬱金：10克。

【名醫經驗】1.成都中醫學院　菖蒲鬱金湯（出《溫病全書》）以鮮石菖蒲、鬱金、山、連翹、菊花、滑石、竹葉、牡

丹皮、牛蒡子、竹瀝、薑汁、玉樞丹末組方，治療濕溫病熱入心包或濕濁蒙蔽清竅而致的神志昏迷等症。（《中藥學》）

2.傅宗翰　溫病、遲脈屬痰濁阻遏心陽者，用菖蒲鬱金湯加減治療有較好療效。（《中醫雜誌》，1998，（6）：11）

3.楊春林等　治療精神分裂症，用石菖蒲 40 克，配鬱金、丹參、香附製成含生藥 2.8 克的「金蒲丹片」，每日 2 次，每次 5～15 片，同時使用一種抗精神病西藥。治療 204 例，治癒 64 例，痊癒率 31.4%；顯著進步 70 例，占 34.3%；有效 49 例，占 24%；無效 21 例，占 10.3%。（《中西醫結合雜誌》，1987，7（9）：529）

4.路志正　治氣壅胸膈、胸中悶痛效佳。（《中醫雜誌》，1990，（6）：13）

5.施今墨經驗　菖蒲、鬱金為伍治療冠心病心絞痛諸症，應以痰濕為患，氣滯血瘀，經絡不暢，而致前胸疼痛者為宜。與瓜蔞、薤白、半夏、茯苓、陳皮、甘草相合，其效益彰。（《施今墨對藥臨床經驗集》）

6.蕭森茂　張天認為，二藥伍用能化痰濁開下竅而止血，治療膏淋、血尿療效較佳。（《百家配伍用藥經驗採菁》）

7.管利民　曾治一女性患者，大怒後突然失語，但神志清晰，用菖蒲鬱金湯加減治癒。（《實用中醫內科雜誌》，1988，4（4）：30）

8.張贊臣　二藥配伍有較好的宣壅開閉之功，對耳聾伴耳內發脹感者效良。（《上海中醫藥雜誌》，1988，（10）：7）

【使用禁忌】1.二藥配對辛香開泄，凡陰虧血虛、滑精多汗者不宜服用。

2.丁香畏鬱金，故二藥合用時，亦不可與其同用。

石菖蒲——遠志

【配對奧妙】石菖蒲辛溫，芳香利竅，善宣氣豁痰，開竅醒神；遠志辛苦微溫，長祛痰開竅，安神益志。石菖蒲偏辛散以宣散痰濕，遠志偏苦降以泄上逆之痰濕。二藥合用，相輔相助，使氣自順而壅自開，氣血不復上菀，痰濁消散不蒙清竅，神志自然清明。

【臨床應用】1.痰濁蒙閉心竅所致的神志不清、昏懵不語、驚癇、癲狂等。

2.痰濁氣鬱影響神明所致的心悸、善忘、失眠、驚恐、耳聾、目瞀等。

【用量用法】石菖蒲：10克；遠志：10克。

【名醫經驗】1.趙佶　遠志湯，以遠志（去心）、菖蒲（細切）各1兩，共為粗末，每服3錢匕，水1盞，煎至七分，不拘時候，去滓溫服。方中遠志溫心陽，化痰涎，菖蒲理氣血，開心竅，治久心痛。（《聖濟總錄》卷五十五）

2.孫思邈　孔聖枕中丹，在《聖濟總錄》遠志湯基礎上加龜板、龍骨而成，治療心血虛弱，精神恍惚、心神不安、健忘、失眠等症。（《千金要方》）

3.蕭森茂　程門雪云：「救急之中，開豁痰濁，如菖蒲、遠志、竹瀝、薑汁為要藥。」施金墨經驗，凡屬神經衰弱，失眠，記憶力減退者有療效，對於情志不遂，以致表情淡漠，甚或癡呆、失眠不安等症，則合溫膽湯療效更佳。（《百家配伍用藥經驗採菁》）

4.朱良春　用石菖蒲、炙遠志各3克泡湯送服「刺五加」4片，每日1次，治療心肌炎或冠心病而見心律不整、心悸怔忡夾有痰濁、苔白膩者，療效很好。（《上海中醫藥雜誌》，1984，（10）：29）

5. 張鋼鋼等 治療輕微腦功能障礙綜合徵，用菖蒲、遠志為主製成「智力糖漿」口服，每次 10～25 毫升，每日 3 次，有較好療效。（《常用中草藥新用途手冊》）

6. 張子述 二藥配合四物湯，可以養血通竅，治療小兒青盲有較好療效。（《中醫雜誌》，1987，（1）：27）

7. 程國彭 生鐵落飲：用石菖蒲、遠志、朱砂、生鐵落同用，主治癲狂痰熱內盛之證。（《醫學心悟》）

8. 彭紅海等 用菖蒲、遠志、茯神、黨參、鮮王漿等份，依法製成「益智飲」膏劑。每天 100ml，分 2 次服，20 天為 1 療程。治療 110 例神經衰弱患者，同時用安定常規量口服，顯效 30 例，有效 72 例，無效 8 例，總有效率為 92.73%。（《湖南中醫雜誌》，1986，2（6）：10）

【使用禁忌】

1. 實熱證、陰虧血虛、滑精多汗者不宜服用。

2. 遠志對胃有刺激作用，故胃病者慎用。

石菖蒲——磁石

【配對奧妙】石菖蒲味辛性溫，芳香化濁，宣閉開竅；磁石味鹹性寒，益腎平肝，潛陽安神，聰耳明目。二藥合用，益腎平肝，聰耳明目之力增強。

【臨床應用】1.腎水不足，虛火上炎之耳鳴、耳聾等。

2.陰虛陽亢所致頭暈頭痛、心悸心煩、失眠健忘等。

【用量用法】石菖蒲：10 克；磁石（打碎先煎）：15～30 克。

【名醫經驗】1. 楊濟等 磁石配石菖蒲，治陰虛陽亢，頭暈頭痛，心悸，煩躁，失眠或陰虛火炎之耳鳴，耳聾，目花等。（《臨證用藥配伍指南》）

2. 朱端章 磁石丸，用磁石（煅，醋炙）30 克，菖蒲、川

烏（焙，去皮、尖）、巴戟、黃芪、蓯蓉、玄參各等分，共為細末，煉蜜為丸如梧桐子大，每服 20 丸，空心，鹽酒湯送下。有補肝腎虛、止冷淚，散黑花之功效。（《衛生家寶》）

3. 趙佶　磁石酒，用磁石（搗碎，綿裹）15 克，菖蒲（米泔浸 1～2 日，切，焙）、木通各 250 克。三味共以絹囊盛，用酒 1 斗浸，寒 7 日，暑 7 日，每飲 3 合，日再。治療耳聾耳鳴，常如風水聲者。（《聖濟總錄》）

4. 陳夢雷　菖蒲散，用菖蒲（焙）、磁石（火煅醋淬）、附子（炮去皮）、狼毒、枯礬各 15 克，共為細末，以羊髓和少許，綿裹塞耳中。治療耵聹塞耳聾，不可強挑之症。（《古今圖書集成·醫部全錄·耳門》）

【使用禁忌】1. 陰虧血虛、滑精多汗者不宜服用。

2. 磁石吞服後不易消化，用入丸散時不可多服，脾胃虛弱者慎用。

石菖蒲──蟬蛻

【配對奧妙】石菖蒲味辛性溫，芳香辟濁，化痰濕，醒神啟閉以開竅；蟬蛻味甘性寒，輕清升散，散風熱，利咽喉，宣肺竅以增音。二藥合用，並走於上，相輔相助，醒神開竅啟閉之力增強。

【臨床應用】邪犯清竅之頭暈耳鳴、麻疹神昏等。

【用量用法】石菖蒲：10 克；蟬蛻：3～6 克。

【名醫經驗】1. 楊濟等　蟬蛻配菖蒲，治風熱挾痰，頭暈，耳鳴，耳聾。（《臨證用藥配伍指南》）

2. 郭蘭忠　治療麻疹神昏，用菖蒲、射干、鬱金、浙貝各 6 克，用蟬衣、兒茶各 3 克，麻黃 1.5 克、山豆根、元參、赤芍、板藍根各 9 克，水煎，每日服 1 劑，分 2 次服，治療麻疹嗓音嘶啞、咳如犬吠，甚則疹子隱沒不見，神昏、呼吸困難，

有三凹現象，躁擾不寧等。（《現代實用中藥學》）

【使用禁忌】1.陰虧血虛、滑精、表虛多汗者、痘疹虛寒證不宜服用。

2.《名醫別錄》記載，蟬蛻有「主婦人生子不下」的功效，故孕婦慎用。《得配本草》又指出蟬蛻多服泄元氣。

石菖蒲——佩蘭

【配對奧妙】石菖蒲屬辛溫之品，溫而平積，疏散開達，其氣清爽芬芳，功能化濕醒脾開胃，並可祛痰開竅；佩蘭辛平發散，藥力平和，其氣芬芳清香，宣濕化濁，善除中州穢濁與陳腐之氣而開胃，又能外散暑濕之邪。二藥合用，相互促進，芳香化濁，啟脾開胃，而使食納大增。

【臨床應用】濕阻中焦，脾胃運化失職，以致胸悶腹脹、噁心嘔吐、食慾不振、口中甜膩、泄瀉、舌苔白膩等。

【用量用法】石菖蒲：6～10克，鮮品加倍；佩蘭：6～10克。

【名醫經驗】1.呂景山　佩蘭、石菖蒲伍用，施老亦慣用鮮品，因其鮮品氣味芳香濃鬱，有效成分含量亦高，故芳香化濕，醒脾和中，開胃增食之力益彰。（《施今墨對藥臨床經驗集》）

2.楊濟等　佩蘭配菖蒲，治氣滯脇痛脹滿，不思飲食，胃脘脹痛不舒，噁心，口中甜膩，泄瀉。（《臨證用藥配伍指南》）

【使用禁忌】1.陰虧陽亢、血虛、氣虛、滑精、煩躁多汗者不宜服用。

2.佩蘭不宜久煎。

3.據《得配本草》記載，佩蘭「胃氣虛者禁用」。

4.據《本草經集注》記載，菖蒲惡地膽、麻黃；而《日華

子本草》記載，菖蒲忌飴糖、羊肉，勿犯鐵器。

菖蒲——白芷

【配對奧妙】石菖蒲味辛性溫，芳香宣通，化穢濁痰濕而開竅醒神；白芷味辛性溫，芳香上達，祛風濕，通竅化濁，消腫止痛排膿。

二藥相合，芳香上達通竅，相得益彰，增強化濕醒神、宣通鼻竅之功。

【臨床應用】慢性鼻炎、鼻竇炎、神昏不語等。

【用量用法】石菖蒲：6～10克，鮮品加倍；白芷：5～10克。

【名醫經驗】1. 蔡福養　對慢性鼻炎、鼻竇炎，二藥相配既能化濕醒脾，又能通竅復嗅，對伴有嗅覺減退失靈者尤宜。（《遼寧中醫雜誌》，1987，（7）：2）

2. 雷載權　引《千家名老中醫妙方秘典》　化痰開竅湯，以石菖蒲、白芷、竹茹等組成，治療中風之濕熱痰濁蒙蔽清竅而神昏不語者。（《中華臨床中藥學》）

【使用禁忌】

1. 陰虧血虛發熱、頭痛、滑精多汗者不宜服用。

2. 部分患者服用白芷可出現噁心、腹痛、食慾減退、輕瀉、心慌等症狀，無需特殊處理。

石菖蒲——萆薢

【配對奧妙】石菖蒲味辛性溫，芳香化濕濁，宣壅開竅；萆薢味苦性微寒，利濕而能分清別濁。二藥宣化與滲利併用，上下分消，相得益彰，增強化濁利濕之功，而以專治尿濁見長。

【臨床應用】尿液混濁、膏淋等。

【用量用法】石菖蒲：6～10克，鮮品加倍；萆薢 10～15克。

【名醫經驗】1. 柴彭年　二藥能利濕分清化濁，為後世推崇的治療膏淋最佳配伍。用二藥配伍蛇舌草、黃柏、石葦、馬勃、蠍尾等，治療因泌尿系感染引起的尿液混濁，尿檢白細胞持續不減，有較好療效。（《中醫雜誌》，1989，（9）：22）

2. 郭蘭忠　治療乳糜尿，以菖蒲、萆薢、薏苡仁、山藥、扁豆、芡實各等份研末，每次 15 克沖服，尿以血為主加地榆 5 克，治療 43 例，40 例治癒，3 例無效，3 年內復發 10 例，復發者再用原方仍有效。（《現代實用中藥學》引《浙江中醫雜誌》，1991，12：556）

3. 朱丹溪　萆薢分清飲　以萆薢、石菖蒲、烏藥、益智仁等組方，主治膏淋、白濁等證。（《丹溪心法》）

【使用禁忌】陰虧血虛、滑精多汗，元氣下陷不能攝精、小便頻數、大便引急者不宜服用。

石菖蒲—葛根—降香

【配對奧妙】石菖蒲味辛性溫，化痰濕穢濁，宣壅開竅，通心胃氣機；葛根味辛而甘，性涼，升發脾胃清氣；降香味辛性溫，降氣散瘀定痛。

三藥合用，升降與宣通並施，升清降濁，宣化痰瘀，則閉阻可通。從升降氣機著眼，而達開通痹阻之功。

【臨床應用】胸痹等。

【用量用法】石菖蒲：6～10 克，鮮品加倍；葛根（發表、透疹、生津宜生用，止瀉煨用）：3～15 克；降香：水煎 3～6 克，研末吞服每次 1～2 克。

【名醫經驗】顏德馨　三藥均有擴張心血管改善血行之作用，有心胃同治，升清降濁，宣暢心胃氣機之長處，且無剛燥傷正之弊。治療胸痹可收升清降濁通痹之功，此確乃顏氏之獨特經驗也。（《上海中醫藥雜誌》，1990，（2）：33）

【使用禁忌】陰虛火旺、血熱妄行而無瘀滯、滑精、表虛多汗、麻疹已透者不宜服用。

石菖蒲——膽南星

【配對奧妙】石菖蒲味辛性溫，化痰開竅；南星苦辛而溫，燥濕化痰散結，祛風止痙，膽南星燥性已減，而能清化痰熱，息風定驚。二藥均善化痰，合用相得益彰，增強滌痰開竅安神之功。

【臨床應用】癲癇、癲狂、眩暈、不寐、偏癱、跌打損傷、失語等。

【用量用法】石菖蒲：6～10克，鮮品加倍；膽南星：2～6克。

【名醫經驗】1. 石幼山　用南星治傷損。應用在傷損之早期，淤血凝結不散或堅結成塊者，或痰瘀互阻，漫腫疼痛之證，用南星較之單用活血化瘀藥，散結消腫更為見效。且認為用二藥配伍治療頭部內傷之後神思不安者效良。（《上海中醫藥雜誌》，1984，（7）：19）

2. 胡建華　擅將生南星廣泛應用於臨床，對治療癲癇、癲狂、眩暈、不寐、偏癱等效果頗好。且擅用生南星配菖蒲治療癲癇、震顫麻痹，隨證配伍，取效滿意。（《中醫雜誌》（2）：15，1986）

3. 陳夢雷　通關散　驚風後音啞或失語，乃病後心氣鬱閉或痰涎壅閉心竅所致，治宜化痰開竅。以南星（泡）、石菖蒲各等分共為末，以獯膽汁調下，即能言語。南星化痰散結，祛風止痙，菖蒲辛苦而溫，能化痰開竅，能通聲啟閉，二藥相合，能通喉、開音閉，合奏滌痰開竅之功，主治小兒驚風已退，但聲啞無音者。（《古今圖書集成·醫部全錄》卷四三二）

4. 楊濟等　菖蒲配膽南星、茯苓、陳皮、遠志，治濕痰內

阻，神識有時不清，耳聾，胸悶，多夢。（《臨證用藥配伍指南》）

【使用禁忌】凡陰虛血虛、滑精多汗、寒痰者慎用。

石菖蒲——地龍

【配對奧妙】菖蒲味辛性溫，芳香化濕，開竅寧神，能除痰化濁利諸竅；地龍味鹹性寒，清熱息風，通絡祛瘀。二藥合用，相輔相成，痰瘀並化，開通利竅作用增強。

【臨床應用】偏頭痛、淤血頭痛、小兒急驚風等。

【用量用法】石菖蒲：6～10克，鮮品加倍；地龍：水煎5～15克（鮮品10～20克），研末吞服每次1～2克。

【名醫經驗】1.徐景藩　用石菖蒲治療偏頭痛、淤血頭痛。淤血頭痛是由於痛久入絡、或外傷跌仆後，腦髓受震，局部絡脈瘀滯，不通則痛，選用王清任通竅活血湯為主，麝香用石菖蒲代之，頗獲良效。亦有用菖蒲配佩蘭代麝香而獲效者。（《中醫雜誌》，1986，（7）：68）

2.周萍　治療小兒急驚風，用鮮菖蒲適量，地龍7條，竹瀝40毫升組方，將鮮石菖蒲洗淨，搗爛絞汁20毫升，再將地龍洗淨，加白糖適量化水，共調勻，分數次灌服，每日1劑，對小兒急驚風、喉間痰涎壅盛者效良。（《中國民間百草良方》）

【使用禁忌】凡陰虛血虛、滑精多汗、脾胃虛弱者不宜服用。

石菖蒲——通草

【配對奧妙】菖蒲味辛性溫，宣化痰濁，通心氣開竅聰耳；通草味甘性寒，通氣開耳竅。二藥合用，開宣痰鬱，通達氣機，痰氣開通，竅通耳自聰。

【臨床應用】重聽、耳鳴、耳聾、慢性鼻炎等。

【用量用法】石菖蒲：6～10克，鮮品加倍；通草：2～6

克。

【名醫經驗】1. 徐景藩　用於治療耳鳴重聽，閉氣不適，耳竅不聰，隨證配伍二藥，頗增療效。（《中醫雜誌》，1986，（7）：68）

2. 乾祖望經驗　治耳鳴耳聾用石菖蒲配伍路路通，配伍意義和功用與本配伍相近，且慢性鼻炎交替鼻塞也可選用此配伍進行治療。（《百家配伍用藥經驗採菁》）

【使用禁忌】1. 陰虧血虛、滑精多汗、氣陰兩虛、內無濕熱者不宜服用。

2. 孕婦忌用。

菖蒲—僵蠶—全蠍—麝香

【配對奧妙】菖蒲味辛性溫，化痰濁開諸竅；僵蠶鹹辛性平，祛風泄熱，化痰通絡；全蠍味辛性平，祛風通絡，散結解；麝香味辛性溫，辛香通達，化痰瘀開諸竅。諸藥辛而開通，化痰濁散邪結，通竅開閉，合用相得益彰，共奏開通玄府、宣暢氣血之功，使目得氣血濡養而可明也。

【臨床應用】痰瘀阻竅之目不明、耳聾等。

【用量用法】石菖蒲：6～10 克，鮮品加倍；僵蠶：水煎 3～10 克，研末吞服每次 1～2 克；全蠍：水煎 2～5 克，研末吞服每次 0.6～1 克；麝香：入丸散或兌服每次 0.1～0.2 克，不入煎劑。

【名醫經驗】1. 陳達夫　用四藥可宣通玄府而助明目，對由於痰瘀阻竅之目不明，確有一定療效，可隨證選用二、三味或四味藥配伍，但對陰虛火旺者則不適宜，確為其獨特經驗。（《中醫雜誌》，1982，（5）：13）

2. 魏峴　穿珠丸，以石菖蒲（去毛）五錢、麝香半錢，共為細末，熔黃蠟半兩，和為塊。每用小石蓮大，中間以大針

706

竅，夜間安兩耳內，日間取出。方中菖蒲化濕豁痰，麝香活血開結，合用塞耳，宣壅通滯、袪痰開竅，能醫上壅耳聾。（《魏氏家藏方》卷九）

3. 危亦林　塞耳丹，用石菖蒲 1 寸，全蠍 1 個，巴豆肉 1 粒，共為末，蔥涎和，如棗核大，綿裹塞耳，治氣壅塞聾瞶。（《世醫得效方》）

【使用禁忌】1. 陰虛、血虛、陽虛、氣虛、滑精多汗者不宜服用。

2. 全蠍有毒，用量不宜過大。

3. 據《本草經疏》記載，僵蠶「凡中風口噤，小兒驚癇夜啼，由於心虛神魂不寧，血虛經絡拘攣，而無外邪為病者忌之；女子崩中，產後餘痛，非風寒客入者，亦不宜用。」

4. 孕婦忌用。

石菖蒲——骨碎補

【配對奧妙】石菖蒲味辛性溫，化痰開竅通心氣，善治耳鳴耳聾閉氣；骨碎補味辛而苦，性溫，活血補腎，「主骨中毒氣」。臨床觀察證實，骨碎補有防治鏈黴素對耳的毒性反應的作用。經曰「腎開竅於耳，腎和則能辨五音」，二藥合用，補腎活血，開竅聰耳，相輔相成，共奏交通心腎，通竅聰耳之功。

【臨床應用】提高兒童智力，心腎不交之失眠多夢、耳鳴、神經性耳聾等。

【用量用法】石菖蒲：6～10 克，鮮品加倍；骨碎補：10～15 克。

【名醫經驗】1. 張鋼鋼等　提高兒童智力，用石菖蒲、骨碎補、人參、遠志、豆蔻等，加奶粉、糖粉製成「兒童智力晶」顆粒，每天 2 次，每次 10～15 克，開水沖服，3 個月為一療程。（《常用中草藥新用途手冊》）

2.趙金　治療神經性耳聾，常用《醫林改錯》的能氣散加配二藥，有較好療效；對鏈黴素中毒引起的耳聾，亦常用二藥為主治療，獲得滿意療效。凡心腎不交、失眠多夢、耳鳴耳聾諸證用之多有效驗。（《趙金鐸醫學經驗集》）

3.王懷隱　磁石丸，用磁石300克（大火燒令赤，投於醋中淬之7度，細研，水飛過，以好酒1升，煎如餳），補骨脂（微炒）、木香、檳榔、肉豆蔻（去殼）、蛇床子、肉蓯蓉（酒浸1宿，刮去皴皮，炙乾）各60克，搗羅為末，與磁石煎相和為丸，如梧子大，每服20丸，空心溫酒下。有補暖水髒，強益氣力，明耳目，利腰腳之功效。（《太平聖惠方》）

【使用禁忌】凡陰虧內熱、血虛、滑精多汗、無淤血者不宜服用。

【用藥指歸】

1.石菖蒲的配藥對，主要用於神志昏迷、癲癇、癲狂、尿液混濁、膏淋、眩暈、不寐、偏癱、跌打損傷、失語、耳鳴、耳聾、心悸、健忘、腦震盪後遺症、冠心病、頭痛、小兒急驚風等方面。

如濕熱痰濁、高熱神昏者，可鬱金、連翹、竹葉、天竺黃等同用；若癲狂苔膩脈滑者，與遠志、膽星、茯神、生鐵落等同伍；治癲癇，可與鬱金、白礬、朱砂等同用；治失眠健忘，可與人參、茯神、遠志等同用；治腎虛耳鳴耳聾，可與磁石、柴胡、六味地黃丸等同用；若中焦濕濁所致的胸腹脹滿、痞塞、疼痛、口苦黏膩、納呆，可配藿香、蒼朮、陳皮、茯苓、厚朴等藥；若為濕熱蘊結的噤口痢，則常與石蓮子、黃連、陳皮、荷葉等同用。

諸如此類，宜審證明辨，靈活運用。此外，外用時可研末或煎湯洗，用鮮品則必加倍而用。

2. 菖蒲之功效，《神農本草經》認為「主風寒濕痹，咳逆上氣，開心竅，補五臟，通九竅，明耳目，出聲音。久服輕身，不忘，不迷惑，延年。」讚美有加，未免言過其實，不可全信；《本草綱目》認為「治中惡猝死，客忤癲癇，下血崩中，安胎漏，散癰腫。」確乃經驗之談也。

3. 菖蒲辛溫，芳香走竄，凡陰虧血虛及精滑多汁者，皆不宜服用。

4. 毛茛科植物阿勒泰銀蓮花的根莖，今市上常當九節菖蒲而售，該品與本品性能迥異，且有毒，不可失察。另有水菖蒲（白菖）與本品同科，功能相近，可以相替。

第十六章　補虛藥

一、補氣藥

1 人　參

人參，始載於《神農本草經》，列為上品。為五加科多年生植物人參的乾燥根，古作人薓，時珍曰：「人薓年深，浸漸長成者，根如人形，有神，故謂之人薓。」又名人銜、鬼蓋、朝鮮參、移山參等。味甘微苦，性微溫，歸屬脾肺經。主要功效有大補元氣、補脾益肺、生津止渴、安神益智等。

本品味甘性微溫，大補元氣，能「回陽氣於垂絕，去虛邪於吾頃」，為治虛勞內傷第一要藥，凡大失血、大汗、大吐瀉，及一切疾病導致的元氣虛脫之證均宜急用之。

現代藥理研究：

人參主要含有有 30 餘種人參皂貳，十幾種揮發油，十餘種氨基酸，二十餘種微量元素，以及有機酸、酯類、生物鹼、甾醇、維生素、黃酮類、酶類、糖類等多種成分，其中人參皂貳、人參多糖為主要有效成分。

人參能調節中樞神經系統興奮和抑制過程的平衡。人參或人參皂貳，小劑量對中樞神經系統有興奮作用，大劑量則轉為抑制。人參皂貳 R_{b1} 對中樞神經系統有抑制作用，人參皂貳 R_{g1} 對中樞神經系統有輕度興奮作用。人參對記憶的獲得、鞏固和再現，都有不同程度的易化作用，人參皂貳 R_g 和 R_{b1} 為促智的

主要有效成分，R_{g1} 促進記憶和改善記憶的獲得和再現。

人參對垂體－腎上皮質系統有刺激作用，能提高機體的應激狀態，增加對非特異性刺激的抵抗力，不論物理的（如寒冷、過熱輻射）、化學的（如毒物、大量的可的松、缺氧）、生物的（如細菌、腫瘤）傷害，人參中人參皂貳均能提高機體的防禦能力。人參能興奮垂體分泌促性腺激素，具促性腺激素樣作用。人參及皂貳成分能促進機體各組織 RNA 和蛋白質的合成，促進細胞分裂活躍組織 DNA 合成及神經纖維生長。

人參短時大量服用，可增強兔甲狀腺功能，長期應用則抑制大鼠甲狀腺功能。人參對多種動物心臟均有先興奮後抑制，小劑量興奮，大劑量抑制的作用。

人參能增加心肌收縮力，減慢心率，增加心輸出量和冠脈血流量，抗心肌缺血、缺氧，故而具有強心抗休克作用。人參對血管的作用，表現為小量收縮，大量擴張，或先收縮後擴張。人參對血壓有雙向反應，多數動物血壓先降而後微升，少數動物先升後降，是由於人參總貳對不同血管作用不同所致。

人參或其提取物對骨髓的造血功能有保護和刺激作用，能使正常或貧血動物紅細胞、血紅蛋白和白細胞含量增加。人參具有抑制血小板聚集、抗動脈粥樣硬化、降血脂作用。

人參或人參皂貳對不正常血糖具調整作用，能升高低血糖，降低高血糖。人參皂貳既能促進正常進食動物組織中脂肪合成，又能降低動物高血脂症。人參皂貳和人參多糖能提高網狀內皮系統吞噬功能，升高血清補體和免疫球蛋白含量。人參皂貳能促進特異性抗體形成和淋巴細胞轉化，促進天然殺傷細胞的活性，誘生干擾素和白細胞介素 II。人參皂貳、人參揮發油、人參多糖均具有抗腫瘤作用，人參不僅是抗腫瘤藥的增效劑，而且能減輕抗癌藥的毒性作用。

人參還具有延長壽命，抗炎、抗利尿、抑菌、抗氧化、抗突變、抗肝損傷、緩解嗎啡成癮等作用。

人參——黃芪

【配對奧妙】人參、黃芪同為補氣要藥。人參味甘微苦而性微溫，善補五臟之氣，補氣而兼能養陰，守而不走；黃芪味甘性溫，善走肌表，補氣兼能扶陽，走而不守。二藥相須配對，具有強大的補氣助陽作用，且二者一走一守，補元氣，生精血，陰陽兼顧，徹裏徹外，通補無瀉。脾胃氣弱者用之以鼓舞中氣，肺虛衛弱者用之以補氣固衛，心虛氣祛者用之以補心助脈，一切氣虛不足之證均可用之。

【臨床應用】1. 久病虛弱諸證。

2. 中氣不足，中氣下陷所引起的胃下垂、子宮脫垂等內臟下垂症。

3. 脾胃虛弱，消化不良，食少便溏，倦怠乏力，動則汗出等症。

4. 脾不統血之出血證。

【用量用法】人參：6～10克。黃芪：6～10克。

【名醫經驗】1. 李杲　補中益氣湯，以人參、黃芪、甘草、當歸、陳皮、升麻、柴胡、白朮組方，黃芪益氣為君，人參、甘草補中為臣，乃《內經》所謂「損者益之」、「勞者溫之」之理，主治飲食勞倦，氣虛發熱、氣虛下陷等證。（《脾胃論》）

2. 陳言　玉屑膏，以人參、黃芪各等分，共為末，用蘿蔔大者，切一指厚、三指大四五片，蜜淹少時，蘸蜜炙乾，復醮，盡蜜二兩為度，勿令焦，為熟。點黃芪、人參末吃，不拘時候，仍以鹽湯送下。主治尿血並五淋砂石，疼痛不可忍。（《三因極一病證方論》卷九）

3. 李仲南　以人參、黃芪二藥為末，蘿蔔、白蜜醃炙，用治腎虛脾弱，精不得攝，血不得統之尿血砂淋，痛不可忍等證。（《永類鈐方》）

【使用禁忌】1. 實證、邪盛、熱證慎用，氣滯濕阻、食積內停、瘡癰初起、陰虛內熱、腹脹等均不宜用。

2. 人參反藜蘆，畏五靈脂，惡皂莢，相合時不可與之同用。不宜同時喝茶和吃蘿蔔，以免影響藥力。

人參——蛤蚧

【配對奧妙】人參、蛤蚧皆補虛強壯之品。人參味甘微苦，性微溫，大補元氣，健脾補肺力佳；蛤蚧味鹹性平，血肉有情之品，益腎填精，溫腎納氣力雄。虛喘之證，多責之於肺腎，肺司呼吸，為氣之主，腎主納氣，為氣之根。肺氣虛則呼吸無力，咳喘短氣；腎氣虛則攝納無權，呼多吸少，動輒喘甚。二藥伍用，人參補氣，蛤蚧納氣，並取金水相生之意，有兩補肺腎，納氣定喘之功。人參、蛤蚧相配，還有補腎壯陽，益精血之力。現代藥理研究表明，人參中所含單體甙有促性腺激素樣作用，蛤蚧提取液表現雄性激素樣作用，故二藥又是腎虛陽痿諸症的常用藥對。

【臨床應用】1. 肺腎兩虛或腎不納氣之喘咳。

2. 陽痿、遺精、早洩。

3. 支氣管哮喘，肺氣腫，心源性喘息等。

【用量用法】人參：6～10克。蛤蚧：1～2克，研末沖服。

【名醫經驗】1. 玄明淑　以複方人參膏（將人參乾膏粉、蛤蚧粉、黃連粉、乳香、沒藥、兒茶、冰片、鉛丹按5：2：0.2：0.2：0.2：0.3：0.1：2的比例，研末過篩混勻，盛入膠囊，每粒重0.5克）治療宮頸糜爛。先沖洗陰道，再將2粒膠囊放入後穹窿部，隔日1次，4次為一療程，治療311例，治

瘉率為 93.6%，總有效率為 98.7%。（《中醫雜誌》，1983，24（11）：39）

2. 趙佶　獨聖餅子，用蛤蚧（酒和蜜塗，炙熟）1 對，人參（紫團參）1 株，共為末，熔蠟 4 兩，濾去滓，和藥末，作 6 餅子，用糯米作薄粥 1 盞，投藥 1 餅，空心趁熱細細呷之。主治肺氣咳嗽、面腫、四肢浮等肺腎虛喘之證。（《聖濟總錄》）

3. 羅天益　人參蛤蚧散，以蛤蚧（河水浸五宿，逐日換水，洗去腥氣，酥炙黃色）1 對、人參、茯苓、貝母、桑白皮、知母各 2 兩，杏仁（炒去皮尖）5 兩、炙甘草 5 兩等組方，治療久病體弱兼肺熱之氣喘咳嗽。（《衛生寶鑒》）

4. 張鏡人等　以移山參 9～10 克、蛤蚧 1 對（去頭），水煎服，每日 1 劑，治療持續性哮喘 16 例，一般症狀控制後改為研末沖服，每日 6 克，結果臨床控制 9 例，顯效 3 例，好轉 3 例，總有效率 94%。（《中西醫結合雜誌》，1983，3（1）：8）

【使用禁忌】1. 風寒咳嗽、實證、熱證、陰虛內熱、腹脹者不宜用。

2. 人參反藜蘆，畏五靈脂，惡皂莢，相合時不可與之同用。不宜同時喝茶和吃蘿蔔，以免影響藥力。

人參──磁石

【配對奧妙】人參味甘微苦而性微溫，大補元氣，為補氣第一要藥；磁石味鹹性寒，質重墜，擅長潛陽納氣。咳喘之證，實則責之於肺，虛則責之於腎，單純氣虛，補氣為要，氣虛上浮，補氣潛納為本。

二藥伍用，一補肺腎之氣虛，一潛納腎氣，使氣得以降而歸於丹田，正乃「損其肺者益之以氣，虛其腎者鎮之以重」之

謂。人參安神益智，磁石安神定驚，二者合用，益氣安神之力倍增。

【臨床應用】1. 肺腎氣虛、潛納無權之咳喘氣促，呼多吸少，動則尤甚等。

2. 心氣不足，心神不安，驚恐失眠，心慌耳鳴。

【用量用法】人參：6～10克。磁石（打碎先煎）：10～30克，入丸散1～3克。必須煅透，否則令人腹痛。

【名醫經驗】1. 楊濟等　人參配磁石，或加胡桃肉、蛤蚧等藥，治肺腎氣弱，潛納無能之咳喘氣促，呼多吸少，動則尤甚之證。人參配磁石、朱砂、遠志、茯神、龍齒、治心氣不足，心神不安，驚恐失眠，心慌耳鳴等症。（《臨證用藥配伍指南》）

2. 嚴西亭　人參，得當歸活血，配陳皮理氣，配磁石治喘咳氣虛上浮，配蘇木治血瘀發喘。（《得配本草》

【使用禁忌】

1. 脾胃虛弱、實證、熱證、陰虛內熱、腹脹者不宜用。

2. 人參反藜蘆，畏五靈脂，惡皂莢，相合時不可與之同用。磁石入丸散時不可多服。不宜同時喝茶和吃蘿蔔，以免影響藥力。

人參——蓮子

【配對奧妙】人參、蓮子皆為補益之品。人參味甘微苦而性微溫，大補元氣，為峻補之品，且有益氣安神之功，肺、脾、心之氣虛皆可選用；蓮子味甘而澀，性平，有健脾澀腸、斂養心氣之力。二藥合用，既可健脾澀腸止瀉，又能益氣養心安神，故脾虛泄瀉及心虛失眠健忘均可應用。

【臨床應用】

1. 脾虛氣弱，食慾不振，消化不良，便溏久瀉。

2. 心氣虛弱，心悸怔忡，失眠健忘。

【用量用法】人參：10 克；蓮子：10～15 克。

【名醫經驗】1. 陳師文　參苓白朮散，以人參、蓮子肉、白朮、茯苓、甘草、山藥、桔梗、扁豆、薏苡仁、縮砂仁等組方，主治脾胃虛弱，飲食不消，或吐或瀉，形體虛羸，四肢無力等症。（《太平惠民和劑局方》）

2. 胥慶華　古時用此二藥各 9 克，以井水二盞，煎一盞，細細呷之，或加薑汁炒黃連，治療下痢噤口。近時遇此症，多取人參與石蓮合用，石蓮子乃苦寒之品，具清熱止痢，開胃止嘔之功。（《中藥藥對大全》）

3. 趙佶　參蓮散，以人參 1 錢、蓮子心 1 分共為末，每服 1 錢匕，空心新水送下，以癒為度。取甘溫除熱之法，主治脾胃氣虛、陰火上升之鼻衄不止。（《聖濟總錄》卷七十）

【使用禁忌】1. 實熱積滯、大便秘結、實證熱證、陰虛內熱、腹脹者不宜用。

2. 人參反藜蘆，畏五靈脂，惡皂莢，相合時不可與之同用。不宜同時喝茶和吃蘿蔔，以免影響藥力。

人參——木香

【配對奧妙】人參味甘微苦，性微溫，為峻補之品，純虛無實者，用之最宜；因虛致實，用之則有實實之弊；或虛不受補，用之則補而不受，難以成效。

臨證之際，常以人參補虛為主，少佐木香行氣，補中有行，動中有靜，既可免除人參滋補呆滯之弊病，又防木香辛燥行氣而耗氣，增強人參補虛之功，又擴大人參的治療範圍，對氣虛兼氣滯者，用之最宜。

【臨床應用】1. 氣虛之少氣、懶言、乏力等。

2. 氣虛兼有氣滯腹脹。

3. 久病體虛。

【用量用法】人參：6～10 克。木香：1.5～3 克。

【名醫經驗】1. 王肯堂　健脾湯，以人參、木香、白朮、黃連、茯苓、六曲、陳皮、砂仁、山楂、山藥、肉豆蔻、甘草等組方，主治脾胃虛弱，飲食不化，脘腹痞脹，大便溏薄，苔膩微黃，脈弱諸症。（《證治準繩》）

2. 胥慶華　陳維華等經驗，治療年老氣虛，脾胃不健而見神怯乏力，納呆少食或便秘難解者，取人參（也可用黨參）9克，廣木香 1.5 克，療效滿意。（《中藥藥對大全》）

3. 徐春甫　醒脾散，以人參、木香、天麻、白朮、茯苓、全蠍、僵蠶等組方，主治小兒慢驚。（《古今醫統大全》）

【使用禁忌】

1. 實證、熱證、血燥、陰虛火旺、腹脹者不宜用。

2. 人參反藜蘆，畏五靈脂，惡皂莢，相合時不可與之同用。不宜同時喝茶和吃蘿蔔，以免影響藥力。

人參——鹿茸

【配對奧妙】人參甘苦微溫，大補元氣；鹿茸味甘而鹹，性溫，峻補腎陽，益精血，強筋骨。「形不足者溫之以氣」，人參大補元氣，鹿茸溫命門之火，以生少火之氣；「精不足者補之以味」，鹿茸味厚，益精血，強筋骨，得人參以生津，其源不竭。二藥相合，雖有氣血陰陽兼顧之施，但終以益氣壯陽為最，其力剛雄，乃峻補之品。

【臨床應用】1. 先天不足，或後天勞絕，或年高火衰而見形體羸弱，腰膝酸軟，四肢發涼，精神疲憊，耳聾耳鳴等。

2. 男子陽痿、遺精、早洩；女子宮寒不孕。

【用量用法】人參：10 克。鹿茸：1～3 克，研末沖服。

【名醫經驗】1. 鄭澤　人參鹿角膏：以人參、鹿角膠各 4

兩組方。人參咀片，入銅鍋，或沙鍋亦可，用水 8 碗，約熬 2 碗，去滓，又熬 1 碗取起，又將鹿角膠入京酒三杯熬化，同人參膏和勻，以瓷瓶貯之，入好白蜜 4 兩，銅鍋隔水煮，候膏滴水成珠為度。每早淡酒調數匙，就以食壓之。二藥合用，陽得陰助，陰得陽化，專補腎氣，益精血，用於精血虛衰之不孕、不育。（《墨寶齋集驗方》）

2. 楊濟等　人參配鹿茸，治先天不足，或後天勞傷，或年高火衰而見的形體羸弱，腰膝酸軟，四肢發涼，精神疲憊，耳聾目暗，男子陽痿精冷經，女子宮寒不孕等症。切忌聚服大劑量。（《臨證用藥配伍指南》）

【使用禁忌】1. 實證、陰虛陽亢、血分有熱、胃火盛、肺有痰熱、外感熱病、腹脹者均不宜用。

2. 人參反藜蘆，畏五靈脂，惡皂莢，相合時不可與之同用。不宜同時喝茶和吃蘿蔔，以免影響藥力。

人參——當歸

【配對奧妙】人參味甘微苦而性微溫，為氣分藥，補氣之力最峻；當歸味甘而辛，性溫，為血分藥，功專養血活血。二藥相伍，以人參益氣固脫為主，少佐當歸引入血分，可收益氣攝血之功，適用於驟然出血而致的自汗頻頻、氣短脈微之危重症候。又「氣為血帥」、「氣能行血」，人參合當歸，補心氣而養心血，通心脈而化瘀滯，共奏補氣養血，活血化瘀之功。

【臨床應用】1. 驟然出血而致自汗頻頻，氣短脈微。

2. 心氣不足、心血瘀滯之心悸、胸悶胸痛，甚則面唇、指甲青紫。

3. 氣血兩虛之頭暈心悸、失眠、健忘、舌淡脈細。

【用量用法】益氣攝血：人參：30 克。當歸：6 克。

補氣養血活血：人參：15 克。當歸：10 克。

【名醫經驗】1. 王肯堂　養心湯：以人參、當歸、柏子仁、酸棗仁、遠志。五味子、川芎、黃芪、茯神、肉桂、半夏麴、甘草等組方，主治心血不足，怔忡驚悸等症。（《證治準繩》）

2. 寇宗奭　桑螵蛸丸：以人參、當歸、桑螵蛸、龍骨、龜板、茯神、石菖蒲、遠志等組方，主治腎虛遺精、滑精、遺尿或小便頻數等症。（《本草衍義》）

3. 李杲　補中益氣湯：以人參、當歸、黃芪、白朮、陳皮、炙甘草、升麻、柴胡等組方，主治氣虛下陷，脫肛等症。（《脾胃論》）

4. 洪基　天王補心丹：以人參、當歸、生地、五味子、天冬、麥冬、柏子仁、酸棗仁、遠志、玄參、丹參、茯苓、桔梗等組方，主治心腎不足，陰血虧虛所致的虛煩不眠，心悸夢多等症。（《攝生秘剖》）

5. 許叔微　白薇散：以人參、當歸、白薇、甘草等組方，主治產後血虛發熱，昏厥等症。（《普濟本事方》）

6. 張仲景　烏梅丸：以烏梅、人參、當歸、黃連、黃柏、乾薑、細辛、花椒、附子、桂皮等組方，主治蛔厥嘔吐。（《傷寒論》）

【使用禁忌】1. 濕盛中滿、大便溏瀉、實證、熱證、陰虛內熱、腹脹者不宜用。

2. 人參反藜蘆，畏五靈脂，惡皂莢，相合時不可與之同用。不宜同時喝茶和吃蘿蔔，以免影響藥力。

人參——阿膠

【配對奧妙】人參甘溫，歸脾肺二經，功長補氣健脾益肺，為脾肺氣虛常用之品；阿膠味甘性平，歸肺肝腎經，功偏補血滋陰，潤肺柔肝益腎。

二藥合用，一則以阿膠滋水生金，人參益氣保肺，合奏滋潤肺氣之效；一則以人參健脾扶中，阿膠養血柔肝，共奏健脾柔肝、養血止血之功。

【臨床應用】1.肺腎陰虛兼肺氣不足之咳喘無力、痰中帶血、顴紅盜汗、腰膝酸軟、舌紅少苔。

2.氣血不足之頭暈、心悸、氣短、健忘等。

3.脾不統血之月經過多、崩漏。

【用量用法】人參：10～15克，另煎；阿膠（烊化沖服）：10克。

【名醫經驗】1.張仲景　炙甘草湯：以炙甘草、人參、阿膠、大棗、生薑、生地黃、桂枝、麥門冬、麻仁等組方，主治氣虛血少所致脈結代，心動悸，虛勞肺痿等症。（《傷寒論》）

2.王肯堂　如紫菀湯：以紫菀、人參、阿膠、知母、桔梗、茯苓、甘草、川貝、五味子等組方，主治咯血症。又如桑寄生散，以桑寄生、人參、阿膠、當歸、川芎、川續斷、香附子、茯神、白朮等組成，主治胎漏、月水妄行，淋瀝不止等症。（《證治準繩》）

3.虞搏　九仙散：以人參、阿膠、款冬花、桔梗、桑白皮、五味子、貝母、烏梅、罌粟殼、生薑、大棗等組方，有益氣斂肺止咳之功，主治久咳不已，肺虛氣弱，咳甚則氣喘自汗，脈虛數者。（《醫學正傳》）

【使用禁忌】1.脾胃虛弱、嘔吐泄瀉、實證、熱證、陰虛內熱、腹脹等均不宜用。

2.人參反藜蘆，畏五靈脂，惡皂莢，相合時不可與之同用。不宜同時喝茶和吃蘿蔔，以免影響藥力。

人參——何首烏

【配對奧妙】人參味甘微苦而性微溫，為補氣藥，功長健脾益氣；何首烏味甘苦而澀，性微溫，為補血藥，兼有截瘧解毒之功。二者合用，何首烏得人參，則益氣養血之力倍增，扶正截瘧之功更著。

【臨床應用】1. 氣血兩虛，瘧久不癒者。

2. 氣血不足之長期低熱。

【用量用法】人參：10 克。何首烏：30 克。

【名醫經驗】1. 張介賓　何人飲：以人參、何首烏、當歸、陳皮、生薑等組方，主治瘧疾久發不癒，氣血虛虧等症，是治療瘧疾的專方。（《景岳全書》）

2. 楊濟等　何首烏配人參，或加當歸等藥，治瘧久不癒，氣血兩虛者。（《臨證用藥配伍指南》）

3. 陳蓮舫　不寐膏方：用西洋參、紅參、佛手花各 6 克，製首烏、元生地、淡蓯蓉、抱茯神、大丹參、龍眼肉、白木耳各 15 克，焙甘杞、潼蒺藜、酸棗仁、川杜仲、白蒺藜、新會絡、潞黨參、寸麥冬、薑半夏各 9 克，范志麴 12 克，沉香屑 3 克，湘蓮子 30 克，陳阿膠、龜板各 60 克，共收膏，每服 1 食匙，每日 2 次。治療不寐。（《陳蓮舫醫案精華》）

【使用禁忌】1. 大便溏瀉、實證、熱證、濕痰、陰虛內熱、腹脹者不宜用。

2. 人參反藜蘆，畏五靈脂，惡皂莢，相合時不可與之同用。不宜同時喝茶和吃蘿蔔，以免影響藥力。

人參——訶子

【配對奧妙】人參味甘微苦，性微溫，大補元氣，益肺補脾；訶子味苦而酸澀，性平，斂肺下氣，澀腸固脫。二藥合用，相使配對，具有補益正氣，收斂虛氣的作用。人參補肺

氣，佐訶子斂肺止咳，而使肺金氣旺，宣肅有司；人參健脾氣，佐訶子澀腸固脫，可使脾土健旺，升降有度。

【臨床應用】

1. 肺氣虛損，咳嗽無力，動則氣促或久嗽失音等。

2. 脾虛滑瀉，久瀉久痢。

3. 氣虛下陷脫肛。

【用量用法】人參：10～15克。訶子：6～10克。

【名醫經驗】1. 王肯堂　固腸丸：以人參、訶子、烏梅、肉豆蔻、罌粟殼、蒼朮、茯苓、木香等組方，主治久痢滑泄。（《證治準繩》）

2. 陳師文　真人養臟湯：由人參、訶子、白芍、當歸、白朮、肉豆蔻、肉桂、甘草、木香、罌粟殼等組成，有補虛溫中，澀腸固脫之功，主治瀉痢日久，脾腎虛寒，滑脫不禁，腹痛食少，久瀉久痢，舌白，脈細遲者。（《太平惠民和劑局方》）

3. 王燾　訶藜勒散，以訶子（炮，去核）4顆、人參2分共為末，以牛乳2升，煮三四沸，頓服之；或分為二服亦得，如人行三二裏進一服。主治胸脅悶痛，不能吃食等證。（《外台秘要》卷七）

【使用禁忌】1. 外有表邪、濕熱積滯、實證、熱證、陰虛內熱、腹脹者不宜用。

2. 人參反藜蘆，畏五靈脂，惡皂莢，相合時不可與之同用。不宜同時喝茶和吃蘿蔔，以免影響藥力。

人參——椿皮

【配對奧妙】人參味甘微苦而性微溫，健脾益氣；椿皮味苦而澀，性寒，燥濕清熱，澀腸止瀉。二藥同用，相使配對，人參益氣補虛以治本，椿皮固澀止脫以治標，標本兼顧，補澀

同用，益氣固澀中尚有祛邪之力，可收事半功倍之效。

【臨床應用】1. 脾胃氣虛久瀉久痢。

2. 女子白帶清稀，淋漓不盡。

【用量用法】人參：10克。椿皮：10克。

【名醫經驗】1. 沈金鰲　樗白皮散：以樗白皮、人參各1兩，共為末，每服2錢匕，空心以溫酒調服，如不飲酒，以溫米飲代。主治大腸風虛，飲酒過度，挾熱下痢膿血，疼痛，多日不癒者。（《雜病源流犀燭》卷十七）

2. 胥慶華　人參、椿皮伍用，名人參樗皮散，載於《醫方集解》，主治臟毒久痢。因椿皮固澀中有清熱燥濕之力，與人參同用，益氣固澀中尚有祛邪之功。因此，對虛中挾實之證，也可酌情選用。（《中藥藥對大全》）

【使用禁忌】1. 脾胃虛寒、實證、熱證、陰虛內熱、腹脹等均不宜用。

2. 人參反藜蘆，畏五靈脂，惡皂莢，相合時不可與之同用。不宜同時喝茶和吃蘿蔔，以免影響藥力。

人參——三七

【配對奧妙】人參味甘微苦而性微溫，大補元氣，補肺益脾，益智寧神，生津止渴；三七味甘微苦，性溫，行瘀止痛，祛瘀止血。二藥參合，一補一散，相互制約，相互為用，益氣活血，散瘀定痛，止血、止咳甚妙。

【臨床應用】1. 虛勞咳嗽，老年體弱之痰嗽，經久不癒者；

2. 冠心病心絞痛諸症；

3. 各種出血性疾患，如衄血、吐血、尿血、便血，以及婦女崩漏下血等症。

【用量用法】人參：5～10克；三七：6～10克。

【名醫經驗】1. 呂景山　用人參3克、三七6克，共研細

末，分為 10 包，早、晚各服 1 包，黃酒調服；白開水送服亦可。根據施老經驗，治虛勞咳嗽者，用藥成量不宜過重，否則無效。用於治療冠心病心絞痛以及各種出血性疾患，用藥份量可隨症加減，一般用量：人參 6～10 克，三七 3～10 克。（《施今墨對藥臨床經驗集》）

2. 王維德　勝金散：以人參、三七共研極細末，塗患處，濕者乾摻。有消腫止痛之功，主治瘡瘍潰爛，外傷出血及鼻衄。（《外科證治全生集》卷四）

【使用禁忌】1.實證、熱證、血虛、吐血、衄血、陰虛內熱、腹脹、孕婦等均不宜用。

2. 人參反藜蘆，畏五靈脂，惡皂莢，相合時不可與之同用。不宜同時喝茶和吃蘿蔔，以免影響藥力。

人參——甘草

【配對奧妙】人參味甘微苦而性微溫，大補元氣；甘草味甘性平，益氣補虛，通經脈。二藥合用，協同一致，能大補元氣，強固五臟。

【臨床應用】氣虛之席漢氏綜合徵、小兒瘡癤等。

【用量用法】人參：6～10 克；甘草：10 克。

【名醫經驗】1. 蕭森茂　席漢氏綜合徵屬元氣虛損者隨證選用，有一定治療作用。藥理研究證明人參能興奮垂體－腎上腺皮質功能，增強此軸效應，促進代謝，調節生理功能。甘草有類似腎上腺皮質激素樣作用，促進體內水鈉瀦留，促調機體的免疫功能。所以二藥對席漢氏綜合徵的治療是很有裨益的。（《百家配伍用藥經驗採菁》）

2. 李佶　人參湯：以人參、甘草（半生半炙）各 1 兩，共為粗末，以獖豬水去滓澄清，取五升，同煎至二升半，去滓，渴即飲之，主治消渴，初因酒得。（《聖濟總錄》卷五十八）

3. 李東垣　人參得黃芪、甘草，乃甘溫除火熱，瀉陰火，補元氣，又為瘡家要藥。現對小兒瘡癤，屬氣虛且反覆發生不易治癒者，配用二藥有較好療效。（《脾胃論》）

4. 雷振甲等　治療腦垂體前葉功能減退症，以生甘草15～30克，人參6克組方，畏寒者加製附子9克，每日1劑，水煎服，2～6個月為一療程，治療9例，結果治癒3例，基本治癒5例，有5例分娩大失血合併休克者，分娩後立即以上方加大棗10枚，每日1劑，對預防本病發生效果顯著。（《中華醫學雜誌》，1975，61（10）：718）

【使用禁忌】1. 濕盛中滿、實證、熱證、陰虛內熱、腹脹水腫等均不宜用。

2. 人參反藜蘆，畏五靈脂，惡皂莢，甘草反大戟、芫花、甘遂、海藻，相合時不可與之同用。不宜同時喝茶和吃蘿蔔，以免影響藥力。

人參──琥珀

【配對奧妙】人參味甘微苦而性微溫，大補元氣，安心神；琥珀味甘性平，鎮驚安神，散瘀止血止痛。三藥合用，益心氣助行血散瘀，祛瘀而不傷正，相輔相成，共奏益心氣通心脈、寧心活血定痛之功。

【臨床應用】慢性肝炎、冠心病、心律失常、神經衰弱等。

【用量用法】人參：6～10克；琥珀（沖服）：3克。

【名醫經驗】1. 蕭森茂　人參、琥珀與三七同用，此為岳美中的配伍用藥經驗。冠心病患者用之有康復體力，增強運動耐量，緩解心絞痛和改善心電圖等作用。心絞痛屬氣虛有瘀者用之可較好地緩解心絞痛，穩定病情。（《百家配伍用藥經驗採菁》）

2. 袁今奇　二藥與三七同用，對治療血清蛋白異常的慢性

肝炎患者，對改善慢性肝病異常血清蛋白，降低麝濁和鋅濁等方面有比較明顯的療效。（《中醫雜誌》，1990，（12）：28）

3. 周玉萍　以黨參、黃芪各 30 克，三七末、琥珀粉各 1 克，纈草 15 克，每包按此比例共為末，拌均，每日 1 包，分三次溫開水沖服，6～8 週為一療程，治療 45 例心律失常患者，結果顯效 16 例，有效 25 例，無效 4 例，總有效率 91.1%。（《中醫雜誌》，1987，（7）：40）

4. 高學敏等　以人參、琥珀、三七各等份為末，每晚睡前服 3 克，白開水送服，治療冠心病有效。（《中藥學》）

5. 江蘇新醫學院　治療神經衰弱，以人參、琥珀、羚羊角、茯苓、遠志、甘草各等份，共為細末，用豬血和熟蜜製丸，金箔為衣，每丸約重 9 克，每次 1 丸，每 2～3 次，燈芯湯送下，以對健忘恍惚，神虛不寐有較好療效。（《中藥大辭典》下冊）

【使用禁忌】1. 實證、熱證、陰虛內熱、腹脹等均不宜用。

2. 人參反藜蘆，畏五靈脂，惡皂莢，相合時不可與之同用。不宜同時喝茶和吃蘿蔔，以免影響藥力。

人參——蘇木

【配對奧妙】人參味甘微苦而性微溫，補元氣益心肺。蘇木味甘鹹而微辛，活血化瘀、消腫止痛。二藥合用，補益心肺之氣以行血，血行又助心肺功能，相輔相成，共奏補益心肺、活血定喘之功。

【臨床應用】肺鬱血瘀之咳嗽、胸悶、口唇發紺、浮腫等。

【用量用法】人參：10 克；蘇木：5～10 克。

【名醫經驗】1. 王馥原　人參蘇木湯：以人參 2 錢、蘇木 1 錢 5 分，水煎，加陳酒 2 匙沖入，主治產後敗血沖肺，面赤嘔逆，喘急欲死等症。（《醫方簡義》卷六）

2. 嚴西亭　人參配蘇木治血瘀發喘。（《得配本草》）

3. 蕭森茂　用於治療慢性支氣管炎、肺心病等屬心肺氣虛，肺有鬱血而咳嗽，胸悶，口唇發紺，浮腫，有增強心肺功能，改善肺部淤血，止咳喘之作用。且蘇木「少量則活血，多量則破血」，宜隨證酌定蘇木用量。（《百家配伍用藥經驗採菁》）

4. 趙錫武　用真武湯、生脈散、麻杏石甘湯配伍二藥，治療肺心病屬心腎虧虛、氣陰不足兼有肺熱壅盛、淤血阻滯者，症見咳喘浮腫、口唇發紺等，療效滿意。二藥合用有較好益氣化瘀定喘之功。（《趙錫武醫療經驗》）

5. 朱良春　風心病合併咯血者，用二藥加花蕊石有較好療效。（《中醫雜誌》，1992（1）：17）

【使用禁忌】

1. 實證、熱證、陰虛內熱、腹脹、孕婦等均不宜用。

2. 人參反藜蘆，畏五靈脂，惡皂莢，相合時不可與之同用。不宜同時喝茶和吃蘿蔔，以免影響藥力。

人參——紫蘇

【配對奧妙】人參味甘微苦而性微溫，補益脾胃元氣；紫蘇味辛性溫，疏表散寒，利氣化痰滯，開胃氣。二藥乃參蘇飲配伍之義，補散合用，共奏扶正氣、散餘邪、開胃利氣、化痰行滯之功。

【臨床應用】小兒咳喘、胸悶日久、短氣自汗等。

【用量用法】人參：10克；紫蘇：5克。

【名醫經驗】1. 王伯岳　小兒咳喘、胸悶日久、短氣自汗者，用紫蘇二份，人參一份，煎湯呷服，療效獨特。（《北京中醫》，1988，（5）：12）

2. 蕭森茂　楊藝農體會，治小兒肺炎運用人參應靈活掌

握。體實者不用，體弱者應少量用。參類有扶正祛邪祛痰作用。（《百家配伍用藥經驗採菁》）

3. 趙佶　紫蘇湯，以紫蘇莖葉（銼）2兩、人參半兩，共為粗末，每服3錢匕，水1盞，煎至7分，去滓溫服，每日2次，主治咳逆短氣。（《聖濟總錄》）卷六十六）

【使用禁忌】

1. 實證、熱證、腹脹、陰虛內熱、氣弱表虛等均不宜用。

2. 人參反藜蘆，畏五靈脂，惡皂莢，相合時不可與之同用。不宜同時喝茶和吃蘿蔔，以免影響藥力。

人參——石斛

【配對奧妙】人參味甘微苦，益氣、生津；石斛味甘性微寒，生津益胃厚腸。二藥輕清輕補，相得益彰，既能益脾氣、養胃陰、開胃氣，又無壅滯香燥之弊。

【臨床應用】陰虛津虧、久病虛勞、脾胃虛弱等證。

【用量用法】人參：10克；石斛：15克。

【名醫經驗】1. 程門雪　對年邁體弱、病久病危等虛實夾雜之重證，治療時應注意輕補、輕清、輕宣、輕化、輕泄、輕開、緩下，以保護胃氣，切忌大苦大寒、滋膩、甘滯、香燥等。治本虛僅用吉林參鬚、金石斛之品，以生胃氣，養胃陰；而不用山藥、白朮、甘草等守中補脾之品。（《上海中醫藥雜誌》，1982，（3）：2）

2. 王孟英　清暑益氣湯：以西洋參、石斛、麥冬、黃連、竹葉、荷梗、甘草、知母、粳米、西瓜翠衣等組方，選用本藥對益氣固表，主治暑熱傷氣，汗多煩渴，脈大而虛等證。（《溫熱經緯》）

3.張羹梅　用二藥相伍，再配川連、丹參，以健脾養胃，治療虛勞脾胃虛弱。人參補五臟安精神，石斛補五臟虛勞強陰

厚腸胃，黃連清火厚腸調胃。三味合用，有益氣陰、清虛熱、調胃之功。（《中醫雜誌》，1981，（4）：16）

4. 陳良甫　用人參、石斛顧護胃氣。「人之胃氣，依胃而養」，治病以先復胃氣養胃陰為要，務使胃氣得健，納穀得充，則五臟已損之陰或有可復之望。（《陳良甫專輯》

【使用禁忌】1.實證、熱證、陰虛內熱、溫熱病早期、腹脹、濕溫尚未化燥者均不宜用。

2. 人參反藜蘆，畏五靈脂，惡皂莢，相合時不可與之同用。不宜同時喝茶和吃蘿蔔，以免影響藥力。

【用藥指歸】

1. 人參的配藥對，主要用於久病元氣虛弱諸證。如中氣不足、中氣下陷所引起的胃下垂、子宮脫垂、脫肛；脾胃虛弱之食少便溏、久瀉久痢、倦怠乏力、動則汗出；脾不統血之月經過多、崩漏、衄血、吐血、尿血、便血；肺腎兩虛或腎不納氣之喘咳、哮喘、肺氣腫、陽痿、遺精、早洩、宮寒不孕、耳鳴耳聾；心氣虛弱之心悸怔忡、冠心病心絞痛、失眠健忘、短氣自汗；肺腎陰虛兼肺氣不足之咳喘、失音、痰中帶血、盜汗、腰膝酸軟、慢性肝炎；氣血不足之頭暈、心悸、氣短、健忘、長期低熱、久瘧、咳嗽、心律失常、神經衰弱等方面。

2.本品因產地、加工方法、藥用部位不同，功效不同。以野山參補力最大，功效最佳，園參補力較弱，但藥源廣、價廉，故今多用；產於吉林、遼寧、朝鮮者，補力較優；參鬚補力最弱；而生曬參適用於氣陰不足者；紅參性偏溫，氣弱陽虛者適用。其用量一般為 5～10 克，宜文火另煎，再將參汁兌服；研末吞服者，每次 0.5～1 克，1～2 次／日；挽救虛脫，當用 15～30 克，蒸汁或煎汁灌服。

3. 古人認為人參畏五靈脂，但後世學者認識不一，1985 年

版《中華人民共和國藥典》未云二藥不能配伍同用，考古今臨床，二藥同用者頗多，亦未有中毒報導，是故不必拘泥是說。

4. 人參反藜蘆、惡皂角，故不宜與藜蘆、皂角同用。《本草集要》認為人參「畏蘿蔔」，所以服人參期間不宜吃蘿蔔，也不宜喝茶，以免降低療效。《本草集要》又云「萊菔子最解人參」，如服人參而生脹悶者，用萊菔子適量煎湯服可解之。

5. 人參味甘微溫，有助火壅滯斂邪之弊，故骨蒸勞熱、血熱吐衄、肝陽上亢、目赤頭眩等一切實證、火鬱之證均不宜用。服人參，應防其助火，可配天冬、生地等涼潤之品；要防其礙氣作脹，則可與陳皮、砂仁等理氣除脹之品相配。

6. 人參毒性很少，人口服 3% 人參酊 100 毫升，僅感輕度不安。如服 200 毫升或大量人參根粉，可發生中毒，出現玫瑰疹、瘙癢、頭痛、眩暈、體溫上升及出血等症狀，出血乃人參急性中毒的特徵，醫者不可不察。

2 黃 芪

黃芪，始載於《神農本草經》，列為品，原作黃耆，又名綿黃芪、箭芪、口芪。為豆科多年生草本植物蒙古黃芪或膜莢黃芪的乾燥根，因「耆，長也。黃芪色黃，為補藥之長，故名，今俗通作黃芪。」味甘，性微溫，歸入脾、肺經，主要功效為補氣升陽，益衛固表，托瘡生肌、利水消腫。

黃芪味甘微溫入脾經，為補益脾氣之良藥，用來治療脾氣虛弱，運化失健，而見面色　白或萎黃、倦怠乏力、納少便溏等症。本品甘溫，補氣力強，又兼升提，又治倦怠無乏、氣短、面白無華、吐血、便血、皮下出血、崩漏等氣不攝血諸症。因其甘溫升補，既善於補氣，又長於升陽，治療脫肛、胃下垂等氣虛下陷證最為適宜。入脾肺二經，既補脾氣，又補肺

氣，又常用治脾肺氣虛證。

黃芪甘溫補氣，氣足則血旺，也常用治療氣血雙虧證。脾氣虛損，清陽不得升發輸布，鬱於肌表，可致氣虛發熱，本品甘而微溫，入脾而長於補氣升陽，乃「甘溫除大熱」之法的具體運用。體弱衛虛，肌表不固，可致自汗，本品補脾肺之氣而有良好的固表止汗之功，常用治表虛自汗證。

黃芪甘溫升補，有良好的補氣升陽、托瘡生肌作用，素有「瘡家聖藥」美稱，故用治瘡瘍患者氣血虧虛，膿成日不潰，瘡形平塌久不成膿，潰後久不生肌收口諸證。本品生用，既能補氣，又能利水，為氣虛浮腫尿少之要藥。黃芪補氣力強，氣足則血旺而運行有力，又用治氣虛血虧，血行不暢而致血痹肌膚麻木等證。

此外，對氣虛血滯之半身不遂、口眼斜，氣津兩傷之消渴，癌腫氣虛等證均有廣泛運用。

現代藥理研究：

黃芪主要含甙類、多糖、工,黃酮、氨基酸、微量元素等。膜莢黃芪含黃芪皂甙甲和皂甙乙，胡蘿蔔，β-谷甾醇等，含多糖 2.53%，梭果黃芪含多糖 1.58%。蒙古黃芪含黃芪皂甙 I、II、IV，大豆皂甙和胡蘿蔔甙，含多糖 I、II、III。多花黃芪含多糖 1.32%。蒙古黃芪、膜莢黃芪含多種黃酮類物質。膜莢黃芪含 25 種游離氨基酸，金翼黃芪含 22 種遊離氨基酸，梭果黃芪、多花黃芪含 19 種游離氨基酸。蒙古黃芪、膜莢黃芪、多花黃芪含人體多種微量元素。

黃芪能增加網狀內皮系統的吞噬功能，促進抗體形成，提高 E-玫瑰花環率，促進 T 細胞分化和成熟，增強 NK 細胞的細胞毒活性，誘生干擾素。

黃芪能促進 RNA 和蛋白質合成，增加小鼠和組織內環核苷

酸的含量，降低高血糖，升高低血糖，降低血脂等作用。黃芪對心肌細胞有明顯的保護作用，黃芪皂貳能抗心律失常、擴張冠狀動脈和外周血管，降低血壓，改善貧血動物血象，降低血小板粘附率，減少血栓形成。

黃芪具利尿、消除蛋白尿的作用，能治療動物增值性腎炎，腎毒血清性腎炎腎病。黃芪有鎮靜作用，黃芪貳具鎮靜、鎮痛作用。黃芪、黃芪多糖具有抗缺氧、抗疲勞、抗輻射、耐低溫和耐高溫作用。

黃芪在體外對肺炎鏈球菌、金黃色葡萄球、菌志賀氏痢疾桿菌、炭疽桿菌、α-溶血鏈球菌、β-溶血鏈球菌、白喉桿菌等有抗菌作用，黃芪多糖對結核菌感染有明顯對抗作用。黃芪對流感病毒、腺病毒、濾泡性口腔炎病毒、DNN病毒所致細胞病變有輕度抑制作用。

黃芪還具有興奮呼吸、保肝、促雌激素樣作用。

黃芪——甘草

【配對奧妙】黃芪甘溫，補脾肺、升清陽，為補氣要品。甘草甘平，補脾胃，益中氣。二藥相須配伍，取甘以守中，使補中益氣之力增強。生黃芪又為瘡瘍要藥，具托毒排膿、斂瘡收口之功；生甘草能清熱瀉火、補虛解毒。二者合用，以黃芪為主，甘草為輔，有補虛托毒、排膿解毒之作用。

【臨床應用】1. 主治脾胃氣虛之食少，便溏，體倦等。

2. 氣虛發熱，渴喜溫飲，自汗出，少氣懶言等。

3. 氣血不足，瘡瘍內陷或久不收口。

【用量用法】黃芪：10～30克。甘草：6～10克。

【名醫經驗】1. 劉康平　黃芪甘草湯：治療前列腺炎，以生黃芪50克、生甘草12克、丹參20克、小紅豆20克為基本方，隨症加減，每日1劑，水煎服，3週為一療程，共治12

例，結果1療程治癒者5例，2療程治癒者4例，3療程治癒者3例。（《陝西中醫》，1985，6（6）：258）

2. 陳師文　黃芪六一湯：以黃芪（蜜炙）6兩、炙甘草1兩，咬咀，每服2錢，水1盞，大棗1枚，煎至七分，去滓溫服，不拘時候。有平補氣血，安和臟腑之功。主治氣虛津傷，肢體勞倦，口常乾渴，面色萎黃，不思飲食；或先渴而後生瘡癤，或患癰疽之後而口渴；或衛虛自汗；或痔漏膿水不絕等。（《太平惠民和劑局方》卷五）

3. 魏峴　六一散：以炙黃芪6兩、炙甘草1兩，共為細末，如常點服，不拘早晚，乾吃亦得。主治咯血，發寒熱等證。（《魏氏家藏方》卷九）

4. 趙佶　托里黃芪湯：以綿黃芪（去蘆，蜜炙）10兩、甘草1兩共銼，如麻豆大，每服5錢匕，水2盞，煎五七沸，去滓，溫熱隨意服，不拘時候。主治瘡瘍氣虛津虧，口渴脈虛等。（《聖濟總錄》）卷一三一）

【使用禁忌】1.濕盛中滿、腹脹水腫、表實邪盛、氣滯濕阻、食積內停、內有實熱、陰虛陽亢、瘡癰初起或潰後熱毒尚盛等均不宜用。

2.甘草反大戟、甘遂、芫花、海藻，配伍時注意不與之同用。

黃芪——山藥

【配對奧妙】黃芪甘溫，補氣升陽，利水消腫，而偏於補脾陽；山藥甘平，補脾養肺，益腎固精，養陰生津，而偏於補脾陰。二藥伍用，一陰一陽，陰陽相合，相互促進，具有健脾補腎，澀精止遺，益氣生津之功。

【臨床應用】1. 糖尿病。

2. 脾胃氣虛，體倦，乏力，便溏等。

【用量用法】黃芪：10～30 克。山藥：10～30 克。

【名醫經驗】1. 胥慶華　此為施今墨治療糖尿病的有效配伍，能較好地改善症狀，降低血糖。又有人認為二藥伍用，健脾益氣，兼護其陰，對慢性胃腸炎兼潰瘍之脾胃氣虛，尤為相宜。（《中藥藥對大全》）

2. 高濯風　經驗，用黃芪、山藥各 100 克，黨參 120 克，內金、砂仁、紫菀、炙甘草各 20 克，共為細末，每次 3 克，飯後溫開水沖服，治療食管憩室，頗有效驗。（《河北中醫》，1987，（4）：12）

3. 張錫純　如玉液湯，以黃芪、山藥、雞內金、瓜蔞根、知母、葛根、五味子等組方，主治消渴。又如滋飲，以黃芪、山藥、生地、山茱萸、豬胰子組方，主治消渴證，口渴多飲等。（《醫學衷中參西錄》）

4. 徐景藩　治療潰瘍病，辨證選用二藥，有補氣護膜止血作用，有利於潰瘍的癒合。（《中醫雜誌》，1985，（8）：6）。

【使用禁忌】表實邪盛、濕盛中滿、氣滯濕阻、食積內停、內有實熱、陰虛陽亢、瘡癰初起或潰後熱毒尚盛等均不宜用。

黃芪──牡蠣

【配對奧妙】黃芪甘溫，補氣升陽，益衛固表，實腠理而止汗；牡蠣味鹹而澀，性微寒，固陰潛陽，收斂固澀而止汗。二藥合用，氣陰兼顧，補斂結合，標本同治，共奏益氣斂陰、固表止汗之功。

【臨床應用】1. 氣陰不足，自汗，盜汗等症。

2. 陽虛自汗諸症。

【用量用法】黃芪：10～15 克；牡蠣：15～25 克，打碎先煎。

【名醫經驗】1. 陳師文　牡蠣散：以黃芪、牡蠣、麻黃

根、浮小麥組方，主治體虛自汗，夜臥尤甚，心悸驚惕，短氣煩倦，盜汗等。（《太平惠民和劑局方》）

2. 張錫純　如安沖湯：用黃芪、牡蠣、烏賊骨、茜草根、生地、續斷、白朮、龍骨、白芍等組方，主治月經過期不止等。又如固沖湯，以黃芪、牡蠣、龍骨、白芍、茜草、海螵蛸、棕皮炭、山茱萸、五味子、白朮組方，主治沖任損傷，崩漏及月經過多等症。（《醫學衷中參西錄》）

3. 楊濟等　黃芪配牡蠣，治氣陰不足，自汗，盜汗，肢體倦怠。黃芪配牡蠣、麻黃根、浮小麥，治表虛自汗之症。（《臨證用藥配伍指南》）

【使用禁忌】表實邪盛、虛寒證、腎虛滑精、氣滯濕阻、食積內停、內有實熱、陰虛陽亢、瘡癰初起或潰後熱毒尚盛等均不宜用。

黃芪——麻黃根

【配對奧妙】黃芪甘溫，補氣升陽，利水消腫，固表實衛止汗。《本草正義》認為黃芪「其直達人之膚表肌肉，固護衛陽，充實表分，是其專長，所以表虛諸病，最為神劑。」麻黃根甘平，善走表固衛而止汗出，無論氣虛自汗或陰虛盜汗，均可應用。二藥合用，麻黃根既助黃芪以止汗，又引黃芪以達衛分、走肌表，既長益氣固表之功，又增止汗之力。

【臨床應用】氣虛自汗證。

【用量用法】黃芪：10～15克。麻黃根：6～9克。

【名醫經驗】1. 徐樹楠　麻黃根用於陽虛衛氣不固所致的自汗、或伴有怕風，容易感冒，體倦乏力者，伍黃芪、黨參、白朮，以益氣固表止汗。（《中藥臨床應用大全》）

2. 傅青主　麻黃根湯：以黃芪、麻黃根、浮小麥、牡蠣、桂枝、人參、白朮、甘草組方，主治產後虛汗不止。（《傅青

主生化編》）

3.陳師文　牡蠣散：以黃芪、麻黃根、牡蠣、浮小麥相配，主治體虛自汗、夜臥尤甚，心悸驚惕，短氣煩倦等。（《太平惠民和劑局方》）

【使用禁忌】表實邪盛、表邪汗出、氣滯濕阻、食積內停、內有實熱、陰虛陽亢、瘡癰初起或潰後熱毒尚盛等均不宜用。

黃芪——黨參

【配對奧妙】黃芪甘溫，補氣升陽，溫分肉，實腠理，益衛固表，托毒生肌，利水消腫；黨參味甘性平，甘溫補中，和脾胃，促健運，益氣生血。黃芪固衛氣，擅長斂汗；黨參補中氣，長於止瀉。黃芪偏於陽而實表，黨參偏於陰而補中。二藥相合，一裏一表，一陰一陽，相互為用，其功益彰，共奏扶正補氣之功。

【臨床應用】1.久病虛弱諸症。

2.中氣不足，中氣下陷所引起的內臟下垂、子宮脫垂、脫肛諸症。

3.脾胃虛弱，消化不良，食少便溏，倦怠乏力，動則汗出等症。

【用量用法】黃芪：10～15克；黨參：10～15克。

【名醫經驗】1.李杲　補中益氣湯：以黨參、黃芪、白朮、陳皮、升麻、柴胡、當歸、甘草等伍用，用於治療脾胃氣虛所引起的身熱有汗、口乾口渴、喜用熱飲、頭痛惡寒、少氣懶言、飲食無味、四肢乏力、舌嫩色淡、脈虛大，或中氣不足、清陽下陷所引起的脫肛、子宮脫垂、久痢、久瘧等證。（《脾胃論》）

2.周靄祥　保元湯：以黃芪30～100克、黨參30～50克、甘草10～50克、肉桂2克為主方，隨症加味，每日1劑，水煎

服，有促進造血幹細胞增殖之作用，治療慢性再生障礙性貧血17 例，結果基本緩解 7 例，明顯有效 4 例，無效 2 例。（《中醫雜誌》，1985，26（12）：15）

3. 李以松　治療原發性低血壓：用黃芪、黨參各 30 克，五味子 20 克，麥冬 10 克，北柴胡 3 克，隨症加味，每日 1 劑，水煎服，15 天為一療程，治療 34 例，結果服藥一療程後痊癒 31 例，好轉 2 例，無例 1 例。（《福建中醫藥》，1984，（5）：34）

4. 冉小鋒等　參芪膏：以西黨參、黃芪（蜜炙）各 5 斤，共煎熬 3 次，去滓取汁，濾清濃縮，加冰糖 10 斤收膏。每次 3～5 錢，早、晚開水和服，每日 2 次。有強壯體力之功。（《全國中藥成藥處方集·南京方》）

【使用禁忌】

1.表實邪盛、中滿邪實、氣滯濕阻、食積內停、內有實熱、陰虛陽亢、瘡癰初起或潰後熱毒尚盛等均不宜用。

2. 黨參反藜蘆，配伍時注意不與之同用。又因「人參最怕五靈脂」，故黨參一般也不與五靈脂同用。

黃芪——浮小麥

【配對奧妙】黃芪甘溫，補氣升陽，固表止汗，利水消腫；浮小麥味甘性涼，功在止汗。黃芪補中，升陽補氣，實腠理固表止汗；浮小麥，清熱除煩，退熱養心，益氣止汗。二藥伍用，相得益彰，益氣清熱，固表實腠理而止汗。

【臨床應用】表虛自汗諸症。

【用量用法】黃芪：10～15 克。浮小麥：10～15 克。

【名醫經驗】1. 呂景山　黃芪、浮小麥與黃芪、牡蠣伍用均可止汗。但各有其不同機理，黃芪與浮小麥伍用，係養心固衛以止汗。汗為心液，汗出過多，每易影響心氣，宜黃芪、浮

小麥；黃芪與牡蠣伍用，係斂陰固衛以止汗。蓋衛氣虛不能外固，營陰虛不能內守，宜用黃芪、牡蠣。若浮小麥暫缺之時，以小麥麩或糠皮代之，療效亦佳。（《施今墨對藥臨床經驗集》）

2. 王仕建等　治療肺結核盜汗：以黃芪、浮小麥、生牡蠣各 30 克，生地、熟地各 15 克，麻黃根、炒黃芩、炒黃柏、當歸各 9 克組方，每日 1 劑，水煎服，治療 161 例，結果盜汗消失者 140 例，好轉 15 例，總有效率 90%。（《新醫藥學雜誌》，1979，（5）：32）

3. 楊濟等　黃芪配浮小麥，治衛表虛弱，自汗或兼盜汗。（《臨證用藥配伍指南》）

【使用禁忌】表實邪盛、表邪汗出、氣滯濕阻、食積內停、內有實熱、陰虛陽亢、瘡癰初起或潰後熱毒尚盛等均不宜用。

黃芪——玉米鬚

【配對奧妙】黃芪味甘性微溫，補益脾肺元氣，益氣升陽降濁行水；玉米鬚味甘而淡，性平，滲利濕熱消腫。二藥相配，升清陽與降濁陰併用，甘溫補氣不助濕，滲利濕熱不傷正，共奏益氣升陽、滲利濕熱、行水降濁之功。

【臨床應用】氣虛而濕熱留滯之淋證、水腫等。

【用量用法】黃芪：10～15 克；玉米鬚：30～60 克。

【名醫經驗】1. 蕭森茂　氣虛濕熱留滯之水腫、淋證等均用為要藥。可用於多種泌尿系疾病。腎炎腎病、腎盂腎炎屬氣虛濕熱留滯者用之有較好消腫、消蛋白尿、降血壓、降膽固醇作用。慢性前列腺炎也可隨證選用。（《百家配伍用藥經驗採菁》）

2. 丁濟南　用黃芪、玉米鬚、白朮、米仁根、黑料豆等組方，有益氣補腎之功，對消除蛋白尿有較好效果。（《上海中

3. 岳美中　對小兒腎炎，15 歲以下，用玉米鬚持久服用，一般無特殊情況者均能趨向好轉或達到治癒，但對成人效果不佳。（《岳美中醫案集》）

【使用禁忌】表實邪盛、脾胃虛寒、氣滯濕阻、食積內停、內有實熱、陰虛陽亢、瘡癰初起或潰後熱毒尚盛等均不宜用。

黃芪——合歡皮

【配對奧妙】黃芪味甘性微溫，益氣托毒解毒；合歡皮解鬱結，活血消癰腫。二藥合用，相得益彰，而增益氣托毒、扶正活血、解毒消癰、祛腐生新之功。

【臨床應用】久病氣虛、癰瘍久不收斂癒合之證。

【用量用法】黃芪：15 克；合歡皮：10～15 克。

【名醫經驗】蕭森茂等　肺癰、肝癰等內癰，久病氣虛，邪毒不盛，癰瘍久不收斂癒合者隨證選用有較好療效。有觀察認為結核性腹膜炎屬氣虛邪毒未淨者，隨證配用，可增療效。潰瘍病屬中氣虛而滯者也宜。（《百家配伍用藥經驗採菁》）

【使用禁忌】表實邪盛、氣滯濕阻、食積內停、內有實熱、陰虛陽亢、瘡癰初起或潰後熱毒尚盛等均不宜用。

黃芪——細辛

【配對奧妙】黃芪味甘性微溫，補益脾肺，益氣行水；細辛味辛性溫，散風寒，激發腎氣以化水飲。二藥合用，黃芪補脾運中，細辛下通腎氣，扶正祛邪並施，相輔相成，共奏補脾宣肺、助腎化水之功。

【臨床應用】慢性腎炎急性復發等。

【用量用法】黃芪：10 克；細辛：3 克。

【名醫經驗】1. 胡澍群　二藥合麻黃為伍，用治慢性腎炎急性復發屬脾肺氣虛，風寒濕邪外犯肌表，內侵少陰腎經者，

有較好療效。此乃麻黃附子細辛湯去附子加黃芪而成，以益氣行水。如陽虛較甚者，則又宜用附子以溫陽化氣利水。細辛能激發腎氣。對陽虛不能溫化水濕，加用細辛，能使虛弱陽氣獲得生機。（《浙江中醫雜誌》，1988，（8）：381）

2. 李介鳴等　治療病態竇房結綜合徵，以黃芪18克，細辛、製附片各10克，麻黃、桂枝、炙甘草各9克，黨參12克組方，每日1劑，水煎服，治療14例，其中6例同時用20%細辛酊10毫升，每日3～4次口服，治療1個半月至5個月不等，結果心率增加每分鐘6～10次者11例，無效3例，治療前14例均有頭暈、胸悶、心悸、乏力症，治療後均症狀減輕或消失。（《中西醫結合雜誌》，1984，（5）：299）

【使用禁忌】肺熱咳嗽、氣滯濕阻、食積內停、內有實熱、陰虛陽亢、陰虛盜汗、瘡癰初起或潰後熱毒尚盛等均不宜用。細辛反藜蘆，配伍時注意不與同用。

黃芪──薏苡仁

【配對奧妙】黃芪味甘性微溫，補益脾肺元氣運毒托毒；薏苡仁味甘而淡，性微寒，清利濕熱，解毒排膿，兼能健脾扶正。二藥合伍，黃芪以補氣扶正為長，薏苡仁以滲利通行為主，補運托解，相輔相成，共奏益氣托毒、行水消腫之功。

【臨床應用】脾虛不運之水腫、減輕腫瘤放化療的毒副反應等。

【用量用法】黃芪：15克；薏苡仁：10～30克。

【名醫經驗】1. 蕭森茂　用於治療慢性腎炎腎病水腫、肝性水腫等屬脾虛不運者，能改善機體免疫功能，改善機體的營養狀況增強體質，有消腫、消蛋白尿等療效。腫瘤化療放療期間用之有扶正解毒，康復體力，減輕放化療的毒副反應等功用。衰弱性疾病用之有振痿起沉痾之效，但須堅持服用才有較

好療效。（《百家配伍用藥經驗採菁》）

2. 苾志遠　治療顱內血腫，以黃芪60～120克，薏苡仁、當歸、鬱金各15克，石決明、丹參各30克，天麻、製大黃各10克為主，每日1劑，水煎分2次服，治療外傷性顱內血腫10例，結果患者服藥2～3天後精神狀態好轉，1週後視乳頭水腫消退，神經系統陽性體徵消失，20～25天後，CT復查提示血腫均全部吸收。（《浙江中醫雜誌》，1987，22（12）：536）

【使用禁忌】脾虛無濕、表實邪盛、氣滯濕阻、食積內停、內有實熱、大便秘結、小便短赤、陰虛陽亢、瘡癰初起或潰後熱毒尚盛等均不宜用。《本草經疏》記載：薏苡仁「妊娠禁用」。

黃芪——桑寄生

【配對奧妙】黃芪味甘性微溫，補益脾肺元氣，益氣升清；桑寄生味甘微苦，性平，補益肝腎。二藥合用，脾肺肝腎並調，相得益彰，更增填補元氣之功，故張錫純稱二藥併用「為填補元氣之要藥」。

【臨床應用】元氣虛諸證。

【用量用法】黃芪：15克；桑寄生：9～12克。

【名醫經驗】1. 張小平　治療聲嘶屬大氣下陷之證，每獲良效。（《新中醫》，1991，（12）：19）

2. 雷載權　治療坐骨神經痛，有人以獨活寄生湯配桂心、乾地黃、茯苓、芍藥，加狗脊、菟絲子、黃芪為基本方，再隨證加味，治療19例，獲得滿意療效。（《中華臨床中藥學》）

【使用禁忌】表實邪盛、氣滯濕阻、食積內停、內有實熱、陰虛陽亢、瘡癰初起或潰後熱毒尚盛等均不宜用。

黃芪——菟絲子

【配對奧妙】黃芪味甘性微溫，補脾肺元氣，升清氣提繫

胎元；菟絲子味辛而甘，性平，益腎助陽固精。二藥脾腎先後天兼顧，補固升提併用，相輔相成，共奏補氣益腎固胎、化生精血之功。

【臨床應用】肝腎虧虛之流產、貧血、不孕症等。

【用量用法】黃芪：15克；菟絲子：10～15克。

【名醫經驗】1. 蕭森茂等　習慣性流產屬肝腎虧虛者，先期配伍運用有較好的防治效果。先兆流產也用為要藥。再生障礙性貧血屬精血不足者頗宜選用。腎虛不孕不育用之有良好療效。（《百家配伍用藥經驗採菁》）

2. 鄭長松　治療不孕症，凡腎虛者宜重用菟絲子，菟絲子溫而不燥，滋而不膩，善補而不峻，益陰固精，為腎虛不孕之要藥，不可不用。（《中醫雜誌》，1984，（5）：23）

3. 郭蘭忠　治療慢性腎炎，以生黃芪、白蒺藜、車前子各30克，菟絲子、蟬蛻、白朮、茯苓、澤蘭各10克，甘草6克，每日水煎服1劑，治療慢性腎炎長期蛋白尿者，療效確切。（《現代實用中藥學》引《新醫學》，1983，（11）：44）

【使用禁忌】表實邪盛、氣滯濕阻、食積內停、內有實熱、大便燥結、小便短赤、陰虛火旺、瘡癰初起或潰後熱毒尚盛等均不宜用。

黃芪——益母草

【配對奧妙】黃芪味甘性微溫，益氣行水，托毒運毒；益母草味辛而苦，性微寒，活血祛瘀，利水消腫，解毒，二藥相合，補通兼施，補不壅滯，通不傷正，共奏益氣活血、通行水濕之功。

【臨床應用】水停血瘀之慢性腎炎、腎病綜合徵、尿毒症等。

【用量用法】黃芪：15克；益母草：10～15克。

【名醫經驗】1. 蕭森茂等　慢性腎炎、腎病綜合徵屬氣虛水血瘀滯者，隨證配伍二藥，有較好消水腫、消蛋白尿、降血壓、改善腎功能等作用。尿毒症屬氣虛水血瘀滯，濕毒不得排泄也可選用，對改善腎臟利水排毒泄毒功能頗有裨益。肝硬化腹水屬氣虛血瘀水聚者用之有較好療效。賈福華認為益母草還有活血抗過敏作用。用二藥治療蕁麻疹、氣虛血瘀水阻之血管神經性水腫者，有較好療效。（《百家配伍用藥經驗採菁》）

2. 朱良春　治急慢性腎炎及其他原因之水腫，一般腫勢不劇，以面部和下肢水腫明顯伴頭暈乏力等有較好療效。益母草活血通脈，平肝降壓。對產後高血壓，益母草用 60 克療效顯著；用於利水消腫時，益母草用 60～120 克，療效才佳。（《上海中醫藥雜誌》，1984，（5）：31）

【使用禁忌】表實邪盛、氣滯濕阻、食積內停、內有實熱、陰虛陽亢、瘡癰初起或潰後熱毒尚盛等均不宜用。

黃芪——地龍

【配對奧妙】黃芪味甘性微溫，補脾肺元氣；地龍味鹹性寒，通經活絡。二藥合用，益氣生血而和血，通經活絡而致新生，共奏益氣通經活絡，促進組織復新之功。

【臨床應用】氣虛血瘀之腎炎或腎病、三叉神經痛、中風偏癱、口眼喎斜等。

【用量用法】黃芪：10 克；地龍：10～15 克。

【名醫經驗】1. 朱良春　是治腎炎或腎病屬氣虛血瘀者之常用的藥對配伍，且對無明顯血瘀者也可辨病選用。因二藥均含有豐富的硒，可增強腎功能，改善體質。用之能收得水腫消退，血壓歸於正常，蛋白尿陰轉，腎功能改善等療效。一般黃芪用 30～60 克、地龍 10～15 克，二藥配伍，隨證加味，治療腎炎、腎病，可取得較好療效。（《上海中醫藥雜誌》，

1982，（7）：21）

2. 李敬慈　頭痛寧丸：治療三叉神經痛，用黃芪、地龍、當歸各 30 克，細辛 15 克等製成頭痛寧丸，每丸含生藥約 6 克，每次 1 丸，每日 3 次，溫開水送服，30 天為一療程。治療 14 例，結果近期治癒 1 例，顯效 3 例，好轉 9 例，無效 1 例。（《陝西中醫》，1983，（5）：17）

3. 吳洪齡　治療濕熱瘀阻之頑固性乳糜尿，二藥配伍，可益氣活血、化瘀通絡，且可隨症配伍紅花、桃仁、赤芍、川芎、當歸等藥物，以取補陽還五湯之義，可獲滿意療效。（《上海中醫藥雜誌》，1985，（5）：16）

4. 解放軍第五醫院慢支研究小組　治療慢性氣管炎，以黃芪24 克，地龍 6 克，旋覆花 10 克，百部 10 克，製成浸膏片，每次 2 片，每日 3 次，連服 30 日，共治 254 例，結果臨床控制發作者 90 例，顯效 86 例，好轉 73 例，總有效率 98%。（《新中醫》，1982，（2）：32）

5. 胡建華　對氣虛血瘀之中風偏癱、口眼喎斜等常為必備之配伍，若再加鉤藤，則有益氣平肝息風之功，三藥相合，有擴張血管、改善血行的作用，對治療高血壓、中風後遺症、半身不遂等，效果頗佳。（《上海中醫藥雜誌》，1988，（5）：32）。

6. 王清任　補陽還五湯：以黃芪、地龍、當歸、川芎、赤芍、桃仁、紅花等相配，有益氣活血通絡之功，治療氣虛血滯，四肢麻痹，半身不遂等。（《醫林改錯》）

【使用禁忌】表實邪盛、氣滯濕阻、食積內停、脾胃虛弱、陰虛陽亢、瘡癰初起或潰後熱毒尚盛等均不宜用。

黃芪——劉寄奴

【配對奧妙】黃芪味甘性微溫，大補脾肺元氣，益氣運毒

托毒；劉寄奴味苦性溫，活血袪瘀，斂瘡消腫，利水。二藥合伍，益氣以助行血，補氣以利水濁，相輔相成，共奏益氣活血、袪濁解毒之功。

【臨床應用】血瘀濕濁阻滯諸證。

【用量用法】黃芪：15克；劉寄奴：5～10克。

【名醫經驗】1.朱良春　氣虛瘀濁阻遏之前列腺炎或肥大導致癃閉者，用之尤宜，常與補腎、化瘀通淋、清利解毒之品配伍，對血瘀濕濁阻滯諸證效佳。（上海中醫藥雜誌（6）：29，1983）

2.雷載權等　前列腺肥大之小便不利屬腎氣不足，氣虛瘀阻，基本方為黃芪、劉寄奴、熟地、山藥、山茱肉、琥珀、王不留行。曾以此方加味治療一68歲的患者，小便頻數而不暢，夜間尤頻，約10～15次，服藥30劑後排尿接近正常。（《中華臨床中藥學》）

【使用禁忌】氣血虛弱、脾虛泄瀉、表實邪盛、氣滯濕阻、食積內停、內有實熱、陰虛陽亢、瘡癰初起或潰後熱毒尚盛等均不宜用。孕婦忌服。

黃芪——莪朮

【配對奧妙】黃芪味甘性微溫，補益脾肺元氣，益氣升陽，斂瘡生肌；莪朮味辛而苦，性溫，行氣活血，消積止痛。二藥相配，破中有補，補中有行，補消兼施，相輔相成，共奏補益元氣、行氣活血、袪瘀生新、開胃健脾之功。

張錫純曾訓之曰：「參芪補氣，得三棱、莪朮以流動之，則補而不滯，而元氣愈旺，愈能鼓舞三棱、莪朮之力的消癥瘕」，不可不信也。

【臨床應用】氣虛血瘀之肝脾腫大、肝硬化、慢性萎縮性胃炎、潰瘍病、胰腺癌等。

【用量用法】黃芪：15 克；莪朮：5～10 克。

【名醫經驗】1. 朱良春　以生黃芪20～30 克，莪朮 6～10 克為主治療肝脾腫大、慢性萎縮性胃炎、潰瘍病、胰腺癌等，能改善病灶血循和新陳代謝，使某些炎症病灶消失，肝脾縮小，甚至可使癌病患者的病情好轉，延長存活期。要辨證施治，靈活調整二藥劑量，如以益氣為主，黃芪可用 30～60 克，再佐黨參或太子參。如以化瘀為主，莪朮可用至 15 克，也可適當加入當歸、紅花、桃仁等。解毒消瘀常伍白花蛇舌草、三七、虎杖、蜈蚣等。臨床觀察表明，凡胃氣虛衰，瘀阻作痛，若能隨證制宜，胃病多趨緩和或消失，食慾顯著增進，病理變化隨之改善或甚至恢復正常。（《上海中醫藥雜誌》，1983，（11）：38）

2. 張舜丞　用生黃芪20 克、莪朮 30 克為主，配白朮、紅花等治療早期肝硬化，獲得較好療效。氣虛血瘀其他諸證，如閉經等，也可選用。（《中醫雜誌》，1990，（7）：31）

【使用禁忌】表實邪盛、氣滯濕阻、食積內停、內有實熱、陰虛陽亢、瘡癰初起或潰後熱毒尚盛等均不宜用。月經過多及孕婦忌服。

黃芪——澤蘭

【配對奧妙】黃芪味甘性微溫，補脾肺元氣，振奮氣化；現代研究證明黃芪有增加肝糖元、護肝、調節機體免疫功能等作用。澤蘭味苦而辛，性微溫，活血利水，舒肝和營。二藥相伍，益氣助血行，補氣以利水，相輔相成，共奏益氣活血、利水消腫、通行肝脾血循之功效。

【臨床應用】肝硬化之肝脾腫大、腹水等。

【用量用法】黃芪：15 克；澤蘭：10～15 克。

【名醫經驗】1.藺偉斌　治療腦震盪及其後遺症，用黃芪、

大棗各 12 克，澤蘭、雲苓各 15 克，丹皮、土鱉蟲、當歸、薄荷、柴胡、法半夏各 10 克，細辛 3 克，隨證加減，每日 1 劑，水煎服。治療 66 例，症狀全部消失者 38 例，大部分症狀消失（僅存 1～2 個症狀，但較輕）者 20 例，部分症狀消失者 6 例，主要症狀無明顯改善者 2 例。（《中醫雜誌》，1983，24（1）：15）

2. 關幼波　澤蘭善通肝脾之血脈，藥力橫向。治黃必化瘀，可用赤芍、丹參、紅花、益母草、藕節等，必用澤蘭，能改善肝脾血行和利膽紅素的排泄。黃芪益氣，有改善肝細胞再生的作用。二藥合用，對門靜脈循環障礙確有通達作用，用治肝硬化之肝脾腫大、腹水等有較好改善門靜脈循環、改善肝功能、消除腹水等作用。（《中醫雜誌》，1985，（5）：4）

【使用禁忌】血虛便秘、表實邪盛、氣滯濕阻、食積內停、內有實熱、陰虛陽亢、瘡癰初起或潰後熱毒尚盛等均不宜用。

黃芪——葛根

【配對奧妙】黃芪味甘性微溫，補脾肺元氣而升清陽，重用則升清而止眩暈，藥理研究也證明黃芪有擴張血管、降低血壓的其作用，能對抗腎上腺素，且有利尿作用；葛根味甘而辛，性平，升清陽，鼓舞胃氣上行，又能生津，現代研究也表明，葛根能增加腦及冠狀動脈血流量，對垂體後葉素所引起的心肌缺血反應有保護作用。

二藥相合，黃芪補氣升陽，葛根升清活血，相輔相成，共奏益氣升清、通脈止眩之功。

【臨床應用】氣陰兩虛之高血壓、消渴、中風後遺症等。

【用量用法】黃芪：15 克；葛根：5～15 克。

【名醫經驗】1. 楊立祥　是高血壓氣陰兩虛常合用的對藥配伍，氣虛痰濁型也可選用，但肝陽肝火等證型高血壓不可

用。用二藥配伍治療氣陰兩虛型高血壓，黃芪降壓巧在對證上，巧在用量上。由於黃芪具有雙向調節作用，重用黃芪則降壓，黃芪輕用則升壓。高血壓屬氣虛型，黃芪用量在 30 克以上則有降壓作用。自擬補氣養陰湯，以二藥配伍為主，再配伍枸杞、首烏、生地、女貞子、桑寄生、澤瀉、鉤藤、牡蠣等，療效較好。對收縮壓不高而舒張壓長期保持在 100 毫米汞柱以上而不得下降者，其效尤佳，二藥的比例常為 2：1。（《中醫雜誌》，1990，（2）：60）

2. 蕭森茂　腦血管硬化之頭暈，屬「上氣不足，腦為之不滿，耳為之苦鳴，頭為之苦傾，目為之眩」者，用之甚宜。中風後遺症屬氣虛者也用為要藥，消渴兼腦血管硬化屬氣陰兩虛者尤宜。（《百家配伍用藥經驗採菁》）

3. 蔣富　對中虛氣餒、陰寒大盛的高血壓患者，重用黃芪30 克以上可以降壓；但肝風上擾之高血壓，禁用黃芪。（《浙江中醫雜誌》，1985，（12）：550）

4. 鄧鐵濤　經驗，黃芪輕用則升壓，重用黃芪則降壓，重用黃芪30 克，對氣虛痰濁型高血壓效佳。（《耕耘集》）

【使用禁忌】表虛多汗、麻疹已透、表實邪盛、氣滯濕阻、食積內停、內有實熱、陰虛陽亢、瘡癰初起或潰後熱毒尚盛等均不宜用。

黃芪——石葦

【配對奧妙】黃芪味甘性微溫，補益脾肺，益氣行水；石葦味甘而苦，性微寒，清利濕熱。二藥合伍，補氣行水與清利濕熱併用，補不壅滯，利不傷正，相輔相成，共奏補益肺脾，清利濕熱，行水消腫之功。

【臨床應用】脾肺氣虛之腎炎腎病、水腫、毒白尿等。

【用量用法】黃芪：10 克；石葦：5～10 克。

【名醫經驗】1. 蕭森茂等　臨床觀察，石葦有利濕熱、消蛋白尿、降血中 NPN 作用；黃芪有抗腎炎樣作用。二藥配伍，是治療脾肺氣虛之腎炎腎病、濕熱未淨之水腫、蛋白尿不消等的有效配伍。（《百家配伍用藥經驗採菁》）

2. 李文海等　白細胞減少症兼見頭暈目眩、自汗乏力者，用黃芪、黨參各 15 克，石葦 30 克，大棗 10 克，雞血藤 30 克，每日 1 劑，水煎服，有較好效果。（《湖南中醫雜誌》，1992，（1）：7）

【使用禁忌】陰虛無濕熱、表實邪盛、氣滯濕阻、食積內停、內有實熱、陰虛陽亢、瘡癰初起或潰後熱毒尚盛等均不宜用。

黃芪——桑葉

【配對奧妙】黃芪甘溫益氣，固表止汗，補氣攝血；桑葉味甘苦，性寒，既疏解肺衛風邪，又清熱而宣燥氣，故《丹溪心法》稱之「焙乾為末，空心飲調服，止盜汗」。二藥相配，甘寒甘溫併用，補固清宣並施，補不壅滯，清宣而不耗散，相輔相成，共奏固表清宣止汗，益氣輕清止血之功。

【臨床應用】各種虛證之自汗、盜汗等。

【用量用法】黃芪：10～30 克；桑葉：6～12 克。

【名醫經驗】1. 蕭森茂　用治各種虛證的自汗、盜汗，不論氣血陰陽虛所致汗均可選用。（《百家配伍用藥經驗採菁》）

2. 呂振卿　桑葉止虛汗，透邪汗，能調汗。黃芪以「汗止」見效，桑葉以「汗解」見長；黃芪治內傷正虛，桑葉治外感邪盛。（《中醫雜誌》，1988，（8）：79）

3. 劉炳凡　用桑葉配黃芪，更增益氣輕宣止汗之功。（《湖南醫藥雜誌》，1984，（1）：42）

4. 岳美中　傅青主加減當歸補血湯　黃芪配桑葉有益氣攝血、涼血止血之功，用黃芪30克、桑葉30克、白芍30克等組方，其中白芍、桑葉劑量要大，對治療老年血崩不止，常有殊效。（《老中醫醫案醫話選》）

【使用禁忌】表實邪盛、氣滯濕阻、食積內停、內有實熱、陰虛陽亢、瘡癰初起或潰後熱毒尚盛等均不宜用。

【用藥指歸】

1. 黃芪的配藥對，主要用於脾肺氣虛所致諸證。如氣虛之腎病水腫、自汗，氣陰兩虛之高血壓、消渴、中風後遺症、盜汗，氣虛血瘀之肝脾腫大、肝硬化、慢性萎縮性胃炎、潰瘍病、胰腺癌、腎炎、腎病、三叉神經痛、中風偏癱、口眼喎斜等，肝腎虧虛之流產、貧血、不孕症，久病氣虛、癰瘍久不收斂癒合，氣虛而濕熱留滯之淋證，久病虛弱諸症，中氣不足、中氣下陷所致內臟下垂諸症，脾胃虛弱、消化不良等，有較為廣泛的運用。

2. 黃芪之功效，《本草備要》概括為「生用固表，無汗能發，有汗能止，溫分肉，實腠理，瀉陰火，解肌熱；炙用補中，益元氣，溫三焦，壯脾胃。生血生肌，排膿內托。」乃確切之說也。李杲則認為黃芪「補三焦，實衛氣，與桂同功，特比桂甘平，不辛熱為異耳。但桂則通血脈，能破血而實衛氣，耆則益氣也。又黃芪與人參、甘草三味，為除燥熱、肌熱之聖藥。」言簡而中矢，醫者不可不信也。

3. 黃芪的用法，《藥品化義》認為「蜜炒又能溫中，主健脾。」故補氣升陽宜蜜炙用，其他則多生用。可入丸、散，熬膏服，常合雞、鴨、鴿子、豬蹄等食物燉服。黃芪的用量，一般為10～15克，大劑量可用至30～60克。有人認為5～10克能升陽舉陷，15～25克利尿作用顯著，用至50～60克尿量減

少。對老年人氣虛尿頻清長者，就需大劑量。對中風引起的弛緩性癱瘓，亦常用 30～50 克方能發揮益氣通絡之效。

4. 黃芪的禁忌之證，《本草害利・肺部藥對》認為「黃芪滯胃口，胸胃不寬、腸胃有積滯者勿用。實表，有表邪及表旺者勿用。助氣，氣實者勿用。病人多怒則肝氣不和，勿服。能補陽，陽盛陰虛、上焦熱甚、下焦虛寒者均忌，恐升氣於表，而裏愈虛耳。痘瘡血分熱者禁用。」此外，癰疽初起或潰後熱毒尚盛者，也不宜用。

5. 臨床報導，黃芪過量可引起頭暈、胸悶、失眠等症，或引起皮疹、瘙癢等過敏反應，重者出現過敏性休克，臨床應用時應該加以注意。

3 白 朮

白朮，始載於《神農本草經》，列為上品。為菊科多年生草本植物白朮的乾燥根莖，原名朮，「按六書本義，朮字篆文，像其根幹枝葉之形。」、「朮白朮也」故名，又名於朮，「是以產於浙江於潛而得名」。味苦、甘，性溫，歸於脾、胃經，主要功效有補氣健脾、燥濕利水、止汗、安胎等。

脾胃氣虛，運化失常，可致氣短倦怠，面色萎黃，納少便溏或泄瀉諸證，本品甘溫，入脾胃經，有良好的補氣健脾作用。白朮味苦，能燥濕利水，對脾虛兼水濕停滯所致諸症用之尤宜。白朮補氣健脾，脾氣健則水濕不生，又能燥濕利水，祛除已滯留在體內的水濕之邪，故為治療水腫之佳品。脾健則水濕除，痰飲可消，亦為治療痰餘良藥。

脾氣虛，衛表不固，可致自汗，本品補氣健脾，故有固表止汗之功。妊娠脾虛氣弱，可致胎動不安，白朮補氣健脾，脾健則氣旺，胎兒得養則自安，故有安胎之效。此外，近年還發

現生白朮重用有運脾潤燥通便之功。

現代藥理研究：

主要含有揮發藥、白朮三醇、維生素 A 等，其揮發藥的主要成分為蒼朮醇、蒼朮酮、芹子烯、倍半萜內脂化合物等。研究表明，白朮具有保肝、利膽、防治實驗性胃潰瘍的作用。白朮對血管具有擴張作用，對心臟有抑制作用。白朮能增加網狀內皮系統的吞噬功能。對白細胞減少症，具有升白作用。白朮還能提高淋巴細胞轉化率和自然玫瑰花環形成率，促進細胞免疫功能，且明顯增加 IgG 的含量。

白朮對大鼠、兔、犬均有明顯而持續的利尿作用，且促進電解質特別是鈉的排泄。白朮揮發油對食管癌、小鼠肉瘤180、淋巴肉瘤腹水型均有抑制作用。白朮對大鼠、家兔均有降糖作用。白朮能明顯延長大鼠凝血時間和凝血酶原時間。白朮對鬚癬毛菌、絮狀表皮癬菌、肺炎球菌、枯草桿菌、金黃色葡萄球菌、溶血性鏈球菌等抑制作用。

白朮對呼吸有短暫的興奮作用，對大鼠、小鼠、豚鼠、家兔的子宮平滑肌有抑制作用。白朮揮發油有鎮靜作用。

白朮——人參

【配對奧妙】白朮味苦甘而性溫，健脾燥濕；人參甘溫，大補元氣，尤善補脾肺之氣。白朮重在補脾胃中氣，人參則偏於補益元氣。兩藥合用，相須相配，不僅使補氣健脾之功更強，而且可使中氣、元氣相互滋生。

【臨床應用】1. 脾胃氣虛之食少，便溏，乏力等。

2. 久病虛弱。

【用量用法】人參：10～15 克。白朮：10～15 克。

【名醫經驗】1. 胥慶華　人參、白朮相配，以《太平惠民和劑局方》中的四君子湯為典型代表，主治氣虛諸證，故後世

在補氣健脾為主的方劑中大多含有此藥對。（《中藥藥對大全》）

2. 陳師文　脾胃氣虛陽虛，痰濕內停者，用白朮六一湯。以白朮6兩、甘草1兩組方，有和胃祛濕化痰之功，主治脾胃不和，心腹痞悶，脅肋脹，口苦無味，嘔噦噁心，不思飲食，面色萎黃，腸虛自利，肌體瘦弱，膈氣翻胃等證，且認為常服能溫補脾胃，逐濕消痰。（《太平惠民和劑局方》卷三）

3. 張時徹　白朮膏，以白朮1斤、人參4兩共切，以沸過熟水十五碗浸一宿，次日桑柴文武火煎成膏，仍成1斤4兩，入煉蜜4兩。以白沸湯調服。二藥相須合用，有健脾益氣，補虛固真之功，確乃扶羸救困之良方，可久服而無害。（《攝生眾妙方》卷二）

4. 景日昣　參朮湯，脾氣虛弱，元氣下流，相火上衝，胃陰受傷，則呃逆不止。以人參、白朮各6分煎服，主治呃逆、胃傷陰虛，相火直衝之證。（《嵩崖尊生全書》卷九）

5. 薛已　參朮膏，中氣虛弱，諸藥不應，或因用藥失宜，耗傷元氣，虛證蜂起，以人參、白朮各等分，水煎稠，湯化服，有益氣健脾之功，主治脾胃虛弱，食少泄瀉，消瘦，或婦人陰脫、產後淋瀝等。（《外科樞要》卷四）

【使用禁忌】1. 實證、邪盛、熱證慎用，氣滯濕阻、食積內停、瘡癰初起、陰虛內熱，胃陰不足，舌苔光剝，口乾唇燥，津液虧損者均不宜用。

2. 人參反藜蘆，畏五靈脂，惡皂莢，相合時不可與之同用。不宜同時喝茶和吃蘿蔔，以免影響藥力。

白朮——黃芪

【配對奧妙】黃芪、白朮均為常用的補氣藥，黃芪善補脾肺之氣而固表、利水；白朮味苦甘性溫，善健脾補中而止汗、

燥濕。肺主通調水道，脾主運化水濕，二藥合用，相須配對，脾肺兼顧，既增加其健脾燥濕利水之功，又有補肺益衛固表之力。

【臨床應用】1. 氣虛衛弱自汗證。

2. 脾肺氣虛之食少體倦，短氣，動則喘息。

3. 脾虛濕盛之水腫、痰飲等。

【用量用法】黃芪10～15克。白朮：10～15克。

【名醫經驗】1. 黑龍江祖國醫藥研究所　治療肺心病併發心源性腹瀉，用白朮 12 克、黃芪30克、附子 9 克為主方，隨症加味，水煎服，共治 7 例，3～7 劑痊癒者 6 例，10 劑治癒者 1 例。（《黑龍江中醫藥》，1982，（1）：39）

2. 胥慶華　黃芪、白朮配伍，臨床主要用於脾肺氣虛所致諸證，如玉屏風散中用之以益氣固表，治療氣虛衛弱之自汗證，補中益氣湯中用之以健脾扶中，治療脾虛氣陷之證，防己黃芪湯中用之以益氣健脾利水，治療衛表不固，風水或水濕。現報導有較好的療效。（《中藥藥對大全》）

3. 王建忠　治療白細胞減少症，以黃芪18 克，白朮、巴戟、赤芍、熟地、仙靈脾、當歸各 9 克，雞血藤 30 克組方，每日 1 劑，水煎服，7 天為一療程，大約用藥 1～2 個療程開始收效，治療 57 例，結果 50 例有效，白細胞平均升高 2.15×109/升。（《福建中藥醫》，1984，15（4）：5）

4. 姜春華　治療肝硬化腹水屬中氣虛弱者，重用黃芪15～30 克，白朮 30～60 克，取「塞因塞用」之意，且能防止肝昏迷和增強活血化瘀藥物的功能。（《中醫雜誌》，1983，（2）：13）

【使用禁忌】陰虛內熱，胃陰不足，舌苔光剝，口乾唇燥，津液虧損等不宜用；表實邪盛、氣滯濕阻、食積內停、內

有實熱、陰虛陽亢、瘡癰初起或潰後熱毒尚盛均不宜用。

白朮——甘草

【配對奧妙】白朮苦甘溫燥，長於健脾燥濕，又有止瀉之力。甘草甘平，得中和之性，入脾胃而有調補、緩急之功。二藥合用，甘草補中，促進白朮健脾作用的發揮，並和緩其剛燥之性；白朮健脾，能助甘草補中益氣之力，有較平和的健脾和中作用。此外，二藥相配，還有緩脾止痛之功效。

【臨床應用】1.脾胃氣虛之食少、體倦、便溏。

2.肝脾不和，腹中拘急作痛。

3.脾胃不和之吐瀉。

【用量用法】白朮：10克；甘草：10克。

【名醫經驗】1.胥慶華　本藥對專為脾胃虛弱而設。陳維華等經驗，平素脾胃較弱，出現胃脘部劇烈疼痛，用其他理氣止痛類藥物不效時，單用此二藥水煎頻服，有一定療效。（《中藥藥對大全》）

2.龍鐵牛等　近效朮附湯，以白朮20克、炙甘草10克、製附片15克、生薑6克、大棗2枚組方，隨症適當加減，治療梅尼埃病33例，結果痊癒5例，顯效9例，好轉15例，無效4例。（《湖南中醫雜誌》，1987，3（6）：56）

【使用禁忌】濕盛中滿腹脹、水腫、陰虛內熱，胃陰不足，舌苔光剝，口乾唇燥，津液虧損者均不宜用。甘草反海藻、大戟、甘遂、芫花。

白朮——厚朴

【配對奧妙】白朮味苦甘性溫，健脾益氣，燥濕固表，安胎，為脾胃氣虛、水濕不化之要藥；厚朴行氣滯，散實滿，為燥濕除脹之首選。二者伍用，一補一泄，脾健則化濕之功顯，濕去則脾運之力著，相互為用，健脾燥濕之力增矣。

【臨床應用】脾虛濕聚或寒濕困脾，症見胃脘痞滿，嘔噁納呆，納後腹脹，或便溏泄瀉，舌淡胖，苔白滑，脈沉緩。

【用量用法】白朮（燥濕利水宜生用，健脾和胃宜炒用，健脾止瀉可土炒用）：6～12克；厚朴：6～10克。

【名醫經驗】1. 張學毅　治療妊娠惡阻，用炒白朮15克，厚朴、橘紅、當歸、炒香附、竹茹、白參、沙參、石斛、生薑各10克，甘草、砂仁各5克等組方，每日1劑，水煎服。共治療67例，結果服3劑痊癒者39例，服5劑痊癒者22例，6劑以上者6例。（《吉林中醫藥》，1984，（3）：20）

2. 徐樹楠　治療淺表性胃炎，以白朮、厚朴、陳皮各30克，白及20克，炙甘草60克，共為細末，每服3-5克，每日2次，療效滿意。（《中藥臨床應用大全》）

3. 朱震享　胃苓湯，由白朮、厚朴、蒼朮、陳皮、甘草、茯苓、豬苓、桂枝組成。主治中暑傷濕，停飲挾食，腹痛泄瀉。（《丹溪心法》）

【使用禁忌】陰虛內熱，胃陰不足，舌苔光剝，口乾唇燥，津液虧損、孕婦均不宜用。

白朮——香薷

【配對奧妙】白朮味苦甘性溫，功專健脾運濕，安定中州；香薷辛而微溫，上能宣肺氣，開腠理，達皮毛，下則通三焦，利水道，有上通下達之力。二者相使配對，香薷宣上導下通利水濕為主，配白朮健脾化濕安中為輔，共奏宣散運化，利水消腫之功。

【臨床應用】

1. 脾虛兼風邪犯肺所致的通身悉腫，小便不利之症。

2. 急性腎炎水腫。

3. 夏令感寒，頭痛發熱，嘔噁不食等。

【用量用法】香薷：4～10克，解表用煎時宜短，消腫用煎時宜長。白朮：10～15克。

【名醫經驗】1. 王燾　香薷朮丸，以乾香薷1斤、白朮7兩組方，將白朮為末，再濃煮香薷取汁，和朮為丸，如梧桐子大，飲服十丸，日夜四五服，夏取花葉用亦佳。有利小便之功。主治暴水風，水氣水腫，或瘡中水，通身皆腫之證。（《外台秘要》卷二十）

2. 楊濟等　香薷配白朮、茯苓，治腳氣水腫和腎炎水腫。（《臨證用藥配伍指南》）

3. 王璆　十味香薷飲，以香薷、白朮、人參、陳皮、白茯苓、乾木瓜、白扁豆、黃芪、厚朴、炙甘草等組方，有消暑氣，和脾胃，清頭目之功，主治暑濕感冒。（《是齋百一選方》）

【使用禁忌】表虛多汗、陰虛內熱，胃陰不足，舌苔光剝，口乾唇燥，津液虧損者均不宜用。

白朮——澤瀉

【配對奧妙】白朮味苦甘性溫，健脾燥濕，化痰飲治水氣，固表安胎；澤瀉甘淡滲利，通利小便，又甘寒泄熱，瀉膀胱之火。若胃中停飲，氣機阻遏，而至清陽不升，濁陰不降。用白朮健脾以升清陽，用澤瀉利水以降濁陰，二者相合，健運與滲利合用，攻中寓補，補中寓攻，升清降濁，利水除濕，共奏健脾運化水飲之功，確有良效。

【臨床應用】脾虛濕停所致的小便不利，水腫泄瀉，淋濁帶下等症。

【用量用法】澤瀉：6～15克。白朮：9～18克。

【名醫經驗】1. 彭連章　白朮湯，以炒白朮、澤瀉、炒薏苡仁各30克組方，加水約700毫升，煎至450毫升左右，每日

1 劑，分 3 次服，治療梅尼埃病，若發作時服，一般 2～5 劑即癒；作預防用藥，視其發病週期，提前 4～6 天服藥，療效滿意。（《湖北中醫雜誌》，1983，（4）：20）

2. 劉渡舟　經驗，用二藥配伍治療眩暈，主症是「苦冒眩」。言其頭目有不可名狀之苦，不同於普通的頭目眩暈症狀，其脈象或弦或沉，或沉弦共見，顏面或見黧黑，可呈青黯，或色黃而晦暗等，且認為舌體肥大是辨認心下支飲苦冒眩的一個有力根據。另外也可用於治療頭痛頭重、耳鳴、鼻塞等證。（《名老中醫醫話》）

3. 饒雲中　治療梅尼埃病，用澤瀉 50～70 克、白朮 20～30 克組方，加溫水 500～700 毫升，浸泡數分鐘，用文火煮沸 15 分鐘，過濾，藥渣再加水 200～300 毫升，文火煮沸 10 分鐘，合併 2 次濾液，少量頻服，對劇烈嘔吐者，加薑半夏 15 克。治療 42 例，結果痊癒 36 例，好轉 5 例，無效 1 例。（《浙江中醫雜誌》，1991，（3）：110）

4. 張仲景　如五苓散，用澤瀉 1 兩、白朮 3 分、茯苓 3 分、豬苓（去皮）3 分、桂枝 2 分組方，治療水逆下焦，濕邪鬱結，出現上吐下瀉、腹脹氣滿、水腫身重、小便不利、苔白滑或膩，脈弦緊之水飲證；現代常用於腎炎水腫、腸炎泄瀉、泌尿系感染等。

又如茯苓澤瀉湯，用白朮 3 兩、澤瀉 4 兩、茯苓半斤、甘草 2 兩、桂枝 2 兩、生薑 4 兩組方，方中以白朮、澤瀉、茯苓淡滲健脾利水，以桂枝、生薑、甘草辛甘化氣，和胃降逆，氣化水行，水飲去則嘔渴可止也。主治胃有停飲，中陽不運，影響氣化，出現嘔渴並見、心下悸等症。

再如澤瀉湯，用澤瀉五兩、白朮二兩組方，澤瀉利水除飲，白朮補脾制水，以治水停心下，清陽不升，濁陰上冒，出

現支飲眩冒、頭目昏眩、胸中痞滿、咳逆水腫等證。高學山將此藥對形象的描述為「澤瀉利水而之於溝渠，白朮培土而防之於堤岸。」現代主要將其用於美尼爾氏病等，並可隨症酌伍其他平肝或祛痰之品。（《金匱要略》）

5. 徐景藩　不論是內耳性眩暈，還是高血壓等引起的眩暈，用白朮、澤瀉相配為《金匱》之澤瀉湯，且重用澤瀉25～30克，澤瀉與白朮之比為5：2，此比例用量極為重要，澤瀉用少則療效不顯，有的用澤瀉30～50克，作用顯著，確是治療眩暈良藥。此即葉天士「通陽不在溫，而在利小便」之效驗。（《中醫雜誌》，1984，（10）：17）

6. 徐真　澤瀉、白朮相配用於水飲停於心下，阻遏清陽，濁陰上逆而致頭目眩暈，心動悸等證有較好療效。認為眩暈一證「清濁逆亂，配伍二藥功奇」，且澤瀉用30克，又常加懷牛膝15克。因澤瀉含鉀量多，有「利水不傷陰」的特點，故張錫純稱懷牛膝「善引上部之血下行，為治療腦充血症無上妙品」，懷牛膝與二藥相伍確具奧妙，懷牛膝其性下行，澤瀉、白術運濕化濁，相合則濁陰得降，清陽上升，諸症可除。（《北京中醫》，1986，（2）：15）

7. 劉完素　白朮散：以白朮、澤瀉各半兩，共為細末，每服三錢，煎茯苓湯調下。有健脾利水之功，主治水腫覺脹下者，確乃脾虛水腫之良方。（《素問病機氣宜保命集》卷下）

【使用禁忌】腎陽不足，遺精滑泄，虛寒泄瀉，陰虛內熱，胃陰不足，舌苔光剝，口乾唇燥，津液虧損者均不宜用。

白朮——大腹皮

【配對奧妙】白朮味苦甘而性溫，甘溫補中，苦以燥濕，芳香健脾，為培補脾胃之要藥，長於補脾益氣而燥濕利水，固表止汗；大腹皮辛溫，性善下行，長於行氣，消脹，利水消

腫。二者相伍，一補一消，消補兼施，具有健脾助運、疏滯開壅、利水消腫之功。

【臨床應用】脾胃氣虛，納運無力，濕阻氣滯所致的胃脘脹滿，食少倦怠，腹滿水腫等症。

【用量用法】白朮：6～12克；大腹皮：6～9克。

【名醫經驗】1. 胥慶華　陳維華對於脾虛濕停，水氣溢於皮膚之虛腫者，以白朮為主，少入大腹皮，每收良效。（《中藥藥對大全》）

2. 陳師文　藿香正氣散，由白朮、大腹皮、藿香、蘇葉、白芷、茯苓、半夏麴、陳皮、厚朴、桔梗、炙甘草、生薑、大棗組成。主治外感風寒而兼濕滯的惡寒發熱，嘔吐泄瀉等證。（《太平惠民和劑局方》）

【使用禁忌】虛脹、陰虛內熱，胃陰不足，舌苔光剝，口乾唇燥，津液虧損者均不宜用。

白朮——白芍

【配對奧妙】白朮甘苦而溫燥，主入脾經，功專健脾燥濕，助脾胃之健運，以促生化之源，使氣血充盛而諸疾無從以生；白芍味甘苦而酸，性微寒而柔潤，主入肝經，功專養血柔肝，能斂肝氣，護肝陰、肝血，而令氣不妄行。白朮益脾氣助脾陽以運之，白芍養肝血斂肝陰以藏之，二藥相伍，一陽一陰，剛柔相濟，取得健脾柔肝之功，是調和肝脾的常用藥對之一。

【臨床應用】1. 脾虛肝旺之腸鳴腹痛，大便泄瀉，或脘脅脹悶，食慾不振等。

2. 肝鬱脾虛之經行乳房脹痛，月經不調等。

【用量用法】白朮：10克；白芍 10克。

【名醫經驗】1. 張仲景　當歸芍藥散：以白朮 4 兩、芍藥1 斤、當歸 3 兩、川芎半斤、茯苓 4 兩、澤瀉半斤，共杵為

散，取方寸匕，酒和，每日 3 服，主治妊娠肝脾不和之腹痛證。（《金匱要略》）

2. 朱震亨　白朮丸：以白朮 1 兩、芍藥半兩，共為末，粥為丸。泄者，炒丸用。方中白朮健脾益氣燥濕，芍藥緩急收斂止瀉，共助脾胃運化之職，主治脾虛泄瀉。（《丹溪心法》卷五）

3. 張介賓　痛瀉要方：由白朮、白芍、防風、陳皮組成。主治肝旺脾虛所致的腸鳴腹痛，大便泄瀉。（《景岳全書》）

4. 陳自明　舒筋湯：由白朮、芍藥、薑黃、羌活、當歸、海桐皮、甘草組成。主治風寒所致的肩臂疼痛及腰部作痛。（《婦人大全良方》）

5. 張仲景　真武湯：由白朮、白芍、熟附子、茯苓、生薑組成。主治脾腎陽虛，水氣內停。（《傷寒論》）

6. 陳師文　養臟湯：由白朮、白芍、黨參、當歸、肉豆蔻、肉桂、炙甘草、木香、訶子、罌粟殼組成。主治久瀉，久痢，脫肛。（《太平惠民和劑局方》）

7. 張錫純　有固沖湯：由白朮、白芍、茜草、海螵蛸、棕皮炭、龍骨、牡蠣、山茱萸、五味子、黃芪組成，主治沖任損傷，崩漏及月經過多。又有安沖湯，由白朮、白芍、烏賊骨、茜草根、生地、續斷、黃芪、龍骨、牡蠣組成，主治月經過期不止。（《醫學衷中參西錄》）

【使用禁忌】陽衰虛寒、陰虛內熱，胃陰不足，舌苔光剝，口乾唇燥，津液虧損者均不宜用。白芍反藜蘆，配伍時注意不與之相合。

白朮——紅棗

【配對奧妙】白朮味苦甘性溫，健脾氣以生化氣血，藥理研究也證實白朮有強壯、護肝、增加血漿蛋白等作用；紅棗補

脾和胃，益氣生津，藥理研究表明紅棗有護肝、強壯體質、增加體重、增加血漿蛋白等作用。二藥合用，相得益彰，健脾胃生化氣血之功。

【臨床應用】脾虛四肢浮腫、慢性肝炎等。

【用量用法】白朮：10克；紅棗：5～10枚。

【名醫經驗】1. 蔣士英　治療慢性肝炎血球蛋白比例異常時，脾虛明顯者，白朮可以重用，並隨證選配枸杞、黃精、蠶蛹等藥，二藥相伍有較好的健脾養血護肝，改善血漿蛋白，增加白蛋白，改善血球蛋白倒置等方面的療效。（《上海中醫藥雜誌》，1985，（2）：10）

2. 許叔微　大棗湯：四肢浮腫，由於中宮氣弱土衰，不能運濕，宜用培土之法。以白朮3兩，大棗3枚組方，白朮咬咀。每服半兩，水一盞半，大棗拍破，同煎至九分，去滓溫服，一日三、四次，不拘時候。主治四肢腫滿。（《普濟本事方》卷四）

3. 張仲景　防己黃芪湯：由白朮、大棗、防己、黃芪、甘草、生薑組成。主治風水證及濕痹而見肢體重著麻木者。（《金匱要略》）

【使用禁忌】濕阻中焦、脘腹脹滿、陰虛內熱，胃陰不足，舌苔光剝，口乾唇燥，津液虧損者均不宜用。

白朮—白芍—黃芩

【配對奧妙】白朮味苦甘性溫，補益脾胃，生氣血以養胎，脾健以載胎；黃芩味苦性寒，清熱安胎，藥理研究也證實黃芩有抗變態反應性損傷等作用；白芍味甘苦而酸，性微寒，斂肝養血，柔肝收肝氣之恣橫。三藥相伍，補清兼施，肝脾同調，從而抑制或中斷妊娠過程中的某些免疫損傷性反應，收得清熱和肝脾、安和胎氣之功。

【臨床應用】腹脹、眩暈嘔吐、胎動不安等。

【用量用法】白朮：10克；白芍：10克；黃芩：10克。

【名醫經驗】1. 程門雪　朮芍配伍調和肝脾，肝陽和則不致升擾無制，眩暈嘔吐可止。脾和則腹脹可減，飲食可安；芩朮配伍則和脾降濁；芩芍配用則柔肝清熱，免使懷胎濁氣不降，鬱熱上升或下擾胎元；黃芩之苦泄使熱不擾胎。（《程門雪醫案》）

2. 朱丹溪　黃芩、白朮，乃安胎聖藥，俗以黃芩為寒而不敢用，蓋不知胎孕宜清熱涼血。血不妄行，乃能養胎，黃芩乃上中二焦藥，能降火下行，白朮能補脾也。（《丹溪心法》）

3. 李梴　芩朮湯：以條芩1～2兩，白朮5～7錢，各碎為末，每次用黃芩0.5～1錢、白朮5～7錢濃煎湯調下。有清熱安胎之功，主治妊娠四五月，熱伏沖任，胎動不安者。（《醫學入門》卷八）

4. 劉河間　大秦艽湯：由白朮、白芍、黃芩、秦艽、石膏、甘草、川芎、當歸、獨活、羌活、防風、白芷、生地、熟地、茯苓、細辛組成。主治風中經絡，手足不遂，語音蹇澀。（《河間六書》）

【使用禁忌】1. 脾胃虛寒、陰虛內熱，胃陰不足，食少便溏、舌苔光剝，口乾唇燥，津液虧損者均不宜用。

2. 肝脾不和，肝火擾動胎元之胎動不安忌用。 白芍反藜蘆，配伍時注意不與之相合。

【用藥指歸】

1. 白朮的配藥對，主要用於脾胃氣虛之食少、便溏、體倦乏力；脾肺氣虛之自汗、短氣、動則喘息；肝脾不和、脾虛肝旺之腹中拘急、腸鳴腹痛、大便泄瀉、或脘脇脹悶、食慾不振、經行乳房脹痛、月經不調、慢性肝炎；脾胃不和之吐瀉；

脾虛濕聚或寒濕困脾之水腫、痰飲、小便不利、淋濁帶下、胃脘痞滿、嘔噁納呆、納後腹脹；脾虛兼風邪犯肺所致的通身悉腫、小便不利、急性腎炎，或夏令感寒、頭痛發熱、嘔噁不食；以及脾虛四肢浮腫、腹脹、眩暈、胎動不安等。

2. 白朮、蒼朮古時不分，至宋方分為二，二者均為菊科蒼朮屬植物的根莖，均有燥濕健脾之功，可同治脾虛有濕之證。然白朮能補氣、止汗、安胎；蒼朮則燥濕力強，且可發汗散邪。故脾虛多用白朮，濕盛實證多用蒼朮；止汗安胎用白朮，發汗散邪用蒼朮；如脾虛濕盛，二者又常相須為用。

3.《本經逢原》認為白朮生用「除濕益燥，消痰利水」，「製熟則有和中補氣，止渴生津，止汗除煩，進飲食，安胎之效。」所以燥濕利水應生用，補氣健脾、止汗安胎宜炒用，健脾止瀉宜炒焦用，通便必生用。

4. 本品苦溫性燥，有傷陰之弊，陰虛內熱，或津液虧損燥渴者，皆不宜用。《藥品化義》又指出：「凡鬱結氣滯，脹悶積聚，吼喘壅塞，胃痛由火，癰疽多膿，黑瘦人氣實作脹，皆宜忌用。」故氣滯脹悶者忌服。

二、補陽藥

1 淫羊藿

淫羊藿，始載於《神農本草經》，列為中品。為小蘗科多年生草本植物淫羊藿和箭葉淫羊藿、柔毛淫羊藿、心葉淫羊藿及朝鮮淫羊藿的乾燥地上部分，因「服之使人好為陰陽。西川北部有淫羊，一日百遍合，蓋食此藿所致，故名淫羊藿。」別名仙靈脾。味辛、甘，性溫，歸肝、腎經，主要功效為補腎壯陽，祛風除濕。

本品辛甘，補腎壯陽作用強，善治腎陽虛微、下元虛冷而致的陽痿、遺精滑泄、腰膝無力、宮冷不孕諸證。風寒濕邪侵襲人體，痹著經脈，血脈凝滯，陽氣不達四肢，出現肢體冷痛，肌膚麻木，筋脈拘攣、抽搐、口眼歪斜，半身不遂等，本品辛溫燥散，既祛風濕寒邪，又溫通陽氣，促進血液循環，血行痛止而風自滅，故上諸證常用之。

現代藥理研究：

淫羊藿含淫羊藿甙及去甲淫羊藿甙等黃酮類物質，並含有揮發藥、固醇、甾醇、多糖、生物鹼、維生素 E 等成分。此外，尚含有柔質、脂肪酸等。

淫羊藿能促進陽虛動物的核酸、蛋白合成，具有雄性樣作用，能使精液分泌亢進，精囊充滿後，刺激感覺神經，間接興奮性慾，故可催淫；還能鎮咳、祛痰、平喘；改善心功能；鎮靜、降壓、降血脂、降血糖；對腸道病毒、白色葡萄球菌、金黃色葡萄球菌、肺炎鏈球菌等有抑制作用，故可抗炎、抗病原微生物，抗驚厥等。本品具有促進免疫功能，抗衰老的作用。此外，對內源性兒茶酚具有拮抗作用。

淫羊藿——仙茅

【配對奧妙】仙茅、仙靈脾皆為補腎壯陽之品。然淫羊藿味辛而甘，性溫，除補腎助陽外，兼有祛風濕、強筋骨、降血壓的作用。仙茅味辛性熱而猛，補火助陽力強，祛寒濕，壯筋骨，為溫補腎陽之峻劑，兼能暖脾胃，助運化。

二藥合用，相須配對，相互促進，補腎壯陽，祛風除濕，降血壓，功專力宏。

【臨床應用】1. 腎陽不足之畏寒肢冷、精寒陽痿、腰膝冷痛、軟弱無力等。

2. 陽衰男女不育。

3. 婦女更年期綜合徵。

【用量用法】淫羊藿：6～15克；仙茅（不宜久煎）：6～10克。

【名醫經驗】1. 上海曙光醫院　仙茅、淫羊藿伍用，出自《中醫方劑臨床手冊》二仙湯，主治更年期綜合徵、更年期高血壓、停經，以及其他慢性病屬腎陰陽俱虛而虛火上炎者。實驗證明，對實驗性高血壓有顯著降壓作用。（《中醫方劑臨床手冊》）

2. 徐樹楠　仙茅與淫羊藿，皆有補命火，助腎陽，強筋骨，祛風濕的功效，兩藥常相互配伍合用。但淫羊藿味辛甘性溫，除上述功效外，祛風除濕的作用較為突出，多用治風寒濕痹及肢體麻木疼痛等證；仙茅辛熱溫燥之性更強，為溫補腎陽之峻劑，其補命門火、壯腎陽、暖腰膝的功效較淫羊藿為強。此外，仙茅為有毒之品，只宜暫服，不可久服。又以仙茅、淫羊藿、巴戟天、知母、黃柏、當歸各等份，煎成濃縮液，每日2次，每次15～30克。主治沖任不調型高血壓病。（《中藥臨床應用大全》）

3. 陳文伯　生精贊育丸，以淫羊藿、仙茅、肉蓯蓉、枸杞子等組方，治療66例無精子症，結果治癒4例，顯效6例，有效37例，無效19例，總有效率71.2%。（《江西中醫藥》，1988，19（6）：45）

4. 楊濟等　淫羊藿配仙茅，治更年期高血壓。淫羊藿配仙茅、巴戟天、蓯蓉，治腎陽虛衰所致的陽痿，遺精，尿頻，腰膝酸軟，神疲體倦等症。（《中藥臨床應用大全》）

【使用禁忌】陰虛火旺、陽氣不虛者不宜服用。

淫羊藿——仙鶴草

【配對奧妙】淫羊藿味辛而甘，性溫，補命門，助腎陽。

仙鶴草味苦而澀，性平，除收斂止血外，還有補虛強心，抗疲勞等作用。二藥合伍，心腎同調，交通心腎，相輔相成，而有補虛益智之功。

【臨床應用】頭暈、失眠、心悸、遺精、陽痿、精神萎頓等心腎不交之證。

【用量用法】淫羊藿：5～10克；仙鶴草：10～15克。

【名醫經驗】過錫生　對治療頭暈、失眠、心悸、遺精、陽痿、精神委頓等心腎不交諸證，確有較好效驗。（《江蘇中醫雜誌》，1987，（5）：4）

【使用禁忌】陰虛火旺、陽氣不虛者、出血兼有淤血者不宜服用。

淫羊藿——紫石英

【配對奧妙】淫羊藿味辛甘，性溫，補腎壯陽，強固沖任。紫石英味甘性溫，溫腎益肝暖宮。二藥合用，相得益彰，共奏補腎助陽，暖宮調經助孕之功。

【臨床應用】1. 女子陽虛宮寒之痛經、閉經、不孕。

2. 陽虛沖任不固之月經過多、崩漏。

3. 腎虛陽痿、不育。

【用量用法】淫羊藿：10克。紫石英：10克。

【名醫經驗】1. 朱良春　本藥對常用於腎陽虛諸證。對治療陽虛宮寒所致痛經、閉經、不孕等證多有良效，若加鹿含草則補虛益腎，活血調經之功尤佳。（《上海中醫藥雜誌》，1983，（10）：34）

2. 朱森茂　陽虛沖任不固之月經過多、崩漏，或虛寒帶下清稀均宜選用。（《百家配伍用藥經驗採菁》）

3. 雷載權等　石英促孕湯，以淫羊藿、紫石英、巴戟天、阿膠等加減配伍，治療不孕症306例，總治癒率為55.1%。

（《中華臨床中藥學》引《當代中醫師靈驗奇方真傳》）

【使用禁忌】陰虛火旺、肺熱氣喘、陽氣不虛者不宜服用。

淫羊藿——露蜂房

【配對奧妙】淫羊藿味辛甘，性溫，補腎助陽，祛風除痺病。藥理研究認為淫羊藿可調節機體的內分泌功能，促進精液分泌，調整免疫功能。露蜂房味甘性平，功專祛風攻毒，散腫止痛，益腎助陽。二藥合用，相得益彰，補腎助陽調經，溫陽祛風濕治痺功效益增。

【臨床應用】形盛氣虛之月經不調、經事淋漓、怯寒乏力，陽虛風濕痺痛等。

【用量用法】淫羊藿：5～10 克；露蜂房：水煎服 6～12 克，研末服 1.5～3 克。

【名醫經驗】朱良春　用二藥可益腎而調沖任，治形盛氣虛之月經不調、經事淋漓、怯寒乏力者，頗有效驗。精氣清冷不育、陽痿遺精、宮寒不孕均可隨證選用。陽虛風濕痺痛，用之亦甚為恰當，尤其是類風濕關節炎，常用二藥配伍熟地、仙茅、鹿含草等治療，有較好療效。（《上海中醫藥雜誌》，1983，（10）：34）

【使用禁忌】陰虛火旺、氣血虛弱、腎功能差者不宜服用。

淫羊藿——石楠葉

【配對奧妙】淫羊藿味辛甘，性溫，補腎助陽。石楠葉味辛而苦，性平，補肝腎，《本經》謂之「養腎氣」，《藥性本草》稱之「能添腎氣」。二藥溫腎助陽不溫燥，合用相得益彰，而有較好溫腎助陽添腎氣之功。

【臨床應用】腎氣虛之不孕、性感淡漠等。

【用量用法】淫羊藿：5～10 克；石楠葉：5～9 克。

【名醫經驗】朱南蓀　治療經前乳脹兼有不孕患者，可促

進排卵而助孕育，為促進排卵要藥。且認為二藥為治療性感淡漠屬腎陽不足之要藥，對腎氣虛者尤宜。（《江蘇中醫》，1990，（11）：34）

【使用禁忌】

1. 陰虛火旺、陽氣不虛者不宜服用。

2. 石楠葉惡小薊，配伍注意不與之同用。

【用藥指歸】

1. 淫羊藿的配對藥，主要用於腎陽不足之畏寒肢冷、遺精陽痿、性感淡漠、腰膝冷痛、軟弱無力、頭暈、失眠、心悸、精神委頓，婦女更年期綜合徵，神經官能症，心腎不交之證，陽虛宮寒之痛經、閉經、不孕，陽虛沖任不固之月經過多、崩漏，陽虛風濕痹痛等。時珍言其功用曰：「淫羊藿味甘氣香，性溫不寒，能益精氣，乃手足陽明、三焦、命門藥也，真陽不足者宜之。」

2. 淫羊藿的禁忌，《本草經疏》認為「虛陽易舉，夢遺不止，溺赤口乾，強陽不痿並忌之。」故陰虛火旺者不宜服用。

2 杜 仲

杜仲，始載於《神農本草經》，列為上品。為杜仲科落葉喬木植物杜仲的樹皮，其名時珍有「昔有杜仲服此得道，因以名之。思仲、思仙，皆由此義。其皮中有銀絲如綿，故曰木綿」的解釋。味甘，性溫，入肝、腎經，主要功效有補肝腎、強筋骨、安胎等。

肝腎不足常致腰膝酸軟，杜仲甘溫，補肝益腎，肝充則筋健，腎充則骨強，本品有良好的強筋健骨之效，用之最宜。肝腎虧損，胎元不固，出現胎動不安、胎漏、墮胎等，杜仲善補肝腎而止漏安胎。此外，本品還對高血壓有一定的治療作用。

現代藥理研究：

杜仲含杜仲膠、杜仲甙、杜仲醇、酚類、綠原酸等有機酸、咖啡酸、鞣質等。此外，尚含有精氨酸、組氨酸、谷氨酸、胱氨酸和鍺、硒等 15 種無機元素。且含微量生物鹼，含一定量維生素 C 等。杜仲經提純的糖類、生物鹼、桃葉瑚甙、綠原酸等均有不同程度的降壓作用，且砂燙杜仲和杜仲炭較生杜仲的降壓效果好。杜仲能減少膽固醇的吸收。

杜仲煎液有擴張血管作用，有增強機體免疫功能作用，能使離體子宮自主收縮減弱，並能拮抗子宮收縮劑（乙酰膽鹼、垂體後葉素）而有解痙的作用。此外，還有鎮靜、鎮痛、抗應激、利尿以及抗衰老等作用。

杜仲——續斷

【配對奧妙】杜仲、續斷同入肝、腎二經，皆有補肝腎、強筋骨、安胎之功。杜仲味甘性溫，長於補養，有補而不走之特點。續斷味辛而苦，性微溫，長於活血通絡，有補而善走之特點。二藥相伍，相須配對，使藥力倍增，療效加強，且有補而不滯之特點。

【臨床應用】1.肝腎不足，腰酸腰痛，下肢軟弱無力等。

2.風濕日久，腰膝疼痛。

3.婦女胎漏，胎動不安，腰痛欲墜等。

【用量用法】杜仲：10～15 克；續斷：10～15 克。

【名醫經驗】1.孫一奎　杜仲丸，治療妊娠腰背痛。（《赤水玄珠全集》）

2.李時珍　如治妊娠胎動，兩三月墜，以杜仲、續斷各等分，又名千金保孕丸，治妊婦腰背痛，易小產，服此可免墮胎之患。或用川續斷（酒浸）、杜仲（薑汁炒去絲）各二兩。為末，棗肉煮烊，杵和丸梧子大。每服三十丸，米飲下。主治妊

娠胎動兩三月墮。（《本草綱目》）

3. 徐樹楠　腎虛遺精陽痿或小便頻數者，二藥配伍鹿茸、枸杞、熟地、山萸肉、狗脊、補骨脂、續斷，可溫補腎陽；婦女經行腰痛難支者，二藥配伍當歸、丹參、巴戟天、益母草、茺蔚子，可補腎壯腰、調經止痛；孕婦體虛，肝腎兩虧致沖任不固，胎動不安者，二藥配伍生地、山茱萸、山藥、菟絲子、白朮，可補肝腎而安胎；孕婦因腎虛而致胎漏（子宮出血腹不痛）者，二藥配伍當歸、白芍、阿膠，可補腎養肝，止血安胎。（《中藥臨床應用大全》）

4. 嚴用和　杜仲（去皮，銼，薑汁浸，炒去絲）、川續斷（酒浸）各一兩共為細末，棗肉煮爛為丸，如梧桐子大。每服七十丸，空心米飲送下，1 日 2 次。主治妊娠胎動，腰背疼痛。（《濟生方》）

5. 吳昊　續斷丸，續斷二兩，杜仲、破故紙、牛膝、木瓜、萆薢各一兩，共為細末，煉蜜為丸如梧桐子大。空心無灰酒下五、六十丸。主治腰痛並腳酸腿軟。（《扶壽精方》）

【使用禁忌】陰虛火旺者忌用。

杜仲——牡蠣

【配對奧妙】杜仲味甘性溫，補肝腎精氣。牡蠣味鹹而澀，性微寒，養陰清熱，調陰陽，固精止汗。二藥合用，一補益，一澀固，相輔相成，共奏補肝腎固精，和陰陽止汗之功。

【臨床應用】消渴、盜汗等。

【用量用法】杜仲：10～15 克；牡蠣 10～30 克（宜先煎）。

【名醫經驗】1. 岳美中　二藥合用以補肝腎固澀止汗為其特點，能止盜汗，加麻黃根效更好。（《岳美中醫論集》）

2. 楊濟等　杜仲配生牡蠣、桑寄生、白菊花、枸杞子，治早期高血壓病。（《臨證用藥配伍指南》）

3. 葛洪　用杜仲、牡蠣等份為末，臥時約服 7.5 克，治病後虛汗及目中流淚，不止再服。（《肘後備急方》）

4. 雷載權等　杜仲配尚能滋養肝腎之陰，故可由配伍治療肝腎陰虧之消渴。與牡蠣、菟絲子、枸杞子、黨參等同用，治氣陰兩虧之形體消瘦，多飲尿多，心煩口渴，頭暈眼花，手足心熱等症，如《方藥備要》解渴縮尿飲。（《中華臨床中藥學》）

【使用禁忌】腎陽虛衰、精寒自出者忌用。

【用藥指歸】

1. 杜仲的配對藥，主要用於肝腎不足，腰膝酸痛，下肢軟弱無力，或風濕日久，或婦女胎漏、胎動不安、腰痛欲墜，或消渴、盜汗等。《本草匯言》曰：「凡下焦之虛，非杜仲不補；下焦之濕，非杜仲不利；足脛之酸，非杜仲不去；腰膝之痛，非杜仲不除。」

2. 杜仲有川仲、漢仲兩類，以皮厚、內表面色黯紫、折斷白絲膿密彈性大者為佳。研究表明，杜仲葉與杜仲皮的成分、藥理用臨床療效一致，故認為杜仲葉或可代替杜仲用，且杜仲炒用較生用療效更佳。

3. 杜仲為溫補藥，其禁忌《得配本草》有「內熱、精血燥二者禁用」的記載，故陰虛火旺者慎用。

3　續　斷

續斷，始載於《神農本草經》，列為上品。為川續斷科多年生草本植物川續斷的乾燥根，「續斷、屬折、接骨，皆以功命名也」，又名接骨草，因以四川產最為「道地」，故又名川斷。味苦、甘、辛，性微溫，歸肝腎經，主要功效為補益肝腎、安胎止漏、活血祛瘀、續筋接骨。

本品味甘，性溫，入肝腎經，能補肝腎，縮小便而止泄精

失溺。又補肝腎、固沖任而安胎止漏。跌打損傷，筋斷骨折，必致淤血腫痛，本品既能補肝腎，壯筋骨，又能通利血脈，流暢氣血，從而消除淤血腫痛，促進斷傷筋骨的生長接續，故為骨傷科常用之要藥。

此外，還可配合清熱解毒藥治療瘡癰腫痛。

現代藥理研究：

續斷主要含三萜皂甙類、揮發油、龍膽鹼、β-谷甾醇、胡蘿蔔甙、蔗糖、無機元素鈦含量較高。經小鼠與雞實驗，續斷有抗維生素 E 缺乏的作用，並能促進去卵巢小鼠子宮的生長發育。續斷對癰瘍有排膿、止血、鎮痛、促進組織再生、催乳等藥理作用。

續斷——黃精

【配對奧妙】續斷味苦辛而甘，性微溫，功專補肝腎、強筋骨，且有補而不滯之特點。黃精甘平味厚，既能補脾益氣，又能滋陰潤肺。

二藥相伍，續斷補肝腎以充先天，黃精益脾胃以益後天，續斷偏補陽，黃精偏補陰，共奏補肝腎、強筋骨、健脾胃、益氣血之功。

【臨床應用】肝腎不足，精血虧損之食慾不振，疲乏無力，腰酸腰痛等。

【用量用法】續斷 10～15 克；黃精：10～20 克。

【名醫經驗】1. 雷載權等　有報導，用續斷、杜仲、枸杞子各 9 克，黃精、菟絲子、鹿角膠各 12 克，水煎服，連服 30～90 日，治男子不育症。（《中華臨床中藥學》下卷）

2. 楊濟等　黃精配續斷，治肝腎不足，精血虧損，以致食慾不振，疲乏無力，腰酸腰痛等症。黃精配川斷、杜仲，治筋骨痿軟。（《臨證用藥配伍指南》）

【使用禁忌】陰虛火熾、脾虛有濕、咳嗽痰多、中寒便溏者忌用。

續斷——女貞子

【配對奧妙】女貞子、續斷均入肝、腎二經，為補益肝腎常用之品。續斷味苦辛而甘，性微溫，偏補腎陽，補而善走，女貞子味甘而苦，性涼，性稟純陰，二藥合用，相輔相助，陰陽兼顧，補肝腎之力倍增。

【臨床應用】女子性慾低下，陰道乾澀等症。

【用量用法】女貞子：15～20克；續斷：15～20克。

【名醫經驗】1. 胥慶華　前人經驗，婦貞子、續斷合用，可治以性慾減退為主症的婦女隱疾，稱為性不感症。施今墨經驗：若與麝香、仙茅、仙靈脾、巴戟天、胡蘆巴等藥配用，其療效更著。（《中藥藥對大全》）

2. 雷載權等　《營養滋補藥的應用》用續斷、女貞子、桑寄生各12克，水煎服，治先兆流產。（《中華臨床中藥學》下卷）

【使用禁忌】陰虛火熾、脾胃虛寒、大便溏泄者忌用。

續斷——桑寄生

【配對奧妙】續斷、桑寄生均有實肝腎、強筋骨、安胎之功。續斷味苦辛而甘，性微溫，偏補肝腎、通血脈，有實而不滯之特點。桑寄生味甘微苦，性平，偏益血脈，且有祛風濕之力。續斷以溫補腎陽為主，寄生以滋補陰血為先。二藥相伍，肝腎並補，陰陽兼顧，既增強補益肝腎、祛風滲濕、通利關節的作用，又增強補腎安胎之力。

【臨床應用】

1.肝腎不足，或痹證日久，肝腎虛損之腰痛、腿軟等。

2.肝腎不足，沖任不固之胎漏、胎動不安。

【用量用法】續斷：10～30克；桑寄生：10～30克。

【名醫經驗】1. 張錫純　壽胎丸，川續斷二兩，桑寄生二兩，菟絲子四兩（炒、燉），真阿膠二兩。上藥將前三味軋細，水化阿膠和為丸一分重（乾足一分）。每服20丸，開水送下，日再服。主治滑胎。（《醫學衷中參西錄》）

3. 陳邦銘　胎動不安，用續斷10克，桑寄生12克，菟絲子12克，阿膠10克，熟地10克，白芍10克，黨參10克，白朮10克，淮山藥10克，陳皮10克。每日一劑，水煎，分二次服。陰道流血較多或不止者，加旱蓮草、地榆炭、熟地炭、赤石脂；嘔吐者加砂仁、木香、竹茹、蘇葉；有熱者加黃芩、黃連，熟地改用生地；腹痛甚者加佛手，重用白芍；便秘者加火麻仁、鬱李仁。用上方治療孕婦胎動不安32例，治癒31例，無效1例。（《湖南醫藥雜誌》，1983，（5）：34）

4. 王肯堂　桑寄生散，以桑寄生、川續斷、當歸、白朮、川芎、阿膠、香附子、茯神、人參等組方，主治胎漏，月水妄行，淋瀝不已。（《證治準繩》）

5. 石效平　治療先兆流產，以寄生10克、川斷15克、菟絲子15克、阿膠10克、孩兒參15克、山藥10克、炙甘草3克、白芍15克等組方，每日1劑，水煎服，治療44例，43例有效。（《中醫雜誌》，1983，（12）：24）

【使用禁忌】陰虛火熾者忌用。

續斷——當歸

【配對奧妙】續斷味苦辛甘，性微溫，補肝腎強筋骨，藥理研究證明含有較豐富的維生素E樣成分，有促進組織再生的作用。當歸味甘而辛，性溫，養血活血，藥理研究有較好抗維生素E缺乏的作用。二藥合用，相得益彰，共奏養血益腎，活血強筋骨之功效。

【臨床應用】男性不育、痹證等。

【用量用法】續斷：10～20 克；當歸：10～15 克。

【名醫經驗】1. 蕭森茂　李廣文經驗，二藥合伍對治療男性不育，精液常規中死精子較多有較好療效。可辨證辨病選用。（《百家配伍用藥經驗採菁》）

2. 許叔微　以川續斷、當歸、萆薢、附子、防風、天麻、乳香、沒藥、川芎等組方，共為末，蜜丸梧子大，加酒飲下。主治風濕四肢浮腫，肌肉麻痹，甚則手足無力，筋脈緩急等症。（《普濟本事方》）

3. 王燾　續斷湯，以續斷、當歸、桔梗、阿膠、桂心、乾薑、乾地黃、川芎、蒲黃、炙甘草等組方，治下焦虛寒，或便前轉後見血，此為近血，或下痢，或不痢，因勞冷而發等症。（《外台秘要》）

4. 王肯堂　續斷丸，以續斷、當歸、川芎、薑半夏、炮薑、桂心、炙甘草等組方，共為細末，煉蜜為丸，如梧桐子大，每服 100 丸，白湯下。主治肝勞虛寒腹痛，眼昏，攣縮等症。（《證治準繩》）

5. 劉壽山　用續斷、當歸、骨碎補、大黃四味研末，用酒調外敷，治骨折。（《中藥學》）

6. 雷載權等　《中國民間單驗方》用續斷與當歸、巴戟天、杜仲、淫羊藿共水煎服，治腎虛型不孕症。（《中華臨床中藥學》下卷）

【使用禁忌】陰虛火熾、濕盛中滿、大便溏泄者忌用。

續斷——白朮

【配對奧妙】續斷味苦辛而甘，性微溫，補肝腎，通利血脈，強筋骨。白朮味甘而苦，性溫，健脾運濕。腰為腎之外府。二藥合用，脾腎同治，相輔相成，共奏健脾運濕，壯腎理

腰之功。

【臨床應用】腰痛、習慣性流產、先兆流產、月經過多等。

【用量用法】續斷：10～20 克；白朮：10～15 克。

【名醫經驗】1. 熊來蘇　二藥合用治療腰痛有較好療效。用白朮健脾運濕理腰治腰痛，實是從張仲景腎著湯中得來。二藥配伍治療寒濕著於腰之腰痛沉重，久臥反痛。治腰痛，不僅要祛風濕，補肝腎活血，還要注意健脾運濕。脾氣健運，濕邪也易祛。（《新中醫》，1983，（9）：12）

2. 施瑞蘭　治療先兆流產，用川斷 15 克，焦白朮 9 克，菟絲子 15 克，桑寄生 10 克，阿膠（烊化）10 克，太子參 15 克，山藥 10 克，炙甘草 3 克，白芍 15 克。每日 1 劑，水煎分 2 次服。氣虛者加重太子參、焦白朮用量；血虛者加何首烏、枸杞子；陰虛者加生地、麥冬、黃芩、女貞子、旱蓮草；陽虛者加杜仲、巴戟天，重用菟絲子 30 克；情志不調者加合歡皮、珍珠母；陰道流血多者加仙鶴草、側柏炭等。用上方治療先兆流產患者 44 例（其中 18 例有流產史），有效者 43 例，無效 1 例。有效病例平均療程為 14.8 天，其中 28 例單用上方治療，平均止血時間為 3.7 天；15 例加用黃體酮（平均總用量為 60 毫克）治療，平均止血時間為 4.4 天。（《中醫雜誌》，1983，（12）：24）

3. 宋桂華　治療功能失調性子宮出血，用固沖湯加減（白朮、續斷、黃芪等），治療該症 31 例，總有效率 93.5%。（《新中醫》，1993，25（9）：27）

4. 張錫純　安沖湯：以續斷、白朮、烏賊骨、茜草根、生地、黃芪、龍骨、牡蠣、白芍等組方，主治月經過期不止。（《醫學衷中參西錄》）

【使用禁忌】陰虛內熱、胃陰不足、舌苔光剝、口乾唇燥、

津液虧損者忌用。

續斷—杜仲—菟絲子

【配對奧妙】續斷味苦辛甘，性微溫，益肝腎，續筋堅骨。杜仲味甘性溫，補肝腎，安胎。菟絲子味甘而辛，性平，補肝腎固精。三藥合用，相得益彰，補養肝腎固沖任，護胎元安胎。

【臨床應用】肝腎不足、沖任不固之胎動、胎漏、腰痛、男子不育、四肢痿軟無力等。

【用量用法】續斷：10～20克；杜仲：10～15克；菟絲子：10～15克。

【名醫經驗】1. 蕭森茂　肝腎不足、沖任不繫固胎元之胎動、胎漏，腰痛而墜用為要藥。羅元愷體會菟絲子是固腎安胎之主藥。裘笑梅認為續斷雖有補肝腎強筋骨作用，更有活血祛瘀之功，妊娠三個月內勿用或慎用。劉奉五經驗流產屬胎熱者應慎用續斷。（《百家配伍用藥經驗採菁》）

2. 郭蘭忠　習慣性流產，用續斷、杜仲、黨參、黃芪、山藥、枸杞、阿膠（烊化）、蘇梗、黃芩、白芍各15克，白朮20克，砂仁3克，甘草9克，水煎450毫升，分3次飯前服。陰道出血者加醋炒荊芥15克，有滑胎史腰酸腹痛明顯者加高麗參10克（另煎燉）；有滑胎史者，未孕時以本方10劑，配紅糖2000克，高麗參10～15克，熬膏分次服用，已孕則每月初服上方3～5劑，連服4～5個月，同時禁房事及重體力勞動，陰道出血者臥床休息並禁辛辣食物。用於治療胎漏、胎動不安、滑胎93例，結果：有效89例，無效4例。（《現代實用中藥學》引《湖北中醫雜誌》，1991，13（2）：20）

3. 成都中醫學院　加味金剛片（出《中藥製劑手冊》）以續斷、菟絲子、當歸、烏梢蛇、烏賊骨、懷牛膝、木瓜、淫

羊藿、地龍、蓯蓉、萆薢、黃芪、馬錢子等組方，主治小兒麻痺症後期四肢痿軟無力等。（《中藥學》）

4. 張錫純　壽胎丸，用續斷、桑寄生、阿膠各 60 克，菟絲子 120 克，製成丸劑，治滑胎。（《醫學衷中參西錄》）

【使用禁忌】陰虛火熾、大便燥結、小便短赤者忌用。

【用藥指歸】

1. 續斷的配對藥，主要用於肝腎不足、精血虧損之食慾不振、疲乏無力、腰酸腰痛腿軟、胎漏、胎動不安、習慣性流產、先兆流產、月經過多、男子不育、四肢痿軟無力，女子性慾低下、陰道乾澀，或痹證日久等。其功效《滇南本草》進行了全面闡述：「補肝，強筋骨。走經絡，止經中疼痛。安胎，治婦人白帶，生新血，破淤血，落死胎。止咳嗽咯血。止赤白便濁。」

2. 續斷的藥材品種，有續斷和川續兩種，現代所用一般均為川續斷。對崩漏下血者宜炒用。

3.《得配本草》記載，續斷「初痢勿用，怒氣鬱者禁用」，本品辛溫易助熱，陰虛火熾者忌用。

三、補血藥

1　熟地黃

地黃，始載於《神農本草經》，列為上品。為玄參科多年生草本植物地黃的根，乃地黃經加工蒸熟曬乾而成，故名，原名熟乾地黃，今簡稱熟地。味甘，性微溫，入肝、腎經，主要功效為養血滋陰、補精益髓。

血虛則心肝失養，本品甘溫滋潤，養血力強，為補血要藥，可醫血虛諸證。本品質滋靜守而善補血養陰，對婦女血虛

無滯之月經不調等證尤宜。熟地黏潤性緩純靜，本對止血有利，炒炭後則作用更強。本品味甘滋潤，入肝腎善補陰血，滋陰力強，為滋陰治肝腎陰虛之主藥，對肝腎陰虛，陰不制陽，出現腰膝酸軟、頭暈目眩、耳鳴耳聾、潮熱盜汗、遺精、消渴等症常常選用。本品甘潤，能補精益髓，可治一切成人早衰、健忘、視物昏花、鬚髮早白等精血虧虛之證。此外，本品入腎經，有補腎之功，可用於腎喘咳。

現代藥理研究：

本品含梓醇，地黃素，甘露醇，維生素 A 類物質，多種糖類多種氨基酸（賴氨酸、組氨酸、精氨酸、絲氨酸、谷氨酸、纈氨酸、亮氨酸、酪氨酸等）以及磷酸等。地黃的乙醇提取物對實驗動物有凝血作用。中等量的地黃流浸膏對實驗動物有強心作用，對衰弱的心臟更為顯著，其主要作用於心肌。

多數試驗研究認為地黃有降低血糖的作用，但其降血糖作用與所用劑型和劑量有關。用懷慶地黃提取的 R－BPF100mg／Kg 腹腔注射，對四氧嘧啶所致小鼠實驗性糖尿病有降低血糖作用。此外，地黃有一定的抑菌作用，對鬚瘡癬菌、石膏樣小芽孢癬菌、羊毛關小芽孢狀癬菌等真菌均有抑制作用。

熟地──人參

【配對奧妙】熟地味甘性微溫，為補血良品，性主靜屬陰。人參味甘微苦而性微溫，為補氣要藥，性主動屬陽。二藥配用，氣血雙補，陰陽兼顧，動靜結合。氣足則能生血、行血，血足則能助氣、化氣，有相輔相助之妙，具有較強的補氣養血之功，成為臨床治療氣血兩虛證的首選藥對。

【臨床應用】氣血兩虛之頭暈，心慌，失眠，健忘，月經過多，閉經，不孕等。

【用量用法】人參：10～15 克。熟地：10～15 克。

【名醫經驗】1. 張介賓　且夫人之所以有生者，氣與血耳。氣主陽而動，血主陰而靜，補氣以人參為主，而芪、朮但可為之佐輔；補血以熟地為主，而芎、歸但可以為之佐。然地芪、朮、芎、歸則又有所當避，而人參、熟地則氣血之必不可無，故凡諸經之陽氣虛者，非人參不可，諸經之陰血虛者，非熟地不可。（《本草正》）

2. 李杲　十全大補湯：以熟地、人參、當歸、川芎、白藥、白朮、茯苓、黃芪、甘草、肉桂組方。主治氣血兩虛，體倦少食，婦女崩漏，經血不調。（《醫學發明》）

3. 羅天益　三才封髓丹：以熟地、人參、天門冬、黃柏、砂仁、蓯蓉、甘草組方，主治陰虛火旺，夢遺失精。（《衛生寶鑒》）

4. 王肯堂　熟乾地黃散：熟地黃60克，黃芪、白薇、龍齒（研）各30克，人參、茯神、羌活、遠志各23克，桂心、防風、炙甘草各15克，共為粗末，每服15克，加生薑5片、大棗3枚，水煎，不拘時服。主治產後心虛驚悸，神思不安。（《證治準繩》）

【使用禁忌】1. 氣滯多痰、脘腹脹痛、食少便溏、實證、熱證、陰虛內熱不宜用。

2. 人參反藜蘆，畏五靈脂，惡皂莢，相合時不可與之同用。不宜同時喝茶和吃蘿蔔，以免影響藥力。

熟地——當歸

【配對奧妙】熟地、當歸均為補血要藥，熟地味甘性微溫味厚，質柔潤，善滋腎陰而養血調經，當歸辛甘而溫，質潤，長補血和血而調經止痛。二藥合用，相須配對，共奏滋陰精，養營血之功。

【臨床應用】1. 血虛精虧之眩暈、心悸、失眠等。

2. 婦女月經不調、崩漏等。

【用量用法】熟地：15克。當歸：15克。

【名醫經驗】1. 張銳　萬病丸：即用熟地、當歸為末和丸，治失血少氣、婦人經病等諸虛不足者。《雞峰普濟方》

2. 陳師文　四物湯：熟地、當歸配伍，是臨床常用的補血藥方對之一，用二藥相配以養血滋陰，主治一切血虛諸證。《太平惠民和劑局方》

3. 楊濟等　熟地配當歸、白芍，治貧血及其他以血虛為主要表現的疾病。熟地配當歸、酸棗仁、柏子仁，治心悸，失眠等症。熟地配當歸、白芍、川芎，治血虛痿黃，眩暈，心悸失眠及月經不調，崩漏等症。熟地配當歸、黃芪、黨參、阿膠，治各種貧血。（《臨證用藥配伍指南》）

4. 武之望　桃紅四物湯：由熟地、當歸、白芍、川芎、桃仁、紅花組成，主治血瘀經閉，腹痛等證。（《濟陰綱目》）

【使用禁忌】氣滯多痰、濕盛中滿、脘腹脹痛、食少便溏者忌用。

熟地——白芍

【配對奧妙】熟地味甘性微溫，滋膩之味，擅補腎填精而養血，白芍味甘苦而酸，性微寒，柔潤之品，功專入肝養血補血。精血互生互化，有「精血同源」、「乙癸同源」之說。補陰血，多從肝腎以求之。二藥合用，靜守純養，滋腎補肝，養血補血之功較著。

【臨床應用】1. 肝腎不足，沖任虛損之月經不調、月經後期、閉經、不孕，或妊娠腹痛，胎動不安等。

2. 肝腎不足，陰血虧損之心悸怔忡，健忘、失眠等。

【用量用法】白芍：10～15克。熟地：10克。

【名醫經驗】1. 張仲景　如膠艾湯：以熟地、當歸、川芎、

阿膠、艾葉、芍藥、甘草組方，主治陰血虧虛、沖任損傷之崩漏、胞阻或胎動不安等。又如真武湯，以熟附子、白芍、白朮、茯苓、生薑組方，主治脾腎陽虛，水氣內停。（《傷寒雜病論》）

2. 楊濟等　熟地配白芍：治陰血虧虛諸證。熟地配白芍、防風，治肝血不足，兩眼花，視物不明等。（《臨證用藥配伍指南》）

3. 王肯堂　鹿茸散：以熟地、白芍、鹿茸、蓯蓉、續斷、龍骨、白石脂、烏賊骨、鱉甲等組方，主治肝腎虛損，崩漏下血之證。（《證治準繩》）

4. 陳師文　四物湯：以熟地、白芍、當歸、川芎組方，主治血虛諸證。（《太平惠民和劑局方》）

【使用禁忌】1. 陽衰虛寒、氣滯多痰、脘腹脹痛、食少便溏者忌用。麻疹初期兼有表證，或透發不暢者不宜用。

2. 白芍反藜蘆，相配時注意避之。

熟地——細辛

【配對奧妙】熟地味甘性微溫，補血生津，滋養肝腎。細辛味辛性溫，辛散溫通，發散風寒，祛風止痛，溫肺化飲，為少陰經藥。熟地之滋膩可製細辛之燥散，使之散而無過；細辛之辛散能去熟地之呆膩，使之補而不滯。

二藥伍用，一守一走，潤燥併用，補散兼施，互制其短而展其長，具有補腎強腰祛寒止痛之妙用。另外，細辛善於止痛，但其性辛燥升散，得熟地滋陰養血，燥烈升散被抑，而有養血祛風止痛之功。

【臨床應用】1. 腰部酸重疼痛，轉側不利，勞累或遇涼後加重屬於腎虛寒侵，經絡不利者。

2. 血虛頭痛。

【用量用法】細辛：1～3克。熟地黃：9～15克，大量時30～60克。

【名醫經驗】1. 施今墨　細辛、熟地黃伍用，臨床主要用於陰虛痛證。常大熟地、細辛伍用，治療腰痛，確有實效。不論腎虛腰痛，還是風濕腰痛，偏於陰虛者，均可使用。（《施今墨對藥臨床經驗集》）

2. 楊濟等　熟地配細辛，治腎虛腰痛。（《臨證用藥配伍指南》）

【使用禁忌】1. 陰虛陽亢、肺熱咳嗽、氣滯多痰、脘腹脹痛、食少便溏者忌用。

2. 細辛反藜蘆，相配時注意不與之同用。

熟地——乾地黃

【配對奧妙】熟地、乾地黃本為一物，因加工炮製不同，其性有寒熱之別，其功也各有所偏。熟地味甘性微溫，氣味俱厚，補血生津，滋腎養肝；乾地黃味甘苦，性涼而不寒，味厚氣薄，善於滋陰涼血，養陰生津，生血脈，益精髓，聰耳明目。乾地黃以養陰涼血止血為主，熟地以滋陰補血為要，二藥合用，相互促進，其功益彰，共奏滋陰補腎，益精填髓，補血生血，養陰涼血，清熱退燒之功。

【臨床應用】

1. 婦人產後津傷血虧之口渴、失眠、大便秘結等。

2. 肝腎不足，精虧血少而兼血熱之月經過多、崩漏、心悸失眠、眩暈等。

3. 熱病傷陰，低熱不退。

4. 老年習慣性便秘。

【用量用法】熟地黃：10～15克；乾地黃：10～15克。

【名醫經驗】1. 張景岳　二黃散：熟地、乾地黃各等分，

共研細末，每服三錢，治療胎漏下血、內熱晡熱、頭痛頭暈、煩躁口渴、脇肋脹痛等症。

2. 呂景山　熟地黏膩之性較甚，易於助濕礙胃，即俗云「膩膈」，故宜少佐砂仁，以去其弊。（《施今墨對藥臨床經驗集》）

3. 李杲　聖癒湯：以熟地、乾地黃、當歸、人參等相配，治瘡瘍出血過多而心煩不安，不得睡眠等證，現對婦女氣血虛弱之痛經，症見經期或經盡後，小腹綿綿作痛，按之痛減者，有較好療效。（《蘭室秘藏》）

4. 楊濟等　熟地配乾地黃，治胎漏下血，或內熱晡熱，或頭痛頭暈，或煩躁口渴、脇肋脹痛等症。（《臨證用藥配伍指南》）

【使用禁忌】氣滯多痰、脾虛濕滯、脘腹脹痛、食少便溏者忌用。

【用藥指歸】

1. 熟地的配對藥，主要用於陰血虧虛、肝腎不足、沖任虛損之頭痛眩暈、心慌心悸、失眠健忘、月經不調、閉經、崩漏、妊娠腹痛、胎動不安、不孕，腎虛寒侵腰痛，產後津傷血虧之口渴、失眠、大便秘結，熱病傷陰、低熱不退、老年習慣性便秘等。《本草從新》曰：熟地「滋腎水，封填骨髓，利血脈，補益真陰，聰耳明目，黑髮烏鬚。又能補脾陰，止久瀉，治勞傷風痹，陰虧發熱，乾咳痰嗽，氣短喘促，胃中空虛覺餒，痘證心虛無膿，病後脛股痛，產後臍腹急疼，感證陰虧，無汗便閉，諸種動血，一切肝腎陰虧，虛損百病，為壯水之主藥。」

如配白芍、川芎，用治血虛諸證；與人參同用，氣血雙補，再加白朮、茯苓、當歸、白芍，補血益氣之力更著；與白

朮、川芎、當歸同用，為補血調經之主藥；與當歸、黃連同用，可治沖任虛損、血虛有熱之月經不調、不孕；炒炭能止血，與白芍、當歸、山萸肉、芥穗炭等同用，有補血止血調經之妙；與人參、白朮、當歸、川斷、砂仁等同用，可醫氣血雙虧之胎動不安、或屢慣小產等；與山藥、山萸藥、丹皮、茯苓、澤瀉相配，有滋陰壯水制火之效；與豬脊髓、知母、黃柏、龜板同用，治肝腎陰虛、虛火上炎之證；與虎骨、龜板、鎖陽、知母等同用，可治陰虛內熱、筋骨痿弱之證；若與附子、肉桂、山萸肉、山藥、枸杞子等同用，又治腎陽虛衰諸證；與五味子、山藥、茯苓、棗皮等相配，可治腎虛喘逆等。諸如此類，宜細細揣摸。

2. 地黃分鮮、生、熟三種，三者均能滋陰生津，治療陰血津液虧虛諸證。不同的是：鮮地黃，甘苦大寒，滋陰力稍遜，而清熱涼血、止渴除煩之功過之，且滋膩性較少，故血熱陰虧屬熱邪較盛者多用；生地黃，甘寒質潤，長於滋陰而清熱涼血力較鮮地黃為遜，滋膩性亦較小，凡血熱津傷或精血陰液虧虛有熱者宜用；熟地黃味甘性微溫，功專養血滋陰，填精益髓，凡一切精血陰液虧虛偏寒或熱不甚者宜之。醫者宜權衡而合理用之。傳統認為炒炭可增強止血作用，故熟地炭可用止血。

3. 熟地滋膩，內服易泥膈礙胃，宜與陳皮、砂仁等同用，以健胃行滯，促進消化吸收，增強藥力。

4. 本品甘潤黏膩性較生地更甚，能助濕滯氣，妨礙消化，故凡氣滯痰多、脘腹脹滿痛、食少便溏者忌服。

2 當 歸

當歸，始載於《神農本草經》，列為中品。為傘形科多年生草本植物當歸的乾燥根，其名之由來，時珍釋曰：「古人娶

妻為嗣續也，當歸調血為女人要藥，有思夫之意，故有當歸之名，正與唐詩胡麻好種無人種，正是歸時又不歸之旨相同。」陳承《本草別說》也云：「當歸治妊婦產後惡血上沖，倉卒取效。氣血昏亂者，服之既定。能使氣血各有所歸，恐當歸之名必因此出也。」味甘、辛，性溫，歸肝、心、脾經，主要功效為補血和血、調經止痛、潤燥滑腸等。

本品味甘，入心肝二經而善補血，用治心肝血虛證，但其性溫，以血虛有寒者為宜；當歸味甘而辛，長於活血行滯止痛，故為補血調經之良藥，婦人以血為本，凡血虛、血瘀或兼氣滯而致的月經不調、痛經、經閉等，必為主藥用之。

本品又入血分，補中有動，行中有補，性溫而不寒，不僅為調經之要藥，亦為妊產期疾患之良藥，故婦女妊期產後諸疾多選用，且血虛血瘀有寒者尤宜；當歸味辛，能活血化瘀，淤血消散，自然腫去痛止，故又常於跌打損傷、淤血腫痛、筋傷骨折等症；本品補血活血，行滯止痛，又兼散寒，投之可致血盈暢流，筋脈得養，寒邪得除，故可治痹痛麻木之證；當歸補血活血，能消腫止痛，排膿生肌，又治外科瘡瘍癰疽；津血同源，血虛可致腸液虧乏、大便燥結，本品味甘補血潤腸通便，故血虛便秘亦常用之。

現代藥理研究：

當歸主要含有揮發油，其揮發成分由中性油、酚性油、酸性油組成。油中主要成分為藁本內酯（約占 47%）、亞丁烯基苯酞、正丁烯基內酯、當歸酮等。此外，尚含當歸多糖，多種氨基酸，維生素 A、維生素 B_{12}、維生素 E 以及人體必需的銅、鋅等 23 種金屬元素等。

當歸所含的揮發油和阿魏酸能抑制子宮平滑肌收縮，而其水溶性或醇溶性非揮發性物質，則能使子宮平滑肌興奮。當歸

對子宮的作用，取決於子宮的機能狀態而呈雙相調節作用。

當歸有降低血小板凝集和抗血栓作用，並能促進血紅蛋白及紅細胞的生成；當歸浸膏對實驗動物有顯著擴張冠脈作用，增強冠脈血流量，有抗心肌缺血、抗心律失常及擴張血管作用，其所含阿魏酸能改善外周循環；降低血壓。有一定抗氧化和清除自由基作用，對腦缺氧、缺血後再灌注腦組織脂質過氧化物增高有明顯的抑制作用。

當歸對實驗性高脂血症有降低血脂作用，所含阿魏酸具有抑制肝合成膽固醇的作用。對非特異性和特異性免疫功能都有增強作用。當歸水浸液對實驗動物能顯著促進血紅蛋白及紅細胞的生成。當歸多糖可使實驗動物的白細胞和網織紅細胞增加，對實驗動物的免疫器官有明顯作用，且能顯著提高單核吞噬細胞的功能，對淋巴細胞有較強活化作用。當歸對小鼠四氯化碳引起的肝損傷有保護作用，並能促進肝細胞再生和恢復肝臟某些功能作用。當歸所含揮發油對大腦有鎮靜作用。當歸具有利尿作用，其粗製劑對膀胱平滑肌有興奮作用，對腎臟有一定保護作用。此外，還有鎮靜、鎮痛、抗炎、抗缺氧、抗輻射損傷、抗腫瘤、抗菌等作用。

當歸——白芍

【配對奧妙】當歸辛甘而溫，補血行血；白芍酸而微寒，補血斂陰。當歸辛香性開，走而不守，白芍酸收性合，守而不走。二藥合用，辛而不過散，酸而不過斂，一開一合，動靜相宜，使其補血而不滯血，行血而不耗血，養血補血之功最良。

另外，當歸能和肝而活血止痛，白芍能柔肝而和營止痛。二者合用，還具有養肝和血止痛之力。是臨床常用的養血藥對之一。

【臨床應用】1.心肝血虛之心悸、頭暈，月經不調等。

2. 心肝血虛，血脈不和之腹中攣急作痛，痛經和妊娠腹痛等。

【用量用法】白芍：10～15克。當歸：10～15克。

【名醫經驗】1. 張仲景　當歸芍藥散：以當歸三兩、芍藥一斤、茯苓四兩、白朮四兩、澤瀉半斤、川芎半斤組方，杵為散，取方寸匕，酒和，每日三服。主治妊娠肝脾不和所致腹痛。（《金匱要略》）

2. 文虎　重用歸芍治下痢日久，脾虛氣弱，中焦寒濕陽滯，一般多用 18～30 克，重則竟用 90～120 克。（《上海中醫藥雜誌》，1983，（7）：8）

3. 陳師文　四物湯：以當歸（去蘆，酒浸，炒）、白芍藥、川芎、熟乾地黃（酒曬蒸）各等分。共為粗末。生服三錢，水一盞半，煎至八分，去滓，空心食前熱服。能調營益胃，滋養氣血。治沖任虛損，月水不調，臍腹疼痛，崩中漏下，血瘕塊硬，發歇疼痛，妊娠宿冷，將理失宜，胎動不安，血下不止，及產後乘虛，風寒內搏，惡露不下，結生聚瘕，少腹堅痛，時作寒熱等證。（《太平惠民和劑局方》）

4. 關幼波　善用二藥合伍治療肝硬化，認為養血柔肝作用較好。（《關幼波臨床經驗選》）。

5. 徐大椿　當歸蒲延散：當歸三兩，白芍（酒炒）、桂心、延胡各一兩半，蒲黃（炒）二兩，血竭三兩。為散，酒煎三錢，去渣溫服。治血瘕痛脹，脈滯濇者。（《徐靈胎醫略六書》）

【使用禁忌】

1. 陽衰虛寒、濕盛中滿、大便溏瀉者不宜用。麻疹初期兼有表證，或透發不暢者不宜用。

2. 白芍反藜蘆，相配時注意避之。

當歸——烏藥

【配對奧妙】當歸味甘而辛，性溫，血分之藥，有養血活血，調經止痛之效。烏藥辛溫，氣分之品，具行氣解鬱、散寒止痛之功，偏入下焦而溫散少腹之冷氣。當歸辛散溫運，偏走血分；烏藥辛開溫通，偏走氣分。二藥伍用，氣血同治，具有較好調氣理血、散寒止痛之功。

【臨床應用】1.感寒受冷，氣血不和之痛經，產後腹痛。

2.寒疝、睾丸偏墜冷痛。

【用量用法】當歸：10克。烏藥：10克。

【名醫經驗】1.胥慶華　本藥對用於感寒受冷、氣血不和之腹中冷痛最為適宜。如治療婦人痛經、產後腹痛，取烏藥、當歸二藥為末，黃酒調服，每獲佳效。（《中藥藥對大全》）

2.楊濟等　烏藥配當歸，治感寒受冷，氣血不和之腹中冷痛，婦女痛經，產後腹痛。烏藥配當歸、丹參、赤芍，治氣滯血瘀，經行腹痛。烏藥配當歸、吳茱萸、小茴香、炮薑，治男子寒疝，睾丸偏墜冷痛。當歸配烏藥、赤芍、蘇木，治跌打損傷。（《臨證用藥配伍指南》）

【使用禁忌】氣血虧虛、內有熱邪、濕盛中滿、大便溏瀉者不宜用。

當歸——赤芍

【配對奧妙】當歸味甘而辛，性溫，甘補辛散，苦泄溫通，為血中之氣藥。既能補血，又能活血。而當歸身長於補血，當歸尾長於活血祛瘀，全當歸則補血活血。赤芍苦寒，主入肝經血分，長於清熱涼血，祛瘀止痛，對淤血諸痛功效尤佳。二藥伍用，化瘀止痛力增強。

【臨床應用】1.淤血所致痛經、閉經、癥瘕、產後腹痛。

2.風濕痹痛。

【用量用法】當歸：10克。赤芍：10克。

【名醫經驗】1.成都中醫學院　仙方活命飲（出《外科發揮》），以歸尾、赤芍、炙穿山甲、天花粉、甘草節、乳香、白芷、貝母、防風、沒藥、炒皂角刺各一錢，陳皮、金銀花各三錢組方，用酒水各半或水煎，食前後服。方中二藥起活血通絡之功，主治瘡瘍腫毒初起，赤腫潰堅，屬於陽證者。（《中藥學》）

2.王謬　蠲痹湯：以當歸（去土酒浸一宿）、赤芍、羌活（去蘆）、薑黃、黃芪（蜜炙）、防風（去蘆）各一兩半，甘草（炙）半兩，生薑五片組方，方中當歸、赤芍和營活血，主治風寒濕邪外襲，營衛兩虛，經氣不暢，氣血虛弱之項、肩、臂、肘關節疼痛諸症。（《是齋百一選方》）

3.王清任　血府逐瘀湯：以當歸、生地、紅花、牛膝各三錢，赤芍、枳殼各二錢，桃仁四錢，柴胡、甘草各一錢，桔梗、川芎各一錢半組方。治療淤血內阻、頭痛胸痛、內熱瞀悶、失眠多夢、心悸怔忡、急躁善怒等胸脇淤血證。（《醫林改錯》）

4.陳師文　五淋散，以當歸、赤芍藥、赤茯苓、山梔子、甘草等組方，主治五淋諸證。（《太平惠民和劑局方》）

【使用禁忌】1.血寒經閉、濕盛中滿、大便溏瀉者不宜用。

2.赤芍反藜蘆，相配時注意不與之同用。

當歸——赤小豆（小紅豆）

【配對奧妙】當歸味甘而辛，性溫，補血活血，袪腐生新。赤小豆甘酸偏涼，性善下行，有清熱利濕，行血排膿之功。二藥伍用，具有清熱利濕，和血排膿之功。

【臨床應用】

1.濕熱蘊毒所致先血後便的「臟毒」、「腸風」等症。

2. 腸癰、肺癰。

3. 濕熱下注之陰癢、陰腫等。

4. 狐惑病。

【用量用法】當歸：10～15克；赤小豆：15～30克。

【名醫經驗】1. 胥慶華　赤小豆、當歸伍用，名曰赤小豆當歸散，出自《金匱要略》，主治先血後便之近血和狐惑病。現臨床主要用於濕熱蘊毒所致下焦病變。應用時宜將赤小豆先浸，令芽出，後曝乾，再與當歸等分，共研末為散，另以開水或再加醋適量調服。（《中藥藥對大全》）

2. 楊濟等　赤小豆配當歸，治瘡瘍腫毒，紅腫熱痛及內癰，大便下血，痔瘡出血等症。赤小豆配當歸、赤芍、連翹，治癰腫瘡毒。（《臨證用藥配伍指南》）

【使用禁忌】陰虛津虧、濕盛中滿、大便溏瀉者不宜用。

當歸——肉蓯蓉

【配對奧妙】當歸味甘而辛，性溫，功可補血養血，其性油潤，氣輕而辛，也可潤腸通便。肉蓯蓉味甘鹹而性溫，有溫和的補腎助陽作用。其質柔潤，並能溫潤滑腸。二藥相伍，既可補血益血，又能潤腸通便，寓瀉於補，故有降下無傷陽氣，溫潤不灼陰液之特點。

【臨床應用】

1. 年老、氣虛、產後津液不足、血虛腸燥之大便秘結。

2. 溫熱病後期，津液虧損，腸燥便秘，且無力排便者。

【用量用法】當歸：10～15克。肉蓯蓉：15克。

【名醫經驗】1. 徐樹楠　腎虛沖任虛寒致宮冷不孕，少腹冷痛，月經錯後及白濁者，肉蓯蓉伍當歸、人參、鹿茸、紫河車、小茴香、杜仲、續斷、附子、山藥等，補腎益精血，暖宮調沖任。此方研末，水、蜜泛丸常服，其效更佳。對老人、病

後、產後陰血不足，津少血枯之腸燥便秘，肉蓯蓉伍當歸、生地黃、火麻仁、生首烏、黑芝麻、柏子仁，能滋陰潤燥通便。（《中藥臨床應用大全》）

2. 楊濟等　肉蓯蓉配當歸，治老年人陽氣虛弱，精血不足之便秘。陰虛有熱的便秘不宜用。肉蓯蓉配當歸、火麻仁、生地，治老年人血虛便秘。（《臨證用藥配伍指南》）

【使用禁忌】陰虛火旺、濕盛中滿、大便溏瀉、腸胃實熱之大便秘結者不宜用。

當歸──荊芥

【配對奧妙】當歸味甘而辛，性溫，功善補血和血，荊芥味辛苦性溫，善祛血中之風，若炒炭入藥，又具止血之功。《本草匯言》云：「凡一切失血之證，已止未止，欲行不行之勢，以荊芥之炒黑，可以止之」。因此，當歸與荊芥合用，則養血祛風；當歸與荊芥炭合用，則養血和血，祛風止血。

【臨床應用】1. 腸風下血、痔瘡便血。

2. 血虛生風，皮膚瘙癢。

【用量用法】當歸：10克。荊芥：6克。

【名醫經驗】1. 陳自明　交加散，當歸、荊芥穗等分，共為細末，每服三錢加水一盞，酒少許，煎至七分，灌下咽，即有生理。治療瘛瘲，或顫振，或產後不省人事，口吐痰涎者。（《婦人大全良方》）

2. 胥慶華　當歸、荊芥伍用，方見《婦人良方》交加散，主治產後血虛，風動暈仆，不省人事。現多用血虛生風症，而當歸與荊芥炭伍用，對腸風下血而有血虛症狀者，療效顯著。（《中藥藥對大全》）

3. 楊濟等　當歸配荊芥，治產後血虛，風動暈仆，不省人事之急救，或血虛生風，手足瘛瘲，肢體振顫，皮膚搔癢等

症。當歸配荊芥炭，治臟腑血弱，傷及血絡，血不歸經的腸風下血。（《臨證用藥配伍指南》）

【使用禁忌】表虛有汗、陰虛火炎、濕盛中滿、大便溏瀉者不宜用。

當歸——桑寄生

【配對奧妙】桑寄生、當歸配伍，是臨床常用養血安胎藥對之一。當歸味甘而辛，性溫，功專補血養血，令血盛以養胎，並有和血之力，生血中有運血之功。桑寄生味苦甘性平，得桑之餘氣所生，功專補腎養肝，顧先天之本，精血充足則胎孕發育有源。二者合用，共奏補腎益肝，養血安胎之功。

【臨床應用】1.肝腎不足，精血虛損之胎漏、胎動不安。

2.肝腎不足，月經後期，閉經，不孕等。

【用量用法】當歸：10克；桑寄生：15克。

【名醫經驗】1.孫思邈　獨活寄生湯：以獨活三兩、桑寄生、當歸、秦艽、防風、細辛、芍藥、川芎、生地、杜仲、牛膝、人參、茯苓、甘草、桂心各二兩組方。治療肝腎兩虧，風寒濕痹，腰膝冷痛，腿足屈伸不利，或痹著不仁等症。（《千金方》）

2.徐樹楠　風濕痹痛日久損傷肝腎，致筋骨痿弱，膝腰酸痛重著者，桑寄生伍當歸、獨活、杜仲、細辛、川芎以散寒除濕，補腎強筋，和絡止痛；肝腎虧損致血不養筋，致下肢萎軟無力，肢節煩疼或偏枯者，桑寄生合當歸、熟地、龜板、虎骨、川斷、淫羊藿、牛膝，以收補益肝腎，強筋健骨之效。（《中藥臨床應用大全》）

3.賈玉海等　以當歸、桑寄生、獨活、秦艽、杜仲各10克，水煎服，治療風濕痹痛及腰膝酸軟、筋骨無力等症。（《常用中藥八百味精要》）

4. 王肯堂　桑寄生散：以桑寄生、當歸、川芎、川續斷、阿膠、香附子、茯神、白朮、人參等組方，主治胎漏、月水妄行，淋瀝不已等症。（《證治準繩》）

【使用禁忌】濕盛中滿、大便溏瀉者不宜用。

當歸──豨薟草

【配對奧妙】當歸味甘而辛，性溫，補血活血。豨薟草味苦辛性寒，祛風濕，強筋骨，化濕熱解毒。二藥祛風與活血並施，解毒與養血並顧。養血扶正助解毒，祛風濕又不苦燥傷陰。

【臨床應用】癩風腳弱、中風、關節腫痛等。

【用量用法】當歸：10克；豨薟草：12克。

【名醫經驗】1. 張璐　薟丸，以豨薟草（五月取赤莖者，陰乾，以淨葉蜜酒九蒸九曬）一斤，當歸、熟地、芍藥各一兩，川烏（黑豆製淨）六錢，羌活、防風各一兩。為末，蜜丸，每服二錢，空心溫酒下。治癩風腳弱。（《張氏醫通》）

2. 吳儀洛　豨薟草「生寒，熟溫」。生用以化濕熱止痛、解毒為主，熟用以益肝腎強筋骨為主，應隨證選用。（《本草從新》）

3. 萬肇權　豨薟（酒蒸，曬九次）三斤，當歸身、人參、黃芪、枸杞子、川萆薢、於白朮各八兩，蒼耳子、川芎、威靈仙、半夏曲各四兩（以上諸藥，但用酒拌炒），蘄蛇二條，沉香二兩（不見火）。共十三味，俱為細末，煉蜜如梧桐子大。每早晚各服三錢，白湯送下。治中風口眼歪斜，手足不遂，語言蹇澀，口角流涎，筋骨攣強，腰腳無力等症。（《方氏脈症正宗》）

4. 朱良春　豨薟草為解毒妙品，能直入至陰，導其濕熱，平肝化瘀，通其經脈。用二藥治療類風濕關節炎有較好療效，

能減輕症狀，消腫止痛，使抗「O」下降，對緩解病情大有裨益。可用當歸30克、豨薟草100克隨證配伍治療。（《上海中醫藥雜誌》，1982，（9）：33）

【使用禁忌】濕盛中滿、大便溏瀉者不宜用。豨薟草生用或大劑量時易致嘔吐。

當歸——白芷

【配對奧妙】當歸味甘而辛，性溫，補血活血和血，《本草綱目》謂之「治癰疽，排膿止痛」。白芷味辛性溫，散風除濕化濁解毒，去腐惡，排膿消腫。二藥補消行散，相輔相成，共成活血養血、化濕濁解毒之功。

【臨床應用】瘡瘍腫毒、癌腫、內癰等。

【用量用法】當歸：10克；白芷：6～10克。

【名醫經驗】1. 蕭森茂　有觀察認為二藥合用具有類似干擾素樣作用。瘡瘍腫毒、癌腫、內癰均可隨證選用。若熱較盛者，應配伍清熱瀉火涼血解毒之品。潰瘍病屬氣血虛寒，用之也宜。二藥活血消腫生肌，對促進潰瘍病灶的癒合頗有裨益。（《百家配伍用藥經驗採菁》）

2. 劉河間　大秦艽湯：以秦艽、白芷、當歸、石膏、甘草、川芎、獨活、白芍、羌活、防風、黃芩、白朮、生地、熟地、茯苓、細辛等組方，主治風中經絡，手足不遂，語言蹇澀等證。（《河間六書》）

3. 成都中醫學院　白花蛇酒（出《集簡方》），以白花蛇、當歸、白芷、全蠍、天麻、羌活、防風、獨活、赤芍、升麻、甘草等泡酒服，主治風濕頑痹，骨節疼痛，筋脈攣急，口眼歪斜，語言蹇澀，半身不遂等證。（《中藥學》）

【使用禁忌】血虛有熱、陰虛火旺、濕盛中滿、大便溏瀉、癰疽已潰者不宜用。

當歸——橘葉

【配對奧妙】當歸味甘而辛，性溫，補血活血調經。橘葉味苦辛性溫，專散肝胃二經氣滯，散結消腫。二藥一疏肝用，一養肝體，疏中有養，氣血雙調，肝胃均治，相輔相成，共奏疏肝和胃調氣血，散結消腫之功。

【臨床應用】乳癖脅痛、少腹脹，經行不暢、痛經等。

【用量用法】當歸：10克；橘葉：10克。

【名醫經驗】1. 陳學勤　乳頭屬肝，乳房屬胃，肝胃氣血不暢諸證用之適宜。用二藥配伍，治療經期乳房脹痛屬肝胃氣血鬱滯者每獲良效。（《上海中醫藥雜誌》，1986，（1）：25）

2. 蕭森茂　肝鬱血滯，胸脅不舒，少腹脹，經行不暢、痛經均可選用。（《百家配伍用藥經驗採菁》）

【使用禁忌】濕盛中滿、大便溏瀉者不宜用。

當歸——澤瀉

【配對奧妙】當歸味甘而辛，性溫，養血活血調經。澤瀉味甘而淡，性寒，滲利水濕消腫。二藥活血助利水，水利血也行，水血並調，共奏活血利水，調經消腫之功。

【臨床應用】水血互阻、月經不調諸證。

【用量用法】當歸：10克；澤瀉：10克。

【名醫經驗】1. 劉樹農　為水血互阻、月經不調諸證常用的配伍對藥。凡月經量少、色淡、日漸肥胖、閉經、或經期浮腫等均可隨證選用。對治療月經病血瘀水腫者有明顯療效。（《上海中醫藥雜誌》，1985，（3）：27）

2. 蕭森茂　腎炎腎病水腫、肝病水腫、血管神經性水腫伴有淤血者均宜選用，可增療效。慢性泄痢，久病有水濕瘀滯交阻者用之也有效。（《百家配伍用藥經驗採菁》）

3. 楊濟等　當歸配澤瀉、白朮、白芍、茯苓、川芎，治胎

位異常。（《臨證用藥配伍指南》）

【使用禁忌】腎氣不固、陽氣虛衰、濕盛中滿、大便溏瀉者不宜用。

當歸鬚——柏子仁

【配對奧妙】當歸鬚甘補辛散，溫潤活血，尤以養血力佳。柏子仁味甘性平，辛潤通絡，養血安神，潤燥通便。二藥辛通甘潤合用，當歸為主，柏子仁為輔，既養血柔潤肝體，又辛香通達肝絡，辛不燥血，潤不礙絡，相輔相成，加強補血養血之力，而達安神定志之效，並有一定的潤膚澤髮作用。

【臨床應用】

1. 陰血虛弱所致面色萎黃，心悸心慌，失眠少寐。

2. 陰血虧少腸燥便秘。

3. 血虛生燥生風致頭髮枯燥脫落。

【用量用法】當歸：10克。柏子仁：10～12克。

【名醫經驗】1. 程門雪　用二藥配伍治療脇痛。柏子仁性辛氣香，得當歸鬚相合則入絡而能潤，為辛潤要藥。對肝血虛澀、脈絡不暢、胸脇痛、夢多寐差、虛煩不寧、心悸，有較好療效。（《程門雪醫案》）

2. 胡國臣　湖北孝感縣花園人民醫院以當歸、柏子仁等量製丸，每服9克，每日3次，治療血虛脫髮，療效滿意。（《中藥現代臨床應用手冊》）

3. 洪基　天王補心丹：以當歸、柏子仁、生地、五味子、天冬、麥冬、酸棗仁、人參、玄參、丹參、茯苓、遠志、桔梗等組方，主治心腎不交，陰血虧虛所致的虛煩不眠，心悸夢多。（《攝生秘剖》）

4. 費伯雄　甲乙歸藏湯：以當歸、柏子仁、珍珠母、龍齒、白芍、丹參、夜交藤、合歡花、生地、沉香、柴胡、薄

荷、大棗等組方，主治徹夜不寐，間日輕重，脈弦數等證。
（《醫醇賸義》）

【使用禁忌】濕盛中滿、痰多、大便溏瀉者不宜用。

當歸—桃仁—杏仁

【配對奧妙】當歸味甘而辛，性溫，養血和血，生肌止痛。桃仁味苦性平，活血祛瘀。杏仁味苦辛，性微溫，本為止咳之品，但古籍記載杏仁「補脾胃通行水」，排膿消腫止痛。三藥合伍，活血和血，宜肺氣行胃滯，相輔相成，有祛瘀生新、止痛，促進潰瘍病灶修復作用。

【臨床應用】血虛腸燥便秘、胃脘痛、潰瘍病等。

【用量用法】當歸：10克；桃仁：10克；杏仁：10克。

【名醫經驗】1. 章次公　對胃脘痛、潰瘍病確有療效。可促進潰瘍病灶的修復，止痛功效較好，胃脘痛已久伴有淤血者尤宜。其中杏仁用量較大，隨證可用 12 克、18 克、30 克等。（《上海中醫藥雜誌》，1984，（3）：4）

2. 成都中醫學院　潤腸丸（出《沈氏尊生書》），以當歸、桃仁、杏仁、火麻仁、生地、枳殼等組方，主治血虛腸燥便秘。（《中藥學》）

3. 黃文東　治療血瘀腸絡之慢性腸炎腹瀉，宜配用活血化瘀通絡之品，常可用桃仁、紅花、赤芍、當歸、失笑散等，其中桃仁、當歸 2 味用之頗具效驗。（《上海中醫藥雜誌》，1984，（3）：3）

4. 蘇誠煉　用杏仁、桃仁、人參、黨參、元參、牡蠣、貝母、甘草等，隨證加減，每日 1 劑，水煎服。治療愛滋病肺胃陰虛型，證見發熱、乾咳無痰，或有少量黏液，或痰中帶血，氣短，胸痛，乏力消瘦，口乾咽燥，盜汗，皮膚搔癢等證效果良好。（《中醫雜誌》，1990，（2）：26）

【使用禁忌】陰虛咳嗽、濕盛中滿、大便溏瀉、孕婦不宜用。

當歸——川楝子

【配對奧妙】當歸味甘而辛，性溫，補血和血，活血止痛。川楝子味苦性寒，瀉肝膽、膀胱濕熱，疏泄肝鬱。二藥合用，一入血，一走氣，氣血雙調，相輔相成，共奏疏肝解鬱，調氣血止痛之功。

【臨床應用】冠心病、心絞痛、腹脹腹痛等證。

【用量用法】當歸：10克；川楝子：6～10克。

【名醫經驗】1.陳維亞等　補心合劑：以川楝子、黨參各15克，當歸、桂圓肉、菖蒲、生山楂、炒麥芽各10克，龍骨、牡蠣各20克，熟地6克組成。水煎，取500毫升，裝瓶高壓消毒備用。每次服100毫升，每日3次，30天為1療程。治療82例冠心病、心絞痛患者，顯效20例，改善56例，無效6例。心電圖療效：顯效13例，改善41例，無效28例。（《浙江中醫雜志》，1987，1（4）：444）

2.趙金鐸　對少腹痛筋脈拘攣諸證用之良效。曾治一慢性腸炎，腹脹腹痛，便下黏液多年。用二藥為主，配伍寬腸理氣養陰之品，如蒼朮、厚朴、木香、枸杞等，六劑後痛減大半，繼則健脾益氣藥善後而癒。（《趙金鐸醫學經驗集》）

3.張迎春　以當歸、川楝子、川芎、丹參、香附、雲苓、桃仁、赤芍、白芍、柴胡、路路通、甘草等組方，1個月經週期為1療程，經期改用活血調經藥，隨證加減，水煎服，每天1劑。治療89例慢性盆腔炎患者，痊癒20例，其中懷孕10例，占39例不孕者的25.64%，顯效23例，好轉38例，無效8例。（《時珍國藥研究》，1991，（1）：16）

【使用禁忌】脾胃虛寒、濕盛中滿、大便溏瀉者不宜用。

當歸—羌活—五靈脂

【配對奧妙】當歸味甘而辛，性溫，補血活血。羌活味辛苦性溫，宣行升散，祛肌表風寒濕邪，「通暢血脈」，「使心氣暢快」。五靈脂味苦甘，性溫，活血祛瘀。三藥合用，活血助祛風散寒，且不燥烈，相輔相成，共奏暢血脈散寒滯止痛之功。

【臨床應用】冠心病寒滯心脈、風濕痹痛、腫瘤等。

【用量用法】當歸：10克；羌活：9克；五靈脂（包煎）：10克。

【名醫經驗】1. 蕭森茂等　冠心病感受風寒，誘發或加劇心胸悶痛、形寒、上肢酸痛，屬寒滯心脈者，隨證選用三藥合伍，可增強療效。藥理研究也證明，羌活能解聚血小板，擴張心腦血管等。（《百家配伍用藥經驗採菁》）

2. 王維德　小金丹，以當歸、五靈脂、白膠香、草烏、地龍、番木鱉、乳香、沒藥、麝香、黑炭等組成。主治乳癌、腦腫瘤、瘰癧、痰核、流注等證。（《外科證治全生集》）

3. 賈王海　以羌活、當歸、秦艽、防風、防己、桂枝各10克，水煎服，治療風濕痹痛、肩背酸痛。（《常用中藥八百味精要》）

【使用禁忌】1. 氣血虧虛、陰虛火旺、高熱不惡寒、濕盛中滿、大便溏瀉、孕婦不宜用。2. 人參畏五靈脂，相配時注意不與之同用。

當歸——蘇子

【配對奧妙】當歸味甘而辛，性溫，活血和血。《本經》謂當歸「主咳嗽上氣」。藥理研究認為當歸有改善、提高機體的物質代謝作用，從而調整其他藥物的作用，對老年咳喘更為適宜。蘇子味辛性溫，降氣消痰。二藥配伍，一走氣一走血，

相輔相成，增消痰止咳喘之功。

【臨床應用】痰涎壅盛，咳喘短氣，胸膈滿悶等。

【用量用法】當歸：10克；蘇子（包煎）：5～10克。

【名醫經驗】1. 陳師文　蘇子降氣湯：以蘇子、當歸、前胡、陳皮、半夏、肉桂、厚朴、生薑、炙甘草等組方，主治痰涎壅盛，咳喘短氣，胸膈滿悶，舌苔白潤等證。（《太平惠民和劑局方》）

2. 岳美中　蘇子得當歸和血止咳。治痰需治血，血行痰易化。活血化瘀藥可增強化痰止咳喘作用。王海藏謂「當歸血藥，如何治胸中咳逆上氣，按當歸其味辛散，乃血中氣藥也，況咳逆上氣，有陰虛陽無所附著，故用血藥補陰，則血和而氣降矣」。（《岳美中醫論集》）

3. 丁光迪　當歸富含油性，最善溫潤，理肺止咳為要藥。（《中醫雜誌》，1988，（5）：54）

4. 谷振聲　活血化瘀藥不僅對時疫咳嗽有較好療效，而且對其他咳嗽也有明顯作用，擅用當歸於止嗽方中。（《浙江中醫雜誌》，1985，（1）：5）

5. 陳良華　用二陳湯加當歸治療慢性支氣管炎，療效有所提高。（《浙江中醫雜誌》，1985，（1）：18）

6. 葉世燦　當歸和血活血，止咳喘作用頗佳，臨床治咳嗽加當歸一藥奏效迅速。（《上海中醫藥雜誌》，1985，（3）：27）

【使用禁忌】氣弱表虛、陰虛發熱、濕盛中滿、大便溏瀉者不宜用。

當歸——黃芪

【配對奧妙】補氣生血，降陰火。當歸養血，和血活血。黃芪味甘性微溫，補益脾肺元氣，鼓舞氣化，氣旺血生。二藥

合用，補氣以生血，氣血雙調。氣血調和，則陰火可斂可降。

【臨床應用】血虛發熱、盜汗、氣血虧虛、血腫、瘡瘍等。

【用量用法】當歸：10 克；黃芪：10～30 克。

【名醫經驗】1. 蕭森茂　血虛發熱，證象白虎湯證，但顏面㿠白，脈細弱或芤而無力者用為要藥。產後血虛發熱用之有較好療效。又可增強機體的造血功能，用治再生障礙性貧血、血小板減少紫癜屬氣血虧虛者有一定療效。（《百家配伍用藥經驗採菁》）

2. 李東垣　當歸六黃湯，以當歸、生地、熟地、黃柏、黃芩、黃連務等分，黃芪加一倍。共為粗末，每服五錢，水二盞，煎至一盞，食前服，小兒減半服。治療盜汗。（《蘭室秘藏》）

3. 關幼波　慢性腎炎低蛋白血症屬氣血不足者用之可改善病情。慢性肝炎、肝硬化導致的肝功能損害、血漿蛋白低等，隨證選用也有較好療效。二藥隨證配伍，治療肝硬化時重用黃芪30～150 克，也未見有不良反應。（《中醫雜誌》，1985，（5）：4）

4. 王建忠　用黃芪18 克，當歸、白朮、赤芍、熟地、巴戟、仙靈脾各 9 克，雞血藤 30 克組方，每日 1 劑，水煎服，7劑為一療程。治療白細胞減少症 57 例，結果 50 例有效，白細胞平均升高 2.15×109/ 升。一般用藥 1～2 療程收效。（《福建中醫藥》，1984，15（4）：5）

5. 范鏡權　用黃芪、血餘炭各 30 克，當歸 10 克，生甘草、仙鶴草各 15 克組方，隨症加減。治療慢性原發性血小板減少性紫癜 24 例，結果：臨床治癒 7 例，顯效 12 例，有效 5例。（《中醫雜誌》，1984，25（5）：36）

6. 宓志遠等　用黃芪60～120 克，當歸、生苡仁、鬱金各

15 克，石決明、丹參各 30 克，天麻、製大黃各 10 克為主，治療外傷性顱內血腫 10 例。每日 1 劑，煎 2 次服。結果：全部患者於服藥 2～3 天精神狀況好轉，一週後視乳頭水腫消退，神經系統陽性體徵消失，20～25 天後，CT 復查示血腫均全部吸收。（《浙江中醫雜誌》，1987，22（12）：536）

7. 章亮厚等　用生黃芪120 克，當歸、赤芍、紅花、地鱉蟲、川芎各 9 克，丹參 40 克組方，水煎服，每日 1 劑。治療慢性硬腦膜下血腫 12 例，效果滿意。（《湖南中醫學院學報》，1982，（1）：30）

8. 袁增貴　黃芪公英湯：以黃芪250 克、公英 30 克、當歸 25 克組方，水煎服，每日 1 劑。治療久治不癒虛性瘡瘍 56 例，總有效率94.4%。（《吉林中醫藥》，1987，（6）：23）

9. 謝遠明等　用黃芪30～60 克，當歸、黃芩各 9 克，生地榆 15～30 克，甘草 3 克為主方，隨症加味，水煎服。治療氣不攝血之月經過多症 42 例。結果：治癒 31 例，好轉 7 例，無效 4 例。（《中藥方劑近代研究及臨床應用》）

10. 王輝武等　用生黃芪50 克，當歸、生地、熟地、枸杞、首烏、白鮮皮各 20 克，黑芝麻 40 克，丹參、地膚子各 25 克，山藥、苦參、防風各 15 克，川芎、桂枝、蟬蛻、甘草各 10 克。水煎服。用上方治療魚鱗病 70 例，臨床治癒 12 例，明顯好轉 45 例，好轉 11 例，總有效率為 97.1%。（《中藥新用》）

11. 長春中醫學院　四金剛：以當歸八錢、黃芪五錢、粉甘草二錢、金銀花一兩，用水一碗，陳酒一碗，合煎，空心服。治無名腫毒。（《串雅內編》）

12. 馬龍伯經驗　治崩漏屬氣血虛兼有虛熱，用二藥各 30 克，桑葉 14 片（約 4.5 克），功效較佳。（《名老中醫醫

話》）

【使用禁忌】內有實熱、肝陽上亢、氣火上衝、濕熱氣滯、陽證瘡瘍、表實邪盛、濕盛中滿、大便溏瀉者不宜用。

當歸——黃精

【配對奧妙】當歸味甘而辛，性溫，補血活血。黃精味甘性平，補脾潤肺，養陰益精。二藥合用，心腎精血同養，相得益彰，補益精血，而有健神益智之功。

【臨床應用】精血不足、心腎虧虛之頭暈眼花、耳鳴、記憶力減退、健忘等。

【用量用法】當歸：10克；黃精：10～20克。

【名醫經驗】1.楊濟等　黃精配當歸，治氣血兩虛，面黃肌瘦，腰膝無力，食少神疲。黃精配當歸、熟地，治病後虛羸，陰血不足所致的腰膝酸軟，頭暈眼乾等症。（《臨證用藥配伍指南》）

2. 蒲輔周　對治療精血不足、心腎虧虛而致頭暈眼花、耳鳴、記憶力減退、健忘等症有較好療效，且二藥可促進腦功能的恢復。對腦震盪後遺症、神經衰弱、腦功能低下等證均可隨證選用，提高療效。（《蒲輔周醫療經驗》）

3. 何筱仙等　寧神酊：用黃精180克，當歸、黃芪、黨參、炒棗仁各60克，枸杞、生地、白芍、夜交藤各90克，麥冬、紅花、菊花、佩蘭、菖蒲、遠志各30克，以白酒6000毫升浸泡2～4週而成，每次口服5～15毫升，每日3次，或每晚服10～20毫升。治療植物神經功能失調症175例，94.9%的患者自覺症狀減輕或消失，睡眠改善，多夢減輕或消除。（《中醫雜誌》，1981，22（6）：51）

【使用禁忌】脾虛中寒、咳嗽痰多、濕盛中滿、大便溏瀉者不宜用。

當歸——製川烏

【配對奧妙】當歸味甘而辛，性溫，藥性較柔潤。川烏味辛苦性溫，藥性剛燥而烈。二藥養血活血與逐風寒濕邪併用，相輔相成，溫而不燥，養而能通。「治風先治血，血行風自滅」。共奏養血活血，逐寒濕，止痹痛之功。

【臨床應用】血虛寒濕痹痛等。

【用量用法】當歸：10克；製川烏（先煎30～60分鐘）：3～9克。

【名醫經驗】1.章次公　川烏溫經散寒之力甚著，得當歸則溫而不燥，當歸得川烏，則活血止痛之力愈著，確為其獨到之經驗。（《章次公醫案》）

2.姜春華　治風寒頭痛已久，用二藥相伍，有溫而不燥，使溫經散寒、活血祛瘀止痛之力增強。（《中醫雜誌》，1987，（6）：26）

【使用禁忌】1.陰虛陽盛、熱證疼痛、濕盛中滿、大便溏瀉、孕婦不宜用。

2.川烏反半夏、瓜蔞、貝母、白及、白薇，相配時應注意不與之同用。

【用藥指歸】

1.當歸的配對藥，主要用於心肝血虛，血脈不和，寒疝，淤血證，臟毒腸風，腸癰肺癰瘡瘍，陰癢陰腫，狐惑病，血虛腸燥便秘，痔瘡便血，血虛生風，肝腎不足、精血虛損，胎動不安，閉經，痛經，月經不調，不孕，瘡瘍腫毒，陰血虛弱，胃脘痛，冠心病，腫瘤，血虛發熱，盜汗，精血不足，心腎虧虛，血虛痹痛等。

《景岳全書》曰：「其味甘而重，故專能補血，其氣輕而辛，故又能行血，補中有動，行中有補，誠血中之氣藥，亦血

中之聖藥也。……大約佐之以補則補，故能養營養血，補氣生精，安五臟，強形體，益神志，凡有形虛損之病，無所不宜。佐之以攻則通，故能祛痛通便，利筋骨，治拘攣、癱瘓、燥、澀等證。營虛而表不解者，佐之以柴、葛、麻、桂等劑，大能散表衛熱，而表不斂者；佐以大黃之類，又能固表，惟其氣辛而動，故欲其靜者當避之，性滑善行，大便不固者當避之。凡陰中火盛者，當歸能動血，亦非所宜，陰中陽虛者，當歸能補血，乃不可少。若血滯而為痢者，正所當用，其要在動、滑二字；若婦人經期血滯，臨產催生，及產後兒枕作痛，具當以此為君，小兒痘疹驚癇凡屬營虛者，必不可少。」

2. 當歸以主根粗長、油潤、外皮色黃棕、斷面色黃白、氣味濃鬱者為佳，酒製能加強活血的功效。李杲曰當歸「頭，止血而上行；身，養血而中守；梢，破血而下流；全，活血而不走。」故一般認為，補血宜用當歸身，破血宜當歸尾，和血（補血活血）宜用全當歸，當歸頭已不單獨應用。

3. 本品味甘滑腸，《本草經疏》指出：「腸胃薄弱，泄瀉溏薄及一切脾胃病惡食、不思食及食不消，並禁用之。」故凡濕盛中滿、大便泄瀉者不宜服用。

3 白芍藥

芍藥，始載於《神農本草經》，列為中品，且赤、白不分。為毛茛科多年生草本植物芍藥的乾燥根，因「猶約也。約，美好貌。此草花容約，故以為名。」味苦、酸，性微寒，歸肝、脾經，主要功效為養血斂陰、平抑肝陽、柔肝止痛等。

本品味酸入肝，善養血斂陰、常用肝血虧虛諸症，又其微寒，故血虛有熱者最宜。白芍味酸微寒，由養血斂陰柔肝，有良好的調經止痛作用，為調經要藥，以血虛有熱或兼肝旺者尤

宜。本品酸斂微寒，善養血斂陰而止汗，可醫盜汗等。熱病、久病或誤用汗、下，陰血被傷，水不涵木，則致虛風內動，白芍味酸微寒，既善養血斂陰柔肝，又善平抑肝陽，故常於抽搐、眩暈、耳鳴等肝陽上亢之證。肝主筋，肝血虧虛，筋脈失養，則發諸痛證，白芍既善養斂陰，又長柔肝止痛，對肝急諸痛，必用之方可。

現代藥理研究：

白芍主要含有芍藥貳、牡丹酚、芍藥花貳及芍藥內酯貳、氧化芍藥貳、苯甲酰芍藥貳、芍藥吉酮等。白芍具有廣泛的藥理作用。白芍水煎劑及白芍總貳對機體的細胞免疫、體液免疫及巨噬細胞功能均有調節作用。其免疫調節作用可能與影響白細胞介素、白三烯等介質的產生密切相關。

白芍提取物及白芍總貳對急性炎症水腫及佐劑性關節炎有治療作用。白芍煎劑有抗菌、抗病毒作用，且抗菌作用較強，抗菌譜也較廣。白芍總貳具有鎮痛作用、降溫作用。芍藥貳及白芍浸出液對動物腸管平滑肌有解痙作用，對子宮運動有調節作用。對動物血管的舒縮及血壓有調節作用，能對抗異丙腎上腺素及垂體後葉引起的心電圖改變。

體外實驗發現，白芍提取物有抑制血栓形成及對抗血小板凝集作用。白芍總貳對實驗性肝細胞損傷具有保護作用。此外，白芍水提物可對大鼠胰腺澱粉酶活力有抑制作用，能提高動物對高溫刺激的耐受力，對實驗性消化系潰瘍有防治作用。毒理研究表明，白芍在一般使用劑量下無明顯毒性。

白芍——枸杞

【配對奧妙】白芍味苦而酸，性微寒，酸寒入肝，養血斂陰，柔肝平肝。枸杞子味甘性平質潤，功專滋補肝腎。二藥相伍，一滋肝一柔肝，相輔相成，且肝腎同補，使腎精得充，肝

木得養，精血足而肝木平，共奏養血滋陰，柔肝平肝之功。

【臨床應用】1.肝腎陰虛，肝陽上亢之頭目眩暈，口乾舌燥，心悸失眠。

2.婦女更年期綜合徵屬肝腎虛者。

3.肝腎不足，肝不藏血之各種出血證。如婦女月經過多、崩漏等。

【用量用法】白芍：10～15克。枸杞：10～30克。

【名醫經驗】1.王懷隱　枸杞子散：以枸杞子、白芍、黃芪各一兩，搗篩為散，每服三錢，以水一中盞，入生薑半分，棗三枚，餳半分，煎至六分，去滓，食前溫服。治虛勞，下焦虛傷，微渴，小便數等證。（《太平聖惠方》）

2.何子淮　白芍、枸杞伍用，為滋補肝腎而設。用其治療更年期綜合徵屬肝腎陰血不足者效良。（《上海中醫藥雜誌》，1982，（4）：24）

【使用禁忌】1.陽衰虛寒之證、外邪實熱、脾虛有濕、泄瀉者不宜用。

2.白芍反藜蘆，相配時注意避之。

白芍——甘草

【配對奧妙】白芍味苦而酸，性微寒，酸斂苦泄，性寒陰柔，歸肝經，能養血斂陰而瀉肝柔肝；甘草甘緩，性平，有和逆氣而補脾胃之效。二藥合用，酸甘化陰，肝脾同治，共奏緩肝和脾，益血養陰，緩急止痛之功。

【臨床應用】1.肝脾不和，氣血失調之胸脅不適，腹中拘急疼痛，手足攣急。

2.血虛頭暈頭痛，痛經，經期腹痛等。

【用量用法】白芍：15～30克。甘草：5～10克。

【名醫經驗】1.張仲景　芍藥甘草湯，以芍藥、甘草組方，

主治傷寒脈浮、自汗出、小便數、心煩、微惡寒、腳攣急等證。《傷寒論》

2. 劉完素　芍藥湯：芍藥一兩，甘草二錢（炒），當歸半兩，黃連半兩，檳榔、木香各二錢，大黃三錢，黃芩半兩，官桂二錢半。均細切，每服半兩，水二盞，煎至一盞，食後溫服。主治下痢便膿血，裏急後重，下血調氣。（《素問病機氣宜保命集》

3. 姜春華　二藥合用解痙鎮痛作用加強，可治拘攣急迫諸症，凡肝血虛不能柔養筋脈引起急迫疼痛者，均用為要藥。研究證實，二藥配伍有鎮靜、鎮痛、鬆弛平滑肌等作用，對治療血虛引起的四肢肌肉痙攣、抽搐，特別是在緩解小腿腓腸肌痙攣時出現的攣縮、疼痛方面有協同作用。（《中醫雜誌》，1984，（5）：79）

4. 趙佶　芍藥湯：芍藥二兩，甘草（炙）、桂（去粗皮）各一兩。上三味，粗搗篩，每服三錢匕，水一盞，煎七分，去滓，溫服，不拘時候。主治產後血氣攻心腹痛。（《聖濟總錄》）

5. 朱小南　二藥可緩帶脈之拘攣，治療經來繞腰如繩束緊痛之證。（《朱小南婦科經驗選》）。

6. 陳士鐸　如靜待湯：白芍、當歸各三錢，甘草一錢，茯苓五錢，柴胡五分，白芥子一錢，丹皮二錢，棗仁一錢。水煎服。治火鬱：怫逆、躁急。此方之妙全無驚張之氣，一味和解；火鬱於肝木之中，不覺漸漸自散，此靜治之妙法也。又有散鬱神丹，白芍二錢，甘草一錢，柴胡一錢，薄荷一錢，丹皮一錢，當歸二錢，半夏一錢，白朮一錢，枳殼三分。水煎服。

開鬱行氣，去濕利痰，無不兼治。治有邪而鬱結於胸中，如人頭疼，傷風咳嗽，或心事不爽，而鬱氣蘊於中懷；或怒氣

不舒，而怨憤留於脅下。（《石室秘錄》）

7. 張羹梅　緩急止痛時，白芍、甘草比例應為 3：1 或 4：1，其療效更為理想。（《上海中醫藥雜誌》，1981，（2）：8）

8. 陶君仁　調養肝陰，首推白芍、甘草、麥芽三藥同用。（《中醫雜誌》，1985，（4）：24）

【使用禁忌】1. 濕盛脹滿、浮腫、陽衰虛寒之證者不宜用。

2. 甘草反海藻、大戟、甘遂、芫花，白芍反藜蘆，相配時注意避之。

白芍——龜板

【配對奧妙】白芍酸苦微寒，歸肝經，具養血斂陰、補肝平肝之功；龜板味甘鹹性寒，直入腎經，甘補虛，鹹益腎，為壯水涵木之品，具補腎填精、滋陰潛陽之功。「肝腎同源」、「精血同源」，二藥合用，肝腎同治，共奏滋腎養肝，補血填精，平肝潛陽之功。

【臨床應用】1. 肝腎不足，精血兩虧之腰膝酸軟，男子遺精，早洩，女子月經不調，不孕等。

2. 陰虛陽亢之頭暈目眩、耳鳴耳聾、煩躁易怒等。

【用量用法】白芍：10～15 克。龜板（先煎）：10～30 克。

【名醫經驗】1. 吳瑭　大定風珠：以白芍、龜板、阿膠、乾地黃、麻仁、五味子、生牡蠣、麥門冬、雞子黃、生鱉甲、炙甘草等組方，主治虛風內動，舌絳等證。（《溫病條辨》）

2. 朱震亨　虎潛丸：以芍藥、龜板、虎骨、當歸、黃柏、熟地、牛膝、鎖陽、知母、陳皮等組方，主治肝腎陰虧，筋骨痿軟不能步履等證。（《丹溪心法》）

3. 張錫純　鎮肝息風湯：以白芍、龜板、牛膝、代赭石、龍骨、牡蠣、玄參、天門冬、川楝、麥芽、青蒿、甘草等組

方，主治肝陽上亢，肝風內動，眩暈，頭痛，耳鳴，或口眼歪斜，顛仆不知等證。（《醫學衷中參西錄》）

【使用禁忌】1.陽衰虛寒之證、脾虛濕盛者不宜用。

2.白芍反藜蘆，相配時注意避之，孕婦慎用。

白芍——合歡皮

【配對奧妙】白芍味苦而酸，性微寒，味酸入肝，善於養血柔肝，使肝體得濡，肝用復常，則肝氣條達。合歡皮味甘性平，有解鬱和血、寧心安神之功。《本經》言其「主安五臟、和心志、令人歡樂無憂」。肝藏血，心主血，肝喜條達，心藏神明，二藥配對，共奏益血和血、柔肝養心、安神定魄之功。

【臨床應用】肝血不足，肝木失養之神情抑鬱，失眠不安。

【用量用法】白芍：10克。合歡皮：10～15克。

【名醫經驗】1.費伯雄 甲乙歸藏湯：以白芍、合歡皮、當歸、柏子仁、珍珠母、龍齒、丹參、夜交藤、生地、沉香、柴胡、薄荷、大棗等組方，主治徹夜不寐，間日輕重，脈弦數等證。（《醫醇賸義》）

2.楊濟等 白芍配合歡皮，治神情抑鬱，焦慮恍惚，失眠不安等症。（《臨證用藥配伍指南》）

【使用禁忌】陽衰虛寒之證不宜用。白芍反藜蘆，相配時注意避之。

白芍——側柏葉

【配對奧妙】白芍苦酸微寒，養血斂陰，柔肝止痛。側柏葉苦澀微寒，既能收斂止血，又能清熱涼血。二藥合用，涼血育陰而止血。

【臨床應用】1.熱迫血行之月經過多、崩漏。

2.出血兼有陰血虧虛者。

【用量用法】側柏葉：10～15克。白芍：10～15克。

【名醫經驗】1. 趙佶　芍藥湯：以芍藥、側柏葉（炙）各一兩組方，共為細末，每服三錢匕，水、酒各半盞，煎至七分，去滓溫服。有止血調經之功，主治陰虛火旺之崩漏、腹痛。（《聖濟總錄》））

2. 楊濟等　側柏葉配白芍，治熱迫血行，月經過多。側柏葉配蒲黃、白芍，治崩漏屬熱者。（《臨證用藥配伍指南》）

【使用禁忌】陽衰虛寒之證不宜用。白芍反藜蘆，相配時注意避之。

白芍——鉤藤

【配對奧妙】白芍味苦而酸，性微寒，酸寒入肝經，柔肝平肝，具養肝體而斂肝氣、平肝陽，令肝氣不妄動之功。鉤藤甘微寒，平肝之力較強，兼有一定的清熱息風作用。

二藥合用，白芍偏治肝虛之本，鉤藤偏治肝旺之標，標本兼顧，相使合用，在養肝斂陰的基礎上，加強平肝息風之力，正符合肝體陰而用陽之特點。

【臨床應用】1. 肝陰肝血不足，肝陽偏亢之頭痛、眩暈、急躁易怒、失眠多夢。

2. 高血壓病屬肝陽上亢型。

【用量用法】白芍：10克。鉤藤：10克。

【名醫經驗】1. 楊濟等　白芍配鉤藤，治頭痛，眩暈，急躁易怒，失眠多夢屬肝血肝陰不足，肝陽偏亢之證。（《臨證用藥配伍指南》）

2. 南京中醫學院　羚角鉤藤湯（出《通俗傷寒論》），以生白芍、雙鉤藤、羚羊角、霜桑葉、京貝母、鮮生地、滁菊花、淡竹茹、茯神木、生甘草組方，水煎服，有涼肝息風、增液舒筋之功，主治熱病邪傳厥陰，壯熱神昏，煩悶躁擾，手足抽搐，發為痙厥，舌質乾絳，脈弦而數。又有阿膠雞子黃湯治

陰虛痙攣證等。（《中藥學》

【使用禁忌】1.陽衰虛寒之證、脾虛慢驚者不宜用。

2.白芍反藜蘆，相配時注意避之。

白芍——槐花

【配對奧妙】白芍味苦而酸，性微寒，養血柔肝止血。槐花味苦性微寒，涼血止血。二藥養肝柔肝與涼血止血併用。相輔相成，共奏養肝清熱，涼血止血之功。

【臨床應用】肝陽上亢、血虛肝旺、肝不藏血之月經過多、崩漏、吐血、衄血等。

【用量用法】白芍：10～15克；槐花：10克。

【名醫經驗】1.何子淮　二藥相伍治療血虛肝旺、肝不藏血之血證。如月經先期。月經過多、崩漏、吐血、衄血等均用為要藥。治肝火上炎之倒經，加配牛膝，可使逆行之血，循經下行血海。白芍用量宜重，用15～30克，伴有高血壓者尤宜。（《上海中醫藥雜誌》，1982，（4）：24）

2.蕭森茂　出血性腦卒中屬肝火肝陽上逆者也宜選用。既清熱平肝，又柔肝涼血止血，而有較好降血壓、止血作用。（《百家配伍用藥經驗採菁》）

【使用禁忌】1.陽衰虛寒之證、脾胃虛寒者不宜用。

2.白芍反藜蘆，相配時注意避之。

白芍——浮小麥

【配對奧妙】白芍味苦而酸，性微寒，養陰斂營，兼能泄熱。浮小麥味甘性涼，益氣除虛熱止汗。二藥合伍，斂則陰營不外泄，養則陰液得濡潤，相得益彰，調和陰營，斂汗，退熱，潤燥功效益增。

【臨床應用】陰虛之心煩盜汗、骨蒸潮熱、身體消瘦、心神不寧、心悸虛煩、不寐、臟躁、舌紅而乾、脈細數等。

【用量用法】白芍：10～15克；浮小麥：15～30克。

【名醫經驗】1. 程門雪　二藥有柔養及調和營衛意，是治陰虛發熱常用配伍。對勞傷發熱，陰營虛弱低熱，陰虛盜汗、自汗，均宜選用。（《程門雪醫案》）

2. 徐樹楠　若大病久病，損傷津液精血所引起的心煩盜汗，骨蒸潮熱，身體消瘦，舌紅而乾，脈細數等證，浮小麥伍白芍、玄參、麥冬、生地、沙參、地骨皮，以養陰清熱，斂汗除蒸。（《中藥臨床應用大全》）

3. 蕭森茂　陰虛血燥，心神不寧，心悸虛煩、不寐、臟躁均可隨證選用，有較好療效。（《百家配伍用藥經驗採菁》）

4. 楊濟等　白芍配浮小麥、龍骨、牡蠣，治療陰虛盜汗。（《臨證用藥配伍指南》）

【使用禁忌】1. 陽衰虛寒之證、表邪汗出者不宜用。

2. 白芍反藜蘆，相配時注意避之。

白芍——鹿銜草

【配對奧妙】白芍味苦而酸，性微寒，養血柔肝止血。鹿銜草味甘苦，性溫，補腎止血。二藥肝腎兼顧，補養平和，合用相得益彰，共收補虛養肝腎止血之功。

【臨床應用】各種血證、久汗不止等。

【用量用法】白芍：10～15克；鹿銜草：15～30克。

【名醫經驗】何子淮　二藥合用治療各種血證有較好療效。治療肝脾失職、氣不攝血導致先崩後漏之經行淋漓不淨者，在益氣藥中加配二藥各15克，每獲良效。又用玉屏風散加白芍9克、鹿含草15克，治療數例久汗不止者，也獲良效。（（《上海中醫藥雜誌》，1982，（4）：24）

【使用禁忌】陰虛火旺、陽衰虛寒不宜用。白芍反藜蘆，相配時注意避之。《本草拾遺》認為鹿銜草「婦女服之，絕產

無子」。

白芍——荷葉

【配對奧妙】白芍味苦而酸，性微寒，柔肝斂肝助肝藏血止血。荷葉味苦而澀，涼血止血，兼能化瘀。二藥合用，柔肝止血中寓清涼，清涼中兼能化瘀，相輔相成，共奏柔斂清肝，化瘀止血之功。

【臨床應用】血熱型經多、崩漏等。

【用量用法】白芍：10～15克；荷葉：15克（鮮者加倍）。

【名醫經驗】何子淮　用二藥各 30 克，能斂陰清肝，有潛移默化之力。荷葉涼血止血，荷筋祛瘀生新。二藥對血熱型經多、崩漏，能改善症狀，有較好止血作用。（《上海中醫藥雜誌》，1982，（4）：24）

【使用禁忌】

1. 陽衰虛寒之證者不宜用。

2. 白芍反藜蘆，相配時注意避之。《本草綱目》認為荷葉「畏桐油、茯苓、白銀」，《本草從新》認為荷葉「升散消耗，虛者禁之」。

白芍——旱蓮草

【配對奧妙】白芍味苦而酸，性微寒，養血斂陰平肝。旱蓮草味甘酸，性寒，養陰涼血止血。兩藥味酸入肝，柔養肝血，涼血止血，合而用之，相得益彰。

【臨床應用】1. 血小板減少性紫癜。

2. 鼻衄、齒衄、月經過多等。

【用量用法】白芍：10～15克；旱蓮草（鮮品加倍）：5～10 克。

【名醫經驗】1. 孫謹臣　二藥是治療血小板減少性紫癜的有效配伍。治療血小板減少性紫癜，或由此而引起的鼻衄、齒

衄、月經過多等，頗有效驗。（《上海中醫藥雜誌》，1991，
（9）：21）

2. 雷載權等　《名醫治驗良方》寒涼止崩湯，以旱蓮草配
伍白芍、黃芩、白茅根、生地等滋陰清熱、涼血止血之品，治
療陰虛或血熱型崩漏，療效滿意。（《中華臨床中藥學》下
卷）

【使用禁忌】1. 陽衰虛寒、大便溏泄不宜用。

2. 白芍反藜蘆，相配時注意避之。

白芍──白微

【配對奧妙】白芍味苦而酸，性微寒，斂養陰血而柔肝平
肝。白薇味苦而鹹，性寒，清血分邪熱，養陰利尿。二藥斂養
而兼清利，合用相輔相成，共奏養陰血清熱平肝之功。

【臨床應用】

1. 陰虛血熱之眩暈、熱淋、血淋、血尿、蛋白尿。

2. 月經先期、崩漏、經期低熱等。

【用量用法】白芍：10～15克；白微：5～12克。

【名醫經驗】1. 錢伯煊　白薇苦鹹而寒，陽明沖任之藥，
瀉血熱而主治血厥，又能平肝，對治療血熱而患高血壓者有良
效。配伍白芍更增養陰血柔肝平肝之功。（《遼寧中醫雜
誌》，1985，（8）：20）

2. 王恒星　紅斑性肢痛，以白芍、甘草各 30 克，白微、知
母各 12 克，黃連 20 克，銀花 90 克，玄參 60 克，蟬衣 10 克，
水煎服，每日 1 劑，治療 27 例，服藥 2～3 劑，疼痛緩解者 6
例，服 4～9 劑，疼痛緩解者 19 例，無效 2 例。（《河北中
醫》，1990，12（4）：9）

3. 蕭森茂　陰虛血熱之熱淋、血淋、血尿、蛋白尿，月經先
期、崩漏、經期低熱也宜選用。（《百家配伍用藥經驗採菁》）

4.趙佶　白薇散：以白薇、芍藥各等分，共為末，每服方寸匕，酒送下，1日3次，治療妊娠小便多，產後遺尿，血淋，熱淋等。（《聖濟總錄》卷一五七）

【使用禁忌】1.陽衰虛寒、食少便溏者不宜用。

2.白芍反藜蘆，相配時注意避之。

白芍——何首烏

【配對奧妙】白芍味苦而酸，性微寒，養血，柔肝和肝氣。何首烏味苦甘而澀，性微溫，補肝腎益精血。二藥合用，相得益彰，增益肝腎養肝血之功。肝腎精血得養，心血有奉，心神自寧。

【臨床應用】肝腎不足、心血虛虧之虛煩不眠，心悸不寧，頭暈耳鳴、頭暈、腰膝酸軟、筋骨酸痛、遺精、崩漏等。

【用量用法】白芍：10～15克；何首烏：10～30克。

【名醫經驗】1.蕭森茂　肝腎不足，心血虛虧諸證，如虛煩不眠，心悸不寧，頭暈耳鳴等用為要藥。對精神分裂症、神經衰弱之失眠屬心血虛虧用之有較好調理作用。高血壓、腦動脈硬化屬肝腎不足而致頭暈健忘用之也有較好療效。（《百家配伍用藥經驗採菁》）

2.何子淮　用生白芍15克、何首烏及藤各30克，對肝腎不足、陰虧血虛，症見頭暈、腰膝酸軟、筋骨酸痛、遺精、崩漏等證有較好療效。（《上海中醫藥雜誌》，1982，（4）：24）

3.楊濟等　何首烏配白芍、生地、女貞子、懷牛膝，治腎陰不足，肝陽上亢，眩暈，耳鳴、多夢失眠等症。何首烏配白芍、熟地、當歸、阿膠、白朮，治肝腎不足，血虛氣衰及各種貧血症。（《臨證用藥配伍指南》）

【使用禁忌】1.陽衰虛寒、大便溏泄、濕痰者不宜用。

2.白芍反藜蘆，相配時注意避之。

白芍——木瓜

【配對奧妙】白芍味苦而酸，性微寒，柔養肝血，斂肝氣。木瓜味酸性溫，斂肝和胃化濕濁。二藥味酸同入肝經，柔斂肝氣不恣橫，養胃生津開胃氣，柔養寓化濁，相輔相成，共奏斂肝養胃開胃之功。

【臨床應用】胃陰不足之納差或全無食慾、腹脹、舌紅少苔等。

【用量用法】白芍：10～15 克；烏梅：5～10 克；木瓜：10 克。

【名醫經驗】1. 施今墨　胃陰不足，納差或全無食慾，腹脹，舌紅少苔，用二藥與烏梅相伍，養肝開胃之效佳，烏梅配木瓜對胃酸缺乏甚效。（《中醫雜誌》，1985，（12）：8）

2. 楊濟等　白芍配木瓜、牛膝、甘草，治陰液受傷所致的腓腸肌痙攣及腿足攣縮難伸。（《臨證用藥配伍指南》）

3. 陳澤霖　治療萎縮性胃炎胃酸不足者，常用烏梅、木瓜，故胃陰不足、胃酸缺乏者，白芍、烏梅、木瓜三藥用為要藥。（《中醫雜誌》，1985，（3）：9）

【使用禁忌】1. 陽衰虛寒、外有表邪、內有實熱積滯、陰虛腰膝酸痛、傷食積滯者不宜用。

2. 白芍反藜蘆，相配時注意避之。

【用藥指歸】

1. 白芍的配對藥，主要用於肝腎陰虛、肝陽上亢，婦女更年期綜合徵，肝不藏血之出血證。肝脾不和、氣血失調，血虛頭暈頭痛，痛經，男子遺精、早洩，女子月經不調、不孕，肝血不足、肝木失養，陰虛熱迫血行，血虛而兼有瘀滯，陰虛津虧、餘熱未清，陰虛盜汗、骨蒸潮熱、心悸虛煩、不寐、臟躁，經期低熱等。《藥品化義》曰：「白芍藥微苦能補陰，略

酸能收斂，因酸走肝，暫用之生肝，肝性欲散惡斂，又取酸以抑肝，故謂白芍能補復能瀉，專行血海，女人調經胎產，男子一切肝病，悉用之調和氣血。」

2. 芍藥有赤白之分，醫者不可明。採根後直接曬乾者為赤芍藥，先用沸水煮透再去皮曬乾者為白芍藥。成無己《注解傷寒論》注云：「白補而赤瀉，白收而赤散」，赤芍味苦入肝，為清熱涼血止痛之品，血熱血瘀之證用之為佳；白芍味酸苦而入肝脾，為補血斂陰平肝柔肝止痛之品，血虛陰虧、肝旺、肝失柔和攣急作痛等證用之為良，還兼止汗而醫自汗、盜汗之功。

3. 白芍生用斂陰平肝作用較強，凡肝陽上亢、虛風內動、血虛有熱者宜用生白芍；酒白芍「善於和中緩急，多用於脅肋疼痛、腹痛；產後腹痛尤須酒炙。」（《中藥炮製學》）炒白芍藥性緩和，善於養血斂陰，多用於肝旺脾虛之證；白芍炒炭則有止血作用。

4. 白芍反藜蘆，內服忌與藜蘆同用。白芍對陽衰虛寒之證不宜單獨使用；麻疹初期兼有表證，或透發不暢者不宜用。

四、補陰藥

1 沙　參

沙參，始載於《神農本草經》，列為上品，原名南沙參，為桔梗科多年生草本植物輪葉沙參、沙參、杏葉沙參及其他幾種同屬植物植物的根，因「色白，宜於沙地」而得名。味甘、微苦，性微寒，歸肺、胃經，主要功效為養陰清肺祛痰、益胃生津。

本品味甘入肺，能滋陰潤燥，味微苦性微寒，能清肺祛

痰，故對燥咳痰黏兼熱者尤宜；且輕清上浮，兼表邪者亦常用之。熱邪傷肺，肺失清肅，沙參入肺，清潤不膩，滋陰清肺祛痰，故肺熱陰傷痰稠難咯者最為適宜。本品既能養陰潤肺，又能清肺祛痰，對肺虛勞嗽，日久傷陰，無論無痰有痰均宜。又入胃經，能益胃生津，對熱病後期或久病胃陰被傷所致口燥咽乾、大便秘結、舌紅少津諸症常用。此外，與它藥配伍，還可用於虛火牙痛、產後無乳等證。

現代藥理研究：

南沙參主含皂貳、植物甾醇、澱粉及多糖，微量元素鈣、鉛等。北沙參主含生物鹼、多糖、呋喃香豆素類，微量揮發油及佛手柑內酯等。輪葉沙參煎液對家兔有一定的祛痰作用；杏葉沙參煎劑可提高細胞免疫和非特異性免疫力，且可抑制體液免疫，具有調節免疫平衡的功能；1%沙參浸劑對離體蟾酥心臟有明顯的強心作用；體外試驗，沙參水浸劑（1：2）有一定的抗真菌作用。

沙參的醇提物能使正常家兔的體溫輕度下降；對由傷寒菌苗引起發熱的家兔也有降溫作用；對用兔髓電刺激法所引起的疼痛有鎮痛作用。水浸液在低濃度時，能加強離體蟾酥心臟收縮；濃度增高，則出現抑制直至心室停跳，有一定升壓作用。

沙參——麥冬

【配對奧妙】沙參、麥冬同為養陰生津之品，性味歸經相仿。沙參味甘而微苦，性微寒，體質輕清，具輕揚上浮之性，多入上焦而清肺中之火，養肺中陰液；麥冬甘寒多汁，善入中焦而清胃生津力佳。二藥相伍，相須配對，肺胃同治，清肺涼胃，養陰生津之功增強。

【臨床應用】

1. 陰虛肺燥或熱傷肺陰之乾咳少痰、咽喉乾燥等。

2. 熱傷胃陰或久病陰虛津虧之咽乾口渴、大便乾燥，舌紅少苔等。

【用量用法】沙參：10～15克；麥冬：10～15克。

【名醫經驗】1. 吳瑭　沙參麥冬湯、益胃湯，主治肺胃陰虧之證。（《溫病條辨》）

2. 楊福義　食管炎，以沙參、麥冬、桔梗、金銀花、連翹、甘草各100克，膨大海50克，製成蜜丸，每服1～2丸，日服3～5次，於兩餐之間或空腹含化，緩緩咽下。共治療12例，結果，治癒8例，好轉3例，無效1例，其中6例經1～6年隨訪，均未復發。（《福建中醫藥》，1982，（14）：28）

3. 趙棣華　肺燥咳嗽，以沙參、麥冬、玉竹各20克，花粉、生甘草、冬桑葉各10克，生扁豆40克為主方，隨證加減，每日1劑，水煎分2次服，療程3～5天。共治療154例，其中痊癒76例，顯效54例，有效18例，無效6例，總有效率96%。（《江蘇中醫雜誌》，1987，（8）：1）

4. 胡國臣等　小兒口瘡，以沙參、麥冬、玉竹、天花粉、扁豆各6～9克，冬桑葉6克，甘草3～6克，大青葉、人中白各9～12克，水煎服，每日一劑，共治療34例，全部治癒，大多服藥2～5劑，平均3劑後，潰瘍面癒合。（《中藥現代臨床應用手冊》）

5. 羅明察　小兒夏季熱，以沙參15克，麥冬、山藥各12克，玄參9克，茯苓、烏梅各6克，丹皮5克，隨證加減，每日1劑，重者2劑，水煎代茶飲，共治療130例，痊癒70例，顯效30例，有效21例，無效9例，總有效率93.1%。（《廣西中醫藥》，1985，8（3）：21）

6. 湯萬團　聲音嘶啞，以沙參、石膏各15克，麥冬、阿膠、黑芝麻、冬桑葉、木蝴蝶各12克，甘草9克，杏仁、炙杷

葉各 10 克，隨證加減。治療 85 例，除一例無效外，餘均治癒。（《中醫雜誌》，1984，25（4）：50）

7. 胡茨　以真北沙參、麥門冬、知母、懷熟地、鱉甲、地骨皮各四兩。或作丸，或作膏，每早服三錢，白湯下。主治陰虛火炎，咳嗽無痰，骨蒸勞熱，肌皮乾燥，口苦煩渴等症。（《衛生易簡方》）

【使用禁忌】1. 脾虛便溏、虛寒證、濕邪者忌用。

2.《本草從新》記載：沙參「惡防己，反藜蘆」，相配時注意不與之同用。

南沙參——北沙參

【配對奧妙】《本草求真》云：「沙參有南、北兩種，北沙參質堅性寒，南沙參體虛力微。」南沙參養陰生津，潤肺止咳力弱；北沙參養陰生津，潤肺止咳力強。二藥伍用，相互促進，養陰生津，清熱止渴，潤肺止咳的力量增強。

【臨床應用】

1. 熱性病之傷津口乾舌燥、舌紅少苔，或舌光無苔等症；

2. 肺虛有熱，咳嗽不已等症。

【用量用法】南沙參：10～15 克。北沙參：10～15 克。

【名醫經驗】1. 呂景山　沙參古無南北之分，至清代《本草綱目拾遺》、《本經逢原》始分南北兩種。北者質堅，南者質鬆。北者力強，南者力弱。合而用之，以增強藥效也。（《施今墨對藥臨床經驗集》）

2. 徐樹楠　北沙參與南沙參，均有清養肺之功，用於肺胃陰虛燥熱諸證。但北沙參堅實而瘦，富有脂液，長於補陰養胃，更適宜胃陰不足所致的口燥咽乾，口渴欲飲，舌紅少苔等；南沙參空鬆而肥，氣味輕清，偏於清肺化痰益氣，多用治肺虛有餘熱引起的咳嗽有痰或脾胃虛弱之證。（《中藥臨床應

用大全》）

3. 楊濟等　北沙參配南沙參，治熱病傷津口乾舌燥，肺虛有熱，咳嗽不已。（《臨證用藥配伍指南》）

【使用禁忌】1. 虛寒證忌用。

2.《本草從新》記載：沙參「惡防己，反藜蘆」，相配時注意不與之同用。

南沙參——紅藤

【配對奧妙】南沙參味甘而微苦，性微寒，清潤肺氣。紅藤味苦性平，清熱解毒，活血消癥散結。二藥清潤而不滯，疏通而不燥。清潤肺氣，通調大腸氣機，活血解毒，止瀉痢之功效增長。

【臨床應用】陰虛慢性瀉痢等。

【用量用法】南沙參：10～15克；紅藤：15克。

【名醫經驗】黃文東經驗　治療慢性瀉痢，若要除解黏凍，用二藥能養肺氣而清腸熱，而使黏凍逐漸減少。（《上海老中醫經驗選編》）

【使用禁忌】1. 虛寒證、孕婦忌用。

2.《本草從新》記載：沙參「惡防己，反藜蘆」，相配時注意不與之同用。

沙參——麻黃

【配對奧妙】沙參味甘而微苦，性微寒，養陰清肺，祛痰止咳。麻黃味辛微苦，溫化開泄，宣暢肺氣止咳喘。麻黃與沙參合伍，既有協同作用，又相互制約，開泄溫化與潤清反佐併用，相輔相成而治頑嗽。

【臨床應用】頑固性咳嗽等。

【用量用法】沙參：15～30克；麻黃：1～3克。

【名醫經驗】1. 安一士　對某些久咳不已，療效欠佳之頑

固性咳嗽，用麻黃合南沙參，麻黃用量要輕，南沙參用量宜重，一般掌握在 1：10 比例，即麻黃 1～3 克，南沙參 15～30克。若加配仙鶴草 15～30 克，療效又有提高。（《中醫雜誌》，1987，（6）：29）

2. 雷載權等　用南沙參與黃芩、白前、杏仁、麻黃等同用，製成《中成藥臨床應用指南》之止咳糖漿Ⅰ，主治肺熱引起的咳嗽、吐痰、氣喘等證。（《中華臨床中藥學》下卷）

【使用禁忌】1. 表虛自汗、陰虛盜汗、氣虛喘咳、脾虛水腫、肝陽上亢、陰虛火旺、虛寒證者忌用。

2.《本草從新》記載：沙參「惡防己，反藜蘆」，相配時注意不與之同用。

北沙參──蔓京子

【配對奧妙】北沙參味甘而微苦，性微寒，潤肺陰清肺火。蔓京子味辛而苦，性涼，散風熱清頭目。二藥輕疏清潤並施，潤肺以平肝，輕疏散風熱，相輔相成，共奏疏利頭目之功，對治頑固性頭痛尤效。

【臨床應用】頑固性頭痛等。

【用量用法】北沙參：10～15 克；蔓京子：6 克。

【名醫經驗】1. 熊魁梧　治療血管神經性頭痛多獲良效，且尤以治療太陽穴及前額頭痛效佳。（《浙江中醫雜誌》，1985，（5）：197）

2. 姜春華　配伍川芎、細辛、白芷等藥，治療神經性頭痛有較好療效。（《上海中醫藥雜誌》，1985，（6）：6）

3. 趙學敏　治療頭痛，以川芎、沙參、蔓京子、細辛等，水煎後加黃酒調勻服，治療劇烈頭痛，確有較好止痛效果。《串雅》

【使用禁忌】1. 血虛有火之頭痛目眩、胃虛寒證忌用。

2.《本草從新》記載：沙參「惡防己，反藜蘆」，相配時注意不與之同用。

北沙參—石斛—生地

【配對奧妙】北沙參味甘而微苦，性微寒，滋潤肺陰。石斛味甘性微寒，生養胃陰。生地味甘而苦，性寒，滋養腎陰。三藥先後天並舉，金水相生，使用相得益彰，共奏增滋陰液之功，可治陰虛足腫。

【臨床應用】1.陰虛足腫。

2.肝陽上亢所致脇痛、黃疸、頭痛眩暈、月經不調、舌乾紅，苔黃粗等。

【用量用法】北沙參：10～15克；石斛：10～15克；生地：15克。

【名醫經驗】1.夏德馨經驗　三藥合伍，用治肝硬化陰虛足腫多有療效，並有提高血漿蛋白的效果。足脛浮腫屬陽虛者治療較易見效，而陰虛足腫因滋養滲利相互制約而治療較難。而肝硬化足脛浮腫多屬陰虛浮腫，用三藥各60克，大劑量以養陰液，可取得較好療效。又用三藥合伍再配入吉林參3克、西洋參9克，治療肝昏迷屬陰陽兩竭者。（《難病辨治》）

2.蕭森茂　三藥雖均能滋養陰液，但各有所長，黃文東體會，慢性泄瀉傷陰，以石斛最宜。因石斛既能滋養胃陰，又能厚腸。姚奇蔚體會北沙參潤肺陰不膩滯，有潤肺調肝氣之功，用於肝氣不舒，肝陽上亢所致脇痛、黃疸、頭痛眩暈、月經不調等。姜春華善重用生地治痹痛。陳蘇生擅用生地治療多種心臟病證。吳聖農治病毒性心肌炎屬邪毒內蘊，心肺陰液耗傷者，用黃連解毒湯合生脈散，常配南沙參，《本經》有「沙參主血積，驚氣，除寒熱」之說，而邪熱疫毒皆必犯肺，見舌乾紅，苔黃粗者配鮮沙參可增療效。（《百家配伍用藥經驗採

菁》）

3. 楊濟等　沙參、生地、石斛、玄參相配，治熱後期，仍有虛熱，微汗，目昏，口渴或有筋骨酸痛，舌乾紅，脈軟數無力，症狀日輕夜重者。（《臨證用藥配伍指南》）

【使用禁忌】

1. 脾虛濕滯、腹滿便溏、虛寒證、濕溫尚未化燥者忌用。

2.《本草從新》記載：沙參「惡防己，反藜蘆」，相配時注意不與之同用。

【用藥指歸】

1. 沙參的配對藥，主要用於陰虛肺燥，熱傷肺陰，熱傷胃陰，久病陰虛津虧，肺虛有熱，慢性瀉痢，頑固性咳嗽，頑固性頭痛，陰虛足腫，肝陽上亢所致脅痛、黃疸、頭痛眩暈、月經不調等。《本草綱目》曰：「沙參甘淡而寒，其體清虛，專補肺氣，因而益脾與腎，故金受火克者宜之。」補陰而制陽，不可不辨也。

2. 沙參，古無南北之分，明以前所用沙參主要為桔梗科沙參屬植物的根，即今之南沙參，北沙參之名始見於明代晚期醫藥著作。

《本草逢原》認為「北者質堅性寒，南者體虛力微」，清張秉成《本草便讀》指出北者「色白」、「根多汁」，南者「質粗大而鬆、氣薄味淡」，「清養之功，北遜於南」，「潤降之性，南不用北」。南鮮沙參味甘微苦，以根粗大、飽滿、無外皮、色黃白者為佳，其清熱生津力較強，多用熱盛津傷者；北沙參味甘，以根條細長、均勻色白、質堅實者為佳，其滋陰清肺力較好，陰虛火旺者更宜。

3. 沙參性涼，風寒作嗽、寒飲喘咳及脾胃虛寒不宜用。沙參反藜蘆。

2 龜板

龜板，始載於《神農本草經》，列為上品，原名龜甲，為龜科動物烏龜的腹甲，為甲殼象板故名。味甘、鹹，性寒，歸肝、腎、心經。主要功效有滋陰潛陽、益腎健骨、養血補心、止血等。

龜板甘寒質重，入肝腎二經，既善補肝腎之陰，又善鎮上越之浮陽，治療肝陽亢逆證，可使陰陽潛，標本同治，故每每選用。陰虛液虧，筋脈失養，虛風內動，龜板善滋陰潛陽，對熱病後期陰血大傷、久病陰血內耗可醫。龜板滋陰力強，陰足則虛熱可退，故又治陰虧液損，虛炎上炎之證。腎藏精主骨，腎陰虧損，筋骨不健，龜板益腎健骨，用之必效。

龜板味甘入心，既滋陰，又養血補心，對血虛心神失養之證治之亦宜。陰虛血熱，血不歸經，龜板甘寒，滋陰養血補血，對由此而致之崩漏、月經過多治之有效。此外，龜板煅燒研末，可外用來治療癰腫瘡毒。

現代藥理研究：

龜板主要含骨膠原，其中含有天門冬氨酸、蘇氨酸、蛋氨酸、苯丙氨酸、亮氨酸等多種氨基酸，另含脂肪、鈣鹽及磷等。龜板的水煎劑，高濃度時對大鼠離體子宮有一定的興奮作用，對人型結核桿菌有抑制作用；有實驗表明，龜板的滋陰機制與降低陰虛動物體內甲狀腺素水準有密切關係。此外，龜板還具有增強機體免疫、補血、解熱、鎮靜等藥理作用。

龜板——鱉甲

【配對奧妙】龜板味甘而鹹，性寒，入血分，通心入腎以滋陰，滋陰益腎健骨，又能開骨催產。鱉甲味鹹性微寒而入陰分，走肝益腎除熱，善搜陰分熱邪而清虛熱，又能破瘀散結。

龜板以滋陰力強，鱉甲以退力佳，二藥相伍，相互促進，陰陽相合，共成滋陰潛陽、清熱散結之效。

【臨床應用】

1. 溫熱病高熱不退，陰傷津耗，虛風內動，手足蠕動。

2. 陰虛發熱，骨蒸潮熱，骨軟骨弱等。

3. 癥瘕積聚諸症。

4. 高血壓、肺癆等屬陰虛陽亢者。

【用量用法】龜板：10～15克；鱉甲：10～15克。

【名醫經驗】1. 胥慶華　龜板、鱉甲有醋炙、砂炒、生用三種。因藥物的炮製能降低有效成分含量，故認為以生品入藥為最佳。（《中藥藥對大全》）

2. 徐樹楠　鱉甲與龜板，功效相似，伍用能增強滋陰潛陽、清退虛熱之功。然鱉甲主入肝脾血分，清退虛熱的作用較強，且能通行血絡，破瘀消癥；龜板補腎益陰之力勝，且能堅筋骨，固崩漏，養心安神。（《中藥臨床應用大全》）

3. 楊濟等　龜板配鱉甲，治陰虛發熱，骨蒸潮熱，盜汗；熱病後期，津枯陰竭，虛風內動，手足症，舌紅少苔，陰虛陽亢，肝風上擾，頭暈目眩，頭脹頭痛，耳鳴，肝脾腫大等症。（《臨證用藥配伍指南》

4. 陶慕章　龜鱉地黃湯，治陰虛骨勞患者。以龜板、鱉甲各 30 克，熟地 15 克，丹皮、萸肉、山藥、澤瀉、茯苓各 9 克，水煎，每日 1 劑。分 2 次服。（《臨證用藥配伍指南》）

5. 吳瑭　大定風珠，以生龜板、鱉甲、白芍、阿膠、乾地黃、麻仁、五味子、生牡蠣、麥冬、炙甘草、雞子黃組方，主治虛風內動，舌絳等證。《溫病條辨》）

【使用禁忌】孕婦、脾胃陽虛、食減便溏、胃有寒濕者忌服。

龜板—鹿角膠—阿膠

【配對奧妙】阿膠味甘性平，補血止血，滋陰潤肺；龜板膠味甘而鹹，性寒，滋陰潛陽，益腎健胃；鹿角膠補腎陽，益精壯骨，養血止血。龜板膠、鹿角膠合用，一陰一陽，陰陽雙補，通調任、督之脈，故能大補腎陰腎陽，療虛扶羸也。再與阿膠參合，補陽滋陰，補血生精之力益彰，通調督、任二脈，以補腦、緩急、抗癲癇的力量增強。

【臨床應用】1.癲癇。

2. 虛勞諸不足，症見疲乏無力、失眠多夢、心悸氣短、遺精盜汗等。

【用量用法】阿膠：6～10 克。龜板膠：6～10 克。鹿角膠：6～10 克。人乳燉化，白開水送服，每日服 2 次。

【名醫經驗】1. 呂景山　人乳為陰血所化生。味甘、鹹，性平。本品能潤五臟，益氣血，補腦髓，清煩熱，止消渴，澤肌膚，悅顏利腸。用人乳燉化上藥者，意即增諸藥的功效也。根據臨床觀察，在治療癲癇時，有些患者服藥之後癲癇發作次數增加，為之正常現象，囑其繼續服用，方可取效，切不要半途而廢。（《施今墨對藥臨床經驗集》）

2. 徐樹楠　阿膠與鹿角膠，均能補血止血。但阿膠偏滋陰補血止血，而鹿角膠功偏助陽補血止血。此二膠一陰一陽，各有專功。治療熱病傷陰，虛風內動，頭暈目眩，甚則手足者，龜板、阿膠、鱉甲、生牡蠣等配伍，可平熄內風。（《中藥臨床應用大全》）

3. 楊濟等　龜板配阿膠、鱉甲、牡蠣、白芍，治陰虛陽亢，頭暈目眩，心悸耳鳴，心煩少寐；或熱病傷陰，手足筋肉抽搐，舌紅，脈細數等症。龜板配阿膠、生地、白芍，治陰虛風動，手足者。（《臨證用藥配伍指南》）

4. 吳昆 龜鹿二仙膠：龜板一斤，鹿角三斤，枸杞子六兩，人參三兩。上將鹿角截碎，龜板打碎，長流水浸三日，刮去垢，用沙鍋河水慢火魚眼湯，柴煮三晝夜，不可斷火，當添熱水，不可添冷水，三日取出曬乾，碾為末，另用河水將末並枸杞、人參又煮一晝夜，濾去渣上，再慢火熬成膏。初服一錢五分，漸加至三錢，空心，酒服。

明‧李中梓說：「人有三奇，精、氣、神，生生之本也。精傷無以生氣，氣傷無以生神，精不足者，補之以味，鹿得天地之陽氣最全，善通督脈，足於精者，故能多淫而壽；龜得天地之陰氣最具，善通任脈，足於氣者，故能伏息而壽。二物氣血之屬，味最純厚，又得造化之元微，異類有情，竹破竹補之法也。」治虛損精虧極者，夢遺，瘦削少氣，目視不明等證。（《醫方考》）

【使用禁忌】陰虛陽亢、外感熱病、脾胃虛弱、嘔吐泄瀉、孕婦、胃有寒濕者忌服。

龜板—羚羊角—甘草

【配對奧妙】龜板味甘而鹹，性寒，滋陰益腎潛陽以治本。羚羊角味鹹性寒，瀉肝火熄肝風以治標，甘草味甘性平，緩急調中。三藥合用，標本兼治，肝腎同療，共奏養陰平肝息風之功。

【臨床應用】午後低熱、鼻衄齒衄、眼底出血、尿崩症等。

【用量用法】龜板：15～40克；羚羊角1～3克，單煎2小時沖服；甘草5克。

【名醫經驗】1.蕭森茂 用於治療崩症多飲尿崩量多，屬中醫風消症。有臨床觀察認為，三藥合伍治療尿崩症有一定療效。（《百家配伍用藥經驗採菁》）

2.雷載權等 蒼王潛龍湯，龜板、羚羊角、白芍、生地、

甘草等同用，有滋陰潛陽、涼血清熱之功，治療午後低熱、鼻衄齒衄、眼底出血等症。（《中華臨床中藥學》引《良方注》）

【使用禁忌】1.孕服、胃有寒濕、濕盛中滿、水腫、無火熱實邪者忌服。

2.甘草不宜與大戟、甘遂、芫花、海藻相配伍。

龜膠——鹿膠

【配對奧妙】龜膠、鹿膠均為血肉有情之品，一補腎陽，一滋腎陰。合用陰陽均補，益精血而充髓，相輔相成，共奏補腎益精血、充髓壯骨之功。

【臨床應用】1.陰虛內熱、盜汗遺精，骨蒸勞損。

2.陰陽精血虧虛之再生障礙性貧血、腎病綜合症、腎性貧血等。

【用量用法】龜膠：15～40克；鹿膠：10克。

【名醫經驗】1.蕭森茂　再生障礙性貧血、腎病綜合徵、腎性貧血等屬陰陽精血虧虛者用之能促進網狀紅細胞、血紅蛋白、紅細胞的新生，提高血漿蛋白，減少蛋白尿，改善整體狀況，但對腎功能損害較重者又宜慎用。（《百家配伍用藥經驗採菁》）

2.王為蘭經驗　二藥屬骨類有情之品，能溫養督任，壯骨充髓，對類風濕關節炎晚期之骨節腫大、骨質疏鬆、軟骨面缺損等，有較好的治療作用。（《北京市老中醫經驗選編》）

3.沈金鰲　二仙膠：龜膠、鹿膠同用，治療陰虛內熱、盜汗遺精，骨蒸勞損之證。（《雜病源流犀燭》）

【使用禁忌】陰虛陽亢、血分有熱、胃火盛、外感熱病、孕婦、胃有寒濕者均慎用。

龜板——火魚草

【配對奧妙】龜板味甘而鹹，性寒，滋陰益腎，養血止血。

火魚草消腫止痛，收澀固腎。二藥合伍，補消併用，相輔相成，共奏滋陰益腎，袪邪消腫之功。

【臨床應用】急、慢性腎炎之蛋白尿等。

【用量用法】龜板：15～40克；火魚草：10克。

【名醫經驗】陳學勤　對治療急、慢性腎炎之蛋白尿有良效。（《上海中醫藥雜誌》，1987，（1）：31）

【使用禁忌】孕婦、胃有寒濕者忌服。

【用藥指歸】

1. 龜板的本對藥，主要用於溫熱病陰傷津耗、虛風內動、手足蠕動，陰虛發熱，骨蒸潮熱，骨軟骨弱，腰膝酸軟，癥瘕積聚，高血壓，肺癆，癲癇，失眠多夢，心悸氣短，遺精盜汗，鼻衄齒衄，眼底出血，尿崩症，再生障礙性貧血，腎病綜合症，腎性貧血，慢性腎炎之蛋白尿，腎陰不足等。《本草通玄》曰：「龜板鹹平，腎經藥也。大有補水制火之功，故能強筋骨，益心智，止咳嗽，截久瘧，去淤血。大凡滋陰降火之藥，多是寒涼損胃，惟龜板益大腸，止泄瀉，使人進食。」

2. 本品為動物貝殼，為使有效成分煎出，入湯劑前應打碎先煎為宜。外用時燒灰研末用。龜板有生龜板與醋龜板之別，生龜板滋陰清熱之功好，醋龜板潛陽健骨澀精止遺之力強。

3. 龜板味甘性寒，氣味厚濁，脾胃虛寒或有寒濕者忌服。又能「袪淤血」，「主難產」，故孕婦慎用。

第十七章　收澀藥

1　五味子

　　五味子，始載於《神農本草經》，列為上品。為木蘭科多年生落葉木質藤本植物北五味子和南五味子的成熟果實，因「皮肉甘、酸，核中辛、苦，都有鹹味，此則五味具也」而得名，又名五梅子。味酸，性溫，歸肺、腎、心經，主要功效為斂肺滋腎、生津斂汗、澀精止瀉、寧心安神等。

　　五味子味酸收斂，溫潤滋陰，入肺腎二經，上斂肺氣，下滋腎陰，能止嗽定喘，用於肺虛久咳及肺腎兩虛之虛喘久嗽。味酸又可生津止渴、收斂止汗，並有一定的補氣作用，適用於津傷口渴、自汗、盜汗諸證。又能澀精補腎，澀腸止瀉，常用於腎虛遺精滑泄及大腸氣虛久瀉久痢不止者。還能養心陰而寧心安神，故又多用於陰血不足、心失所養而致的心悸失眠多夢。此外，對腎虛散瞳者，有斂瞳明目作用，眼科常用之。

　　現代藥理研究：

　　五味子含有五味子甲素、五味子乙素、五味子丙素、五味子素、醇乙及酯甲、酯乙、酯丙、酯丁、酯戊。還含揮發油、有機酸、檸檬醛、葉綠素、鞣質、β－谷甾醇、維生素 C、維生素 E 及少量糖類。五味子能增強大腦皮層興奮和抑制過程的靈活性，並促進兩過程趨於平衡，從而提高大腦的調節功能，改善人的智力活動，提高工作效率。五味子醇提物、醚提物具有鎮靜、抗驚厥作用。其中五味子酯甲、五味子酯乙、五味子

醇乙、五味子丙素均有鎮靜作用。

五味子對血壓有調節作用，五味醇提物能使人手指血管擴張，五味子素、五味子素丙和前戈粒等木脂素成分對 $PGE_2\alpha$ 和 CaC_{12}、腎上腺素引起的血管收縮有緩解作用。五味子素 5～10mg 就呈現明顯的呼吸興奮。五味子醚提物具有鎮咳、祛痰作用，五味子揮發油和五味子素具有明顯的鎮咳作用。五味子能促進肝糖原異生，又能促進肝糖原分解，並使腦、肝、肌肉中果糖和葡萄糖的磷酸化過程加強，使血糖和血乳酸增加。五味子能促進膽汁分泌，有抗潰瘍作用。其中五味子素有利膽、抑制胃液分泌，抗實驗性胃潰瘍的作用。

五味子能明顯增強機體對非特異性刺激物適應能力。五味子醇得物體外對志賀氏痢疾桿菌、金黃色葡萄球菌、白色葡萄球菌、副傷寒桿菌 A 和 B、肺炎桿菌、傷寒桿菌、霍亂弧菌、炭疽桿菌、腸炎沙門氏菌等皆有抑制作用。對綠膿桿菌有抗菌作用。在體內和體外均有抗病毒作用。五味子體外具殺蛔蟲作用。去氧五味子素、戈粒 A 具有抗腎病變的作用。

五味子——細辛

【配對奧妙】五味子味酸性溫，酸澀收斂，斂肺滋腎，生津斂汗，澀精止瀉；細辛味辛性溫，辛散溫通，溫肺化飲，發散風寒，祛風止癢。肺氣宜宣，外感風寒，易致肺氣鬱閉，宜宣通肺氣、溫散寒邪為治；細辛辛散開肺，五味子酸收斂肺，二者一開一合，開無耗散肺氣之弊，合無斂遏邪氣之虞，為開合理肺之妙劑，止咳定喘之效尤為顯著。

【臨床應用】1. 感冒風寒，咳吐白沫，或寒飲咳喘諸症。

2. 素有宿飲，復感風寒之咳嗽喘急、痰多稀薄者。

【用量用法】五味子：3～10 克。細辛：1～3 克，若係危重病證，需大劑量入煎劑時，當先煎 45 分鐘，再入它藥。

【名醫經驗】1.張仲景　小青龍湯：以麻黃、五味子、細辛、乾薑、芍藥、桂枝、半夏、甘草等組成，能發汗溫化水飲，主治外感風寒，內有寒飲之咳喘惡寒，吐痰清稀之證。《傷寒論》

2.胥慶華　臨證具體應用此藥對時，其用量應靈活掌握，咳嗽初起，以開宣為主，多用細辛；久咳之後，以斂肺氣為要。多用五味子。即前人所謂：「新咳多用細辛，久咳多用五味子」。其要旨即在於此。（《中藥藥對大全》）

3.張先河等　對風寒痰飲所致慢性支氣管炎，用細辛10克左右配等量五味子、乾薑、半夏多有良效。（《山東中醫學院學報》，1987，（4）：22）

4.周午平　慢性支氣管炎痰多胸悶者，以細辛30～40克，炙麻黃35～45克，配五味子、桂枝、半夏、百部、紫菀、冬花、瓜蔞、薤白、生薑等藥，但應注意其中細辛、炙麻黃劑量宜逐漸遞增，確有效良。（《吉林中醫藥》，1985，（2）：29）

【使用禁忌】1.表邪未解、內有實熱、痰火擾心、麻疹初發、陰虛陽亢頭痛、潰瘍病、肺熱咳嗽均忌用。

2.細辛反藜蘆，配伍時注意不與之合用。

五味子——乾薑

【配對奧妙】五味子味酸性溫，酸澀收斂，性主靜，上斂肺氣，下納腎氣。乾薑味辛性熱，溫燥辛散，性主動，溫肺散寒以蕩貯痰之器，溫中燥濕以絕生痰之源。二藥參合，一收一散，一開一合，即與肺司開合之機宜相合，又可互制其短而展其所長，利肺氣，化痰飲，平喘逆，止咳嗽。

【臨床應用】1.寒飲內停之喘咳，症見咳痰清稀，氣逆短促，喜唾，苔白滑，脈沉遲。

2. 外感風寒，內有停飲之證。見惡寒發熱，無汗，咳喘，胸痞，脈浮。

【用量用法】五味子：3～10克。乾薑：6～10克。

【名醫經驗】1. 張仲景　苓甘五味薑辛湯：以乾薑、五味子、茯苓、甘草、細辛等組成，主治寒飲停肺，咳嗽胸滿，氣喘逆急，吐痰清稀之證。細辛為散邪消痰滌飲之佳品。（《金匱要略》）

2. 楊濟等　乾薑配五味子，治寒痰停飲，咳逆上氣之症；乾薑配細辛、五味子，治肺寒咳嗽，痰多清稀等症；乾薑配細辛、五味子、麻黃，治寒濕性痰喘；乾薑配細辛、五味子、麻黃、甘草，治風寒痰喘。（《臨證用藥配伍指南》）

【使用禁忌】表邪未解、內有實熱、咳嗽初起、麻疹初發、陰虛有熱、血熱妄行、潰瘍病、孕婦均忌用。

五味子——五倍子

【配對奧妙】五味子、五倍子均有斂肺止咳、固精止瀉之功。然五味子味酸性溫，偏斂肺益腎，補虛固攝而澀精止瀉；五倍子味酸而澀，性寒，偏斂肺降火，固精澀腸。二藥合用，斂澀之力倍增，既斂肺氣、攝虛火而止咳定喘，又補虛固攝而澀精止瀉，具有澀中寓補，斂中兼清之特點。朱丹溪云：「黃昏嗽者，是火氣浮於肺，不宜用涼藥，宜五味子、五倍子斂而降之。」

【臨床應用】1.肺腎兩虛，火氣浮散之乾咳喘嗽。

2. 久瀉久痢。

3. 男子遺精滑精，女子赤白帶下，崩漏。

4. 自汗、盜汗。

【用量用法】五味子：6～10克。五倍子：3～6克。

【名醫經驗】1. 張景岳　玉關丸：以五味子、五倍子、訶

子、明礬等同用，主治久瀉不止，便血崩漏等證。（《景岳全書》）

2. 朱震亨　五倍子，噙之善收頑痰，解熱毒，佐它藥尤良。黃昏咳嗽，乃火氣浮入肺中，不宜用涼藥，宜五倍、五味斂而降之。（《丹溪心法》）

3. 高學敏　肺虛久咳，肺熱咳嗽者，五倍子酸澀收斂，性寒清熱，入於肺經，既能斂肺止咳，又能清熱降火，故治療肺虛久咳，常與五味子、罌粟殼等斂肺止咳藥同用。（《中藥學》）

4. 楊濟等　五味子配五倍子，治遺精，久瀉久痢，脫肛，子宮下垂，自汗，盜汗，肝虛咳嗽。（《臨證用藥配伍指南》）

【使用禁忌】表邪未解、內有實熱、咳嗽初起、麻疹初發、外感咳嗽、潰瘍病、濕熱瀉痢均忌用。

五味子—細辛—乾薑

【配對奧妙】五味子味酸性溫，斂肺腎固精、止咳。細辛味辛性溫，散風寒，化痰飲止咳。乾薑味辛性熱，溫中散寒，溫陽消痰飲。三藥合用，一散一斂，一走一守，相須相制，散不耗正，斂不礙邪，利肺之開合，共奏溫化痰飲，斂肺止咳之功。故前賢有「若要痰飲除，要用薑味辛」之訓示。

【臨床應用】腎陽不足，水飲氾濫，心陽欲脫，咳喘痰多稀薄，百日咳等。

【用量用法】五味子：3～10克；細辛：1～3克；乾薑：6～10克。

【名醫經驗】1. 董延瑤經驗　「若要痰飲除，要用薑味辛」，三藥合用為治療痰飲咳喘要藥。咳喘痰多稀薄呈泡沫狀為選用指徵。用三藥必須是水寒相搏之證。當細辨其舌，舌色較淡而苔滑潤者始宜。（《名老中醫醫話》）

2. 朱建孝　用苓桂朮甘湯治某些心臟病寒飲氾濫之際，宜

加薑味辛，脾虛痰飲內盛用六君子湯加薑、味、辛效佳；肝寒犯胃射肺，嘔、痰、涎三者並見，卻不見氣喘者，用吳茱萸湯合薑、味、辛、半夏常能奏效；寒飲在腎，咳喘痰飲極盛，舌質反見光紅，投真武湯伍薑、味、辛，咳喘痰飲漸平，舌質漸淡；陽虛痰喘之輕證，則用陽和湯合薑、味、辛。陰虛水泛為痰，用金水六君子煎伍薑、味、辛，並重用熟地，療效甚好。（《中醫雜誌》，1987，（9）：68）

3. 曹仁人　凡日久痰飲咳喘，腎陽不足，水飲氾濫，心陽欲脫之證，即須開合、散斂、補瀉並舉，宜選用細辛、五味入方配伍。且認為用細辛有輕、中、重三種用量，3克以內為輕劑，10克以上為重劑。（《中醫雜誌》，1983，（8）：18）

4. 徐小圃　治百日咳也常配伍三藥。凡熱象不顯著者在所必用，可減輕發作，減輕症狀，直至痊癒。對兼見咯血者也不忌用，但宜配茜草、三七、十灰散等寧絡止血。（《上海中醫藥雜誌》，1985，（7）：10）

5. 王文鼎　認為三藥配伍運用，一定要等劑量。若擔心細辛量大，而小量投之，則其效顯減。複方湯劑，細辛酌用6～9克，多無大礙，反有頓挫病勢之功。一般認為，新病外寒偏重，則細辛用量宜大於五味子；久病正氣偏虛，則五味子用量宜稍大於細辛。（《名老中醫醫話》）

【使用禁忌】1. 表邪未解、內有實熱、咳嗽初起、麻疹初發、陰虛陽亢頭痛、肺熱咳嗽、潰瘍病、孕婦均忌用。

2. 細辛反藜蘆，相伍時注意不與之同用。

五味子——磁石

【配對奧妙】五味子味酸性溫，滋腎斂精固心氣。磁石味辛而鹹，性寒，補腎益精，鎮潛浮陽，攝納腎氣。瞳神屬腎，肝開竅於目。二藥合用，心腎精氣得以補益固攝，精血不耗

散，瞳神得濡養，而有補腎斂精縮瞳之功。

【臨床應用】腎氣不足、攝納無權之虛喘，眼外傷後遺症，髒躁等。

【用量用法】五味子：3～10克；磁石：15～30克，宜打碎後先煎。

【名醫經驗】1. 韋文貴　在眼外傷留有後遺症中，如瞳神散大，在適應症方中加用二藥有良好的縮瞳作用。在縮瞳藥中以磁石配五味子力強，在袪風藥中以荊芥、細辛合用為佳。（《醫話醫論薈萃》）

2. 高學敏　磁石入腎經，質重沉降，納氣歸腎，有益腎納氣平喘的功效。用治腎氣不足，攝納無權之虛喘，常與五味子、胡桃肉、蛤蚧、代赭石等同用，共奏納氣平喘之功。（《中藥學》）

3. 樓英　磁石丸：以五味子、磁石、牡丹皮、乾薑、玄參各30克，附子（炮）、磁石（燒赤，醋淬2次）各15克，共為末，煉蜜為丸，如梧桐子大，食前茶下10丸。治療寒風內障，頭旋噁心嘔吐。（《醫學綱目》）

4. 姚政　以磁石、五味子、紫石英、枸杞子、當歸、龍骨等藥，隨證加減，每日1劑，水煎，分2次服，治療53例神經衰弱患者，效果良好。（《浙江中醫雜誌》，1986，（10）：37）

5. 楊濟等　五味子配磁石、麻黃、鉤藤、遠志，治老年性喘息性支氣管炎，虛喘較甚者。（《臨證用藥配伍指南》）

【使用禁忌】表邪未解、內有實熱、咳嗽初起、麻疹初發、潰瘍病、脾胃虛弱者均忌用。磁石入丸散時亦不可多服。

五味子——百部

【配對奧妙】五味子味酸性溫，斂肺滋腎固腎，強壯止咳。

百部味苦而甘，性微溫，溫潤肺氣止咳截咳。藥理研究證明百部鹼能降低呼吸中樞的興奮性，抑制咳嗽反應而奏止咳之效。二藥相合，有益肺腎強壯截咳之功。

【臨床應用】肺腎不足久咳等。

【用量用法】五味子：3～10克；百部：5～15克。

【名醫經驗】1. 蕭森茂，咳嗽日久，肺腎不足，痰少者用之較宜。老年慢性支氣管炎，體虛久咳，隨證選用有較好療效。（《百家配伍用藥經驗採菁》）

2. 姜春華　五味子斂肺補腎，益氣生津止咳，對久咳者尤為合拍，能增強機體對非特異性刺激因素的應激能力，增強腎上腺皮質功能，是一味強壯藥，又有較好祛痰止咳作用。（《中醫雜誌》，1981，（11）：18）

3. 張銳　百部丸：以百部90克，五味子、乾薑、紫菀、甘草、桂枝各30克，升麻15克，共為細末，煉蜜為丸，如梧桐子大，每服2～3丸，食後、睡前開水送下。治療久新咳嗽，唾稠黏，氣息不通，嗽有膿血，咽中腥臭，喘息有音等症。（《雞峰普濟方》）

【使用禁忌】表邪未解、內有實熱、咳嗽初起、麻疹初發、潰瘍病、脾虛大便溏薄者均忌用。

五味子—石斛—沙參

【配對奧妙】五味子味酸性溫，斂津止渴，澀腸止瀉，補元氣不足。石斛味甘性微寒，滋養胃陰生津。北沙參味甘性微寒，養肺胃生津液。三藥養斂併用，養陰不增瀉，澀斂不留邪。合用相得益彰，增養胃陰澀精厚腸功效。

【臨床應用】久瀉傷陰，咽乾燥、口渴、舌質紅、苔光剝等。

【用量用法】五味子：3～10克；石斛：10～15克；沙參：

10～15克。

【名醫經驗】1.黃文東　治久瀉傷陰，證見咽乾燥、口渴、舌質紅、苔光剝，用石斛、沙參、五味子酸甘化陰，不宜用生地、玄參等滋膩之品。（《上海中醫藥雜誌》，1980，（5）：11）

2.程煥章　沙參清養氣陰，石斛生津厚腸，對泄瀉傷陰者有利無害。泄痢傷陰，應講究養陰藥的選擇，用養陰藥不當，則可助濕滯、增泄痢、礙胃氣、增脘悶納差等。（《上海中醫藥雜誌》，1984，（7）：3）

3.張璐　石斛清胃散：用石斛、沙參、扁豆、麥冬、白芍、竹茹等組成，主治胃陰不足，飲食不香，胃中嘈雜，胃脘隱痛或灼痛，乾嘔或呃逆，舌光少苔等症。（《張氏醫通》）

4.柳寶詒　以北沙參、石斛、玉竹、川貝母、麥冬等同用，主治肺脾兩傷，營衛虧虛所致吐血、咳逆喘急、舌色光紅者。（《柳選四家醫案》）

【使用禁忌】1.表邪未解、內有實熱、咳嗽初起、麻疹初發、虛寒證、潰瘍病、濕溫尚未化燥者均忌用。

2.《本草從新》記載：沙參「惡防己，反藜蘆」，配伍時注意不與之同用。

【用藥指歸】

1.五味子的配對藥，主要用於感冒風寒，寒飲咳喘，宿飲複感風寒，肺腎兩虛，久咳久瀉久痢，男子遺精滑精，女子赤白帶下、崩漏，自汗、盜汗，腎陽不足、水飲氾濫、心陽欲脫，虛喘，臟躁等。《本草備要》概括為：五味子「性溫，五味俱備，酸鹹為多，故專收斂肺氣而滋腎水，益氣生津，補虛明目，強陰澀精，退熱斂汗，止嘔止瀉，寧嗽定喘，除煩渴。」

2. 五味子為收澀藥，也是補氣藥，酸溫而質潤，上能斂肺而止咳，下能滋腎而攝精，外能收斂止汗，內能益氣而生津，為固精氣，益肺氣之要藥。近年用治肝炎，其降低轉氨酶作用顯著，被廣泛的運用在肝炎的治療上。五味子有南、北之分，北五味子為傳統使用之正品。以粒大、果皮紫紅、肉厚、質潤者為佳。

3. 五味子內服量過大或體質特異時，可出現發熱、頭痛、乏力、蕁麻疹等中毒反應，可用 5%氯化鈣或 10%葡萄糖酸鈣注射液靜注，並口服維生素 C、維生素 B_1 及抗組織胺類藥，外用膚輕鬆軟膏塗搽或爐甘石洗劑外搽。

4. 五味子酸澀收斂，凡表邪未解，內有實熱，咳嗽初起，痧疹初發等均不宜用。潰瘍病人禁用。

2 桑螵蛸

桑螵蛸，始載於《神農本草經》，列為上品。為螳螂科昆蟲大刀螂、小刀螂或薄翅螳螂或巨斧螳螂的卵鞘，李時珍釋名為：「螳螂，兩臂如斧，當轍不避，故得當郎之名。……其子房名螵蛸者，其狀輕如飄如綃也。」陶弘景則補充曰：「以桑上者為好」，因而得其名。味甘、鹹，性平，歸屬肝腎經，主要功效為助陽固精縮尿。

腎虛則下元不固而出現滑精、尿頻、或白帶過多等，本品味甘而鹹，性平，能助陽固精縮尿，對腎遺溺尿頻尤為常用，且臨床觀察本品對尿頻或小便不通似有雙向調節作用，因能助腎陽而固澀，亦用於陽痿及白帶過多等。

現代藥理研究：

桑螵蛸主要成分為蛋白質、脂肪、粗纖維，並有鐵、鈣、及胡蘿蔔素樣色素等。另外，團螵蛸外層與內層均含有 17 種氨

基酸,外層含量高於內層。各種氨基酸的含量:谷氨酸>門冬氨酸>丙氨酸>亮氨酸>精氨酸>賴氨酸,且含量均較高,而胱氨酸和蛋氨酸較少。團螵蛸脂類含量內層高於外層(約16倍)。所有氨基酸問題為0.432%。用薄層層析由桑螵蛸中檢出了7種磷脂成分。以薄層比色測定了各組分的含量,總磷脂含量為0.43%,中磷脂醯膽鹼及溶血磷脂醯膽鹼占總磷脂的78%。經藥理試驗證明,本藥具有輕微抗利尿及斂汗作用,其作用機制有待進一步研究。

桑螵蛸——金櫻子

【配對奧妙】桑螵蛸、金櫻子同入腎經,有補腎固澀之功。然桑螵蛸味甘而鹹,性平,補益力較強,偏補腎助陽而固精縮尿。金櫻子味酸而澀,性平,酸斂收澀力較盛,偏助腎秘氣而澀精止遺。二藥配對,相輔相助,補澀同用,使補益、固澀之力增強。

【臨床應用】1.腎虛之遺精滑泄,小便頻數,甚至小便失禁。

2.小兒遺尿。

3.老年腎氣漸衰而見小便失禁、餘瀝不盡。

【用量用法】桑螵蛸:10克。金櫻子:10克。

【名醫經驗】1.楊濟等　桑螵蛸配金櫻子,治腎氣虛弱,改攝納無權之遺精滑泄,小便頻數,小便失禁等症。五味子配桑螵蛸、金櫻子、牡蠣,治盜汗,遺精。五味子配桑螵蛸、金櫻子、蛇床子,治遺精。(《臨證用藥配伍指南》)

2.高學敏　金櫻子酸澀入腎、膀胱經,能固腎縮尿止遺,治腎氣不足,膀胱失約之遺尿、尿頻者,以金櫻子與豬小肚煎服;或與桑螵蛸、益智仁、山藥等同用,以補腎縮尿止遺。治療遺尿,尿頻。(《中藥學》引《泉州本草》)

【使用禁忌】陰虛多火、膀胱有熱而小便頻數者忌用。實火、實邪者不宜服。

桑螵蛸——海螵蛸

【配對奧妙】桑螵蛸、海螵蛸同入肝腎二經，均有固澀作用。桑螵蛸甘鹹而寒，偏入氣分，功長補腎益氣、固精縮尿。海螵蛸鹹澀微溫，偏入血分，功專收斂，長於止血止帶，幾無補益之力。

二藥合用，相使配對，桑螵蛸為主，海螵蛸為輔，共奏補腎益氣、固精縮尿、攝血止帶之功。

【臨床應用】

1. 腎虛下元不固之小便頻數，甚至失禁。

2. 小兒遺尿。

3. 男子遺精、早洩，女子崩漏、帶下。

【用量用法】桑螵蛸：6～10克；海螵蛸（打碎先煎）：10～12克。

【名醫經驗】1. 楊濟等　桑螵蛸配海螵蛸，治腎虛遺精早洩，小兒遺尿，小便頻數，失禁，白帶，崩漏等症。（《臨證用藥配伍指南》）

2. 高學敏　桑螵蛸與海螵蛸，二藥均有固精縮尿、止帶止濁作用，均可用於遺精、滑精、遺尿、尿頻、白濁、帶下等證。但桑螵蛸又能補腎助陽，亦治腎虛陽痿，並尤用於腎陽不足所致的上述病證；而海螵蛸固澀力較強，又具收斂止血，收濕斂瘡及制酸止痛的作用，故又主崩漏下血、肺胃出血，外傷出血、胃痛吐酸；以及濕瘡濕疹、潰瘍不斂等證。（《中藥學》）

【使用禁忌】陰虛多火、膀胱有熱而小便頻數、便秘者忌用。

桑螵蛸——黃芪

【配對奧妙】桑螵蛸味甘而鹹，性平，入肝腎二經，補腎助陽，固精縮尿。黃芪味甘性微溫，善入脾經，長於補氣升陽。二藥相使配對，桑螵蛸益腎以助先天之本，黃芪健脾以扶後天之本，共奏補腎益氣、助陽升清、固攝精關之功。

【臨床應用】腎氣虛弱，收攝無權之遺精、滑泄、遺尿等。

【用量用法】桑螵蛸：10 克。黃芪：10～15 克。

【名醫經驗】1. 楊濟等　桑螵蛸配黃芪，治腎虧氣弱，收納無權之遺精滑泄，遺尿，或小便清長頻數等症。桑螵蛸配黃芪、益智仁、山藥，治遺尿，尿頻。（《臨證用藥配伍指南》）

2. 孫思邈　桑螵蛸湯：以桑螵蛸 30 枚，黃芪、鹿茸各 9 克，生薑 12 克，人參、牡蠣、甘草各 6 克。水煎，每日 1 劑，分 2 次服。主治產後小便數。（《千金翼方》）

3. 沈金鰲　沈氏固胸湯：以黃芪 15 克，桑螵蛸（酒炒）、升麻、全當歸（酒炒）、茯神、茺蔚子各 6 克，沙苑子、山茱萸各 9 克，白芍藥 4.5 克。先用小羊肚一個洗淨煎湯，代水煎藥服用。主治產後小便不禁，或胕損。（《雜病源流犀燭》）

4. 張璐　加減桑螵蛸散：以桑螵蛸（酥炙）30 個，黃芪（蜜酒炙）90 克，鹿茸（酥炙）一對，麥門冬（去心）75 克，五味子 15 克，補骨脂（鹽酒炒）、人參、杜仲（鹽酒炒）各 9 克。共為末，第服 9 克，空腹羊腎煎湯調下，併用紅酒細嚼羊腎；或羊腎煎湯泛為丸，每服 9 克，空腹溫酒送下。主治陽虛氣弱，小便頻數或遺溺。（《張氏醫通》）

【使用禁忌】內有實熱、肝陽上亢、氣火上沖、濕熱氣滯、陽證瘡癰、瘡瘍初起、表實邪盛、陰虛多火、膀胱有熱而小便頻數者忌用。

桑螵蛸——龍骨

【配對奧妙】桑螵蛸味甘而鹹，性平，功專補腎助陽，固精縮尿。龍骨味甘而澀，性平，性質黏澀，善收斂元氣，固澀滑脫。二藥合用，相使配對，補斂結合，標本兼顧，補腎固澀之力倍增。

【臨床應用】腎陽虛衰、腎氣不固之遺精、早洩、遺尿、白濁等。

【用量用法】桑螵蛸：10克。龍骨：10～15克。

【名醫經驗】1.寇宗奭　桑螵蛸散：以桑螵蛸（略蒸）、遠志、菖蒲、龍骨、人參、茯神、當歸、鱉甲（醋炙）各30克。共為末，夜臥人參湯，調下6克，以炙桑白皮佐之。主治男子小便日數十次，如稠米泔，色亦白，心神恍惚，瘦瘁食減，以女勞得之。（《本草衍義》）

2.楊濟等　桑螵蛸配龍骨，治腎陽虛衰，腎氣不固之遺精早洩，遺尿，白濁，小便頻數等症。五味子配桑螵蛸、龍骨，治遺精，久瀉。五味子配桑螵蛸、龍骨、附子，治遺精，遺尿。（《臨證用藥配伍指南》）

3.王燾　以桑螵蛸（炙）、白龍骨等分共為細末，每服二錢，空心用鹽湯送下。主治遺精白濁，盜汗虛勞。（《外台秘要》）

【使用禁忌】濕熱、實邪、陰虛多火、膀胱有熱而小便頻數者忌用。

【用藥指歸】

1.桑螵蛸的配對藥，主要用於腎虛之遺精滑泄，小便頻數，小便失禁，小兒遺尿、白濁，老年餘瀝不盡。男子遺精、早洩，女子崩漏、帶下等。《神農本草經》曰：桑螵蛸「主傷中，疝瘕，陽痿，益精生子。女子血閉腰痛，通五淋，利小便

水道。」

2.桑螵蛸既能補益，又具收澀，為補腎助陽固精縮尿之良藥，適用於腎虛陽痿、夢遺滑精、遺尿頻、白帶過多等症，而遺尿頻尤為常用，飲片有炒、鹽炒兩種，炒藥縮尿止帶力勝，鹽炒藥益腎固精力勝。

3.桑螵蛸的用藥禁忌，《本草經疏》曰：「凡失精遺溺，氣火太盛者宜少少用之。」故陰虛火旺及膀胱有熱而小便短數者不宜服。

索　引

四　畫

常用中藥配對與禁忌

八　畫

十一畫

索
引

873

國家圖書館出版品預行編目資料

常用中藥配對與禁忌 / 譚同來　劉慶林　主編
——初版，——臺北市，大展，2010〔民99.03〕
面；21公分 ——（中醫保健站；29）
ISBN　978-957-468-736-7（平裝）
1.中藥藥理　2.中藥藥性　3.中藥配伍　4.藥品禁忌
414.5　　　　　　　　　　　　　　　99000251

常用中藥配對與禁忌

主　　編／譚同來　劉慶林
責任編輯／趙志春
發 行 人／蔡森明
出 版 者／大展出版社有限公司
社　　址／台北市北投區（石牌）致遠一路2段12巷1號
電　　話／（02）28236031・28236033・28233123
傳　　眞／（02）28272069
郵政劃撥／01669551
網　　址／www.dah-jaan.com.tw
E - mail／service@dah-jaan.com.tw
登 記 證／局版臺業字第2171號
承 印 者／傳興印刷有限公司
裝　　訂／建鑫裝訂有限公司
排 版 者／弘益電腦排版有限公司
授 權 者／山西科學技術出版社
初版1刷／2010年（民99年）3月

定　價／700元

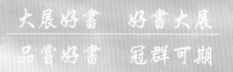

大展好書　好書大展

品嘗好書　冠群可期

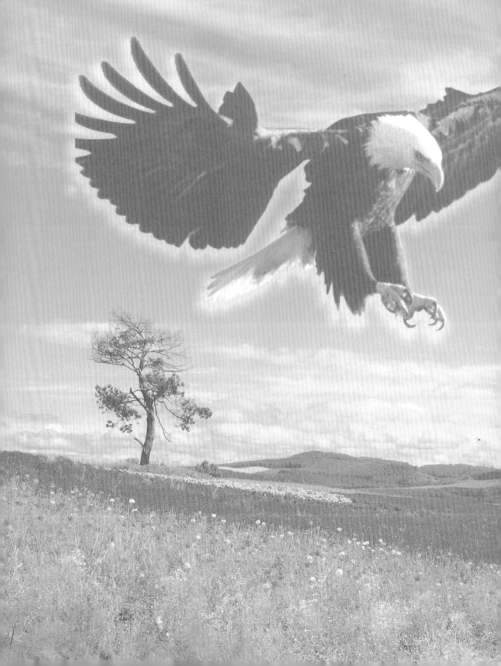